围术期神经系统监测

Monitoring the Nervous System for Anesthesiologists and Other Health Care Professionals

（第 2 版）

原　著　Antoun Koht
　　　　Tod B. Sloan
　　　　J. Richard Toleikis
主　译　刘海洋　菅敏钰
主　审　韩如泉　乔　慧

U0232973

北京大学医学出版社

WEISHUQI SHENJIGNGXITONG JIANCE（DI 2 BAN）

图书在版编目（CIP）数据

围术期神经系统监测/（美）科特（Koht），（美）
斯隆（Sloan），（美）托雷齐斯（Toleikis）著；刘海
洋，菅敏钰译. —2版. —北京：北京大学医学出版社，
2018.5

书名原文：Monitoring the Nervous System for
Anesthesiologitsts and Other Health Care
Professionals，2nd edition

ISBN 978-7-5659-1788-2

Ⅰ. ①围…　Ⅱ. ①科…②斯…③托…④刘…⑤菅
…　Ⅲ. ①围手术期－神经生理学　Ⅳ. ①R619②R338

中国版本图书馆 CIP 数据核字（2018）第 078314 号

北京市版权局著作权合同登记号：图字：01-2018-1669

Translation from the English language edition：
Monitoring the Nervous System for Anesthesiologists and Other Health Care Professionals
edited by Antoun Koht，Tod B. Sloan and J. Richard Toleikis
Copyright © Springer International Publishing AG 2017
This Springer imprint is published by Springer Nature
The registered company is Springer International Publishing AG
All Rights Reserved

Simplified Chinese translation Copyright © 2018 by Peking University Medical Press.
All Rights Reserved.

视频链接：**http://link. springer. com/book/10. 1007/978-3-319-46542-5**

围术期神经系统监测（第 2 版）

主　　译：刘海洋　菅敏钰
出版发行：北京大学医学出版社
地　　址：(100191) 北京市海淀区学院路 38 号 北京大学医学部院内
电　　话：发行部 010-82802230；图书邮购 010-82802495
网　　址：http://www. pumpress. com. cn
E - mail：booksale@bjmu. edu. cn
印　　刷：北京佳信达欣艺术印刷有限公司
经　　销：新华书店
责任编辑：王智敏　袁帅军　　责任校对：金彤文　　责任印制：李　啸
开　　本：787mm×1092mm　1/16　　印张：40　彩插：10　　字数：970 千字
版　　次：2018 年 5 月第 1 版　2018 年 5 月第 1 次印刷
书　　号：ISBN 978-7-5659-1788-2
定　　价：199.00 元

译校者名单

主　审　韩如泉　乔　慧

主　译　刘海洋　菅敏钰

副主译　王云珍　张　炜

译　者（按姓名汉语拼音排序）

迟冬梅　崔倩宇　董　佳　范议方　方婧涵　付翘楚

郭栋泽　贾　柏　贾子普　菅敏钰　李　姝　梁　发

刘海洋　亓　蕾　任　浩　孙　哲　王　朔　王云珍

谢思宁　于　斌　于　芸　曾　敏　张　炜　邹丽华

主审简介

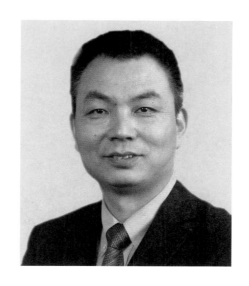

　　韩如泉，九三学社社员。现任首都医科大学附属北京天坛医院麻醉科主任，主任医师，教授，博士研究生导师。1993 年毕业于首都医科大学临床医学专业，获学士学位，1996 年获首都医科大学麻醉学硕士学位，2003 年获麻醉学博士学位（导师为李树人教授）。2006—2007 年受教育部国家留学基金资助在斯坦福大学医学院 Rona Giffard 实验室学习。1996 年起在首都医科大学附属北京天坛医院麻醉科工作。近年来，先后以项目负责人身份承担各级科研项目十余项，主要研究方向为神经外科麻醉与脑保护。以第一作者或通讯作者在国内外专业期刊发表论文百余篇。主编、主译专业书籍 5 部，包括《神经外科麻醉手册》《临床麻醉系列丛书·神经外科麻醉分册》《Cottrell & Young 神经外科麻醉学》《围术期神经系统监测》等。兼任第 12 届中华医学会麻醉学分会青年委员会副主任委员、中华医学会麻醉学分会神经外科麻醉学组副组长、中国医师协会麻醉学医师分会委员、北京医学会麻醉学分会第 12 届副主任委员兼秘书、北京医师协会理事、北京医师协会麻醉专科医师分会副会长、首都医科大学麻醉学系副主任，《中华麻醉学杂志》《国际麻醉学与复苏杂志》《临床麻醉学杂志》编委等职。

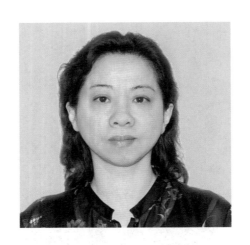

乔慧，研究员，教授，研究生导师。现任首都医科大学附属北京天坛医院北京市神经外科研究所电生理室主任。从医近 30 年，先后从事神经外科和神经电生理室工作。现担任中国医师协会神经电生理监测委员会主任委员，北京医学会会临床神经电生理专业委员会副主任委员，中华医学会神经外科学分会神经生理监测学组副组长，中国抗癫痫协会脑电图与神经电生理委员会常务委员，北京抗癫痫协会常务理事，中国抗癫痫协会理事，中国医促会颅底外科分会常务委员，中国医药教育协会骨科专业委员会脊柱分会脊柱外科神经电生理教育工作组主任委员。卫生部人才中心卫生人才评价领域专家。《中国癫痫杂志》及《癫痫与临床神经电生理学杂志》编委。曾在加拿大多伦多儿童医院进修脑磁图。承担国家自然基金及北京市科委、组织部及卫生部级、卫生局级等多项科研课题。科研成果获北京市科学技术奖三等奖。主要擅长神经内外科疾病电生理诊断，特别是癫痫脑电图诊断及神经系统手术前功能评估及手术中电生理监测。

主译简介

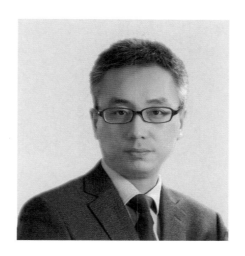

  刘海洋，首都医科大学附属北京天坛医院麻醉科副主任医师，曾作为访问学者赴香港中文大学威尔斯亲王医院进行科学研究和临床学习，擅长术中电生理监测的麻醉管理。主要研究方向为神经外科麻醉与脑保护，负责或参与多项术中神经电生理监测与麻醉的课题实施，发表中文核心及 SCI 文章数篇。

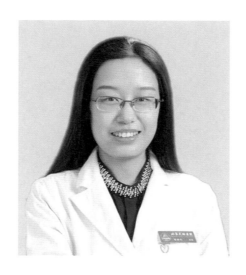

  菅敏钰，首都医科大学麻醉学医学博士。2016 年至首都医科大学附属北京天坛医院麻醉科工作，担任住院医师。长期从事麻醉临床和科研工作，在神经外科麻醉方面积累了一定的经验。主要研究方向为神经外科麻醉与脑保护，已在国内外专业期刊累计发表论文 10 余篇，其中 SCI 收录论文 2 篇。

原著者名单

Linda S. Aglio, MD Department of Anesthesiology, Perioperative and Pain Medicine, Brigham and Women's Hospital, Harvard Medical School, Boston, MA, USA

Sumihisa Aida, MD, PhD Geriatric Health Service Facility, Izumi, Adachi-Ku, Tokyo, Japan

Corey Amlong, MD, MS Department of Anesthesiology, University of Wisconsin School of Medicine and Public Health, Madison, WI, USA

Zirka H. Anastasian, MD Department of Anesthesiology, Columbia University, New York, NY, USA

Diana Apetauerova, MD Department of Neurology, Lahey Hospital and Health System, Burlington, MA, USA

Jeffrey E. Arle, MD, PhD Department of Neurosurgery, Beth Israel Deaconess Medical Center and Harvard University, Boston, MA, USA

Gregory D. Arnone, MD Department of Neurosurgery, Allegheny General Hospital, Pittsburgh, PA, USA

Michail Avramov, MD, PhD Department of Anesthesiology, Loyola University Health System, Maywood, IL, USA

Jeffrey R. Balzer, PhD Department of Neurological Surgery, University of Pittsburgh Medical Center, Pittsburgh, PA, USA

John F. Bebawy, MD Department of Anesthesiology and Neurological Surgery, Northwestern University, Chicago, IL, USA

Aimee Becker, MD Department of Anesthesiology, University of Wisconsin School of Medicine and Public Health, Madison, WI, USA

Bernard R. Bendok, MD Department of Neurologic Surgery in Arizona, Mayo Clinic College of Medicine, Mayo Clinic Arizona, Mayo Clinic Hospital, Phoenix, AZ, USA

Ansgar Brambrink, MD Department of Anesthesiology and Perioperative Medicine, Oregon Health and Science University, Portland, OR, USA

Department of Anesthesiology, Columbia University College of Physicians & Surgeons, New York, NY, USA

Robert M. Brustowicz, MD Department of Anesthesiology, Perioperative and Pain Medicine, Boston Children's Hospital, Boston, MA, USA

Department of Anaesthesia, Harvard Medical School, Boston, MA, USA

Evalina Burger, MD Department of Orthopaedics, University of Colorado, Aurora, CO, USA

Veronica Busso, MD Department of Anesthesiology, Cincinnati Children's Hospital Medical Center, Cincinnati, OH, USA

Louanne M. Carabini, MD Department of Anesthesiology, Section of Critical Care Medicine, Northwestern University Feinberg School of Medicine, Chicago, IL, USA

Claudia F. Clavijo, MD Department of Anesthesiology, University of Colorado School of Medicine, Aurora, CO, USA

Harvey L. Edmonds Jr., PhD Department of Anesthesiology and Perioperative Medicine, University of Louisville School of Medicine, Louisville, KY, USA

Lisa Francis, DO Department of Anesthesiology, Cincinnati Children's Hospital Medical Center, Cincinnati, OH, USA

Sabrina G. Galloway, BS, REEG/EP T, CNIM, CLTM, FASET Department of Neurology, SUNY Downstate Medical Center, Brooklyn, NY, USA

Neurodiagnostic Operations, Neuromonitoring Technologies, Inc Glenwood, MD, USA

Andrew Goldstein, BS, CNIM Manager Biomedical Services, IONM, SpecialtyCare, Brentwood, TN, USA

Laverne D. Gugino, MD Department of Anesthesiology, Perioperative and Pain Medicine, Brigham and Women's Hospital, Harvard Medical School, Boston, MA, USA

Leo T. Happel, PhD Department of Neurosurgery, LSU Health Science Center, New Orleans, LA, USA

Laura B. Hemmer, MD Departments of Anesthesiology and Neurological Surgery, Northwestern University Feinberg School of Medicine, Chicago, IL, USA

Mary Herman, MD, PhD Department of Anesthesiology, The Geisinger Health System, Danville, PA, USA

Eric J. Heyer, MD, PhD Department of Neurological Surgery, Columbia University, New York, NY, USA

Michael R. Isley, PhD, DABNM, FASNM Department of Intraoperative Neuromonitoring, Orlando Regional Medical Center, Arnold Palmer Hospital for Children, Orlando, FL, USA

Leslie C. Jameson, MD Department of Anesthesiology, School of Medicine, University of Colorado, Aurora, CO, USA

Daniel J. Janik, MD Department of Anesthesiology, University of Colorado School of Medicine, Aurora, CO, USA

W. Scott Jellish, MD, PhD Department of Anesthesiology, Loyola University Health System, Maywood, IL, USA

Christopher J. Kleck, MD Department of Orthopaedics, University of Colorado, Aurora, CO, USA

David G. Kline, MD Department of Neurosurgery, LSU Health Science Center, New Orleans, LA, USA

W. Andrew Kofke, MD, MBA, FCCM, FNCS Department of Anesthesiology and Critical Care, University of Pennsylvania, Philadelphia, PA, USA

Department of Neurosurgery, University of Pennsylvania, Philadelphia, PA, USA

Tatsuro Kohno, MD, PhD Division of Anesthesiology, Niigata University Graduate School of Medical and Dental Sciences, Niigata, Japan

Antoun Koht, MD Departments of Anesthesiology, Neurological Surgery and Neurology, Northwestern University Feinberg School of Medicine, Chicago, IL, USA

Karl F. Kothbauer, MD Division of Neurosurgery, Luzerner Kantonsspital, Luzern, Switzerland

Jesse D. Lawrence, BS Department of Neurological Surgery, University of Pittsburgh Medical Center, University of Pittsburgh School of Medicine, Pittsburgh, PA, USA

Abhijit Lele, MD Departments of Anesthesiology & Pain Medicine and Neurological Surgery, Harborview Medical Center, University of Washington, Seattle, WA, USA

Ronald Leppanen, PhD Clinical Neurophysiologist, Knoxville Neurology Clinic, Knoxville, TN, USA

Penny P. Liu, MD Division of Neuroanesthesia, Department of Anesthesiology, Tufts Medical Center, Boston, MA, USA

Michael J. Malcharek, MD, PhD Division of Neuroanaesthesia and Intraoperative Neuromonitoring, Department of Anaesthesiology, Intensive Care and Pain Therapy, Leipzig, Saxony, Germany

Allen S. Mandir, MD, PhD Department of Neurology, Medstar Georgetown University Hospital, Washington, DC, USA

Ross Martini, MD Department of Anesthesiology and Perioperative Medicine, Oregon Health and Science University Hospital, Portland, OR, USA

George A. Mashour, MD, PhD Department of Anesthesiology, 1H247 University Hospital, University of Michigan Medical School, Ann Arbor, MI, USA

John J. McAuliffe, MD, MBA, DABNM Department of Anesthesiology, Cincinnati Children's Hospital Medical Center, Cincinnati, OH, USA

Mary Ellen McCann, MD Department of Anesthesiology, Perioperative and Pain Medicine, Boston Children's Hospital, Boston, MA, USA

Department of Anaesthesia, Harvard Medical School, Boston, MA, USA

Robert E. Minahan, MD Department of Neurology, Medstar Georgetown University Hospital, Washington, DC, USA

Srdjan Mirkovic, MD Department of Orthopedic Surgery, Northwestern University Feinberg School of Medicine, Chicago, IL, USA

K. Annette Mizuguchi, MD, PhD, MMSc Department of Anesthesiology, Perioperative and Pain Medicine, Brigham and Women's Hospital, Harvard Medical School, Boston, MA, USA

Amal A. Mokeem, MD Department of Neurosciences, MBC 76, King Faisal Specialist Hospital & Research Center, Riyadh, Saudi Arabia

Paul D. Mongan, MD Department of Anesthesiology, University of Colorado Hospital, Aurora, CO, USA

Chaim I. Nelson, MD Department of Anesthesiology PGY3, Tufts Medical Center, Boston, MA, USA

Brett Netherton, MS, CNIM, FASNM, FASET Signal Gear, LLC, Prosperity, SC, USA

Georg Neuloh, MD Department of Neurosurgery, University of Aachen, Aachen, Germany

Tina N. Nguyen, MD Department of Neurosurgery, Kaiser Redwood City, CA, USA

Anthony M. Oliva, MD, PhD Department of Anesthesiology, University of Colorado School of Medicine, Aurora, CO, USA

Andrea Orfanakis, MD Oregon Anesthesiology Group, Anesthesiology, Critical Care Medicine—Anesthesia, Portland, OR, USA

Eugene Ornstein, PhD, MD Department of Anesthesiology, Columbia University, New York, NY, USA

Thomas N. Pajewski, PhD, MD Division of Neuroanesthesiology, Department of Anesthesiology, University of Virginia Health System, Charlottesville, VA, USA

Ashley K. Palmer Charlottesville, VA, USA

Vikas V. Patel, MD Department of Orthopedic Surgery, University of Colorado, Denver, CO, USA

Beate Poblete, MD Division of Anesthesiology, Luzerner Kantonsspital, Luzern, Switzerland

Ira J. Rampil, MS, MD Blue Sky Medicine, LLC, Williamson, GA, USA

Deborah A. Rusy, MD, MBA Department of Anesthesiology, University of Wisconsin School of Medicine and Public Health, Madison, WI, USA

Gerhard Schneider, MD Department of Anesthesiology, Emergency Medicine and Pain Therapy, University Witten/Herdecke, Helios Clinic Wuppertal, Wuppertal, North Rhine-Westphalia, Germany

Johannes Schramm, M.D., Ph.D. Department of Neurosurgery, University School of Medicine, Bonn, Germany

Daniel M. Schwartz, PhD Teaneck, NJ, USA

Raymond F. Sekula Jr., MD, MBA, FACS Department of Neurological Surgery, University of Pittsburgh Medical Center, University of Pittsburgh School of Medicine, Pittsburgh, PA, USA

Anthony K. Sestokas, PhD, DABNM, FASNM SpecialtyCare – IONM, Nashville, TN, USA

Christoph N. Seubert, MD, PhD, DABNM Department of Anesthesiology, University of Florida College of Medicine, Gainesville, FL, USA

Deepak Sharma, MBBS, MD, DM Departments of Anesthesiology & Pain Medicine and Neurological Surgery, Harborview Medical Center, University of Washington, Seattle, WA, USA

Jay L. Shils, PhD, DABNM, FASNM, FACNS Department of Anesthesiology, Rush University Medical Center, Chicago, IL, USA

Koki Shimoji, MD, PhD Niigata University Graduate School of Medicine, Niigata, Japan

Standard Medical Information Center, NPO, Pain Control Institute, Inc., Tokyo, Japan

Tod B. Sloan, MD, MBA, PhD Department of Anesthesiology, University of Colorado School of Medicine, Aurora, CO, USA

Sulpicio G. Soriano, MD Department of Anesthesiology, Perioperative and Pain Medicine, Boston Children's Hospital, Boston, MA, USA

Department of Anaesthesia, Harvard Medical School, Boston, MA, USA

Matthew C. Tate, MD, PhD Department of Neurological Surgery, Northwestern Memorial Hospital, Chicago, IL, USA

J. Richard Toleikis, PhD Department of Anesthesiology, Rush University Medical Center, Chicago, IL, USA

Sandra C. Toleikis, MA Department of Anesthesiology, Rush University Medical Center, Chicago, IL, USA

David E. Traul, MD, PhD Department of General Anesthesiology, Cleveland Clinic, Cleveland, OH, USA

Phillip E. Vlisides, PhD Department of Anesthesiology, 1H247 University Hospital, University of Michigan Medical School, Ann Arbor, MI, USA

Bonnie H. Wang, MD Department of Neurology, University of Pennsylvania, Philadelphia, PA, USA

Charles D. Yingling, PhD Golden Gate Neuromonitoring, San Francisco, CA, USA

Carine Zeeni, MD Department of Anesthesiology, American University of Beirut Medical Center, Beirut, Lebanon

第 2 版译者前言

神经电生理监测应用于临床已超过三十年，对于围术期脆弱的神经系统而言，神经电生理监测在神经功能保护方面发挥着关键作用，已经成为围术期决策的重要依据，对降低患者致残率，改善预后发挥着不可替代的作用。围术期神经功能监测已广泛应用于神经外科、脊柱脊髓外科、心胸外科、耳鼻喉科等手术，受到了包括外科医师、麻醉医师及神经电生理医师的广泛关注。神经电生理监测团队亟需一部既可指导临床实践，又能反映该领域前沿动态和发展方向的权威参考书。2012 年由 Antoun Koht、Tod B. Sloan 和 J. Richard Toleikis 三位教授主编的《Monitoring the Nervous System for Anesthesiologists and Other Health Care Professionals》（第 1 版）发行，我们团队有幸完成了这部专著的中文翻译工作，并由北京大学医学出版社出版。由于该书内容详实，重点突出，实用性强，中文版出版后受到了国内相关专业人员的高度评价，也得到了业界的普遍认可。

2017 年本书第 2 版出版发行，新版保留了第 1 版的大体框架，分别从监测技术、麻醉管理、临床应用等方面进行了更新和更加详尽的阐述，增加了"小儿外科手术术中神经监测"等五章内容。所有章节均进行了大幅度的更新，反映了神经监测领域的新进展，并增加了各章节学习要点、问题和答案等内容。

为了该专著更好地惠及国内相关专业人员，及时了解和掌握神经功能监测领域的新进展，我们团队再次对第 2 版进行了翻译。本书的译者均来自首都医科大学附属北京天坛医院麻醉科和北京市神经外科研究所神经电生理室，并由韩如泉教授和乔慧教授担任主审，在此对两位教授的信任和把关表示由衷的感谢。本书翻译出版过程中，北京大学医学出版社王智敏老师及参与本书翻译、审校和出版的所有人员均付出了巨大努力，在此一并表示诚挚的谢意。

虽然我们对译文进行了多次交叉审校，尽力保证翻译和出版质量，但由于水平所限，难免有所瑕疵，敬请广大读者批评指正。

刘海洋　菅敏钰

2018 年 4 月于北京

原著第 2 版前言

术中神经系统监测（intraoperative monitoring of the nervous system，IOM）是存在神经系统损伤风险的手术和介入治疗过程中保护神经功能的关键方法。对于很多手术而言，其已经成为做出决定的主要参考部分，很多研究显示使用 IOM 可以改善患者预后。由于监测技术的改进和成熟，以及监测对改善患者预后的帮助越来越为人们所认识，监测应用得以逐渐扩大。因此我们推出该第 2 版来记录这些变化。

非常感激一直以来为现代监测奠定基础的先驱者，以及推动技术进步及应用的人们。麻醉医师在其中扮演了重要的角色，提高了神经外科麻醉技术水平，参与了对监测技术的改进。提到这方面，我想赞颂 Maurice Albin 伟大的一生，感谢他所做出的关键贡献。他于 2016 年去世。很荣幸 Maurice Albin 从麻醉医师的视角为该书的第 1 版撰写了序言。同样，还有很多外科医师和介入医师为监测的推广及革新做出了贡献。最后，神经生理学家扩展了我们对监测作用的认识，改进技术，使其更能满足临床需求。我们把这些进步都补充进了第 2 版书中，在此对所有做出贡献的人表示感谢。

与本书第 1 版一样，第 2 版的主题也是强调团队内所有成员团结协作，为患者提供最有效的技术进而改善预后。由于包含的内容是跨学科的，所以本书继续采用讨论的方法，整体分析其在不同手术中的应用。第 2 版增加了 5 章新内容、学习要点、问题和答案、视频和 PubMed 超链接等在线学习资源。感谢出版商及提供这些电子资源的人们。我们希望这些对您在患者管理方面有所帮助，期待监测技术的进一步提升，并得到更多的认可和应用。

本书的第 1 版有英文和中文两个版本，第 2 版增加了日文版和韩文版。我们备感荣幸和感激。

Antoun Koht 于芝加哥
Tod B. Sloan 于奥罗拉
J. Richard Toleikis 于芝加哥

原著第1版序一：脊柱矫形外科的视角

20 世纪 60 年代后期，为了发展脊柱侧凸矫形手术中的脊髓功能监测系统，我们促使凯斯西储大学（Case Western Reserve University，CWRU）启动了该项目。在哈氏棒（Harrington Rods）矫治脊柱弯曲的手术过程中，脊髓功能监测可以提示脊髓所存在的危险。最初，我们以团队工作的形式着手建立监测系统。大学的附属医院和 CWRU 拥有足够的专业技术来解决这个极具难度的挑战。20 世纪 50 年代 Dawson 报道了一个名叫 Jerald Brodkey 的年轻神经外科医师拥有刺激周围神经远端而在皮质记录信号的技术。同时还有一位非常睿智的年轻生物医学工程师 Richard Brown，他在 CWRU Victor Frankel 和 AI Burstein 的生物医学工程研究所工作。Richard 获得的是电子工程的学士学位，他利用业余时间研究脊髓监测项目，并且作为他博士论文的课题。

实验室所采用的方法是研究狗的胸髓不同节段脊髓将刺激从肢体末端传递到皮质的能力的影响因素。很显然在这些研究的过程中，压强、时间和血压都会对其产生关键影响。随后拥有商业性价值的神经监测系统投入使用，但是从一开始 Rich Brown 就认识到它们不能应用到手术室这种高电场的环境中。因此他开始着手研究一种独立的、能够在手术室环境中准确记录到微小皮质信号的脊髓监测系统。Rich 最初配置了 4 个通道，但是很快扩展到了 8 个通道，并且所有数据可以存储到磁带中以供日后分析。"实时"记录评估以屏幕上输出的基线作为背景，根据当前所记录的输出曲线的起伏，来直观地判断潜伏期和波幅的变化。筛选适当刺激频率、刺激方式、电压都是需要解决的影响因素。尽管如此，潜伏期及波幅改变的"报警信号"只有 10%～50%可以成为有指导意义的证据。Rich 的目标就是建立一个能提供有效数据的系统。

在实验室中证明这个系统可以有效区分哪个临床时段存在或没有神经功能障碍后，该系统开始应用到手术室。但是麻醉是否会对皮质反应及其记录产生明显影响存在很大争议。因此需要寻找一个能够帮助团队解决问题的麻醉医师。Betty Grundy 积极地加入团队，凭借她的努力，脊髓监测成为了手术室中的有效监测手段。由于脊髓监测的成功有效，Betty 在麻醉专业变得很有发言权。同样，Rich 在脊髓手术中各种麻醉药物的使用方面非常有见解，他主持了很多有关麻醉药物对脊髓功能影响的麻醉学研讨会。最后一个加入团队的是 Marianne Wilham，她是脊柱外科手术团队中最早的骨外科手术室的护士。她和 Rich 都很善于与青少年患者及其父母打交道，这些患者进行了术前脊髓监测测试后，第二天就欣然前往手术室手术。

团队成员一起精心地建立起监测方案和系统，使用躯体感觉诱发电位（somatosensory evoked potential，SSEP）作为术中脊髓监测的方法。这个过程早期就有多个令人鼓舞、有意义、有启迪作用的案例，奠定了 Rich Brown 的先驱者地位以及 SSEP 未来的价值。应该指出 Stagnara 的"唤醒试验"与 CWRU 项目在同一时间进行，被 Case 团队采用，作为术中监测的验证手段。早期的一个病例是一名脊髓侧凸合并脊髓纵裂的患者。在纠正脊髓纵裂畸形之前先进行哈灵顿脊柱矫形手术。每次使用哈灵顿分离时，诱发电位信号都会出现恶化，去除后就会恢复。手术结束后没有发生任何神经功能损伤。随后的脊柱矫形手术进行顺利，没有发生意外。还有一名颈髓脓肿患者，术中短暂提高患者血压以恢复 SSEP 电位。还有一例颈髓血管瘤患者在 SSEP 监测保护下，肿瘤被成功切除。这些早期病例有力地证明了术中脊髓监测的应用价值，有利于脊柱矫形手术患者的安全。同样也证明这个监测手段是使脊髓矫形系统安全进行和发展的推动因素。

同时期内，Tetsuya Tamaki 和一个包括麻醉医师 K. Shimoji 在内的日本研究团队，正独立研究使用脊髓-脊髓诱发电位进行术中脊髓监测的方法。不久以后 Case 团队和 Tamaki 进行了沟通，随即举行了一系列脊髓监测的国际会议，第一次会议于 1977 年在俄亥俄州克利夫兰举行。在第一次会议上，受人敬重的骨科医师 Vernon Nickel 对这次会议进行了评论："总有一天术中脊髓监测会像心电图的使用一样被人们接受"。德国的神经外科医师 J. Schramm 是推动术中脊髓监测发展的关键人物之一。Rich Brown 经常与感兴趣的人慷慨地分享他的知识和想法，由于他做出的卓越成就，使美国甚至全世界参与 IOM 的人数持续增长。另外一个原因源于 Rich Brown 对于严谨的程序、分析、专业知识和培训的热情。同时他做事谨慎，不愿过早宣布 SSEP 取代了"唤醒试验"成为监测脊髓功能的"金标准"。而且 Rich Brown 从不以他的监测系统和知识盈利，而是利用他的成就组织这个领域的专家建立标准术语、流程和技术培训。他是美国神经监测协会的创办会员，后来成为了会长，他一直关注并贡献于该协会，直至他的生命结束。

所有逝去的人都会认可这本有价值的书，尤其是 Rich Brown，他很早就认识到麻醉和麻醉医师将在术中脊髓监测的发展和实践中发挥重要作用。

　　余下的就由历史评说。

Clyde L. Nash，Jr.，MD
于俄亥俄州克利夫兰
2011.9

原著第1版序二：神经监测历史回顾

> "自然选择过程是每种生物的优势延续，一切肉体与心智的结合才能发展成为完美。"

> （Charles Darwin：《物种起源》，XV，1859）

时代变化太大了！在我写这篇文章的时候，我正在看一份 1968 年 6 月 14 日的麻醉记录。由于长期的"收藏癖"，多年来我有一个习惯，就是把感兴趣的文件归档。过去 50 年所积累的资料都能建一个图书馆了。该病例（图 1）是一名颅缝闭合合并眼窝压迫的 3 个月小婴儿，其手术过程分为 3 个阶段，最后一个阶段的 2 个月后，使用当时比较先进的硅胶阀门进行了脑室腹腔分流术。这个奄奄一息的婴儿在 3 小时 50 分钟的手术过程中使用局部麻醉（卡波卡因）复合镇静。特殊监测包括袖带血压和温度传感器。我们认为自己应用了先进的神经监测，因为我们使用的是绰号"子弹头"或"鱼雷"的设备。这是一个直径约 6 cm、长度 1 英尺的圆筒。一端为透明监视盘，管内包含一个阴极射线管和单通道心电图电子元件，II 导联，另外一个单通道是记录顶叶情况的一个脑电图导联。由于当时使用的麻醉药有爆炸风险，"子弹头"拥有防爆外壳并提升到 5 英尺以上的爆炸水平，因此现在我们可以看到脑电图、心电图和心率测量都存在 Q-T 复合体引起的滴答声。如果往前推 16 年来到 1994 年，我们就可以见证神经监测的出现，正如 Peter Sebel 和 William Fitch 编著的《中枢神经系统监测》一书中所叙述的那样[1]。当与 20 世纪 60 年代神经监测设备的有效性相比较时，21 位作者讨论了一系列特别的问题。在这个时期，神经监测的范围扩大，不仅包括生化方面，如脑血流量及脑代谢、颅内压及脑电图，还涉及记忆、麻醉后恢复、认知因素和脑死亡等相关的重要方面。时代快速发展到今天，现在很多书的作者都做出了很大努力，他们在书中回顾了神经监测的重大进步及其在患者监护中的应用，提高了我们对中枢神经系统复杂性的理解，帮助我们理解了电动力学与电化学信号之间不可思议的关系，包括认知功能改变以及疼痛感知的变化。同样，监测工作可能需要改变临床麻醉方法，这在某种意义上包括对监控监视器和排除错误的解读[2-3]。作者们的专

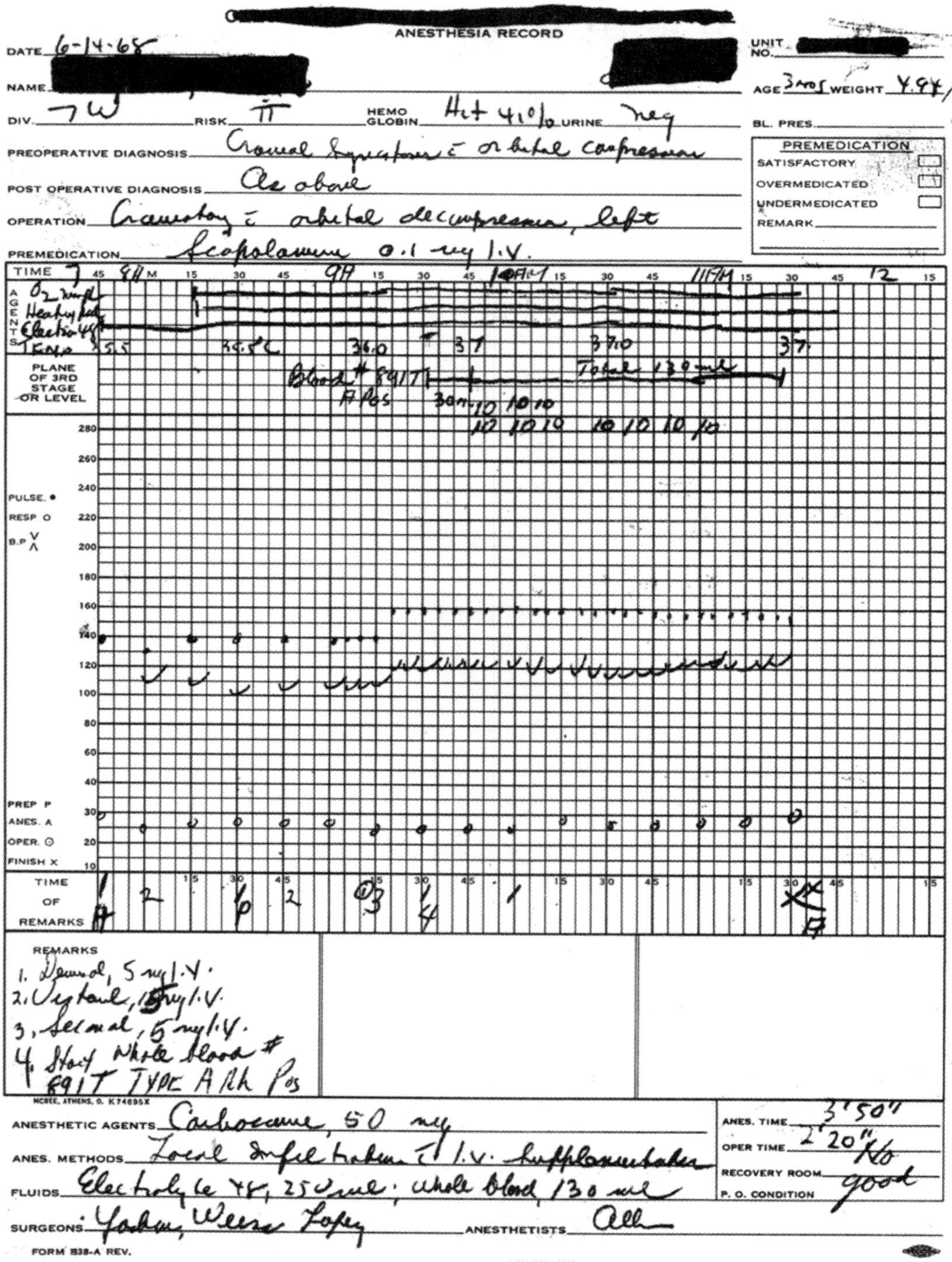

图 1 作者提供的一份 1968 年的儿科手术麻醉记录，所有的监测包括血压、体温、心率、心电图 Ⅱ 导联和一个脑电图导联

业知识和经验，为真正意义上的安全做出了极大贡献，使其经受住了各自领域的检验。通过病例基础上的实际应用进一步加强开发和应用之间的联系。这本书重要的原始资料及手术步骤并未直接在目录上体现。很多作者不仅是有才华的职业医生，还在促进多项神经监测发展中起到了重要作用。

在结束这个序言之前，我必须用一点时间向 Betty Grundy 医生表示敬意，她在麻醉和神经病学领域被称为"神经监测之母"。认识 Betty 已经有 40 多年了，我可以证明她是多么努力地工作以使电生理监测引入手术室和临床，同时她还培养了大量优秀的、在这个领域内不断研究和探索的临床医生和研究人员。

Maurice S. Albin，MD.，M. Sc
于美国伯明翰

参考文献

1. Sebel P, Fitch W, editors. Monitoring the central nervous system. London: Blackwell Science; 1994. p. 479.
2. Kuhn T. The structure of scientific revolutions. Chicago, IL: University of Chicago Press; 1970. p. 226.
3. Popper K. Falsification versus conventionalism. In: David Miller, editor. Popper selections. Princeton, NJ: Princeton University Press; 1985: p.143–151

原著第1版序三：神经外科医生的视角

我很荣幸受邀为这么重要的一本书写序言。作为一名执业脑血管外科医师，我是神经监测领域内重要进步的"享受者"，因此我对其拥有独特的观点。血管外科医生的工作就是暴露脑、分离脑组织、保护复杂的血管解剖、暂时中断血流并进行复杂的血管重建术。在我们显露相应组织时靶器官已经发生病变或自我调节功能障碍并不罕见。虽然我们拥有高端的技术支持我们进行计算机图像引导手术，放大三维图像和完成非凡操作的显微手术设备，但是我们进行这些侵入性操作的时候却不知道大脑对它们的耐受情况。熟练的技术人员和资深医师进行神经监测，并把其有用的分析数据转达给手术医师的过程十分重要。

在我看来，当今神经监测最令人关注的方面之一就是以团队工作为基础的临床实践和沟通。外科医师经常被比喻为飞机上一名拥有很好控制能力的飞行员，但是飞行员身后的门关上后，飞行员却不知道飞机的其余部分发生了什么情况。在我们的手术中，"门"保持打开，关键的人员之间彼此信任并坦诚交流。手术开始时，包括医师、技师和护士在内的每个人都必须了解这个手术方案的性质、患者的详细情况、手术预期和什么时候重要事件会发生等。随着手术的进行，整个团队都应该认识到这些改变。当意外情况发生时，应该对其重要性做出迅速评估，并与手术医师进行交流。及时而深入地讨论可供考虑的选择并确定一个可以为患者争取良好结果提供最佳环境的选择。

成功的术中神经监测需要团队协作，这一说好一点也不过分。深入了解神经监测原理的知识及掌握熟练的技术是关键因素。但是在手术之前，如果没有全面了解患者的生理状态、确定患者的特殊情况，出现异常情况时也很可能被误解。团队中的每个成员必须了解计划好的手术原则，主要参与者之间必须不断沟通，以保证在发现异常情况之前能对情况有适当的认识。

这本书毫无疑问会使外科医师、技术人员、神经生理学家、麻醉医师和神经病学家获益。在这些章节中所讲的内容，将教会手术团队成员解释意外变化并迅速做出合理反应。这本书可以为团队中的每名成员提供重要参考，希望通过提高我们的能力，提供安全的手术、获得最理想的结果。

H. Hunt Batjer，MD.，F. A. C. S

美国西北大学范伯格医学院神经外科学系教授、主任

于芝加哥

原著第 1 版前言

术中神经系统监测（Intraoperative monitoring of the nervous system，IOM）已广泛应用于骨科、神经外科、耳鼻喉科、血管外科和其他手术。除改善患者预后外，监测还用于潜在损伤神经组织的手术。如果理解相关神经系统功能和结构方面的知识，神经监测的应用就会得心应手，并有助于提高医疗质量和保护患者安全。

IOM 并非像 X 线检查、术中 MRI 或 CT 扫描那样是仅仅提供患者解剖结构图像的检查工具。IOM 提供了一种评估神经系统功能以及测定手术、麻醉、电生理环境是如何影响其功能的方法。Pamela Prior 在 1985 年表示"临床常规监测心电图、动脉血压和血气只能反映支持大脑功能的全身因素。脑电图和诱发电位更有价值，因为它们可以在神经功能水平进行持续监测"[1]。通过这个"神经系统窗口"有助于我们全力帮助患者获得最好的预后。迅速地识别对神经系统不利的情况，及时调整药物和生理环境，进行手术的决断。30 年前脊髓手术中仅应用躯体感觉诱发电位监测（SSEP），逐步发展到现在，包括运动诱发电位（MEP）、诱发和自发肌电图、D 波、H 放射和其他监测形式。而且不仅局限在脊柱手术，还扩展到了其他部位的手术，如头部、颈部等。多种形式 IOM 可以综合评估神经系统，然而也增加了对麻醉技术的挑战。在某种情况下理想的麻醉药物在其他情况下可能不同，因此就需要调节麻醉效果与 IOM 监测结果间的平衡。IOM 团队与麻醉医师完美的配合也非常重要。

该团队工作的关键是改善患者预后。显然，监测对手术医师很有帮助，对麻醉医师也有同样的价值。在这个意义上说，IOM 可以使麻醉医师看到麻醉药物和生理情况对整个神经系统功能的影响。如人们已经越来越认可的是：某个血压值可能适合于某个患者，但是未必适合其他患者。更复杂的情况是拥有很多合并症的老年患者，以及很可能侵犯到神经的复杂的外科手术。IOM 可以帮助麻醉医师保证神经系统功能的理想状态。手术过程中向神经系统施加额外的刺激时，按需要调整患者的生理功能。

由于麻醉、生理功能与手术之间的相互作用，使 IOM 与用于神经系统病理诊断评估的技术不同。这个过程是动态的，手术的影响、药物使用及生理环境之间保持动态平衡。这就是为什么 IOM 像监测血压、心率、血氧饱和度等一样，需要持续监测的原因。这样可以识别和判断变化，在神经功能恶化尚处于可逆的时候及时给予纠正。有些可逆的损伤是手术操作的一部分，但是改变麻醉管理、生理功能和患者体位，可以减轻手术的部分不良影响。

麻醉医师已经广泛认识到，每名患者之间不仅病理和合并疾病不同，而且对麻醉和手术过程的反应也有所不同。因此每名患者都会出现不同的问题。损伤可能会在手术医师和麻醉医师毫不知情的情况下发生和发展。IOM 对神经系统功能改变的识别很有价值，而结构检查发现不了这些改变，同样其他传统的监测方法也不能发现。

为了使 IOM 团队工作变得最为有效，团队中的每名成员都需要相互了解彼此的工作。就像一幅纵横交错的拼图，当各自都对彼此充分了解时，互相之间的接触就会更牢固，团队工作才会变得更有效。这本书就是用来帮助手术团队中的每个人更好地了解其他成员的工作。并不是想提供具体的技术，因为已经有很多非常好的文章和书籍来教授这些技术。我们更愿意使每个人都有机会深入了解手术的每个部分。

IOM 的早期应用是 20 世纪 70 年代由美国和日本的外科医师、神经生理学家、麻醉医师和其他学者开发的，当时他们认识到侵入性治疗的发展带来了很高的脊髓二次损伤的风险，需要研究一种能够界定和评估脊髓功能的方法。其中 Clyde Nash 和 Richard Brown 提倡在脊柱侧凸患者进行哈灵顿脊柱松解手术时使用 SSEP[2]。由于手术过程中有很多步骤都有可能导致损伤，因此其相比于 Vauzelle 和 Stagnara 术中唤醒试验的进步将变得越来越重要[3]。对于有合并有重大疾病的患者，以前应用于健康的年轻脊柱侧凸患者的临床评估方法并不适用。IOM 的倡导者不仅是开发了新的监测技术，而且他们还设计开发了一种设备，其能够应对在诊断中没能发现，而在手术室中遇到的特殊挑战。他们也认识到了团队工作的重要性，以及脊柱松解手术中血压管理等对于克服手术操作的影响也非常重要[2]。当意识到其他人也开始关注脊髓功能监测的需求时，Clyde Nash 和 Jerald Brodkey 邀请了来自世界各地的参与者，举办了两届关于脊髓监测的专题研讨会，即 1977 年 9 月在克利夫兰和 1979年 1 月于圣路易斯的会议。相继又出现了一系列脊髓监测国际研讨会，第一届 1981 年在日本东京举办，由 Tetsuya Tamaki 主持。三年后的1984 年，由 Johannes Schramm 医师主持的第二届国际研讨会在德国的埃朗根举办。1986 年由 Thomas Ducker 和 Richard Brown 医师主持的第三届在马里兰州安纳波利斯举办；第四届 1989 年在日本新泻举办，由 Koki Shimoji 医师主持。要特别感谢那些认识到这项新技术的重要性，并致力于加强、扩大其使用的早期倡导者。继国际研讨会之后，1989 年又成立了美国神经生理监测协会（American Society of Neurophysiologic Monitoring，ASNM），1998—2006 年在纽约由 Vedran Deletis 和 Fred Epstein 主持创办了神经外科术中神经监测国际研讨会，自此之后，2006 年成立了国际术中神经生理协会（International Society of Intraoperative Neurophysiology，ISIN）。

目前，IOM 较其早期已经有了很大进展。现在使用的技术一部分是由以前的技术改进而成的，其他的完全是新研发的。专业监测人员已经认识到麻醉和手术引起的神经生理改变与他们在实验室中看到的那些不实用的诊断方法有很大不同。此外 IOM 必须不断地快速更新，及时提供关于神经系统情况的信息。在投身于 IOM 事业的专业人员的努力下，技术快速发展，并且发展了术中神经生理的新领域。这些人的出身和经历就像目前应用的监测技术一样多种多样，分别来自骨外科、神经外科、神经病学和麻醉学等学科。术中神经监测这样一个全新领域发展需要利用神经生理的知识及医学多学科领域的知识的专门人才，这些人给这个领域带来了发展，也是如今能使用监测为患者提供优质监护的关键。

IOM 的早期发展很多应该归功于麻醉医师。最近，骨外科医师 Tamaki 写了一篇关于诱发电位监测历史的文章，记载 1971 年麻醉医师 Shimoji 首先采用硬膜外诱发电位监测[4]。Betty Grundy 是早期应用 IOM 的麻醉医师，1982 年她在 *Journal of Neurosurgery* 上发表的关于脑干手术中应用听觉诱发电位的文章中说："我们希望能在神经功能恶化的早期发出预警，以便采取措施预防永久性损伤。因此我们选择了与术中监测心率、血压等其他生理参数相似的应对方法，一旦出现神经功能恶化趋势就立即开始纠正"[5]。

Grundy 医师还将 IOM 引入麻醉学领域；1983 年她在 *Anesthesiology* 上发表了一篇具有里程碑意义的文章，呼吁麻醉医师在团队中应该发挥积极作用。她写道："希望可以早期发现神经功能的恶化，以便手术医师和（或）麻醉医师可以采取措施保护神经功能，尽可能避免神经系统的永久损伤"[6]。1984 年 Grundy 医师进一步强调："为促进电生理监测的临床推广应用，麻醉医师负有重要责任。大量由麻醉医师控制的因素可以影响诱发电位监测结果"[7]。她根据早期临床经验指出麻醉、生理状态和神经系统之间存在相互作用，并据此提出麻醉和生理管理方法；如果没有 IOM 就不能发现很多不良的相互作用。她的这些观察结果直到今天依然适用。

IOM 技术的发展与麻醉医师的贡献密不可分。适宜 IOM 的麻醉技术和管理，以及 IOM 所提供的信息，都提高了患者的监护质量。很多麻醉医生积极参与 IOM，并为本书的出版做出了贡献。

由于 IOM 领域的发展，出现了能够提供最好的神经电生理监测的 IOM 专业人员，已经不再由麻醉医师兼任。本书汇集了麻醉医师和 IOM 专业人员的知识和经验，致力于通过加强外科学、麻醉学和神经生物学之间的联系来使 IOM 工作最为有效。

本书的第一部分阐述了术中监测所使用的不同技术，目的在于让读者在深入了解解剖、生理和监测技术的基础上，能将其应用到手术、麻醉管理中。

第二部分主要介绍麻醉管理的相关知识。这不仅可以帮助麻醉医生完善药物的选择，还能帮助其他专科医师了解麻醉管理的特点。有些麻醉医师对不使用肌肉松弛剂的麻醉管理较为担心，相反其他专科医师对使用肌肉松弛剂都很担心。选择既能够确保麻醉管理安全需求，又能成功获得理想监测信号的麻醉方案，将利于更有效地开展术中监测，并帮助外科医师做出最佳决策。

最后，本书提供了有关 IOM 管理的典型手术病例。每一章的病例都概述了该类手术最重要的解剖、神经生理和病理生理特点，有助于了解手术、麻醉、生理和 IOM 过程中存在的风险以及预后。每个病例中作者都列举了 IOM 的典型变化，并针对导致这些改变的原因进行鉴别诊断，重点讨论了非手术因素，如麻醉管理、患者体位以及生理因素的影响，从而有助于改善患者预后。

本书集中了一批积极参与各种手术 IOM 的有声望的作者。为了提高术中监测的准确性和有效性，每位作者都奉献了自己的知识和经验。希望通过分享这些知识和经验，使术中监测组织团队更壮大，从而为患者尽可能提供更好的监护。

Antoun Koht 于芝加哥
Tod B. Sloan 于奥罗拉
J. Richard Toleikis 于芝加哥

参考文献

1. Prior PF. EEG monitoring and evoked potentials in brain ischaemia. Br J of Anaesth. Jan 1985;57(1):63–81.
2. Nash CL, Jr., Lorig RA, Schatzinger LA, Brown RH. Spinal cord monitoring during operative treatment of the spine. Clin Orthop Relat Res. Jul-Aug 1977(126):100–105.
3. Vauzelle C, Stagnara P, Jouvinroux P. Functional monitoring of spinal cord activity during spinal surgery. Clin Orthop Relat Res. Jun 1973(93):173–178.
4. Tamaki T, Kubota S. History of the development of intraoperative spinal cord monitoring. Eur Spine J. 2007; 16 Suppl 2:S140–146.
5. Grundy BL. Monitoring of sensory evoked potentials during neurosurgical operations: methods and applications. Neurosurgery. Oct 1982;11(4):556–575.
6. Grundy BL. Intraoperative monitoring of sensory-evoked potentials. Anesthesiology. Jan 1983;58(1):72–87.
7. Grundy BL. Evoked potentials in the operating room. Mt Sinai J Med. 1984;51(5):585–591.

致　谢

感谢我们的家人；感谢（TS）Celia、Wendy 和 Heather；（JRT）Sandra、Jennifer Anne、Matthew、Jason 和 Jennifer Rachel；（AK）Sonia、Yara、John 和 Alexander。感谢他们给予的爱、支持与理解，没有他们，我们就不可能完成这本书。

40 多年前，由来自多个国家的神经生理学家、外科医师、麻醉医师组成的多学科研究人员开创了术中神经监测（intraoperative monitoring，IOM），旨在为患者提供更好的监护手段，保证神经功能的完整性。他们举办了很多国际会议，推动了专业协会的建立和发展，引起了人们对 IOM 越来越多的关注。如果没有这些将毕生精力奉献给 IOM 领域的诸多先驱者们的贡献和支持，就不会有今天的成就。谨以此书献给 IOM 的开创者以及为本领域做出贡献的每一个人。

目　录

第一部分　监测技术

第二部分　麻醉管理

第三部分　病例分析

第四部分　重症监护

第一部分

监测技术

躯体感觉诱发电位

Aimee Becker，Corey Amlong，Deborah A. Rusy

（刘海洋　译　王云珍　校）

学习要点

- 术中躯体感觉诱发电位（SSEP）监测的目标是确保术中神经系统的完整性并最终改善患者预后，降低致残率。
- 普遍认为标准的 SSEP 记录仅监测介导机械感受和本体感受的脊髓丘脑后束。其他通路可能也参与躯体感觉功能的传导，包括脊髓小脑后束、脊髓前角、突触后脊髓背角通路以及迷走神经。
- 刺激和记录是进行 SSEP 监测的两个关键技术，理解影响这两个关键技术的参数对于成功的术中 SSEP 监测至关重要。刺激参数包括电极类型、电极放置、刺激强度、刺激持续时间、刺激频率和单相或双相刺激。记录参数包括电极类型、电极放置（记录组合），以及包括监测通路的有效性、滤波参数、叠加参数和时间基线在内的特定设备参数。
- 绝大多数麻醉药物对 SSEP 有不利影响，需要选择有利于 SSEP 监测的麻醉药物。相比于外周反应，皮质反应对麻醉药物更敏感。
- 影响 SSEP 监测成败的生理学参数包括体温、血压、血红蛋白水平、颅内压、氧合和通气。

- 可重复的基线波形对 SSEP 监测至关重要。由于 SSEP 监测的特异性低，当 SSEP 发生改变时难以提供何时采取干预措施的循证建议。然而，普遍认为排除麻醉和生理原因，波幅降低 50% 和潜伏期延长 10% 是需要进行干预的显著变化。

诱发电位在术中应用已经有超过 30 年的历史，其中躯体感觉诱发电位（somatosensory evoked potential，SSEP）监测的应用最为广泛[1]。术中 SSEP 监测的目标是确保术中神经系统的完整性并最终改善患者预后，降低致残率。诱发电位的定义很简单。当神经组织受到原始感觉冲动或人工电刺激时，电脉冲或冲动通过突触沿神经通路上行，由于刺激点和记录部位的不同，会产生不同的具有特征性的冲动波形。当神经冲动立即通过位于刺激点下方的参考电极时会记录到近场电位，当冲动远传至记录电极时则会记录到远场电位。通常情况下，SSEP 是指近场电位和远场电位的复合电位[2]。SSEP 具有术中监测的价值是由于其具有连续性（可重复性和可识别的波形），可以通过数据推断得出有意义的结论，从而指导外科手术。SSEP 的解剖部位鉴别功能及其技术方面的优势正是连续且成功的术中监测所需要的。

解剖学和血供

躯体感觉传导系统由脊髓背角通路（图1.1）和脊髓丘脑通路组成。脊髓丘脑前束传导机械性刺激和本体感受，而后束传导温度、感觉和伤害性刺激。普遍认为标准的SSEP 记录仅监测脊髓丘脑后束，然而，其他通路可能也参与躯体感觉功能的传导，包括脊髓小脑后束、脊髓前角、突触后脊髓背角通路以及迷走神经[1,3]。

脊髓丘脑通路起源于脊髓背角一级神经元的外周感受器刺激。传入的冲动通过同侧的脊髓背角、髓核和突触传导至二级神经元。二级神经元作为固有的弓状纤维在髓核内交叉后将冲动通过丘脑通路上传至位于丘脑尾核的三级神经元并完成躯体感觉皮质定

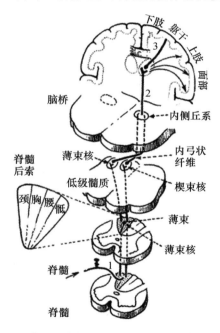

图 1.1 脊髓后索通路。（1）神经根进入区的神经纤维，在脊髓后索内上行至低级髓质并终止于薄束核和楔束核。（2）二级神经元以内弓状纤维交叉并在内侧丘系上行，维持躯体感觉定位并终止于腹后外侧核。（3）三级神经元在丘脑内上行并投射到顶叶皮质（from Lindsay and Bone[83]；with permission）

位排列。丘脑再将冲动投射至感觉运动皮质，在皮质内完成进一步的突触传递。虽然突触是吸入麻醉药的作用位点，但是吸入麻醉药对早期的 SSEP 反应影响很小。然而，由于冲动在通过脊髓丘脑通路上传至皮质的过程中有更多的突触传递参与其中，增加了皮质 SSEP 对吸入性麻醉药的敏感性（见第19 章有关麻醉的更多讨论）[1,4-5]。脊髓丘脑通路的血供来自于脊髓后动脉。脊髓后动脉起自于椎动脉，行走于双侧脊柱全长的脊髓后外侧沟，提供包括脊髓后角和脊髓丘脑通路在内的脊髓后三分之一血供[6]。脊髓前动脉也起源于椎动脉，提供脊髓前角、脊髓丘脑束和皮质脊髓束在内的脊髓前侧和前外侧三分之二血供。然而，双侧脊髓前后动脉的血供来源有很大程度的个体变异，某一侧的血供也可能来源于数量不等的根动脉，尤其是在脊髓胸段。第 40 章（胸主动脉瘤手术的电生理监测）将更详细地讨论脊髓的血供。

当脊髓丘脑通路上传至脑干髓核时，其血供直接来自于双侧椎动脉和基底动脉的穿支。四肢躯体感觉定位的感觉运动皮质的血供则来自于大脑前动脉和大脑中动脉。大脑前动脉供应下肢感觉运动皮质区的血供，而分布有面部、头部、颈部、躯干和上肢感觉运动中枢的皮质血供来自于大脑中动脉。

包绕脊髓的大型静脉网络系统承担脊髓的静脉引流。该网络汇入中后脊髓静脉和前脊髓静脉后最终汇入奇静脉和盆腔静脉系统[6-7]。

方法学

如前所述，SSEP 监测的最主要目的是保证其连续性。若要保持这种连续性，就需

要注意获取 SSEP 时的两个主要技术方面：刺激和记录。以下建议均基于《躯体感觉诱发电位的术中监测：美国神经生理监测学会》[1]中的指南。

刺激

为了获取连续的术中 SSEP 监测，必须采用适当的刺激。刺激参数包括：电极类型、电极位置、刺激强度、刺激持续时间、刺激频率以及单/双侧刺激。许多诱发电位监测工作站具有刺激和记录所需的专业硬件和软件条件[1-2,8-10]。

术中 SSEP 监测的第一步是确定刺激恰当的神经，以满足特定的手术。通常情况下，术中监测时刺激神经的选择须遵从以下原则：记录点下方，位于手术危险区域（以保证监测通路通过处于危险状态下的神经区域）[1,8-9]。例如，胸椎侧弯矫形术中，仅监测上肢 SSEP 是不充分的，因为支配下肢的背侧通路可能会被遗漏。对于这一病例，上肢 SSEP 监测对体位相关性损伤是有益的，还可以为解释下肢 SSEP 提供有益信息。在本病例中，与单纯下肢 SSEP 的波幅变化不同，所有波形的波幅显著下降很可能与麻醉药物和生理参数的变化有关。

从硬件的角度讲，成功的 SSEP 监测源于电极的选择。可供选择的电极包括棒状电极、脑电图金属盘状电极、皮下针状电极和吸附性表面电极。每种电极各有优缺点，由于吸附性表面电极的无创性以及在术中不同阶段（包括患者体位改变和水肿）的可靠吸附性，这种电极是用于术中监测的典型电极。如果必须在手术消毒区域内进行刺激，推荐使用皮下针状电极，因为手术医生可以在术中放置无菌电极。皮下针状电极还被推荐用于需要在神经附近进行刺激的病例中，

例如肥胖或水肿的患者。

将刺激电极放置在与被刺激神经相关的区域是进行充分刺激和获取连续稳定的 SSEP 波形的另一个关键因素。两个电极的间距依不同电极类型和不同刺激神经而不同，例如表面电极的间距通常为 2～3 cm，而皮下针状电极的间距 1 cm 即可[1-2,8-10]。

就上肢 SSEP 而言，经常选择刺激的外周神经包括腕部的正中神经（C5～T1）和腕部及肘部的尺神经（C8～T1，±C7）。刺激正中神经时，负极（注意：负极是位于远端并与刺激器负极相连的电极，正极是位于近端的电极）应放置在腕横纹远端 2～4 cm 的正中神经上，正极应放置在近端 2～3 cm 的正中神经上。刺激尺神经时，负极位于腕横纹远端 2～4 cm，正极位于近端 2～3 cm，两个电极均应在尺神经上。肘部尺神经的刺激首先应定位于尺神经沟，负极放置于肘横纹远端 2 cm，正极放置于近端 2～3 cm。刺激这些运动和感觉混合神经引起的相应肌肉颤搐（例如，拇指内收）可以证实电极放置是否恰当[1,8-10]。

用于术中监测的下肢外周神经包括位于踝关节的胫后神经（L4～S3）和位于腓骨头的腓神经（L4～S2）。刺激胫后神经时，负极放置在内踝和跟腱之间的近脚踝处；正极放置在胫后神经走行的内踝远端 2～3 cm。刺激腓神经时，负极放置在腓骨头的内侧，正极放置在负极远端 2～3 cm 处。刺激这些运动和感觉混合神经引起的相应肌肉颤搐（例如，刺激胫后神经引起的足底趾屈，刺激腓神经引起的足外翻）可以证实电极放置是否恰当[1,8-10]。

应用于 SSEP 监测的电刺激是一系列特定强度的方形脉冲波，持续时间为 0.1～0.3 ms[1,3,8-9]。当刺激感觉和运动混合神经时，通常将刺激强度调节至能够引起外周神经支配的最小末梢肌肉颤搐。对于单纯感觉

神经，推荐的刺激强度为该神经感觉阈值的 2～3 倍[2]。标准的术中刺激强度为 10～50 mA，但是由于病理状态和麻醉药物对 SSEP 的干扰，有可能需要将术中刺激强度提高至 100 mA 以获得重复性和识别性良好的 SSEP 波形[1]。

刺激点的重复强电流刺激可能会引起组织损伤，应当引起关注，但是并没有文献提供证据支持在 SSEP 监测设备提供的参数范围内进行刺激会引起组织损伤[1]。恒流刺激可以补偿接触电阻引起的 SSEP 改变，当然，这种补偿会受到刺激器最大输出电压的限制，当接触电阻非常大时，刺激器的输出通常是电流限制型的。大多数 SSEP 监测设备均为此安装了报警装置[1,8-9]。

一般情况下，刺激频率为 2～5 Hz[1,8-10]。最常见的干扰波形的频率为 50 Hz 或 60 Hz，为了减少波形叠加带来的干扰，刺激频率不应该设定为 50 Hz 或 60 Hz 的倍数。当出现过度干扰时，刺激频率的微小改变就可以提高 SSEP 的波形质量[1,11]。

刺激可以是单相的，也可以是双相的。同步的双相刺激在增强 SSEP 信号的同时，也有可能掩盖 SSEP 的单相改变。为了有效而同步地监测双侧 SSEP，推荐采用单相交叉的刺激方法（左右侧交换刺激）[1]。

记录

在适当刺激的前提下，必须采用适当的记录技术以获取连续的术中 SSEP 监测。记录参数包括电极类型、电极放置（记录组合）以及特定设备参数。特定设备参数包括监测通路的有效性、滤波参数、叠加参数和时间基线。

与刺激电极类似，有多种记录电极可供使用，每一种各有其优缺点。就术中 SSEP 记录而言，皮下针状电极和金属盘状电极应用最为广泛。虽然皮下针状电极的可靠性有赖于胶带或外科 U 型钉的固定，但是快速易行。与针状电极比较，放置金属盘状电极需要更长的时间，而且需要导电膏或导电糊。正如针状电极，螺丝电极可被迅速安置并且具有相当的可靠性。开颅术中进行直接皮质记录时常使用条状或网格状列阵电极[1,10,12-13]。接地电极放置在刺激点和记录电极之间，通常选择肩部[3]。

如前所述，术中监测的记录点应该靠近手术危险区域，而远离刺激点。当神经元冲动上传至脊髓-丘脑通路时，不同的记录电极可以记录到来自不同生成元的电活动。

记录电活动需要测量两个电极（活动电极和参考电极）间的电压。这种成对电极被称为记录组合，命名为：活动电极-参考电极。通常以皮质记录组合和皮质下电极组合记录术中 SSEP 上传的神经元冲动。头皮记录电极的放置是基于 10-20 国际 EEG 电极放置系统（10-20 International System of EEG electrode placement）（见图 1.2）进行定位的。其他远离刺激点而靠近术野的记录点也经常应用于各种外周神经传导的监测[1]。

刺激特定外周神经时，特定记录组合记录到的特定波形以波幅（微伏）和潜伏期（毫秒）进行测量，并以电压（微伏）—时间（毫秒）曲线图表示 SSEP。通常，不同波形来源于神经通路上不同位点的突触，这些位点就被称为波形的生成元。在正常成人中，波形的极性以"N"和"P"表示，"N"（negative）表示向上的波形，"P"（positive）表示向下的波形，波形之前的距离表示刺激后至波形产生的潜伏期。例如，皮质记录到的刺激正中神经后产生的特征波峰 N20（负极波，向上，刺激后 20 ms 可记录到）和 P22（正极波，向下，刺激后 22 ms 可记录到）定义了波形的波幅（图 1.3 和

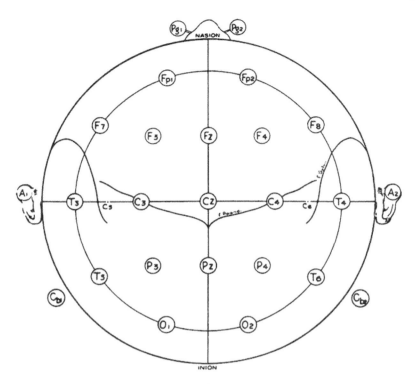

图 1.2　10-20 国际 EEG 电极放置系统。头部平面投射简易图，显示所有 Rolandic 区和大脑外侧裂的标准位置和定位。外圈轮廓沿鼻根和枕外隆凸水平。简图标记了常规记录点的位置。CP 和 FP 分别定位于 C 和 P，C 和 F 的中线。c 和 i 分别指示刺激点同侧或对侧相应位点（from Klem et al.[84]；with permission）

图 1.4）。丘脑和皮质躯体感觉区是这些波峰的生成元[1,9]。

表 1.1 并非是对刺激上肢和下肢外周神经后记录组合的简单罗列，将有助于对诱发电位的理解，并为术中监测提供相关的背景知识。

当刺激上肢外周神经时，常用于皮质记录的记录组合记录到的电反应极有可能是由丘脑或躯体感觉皮质产生的。由于皮质反应对全身麻醉药物非常敏感，而且进入手术室的患者可能伴有神经系统的损伤，就需要应用不同的记录组合以记录较强的皮质反应波幅。CPc 是指刺激点对侧皮质的记录点（例如，CP3 对应右上肢刺激，CP4 对应左上肢刺激），而通常用于 SSEP 记录的 CPc 则位于传统 CPc 后 2 cm 的位点，由此产生的记录组合包括 CPc-Fz（中线额部电极）、CPc-FPz 和

CPc-CPi（刺激点同侧皮质的记录点）[1,3,10]。

刺激上肢外周神经后，皮质下记录到的电反应的生成元则因记录组合位置的不同而不同。这些记录位置包括脊髓、颈髓-延髓的结合部、脑干上部和丘脑。常用的记录组合包括 CPi-Erbc（刺激点对侧的 Erb's 点）、CvN（相对于某颈椎棘突的颈髓后记录点，通常是指 C6 或 C7 水平）-Fz、Fz-A1A2（耳部电极的连线）、Cz-A1A2 和 FPz-A1A2[2-3,10]。

刺激下肢外周神经后，皮质记录到的电反应是由皮质躯体感觉区的生成元产生的神经元冲动。记录组合包括 CPz（Cz 后 2 cm 处）-Fz、CPz-CPc 和 FPz-Cz[2-3,10]。

皮质下远场电位来源于脑干，获取这些电位的记录组合包括 CPi-A1A2、CvN-Fz 和 FPz-A1A2[2-3,10]。

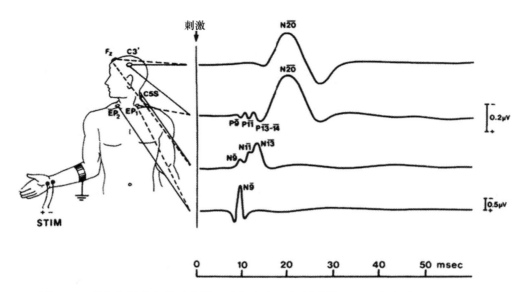

图 1.3 正常 SSEP 到上肢刺激点的示意图。路径来自于解剖学模型的局部定位（from Misulis and Fakhoury[2]；with permission）

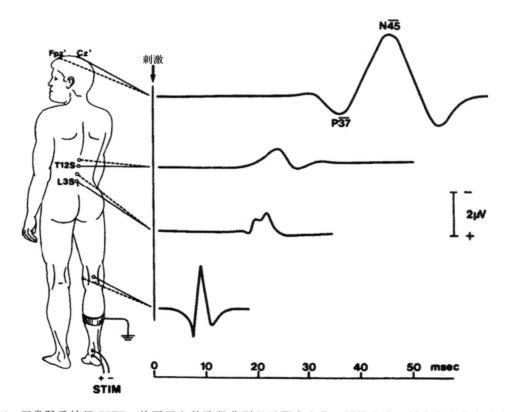

图 1.4 正常胫后神经 SSEP。从下至上的路径分别显示腘窝电位，腰椎电位，低胸椎电位和头皮电位（from Misulis and Fakhoury[2]；with permission）

表 1.1　正中神经和胫神经 SSEP 的神经生成元[a]

正中神经 SSEP 生成元				胫神经 SSEP 生成元			
标记	生成元	一般通路	可选择标记	标记	生成元	一般通路	可选择标记
N9	臂丛	EPi-EPc	Erb's	腘部	胫神经活动电位	腘部	
N11	脊神经根	Crv-Fpz		N23	背侧角中间神经元	T12-iliac cr.	腰部
N13a	背侧角中间神经元	Crv6-Fpz	颈部,皮质下	P31	脊髓	Crv-Fpz,Mast-Fpz	皮质下颈髓
N13b	背柱	Crv2-Fpz	颈部,皮质下	P34	本体感觉皮质区	Cc-Fpz	N37
P13	颈髓延髓结合部	Crv-Fpz,Mast-Fpz	颈部,皮质下	P38	本体感觉皮质区	Ci-Fpz,Cz'-Fpz,Ci-Cc,Cz'-Cc	P39, P40,皮质
P14	丘系路径,楔束核	Crv-Fpz,Mast-Fpz	颈部,皮质下	N38	本体感觉皮质区	Cc-Fpz	
N18	脑干/丘脑	Ci-noncephalic					
N19	本体感觉皮质区	Cc-Fz, Cc-Ci	N20,皮质				
N22	本体感觉皮质区	Cc-Fz, Cc-Ci					

[a] From Minahan and Mandir[82]；with permission

　　远离刺激点而靠近术野的记录点记录到的神经冲动可以明确外周神经的传导功能。就下肢而言，记录组合应放置在同侧腘窝（一个电极位于同侧腘窝褶皱上 4～6 cm，另一电极位于近端 2～4 cm）。就上肢而言，记录电极是同侧的 Erb 点（胸锁乳突肌锁骨头端后缘，锁骨中线上 2 cm 处），参考电极为对侧 Erb 点或某一头皮电极，通常为 Fz[1,3,10]。

　　获得诱发电位后，为了能够从背景噪声（例如自发脑电活动、肌电活动、肌肉活动或 60 Hz 噪音）中区分出诱发电位，需要对一些信号进行处理。信号放大器常被用于放大生物信号，滤波器则用于减少噪音。信号需要重复刺激后叠加以增强信噪比[1]。

　　使用滤波器的目的是以最少叠加次数获取高质量的诱发电位，应当联合低频率（高通过）和高频率（低通过）滤波器，消除诱发电位频率范围以外的电位成分。在绝大多数设备中，滤波的频率设定范围是 20～3000 Hz，维持标准的恒定有助于对患者的常规检查实验室数据进行有意义的对比[1]。

　　术中诱发电位还需要与早期记录到的基线进行对比，因此，有学者建议应当将皮质和皮质下电位的滤波范围分开设定。对于皮质电位，低频滤波范围是 1～30 Hz，高频滤波范围是 250～1000 Hz，皮质下电位的低/高频滤波范围分别是 30～100 Hz 和 1000～3000 Hz。为了改善皮质 SSEP 质量，将高频滤波范围设定为 300～500 Hz 可能有助于减少干扰，因为皮质电位的相关频率较皮质下电位低。60 Hz 带阻滤波器的使用是改善SSEP 的不得已之选，因为它会导致环状伪像的产生[1,8-10]。

　　重复刺激后，采用叠加电位的方法可以增强信噪比，指南建议每个叠加后的波形需要进行 500～2000 次重复叠加试验[1,8-9]。然而，最终叠加次数由信噪比和术中监测的改善情况决定。记录组合的最佳选择可以将信噪比最大化，从而最大限度地减少叠加次数，缩短获取波形的时间[12-15]。另外，少数患者的躯体感觉纤维不交叉，需要评估同侧或对侧皮质以获取最大波幅[16]。

特定电位需要恰当的波形显示时基（毫秒）。通常，上肢电位需要 50 ms，下肢电位需要 100 ms[1]。神经功能异常会延长 SSEP 潜伏期，需要充分延长时基以获取并显示诱发电位。

影响 SSEP 的术中变量：药理学和生理学

除了之前讨论的刺激和记录参数外，药理学和生理学变量也会显著影响诱发电位的可靠性。理解这些变量如何影响诱发电位，对于成功进行术中 SSEP 监测非常必要。

麻醉药物对 SSEP 有多种影响，各种麻醉药物对 SSEP 影响的机制差异很大（例如，有些麻醉药物增强 SSEP，而绝大多数抑制 SSEP），但是所有麻醉药物均通过改变突触或轴突传导功能从而改变神经元兴奋性这一机制发挥作用（见第 19 章）[4-5]。随着传导通路突触数量的增加，麻醉药物对 SSEP 的影响也更加显著。因此，与皮质下、脊髓或外周神经记录到的反应相比，皮质对麻醉药物的影响更加敏感[1,4,17]，这既包括对 SSEP 有害的影响，也包括有益的影响。

吸入麻醉药

卤族类吸入麻醉药剂量依赖性地降低 SSEP 波幅并延长其潜伏期。与皮质下、脊髓或外周神经相比，这种对 SSEP 的抑制作用在皮质更加显著[1,4,17]。

氧化亚氮降低皮质 SSEP 波幅并延长其潜伏期[18-19]，这种作用与卤族类吸入麻醉药和大多数静脉麻醉药有协同作用[1,4,17,19-20]。例如，在同等剂量下，氧化亚氮与卤族类吸入麻醉药联合使用，降低皮质 SSEP 波幅和延长潜伏期的作用更显著[15,19]，但是卤族类吸入麻醉药对皮质下和外周 SSEP 的影响轻微[1,4,17,19]。

静脉麻醉药

一般情况下，静脉麻醉药对 SSEP 的影响较吸入麻醉药轻。除依托咪酯和氯胺酮外，低剂量的静脉麻醉药对皮质 SSEP 影响很小，大剂量重复使用时会轻度降低波幅，延长潜伏期。绝大多数静脉麻醉药对皮质下 SSEP 的影响均可忽略不计。以下详细讨论特定静脉麻醉药对 SSEP 的影响。

巴比妥类药物短暂地降低皮质波幅，延长其潜伏期并表现出剂量依赖性；而对皮质下和外周神经 SSEP 影响较小[1,4,17,21]。诱导剂量的硫喷妥钠对 SSEP 的抑制作用仅持续不足 10 分钟[20-23]。美索比妥作为全凭静脉麻醉的一部分可以为 SSEP 监测提供良好的条件[24]。即使是使用导致昏迷剂量的巴比妥，也可以进行皮质 SSEP 监测[1,4,21,25-28]。

丙泊酚对 SSEP 的影响与巴比妥类药物类似，持续长时间输注后这种影响迅速出现。单次诱导剂量的丙泊酚不影响刺激正中神经后的皮质和皮质下 SSEP 波幅，但是会轻度延长皮质 SSEP 潜伏期[21,29]。丙泊酚诱导和持续输注导致的皮质波幅降低会在输注停止后恢复[4,30]。丙泊酚对硬膜外诱发电位没有影响[4,31]。与阿片类药物合用时，丙泊酚对皮质 SSEP 的抑制作用较氧化亚氮和咪达唑仑更小[1,21,32-35]。与等效计量的卤族类吸入麻醉药[1,3]或氧化亚氮[1,36]比较，丙泊酚对波幅的影响更小。作为全凭静脉麻醉的一部分，丙泊酚适合于 SSEP 的术中监测[1,4,21,33,37-38]。

依托咪酯和氯胺酮具有增强皮质 SSEP 波幅的独特作用。依托咪酯会明显增加皮质 SSEP 波幅并轻度延长其潜伏期[1,4,17-22,37]。依托咪酯对皮质下 SSEP 波幅无影响或轻度抑制[1,4,17,20-22,37-38]。无论依托咪酯抑制皮质下 SSEP 波幅或是对其潜伏期的特殊影响如何，依托咪酯已经应用于那些无法进行术中 SSEP 监测的病例[4,39]，以改善皮质 SSEP[4,39-40]，但是依托咪酯具有抑制肾上腺功能的缺点。

氯胺酮增强皮质 SSEP 波幅，对皮质和皮质下点位的潜伏期没有影响[1,4,21,41-42]。氯胺酮与氧化亚氮[4,41]或安氟烷（1.0 MAC）[4,43]合用时，SSEP 波幅会被抑制约 50%。但是，氯胺酮作为平衡麻醉的一部分，与咪达唑仑和氧化亚氮联合已成功应用于脊柱外科手术中的 SSEP 监测[21,44]。在 SSEP 监测过程中，氯胺酮已成为全凭静脉麻醉的组成部分[1,3]。氯胺酮的副作用包括致幻、长半衰期、次生代谢物的长期存在、拟交感神经效应以及在颅内病理状态下增加颅内压。

可乐定和右美托咪啶，都是 α-2 受体兴奋性麻醉药物，已被广泛应用。联合使用可乐定[21]和右美托咪啶[21,45-47]适合于术中 SSEP 监测。

一般情况下，全身应用阿片类药物会轻度降低皮质 SSEP 波幅，延长其潜伏期，但是对皮质下和外周电位的影响轻微[1,4,19,21]。单次剂量的阿片类药物较持续静脉输注对 SSEP 的影响大[1]。因此，阿片类药物的持续输注是术中 SSEP 监测时麻醉的重要组成部分。瑞芬太尼具有时量半衰期短、起效快的特点，因此经常得以应用。除了哌替啶，椎管内使用阿片类药物对 SSEP 没有影响[4,17,21,48-51]。蛛网膜下腔给予哌替啶会降低皮质 SSEP 波幅并延长其潜伏期[21,48]，可能是其局部麻醉作用的相关反应。椎管内单独使用阿片类药物在镇痛的同时并不影响

SSEP 监测。

苯二氮䓬类药物轻微抑制皮质 SSEP[1,4,21]。单独使用咪达唑仑对皮质 SSEP 影响轻微或无影响，N_2O 潜伏期中度延长，对皮质下和外周 SSEP 影响轻微或无影响[1,4,20,52]。间断给予或持续静脉输注咪达唑仑 [50～90 $\mu g/(kg \cdot h)$] 可以改善术中 SSEP 监测[1]，同时增强全凭静脉麻醉期间的遗忘作用并可改善氯胺酮引起的致幻作用[17]。

氟哌利多是一种可用于神经外科麻醉的药物，对 SSEP 影响很小[1,4,17]，但是在应用过程中需注意其延长 QT 间期作用。

全身麻醉过程中使用神经肌肉阻滞药通常不会直接影响 SSEP。但是，神经肌肉阻滞药通过抑制自由肌电和（或）记录点附近肌肉群的干扰，可以增加信噪比，改善 SSEP 波形的质量[4,21,53]。

术中持续输注利多卡因可以减轻术后疼痛，大剂量的利多卡因会降低 SSEP 波幅并延长其潜伏期[54]，小剂量输注对 SSEP 并没有影响[55]。

鉴于麻醉药物的药理学作用特点，静脉麻醉药较吸入麻醉药更适合于术中 SSEP 监测，也可以考虑低浓度的吸入麻醉药与静脉麻醉药联合应用，但是对于 SSEP 波幅较小的患者，全凭静脉麻醉更适合于术中连续 SSEP 监测。另外，由于运动诱发电位监测通常与 SSEP 联合使用，运动诱发电位对吸入麻醉药非常敏感，因此通常需要全凭静脉麻醉。全凭静脉麻醉可以是不同静脉麻醉药的组合，以达到镇静、遗忘、镇痛、最佳手术条件（例如，患者的制动）和快速代谢以便立即进行术后神经功能评估的最终目标。典型的药物组合是丙泊酚和瑞芬太尼并间断使用咪达唑仑，复合或不使用肌松药。当然，正如前文所述，也可以使用其他各种镇静药物和阿片类药物。为了保证适宜镇静深

度，需要进行麻醉深度监测（详细见第 19 章有关麻醉考虑的更多信息）。

患者术中的生理学参数变化也会影响 SSEP 波幅和（或）潜伏期。

体温

体温的变化会影响 SSEP，轻度低温延长皮质 SSEP 潜伏期，但是对皮质波幅和皮质下或外周反应的影响很小[1]，轻度低温（32℃）可能与皮质波幅增加有关[56-58]。深低温则会导致皮质 SSEP 消失，皮质下，脊髓和外周反应的潜伏期延长，随着温度的进一步降低这些反应也会消失[1,59]。复温可以改善潜伏期但不能完全逆转低温导致的负面反应[1,21]。轻度高温（39℃）与皮质和皮质下 SSEP 潜伏期延长有关，不会影响波幅[18,50]。

与核心温度类似，局部温度变化也会影响 SSEP。例如，由手术暴露或术野低温冲洗引起的手术部位温度变化会影响 SSEP。此外，无论是否输注低温液体，手术室温度过低都会影响 SSEP[4]。

组织灌注

血压及与其相关的组织灌注变化会影响 SSEP。如果低灌注不能满足组织的基本代谢需求，皮质 SSEP 将会减弱。正常体温下，当脑灌注低至 $18 \, cm^3/(min \cdot 100 \, g)$ 时 SSEP 反应减弱[1,4,17,61-63]，当进一步低至大约 $15 \, cm^3/(min \cdot 100 \, g)$ 时皮质 SSEP 消失[1,4,51,53,61-63]。皮质下反应对组织灌注不足不如皮质敏感。

无论全身低血压的情况如何，由局部因素导致的局部缺血都会影响 SSEP。例如，脊髓牵拉，牵引器导致的缺血、体位性缺血、止血带导致的缺血、血管损伤以及血管夹（无论暂时性或永久性）引起的

缺血[4,64-66]。

血细胞比容的变化会改变血液的携氧能力和黏稠度，从而影响氧的输送。灵长类实验数据显示，通常情况下轻度贫血会引起 SSEP 波幅增加，但当血细胞压积降低程度超过轻度贫血时会导致波幅降低和潜伏期的延长[4,21,67-68]。

血氧水平与通气

PaO_2 和 $PaCO_2$ 的变化会影响 SSEP。轻度低氧不影响 SSEP[4,69]。有报道认为，术中明显的低氧会引起 SSEP 波幅的降低[70]。当 $PaCO_2$ 升至 50 mmHg 时，高碳酸血症并不会影响人类 SSEP[21,71]。在清醒的志愿者中，过度通气会增加 SSEP 波幅并轻度延长潜伏期[21,69]。但是在异氟烷麻醉的患者中，$20 \sim 25$ mmHg 的低碳酸血症不会引起 SSEP 波幅的变化却会导致潜伏期的轻度延长[21,72]。

颅内压

颅内压升高会导致皮质 SSEP 波幅降低，潜伏期延长[4,59]。随着颅内压的升高，皮质 SSEP 会发生压力相关性衰减，颞叶沟回疝形成时会发生皮质下反应的消失[4]。

其他生理学变量

包括电解质和葡萄糖变化、总血容量以及中心静脉压在内的其他大量生理学因素也会影响 SSEP[4]。

术中 SSEP 监测预警标准

获取可识别的、可重复的 SSEP 基线波形是成功的术中 SSEP 监测的基础，也是辨别术中 SSEP 变化的基础。包括外科和麻醉

影响在内，术中患者内外环境的变化使得
SSEP 监测过程极具挑战性，也使得解释
SSEP 显著变化变得非常复杂。因此，为术
中波幅和潜伏期变化提供有依据的预警标准
很困难。有研究认为，术中 SSEP 波幅降低
45%～50%，潜伏期延长 7%～10% 不会引
起术后神经功能的变化[21,73-75]。然而，就经
验而言，在不考虑麻醉和生理学因素的情况
下，波幅降低 50% 或更多，潜伏期延长
10% 或更多被认为是需要预警并干预的显著
性变化[1,21,76,77]。当然，这些预警标准还需
要进一步研究验证[1,78-79]。

SSEP 监测的术中应用

术中 SSEP 监测被广泛应用于多种手术
中，目标是保证神经完整性，最终改善预
后，降低致残率。以下是一些术中 SSEP 监
测的举例。术中 SSEP（也见于皮区诱发电
位）可以监测神经根功能。外周神经和臂丛
神经监测可能会作为外科标准监测加以使
用，因为监测可以避免一些手术（例如全髋
关节成形术和肩关节镜手术）过程中的体位
相关性神经丛损伤。脊柱融合术、脊髓肿瘤
切除术、动静脉畸形和胸腹动脉瘤修补术中
可以监测脊髓功能。颅内肿瘤切除术、颈动
脉内膜剥脱和颅内动脉瘤夹毕术中则可监测
脑干和皮质结构。同时，SSEP 也被用于术
中运动皮质的定位[2]（见第 9 章，脑及脊髓
功能定位）。

皮区诱发电位

通过刺激特定的皮区引出的诱发电位称
为皮区躯体感觉诱发电位（dermatomal
SSEP，DSSEP）。表面电极常被用于刺激由
独特神经根支配的单一皮区。皮区描记图可

以指导将表面电极放置于最佳位置[1,80-81]。
为了提供可重复的可识别的诱发反应，
SSEP 需要超大的刺激强度。与 SSEP 相比，
较强的 DSSEP 刺激强度则会引起电流的播
散，引发相邻皮区的反应。刺激强度还会影
响 DSSEP 潜伏期[1,80]，因此 DSSEP 需要小
而有效的刺激强度。DSSEP 的记录参数与
SSEP 相同，皮质反应的波幅比皮质下反应
大。由于 DSSEP 对神经根压迫和机械刺激
敏感[1,81]，术中 DSSEP 常被用于下列情况：
椎弓根钉植入、马尾肿瘤切除、脊髓栓系松
解和脊柱裂手术。然而，由于 DSSEP 的叠
加性和变异性以及较小的刺激强度，DSSEP
的有效性常受到质疑[1,80]，其他一些局限性
也使得其用于评估脊神经根功能的术中应用
受到质疑。但是，需要特别指出的是只有神
经根监测能发现椎弓根钉放置不当[1,80]。
DSSEP 对麻醉药物的极其敏感性更加限制
了其应用[81]。

参考文献

1. Tolekis JR. Intraoperative monitoring using somatosensory evoked potentials: a position statement by the American Society of Neurophysiological Monitoring. J Clin Monit Comput. 2005;19:241–58.
2. Misulis KE, Fakhoury T. Spehlmann's evoked potential primer. 3rd ed. Woburn, MA: Butterworth-Heinemann; 2001.
3. Cruccu G, Aminoff MJ, Curio G, et al. Recommendations for the clinical use of somatosensory-evoked potentials. Clin Neurophysiol. 2008;119:1705–19.
4. Sloan TB, Heyer EJ. Anesthesia for intraoperative neurophysiologic monitoring of the spinal cord. J Clin Neurophysiol. 2002;19(5):430–43.
5. Sloan T. Anesthetics and the brain. Anesthesiol Clin North Am. 2002;20:1–27.
6. Mullen M, McGarvey M. Spinal cord infarction: vascular anatomy and etiologies. In: Wilterdink J, editor. Waltham, MA: UpToDate; 2015. http://www.uptodate.com/contents/spinal-cord-infarction-vascular-anatomy-and-etiologies. Accessed 19 May 2015.
7. Cheshire WP, Santos CC, Massey EW, Howard Jr JF. Spinal cord infarction: etiology and outcome. Neurology. 1996;47(2):321.
8. American Electroencephalographic Society. Guidelines for intraoperative monitoring of sensory

evoked potentials. J Clin Neurophysiol. 1987;4: 397–416.

9. American Electroencephalographic Society. Guidelines for intraoperative monitoring of sensory evoked potentials. J Clin Neurophysiol. 1994;11:77–87.

10. International Organization of Societies for Electrophysiological Technology (OSET). Guidelines for performing EEG and evoked potential monitoring during surgery. Am J END Technol. 1999;39: 257–77.

11. Stecker MM. Generalized averaging and noise levels in evoked responses. Comput Biol Med. 2000; 30:247–65.

12. Celesia GG. Somatosensory evoked potentials recorded directly from human thalamus and Sm I cortical area. Arch Neurol. 1979;36:399–405.

13. Kelly Jr DL, Goldring S, O'Leary JL. Averaged evoked somatosensory responses from exposed cortex of man. Arch Neurol. 1965;13:1–9.

14. MacDonald DB, Al Zayed Z, Stigsby B. Tibial somatosensory evoked potential intraoperative monitoring: recommendations based on signal to noise ratio analysis of popliteal fossa, optimized P37, standard P37, and P31 potentials. Clin Neurophysiol. 2005;116(8):1858–69.

15. MacDonald DB, Al-Zayed Z, Stigsby B, Al-Homoud I. Median somatosensory evoked potential intraoperative monitoring: recommendations based on signal-to-noise ratio analysis. J Clin Neurophysiol. 2009;120(2):315–28.

16. MacDonald DB, Streletz LJ, Al-Zayed Z, Abdool S, Stigsby B. Intraoperative neurophysiologic discovery of uncrossed sensory and motor pathways in a patient with horizontal gaze palsy and scoliosis. Clin Neurophysiol. 2004;115(3):576–82.

17. Sloan T. Evoked potentials. In: Albin MS, editor. A textbook of neuroanesthesia with neurosurgical and neuroscience perspectives. New York, NY: McGraw-Hill; 1997. p. 221–76.

18. Sloan TB, Koht A. Depression of cortical somatosensory evoked potentials by nitrous oxide. Br J Anaesth. 1985;57:849–52.

19. Sloan TB. Anesthetic effects on electrophysiologic recordings. J Clin Neurophysiol. 1998;15:217–26.

20. Koht A, Schutz W, Schmidt G, Schramm J, Watanabe E. Effects of etomidate, midazolam, and thiopental on median nerve somatosensory evoked potentials and the additive effects of fentanyl and nitrous oxide. Anesth Analg. 1988;67:435–41.

21. Banoub M, Tetzlaff JE, Schubert A. Pharmacologic and physiologic influences affecting sensory evoked potentials: implications for perioperative monitoring. Anesthesiology. 2003;99:716–37.

22. McPherson RW, Sell B, Thaystman RJ. Effect of thiopental, fentanyl and etomidate on upper extremity somatosensory evoked potentials in humans. Anesthesiology. 1986;65:584–9.

23. Ikuta T. Effects of thiopental on the human somatosensory evoked response. Folia Psychiatr Neurol Jpn. 1966;20:19–31.

24. Sloan TB, Vasquez J, Burger E. Methohexital in total intravenous anesthesia during intraoperative neuro-

physiological monitoring. J Clin Monit Comput. 2013;27:697–702.

25. Ganes T, Lundar T. The effect of thiopentone on somatosensory evoked responses and EEGs in comatose patients. J Neurol Neurosurg Psychiatry. 1983;46:509–14.

26. Drummond JC, Todd MM, U HS. The effect of high dose sodium thiopental on brainstem auditory and median nerve somatosensory evoked responses in humans. Anesthesiology. 1985;63:249–54.

27. Sutton LN, Frewen T, Marsh R, Jaggi J, Bruce DA. The effects of deep barbiturate coma on multimodality evoked potentials. J Neurosurg. 1982;57:178–85.

28. Drummond JC, Todd MM, Schubert A, Sang H. Effect of acute administration of high dose pentobarbital on human brainstem auditory and median nerve somatosensory evoked responses. Neurosurgery. 1987;20:830–5.

29. Scheepstra GL, deLange JJ, Booij LH, Ross HH. Median nerve evoked potentials during propofol anesthesia. Br J Anaesth. 1989;62:92–4.

30. Kalkman CJ, Drummond JC, Ribberink AA. Effects of propofol, etomidate, midazolam, and fentanyl on motor evoked responses to transcranial electrical or magnetic stimulation in humans. Anesthesiology. 1992;76:502–9.

31. Angel A, LeBeau F. A comparison of the effects of propofol with other anesthetic agents on the centripetal transmission of sensory information. Gen Pharmacol. 1992;23:945–63.

32. Schwartz DM, Schwartz JA, Pratt Jr RE, Wierzbowski LR, Sestokas AK. Influence of nitrous oxide on posterior tibial nerve cortical somatosensory evoked potentials. J Spine Disord. 1997;10:80–4.

33. Borrissov B, Langeron O, Lille F, et al. Combination of propofol-sufentanil on somatosensory evoked potentials in surgery of the spine. Ann Francaises d Anesth et de Reanimation. 1995;14:326–30.

34. Kalkman CJ, Traast H, Zuurmond WW, Bovill JG. Differential effects of propofol and nitrous oxide on posterior tibial nerve somatosensory cortical evoked potentials during alfentanil anaesthesia. Br J Anaesth. 1991;66:483–9.

35. Laureau E, Marciniak B, Hèbrard A, Herbaux B, Guieu JD. Comparative study of propofol and midazolam effects on somatosensory evoked potentials during surgical treatment of scoliosis. Neurosurgery. 1999;45:69–74.

36. Boisseau N, Madany M, Staccini P, et al. Comparison of the effects of sevoflurane and propofol on cortical somatosensory evoked potentials. Br J Anaesth. 2002;88:785–9.

37. Kochs E, Treede RD, Schulte am Esch J. Increase of somatosensory evoked potentials during induction of anesthesia with etomidate. Anaesthetist. 1986; 35:359–64.

38. Pechstein U, Nadstawek J, Zentner J, et al. Isoflurane plus nitrous oxide versus propofol for recording of motor evoked potentials after high frequency repetitive electrical stimulation. Electroencephalogr Clin Neurophysiol. 1998;108:175–81.

39. Sloan TB, Ronai AK, Toleikis JR, et al. Improvement

of intraoperative somatosensory evoked potentials by etomidate. Anesth Analg. 1988;67:582–5.

40. Meng XL, Wang LW, Zhao W, Guo XY. Effects of different etomidate doses on intraoperative somatosensory-evoked potential monitoring. Ir J Med Sci. 2015;184(4):799–803.

41. Schubert A, Licina MG, Lineberry PJ. The effect of ketamine on human somatosensory evoked potentials and its modification by nitrous oxide. Anesthesiology. 1990;72:33–9.

42. Kano T, Shimoji K. The effects of ketzmine and neuroleptanalgesia on the evoked electrospinogram and elecromyogram in man. Anesthesiology. 1974;40:241–6.

43. Stone JL, Ghaly RF, Levy WJ, Kartha R, Krinsky L, Roccaforte P. A comparative analysis of enflurane anesthesia on primate motor and somatosensory evoked potentials. Electroencephalgr Clin Neurophysiol. 1992;84:180–7.

44. Langeron O, Lille F, Zerhouni O, et al. Comparison of the effects of ketamine-midazolam with those of fentanyl-midazolam on cortical somatosensory evoked potentials during major spine surgery. Br J Anaesth. 1997;78:701–6.

45. Bloom M, Beric A, Bekker A. Dexmedetomidine infusion and somatosensory evoked potentials. J Neurosurg Anesthesiol. 2001;13:320–2.

46. Tobias JD, Goble TJ, Bates G, Anderson JT, Hoernschemeyer DG. Effects of dexmedetomidine on intraoperative motor and somatosensory evoked potential monitoring during spinal surgery in adolescents. Paediatr Anaesth. 2008;18(11):1082–8.

47. Chen Z, Lin S, Shao W. Effects on somatosensory and motor evoked potentials of senile patients using different doses of dexmedetomidine during spine surgery. Ir J Med Sci. 2015;184(4):813–8.

48. Fernandez-Galinski SM, Monells J, Espadaler JM, Pol O, Puig MM. Effects of subarachnoid lidocaine, meperidine and fentanyl on somatosensory and motor evoked responses in awake humans. Acta Anaesthesiol Scandinavica. 1996;40:39–46.

49. Goodarzi M, Shier NG, Grogan DP. Effect of intrathecal opioids on somatosensory-evoked potentials during spinal fusion in children. Spine. 1996;21:1565–8.

50. Schubert A, Licina MG, Lineberry PJ, Deers MA. The effect of intrathecal morphine on somatosensory evoked potentials in awake humans. Anesthesiology. 1991;75:401–5.

51. Loughman BA, Yau KW, Ransford AO, Hall GM. Effects of epidural diamorphine on the somatosensory evoked potentials to posterior tibial nerve stimulation. Anesthesia. 1991;46:912–4.

52. Sloan TB, Fugina ML, Toleikis JR. Effects of midazolam on median nerve somatosensory evoked potentials. Br J Anaesth. 1990;64:590–3.

53. Sloan TB. Nondepolarizing neuromuscular blockade does not alter sensory evoked potentials. J Clin Monit. 1994;10:4–10.

54. Schubert A, Licina MG, Glaze GM, Paranandi L. Systemic lidocaine and human somatosensory-evoked potentials during sufentanil-isoflurane anaesthesia. Can J Anaesth. 1992;39(6):569–75.

55. Sloan TB, Mongan P, Lyda C, Koht A. Lidocaine infusion adjunct to total intravenous anesthesia reduces the total dose of propofol during intraoperative neurophysiological monitoring. J Clin Monit Comput. 2014;28:139–47.

56. Nuwer MR. Evoked potential monitoring in the operating room. New York: Raven; 1986.

57. Lang M, Welte M, Syben R, Hansen D. Effects of hypothermia on median nerve somatosensory evoked potentials during spontaneous circulation. J Neurosurg Anesthesiol. 2002;14(2):141–5.

58. Zanatta P, Bosco E, Comin A, Mazzarolo AP, Di Pasquale P, Forti A, Longatti P, Polesel E, Stecker M, Sorbara C. Effect of mild hypothermic cardiopulmonary bypass on the amplitude of somatosensory evoked potentials. J Neurosurg Anesthesiol. 2014;26(2):161–6.

59. Stecker MM, Cheung AT, Pochettino A, et al. Deep hypothermic circulator arrest: I effects of cooling on electroencephalogram and evoked potentials. Ann Thorac Surg. 2001;71(1):22–8.

60. Oro J, Haghighi SS. Effects of altering core body temperature on somatosensory and motor evoked potentials in rats. Spine. 1992;17:498–503.

61. Branston NM, Symon L, Cortical EP. Blood flow, and potassium changes in experimental ischemia. In: Barber C, editor. Evoked potentials. Baltimore, MD: University Park Press; 1980. p. 527–30.

62. Nuwer MR. Intraoperative electroencephalography. J Clin Neurophysiol. 1993;10:437–44.

63. Prior PF. EEG monitoring and evoked potentials in brain ischemia. Br J Anaeth. 1985;57:63–81.

64. Brodkey JS, Richards DE, Blasingame JP, et al. Reversible spinal cord trauma in cats: additive effects of direct pressure and ischemia. J Neurosurg. 1972;37:591–3.

65. Dolan EJ, Transfeld EE, Tator CH, et al. The effect of spinal distraction on regional blood flow in cats. J Neurosurg. 1980;53:756–64.

66. Gregory PC, McGeorge AP, Fitch W, et al. Effects of hemorrhagic hypotension on the cerebral circulation. II. Electrocortical function. Stroke. 1979;10:719–23.

67. Nagao S, Roccaforte P, Moody RA. The effects of isovolemic hemodilution and reinfusion of packed erythrocytes on somatosensory and visual evoked potentials. J Surg Res. 1978;25:530–7.

68. Dong WK, Bledsoe SW, Chadwick HS, Shaw CM, Hornbein TF. Electrical correlates of brain injury resulting from severe hypotension and hemodilution in monkeys. Anesthesiology. 1986;65:617–25.

69. Ledsome JR, Cole C, Sharp-Kehl JM. Somatosensory evoked potentials during hypoxia and hypocapnia in conscious humans. Can J Anasth. 1996;43:1025–9.

70. Grundy BL, Heros RC, Tung AS, Doyle E. Intraoperative hypoxia detected by evoked potential monitoring. Anesth Analg. 1981;60:437–9.

71. Kalkman CJ, Boezeman EH, Ribberink AA, Oosting J, Deen L, Bovill JG. Influence of changes in arterial carbon dioxide tension on the electroencephalogram and posterior tibial nerve somatosensory cortical evoked potentials during alfentanil/nitrous oxide

anesthesia. Anesthesiology. 1991;75:68–74.

72. Schubert A, Drummond JC. The effect of acute hypocapnia on human median nerve somatosensory evoked responses. Anesth Analg. 1986;65:240–4.

73. Mackey-Hargadine JR, Hall III JW. Sensory evoked responses in head injury. Central Nerv Syst Trauma. 1985;2:187–206.

74. LaMont RL, Wasson SI, Green MA. Spinal cord monitoring during spinal surgery using somatosensory spinal evoked potentials. J Pediatr Orthop. 1983;3:31–6.

75. Lubicky JP, Spadaro JA, Yuan HA, Fredrickson BE, Henderson N. Variability of somatosensory cortical evoked potential monitoring during spinal surgery. Spine. 1989;14:790–8.

76. York DH, Chabot RJ, Gaines RW. Response variability of somatosensory evoked potentials during scoliosis surgery. Spine. 1987;12:864–76.

77. Brown RH, Nash CL, Berilla JA, Amaddio MD. Cortical evoked potential monitoring. A system for intraoperative monitoring of spinal cord function. Spine. 1984;9:256–61.

78. More RC, Nuwer MR, Dawson EG. Cortical evoked potential monitoring during spinal surgery: sensitivity, specificity, reliability, and criteria for alarm. J Spinal Disord. 1988;1(1):75–80.

79. Wiedemayer H, Fauser B, Sandalcioglu IE, Schafer H, Stolke D. The impact of neurophysiological intraoperative monitoring on surgical decisions: a critical analysis of 423 cases. J Neurosurg. 2002;96:255–62.

80. Owen JH, Toleikis JR. Nerve root monitoring. In: Bridwell KH, Dewald RD, editors. The textbook of spinal surgery. 2nd ed. Philadelphia, PA: Lippincott-Raven; 1997. p. 61–75.

81. Toleikis JR, Carlvin AO, Shapiro DE, Schafer MF. The use of dermatomal evoked responses during surgical procedures that use intrapedicular fixation of the lumbosacral spine. Spine. 1993;18:2401–7.

82. Minahan RE, Mandir AS. Basic neurophysiologic intraoperative monitoring techniques. In: Husain AM, editor. A practical approach to neurophysiologic intraoperative monitoring. New York: Demos; 2008. p. 21–44.

83. Lindsay K, Bone I. Neurology and neurosurgery illustrated. London, UK: Churchill Livingstone; 2004. p. 198.

84. Klem GH, Lüders HO, Jasper HH, Elger C. The ten-twenty electrode system of the International Federation. The International Federation of Clinical Neurophysiology. Electroencephalogr Clin Neurophysiol Suppl. 1999;52:3–6.

问题

1. 下列哪种对脊髓后索通路的表述是不正确的？

   A. 脊髓后索通路又称之为脊髓丘索通路。

   B. 脊髓后索通路介导机械性刺激和本体感受。

   C. 脊髓后索通路在脊髓不交叉。

   D. 脊髓后索通路的血供来自于脊髓后动脉。

2. 下列哪项对影响 SSEP 的药理学因素的表述是错误的？

   A. 与单独使用相比，氧化亚氮与挥发性麻醉药联合使用时对 SSEP 的影响更大。

   B. 单次剂量的麻醉药物对 SSEP 的影响没有持续输注的影响大。

   C. 氯胺酮和依托咪酯具有有益于 SSEP 的独特作用。

   D. 一般来说，麻醉药物对皮质 SSEP 的影响较皮质下 SSEP 更为显著。

3. SSEP 潜伏期的经验预警阈值为下列哪项？

   A. 25％

   B. 35％

   C. 10％

   D. 50％

4. SSEP 波幅的经验预警阈值为下列哪项？

   A. 25％

   B. 35％

   C. 10％

   D. 50％

答案

1. C

2. B

3. C

4. D

经颅运动诱发电位

2

Leslie C. Jameson

（刘海洋　译　王云珍　校）

学习要点

- 运动诱发电位（MEP）是间接的复合肌肉反应，反映的是运动神经通路和肌肉的协调反应。

- 鉴于运动通路的血供，MEP 更加脆弱，同时也能更好地反映运动通路的灌注，尤其是脊髓的灌注。

- 除了年龄，影响 MEP 获取的病理学因素包括糖尿病、高血压、慢性脊髓压迫、椎管狭窄、神经根损伤、慢性缺血、脑损伤和遗传性神经肌肉疾病。

- MEP 易受麻醉药物和低灌注的影响，因此麻醉团队需要选择适当的麻醉技术，并通过维持血红蛋白、血压和心输出量等维持足够的灌注。

- MEP 的改变、消失或消失后恢复是可靠的即刻预测指标，也是评估术后长期神经功能的指标。

运动诱发电位（motor-evoked potential，MEP）是最新引入的术中神经生理监测（intraoperative neurophysiologic monitoring，IOM）项目。MEP 重要性持续增强的主要原因是其独立反映脊髓血供相关神经功能的能力。最初的报道显示，应用躯体感觉诱发电位（somatosenory evoked potential，SSEP）监测后，患者预后得以显著改善，SSEP 最早应用于青少年和儿童的脊柱侧弯矫形术中，但是不久便出现了未进行术中 SSEP 监测而术后出现运动损伤的病例报道，反映了脑和脊髓运动和感觉解剖通路及生理学通路的真实存在[1]。MEP 和 SSEP 通路定位于不同区域、不同皮质血供区，脑干和脊髓的不同部位。MEP 通路非常复杂，包括锥体系和锥体外系两个网络。锥体外系网络更为复杂，包括投射到小脑的其他运动功能连接[2]。这些复杂的多突触结构使运动功能通路较 SSEP 通路对缺血更为敏感[3]。

特发性脊柱侧弯术后很少有单纯运动损伤而未发生感觉异常的病例，但这并不是 MEP 监测得以广泛应用的唯一推动力，中枢神经系统（central nervous system，CNS，脊髓）手术范围和复杂程度的不断增加以及成人脊柱手术的高风险性也推动了独立评估运动功能的需求。

MEP 有利于对所有患者进行更有效的术中决策。随着手术技术（探测和诊断影像，术中影像）的改善以及麻醉管理水平的提高，许多面临麻醉、手术和医疗风险的患者能够接受新的外科治疗，但同时也增加了患者永久性和毁灭性神经系统并发症的风险。MEP 监测成为一种受欢迎的监测手段，有助于防止复杂外科手术超过安全界限，使得潜在的手术不良事件风险超过了可能的功能收益[4]。与 SSEP 相比，MEP 监测与术后运动功能的预后具有更好的相关性，尤其是脊柱手术，因此许多专家推荐在很多手术中都应该进行 MEP 监测：

- 骨骼畸形矫形术[5-8]
- 髓内肿瘤[9-12]
- 颅内肿瘤[13-15]
- 中枢神经系统和脊髓血管损伤[16-17]
- 癫痫类疾病[18]

MEP 监测还进一步推广到了神经外科和矫形手术以外有可能面临脑和脊髓低灌注风险的血管手术，例如胸腹动脉瘤、主动脉弓手术（包括介入和开放手术）（见第 39 和 40 章），MEP 还可以早期预测卒中的预后[19-21]。

运动通路的血供

若要理解 MEP 为什么能够为存在神经组织低灌注风险的手术提供必要信息，就必须回顾脊髓的血供情况，理解缺血、电生理学与梗死之间的关系，详细讨论见第 40 章。脊髓的血供是由脊髓前动脉（anterior spinal artery，ASA）和脊髓后动脉（posterior spinal artery，PSA）供应的。脊髓运动通路主要由 ASA 提供血供，包括灰质和前角细胞在内，脊髓前侧 2/3～4/5 的血运是由 ASA 血管网络提供的，该供血区域对缺血更加敏感[3,22]。

ASA 和 PSA 两支动脉均是脑干基底动脉的分支，沿脊髓下行并穿入其中，ASA 还接受起源于主动脉的根动脉提供的血供[23]。通常情况下，位于 T2,3 的两支颈段动脉和位于 T7～L4 的三支胸段动脉以及 Adamkiewicz 动脉提供的血流占脊髓前侧血供的 75%[3,24]。根动脉的数量越少，其行程就越长，代谢需求的增加则使得由脊髓前动

脉供血的脊髓区域对低血压更加敏感。虽然轴突对缺血有很强的耐受性，但是脊髓前侧包含有很多细胞和突触，这也正是当灌注不足时 MEP 迅速发生改变的原因。由于机械原因或压力改变引起的血流中断会导致 MEP 信号变差，这也提示需要采取措施加以改善（例如改善系统灌注，脑脊液引流）[24-26]。

脑皮质运动区的血供也很薄弱。起源于大脑中动脉的穿支动脉和豆纹动脉为运动皮质和内囊提供血供。由于路径较长，因此当脑灌注压（cerebral perfusion pressure，CPP）降低，颅内压（intracranial pressure，ICP）或脑脊髓液压（cerebrospinal fluid pressure，CSFP）增高 [CPP = MAP − (ICP or CSFP)] 或源头血供中断（例如，动脉瘤和动静脉畸形）时，这些血管就会对低灌注表现得异常敏感。穿支动脉和豆纹动脉的长度和口径产生的分界区使得运动功能较上行的感觉通路对低灌注更加敏感[27-28]。正常的脊髓和脑可以自主调节血流以维持正常灌注，当 CPP 大约在 50～150 mmHg 之间时自主调节功能可以发挥正常作用，长期高血压（系统性高血压）或低血压（婴儿）的特定群体 CPP 可能不受此调节范围影响。如果灌注压低于此阈值，自主调节将会失效，脊髓的血供直接依赖于灌注压。引起诱发电位变化的低灌注可能是由于 CPP 降低或携氧减少（例如，贫血和血容量不足）造成的。MEP 监测可为评价脊髓前侧和内囊功能提供重要信息（见第 21 章）。

运动诱发电位技术

MEP 的术中监测需要电或磁刺激运动皮质产生下行的电反应，通过皮质脊髓束，最终以肌肉活动的形式产生可以测量的反应电位（复合肌活动电位，compound muscle action potential，CMAP），或在脊髓前角细胞中以脊髓突触反应波的形式（直接波，D波）出现（图 2.1）。在人类，被诱发刺激激活的精确结构连接仍未明确，只是对动物模型中参与自发运动的结构有所描述。用于治疗癫痫或运动障碍患者的脑深部电极记录到的电反应有助于理解运动传导及其与感觉功能的相互作用[29]。磁刺激技术是唯一可用于诱发清醒患者 MEP 的技术，而且可以同步记录脑电图（EEG）和肌电图（EMG）。这些数据提示 MEP 的可变性是由于皮质脊髓和皮质通路正常的抑制和兴奋交替引起的[30]。MEP 中见到的很多潜伏期病例均是由于电反应在脊髓通路传导速度较慢导致的（见第 19 章）[31-32]。有关脑深部电极的持续研究有望明确经颅 MEP 被激活的运动通路，有助于更好地理解诱发反应。

所有的 IOM MEP 监测都依赖于传导通路的连续性，任何部位的中断都会引起监测结果的改变。神经元病变（例如，糖尿病相关的外周神经病变）、刺激强度或参与反应的神经元数量、传导距离（身高）、性别和温度都会影响诱发反应。标准的术中全身麻醉下 MEP 监测常以恒流（以伏特计）电刺激运动皮质的锥体细胞产生去极化波，此波仅激活 4%～5% 的皮质脊髓术。运动通路从运动皮质下行，穿过脑干中线，最终下行至同侧的脊髓前索（图 2.1）[2,33]。

当然也可以尝试将刺激电极放置于硬膜外腔刺激脊髓运动通路，在外周神经记录神经源性运动诱发电位（neurogenic motor-evoked potential，NMEP）（见第 6 章）[8,34]。还有一种方法可供选择，将针状电极置于适当的脊柱节段刺激脊髓，但是这种方法的成功率较低。这种方法可以克服由于麻醉对运动皮质的影响而带来的困难，并且在 20 世纪 90 年代开始使用。目前 NMEP 技术已禁用，这是因为有证据显示 NMEP 并非由运

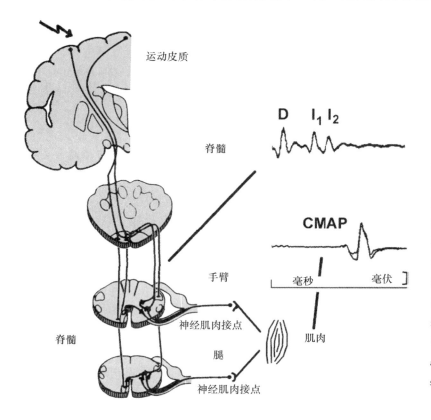

图 2.1 以运动诱发反应电位的形式描述神经反应通路。刺激运动皮质（箭头）产生的电反应延脑和脊髓传播后形成的肌肉收缩。在肌肉附近可以记录到典型的 CMAP 或 EMG，也可以在脊髓记录到相应反应，表现为 D 波及一系列 I 波（间接波）（from Jameson and Sloan[33]；with permission）

动通路介导而是由感觉通路的逆行传导产生的，因此 NMEP 根本不是运动诱发反应[32,35]。将片状电极置于脊髓或皮质直接持续刺激运动通路的方法可以描记或确定具有运动功能的神经组织。使用网格电极的脊髓运动区描记技术详见第 9 章和第 36 章。

经颅电刺激通常包含 3~7 个 100~500 V（也可能高达 1000 V）的电脉冲，电极通常放置于感觉电极 C3'~C4'（国际 10-20 系统）前数厘米。刺激持续时间通常是 0.2 ms；刺激间歇时间（interstimulus interval，ISI，相邻两个刺激之间的时间）为 2~4 ms（表 2.1）。Cork 螺旋电极可以增加接触面积，减少由高能量刺激引起的灼伤。刺激数量、强度、ISI、持续时间和刺激电极的正确放置使我们可以选择最优的刺激方案，克服反应传播时的障碍，例如麻醉对脊髓前角细胞突触的影响、已有的神经病理学改变、刺激点与运动皮质的距离、运动神经元功能的降低和年龄的影响。获得一个 MEP 波形至少需要 10 s。多个组织已经发表了他们的刺激参数以获得最佳反应信号[36]。ISI 常被作为获取最佳 MEP 信号的最关键参数加以调节（表 2.1）[7,36-37]。

表 2.1 各种刺激间歇时间和持续时间对获取 MEP 肌肉反应最小刺激强度的影响

刺激间歇时间（ms）	刺激持续时间（ms）		
	0.1 ms	0.2 ms	0.5 ms
	平均刺激强度（mA）		
2	158 ± 67	105 ± 33	76 ± 26
3	140 ± 55	97 ± 33	64 ± 20
4	126 ± 56	91 ± 35	61 ± 19
5	179 ± 74	120 ± 45	83 ± 31

刺激点位于 C3/C4。各刺激间歇时间和持续时间下的平均刺激强度均有显著性差异，$P < 0.001$。最低的平均刺激强度出现在刺激间歇时间为 4 ms、持续时间为 0.5 ms 时（adapted from Szelényi et al.[36]）

刺激完成后就需要获取可靠且简单易得的反应波形，虽然在一些手术中仍然从硬膜外腔记录 D 波和 I 波，但是最典型的波形是从外周肌肉记录到的 CAMP（图 2.1）[38]，并可用于确认反应的有效性。D 波是直接激活皮质脊髓神经元获得的，然而 D 波监测的成功率并不稳定，神经通路来源也较为单一，因此除了用于髓内肿瘤手术外，其应用并不广泛[39-40]。

标准的肌肉反应潜伏期不同，因此 CAMP 可以定位处于危险状态的不同神经组织。CAMP 或 EMG 是通过针状电极从鱼际肌的隆起部位（拇短展肌和拇短屈肌）、下肢肌肉（腓肠肌、胫骨前肌和拇展肌）和躯干肌肉（肋间肌和腹直肌）记录到的。监测过程中通常选取手术部位以下能够获取最好的（最大的、可重复性最强的）诱发反应的肌肉进行记录[36,40-46]。可接受的 CMAP 反应是潜伏期一致，波幅介于 $150 \sim 200 \mu V$ 的多相波形。如果记录到的波幅较低，应当通知手术医生信号并不可靠。从脊髓和运动皮质直接进行运动描记需要将针状电极放置于包括脑神经支配的肌肉（例如，脑神经 Ⅶ：眼轮匝肌或口轮匝肌）在内的适当肌肉群（例如拇短展肌和拇短屈肌）。

老年或幼儿患者获取 CAMP 较为困难。除了年龄因素，成人患者通常有一些并存疾病，例如糖尿病、高血压、慢行脊髓压迫、神经根损伤、慢性脑和脊髓血管灌注不足和轴突传导性变化等都会降低 CAMP 反应[47]。儿童，尤其是小于 6 岁的小儿，由于 CNS 发育不成熟，获取运动反应是一个挑战[48]。伴有脑损伤（例如脑瘫）引起的器质性神经损伤或伴有损伤肌肉功能的遗传性疾病（例如肌营养不良症）的患者获取 CAMP 较为困难。近来的文献综述明确了这些困难，并且提供了有助于 IOM 团队获取信号的解决方案[49]。通常情况下，获取 MEP 反应的最关键因素是麻醉管理（见第 19 章），尤其是在已知伴有神经、代谢和肌肉性疾病的情况下。

由硬膜外电极记录到的脊髓 D 波和 I 波不能区分侧别，D 波的产生过程也没有突触参与，与皮质脊髓束受到刺激后产生电生理反应的纤维数量有关，因此波幅的变化非常明显。D 波更广泛地应用于髓内手术中，由外科医生将电极放置到术野中[33,50-51]。霍夫曼反射（H 反射）是另外一种产生运动反应的方法。H 反射是叩击膝跳引起脊髓反射的电当量，可以监测感觉和运动的神经输出，也可监测脊髓灰质和反射弧的成分[50]，具体讨论见第 8 章。CAMP 是广泛使用的测量 MEP 的方法，评估 D 波、I 波和 H 波的文献非常有限。

即使是清醒的受试者，其 CAMP 也因人而异[32,52]，全麻下这种变异性更大[31,53]。尽管如此，大多数组织还是制定了波幅（波峰和波谷之间的电位差）和复杂度（正性波和负性波的数量）的基线标准，但是并没有潜伏期（刺激到反应的时间）的基线标准。这些标准对于避免信号改变时的假阳性预警是非常必要的。如果缺少了这些波形要素，就不存在可靠的反应信号，它们可以确保在手术过程中 MEP 可靠地反映神经功能。MEP 反应如图 2.2。CAMP 发生怎样的改变时必须实施干预还无一致意见。信号永久消失是个简单事件，与永久神经损伤有非常强的相关性。那些经历信号短暂丧失或预警[可预见的波幅降低和（或）潜伏期延长]的患者通常在手术结束时功能正常并能最终恢复运动功能。一些 IOM 团队将 CAMP 的存在或消失作为提醒手术医生的唯一标准，这一标准允许在麻醉过程中使用肌松药，这也是手术医生避免患者体动的一般要求，然而这一标准并不恰当。其他推荐标准包括增加刺激强度超过 50～100 V，改变刺激次数

或刺激串数量以引出 MEP，或与初始波形比较，波幅下降大于 80% 是显著性改变（不使用肌松药）。所有显著性改变还必须遵从个体化的原则（图 2.3）。信号经历上述变化后恢复通常预示着术后运动功能正常。当 CAMP 反应消失时，需要提醒外科和麻醉医师纠正影响 MEP 变化的生理学因素（见第 20 章）[1,54-59]。

运动诱发电位监测的应用

脊柱和脊髓手术中的监测通常是多模式监测，包括 SSEP、MEP 和 EMG（自主节律和刺激）。无论脊髓功能是否存在风险，MEP 监测均是必需的监测手段。无论是否存在由牵拉、压迫或血管损伤引起的脊髓损伤风险，从 C1 至骶骨的脊柱结构手术中均应进行 MEP 监测[56,60]。包括影响脊髓灌注或直接损伤在内的任何手术中的危险状态都会危及到运动通路和神经根。目前一致认为，在下列脊柱手术中应进行 MEP 监测：

- 角度超过 45° 的脊柱侧弯畸形
- 先天性脊柱异常
- 髓内外肿瘤切除术
- 伴发脊髓病变的椎管狭窄前路和（或）后路广泛减压术
- 马尾或神经根功能障碍

然而，此推荐的证据并非 1 级标准（大样本随机、安慰剂对照、双盲研究），而是基于大量的病例和 Meta 分析（2、3 级证据），这些病例均反映 MEP 变化能即刻预测术后神经功能状态[1,40,54-56,58-59,61-63]。美国神经病学学会和美国临床神经生理学会最近的一项 Meta 分析强烈支持脊柱手术中进行 IOM[46,56]。

在某些患者中 MEP 监测遇到了挑战，通常需要改变麻醉管理以获得具有可读性的

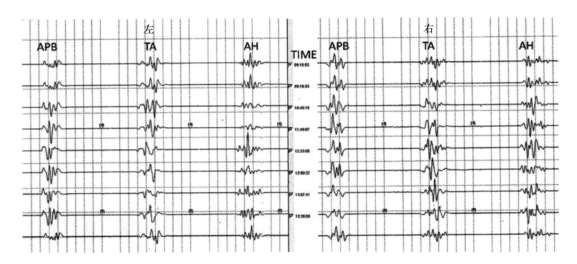

图 2.2 标准的正常 MEP 反应。CAMP 反应是大量的多相波形叠加，分别由上肢拇短展肌（APB）、下肢胫骨前肌（TA）和𧿹展肌（AH）记录。选择两组下肢肌肉群的目的是为了增加获取一致反应的难度，尤其是在成人。是否选择其他肌肉作为记录点取决于特殊患者的需要（Obtained from the author's archive）

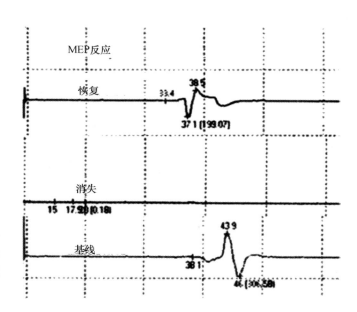

图 2.3 正常 MEP 基线和急性损伤。摆放患者体位导致反应消失。调整患者头位，升高血压并洗出残余的地氟烷后，反应恢复至基线状态

波形，这可能需要麻醉医师和外科医师以及术中监测团队协商解决。以往的前瞻性研究中更多地反映 SSEP 和 EMG，而很少提及 MEP 可能就是这个原因。一项包括 2000—2005 年 1055 例行颈椎手术的成人患者的研究中，仅有 26 名患者尝试了 MEP 研究[61]，1055 例患者中发生脊髓损伤的风险很高。基于丙泊酚的全凭静脉麻醉相对更容易获得

MEP 反应（见第 19 章）。脊柱手术中应用 MEP 者的敏感性为 100%，特异性为 96%，阳性预测率为 96%[61]。为数不多的研究中，MEP 在脊髓型颈椎病患者手术中的预警率为 12%（EMG 或 SSEP 无变化），这些预警通常在随后的麻醉管理和外科操作改变中得以解决，尽管如此，作者还是认为 MEP 监测的敏感性为 100%，特异性为 90%[64]。

相对来讲，MEP 在小儿手术中发生变化并不常见[7]。有报道显示，172 例行脊柱畸形矫正术的儿科患者，15 例发生 MEP 预警，均通过调整得以纠正；无一例患者新发神经功能障碍；结论认为脊柱矫形术中单独行 MEP 监测已足够，MEP 监测的敏感性为 100％，特异性为 97％。发生持续 MEP 变化的患者术后即刻发生运动障碍。如果 SSEP 发生变化，除了显著滞后于 MEP，往往也不能预测预后[65]。术前 MEP 变化是成年脊髓脊椎病的诊断标准之一，因此强烈推荐 MEP 的基线、麻醉后及矫形前的图形采集[66-67]。

目前一致意见强烈推荐术中脊髓运动描记有助于改善髓内肿瘤切除术患者的长期运动功能（见第 36 章）[68-69]。MEP 是唯一值得信赖的运动通路监测方法，由于可以监测脊髓脆弱的血供，因此 MEP 还可以早期预测神经损伤。在前入路髓内肿瘤切除术中单独行 SSEP 监测时，经常发生前侧脊髓血管的局部损伤，运动通路经常探测不到或在损伤发生数分钟后才探测到[11,68-69]。

颅内手术时，直接 MEP 皮质刺激可以标记运动功能区，明确肿瘤与正常组织间的界限，可以使用条状电极，直接手持设备或 Penfield 运动刺激技术。虽然 Penfield 技术经常应用于清醒开颅患者，并且在全麻期间容易引出更有效的 CAMP 反应，但是 MEP 使用的脉冲刺激串技术与刺激性癫痫有关。当语言功能区（例如语言、视觉）和运动功能区（例如内囊、运动皮质、运动前区皮质）处于危险状态时，这一技术将会取代或促进幕上手术时采取的清醒开颅技术[70-72]。在大型临床研究中，敏感性和特异性在 90％～100％之间。但是也有报道认为在 Broca 区的特异性只有 64％，Wernicke 区仅为 18％[73]。

刺激强度过大会直接激活刺激点远处的结构。焦点刺激技术是指手动刺激皮质或在硬膜下放置条状电极。通常的 MEP 刺激模式是从其刺激强度的 1/10 开始，并逐渐增加。近来有大量 MEP 监测辅助明确肿瘤组织和神经功能组织界限的相关病例报道。一项 404 例运动区低分化神经胶质瘤患者参与的研究说明了这一点，研究认为 MEP 描记技术减少了永久性运动功能障碍发生的数量，降低了运动损伤的严重程度，同时肿瘤全切的数量大为增加；100 例患者在清醒后发生了运动功能障碍，但多为暂时性损伤，仅 4 例（1％）患者持续至术后 3 个月；MEP 描记前肿瘤全切或次全切率仅为 11％，而手术开始便进行 MEP 描记肿瘤全切或次全切率为 69.8％[74]。其他大量的相似报道指出，在更大限度切除肿瘤的同时，所有幕上肿瘤患者（成人和儿童）的长期预后都得到了明显的改善[72,75-76]。后颅凹手术会引起严重的后果，运动描记技术对于确定肿瘤边界和明确到达第四脑室的手术入路不失为一种有效的方法，刺激技术包括经颅刺激或频繁刺激脑干[77]。

颅内动脉瘤和动静脉畸形在进行血管内栓塞，或暂时性和永久性夹毕时均会导致相关区域灌注不足。MEP 能识别运动区和毗邻灌注区域灌注不足，随后的干预则可以减少永久性损伤的发生。两项 108 例和 129 例关于幕上动脉瘤夹闭术的大样本研究发现，MEP 不发生改变，患者就不会发生运动障碍，其中一项研究还通过微血管多普勒超声验证了血流的充足；两项研究中 13％～33％的患者发生了可逆性的 MEP 改变，这些患者没有即刻发生术后神经功能障碍，只是在他们完全清醒时神经功能有一过性变化；发生永久性 MEP 改变的患者（大约 20％）都发生了永久性神经功能障碍，有些还相当严重[16,78-79]。其他一系列小样本的研究也有类似的发现。美国神经外科学会也已发布报告称基底动脉、椎动脉和大脑中动脉动脉瘤夹闭过程中，MEP 监测可改善患者预后。所有报道都认为当相关血管灌注运动通路时，MEP 较 SSEP 变化迅速并且能够反映最终预后。

麻醉对运动诱发电位监测的影响

离开了麻醉医师的支持和合作，不可能监测 MEP 反应并发现 MEP 变化。当 MEP 发生变化时，大多数治疗手段都在麻醉医师手中。除了手术因素，生理学管理和麻醉药物的选择也会影响神经元功能和 MEP 反应（见第 19 章）。任何影响神经功能的事件都会影响 MEP 波形，我们应当重视所有团队（例如外科医师、麻醉医师和 IOM 团队）的努力和合作。

低血压是非常有意思的现象，控制性降压可以减少出血，所以控制性降压曾经被认为是一项管理技术，尤其是在脊柱侧弯的手术和动脉瘤夹闭术中。然而，在经受手术打击时，假设的血压自主调节低限并不能始终满足组织的灌注[80]。能够满足年轻成人患者的平均血压却并不一定能满足有并存疾病的老年患者。因此，提高灌注压可以有效地治疗很多迫切的灌注不足损伤（图 2.4）。

可接受的血红蛋白低限也是一个很重要的问题。目前血库学会的建议认为急性失血期间血红蛋白可降至 7 g/dl，尤其是健康患者[81]。但是，患者通过增加心输出量维持局部组织灌注等生理调节以代偿贫血的能力是非常有限的。由于预先存在的全身性疾病（高血压、血管疾病、心输出量不足、手术应激和炎症）以及局部压迫（脊髓狭窄、外科操作、体位和急性损伤），加之代谢旺盛，神经组织可能本身就存在代偿性灌注。因此，血红蛋白低限不能一概而论，也很难预

测。MEP 监测可以对血压和携氧能力是否正常进行功能性评估，因此在特定的手术条件下，可以评估特定患者的灌注是否充足。当 IOM 信号恶化时，升高患者的全身血压（达到或高于患者术前血压）是麻醉团队能够提供的最常见、最有效的措施。如果适合，补液也是一种有效的治疗性干预。维持脑和脊髓的正常生理状态可能非常困难，但是可以提供理想的监测条件和最好的神经功能预后。

近来右美托咪啶对 MEP 监测的影响值得特别关注。丙泊酚综合征[82]最早于小儿患者身上发现，并被证明是致命的（见第 19 章）。因此，进行 IOM 时可以右美托咪啶代替丙泊酚作为全凭静脉麻醉的镇静成分。早期的文献报道右美托咪啶对生理学或 MEP 监测没有不利影响[83-85]。近期两项严谨的研究发现，当右美托咪啶的血浆浓度超过 0.6～0.8 ng/ml 时，经颅电刺激 MEP 的波幅会显著衰减[83,86-87]。另外一项联合使用丙泊酚和右美托咪啶的研究被安全委员会终止。丙泊酚和右美托咪啶任何形式的联合使用都会导致健康儿童的 MEP 消失[83]。右美托咪啶半衰期较长，苏醒时间也会延长。

运动诱发电位监测的风险

MEP 监测并非没有风险，美国食品药品管理局（FDA）明确指出了 MEP 监测的相对禁忌证。最受关注的并发症是皮质灼伤，但是 18 年来仅有 2 例皮质灼伤的报道[53]。综述 2002 年文献，已发表的相关并发症包括：舌裂伤（$n=29$）、心律失常（$n=5$）、头皮灼伤（$n=2$）、颌骨骨折（$n=1$）和术中知晓（$n=1$）[88]。放置牙垫可以减少舌裂伤的发生。没有新发癫痫发作、硬膜外血肿、硬膜外电极引起的感染、神经精

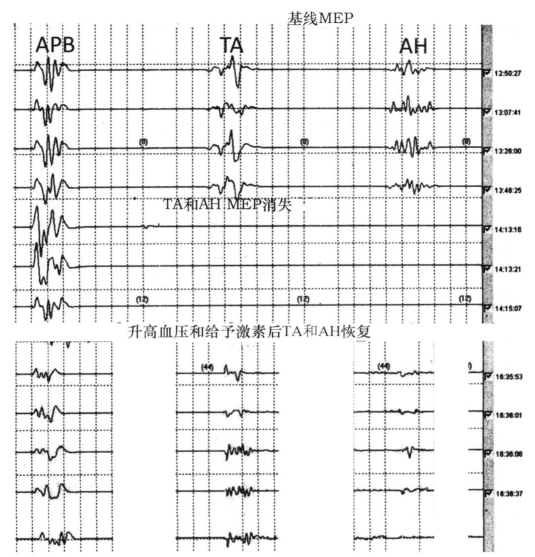

图 2.4 术中 MEP 信号消失后恢复。C5 到 T4 后路颈椎融合术中患者双下肢的 MEP 突然消失。在提升血压和给予激素后，左侧的 MEP 得以恢复。术后患者左侧肌力弱，术后 2 周恢复。右侧出现密集型偏瘫，术后 3 个月仍未恢复（TA，胫骨前肌；AH，内收肌）（Obtained from the author's archive）

神疾病、头痛和内分泌异常的报道。MEP 监测的相对禁忌证包括癫痫、皮质损伤、颅骨缺损、高颅压、颅内装置（电极、血管夹和分流管）、心脏起搏器或其他植入泵。肌肉酸痛是最普通的并发症[89-90]。放置针状电极可能会引起出血和插入点的擦伤，也有可能感染。这些相关并发症的发生率非常低。

总结

术中监测的目标是为手术医师的术中决策提供最大限度的帮助。目前文献认为，无论手术是否涉及运动通路，MEP 监测的特异性和敏感性都很高。因此，主要的问题是，对于不同患者，哪些监测技术是 MEP 监测的补充。

参考文献

1. *Raynor BL, Bright JD, Lenke LG, Rahman RK, Bridwell KH, Riew KD, et al. Significant change or loss of intraoperative monitoring data: a 25-year experience in 12,375 spinal surgeries. Spine. 2013;38:E101–8.

2. Waxman S. Control of movement. In: Waxman SG, editor. Clinical neuroanatomy 27/E. 27th ed. New York: McGraw Hill Professional; 2013. p. 183–94.

3. Hickey R, Sloan TB, Rogers JN. Functional organization and physiology of the spinal cord. In: Porter SS, editor. Anesthesia for surgery of the spine. New York: McGraw-Hill; 1995. p. 15–39.

4. Fehlings MG, Houldon D, Vajkoczy P. Introduction. Intraoperative neuromonitoring: an essential component of the neurosurgical and spinal armamentarium. Neurosurg Focus. 2009;27(4):E1.

5. Pelosi L, Lamb J, Grevitt M, Mehdian SM, Webb JK, Blumhardt LD. Combined monitoring of motor and somatosensory evoked potentials in orthopaedic spinal surgery. Clin Neurophysiol. 2002;113(7):1082–91. Epub 2002/06/29.

6. MacDonald D, Zayed Z, Khoudeir I, Stigsby B. Monitoring scoliosis surgery with combined multiple pulse trascranial electric motor and cortical somatosenoury-evoked potentials from the lower and upper extremities. Spine. 2003;28(2):194–203.

7. Hsu B, Cree AK, Lagopoulos J, Cummine JL. Transcranial motor-evoked potentials combined with response recording through compound muscle action potential as the sole modality of spinal cord monitoring in spinal deformity surgery. Spine (Phila Pa 1976). 2008;33(10):1100–6. Epub 2008/05/02.

8. *Minahan RE, Sepkuty JP, Lesser RP, Sponseller PD, Kostuik JP. Anterior spinal cord injury with preserved neurogenic 'motor' evoked potentials. Clin Neurophysiol. 2001;112(8):1442–50. Epub 2001/07/19.

9. Deletis V, Sala F. Intraoperative neurophysiological monitoring of the spinal cord during spinal cord and spine surgery: a review focus on the corticospinal tracts. Clin Neurophysiol. 2008;119(2):248–64. Epub 2007/12/07.

10. Yanni DS, Ulkatan S, Deletis V, Barrenechea IJ, Sen C, Perin NI. Utility of neurophysiological monitoring using dorsal column mapping in intramedullary spinal cord surgery. J Neurosurg Spine. 2010;12(6):623–8.

11. Morota N, Deletis V, Constantini S, Kofler M, Cohen H, Epstein FJ. The role of motor evoked potentials during surgery for intramedullary spinal cord tumors. Neurosurgery. 2010;41(6):1327–36.

12. *Sala F, Bricolo A, Faccioli F, Lanteri P, Gerosa M, Sala F, et al. Surgery for intramedullary spinal cord tumors: the role of intraoperative (neurophysiological) monitoring. Eur Spine J. 2007;16 Suppl 2:S130–9.

13. Mikuni N, Okada T, Enatsu R, Miki Y, Hanakawa T, Urayama S, et al. Clinical impact of integrated functional neuronavigation and subcortical electrical stimulation to preserve motor function during resection of brain tumors. J Neurosurg. 2007;106(4):593–8.

14. Neuloh G, Pechstein U, Schramm J, Neuloh G, Pechstein U, Schramm J. Motor tract monitoring during insular glioma surgery. J Neurosurg. 2007;106(4):582–92.

15. *Neuloh G, Bogucki J, Schramm J. Intraoperative preservation of corticospinal function in the brainstem. J Neurol Neurosurg Psychiatry. 2009;80(4):417–22.

16. Szelényi A, Langer D, Kothbauer K, De Camargo AB, Flamm ES, Deletis V. Monitoring of muscle motor evoked potentials during cerebral aneurysm surgery: intraoperative changes and postoperative outcome. J Neurosurg. 2006;105(5):675–81. Epub 2006/11/24.

17. Neuloh G, Schramm J. Monitoring of motor evoked potentials compared with somatosensory evoked potentials and microvascular Doppler ultrasonography in cerebral aneurysm surgery. J Neurosurg. 2004;100(3):389–99.

18. Neuloh G, Bien CG, Clusmann H, von Lehe M, Schramm J. Continuous motor monitoring enhances functional preservation and seizure-free outcome in surgery for intractable focal epilepsy. Acta Neurochir (Wien). 2010;152(8):1307–14.

19. Corti M, Patten C, Triggs W. Repetitive transcranial magnetic stimulation of motor cortex after stroke: a focused review. Am J Phys Med Rehabil. 2012;91(3):254–70.

20. Nascimbeni A, Gaffuri A, Imazio P, Nascimbeni A, Gaffuri A, Imazio P. Motor evoked potentials: prognostic value in motor recovery after stroke. Funct Neurol. 2006;21(4):199–203.

21. Woldag H, Gerhold LL, de Groot M, Wohlfart K, Wagner A, Hummelsheim H. Early prediction of functional outcome after stroke. Brain Inj. 2006;20(10):1047–52.

22. Waxman S. Spinal cord. In: Waxman SG, editor. Clinical neuroanatomy 27/E. 27th ed. New York: McGraw Hill Professional; 2013. p. 43–147.

23. Crawford ES, Svensson LG, Hess KR, Shenaq SS, Coselli JS, Safi HJ, et al. A prospective randomized study of cerebrospinal fluid drainage to prevent paraplegia after high-risk surgery on the thoracoabdominal aorta. J Vasc Surg. 1991;13:36–45.

24. Schurink GWH, Nijenhuis RJ, Backes WH, Mess W, de Haan MW, Mochtar B, et al. Assessment of spinal cord circulation and function in endovascular treatment of thoracic aortic aneurysms. Ann Thorac Surg. 2007;83(2):S877–81. discussion S90–2.

25. Okita Y. Fighting spinal cord complication during surgery for thoracoabdominal aortic disease. Gen Thorac Cardiovasc Surg. 2011;59(2):79–90.

26. Wan IY, Angelini GD, Bryan AJ, Ryder I, Underwood MJ. Prevention of spinal cord ischaemia during descending thoracic and thoracoabdominal aortic surgery. Eur J Cardiothorac Surg. 2001;19(2):203–13.

27. Sakuma J, Suzuki K, Sasaki T, Matsumoto M, Oinuma M, Kawakami M, et al. Monitoring and preventing blood flow insufficiency due to clip rotation after the treatment of internal carotid artery aneurysms. J Neurosurg. 2004;100(5):960–2.

28. Horiuchi K, Suzuki K, Sasaki T, Matsumoto M,

Sakuma J, Konno Y, et al. Intraoperative monitoring of blood flow insufficiency during surgery of middle cerebral artery aneurysms. J Neurosurg. 2005;103(2):275–83.

29. Ghitani N, Bayguinov PO, Vokoun CR, McMahon S, Jackson MB, Basso MA. Excitatory synaptic feedback from the motor layer to the sensory layers of the superior colliculus. J Neurosci. 2014;34(20): 6822–33.

30. Ferreri F, Pasqualetti P, Maatta S, Ponzo D, Ferrarelli F, Tononi G, et al. Human brain connectivity during single and paired pulse transcranial magnetic stimulation. Neuroimage. 2011;54(1):90–102.

31. Firmin L, Muller S, Rosler KM. A method to measure the distribution of latencies of motor evoked potentials in man. Clin Neurophysiol. 2011;122(1):176–82.

32. Tsutsui S, Yamada H, Hashizume H, Minamide A, Nakagawa Y, Iwasaki H, et al. Quantification of the proportion of motor neurons recruited by transcranial electrical stimulation during intraoperative motor evoked potential monitoring. J Clin Monit Comput. 2013;27(6):633–7.

33. Jameson LC, Sloan TB. Monitoring of the brain and spinal cord. Anesthesiol Clin. 2006;24(4):777–91.

34. Toleikis JR, Skelly JP, Carlvin AO, Burkus JK. Spinally elicited peripheral nerve responses are sensory rather than motor. Clin Neurophysiol. 2000;111(4):736–42.

35. Amassian VE, Stewart M, Quirk GJ, Rosenthal JL. Physiological basis of motor effects of a transient stimulus to cerebral cortex. Neurosurgery. 1987;20(1):74–93.

36. *Szelényi A, Kothbauer KF, Deletis V. Transcranial electric stimulation for intraoperative motor evoked potential monitoring: stimulation parameters and electrode montages. Clin Neurophysiol. 2007;118(7):1586–95.

37. *Deletis V. Basic methodological principles of multimodal intraoperative monitoring during spine surgeries. Eur Spine J. 2007;16 Suppl 2:S147–52.

38. Houlden DA, Schwartz ML, Tator CH, Ashby P, MacKay WA. Spinal cord-evoked potentials and muscle responses evoked by transcranial magnetic stimulation in 10 awake human subjects. J Neurosci. 1999;19(5):1855–62.

39. Costa P, Peretta P, Faccani G. Relevance of intraoperative D wave in spine and spinal cord surgeries. Eur Spine J. 2013;22(4):840–8.

40. Gavaret M, Jouve JL, Pereon Y, Accadbled F, Andre-Obadia N, Azabou E, et al. Intraoperative neurophysiologic monitoring in spine surgery. Developments and state of the art in France in 2011. Orthop Traumatol Surg Res. 2013;99(6 Suppl):S319–27.

41. Fernandez-Conejero I, Deletis V. Transcranial electrical stimulation and monitoring. J Neurosurg. 2014;120(1):291–2.

42. Joksimovic B, Damjanovic A, Damjanovic A, Rasulic L. Transcranial electric stimulation for intraoperative motor evoked potential monitoring: dependence of required stimulation current on interstimulus interval value. J Neurol Surg A Cent Eur Neurosurg. 2015;76(3):190–8.

43. Ukegawa D, Kawabata S, Sakaki K, Ishii S, Tomizawa S, Inose H, et al. Efficacy of biphasic transcranial electric stimulation in intraoperative motor evoked potential monitoring for cervical compression myelopathy. Spine (Phila Pa 1976). 2014;39(3):E159–65.

44. Yellin JL, Wiggins CR, Franco AJ, Sankar WN. Safe transcranial electric stimulation motor evoked potential monitoring during posterior spinal fusion in two patients with cochlear implants. J Clin Monit Comput. 2016;30(4):503–6 [Epub ahead of print].

45. Kobayashi S, Matsuyama Y, Shinomiya K, Kawabata S, Ando M, Kanchiku T, et al. A new alarm point of transcranial electrical stimulation motor evoked potentials for intraoperative spinal cord monitoring: a prospective multicenter study from the Spinal Cord Monitoring Working Group of the Japanese Society for Spine Surgery and Related Research. J Neurosurg Spine. 2014;20(1):102–7.

46. Ney JP, van der Goes DN, Nuwer M, Emerson R, Minahan R, Legatt A, et al. Evidence-based guideline update: intraoperative spinal monitoring with somatosensory and transcranial electrical motor evoked potentials: report of the Therapeutics and Technology Assessment Subcommittee of the American Academy of Neurology and the American Clinical Neurophysiology Society. Neurology. 2012;79(3): 292–4.

47. Deiner SG, Kwatra SG, Lin H-M, Weisz DJ. Patient characteristics and anesthetic technique are additive but not synergistic predictors of successful motor evoked potential monitoring. Anesth Analg. 2010;111(2):421–5.

48. Lieberman JA, Lyon R, Feiner J, Diab M, Gregory GA. The effect of age on motor evoked potentials in children under propofol/isoflurane anesthesia. Anesth Analg. 2006;103(2):316–21.

49. *Sala F, Manganotti P, Grossauer S, Tramontano V, Mazza C, Gerosa M. Intraoperative neurophysiology of the motor system in children: a tailored approach. Childs Nerv Syst. 2010;26(4):473–90.

50. Leppanen RE. Intraoperative monitoring of segmental spinal nerve root function with free-run and electrically-triggered electromyography and spinal cord function with reflexes and F-responses. A position statement by the American Society of Neurophysiological Monitoring. J Clin Monit Comput. 2005;19(6):437–61.

51. *Jameson LC, Sloan TB. Neurophysiologic monitoring in neurosurgery. Anesthesiol Clin. 2012;30(2):311–31.

52. Wassermann EM. Variation in the response to transcranial magnetic brain stimulation in the general population. Clin Neurophysiol. 2002;113(7): 1165–71.

53. Sloan TB. Anesthesia and the brain, does it matter? Anesthesiol Clin North America. 2002;20:1–27.

54. Davis SF, Corenman D, Strauch E, Connor D. Intraoperative monitoring may prevent neurologic injury in non-myelopathic patients undergoing ACDF. Neurodiagn J. 2013;53:114–20.

55. Avila EK, Elder JB, Singh P, Chen X, Bilsky MH. Intraoperative neurophysiologic monitoring and neurologic outcomes in patients with epidural spine tumors. Clin Neurol Neurosurg. 2013;115(10):

2147–52.

56. *Nuwer MR, Emerson RG, Galloway G, Legatt AD, Lopez J, Minahan R, et al. Evidence-based guideline update: intraoperative spinal monitoring with somatosensory and transcranial electrical motor evoked potentials: report of the Therapeutics and Technology Assessment Subcommittee of the American Academy of Neurology and the American Clinical Neurophysiology Society. Neurology. 2012;78(8):585–9.

57. Gavaret M, Trebuchon A, Aubert S, Jacopin S, Blondel B, Glard Y, et al. Intraoperative monitoring in pediatric orthopedic spinal surgery: three hundred consecutive monitoring cases of which 10% of patients were younger than 4 years of age. Spine. 2011;36(22):1855–63.

58. Eager M, Shimer A, Jahangiri FR, Shen F, Arlet V. Intraoperative neurophysiological monitoring (IONM): lessons learned from 32 case events in 2069 spine cases. Am J Electroneurodiagnostic Technol. 2011;51(4):247–63.

59. Malhotra NR, Shaffrey CI. Intraoperative electrophysiological monitoring in spine surgery. Spine. 2010;35(25):2167–79.

60. Sutter M, Deletis V, Dvorak J, Eggspuehler A, Grob D, Macdonald D, et al. Current opinions and recommendations on multimodal intraoperative monitoring during spine surgeries. Eur Spine J. 2007;16 Suppl 2:S232–7.

61. Kelleher MO, Tan G, Sarjeant R, Fehlings MG. Predictive value of intraoperative neurophysiological monitoring during cervical spine surgery: a prospective analysis of 1055 consecutive patients. J Neurosurg Spine. 2008;8(3):215–21.

62. Sutter MA, Eggspuehler A, Grob D, Porchet F, Jeszenszky D, Dvorak J. Multimodal intraoperative monitoring (MIOM) during 409 lumbosacral surgical procedures in 409 patients. Eur Spine J. 2007;16 Suppl 2:S221–8.

63. Eggspuehler A, Sutter MA, Grob D, Jeszenszky D, Porchet F, Dvorak J. Multimodal intraoperative monitoring (MIOM) during cervical spine surgical procedures in 246 patients. Eur Spine J. 2007;16 Suppl 2:S209–15.

64. Kim DH, Zaremski J, Kwon B, Jenis L, Woodard E, Bode R, et al. Risk factors for false positive transcranial motor evoked potential monitoring alerts during surgical treatment of cervical myelopathy. Spine (Phila Pa 1976). 2007;32(26):3041–6.

65. Haghighi SS, Mundis G, Zhang R, Ramirez B. Correlation between transcranial motor and somatosensory-evoked potential findings in cervical myelopathy or radiculopathy during cervical spine surgery. Neurol Res. 2011;33(9):893–8.

66. Wilson JR, Fehlings MG, Kalsi-Ryan S, Shamji MF, Tetreault LA, Rhee JM, Chapman JR. Diagnosis, heritability, and outcome assessment in cervical myelopathy: a consensus statement. Spine (Phila Pa 1976). 2013;38(22S):S76–7.

67. Wilson JR, Barry S, Fischer DJ, Skelly AC, Arnold PM, Riew KD, et al. Frequency, timing, and predictors of neurological dysfunction in the nonmyelo-pathic patient with cervical spinal cord compression, canal stenosis, and/or ossification of the posterior longitudinal ligament. Spine (Phila Pa 1976). 2013;38(22 Suppl 1):S37–54.

68. Quinones-Hinojosa A, Gulati M, Lyon R, Gupta N, Yingling C, Quinones-Hinojosa A, et al. Spinal cord mapping as an adjunct for resection of intramedullary tumors: surgical technique with case illustrations. Neurosurgery. 2002;51(5):1199–206. discussion 206–7.

69. Cheng JS, Ivan ME, Stapleton CJ, Quinones-Hinojosa A, Gupta N, Auguste KI. Intraoperative changes in transcranial motor evoked potentials and somatosensory evoked potentials predicting outcome in children with intramedullary spinal cord tumors. J Neurosurg Pediatr. 2014;13(6):591–9.

70. Balogun JA, Khan OH, Taylor M, Dirks P, Der T, Carter Snead Iii O, et al. Pediatric awake craniotomy and intra-operative stimulation mapping. J Clin Neurosci. 2014;21(11):1891–4.

71. Ringel F, Sala F. Intraoperative mapping and monitoring in supratentorial tumor surgery. J Neurosurg Sci. 2015;59(2):129–39.

72. Bello L, Riva M, Fava E, Ferpozzi V, Castellano A, Raneri F, et al. Tailoring neurophysiological strategies with clinical context enhances resection and safety and expands indications in gliomas involving motor pathways. Neuro Oncol. 2014;16(8):1110–28.

73. Trinh VT, Fahim DK, Maldaun MV, Shah K, McCutcheon IE, Rao G, et al. Impact of preoperative functional magnetic resonance imaging during awake craniotomy procedures for intraoperative guidance and complication avoidance. Stereotact Funct Neurosurg. 2014;92(5):315–22.

74. Bertani G, Fava E, Casaceli G, Carrabba G, Casarotti A, Papagno C, et al. Intraoperative mapping and monitoring of brain functions for the resection of low-grade gliomas: technical considerations. Neurosurg Focus. 2009;27(4):E4.

75. Sanai N. Emerging operative strategies in neurosurgical oncology. Curr Opin Neurol. 2012;25(6):756–66.

76. Sanai N, Berger MS. Glioma extent of resection and its impact on patient outcome. Neurosurgery. 2008;62:753–6.

77. Morota N, Ihara S, Deletis V. Intraoperative neurophysiology for surgery in and around the brainstem: role of brainstem mapping and corticobulbar tract motor-evoked potential monitoring. Childs Nerv Syst. 2010;26(4):513–21.

78. *Szelényi A, Kothbauer K, de Camargo AB, Langer D, Flamm ES, Deletis V. Motor evoked potential monitoring during cerebral aneurysm surgery: technical aspects and comparison of transcranial and direct cortical stimulation. Neurosurgery. 2005;57(4 Suppl):331–8.

79. Neuloh G, Schramm J. Motor evoked potential monitoring for the surgery of brain tumours and vascular malformations. [Review] [126 refs]. Adv Tech Stand Neurosurg. 2004;29:171–228.

80. Edmonds Jr HL. Multi-modality neurophysiologic monitoring for cardiac surgery. Heart Surg Forum.

81. Goodnough LT, Levy JH, Murphy MF. Concepts of blood transfusion in adults. Lancet. 2013; 381(9880):1845–54.

82. Marik PE. Propofol: therapeutic indications and side-effects. Curr Pharm Des. 2004;10(29):3639–49.

83. Mahmoud M, Sadhasivam S, Salisbury S, Nick TG, Schnell B, Sestokas AK, et al. Susceptibility of transcranial electric motor-evoked potentials to varying targeted blood levels of dexmedetomidine during spine surgery. Anesthesiology. 2010;112(6):1364–73.

84. Anschel DJ, Aherne A, Soto RG, Carrion W, Hoegerl C, Nori P, et al. Successful intraoperative spinal cord monitoring during scoliosis surgery using a total intravenous anesthetic regimen including dexmedetomidine. J Clin Neurophysiol. 2008;25(1):56–61.

85. Koruk S, Mizrak A, Kaya Ugur B, Ilhan O, Baspinar O, Oner U. Propofol/dexmedetomidine and propofol/ketamine combinations for anesthesia in pediatric patients undergoing transcatheter atrial septal defect closure: a prospective randomized study. Clin Ther. 2010;32(4):701–9.

86. Mahmoud M, Sadhasivam S, Sestokas AK, Samuels P, McAuliffe J. Loss of transcranial electric motor evoked potentials during pediatric spine surgery with dexmedetomidine. Anesthesiology. 2007;106(2):393–6.

87. Bala E, Sessler DI, Nair DR, McLain R, Dalton JE, Farag E. Motor and somatosensory evoked potentials are well maintained in patients given dexmedetomidine during spine surgery. Anesthesiology. 2008; 109(3):417–25.

88. Legatt AD. Current practice of motor evoked potential monitoring: results of a survey. J Clin Neurophysiol. 2002;19(5):454–60.

89. *Macdonald DB, Skinner S, Shils J, Yingling C. Intraoperative motor evoked potential monitoring: a position statement by the American Society of Neurophysiological Monitoring. Clin Neurophysiol. 2013;124(12):2291–316.

90. Macdonald DB. Intraoperative motor evoked potential monitoring: overview and update. J Clin Monit Comput. 2006;20(5):347–77.

问题

1. 下列哪项不会降低 MEP 术中监测的成功率?
   - A. 小儿
   - B. 糖尿病
   - C. 长期高血压
   - D. 脊髓病
   - E. 上述均是

2. 手术过程中,胫骨前肌 MEP 发生改变与手术因素无关的是哪一项?
   - A. 脚本体感觉丧失
   - B. 手震动感消失
   - C. 脚运动功能丧失
   - D. 语言能力缺失
   - E. 视力缺失

3. 下列哪项与 EMG 监测相关?
   - A. 硬膜外 D 波
   - B. H 反射
   - C. 听神经瘤手术中Ⅶ脑神经刺激
   - D. 胫后神经刺激
   - E. 神经源性运动诱发电位

4. 下列哪项与术中 MEP 肌肉反射下降相关?
   - A. 吸入麻醉药
   - B. 低血压
   - C. 贫血
   - D. 肌松药的使用
   - E. 上述均是

5. 与 SSEP 相比,下列哪项叙述是正确的?
   - A. MEP 在脊髓有相同的血液供应
   - B. MEP 比 SSEP 在脊髓的突触连接更多
   - C. MEP 由脊髓后动脉供血,SSEP 由脊髓前动脉供血
   - D. 对于脊髓缺血 MEP 的敏感性更低
   - E. 上述均是

6. 术中若发生 MEP 信号丢失,最常见的解决方法是
   - A. 改行吸入麻醉
   - B. 降低血压
   - C. 没有有效的解决方法
   - D. 提高血压至术前水平或更高
   - E. 以上均不是

答案

1. C
2. C
3. C
4. E
5. B
6. D

3 听觉诱发电位

Christoph N. Seubert，Mary Herman

（刘海洋 译 王云珍 校）

学习要点

- 听觉诱发电位对于监测颅内听觉神经（听神经的耳蜗部分）的完整性最有意义。
- 耳蜗电图（ECochG）可以独立识别刺激传导通路。
- Ⅰ波和Ⅴ波是最稳定的听觉诱发电位波型，Ⅰ波来自耳蜗，一般不是直接损伤的通路。Ⅴ波起源于下丘，内侧膝状体的水平。
- 听觉系统的脑干通路反映被刺激耳的对侧。
- 脑干听觉电位基本不受麻醉药物影响。

听觉系统的解剖学

听觉系统以一定顺序来处理我们所听到的声音信号。首先，声音的声能传导到位于内耳的耳蜗，声能转化为电化学信号，此信号再沿着第Ⅷ对脑神经传导至脑干和皮质的听觉中枢。在这条通路上可以进行听觉诱发电位的记录（图3.1，视频3.1）。诱发电位的波形由电位波动形成的波峰和波谷组成，波峰由P（正偏转）代表，波谷由N（负偏转）代表，同时还可以测量波形的振幅（峰到峰之间的高度）和潜伏期（从刺激到有反应的时间）。根据声波刺激到诱发反应所需的时间可以将波形分为短潜伏期、中潜伏期和长潜伏期的诱发电位。长潜伏期的听觉诱发电位起源于大脑皮质，需要患者的配合与注意，因此在麻醉状态下无法引出，不适用于术中监测。听神经的复合动作电位在此处不做讨论，因为此种监测方法需要外科医师在术中将一个电极片置于所要监测的结构上（近期综述见 Simon[1]）。

从耳到耳蜗的听觉信号传导

耳分为外耳、中耳和内耳，外耳由耳郭组成，负责收集声音及其从外耳道到鼓膜的传导，鼓膜是外耳和中耳的分界线，它的外层是一层非常薄的鳞状上皮细胞，内部是黏膜层，它可以随着空气振动而移动，将声音传导至外耳道。鼓膜的振动由三个听小骨从中耳传递至内耳，分别是锤骨、砧骨和镫骨。

中耳位于颞骨的岩部，鼓室位于鼓膜的正后方，在邻近的解剖位置中有非常重要的作用。鼓室上壁由鼓室盖构成，分隔鼓室与颅中窝；前壁即颈动脉管的后壁，分隔鼓室和颈内动脉，其上部有咽鼓管的开口，咽鼓管连接了中耳与鼻咽部；下壁仅为一薄层骨板，分隔鼓室和颈静脉起始部；内侧壁为迷

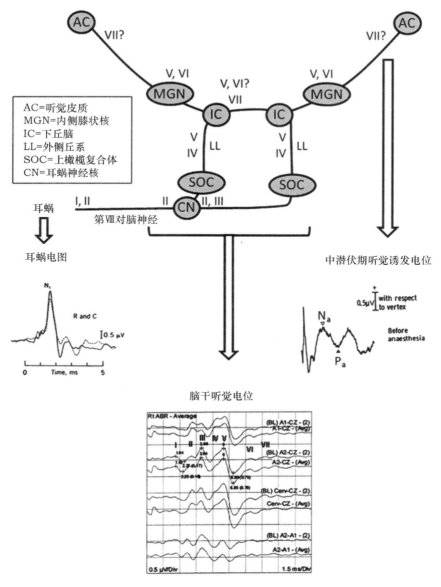

图 3.1　听觉系统的神经通路和记录电极。听觉信号传导至双侧的初级听觉中枢，通过脑干、中脑同侧的一部分和对侧的一部分传导至刺激侧（详见正文）。耳蜗电图（ECochG）包含耳蜗近端和听神经远端的信号（adapted from Coats[44]；with permission）。脑干听觉诱发电位（ABR）反应整个神经通路的传导。值得注意的是，个别波形形态的不同是因为记录通道不同。此外 Na 和 Pa 波是初级听觉中枢的活动，中潜伏期听觉诱发电位（MLAEP）在 ABR 的第一个 10 ms 内包含了一个独特的 V 波（adapted from Thornton et al.[47]；with permission）

路壁，是内耳前庭部的外侧壁。中耳还通过乳突腔连接了前后乳突气囊后部和上部。

　　听小骨组成的听小骨链从鼓膜至卵圆窗（前庭窗）贯穿了整个鼓室，锤骨与鼓膜相连，它的头部位于鼓室上隐窝，锤柄部嵌入

鼓膜内，鼓膜的运动会引起锤骨的运动。锤骨的头部与砧骨相连，砧骨的另一头与镫骨相连，镫骨的底部位于卵圆窗，通常情况下，声音通过这条听小骨链传导至耳蜗。如果鼓膜或听小骨链的运动被液体或疾病阻

断，会导致听力受损，此时通过骨骼进行的声音传导就会成为声音进入耳蜗的重要途径。

中耳有两块肌肉防止听小骨链的过度运动而导致的噪音，鼓膜张肌起源于组成咽鼓管的软骨、颞骨和岩部的一部分的表面，由三叉神经的下颌支支配，插入锤骨的锤柄部。鼓膜张肌附着在锤骨柄上，拉紧鼓膜，可以抑制鼓膜的过度运动。镫骨肌来自椎体上鼓室后壁的隆起，插入镫骨的颈部，由面神经的一个分支支配。镫骨肌主要向后拉镫骨，保持镫骨的底部在卵圆窗上方倾斜，因此可以收紧镫骨和避免其过度运动。

听觉系统的神经组成和听觉通路的电传导

耳蜗：耳蜗电图

耳蜗可以将声波转换为耳蜗神经的动作电位，声波传导至卵圆窗后再到内耳的外淋巴，这些波由内耳的螺旋器即螺旋器（科蒂器）产生兴奋性突触传入耳蜗毛细胞，进而在耳蜗处听神经的末端去极化，形成第Ⅷ对脑神经的复合动作电位。

耳蜗的动作电位可以以耳蜗电图的形式进行记录（ECochG，图 3.1），ECochG 包括耳蜗微音电位、累积电位以及第Ⅷ对脑神经的复合动作电位。毛细胞在耳蜗内部产生了耳蜗微音电位和累积电位（详情请见下文的"耳蜗电图"部分），第Ⅷ对脑神经的复合动作电位来自听神经轴突远端（耳蜗）的去极化，它形成了 ECochG 的 N1 波，是中耳和外耳道记录点的负性阶段。声音激活的 ECochG 可以产生多个听神经的动作电位，也就是第八对脑神经复合动作电位的 N1 波和 N2 波（有时还有 N3 波），N1 波与我们下边要讨论的脑干听觉电位相对应。

从耳蜗神经到中脑的听觉传导通路：脑干听觉诱发电位

听觉信号的神经传递由耳蜗毛细胞开始，传递至听神经的远端，由于其解剖结构的特点在颅后窝的手术中极易受伤。信号到达脑干经过一系列复杂的处理后传递至中脑，一部分被传递至刺激侧的同侧，大部分交叉至对侧（图 3.1 和彩图 3.2）。

听神经的第一级神经元位于耳蜗内，接收来自于螺旋器至上部髓质内背侧和腹侧的第Ⅷ对脑神经信号。听神经有髓鞘的树突穿过螺旋神经节，在内耳道形成神经束。听神经的听觉和前庭部分在颞骨旁走行，与面神经的颅内部分伴行，随后他们共同离开内耳道到达脑干。在离开内耳道的时候，面神经和前庭神经在内耳道的内侧反转，沿着颞骨的外侧到达脑干的脑桥小脑角。这个反转拉伸了前庭神经，使其在进行脑干的牵拉时极易受损，尤其是当后颅窝的解剖结构已被脑桥小脑角肿瘤破坏时。

听神经纤维的突触位于耳蜗核的后腹侧或前腹侧，位于耳蜗核后腹侧的纤维突触与耳蜗核的背侧也有交通。从耳蜗核开始，听神经的第二级神经元通过不同的通路与下丘脑相交通。大多数纤维通过斜方体进行交叉，并通过外侧丘系交叉至对侧中脑的下丘脑。有一些纤维的突触位于上橄榄核的内侧或外侧，其他则通过同侧的外侧丘系到达同侧下丘脑。所有上行纤维的突触均位于下丘脑。来自下丘脑的第三级神经元上行至与丘脑位于同水平的内侧膝状体。第四级神经元穿过内囊后形成了初级听觉中枢的听辐射。这些复杂的结构涉及听觉信号的输入，包括确定声音的来源或收到听觉信号后肢体的反应。

从耳蜗到中脑的神经通路活动可以通过听觉脑干反应来记录（auditory brainstem

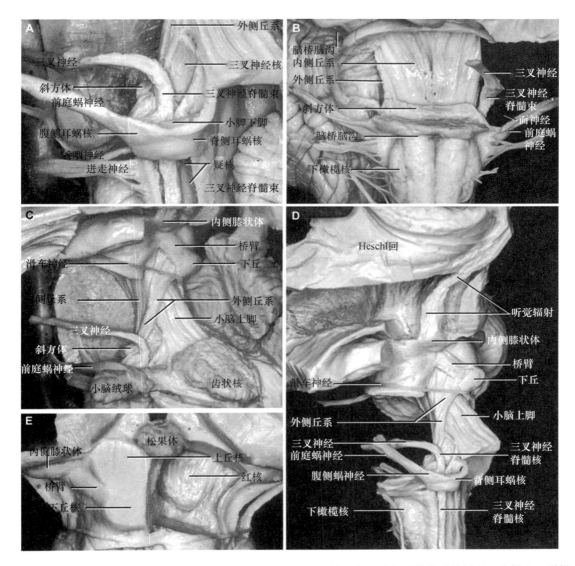

彩图 3.2 中枢听觉通路的解剖。（**a**）腹侧和背侧耳蜗核。脑神经与脑干交界处的后外侧观。腹侧人工耳蜗核位于小脑下脚背侧面的外侧和背侧耳蜗核内。它们位于三叉神经脊髓束腹内侧，紧邻三叉神经脊髓束、面神经核和疑核。面神经核隐藏在耳蜗核的深处。（**b**）前视图。脑桥腹侧被移除以暴露内侧和外侧的丘系和斜方体，由脑桥下的听觉神经纤维交叉形成。（**c**）左侧视图。外侧丘系从中央上升至三叉神经的脑桥段，经外侧至内侧丘系和小脑上脚到达下丘。（**d**）到达下丘后，听觉信息通过下丘体的臂状部位被传递到内侧膝状体，斜上至中脑外侧。到达内侧膝状体后，听觉通路从豆状核下通过，到达颞横回的最前面的听觉皮质，称为 Heschl 回。（**e**）中脑的后视图。上下丘核位于表层以下。红核位于更深层面。（**f**）深部解剖。靠近下丘植入物的结构，从背侧到腹侧依次为动眼神经和位于中线腹侧的滑车神经核，中线附近的三叉神经中脑和中央被盖束，下丘水平的小脑上脚和位于下丘中间与第三脑室的侧壁之间的红核交叉。（**g**）左乙状窦视图。去除左小脑半球，暴露脑干背外侧、耳蜗核腹侧和背侧、外侧丘系及下丘

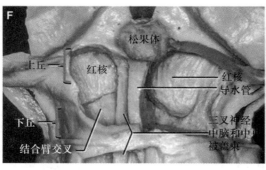
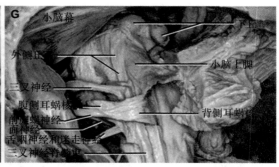

彩图 3.2 （续）

response，ABR），又称脑干听觉诱发反应（brainstem auditory-evoked response，BAER），或脑干听觉诱发电位（brainstem auditory-evoked potential，BAEP）（图 3.1）。ABR 的波峰可以记录为 I～Ⅶ。与其他感觉诱发电位相同，可以通过振幅、绝对不应期、峰间不应期来评估听觉系统的完整性，这些波峰的产生原理见图 3.1，表 3.1 也进行了总结。尽管有一些研究人员认为每个波峰对应一个发生器，但是大部分 ABR 是多个发生器累积作用的结果[2-4]。听觉系统多模式的连接方式使得听觉系统非常复杂，许多上行纤维都穿过或绕过了中继核[4-6]。图 3.1、图 3.2 和表 3.1 有助于定位

表 3.1　ABR 各波峰的神经发生器[a]

波峰	发生器
I	听神经（颅外部分）
Ⅱ	听神经（颅内部分），耳蜗神经核
Ⅲ	耳蜗神经核
Ⅳ	外侧丘系，上橄榄核复合体
Ⅴ	下丘脑，对侧的外侧丘系
Ⅵ	内侧膝状核
Ⅶ	丘脑辐射

[a] 进行术中 ABR 监测时波峰 I、Ⅲ、Ⅴ 的变化最有意义，大部分波峰是多个发生器累积作用的结果，尽管不是所有的发生器都获得了证实，但是他们仍可以指出损伤发生的大致位置，因此有重要的临床价值。

受损的部位，当缺血或损伤发生时可以定位损伤部位，但是听觉系统的复杂性也会导致 ABR 发生变化，但并不影响术后的功能[7-8]。

ABR 的 I 波来自听觉神经最远端的髓鞘部分[9]，它相当于 ECochG 的 N1 波[10]，I 波是近场电位，在刺激同侧的耳朵附近记录，它代表感觉神经的周围电位。I 波的缺失代表内耳的损伤，但也可能是声音刺激到同侧耳朵传递的技术问题。当 I 波缺失时，不能用 ABR 来监测脑干功能的完整性。ABR 的 Ⅱ 波与 N1 波的潜伏期相似，也就是听神经远端到耳蜗神经核的复合动作电位，发生在刺激的同侧。Ⅲ 波起源于脑桥被盖的尾侧和上橄榄核复合体，同侧耳蜗神经核的近场活动与 Ⅲ 波相对应[11]。上行纤维是双侧的，所以 Ⅲ 波接受的是来自同侧和对侧耳朵的信号，通过头皮记录的 Ⅲ 波可以与耳蜗神经核同时进行[12]。耳蜗神经核还可以进行第四脑室活动的记录，用 Ⅲn 波表示（Ⅲ 波与 Ⅳ 波之间的负峰值）[13-14]。通过头皮记录 Ⅲ 波和 Ⅳ 波时听神经也可能参与[4]。因为 Ⅳ 波和 Ⅴ 波的发生器非常接近，它们往往融合成一个 Ⅳ～Ⅴ 复合波。Ⅳ 波代表的是听神经上行纤维的活性，代表延髓背侧尾侧、脑桥到同侧和对侧下丘脑的活性。Ⅴ 波主要反映下丘脑水平的活动，包括终止在下丘脑的延髓外侧丘系和对侧丘系[4,11]。Ⅵ 波和 Ⅶ 波通常没有一致性，富于变化，因此并不用于

常规监测[15]。术中监测一般使用Ⅰ、Ⅲ、Ⅴ波来指导手术过程[6,16-17]。

初级听觉中枢：中潜伏期听觉诱发电位

听觉信息从内侧膝状体投射到听觉皮质和其他中枢区域有数条通路[18]。内侧膝状体和听觉皮质主要由两条通路连接：第一条通路是听觉信号从内侧膝状体的腹内侧进入，然后沿内囊进入颞叶的 Heschl 脑回；第二条通路是从内侧膝状体到内囊的下方，混入听觉、本体觉和视觉纤维。内侧膝状体的听觉纤维还投射到尾状核、壳核和苍白球。

大脑半球内和半球间的纤维联系位于初级听觉中枢。在颞上回的中间和后侧可能存在着多突触的联系，神经纤维也延伸至颞上回岛叶和额叶。额叶和颞叶听觉中枢的传入听觉信号来自于弓状束，颞叶的 Wernicke 区和额叶的 Broca 区也接受来自弓状束的听觉信息。听觉的输入也通过海马和枕叶，尽管这些区域在解剖上并不相连，但他们都能提供听觉信息的记忆以及与视觉信息的联合。两个半球之间听觉信号的传递通过胼胝体来完成，初级连接联通了左右脑。胼胝体的听觉通路开始于听觉中枢，并传递至侧脑室的后方和上方。

激活听觉中枢的电位可以中潜伏期听觉诱发电位（mid-latency auditory-evoked potential，MLAEP，图 3.1）的形式加以记录。听觉刺激 10～60 ms 后可以观察到 MLAEP[19]，它从内侧膝状体的腹内侧传递至初级听觉中枢，也可以通过听觉丘脑投射途径传递至初级听觉中枢[20-21]。

MLAEP 有四种分型，分别为 Na、Pa、Nb 和 Pb。Na 和 Pa 的潜伏期的分别介于 10～25 ms 和 22～40 ms 之间[19]。Nb 的潜伏期是 40 ms，Pb 的潜伏期介于 40～60 ms 之间。脑磁图和颅内记录表明 Na/Pa 复合波

是由第一横回的后内侧部分产生的。使用地氟烷和丙泊酚全身麻醉时，MLAEP 与清醒期听觉功能关联性很好[22]，与唤醒麻醉时的听觉功能也有一定相关性[23]。在患有老年痴呆、帕金森、多发性硬化和强制性肌营养不良时 MLAEP 可能会表现异常[24-32]。

听觉通路的血液供应

耳蜗接受来自内听动脉的血液供应，通常是小脑前下动脉的分支。内听动脉的直径很小，伴随着第Ⅷ对脑神经一起通过内耳道[33]，此动脉的损伤可以引起耳蜗缺血或梗死。内听动脉的阻塞或中断所引起的耳蜗缺血可能会影响 ECochG 和 ABR 的Ⅰ波，导致监测波形的消失[34]。这种情况可能发生在肿瘤切除过程中，从而导致术后耳聋[35]。如果波形变化在 15 min 内恢复，这种改变通常是可逆的[35]。

脑干（延髓、脑桥和中脑）接受来自椎基底动脉系统的血液供应[36]。除了迷路分支和椎动脉的分支以外，其他分支都供应脑干和脑髓质。原则上这些血管只沿着脑干的表面穿行，而脑干内的细胞核和纤维束由其他的穿支血管供应。椎动脉供应脑髓质，基底动脉的正中分支供应脑桥的内侧结构，短圆周动脉供应脑桥的外侧，基底动脉的长圆周动脉分支在脑桥表面横向穿行，与小脑前下动脉的分支相吻合。下丘脑接收的是来自小脑前下动脉的血液，也有一些来自小脑上动脉。来自基底动脉分支的四叠体动脉也供应了下丘脑。

内侧膝状核位于背侧丘脑，接受来自大脑后动脉后外侧分支的血液供应。位于颞叶的初级听觉中枢接受来自大脑中动脉的血液供应，即大脑前循环的血供。连接左右大脑半球听觉中枢的纤维通过后胼胝体，接受来自胼胝体周围动脉的血液供应，即大脑前动

脉的分支[18,37]。

后颅窝手术中由于夹闭或压迫支配脑干听觉通路的动脉导致的缺血和梗死可能引起ABR波形的改变[8]。术中ABR波形发生变化并持续到手术结束没有缓解的患者往往术后会残留神经功能障碍[38-39]。波形的改变往往可以反映解剖学的异常，例如中脑低位的损伤可以影响Ⅴ波，Ⅲ波是否受到影响取决于病变的位置。如果病变位于橄榄复合体的尾部或上方Ⅲ波就可能会受到影响，但是Ⅰ波将会保持不变。内听动脉近端血流的阻断可能会影响Ⅰ波，在后颅窝血管外科手术中，前椎基底动脉系统的血液供应受损可能导致小脑下动脉和内听动脉缺血性耳蜗损伤，从而引起所有波形的消失。

记录听觉诱发电位的技术

参与听觉系统的所有神经元结构都可以记录到听觉诱发电位[40]。第一个电位产生于耳蜗对声音的反应，以ECochG的形式进行记录。由于耳蜗受到颞骨的保护，术中对其的损伤一般不会发生，即使发生也是手术入路所不可避免的，如后颅窝手术的经迷路法入路，因此ECochG监测并不常用。耳蜗电位沿听神经和脑干传导至初级听觉中枢，随后到达与皮质结合区。MLAEP反映的是接受声音刺激10～50 ms后初级听觉中枢的活动，MLAEP对全身麻醉药物十分敏感，因此不能用于术中听觉通路完整性的监测，但可用于监测麻醉药物的皮质作用以评估"麻醉深度"。MLAEP监测麻醉深度的作用与基于EEG的其他监测手段相当[41]。获取MLAEP需要刺激和记录两个步骤，技术上的要求较基于额叶EEG的监测方法更为精细和复杂，这也阻碍了MLAEP作为术中麻醉深度监测方法的商业和临床应用价值。

声音刺激10 ms内就会产生起源于听神经和脑干的短潜伏期电位，也就是脑干听觉诱发电位（ABR），有时也被称作BAER或BAEP。麻醉医师最常见到的是以ABR来表示术中听觉诱发电位。

从技术层面讲，获取听觉诱发电位极具挑战，因为信号起源的解剖位置与位于头皮的刺激电极距离很远。正是由于较远的距离，所记录到的听觉诱发反应被称为远场反应，他们的振幅很小，一般小于0.5 μV，EEG和心电图一般是其100倍和1000倍，因此无法对听觉诱发电位进行连续监测。获取听觉诱发电位的声音刺激信号平均为500～2000 Hz。

刺激

术中声音刺激一次持续100 μs，该刺激包括一个广谱的音调频率，可以刺激耳蜗的绝大部分，刺激的同时耳蜗激活了听神经的动作电位，也可以作为听觉诱发反应的波峰进行记录。刺激可以分为三种不同的极性：稀疏刺激、密集刺激或二者交替（图3.3）。不同刺激的极性是指鼓膜的初始运动，与刺激点的距离是远离、靠近还是交替。在实际应用时，不同的极性可以形成清晰的记录。

根据术前听力阈值测定的结果可以确定刺激的强度和音量。正常的听力水平是70分贝，大于70分贝的听力刺激通常可以产生最大的听觉反应。术前测定时经常使用90～95分贝的刺激，尤其是在术前就存在听力障碍的患者。传递至耳蜗的刺激强度的下降可以导致听觉诱发电位振幅的下降（图3.3），这样的下降可能是由于刺激器的脱位，中耳存在液体（如来自乳突气房的破损），堵塞耳咽管表面氧化亚氮的堆积，或者听觉通路的损伤。

根据不同手术可能损伤的部位不同，听

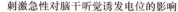

刺激急性对脑干听觉诱发电位的影响

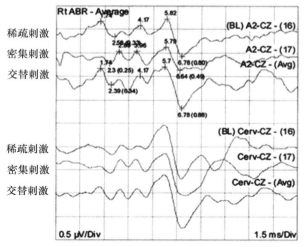

图 3.3 刺激极性和强度对脑干听觉诱发电位的影响。上图显示了三种不同极性刺激的 ABR 波形。这种极性对早期 ABR A2-CZ 通道的影响很明显，因为它包含了来自 ECochG 的信息。下图显示了刺激强度减弱对 ABR 的影响。刺激强度小于 80 分贝时 I 波会消失，表示声音传导出现了问题，而Ⅲ波和Ⅴ波在低刺激强度下对听觉系统损伤引起的波形变化不敏感

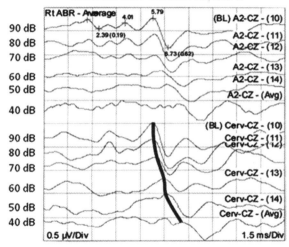

觉刺激通常进行的是单侧刺激，虽然听觉通路中延髓部分通常可以跨越至对侧，但也有很少一部分不跨越（见上文）。单侧进行的刺激可以对刺激的同侧进行耳蜗和听神经远端完整性的监测。如果使用的是单侧刺激的话，向对侧耳的传导可以通过"屏蔽"来阻断，"屏蔽"指的是向非刺激侧耳进行 30 分贝白噪声的连续刺激，这个刺激分贝一般要低于正常使用的刺激分贝。刺激的另一种方法是在左右耳之间进行交替刺激，但是分别在左右耳进行单独记录。这种交替刺激不需要屏蔽，但是灵敏度会递减，因为两边都进

行的是连续监测。双耳刺激有时可以用来记录 MLAEP。

接受声音刺激 10 ms 以内听觉刺激就会上传至脑干，因此刺激的频率可以是每秒 30～50 次（30～50 Hz）。如果术前就存在听神经瘤造成的听力障碍的话，刺激频率可能需要减缓至 10～15 Hz。刺激的频率不应该超过 60 Hz，否则可能会增加电磁干扰。

刺激可以通过耳机或与刺激器相连接的插入耳中的泡沫进行，刺激器与耳朵的距离应该尽量接近（小于 10 cm）。耳机用得比较少，因为耳机为了产生听觉刺激必须关闭电

磁干扰源。泡沫不太笨重，因此无法过滤噪音。从刺激器到插入鼓膜的泡沫声波的传输可以使听觉反应延迟至少 1 ms。

耳蜗电图

ECochG 的记录需要初级电极片与耳蜗的位置足够近。在中耳的手术中，这样的电极片可以放在岬部或卵圆窗。可以通过外耳道进行无创的记录[42]。二级电极片或参考电极可以放在对侧耳朵或 Cz 部位。过滤器的带通设置是 5000～3000 Hz。刺激参数同上，两侧的耳蜗电位更依赖于刺激时间，刺激时间越长越明显[43]。一般进行 ECochG 监测刺激时间应小于 10 ms。

ECochG 主要有三个电位（图 3.3）（译者注：原著如此，应为图 3.4）。按照激活的顺序，他们分别是耳蜗微音电位、累积电位和 N1 电位。根据听觉刺激转化为神经冲动的顺序，耳蜗微音电位和累积电位起源于螺旋器的毛细胞，N1 电位起源于远端听神经。耳蜗微音电位反映了声刺激波形的交流电压，因此调节刺激的交替极性可以将其最小化，也可以通过调节极性改变其记录轨迹（图 3.3）（译者注：原著如此，应为图 3.4）[44]。相反，累积电位是直流电位，毛细胞受到刺激后的传导并不同时进行，但却同时到达耳蜗。因此，内耳疾病如梅尼尔病患者的累积电位会增加，因为内耳疾病可以延长内耳的声音刺激[44]。如果使用的刺激很短，累积电位会出现在 N1 电位的"肩"部。ECochG 记录的最后一个电位是 N1 电位，反映的是听神经远端的功能，与 ABR 的 I 波相似。由于它是近场电位，振幅很大，因此比完整的 ABR 需要的平均刺激数要少。使用 ECochG 进行术中监测的实验室一般都主要关注 N1 波，可以迅速地确定听觉系统刺激是否成功，与 SSEP 监测时 Erb 点的作用相类似。

脑干听觉诱发电位

正常的 ABR 监测应该至少有 3 个清晰可辨的波形或波峰，虽然 ABR 一般包括 7 个波形（见图 3.1），但是只有 I 波、III 波和 V 波常用于术中监测。经典的监测方法包括将电极放于患侧耳朵和头顶，如左侧在 A1-Cz 点，右侧在 A2-Cz 点，其余的通道可以用于个别波峰的鉴定（图 3.1）。具体来说，颈正中电极（以 Cz 为参考电极），可用于识别 V 波；如果没有单独监测 ECochG，A1-A2 或 A2-A1 通道可以用来识别 I 波。除了 I 波，所有以 ABR 形式记录的波形都来源于脑深部结构，即远场电位，而患侧耳朵附近的电极能够很好地显示 I 波。相反，随后的几个波形在刺激时双侧都可以记录到，因此并不能清楚地分辨左右耳间的差距。在进行基线记录时，必须清楚地辨别出 I 波，并与对侧耳的波形进行对比，当左右耳的刺激反转时，I 波可以将其区分出来。此外，I 波的存在可以保证提供足够的刺激，因此可以区分出单侧听神经的损伤。

ABR 的经典刺激时长是 10 ms，但是有时置入耳内的刺激器和听力受损可以使刺激延迟，带通设置一般是 100 Hz 或 150～3000 Hz，加 60 Hz 的滤波器频段。

MLAEP

记录脑干以上部位的听觉诱发电位一般是为了研究目的或评价麻醉药物的作用[45-46]。以迟发电位事件相关电位 P300 为例，其发生在大约适当刺激后的 300 ms 或在奇异刺激序列之后晚期发生的失配负波。两者均反映高级加工的要素，其在麻醉下是不存在的。MLAEP 早期波形的潜伏期和波幅与麻醉药物的作用相关（图 3.3）[47]，基

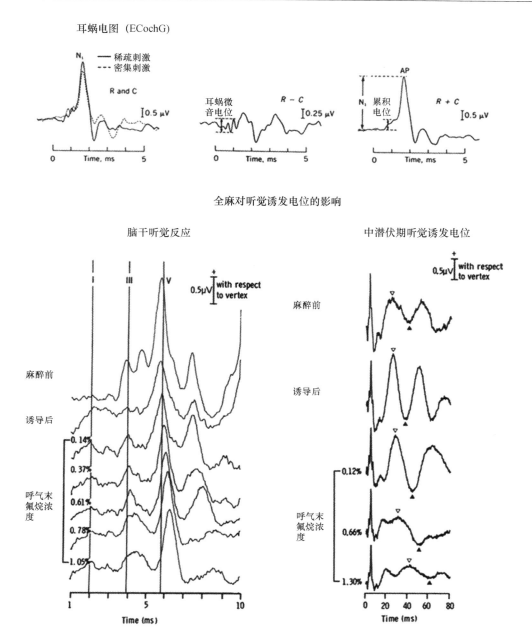

图 3.4　ECochG 以及麻醉对脑干和 MLAEP 的影响。ECochG 包含一个突出的 N1 波，可以反映听神经远端的激活。N1 比经典的 ABR 要大，因此比 ABR 的 I 波更易记录。耳蜗微音电位和累积电位可以反映耳蜗的电活动。稀疏刺激和密集刺激产生的冷刺激 ECochG 相减的波形反映的是耳蜗微音电位，另一幅图反映的是累积电位，也强调了累积电位。氟烷对 ABR 和 MLAEP 的影响不同，ABR 的 V 波潜伏期可以延迟不到 1 ms，波幅不受影响（见左图），在高浓度氟烷的作用下中期潜伏期几乎消失（Right panel adapted from Coats[44]；with permission. Right panel bottom adapted from Thornton et al. [47]；with permission.）

于 MLAEP 技术出现了两种监测麻醉药物作用的仪器，但二者均未被广泛应用[48]。如上所述，MLAEP 的刺激时间最长为 500 μs，可以同时刺激双耳。带通一般设置为 15～250 Hz，刺激的频率应低于 10 Hz，因为单个刺激时长最少为 50 μs。尤其在麻醉状态下，刺激点应置于乳突（Cz 点），但也可将刺激点置于颈部中线，以 Cz 或 Fz 点为参考电极，刺激点位于中线的好处是可以避免耳后肌反应的干扰[45]。耳后肌反应是一种对声音刺激的非自主反应，它的幅度可能会超过 MLAEP，其潜伏期为 15～20 ms，刚好与 MLAEP 早期的波峰相重合。此外，由于耳后肌反应是由声音信号激发的，信号平均技术并不能使其消失。

听觉脑干诱发反应监测时的麻醉和生理问题

ABR 一般不容易受全身麻醉药物的影响（图 3.3）[47]，因此进行 ABR 监测时并不需要改变麻醉方法。麻醉药物所引起的潜伏期的短暂延长并不具有临床意义，很容易与技术或生理原因导致的 ABR 波形变化加以区分。

在听觉通路没有受到损伤的情况下，技术原因也可以导致术中 ABR 逐渐或突然的变化（见第 29 章，"耳鼻喉和前颈部手术"表 29.2 和 29.3）。置入耳内的刺激器管路突然打结会引起输入声音信号的突然减少，中耳液体积液则会导致信号输入的逐渐减小。液体或灌洗液进入中耳会导致中耳传导减弱，例如，颞骨乳突部钻孔或任何邻近结构的手术操作时所流出的血液聚集在中耳。氧化亚氮的积聚会导致咽鼓管堵塞，从而引起中耳传导障碍。值得注意的是，在没有评估 I 波的情况下，声音信号输入的减少与听觉通路的损伤十分相似（图 3.2）。最后，骨钻引起的噪音对耳蜗会造成影响，进而影响 ABR 的记录，在骨钻停止后，ABR 的波形会发生短暂的改变。

影响 ABR 的生理因素包括耳蜗动脉的中断或痉挛，内外耳道听神经远端的撕脱。

I 波或其他波的减少和消失分别可以导致听觉减弱和耳聋。

牵拉神经或脑干会导致听神经颅内部分受到影响，从而引起 I 波和 III 波潜伏期延长，这种变化只在受损神经的同侧发生，III 波去同步化的程度可以反映损伤的严重性，电位的变化率通常与可逆程度成反比，即信号快速而剧烈的变化不太容易恢复[49]。对听神经的冷盐水灌洗、热烧灼和干燥[50-51]也可以引起同样的变化。使用罂粟碱缓解血管痉挛[52]或在关闭硬膜前用灌注液填充蛛网膜下腔可能会使 ABR 恢复[53]。

无论是对脑干的直接损伤还是影响脑干的血流供应或血流量的操作都可以通过 ABR 反映听觉通路受损的情况。持续的 ABR 波形改变可以预测脑干功能障碍，但即使 ABR 的波形没有变化脑干功能也有可能受损，因此许多医学中心使用采取 ABR 与其他监测方法如躯体感觉诱发电位（SSEP）和运动诱发电位（MEP）联合监测的方法来监测脑干功能的完整性。监测信号的持续变化可以预测新发的术后神经功能损伤，但是信号没有变化并不能保证脑干功能的完整，因为目前使用的监测方法只能监测脑干交叉管理功能中的一部分区域。多模式监测虽然具有很好的特异性，但是在评估脑干功能完整性方面敏感性有限。

参考文献

1. *Simon MV. Neurophysiologic intraoperative monitoring of the vestibulocochlear nerve. J Clin Neurophysiol. 2011;28:566–81.
2. Jewitt DL, Willliston JS. Auditory-evoked far fields averaged from the scalp of humans. Brain. 1971;94:681–96.
3. Picton TW, Hillyard SA, Krausz HI, Galambos R. Human auditory evoked potentials. I. Evaluation of components. Electroencephalogr Clin Neurophysiol. 1974;36:179–90.

4. Møller AR. Neural generators for auditory brainstem evoked potentials. In: Burkard RF, Eggemont JJ, Manuel D, editors. Auditory evoked potentials: basic principles and clinical applications. Baltimore: Lippincott Williams & Wilkins; 2007. p. 336–54.

5. Strominger NL, Nelson LR, Dougherty WJ. Second order auditory pathways in the chimpanzee. J Comp Neurol. 1977;172:349–66.

6. Grundy BL, Jannetta PJ, Procopio PT, Lina A, Boston JR, Doyle E. Intraoperative monitoring of brain-stem auditory evoked potentials. J Neurosurg. 1982;57: 674–81.

7. Friedman WA, Kaplan BJ, Gravenstein D, Rhoton Jr AL. Intraoperative brain-stem auditory evoked potentials during posterior fossa microvascular decompression. J Neurosurg. 1985;62:552–7.

8. *Legatt AD. Mechanisms of intraoperative brainstem auditory evoked potential changes. J Clin Neurophysiol. 2002;19:396–408.

9. Legatt AD, Arezzo JC, Vaughn Jr HG. The anatomic and physiologic bases of brainstem auditory evoked potentials. Neurol Clin. 1988;6:681–704.

10. Gersdorff MCH. Simultaneous recordings of human auditory potentials: transtympanic electrocochleagraphy (ECoG) and brainstem-evoked responses (BER). Arch Otorhinolaryngol. 1982;234(1):15–20.

11. Legatt AD. Brainstem auditory evoked potentials: methodology, interpretation, and clinical application. In: Aminoff MJ, editor. Electrodiagnosis in clinical neurology. New York: Churchill Livingstone; 2005. p. 489–523.

12. *Møller AR, Jannetta PJ. Monitoring auditory functions during cranial nerve microvascular decompression operations by direct recording from the eighth nerve. J Neurosurg. 1983;59:493–9.

13. Møller AR, Jannetta PJ, Jho HD. Click-evoked response from the cochlear nucleus: a study in humans. Electroencephalogr Clin Neurophysiol. 1994;92:215–24.

14. *Møller AR, Jho HD, Yokota M, Jannetta PJ. Contribution from crossed and uncrossed brainstem structures to the brainstem auditory evoked potentials (BAEP): a study in humans. Laryngoscope. 1995;105: 596–605.

15. Chiappa KH, Roppper AH. Evoked potentials in clinical medicine (first of two parts). N Engl J Med. 1982;306:1205–11.

16. Duncan PG, Sanders RA, McCullough DW. Preservation of auditory-evoked brainstem responses in anaesthetized children. Can Anaesth Soc J. 1979;26:492–5.

17. Raudzens PA, Shetter AG. Intraoperative monitoring of brain-stem auditory evoked potentials. J Neurosurg. 1982;57:341–8.

18. Musiek FE, Weihing JA, Oxholm VB. Anatomy and physiology of the central auditory nervous system: a clinical perspective. In: Roeser RJ, Valente M, Hosford-Dunn H, editors. Audiology diagnosis, vol. 2. New York: Thieme Medical; 2007. p. 50–6.

19. Brunner MD, Umo-Etuk J, Sharpe RM, Thornton C. Effect of a bolus dose of midazolam on the auditory evoked response in humans. Br J Anaesth. 1999;82:633–4.

20. Deiber MP, Ibanez V, Fischer C, Perrin F, Mauguiere F. Sequential mapping favours the hypothesis of different generators for Na and Pa middle latency auditory evoked potentials. Electroencephalogr Clin Neurophysiol. 1988;71:187–97.

21. Thornton RM, Sharpe RM. Evoked responses in anaesthesia. Br J Anaesth. 1998;81:771–81.

22. Dutton RC, Smith WD, Rampil IJ, Chortkoff BS, Eger II EI. Forty-hertz midlatency auditory evoked potential activity predicts wakeful response during desflurane and propofol anesthesia in volunteers. Anesthesiology. 1999;91:1209–20.

23. Goto T, Nakata Y, Saito H, Ishiguro Y, Niimi Y, Morita S. The midlatency auditory evoked potentials predict responsiveness to verbal commands in patients emerging from anesthesia with xenon, isoflurane, and sevoflurane, but not with nitrous oxide. Anesthesiology. 2001;94:782–9.

24. Kileny P, Dobson D, Gelfand ET. Middle-latency auditory evoked responses during open-heart surgery with hypothermia. Electroencephalogr Clin Neurophysiol. 1983;55:268–76.

25. Woods DL, Clayworth CC, Knight RT. Middle latency auditory evoked potentials following cortical and subcortical lesions. Electroencephalogr Clin Neurophysiol. 1985;61:51.

26. Woods DL, Clayworth CC, Knight RT, Simpson GV, Naeser MA. Generators of middle- and long-latency auditory evoked potentials: implications from studies of patients with bitemporal lesions. Electroencephalogr Clin Neurophysiol. 1987;68:132–48.

27. Buchwald JS, Erwin RJ, Van Lancker D, Cummings JL. Midlatency auditory evoked responses: differential abnormality of P1 in Alzheimer's disease. Electroencephalogr Clin Neurophysiol. 1989;74: 378–84.

28. Green JB, Flagg L, Freed DM, Schwankhaus JD. The middle latency auditory evoked potential may be abnormal in dementia. Neurology. 1992;42:1034–6.

29. Versino M, Bergamaschi R, Romani A, Banfi P, Callieco R, Citterio A, et al. Middle latency auditory evoked potentials improve the detection of abnormalities along auditory pathways in multiple sclerosis patients. Electroencephalogr Clin Neurophysiol. 1992;84:296–9.

30. Green JB, Elder WW, Freed DM. The P1 component of the middle latency auditory evoked potential predicts a practice effect during clinical trials in Alzheimer's disease. Neurology. 1995;45:962–6.

31. Çelik M, Seleker FK, Sucu H, Forta H. Middle latency auditory evoked potentials in patients with parkinsonism. Parkinsonism Relat Disord. 2000;6: 95–9.

32. Arakawa K, Tomia H, Tobimatsuc S, Kirab J. Middle latency auditory-evoked potentials in myotonic dystrophy: relation to the size of the CTG trinucleotide repeat and intelligence quotient. J Neurol Sci. 2003;207:31–6.

33. Kim HN, Kim YH, Park IY, Kim GR, Chung IH. Variability of the surgical anatomy of the neurovascular complex of the cerebropontine angle. Ann

Otol Rhinol Laryngol. 1990;99:288–96.

34. Nadol Jr JB, Levine R, Ojemann RG, Martuza RL, Montgomery WW, de Sandoval PK. Preservation of hearing in surgical removal of acoustic neuromas of the internal auditory canal and cerebellar pontine angle. Laryngoscope. 1987;97:1287–94.

35. Levine RA, Ronner SF, Ojemann RG. Auditory evoked potential and other neurophysiologic monitoring techniques during tumor surgery in the cerebellaopontine angle. In: Loftus CM, Traynelis VC, editors. Intraoperative monitoring techniques in neurosurgery. New York: McGraw-Hill; 1994. p. 175–91.

36. Yasargil MG. Microneurosurgery in CNS tumors, vol. 1. Stuttgart: Thieme Medical; 1996. p. 95–108.

37. Bogousslavsky J, Caplan LR. Stroke syndromes. 2nd ed. New York: Cambridge University Press; 2001. p. 146.

38. Little JR, Lesser RP, Luders H, Furlan AJ. Brainstem auditory evoked potentials in posterior circulation surgery. Neurosurgery. 1983;12:496–502.

39. Mannimen PH, Patterson S, Lam AM, Gelb AW, Nantau WE. Evoked potential monitoring during posterior fossa aneurysm surgery: a comparison of two modalities. Can J Anaesth. 1994;41:92–7.

40. *Martin WH, Stecker MM. ASNM position statement: intraoperative monitoring of auditory evoked potentials. J Clin Monit Comput. 2008;22:75–85.

41. Bruhn J, Myles PS, Sneyd R, Struys MM. Depth of anaesthesia monitoring: what's available, what's validated and what's next? Br J Anaesth. 2006;97:85–94.

42. Krieg SM, Kempf L, Droese D, Rosahl SK, Meyer B, Lehmberg J. Superiority of tympanic ball electrodes over mastoid needle electrodes for intraoperative monitoring of hearing function. J Neurosurg. 2014;120:1042–7.

43. Ferraro JA. Clinical electrocochleography: overview of theories, techniques and applications. http://www. audiologyonline.com/articles/pf_article_detail. asp?article_id=238. Accessed 14 July 2010.

44. Coats AC. The summating potential and Menière's disease. Arch Otolaryngol. 1981;107:199–208.

45. Bell SL, Smith DC, Allen R, Lutman ME. Recording the middle latency response of the auditory evoked potential as a measure of depth of anaesthesia. A technical note. Br J Anaesth. 2004;92:442–5.

46. Plourde G. Auditory evoked responses. Best Pract Res Clin Anaesthesiol. 2006;20:129–39.

47. Thornton C, Heneghan CPH, James MFM, Jones JG. Effects of halothane or enflurane with controlled ventilation on auditory evoked potentials. Br J Anaesth. 1984;56:315–23.

48. Nishiyama T. Comparison of the two different auditory evoked potentials index monitors in propofol-fentanyl-nitrous oxide anesthesia. J Clin Anesth. 2009;21:551–4.

49. Ying T, Thirumala P, Chang Y, Habeych M, Crammond D, Balzer J. Empirical factors associated with brainstem auditory evoked potential monitoring during microvascular decompression for hemifacial spasm and its correlation to hearing loss. Acta Neurochir. 2014;156:571–5.

50. *Sloan TB. Evoked potential monitoring of the central nervous system intraoperatively. Anesthesiol Clin North America. 1997;15:593–611.

51. Legatt AD. Brainstem auditory evoked potentials (ABRs) and intraoperative ABR monitoring. Handbook Clin Neurophysiol. 2010;9:282–302.

52. Chadwick GM, Asher AL, Van Der Veer CA, Pollard RJ. Adverse effects of topical papaverine on auditory nerve function. Acta Neurochir (Wien). 2008;150:901–9.

53. Jo KW, Lee JA, Park K, Cho YS. A new possible mechanism of hearing loss after microvascular decompression for hemifacial spasm. Otol Neurotol. 2013;34:1247–52.

视觉诱发电位

4

Sandra C. Toleikis，J. Richard Toleikis

（刘海洋　译　王云珍　校）

简介

视觉通路［包括视网膜、视神经（optic nerve，ON）、视交叉、视束、丘脑核的前外侧、视辐射和枕叶视觉中枢］手术的目的是保护视觉功能和改善已经存在的视力损害[1-4]。20世纪70年代，当其他诱发电位监测（如体感和脑干听觉诱发电位）完成了从诊断到术中监测的飞跃时，人们也开始进行视觉通路的术中监测（intraoperative monitoring，IOM）。Wright等[5]在1973年首次报道了术中持续监测视觉通路的方法：在眼眶手术中利用短暂的闪烁光诱发视网膜电图（flashes of light to evoke electroretinographic，F-ERG）和视觉诱发电位（visual evoked potential，F-VEP），随后其他研究人员检验了这一方法的实用性[2,3,6-21]。有些文章认为这一方法很实用[5,22-31]，其他研究则认为这一方法存在一些技术缺陷，如手术室内视觉刺激装置的搬运，个体间和个体内的差异，术中视觉反应的不可靠性及不稳定性[32-36]，以及视觉反应对麻醉药物的敏感性，尤其是吸入麻醉药[32-37]。最重要的是术中监测和术后神经功能之间的相关性差，这些发现限制了视觉通路监测的术中应用[7,12,18,32-15,37-45]。

尽管如此，在很多病例中，视觉诱发电位（F-VEP）监测仍可以指导确定手术路径[46-48]，在肿瘤或病灶切除过程中监测视觉通路的完整性可以帮助诊断肿瘤是否侵犯了视交叉，尤其当肿瘤组织包绕视神经时，有助于区分肿瘤组织与正常的视神经组织[2,12-15,19-20]。直接视神经刺激有助于累及前视觉通路和颅底肿瘤切除术中的导航，而且效果良好[13-15,49-50]。鞍区和鞍区周边显微外科技术的发展显著降低了与是神经或视交叉有关的视觉并发症[19]，但是长时间的强烈牵拉或压迫视神经仍存在实时的潜在风险。为了防止视觉通路的损伤，为数不多的研究人员仍致力于视觉通路的术中监测手段的探索[2-3,13,15,19-25]。

许多文献报道术中视觉通路监测是有益的。F-ERG[51-52]和F-VEP[36-37,53-54]可用于评估麻醉深度。眼科手术[46-47,54-56]和眼眶或眶周血管介入治疗[21]中应用F-ERG有助于监测视网膜功能。它们也被用于体外循环和低温停搏手术中的视网膜灌注监测[11,57]。通过基于视觉通路功能监测的弥散张量成像技术[58]，F-VEP有助于枕叶动静脉畸形手术中视辐射的解剖学定位[17]。在全身麻醉或手术过程中无法配合的苍白球切开术[16]或脑深部电极刺激术的患者中，直接刺激视束获得的视觉诱发反应已成为一种定位苍白球内侧（GPi）的方法[59-60]。虽然上述报道中涉及一些病例报告，但是他们的研究结果有必要对这些监测方法及应用进行进一步的验证。更好地理解视觉刺激、视觉通路的组成、神经生理反应的记录方法、手术操作及麻醉方法对 F-ERG 和 F-VEP 的影响有助于改进 IOM 方法，改善患者预后。另一方面还可以重新激发进一步改进 IOM 方法学的兴趣，推动视觉通路 IOM 的应用，进一步改善患者的预后。

视觉系统的解剖学和生理学

眼视觉结构将影像投射到视网膜光敏感受体上，再通过视网膜兴奋性神经元和抑制性神经元之间复杂的相互作用而完成高度惊人的神经加工过程。有些神经纤维存在于由抑制性区域包围的兴奋性区域，而另外一些纤维则存在于由兴奋性区域包围的抑制性区域，引起视觉通路兴奋性的刺激可以引起对比梯度的变化（即反转模式）。一般情况下，患者不可能配合完成手术操作，也就不可能以高对比度模式进行术中刺激，这一刺激方法常用于诊断性检查中，因此，通常用于诱发 F-VEP 反应监测的刺激是闪光刺激[24,61-63]。两眼视野中光线的空间分布通过视神经传导至大脑，在此过程中，很少有光线相关信息发生暂时性变化。因此在术中监测中使用闪光刺激引发视觉诱发电位，实际上监测的是光感通路而非视敏度[64]。

闪光信息从视神经传导至视交叉后，通过视束传导至位于丘脑的外侧膝状体，然后传导至大脑皮质的视觉中枢[64]（图 4.1）。虽然视网膜的神经网络编码系统已经被破译[65]，从视神经到外侧膝状体的传导机制仍不清楚，人类闪光视觉刺激对大脑皮质的作用也不清楚[65]。在视神经通路传导过程中，单眼或双眼的闪光刺激信号通过视交叉

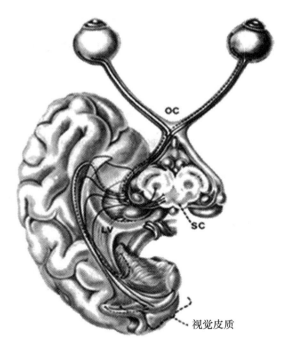

图 4.1 视觉通路示意图。OC，视交叉；SC，上丘脑；LV，侧脑室（from Moller et al.[64]; with permission）

后都会引起双侧视觉通路活动，除非可以进行单侧的视觉刺激（用于清醒患者）。

视觉通路刺激

根据手术过程中有可能受累的不同视觉通路，已经探索出了许多刺激这些通路的不同策略。

闪烁光视网膜电图（F-ERG）

刺激视网膜诱发的反应（FERG）在诊断视网膜的疾病中发挥着巨大的作用[66]。在进行术中监测时，视网膜电图可用于确保视网膜和视觉通路的刺激，同时也可以用于监测手术路径和麻醉深度评估[46-47,51-52]。F-ERG 的主要组成部分包括潜伏期在（24.2±1.1）～（27.2±3.7）ms 之间的负 a 波和潜伏期在（45.0±1.5）～（55.1±7.4）ms

之间的正 b 波。a 波反映的是对闪光的感光功能，也有可能与黄斑后结构的功能有关[67]。正常人 b 波的波幅较 a 波为高，反映的是光传导的能力。a 波和 b 波的活动包括了光感受器电位、钾离子介导的电流活动以及 Müller 细胞的 DC 活动[67]。闪光刺激引起的 F-ERG 是很大的反应，也就是说视网膜功能障碍局限于很小的范围内（如视网膜黄斑功能障碍）时 F-ERG 的反应仍有可能是正常的。据报道，尽管黄斑区的感光受体密度很高，单眼黄斑病变时对闪光的 ERG 反应仍可正常[67]。发光二极管（light-emitting diode，LED）护目镜诱发的典型 EGR-VEP 反应见图 4.2。

闪烁光视觉诱发电位（F-VEP）

F-VEP 是由光刺激视网膜后的中枢神经系统产生的，反映的是从外侧膝状体到皮质视觉中枢的视觉通路活动。这种反应由三相波组成，最初是一个小的正波（40～50 ms），其次是 70～89 ms 的负波（简称为 N70 或 N1），最后是约 100 ms 的正波（简称为 P100 或 P1）[68]。虽然没有明确的记录，有人认为 LED 刺激所产生的 F-VEP 来自外侧膝状体、纹状体和视觉中枢的 17、18 和 19 区域[27,68-69]。

右眼动脉瘤栓塞术中的闪光视网膜电图和视觉诱发电位

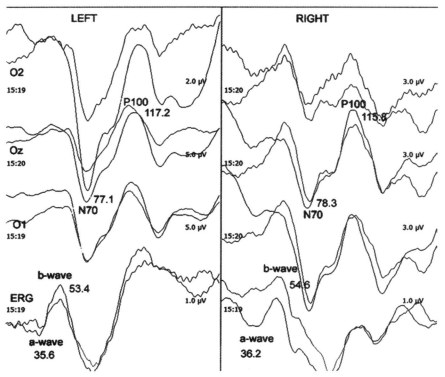

图 4.2　术中 F-ERG 监测，记录电极为置于双侧眶上切迹的表面电极，参考电极旁开 3 cm。F-VEP 记录电极置于头皮左枕部（O1）、正中（Oz）、右枕部（O2）。基线值来自于患有右眼动脉瘤的患者接受脑血管造影时的数据，闪光刺激的频率是 1.1/s，反应平均次数为 100 次。麻醉诱导使用硫喷妥钠、舒芬太尼和右美托咪啶（1 μg/kg），麻醉维持使用异氟烷 0.5 MAC，舒芬太尼和右美托咪啶持续输注 [0.7 μg/(kg·h)]

F-ERG 和 F-VEP 监测的激发技术

术中进行 ERG-VEP 监测最大的问题是没有合适的视觉刺激设备。由于模式（图形）翻转刺激或电图多焦点刺激（常用于评估视网膜功能的刺激方式）需要被试者配合，因此无法用于手术室内全麻下无意识的患者。而且视网膜功能的监测主要是通过黑暗与光亮模式之间的转换进行的，在眼睑闭合的情况下这种监测无法进行。闪光刺激并不需要患者配合和固定，眼睑闭合时也可以进行，因此在手术室中经常使用这种刺激方式。遗憾的是，早期的研究显示闪光刺激用于临床诊断时，患者对闪光 VEP 的反应正常，而对图形反转刺激却是异常的，录入多发硬化患者的视神经病理状态评估[68]。此外，在疾病诊断和术中监测的过程中，采用闪烁光刺激技术获得的 VEP 的波幅变异巨大[70]，尤其用于幼儿，皮质发育不完善可能是因素之一[71]。因此，虽然闪烁光刺激技术已广泛应用于 IOM，但它并非是评估视力和视觉功能的最佳刺激方式。尽管如此，闪烁光技术仍然是一种评估视觉传导通路的基本方式[71]。需要特别注意的是，视觉功能障碍会影响刺激的传导和记录。多项研究报道严重的视觉功能障碍［即使患者视力<0.4（20/50）］会对 F-VEP 的记录产生负面影响[2-3,20,23-25]，也有研究发现严重的急性视觉功能障碍患者，仍可成功进行术中 F-VEP 监测[3,19]。

闪光刺激的设备

许多研究人员致力于开发用于 IOM 的闪光刺激的设备，有效的刺激激活视觉功能是视觉功能监测的关键。最初进行刺激的是传统的闪光灯，但是过于笨重不适合在手术室内使用，而且有可能被头皮皮瓣或切口遮挡而失效，需要改进手术方法。

20 世纪 70—80 年代开始使用连接到刺激器的光纤触觉镜头[72]和巩膜接触镜[26]进行刺激。虽然有人认为这些刺激诱发的反应比后来发明的 LED 刺激诱发的反应更大（尤其是散瞳之后）[72]，但是由于接触镜是一项有创性技术（使用接触镜进行刺激和记录），可能引起角膜擦伤和角膜溃疡，因此在手术室内很少使用。美国脑电图协会（American Electroencephalographic Society, AEEGS）IOM 指南认为，这种硬的接触镜最多只能置于眼内 45 min（因此限制了其在大部分手术中的应用），在术中使用之前技术人员应该仔细检查刺激器的安全数据[73]。

鉴于接触镜的以上缺点，LED 眼罩[23-25]和护目镜[9,27]开始应用于临床，但是体积过于庞大，需要的头带可能会干扰手术，这些眼罩和护目镜也有一定的风险，手术开始前必须保证护目镜的位置正确而且在术中一直保持在这样的位置。如果不慎滑下会对眼球造成直接压迫，可能会导致视网膜中央动脉血栓形成[9]。

光刺激的类型

AEEGS 推荐使用红色 LED（LED-VEP）分化而来的白色闪光激发的闪光 VEP（F-VEP）[73]。一般情况下进行 IOM 时，F-ERG 和 F-VEP 都可以使用。但是这两种监测方式激活视网膜和视觉中枢的途径并不相同[12]。较新的 LED 眼罩和护目镜光源亮度显著提高[23-25]，虽然有关其安全性的数据并不多，但也未见术后后遗症的报道，包括在手术时间冗长的神经外科手术中应用[2-3,20,23-25]。

单眼刺激 vs. 双眼刺激

虽然很多研究中使用的都是双眼刺激，当我们的目的是评价视网膜和视觉前通路的完整性时，应该对单眼进行刺激，在对侧眼进行记录，如果在临床上没有影响的话，对侧眼可以用于对照[73]。

瞳孔大小和视网膜亮度

当使用闪光刺激诱发 F-ERG 和 F-VEP 时，在手术过程中保持瞳孔大小和视网膜亮度是十分重要的，因为这些数据会影响潜伏期和波幅的记录。Kriss 等认为眼睑闭合时 F-VEP 的潜伏期比眼睑睁开时的潜伏期要长[74]。术中使用的麻醉药可以导致瞳孔缩小从而减低视网膜亮度，手术过程中随着麻醉药物剂量的增加会导致潜伏期和波幅的变化，这一变化可能被误解为手术因素导致的。指南推荐在手术开始前结膜滴注散瞳药使瞳孔达到最大限度的扩张[73]，但是在围术期需要观察瞳孔对光反应时禁止使用散瞳药。值得注意的是，最近一些成功的术中 F-ERG 和 F-VEP 监测并没有使用散瞳药，而在术中使用了丙泊酚[2]和阿片类药物[23-25]或瑞芬太尼[2]进行全凭静脉麻醉。值得注意的是，那些成功进行术中 F-VEP 监测的研究中采用了更新的 16 列阵的 LED 刺激器[2,20,23-25]或新的 500 ～ 2000 流明（Lumens，Lx）的 LED 刺激器，可以确保视网膜的光照和刺激[3,18]。

F-ERG 和 F-VEP 的记录方法

AEEGS 在 1987 年提出了术中 VEP 的标准监测方法[73]。为了获得一致的结果，指南要求术中进行以下数据的记录并保持恒定。虽然还没有 ERG 术中监测的标准，但是下述可能适用于 ERG 术中监测。由于即使在清醒状态下，F-VEP 的变异度也很高[73]，因此患者可重复的 VEP 反应应作为术中监测的自身对照。同时记录 F-ERG 反应对于确认视网膜刺激是非常有益的。

在外科操作接近视神经通路前，监测人员应该确认可重复波形，作为后续手术关键阶段监测过程中的基线。连续记录并加以平均对于评估手术过程中的波形变化是必不可少的。术中 VEP 的释义应考虑药理学、生理学和外科操作三方面因素，尽快报告相应变化趋势并立即采取措施，防止持续性损伤风险，优化神经功能[73]。

刺激颜色

应该在记录上注明闪光或 LED 的颜色（白色或红色），并在监测过程中保持恒定。

刺激速率

短时 F-ERG 和 F-VEP 的刺激速率是 1～2.5 Hz，稳态响应频率在 8～30 Hz。术中监测并没有广泛使用稳态刺激，2004 年发表的一项研究并没有证据表明稳态刺激的数据记录更准确或更稳定[42]。

记录电极的类型和位置

如前所述，20 世纪 80 年代后期巩膜或角膜接触镜被一些微创的记录技术所取代。角膜记录设备如 Burian Allen 电极和其他一些置于角膜的设备可以最大限度地记录到 ERG 反应，但是有角膜擦伤和角膜溃疡的风险，因此很少使用。F-ERG 可以通过皮下针状或盘状电极记录，如放置在靠近睑缘（眶下切迹）右下眼睑的皮下针状电极或皮肤表面电极，参考电极置于旁开外眦 2 cm 处，从此处可以记录到 ERG 的最大反应[75-76]。Erkowitz 等[77]比较了 Burian Allen 电极和其他置于角膜的电极以及置于皮肤的电极记录到的 F-ERG b 波幅的差异，记录波幅最大的是 Burian Allen 电极 [125 μV（100%）]，其他一些角膜电极记录到的波幅略低：JET（93%），C-glide（78%），gold foil（60%），DTL（60%）。皮肤电极记录到的波幅最低（14%），因此我们在进行 F-ERG 监测时应仔细权衡利弊[77]。对于非角膜接触电极和角膜接触电极来说，除了记录的波幅略有不同，其他指标如时间指标（a 波和 b 波的潜伏期）、频率指标（主导功率谱峰）基本相同。也就是说，非角膜接触电极和角膜接触电极记录结果除了波幅其他指标并没有区别[78]。

Houlden 等[3] 最近报道了一种记录 F-ERG 的方法，在这项小样本（$n=12$）研究中能够可靠地记录到 Fz'（Fz 后 2 cm）的 F-ERG，参考电极为 FPz（10-20 国际脑电图），以评估受试者的视网膜功能。虽然有一些新颖且引人注意的 F-ERG 记录方法，但是其在术中监测中的可行性和实用性仍需要较大样本的研究进一步证实。

进行 F-VEP 记录时，标准针状电极或脑电图电极片可以用于记录头皮反应[73]。Ota 等[29] 报道硬膜下电极采集的 F-VEP 能够更好地反映皮质活动，它们具有更高的空间分辨率和波幅。一般来说，对单通道反应的记录需要依据 10-20 国际脑电图系统放置电极片。记录电极放置于枕部正中（枕骨隆突上方 5 cm）到额部正中（MQ-MF 或 Oz-Fz）的位置。AEEGS 指南推荐了另外一种信号记录通道，但是很少得以应用，此通道的电极片置于枕部正中与耳垂的连线［MQ 同侧耳垂（AI）/对侧耳垂（A2）或 Oz-AI/A2］，一般来说，接地电极置于 CZ 位置，可以用于研究 VEP 的头皮分布[73]。

F-ERG 和 F-VEP 的分析周期

AEEGS 指南推荐进行 F-ERG 监测时，分析时间为 100～200 ms[79]。进行 F-VEP 监测时，分析时间建议设定为 250～500 ms[73]，每次平均 50～200 个反应波形[73]，在监测过程中每秒的诱发反应波形数目应保持不变。设备安装完成后，至少应获取两个术前 ERG 和 VEP 波形作为基线，以保证术中 ERG 和 VEP 波形的可重复性[23,73]。

记录 F-ERG 和 F-VEP 的滤波器设置

推荐滤波器带通为 1 Hz 至 200～300 Hz（−3 dB），低频波形衰减不超过 12 dB/倍频，高频波形衰减不超过 24 dB/倍频。如果存在干扰，过滤器应该设置在 5～100 Hz。为了减少干扰可以进行数字平滑和数字滤波，在监测过程中过滤器的设置应保持恒定[73]。

Houlden 等[3] 最近认为术中监测时记录 F-VEP 比较困难可能是由于患者 α EEG 波幅（＞50 μv）较高而导致的噪音。在 12 例低 α EEG 波幅（＜30 μv）的患者中，9 例术中 F-VEP 可重复出现，其中 1 例视力仅限于手指计数。研究人员通过调整滤波器的带通改善 3 例高 α 波幅（＞50 μv）的波形反应，他们分别使用 3 Hz、10 Hz 和 30 Hz 的低频滤波通道（6 个独立记录通道）和 2 个 F-VEP 低频滤波通道（10 Hz 和 30 Hz）同时记录 Oz-Fz 和 Fz-Fpz' 的 EEG。结果发现，3～10 Hz 的低频滤波器设置，F-VEP 波幅降低最少，而在 30 Hz 时 F-VEP 的 N1-P1 波幅大约下降 40%，而且其形态也发生了显著改变。与此同时，Houlden 等还发现增加滤波器带通可以减少电凝引起的噪声 F-VEP 干扰，建议将 F-VEP 低频带通设置为 15～20 Hz。30 多年前，Nuwer 和 Dawson[80] 建议将低频带通从 1 Hz 调高至 30 Hz 可以提高 SSEP 的可重复性，但是并未解释改善 SSEP 的原因。Houlden 等[3] 认为这可能是电磁发大器减少 α EEG 和伪影的平均响应所致。Kamio 等[20] 在 F-VEP 记录期间采用了较高的带通设置（20 Hz），提高带通设置是否能改善 F-VEP 术中监测的可重复性还需要进一步验证。

监测标准

鉴于 F-VEP 存在很大的变异度，在进行术中监测时它的变化也不具有特征性[73]。术中获得可重复的 F-VEP 目前存在的困难主要是预警值的缺乏，术中无法保证视觉通路的完整性。对于涉及框内、鞍旁、皮质的神经外科手术，Kodama 等[23] 和 Sasaki 等[24-25] 采用了 F-VEP 波幅较基线值下降 50％ 为预警值，此时应该停止手术，直至 F-VEP 恢复，或者其他因素（如麻醉、使用双极电凝）无法解释波幅的变化。Martinez Piñeiro 等[81] 报道行血管内治疗的枕部动静脉畸形（arteriovenous malformations，AVM）患者应用 F-VEP 监测，术中可以成功地进行记录，使用 Kodama 等[23] 和 Sasaki 等[24-25] 同样的预警值，患者预后良好。另一方面，Kamio 等对经蝶骨行肿瘤切除术的患者行 F-VEP 监测，所使用的预警值是与基线值相比，波幅上升或下降超过 50％[20]。Chacko 等[40] 对相似的患者进行了研究，所使用的预警值使视觉反应彻底消失，停止手术直至反应恢复至基线值。Hussain 等[44] 在功能性鼻内窥镜手术中使用了 F-VEP 监测，是目前唯一一个在前视路中进行监测的报道，认为 F-VEP P100 潜伏期延长代表了视神经的压迫。他们认为这项研究有助于 IOM 的使用，患者术中收缩压必须高于 50 mmHg，氧饱和度应大于 98％，尽量减少出血。由于术中 F-VEP 监测预警值的差异，目前我们尚需要更多的研究来确定 IOM F-VEP 的预警值，以便改善患者预后。

Padalino 等[21] 在一个硬脑膜 AVM 的病例中使用了 F-ERG 来监测视觉通路的灌注情况，这例患者的 AVM 由双侧颞浅动脉、眼动脉和右中脑膜动脉供血。术中监测的预警值是 F-ERG 与基线值和对侧眼相比，潜伏期延长 10 ms，波幅降低 30％。与 IOM 监测中 F-VEP 的预警值类似，我们也需要更多的研究确定 IOM 中 F-ERG 的预警值。

F-ERG 和 F-VEP 其他的 IOM 应用

Keenan 等、Burrows 等和 Reilly 等[11,82-83] 发现，F-VEP 可以客观地监测各种心肺手术对神经生理功能的短期影响，因为其接近脑后部和大脑中动脉的分水岭区，皮质对脑灌注的微小变化敏感。Reilly 等[83] 发现 F-VEP 与 EEG 相比，可以更敏感地监测到低体温和低氧对中枢神经系统（central nervous system，CNS）的影响。Burrows[11] 等发现 F-VEP 在低血压停循环（hypothermic circulatory arrest，PHCA）的新生儿和婴儿接受手术矫正先天性心脏缺陷时，可以客观地反应视觉通路的生理功能。尽管他们的研究认为这类患者中可以进行 IOM 的监测，Markand 等[84] 发现 VEP 在手术低温和复温阶段并不连续，在体温低于 25℃ 时可能消失，因此在低体温时的脑功能监测可能并不理想。Burrows 和 Bissonnette[85] 都放弃了 F-VEP 的这种应用，在他们随后的研究中使用了其他监测脑血流的方法（经颅多普勒超声检查）监测脑灌注。

然而，使用 F-ERG 监测心脏手术和体外循环可能成为 IOM 的一个新的应用方式。Nenekidis[86] 认为这类患者视网膜功能的监测可以作为脑功能监测的延伸。他们认为心肺转流术中视网膜神经脑部（optic nerve head，ONH）的血流动力学状态监测是很必要的，"视网膜可以提供脑部微循环的观察窗口，它位于颈内动脉上，有一个类似血脑屏障的血液屏障。因此，视网膜微循环的变化可以反映脑微循环的变化。低温 CPB 中的生理状态对中枢神经系统的影响与其对视网膜的影响类似。" 在 CPB 手术中，栓子可以导致视网膜缺血和梗死，前部缺血性视神经病变（anterior ischemic optic neuropathy，AION），后部缺血性视神经病变（posterior ischemic optic neuropathy，PION），神经纤维损伤，继发于血流动力学和血液学变化的脉络膜视网膜灌注不足和缺氧，导致严重的视力障碍和其他神经眼科并发症[86]。由于 F-ERG 对①灌注压下降所导致的血流改变和②与血液稀释相关的低体温很敏感，低体温可以减轻神经功能的损伤和神经修复的耗氧量，但是也可能导致组织缺氧，因此对于 CPB 下行心脏手术的患者来说进行 F-ERG 监测很有必要。Brandli 和 Stone[87] 近期发表的文章虽然与术中监测没有直接关系但却引起了广泛关注，文章显示在大鼠中 F-ERG 对局部缺血确实敏感，即使局部缺血远离视网膜。Nebbioso[57] 最新发表的研究在体外循环手术（extracorporeal circulation，ECC）中进行了 F-ERG 监测，低体温和正常体温都有可能导致一些变化。低温下 ECC 时，F-ERG 的波幅下降了 50%，而在正常体温下仅下降 10%。在 ECC 结束时，随着复温的进行波幅可以恢复至基线值，但是也有一例患者出现了恢复的延迟。这里患者术后需要呼吸机支持，在 ICU 的住院时间也延长[57]。目前仍然需要时间和进一步研究证实 F-ERG 可以在术中监测视网膜、脑微循环状态以及脑灌注。

视网膜刺激和颅内反应的记录

直接从皮质结构记录枕叶病变这一方法具有一定可行性（在一些小样本量的研究中），虽然实用性有限，但是可以获得更大的波幅和更好的信-噪比[45]。Møller 等[88] 在两名肿瘤切除的患者中记录了 LED 发出的闪烁光直接刺激视神经（ONEP）产生的复合动作电位，记录到了一个小的正偏转，潜伏期约 45 ms，其次有一个潜伏期为 60～70 ms 的负波，这些反应的形状和大小存在个体差异[88]。

在另一个类似这样的记录中，Curtallo 等[89] 发现通过视觉皮质直接记录对光刺激的反应是可行的，在进行枕部手术时可以有效地保存患者的视力[89]。Ota 等也在 17 名患者中评估了 VEP 作为 IOM 的监测手段，监测后视路的功能，17 名患者均因顶叶、颞叶和（或）枕叶病灶需要行后路开颅术，

在超过 90% 的病例中能记录到 VEP 可以预测保存视力，与患者所使用的麻醉方法无关[29]。

在另外一个此类记录方式中，进行苍白球切开术和深部脑立体定向手术时通过光刺激视觉通路记录平均视觉反应，有助于指导手术[16,59]。这些研究证实头皮产生的 VEP 记录也是有效的。Tobimatsu 等[90] 在八位行帕金森立体定向手术的清醒患者中使用了模式（图形）翻转刺激，将电极置于接受立体定向手术的苍白球的腹侧，从头皮背侧到视束同步记录了来自头皮的 VEP，在这类几乎没有麻醉的手术中，使用模式（图形）翻转刺激或其他有效的视觉刺激，开创了一个新的监测 VEP 的时代。事实上，在进行有可能损伤视神经的"清醒"血管内手术时，这种方法的使用还有待探索。

直接电刺激视神经

Bošnjak 和 Benedičič[14-15,50] 评估了前视路[14]、颅底[15] 以及由于脉络膜或睫状体的恶性黑色素瘤而行眼眶摘除[91] 肿瘤切除过程中直接电刺激（eVEP）视神经（optic nerve，ON），通过头皮进行诱发电位记录的可行性和准确性。为了获得由电刺激 ON 引起的皮质电位，用非绝缘球头将绝缘的铂针刺激电极硬膜外连接到 ON 的两侧。Bošnjak 等[50] 使用了同样的方法进行电极放置，发现"当通过眶尖的小开窗完全显现 ON 离开的位置时，将针电极放置在 ON 的每一侧接触到神经本身与基底残余之间的裂隙中视神经管的侧壁。定位期间，通过手柄连接器对双极镊子进行操作。放置硬膜外刺激电极后，用位于眶尖和导线上的湿棉片固定它们的位置。"然后记录在视网膜闪光或 ON 的电硬膜外刺激之后的单极视神经电位，使用脑外参考电极，使用放置在 ON 表面上的绝缘铂圆球形金属丝电极记录。刺激

电极和记录电极之间的距离大约 25 mm。相同的记录电极被用于来自视觉路径之外的结构的单极记录以收集对照数据。电刺激包括使用 2 Hz 的刺激频率、刺激强度（0.2～5.0 mA）和持续时间（0.1～0.3 ms）的矩形电流脉冲[14-15]。在以前的研究中使用的带通滤波器，设置为在电子硬膜外刺激 ON 之后记录这些皮质电位时为 1～1000 Hz，分析时间是 10～300 ms。每条曲线均来自 100 个反应的平均值。来自直接 ON 的刺激造成的刺激相关伪迹确实对记录这些电位造成了一些障碍[14-15]。Benedičič 和 Bošnjak[14-15] 发现使用这一刺激和记录技术可以避免术后视力损伤和改善预后。但是，他们没有发表此项研究中所使用的预警值，而且研究的样本量也很小[4]。典型的 eVEP 包括 N20 和 N40 波（图 4.3）[50]。在观察期间波形波幅的变异很大（肿瘤切除前 N40 波的波幅变异度高达 25%）。在使用双极电凝、超声吸引器、激光和颅脑损伤的 IOM 时可以观察到干扰[15]。在一名患有视神经鞘瘤视力仅有光感的患者身上只监测到了 N20 波（见图 4.3）[50]。在他们随后发表的一项样本量很小的研究（N＝3）中，研究了由于脉络膜或睫状体的恶性黑色素瘤而进行眼眶摘除的患者，在患有严重视力恶化病史（＞3 个月）的患者中 F-VEP 和直接刺激视神经的皮质电位不一致或没有，但是在一例轻度视力障碍的患者身上可以监测到[91]。因此，目前需要更多的研究来确定对视神经的直接电刺激在视路 IOM 中的应用，用于为这些技术可能有用的患者制订有效的术前标准，以及与患者预后相关并提高患者预后的预警值。

Duffau 等[13] 描述了在涉及整个颞叶和颞枕连接处的低级别胶质瘤切除术中使用电刺激来确认和保护传入视觉纤维。他们

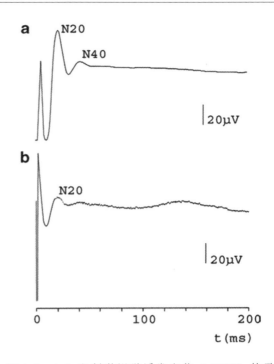

图 4.3　（a）电刺激视觉诱发电位（eVEP）的示例。诱发的反应包括一个较大的 N20 波和一个较小的 N40 波，刺激持续时间为 0.5 ms，频率为 2 Hz。平均探测到了 100 个反应。（b）在一名患有视神经鞘瘤、视力仅有光感的患者身上只监测到了 N20 波，没有观察到 N40 波（from Bošnjak and Benedičič[50]；with permission）

使用了一个 5 mm 间隔的双极性电极，在一个没有镇静的患者中，用双相电流刺激（脉冲频率 60 Hz，单脉冲持续时间 1 ms，振幅 5 mA）指导肿瘤切除。通过这种刺激方法确认视觉通路，获得患者关于该刺激的视觉效果的报告，他们就可以确认肿瘤切除后方和深处的界限，避免造成术后症状性同位偏盲。考虑到颞后颞叶和颞颌关节（temporo-parieto-occipital junction，TPOJ）手术后视野缺损的发生与永久性同位偏盲发生的风险相当，因此手术医生和 IOM 医生应该考虑使用这种直接刺激技术进行进一步研究，以帮助保护视觉功能，改善这类手术的患者预后[13]。

温度的影响

成人 F-VEP 的潜伏期在清醒状态下体温 33℃时比 37℃要延长 10%～20%，随着低体温的加剧，F-VEP 的潜伏期逐渐延长，波幅逐渐下降，在体温达到 25～27℃时会彻底消失。降温迅速时，F-VEP 消失的温度比降温缓慢消失的温度要高[92]。

麻醉对 F-ERG 的影响

进行 IOM 时常使用 F-ERG 来评估视网膜功能，因此评估麻醉药物和镇静药物对视网膜功能的影响，以及进一步阐明这些药物对视网膜生理的影响是十分重要的。

Wongpichedchai 等[93]评估了氟烷麻醉下儿童患者暗适应（暗）和光适应（光）的 F-ERG，发现其对暗 F-ERG a 波和 b 波的潜伏期和波幅影响均甚小，对红色闪烁光和 30 Hz 闪烁光引起的光 F-ERG 的潜伏期和波幅影响也不大。在另一项研究中，Tremblay 等[66]在一小部分无视网膜病变的儿童患者中分别比较了镇静药物和吸入性麻醉药对暗 F-ERG 和光 F-ERG 的影响，在以下情况中分别进行 F-ERG 的记录：①清醒状态（无麻醉药物或镇静药物）（$n=9$）；②镇静状态（水合氯醛 75～125 mg/kg 和戊巴比妥钠 5～6 mg/kg）（$n=9$）；③全身麻醉状态（静脉注射丙泊酚 2 mg/kg，给予或不给予芬太尼 4 μg/kg，麻醉维持采用异氟烷 2%～3%或氟烷 1%～2.4%，混合吸入 50%氧气和 50%氧化亚氮）（$n=9$）。研究发现镇静状态可以降低暗 F-ERG 和光 F-ERG 波幅，而不影响潜伏期。Tremblay 等[66]指出不同状态下明视闪光 F-ERG 的潜伏期和波幅变化都不大，如果回顾文中的表格（表 4.1），我们

表 4.1　清醒状态（C）、镇静状态（S）、麻醉状态（A）下光暴露 5 min 后不同患者的 ERG 参数

ERG 参数	清醒状态	镇静状态	麻醉状态	C-S	C-A	S-A
波幅（μV±1 SD）						
a 波	76±20	63±9	54±20	—	+	—
b 波	216±49	186±35	163±47	—	—	—
OP2	19.1±0.9	15.2±4.0	17.1±4.6	—	—	—
OP3	21.1±2.7	17.3±7.2	18.5±11.7	—	—	—
OP4	35.5±14.5	22.5±11.6	9.6±4.7	—	+	—
OP5 2	9.2±10.7	20.1±8.6	8.8±2.0	—	—	—
不应期（ms±1 SD）						
a 波	13.7±0.4	14.1±0.5	16.2±1.0	—	+	+
b 波	33.1±0.8	34.4±1.5	46.8±4.9	—	+	+
OP2	16.4±0.3	17.2±0.4	20.0±0.8	+	+	+
OP3	24.3±1.1	25.4±1.6	29.3±1.6	—	+	+
OP4	32.0±1.1	32.6±1.5	44.3±5.2	—	+	+
OP5	40.8±1.5	41.1±1.7	52.6±4.8	—	+	+

最右侧三列在进行 post hoc Bonferonni/Dunn 校正后有统计学意义（$P>0.016$）（from Tremblay et al.[66]; with permission）

不难发现镇静状态下波幅不受影响，但是麻醉状态下光反应的潜伏期较清醒状态明显延长且有统计学意义，对比麻醉状态与镇静状态下的潜伏期也会得出相同的结论[66]。

Raitta 等[94] 的早期研究在 10 位成人患者中评估了麻醉前和麻醉诱导 15～20 min 后 F-ERG 的反应，麻醉诱导使用的是硫喷妥钠、氟烷和氧化亚氮，发现与麻醉前水平相比 a 波和 b 波的波幅明显下降，潜伏期没有变化。Yagi 等[52] 在少量患者中评估了安氟烷对 F-ERG 的影响，发现随着安氟烷浓度的增加（0、0.8%、1.7%），a 波和 b 波的潜伏期随之显著延长，a 波的波幅减少，但是对 b 波的波幅没有影响[52]。Ioholm 等[95] 在成人中比较了手术前和全麻下手术后光 F-ERG 的波形，麻醉诱导采用异氟烷（8%）、氧气（100%），麻醉维持采用异氟烷（范围 0.05%～0.31%，平均 0.22%±0.07%）、氧化亚氮（33% 氧气和 66% 氧化亚氮的混合气）。对术前 ASA 分级 Ⅰ～Ⅱ级

的患者进行 F-ERG 记录，从术后恢复室转出后进行二次记录，以及麻醉结束 24 h 后第三次记录，发现 F-ERG b 波的潜伏期在术后的两个时间点均比术前有所延长，b 波的波幅较术前均减小。Ioholm[96] 近期进行的另一项研究也得出了相同的结论。Sasaki 等[24] 认为"在使用七氟烷进行吸入诱导后，ERG 的波形无法重现"[24]，他们将吸入麻醉与丙泊酚—芬太尼全凭静脉麻醉下进行的 ERG 监测比较，结果见图 4.4。结论认为如果二者之间的差异是由于使用了不同的镇静药物和卤族类吸入麻醉药，则印证了 Tremblay 不同的镇静和麻醉药物可以影响视网膜的正常生理的观点，但具体机制尚需进一步研究证实[66]。

进行 F-ERG 监测时，使用丙泊酚和阿片类药物进行全凭静脉麻醉（Total intravenous anesthesia，TIVA）对监测的影响较小，有一项研究在 20 位正常儿童中比较了异丙酚和芬太尼全麻对 F-ERG 的影响，结

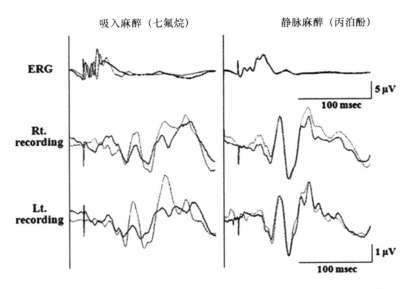

图 4.4　对同一个患者的同一只眼睛（无视力缺损）使用静脉麻醉和吸入麻醉诱导监测 ERG 和 VEP。在进行手术操作时 ERG 和 VEP 都要记录两次以保证记录的准确性。在进行吸入麻醉诱导后（左侧），F-ERG 消失，VEP 的波幅也受到了影响。相反使用异丙酚诱导 ERG 和 VEP 的重复性均十分良好（from Sasaki et al.[24] with spelling modifcations：revised "Seboflurene" to "Sevoflurane"；with permission）

果显示与经典麻醉方式相比，异丙酚和芬太尼全麻下的 b 波潜伏期延长，波幅减小，但是并没有统计学意义[97]。另外一项在猪身上进行的动物实验也得出了同样的结论[98]。近期没有关于术中间断输注芬太尼或其他阿片类药物对 F-ERG 的影响的研究，只有 Sasaki[24] 等研究了间断输注芬太尼（60 min 一次）对 F-ERG 的影响，结果显示对术中 F-ERG 的监测结果（主要是为了确保视网膜

刺激）影响不大。

麻醉对 VEP 的影响

Banoub[1] 等总结了不同麻醉药物对 VEP 的影响，见表 4.2。由于 F-VEP 代表的是突触的皮质活动，因此其对麻醉药和其他生理因素十分敏感。闪光刺激可以激活视网膜的颞侧和鼻侧，鼻侧的纤维可以交叉至

表 4.2　不同麻醉药物对视觉诱发电位的影响

麻醉药物	剂量/浓度	P-100 的潜伏期	波幅
氟烷[102]	1 MAC	≈10% ↑	不一致
异氟烷[41,103]	0.5 MAC	10% ↑	40% ↓
	1.0 MAC	20% ↑	66% ↓
	1.5 MAC[a]	30% ↑	80% ↓
	1.0 MAC+70% N$_2$O	消失	消失
	1.5 MAC+70% N$_2$O	消失	消失
七氟烷[104]	0.5 MAC+66% N$_2$O	5%～10% ↑	20% ↓
	1 MAC+66% N$_2$O	消失	消失
	1.5 MAC+66% N$_2$O	消失	消失
	1.4～1.7 MAC	消失	消失[b]
N$_2$O[105-107]	10%～50%	无效应	25%～80% ↓[c]
异丙酚[108]	2 mg/kg+10 mg/(kg·h)	微小变化	≈20% ↓
硫喷妥钠[109]	3 mg/kg	<10% ↑	无变化
	6 mg/kg	消失	消失
依托咪酯[109]	0.3 mg/kg	<10% ↑	无变化
芬太尼[99]	10～60 μg/kg	<10% ↑	30% ↓
氯胺酮[108]	1 mg/kg+2 mg/(kg·h)	微小变化	≈60% ↓
吗啡东莨菪碱（术前药）[99]	吗啡 1 mg/kg 东莨菪碱 0.4 mg	无变化	≈20% ↓
安定镇痛术[110] 芬太尼、氟哌利多、N$_2$O		10% ↑	无变化

From Banoub et al.[1]；with permission. 所有数据均来自人类研究
MAC，最低肺泡有效浓度；N$_2$O，氧化亚氮；↑，增加；↓，减少
[a] 在一部分患者中此浓度下记录不到波形
[b] 脑电图抑制，视觉诱发电位在脑电图抑制时重新出现[111]
[c] 有些报道 N-70-P-100 的波幅增加了 40%[108]（图 4.10）

对侧的视交叉，因此不能监测到视交叉的后部[33]。此外，VEP 依赖于对视网膜合适的刺激，因此可能受到麻醉药物引起的缩瞳效应的影响[99]。

如表 4.1 所述，所有吸入麻醉药都可以延长 VEP 的潜伏期，减少 F-VEP 的波幅，并存在剂量依赖效应。Nakagawa 等[37]发现即使是 1% 浓度的七氟烷（0.5 MAC），VEP 反应也会显著减少。在 1.5 MAC 时，监测不到相关反应[37]。关于低浓度的七氟烷对于 F-VEP 监测的影响有一些互相矛盾的研究结果，一些人认为七氟烷会导致波幅的降低[37]，另一些人则没有发现波幅降低[29]，尽管后者的记录直接来自于大脑皮质，在皮质进行的记录没有像头皮记录的那样容易受到吸入麻醉药的影响[45,88]。氧化亚氮单独使用可以减少 VEP 的波幅，它与其他麻醉药物混合使用可以导致 VEP 波的消失，增加氧化亚氮浓度可以使 VEP 的潜伏期延长。

总之，使用阿片类药物和氯胺酮或异丙酚的全凭静脉麻醉（TIVA）与使用低剂量的吸入麻醉药而不使用氧化亚氮的麻醉方式，可以改善术中 VEP 的记录，但是不能保证记录的完整性。在一些病例中，这类麻醉方案会导致假阳性和假阴性的发生率增高[33]。

据报道阿片类药物（如芬太尼、阿芬太尼、舒芬太尼和瑞芬太尼）对其他诱发电位的影响非常小[100]，对 VEP 的影响也大抵如此。但是我们应该记住阿片类药物的间断输注会使头皮记录的波形的波幅减少[101]。Chi 等[99]研究了在冠状动脉移植术中每 10 分钟给予一次芬太尼（10 μg/kg），总量 60～90 μg/kg，发现芬太尼的剂量不影响潜伏期时，波幅却会降低，因此假定这些波幅降低可能是由于芬太尼引起瞳孔收缩导致的视网膜亮度减少[99]。在术中监测使用闪光刺激

监测 F-VEP 时，应该考虑到这种间断输注对 F-VEP 的影响。Loughnan 等[100]发现无论是芬太尼 200 μg 还是地西泮 20 mg 静注都不会引起 F-VEP 潜伏期和波幅的显著变化，因此任何使用这两种药物的麻醉方法可以用于术中诱发电位监测缺血事件的发生或预防术后视力损伤[100]。

随着静脉使用异丙酚麻醉技术的发展，尽管大部分研究都支持视路 IOM 中使用丙泊酚，但 Neuloh 等[45]指出，单纯应用 TIVA 并不能保证监测成功，因为近期一项研究认为"单纯使用 TIVA 并不能成功地监测 VEP"[41]。此外，另一些研究发现 VEP 的波幅受到丙泊酚浓度的强烈影响，因此在使用丙泊酚麻醉下进行 VEP 监测的患者尚需小心，需要进一步的研究。Nakagawa 等[37]发现 VEP 的波幅在异丙酚浓度为 3.0 μg/ml[80～100 μg（kg·min）]时比 1.5 μg/ml[40～50 μg（kg·min）]时显著减少。因此作者认为使用异丙酚 TIVA 比吸入麻醉对 VEP 的影响要小[37]。Hamaguchi 等[36]在 3 名颅内动脉瘤和 4 名颅内肿瘤的患者中进一步研究了丙泊酚浓度对 F-VEP 成分的影响。使用 TCI 丙泊酚的方法维持麻醉，对比三个丙泊酚浓度（效应室浓度分别为 1.5、2.0 和 3.0 μg/ml）时 F-VEP 的波幅和潜伏期，并探索其与 BIS 的相关性。结果显示，在丙泊酚浓度为 3.0 μg/ml 时，与丙泊酚浓度为 1.5 μg/ml 比较，F-VEP 的波幅明显降低；F-VEP 的潜伏期没有明显变化。与浓度为 2.0 μg/ml 时相比，3.0 μg/ml 时 BIS 值明显降低。

肌松药并不会直接影响 VEP，但是他们的使用可以消除肌电干扰从而增加信噪比[12]。

结论

尽管近几十年来都没有术中监测视觉通路

的新方法出现，研究人员[2-3,13-15,19-21,23,25,78-79]还是一直致力于研究新的光刺激或直接刺激皮质的方法，以便能够帮助建立完善的 IOM 模式。通过采用新的更明显的刺激、直接的皮质刺激方法和监测新类型的病例，这些研究人员希望产生新的研究，这将有助于评估、建立并提高视觉通路 IOM 的实用性。Sasaki 等[24-25]、Kodama 等[23]和其他一些研究[19-20]分别在视觉通路手术中成功的使用了经头皮的 VEP 监测，前二者成功率分别是 93.5％和 97％，监测结果与患者术后视力的恢复程度有良好的相关性，他们的成功主要归功于①光刺激器可重复使用（消毒后）；②灵活的 LED 刺激设备，即使记录不到 F-VEP 也可以保证超强的视网膜刺激；③使用丙泊酚进行全凭静脉麻醉减少麻醉药对监测的影响。然而，对术前已存在视力障碍的患者进行术中监测仍存在争议。事实上，Kodama 等的研究限制了术前视力小于 0.4（20/50）的患者使用这些监测技术[23]。因为术前视力损伤是术后视力损伤是主要危险因素[45]，将这些患者剔除极大制约了 VEP 术中监测技术在此类手术中的应用。关于改善麻醉管理，目前尚不确定使用丙泊酚麻醉是否能确保所有患者的 F-VEP 记录[41]。尽管如此，在涉及视觉通路手术的患者中显然需要连续监测，事实上 F-VEP 变化可以监测到影像学数据遗漏的缺血反应[58]，这些证据极大鼓舞了那些致力于改善方法学，推动 VEP 用于术中监测的学者。事实上，他们方案的可重复性及其结果的确定性均有助于巩固他们的监测方法，只是需要时间加以证明[5,45]。视觉刺激方法的发展有助于术中进行更好的视觉评估，再加上麻醉管理技术的提高有助于确认术中监测视觉通路的意义：多年前的倡议，现在仍然有效[73]。

参考文献

1. Banoub M, Tetzlaff JE, Schubert A. Pharmacologic and physiologic influences affecting sensory evoked potentials: implications for perioperative monitoring. Anesthesiology. 2003;99:716.
2. Luo Y, Regli L, Bozinov O, Sarnthein J. Clinical utility and limitations of intraoperative monitoring of visual evoked potentials. PLoS One. 2015;10(3): e0120525.
3. Houlden DA, Turgeon CA, Polis T, Sinclair J, Coupland S, Bourque P, et al. Intraoperative flash VEPs are reproducible in the presence of low amplitude EEG. J Clin Monit Comput. 2014;28:275–85.
4. Duffau H. Intraoperative monitoring of visual function. Acta Neurochir (Wien). 2011;153:1929–30.
5. Wright JE, Arden G, Jones BR. Continuous monitoring of the visually evoked response during intraorbital surgery. Trans Ophthalmol Soc U K. 1973;93:311–4.
6. Handel N, Law J, Hoehn R, Kirsch W. Monitoring visual evoked response during craniofacial surgery. Ann Plast Surg. 1979;2:257–8.
7. Allen A, Starr A, Nudleman K. Assessment of sensory function in the operating room utilizing cerebral evoked potentials: a study of fifty-six surgically anesthetized patients. Clin Neurosurg. 1981;28: 457–81.
8. Grundy BL. Intraoperative monitoring of sensory-evoked potentials. Anesthesiology. 1983;58:72–87.
9. Albright AL, Sclabassi RJ. Cavitron ultrasonic surgical aspirator and visual evoked potential monitoring for chiasmal gliomas in children. Report of two cases. J Neurosurg. 1985;63:138–40.
10. Costa e Silva I, Wang AD, Symon L. The application of flash visual evoked potentials during operations on the anterior visual pathways. Neurol Res. 1985;7:11–6.
11. Burrows FA, Hillier SC, McLeod ME, Iron KS, Taylor MJ. Anterior fontanel pressure and visual evoked potentials in neonates and infants undergoing profound hypothermic circulatory arrest. Anesthesiology. 1990;73:632–6.
12. Sloan TB. Evoked potential monitoring. Int Anesthesiol Clin. 1996;34:109–36.
13. Duffau H, Velut S, Mitchell M-C, Gatignol P, Capelle L. Intra-operative mapping of the subcortical visual pathways using direct electrical stimulations. Acta Neurochir (Wien). 2004;146:265–9. discussion 269–70.
14. Benedičič M, Bošnjak R. Optic nerve potentials and cortical potentials after stimulation of the anterior visual pathway during neurosurgery. Doc Ophthalmol Adv Ophthalmol. 2011;122:115–25.
15. Benedičič M, Bošnjak R. Intraoperative monitoring of the visual function using cortical potentials after electrical epidural stimulation of the optic nerve. Acta Neurochir (Wien). 2011;153:1919–27.
16. Landi A, Pirillo D, Cilia R, Antonini A, Sganzerla EP. Cortical visual evoked potentials recorded after optic tract near field stimulation during GPi-DBS in

non-cooperative patients. Clin Neurol Neurosurg. 2011;113:119–22.

17. San-Juan D, de Dios Del Castillo CJ, Villegas TG, Elizondo DL, Torrontegui JAF, Anschel DJ. Visual intraoperative monitoring of occipital arteriovenous malformation surgery. Clin Neurol Neurosurg. 2011;113:680–2.

18. Chung SB, Park CW, Seo DW, Kong DS, Park SK. Intraoperative visual evoked potential has no association with postoperative visual outcomes in transsphenoidal surgery. Acta Neurochir (Wien). 2012;154:1505–10.

19. Ogawa Y, Nakagawa A, Washio T, Arafune T, Tominaga T. Tissue dissection before direct manipulation to the pathology with pulsed laser-induced liquid jet system in skull base surgery: preservation of fine vessels and maintained optic nerve function. Acta Neurochir (Wien). 2013;155:1879–86.

20. Kamio Y, Sakai N, Sameshima T, Takahashi G, Koizumi S, Sugiyama K, et al. Usefulness of intraoperative monitoring of visual evoked potentials in transsphenoidal surgery. Neurol Med Chir (Tokyo). 2014;54:606–11.

21. Padalino DJ, Melnyk V, Allott G, Deshaies EM. Electroretinography during embolization of an ophthalmic arteriovenous fistula. Surg Neurol Int. 2013;4:40.

22. Goto T, Tanaka Y, Kodama K, Kusano Y, Sakai K, Hongo K. Loss of visual evoked potential following temporary occlusion of the superior hypophyseal artery during aneurysm clip placement surgery. J Neurosurg Pediatr. 2007;107:865–7.

23. Kodama K, Goto T, Sato A, Sakai K, Tanaka Y, Hongo K. Standard and limitation of intraoperative monitoring of the visual evoked potential. Acta Neurochir (Wien). 2010;152:643–8.

24. Sasaki T, Itakura T, Suzuki K, Kasuya H, Munakata R, Muramatsu H, et al. Intraoperative monitoring of visual evoked potential: introduction of a clinically useful method. J Neurosurg. 2010;112:273–84.

25. Sasaki T, Ichikawa T, Sakuma J, Suzuki K, Matsumoto M, Itakura T, et al. Intraoperative monitoring of visual evoked potentials [in Japanese]. Masui. 2006;55:302–13.

26. Feinsod M, Selhorst JB, Hoyt WF, Wilson CB. Monitoring optic nerve function during craniotomy. J Neurosurg. 1976;44:29–31.

27. Herzon GD, Zealear DL. Intraoperative monitoring of the visual evoked potential during endoscopic sinus surgery. Otolaryngol Head Neck Surg. 1994;111:575–9.

28. Zaaroor M, Pratt H, Feinsod M, Schacham SE. Real-time monitoring of visual evoked potentials. Isr J Med Sci. 1993;29:17–22.

29. Ota T, Kawai K, Kamada K, Kin T, Saito N. Intraoperative monitoring of cortically recorded visual response for posterior visual pathway. J Neurosurg. 2010;112:285–94.

30. Wilson WB, Kirsch WM, Neville H, Stears J, Feinsod M, Lehman RA. Monitoring of visual function during parasellar surgery. Surg Neurol. 1976;5:323–9.

31. Koshino K, Kuroda R, Mogami H, Takimoto H. Flashing diode evoked responses for detecting optic nerve function during surgery. Med J Osaka Univ. 1978;29(1–2):39–47.

32. Cedzich C, Schramm J, Fahlbusch R. Are flash-evoked visual potentials useful for intraoperative monitoring of visual pathway function? Neurosurgery. 1987;21:709.

33. Raudzens PA. Intraoperative monitoring of evoked potentials. Ann N Y Acad Sci. 1982;388:308–26.

34. Cedzich C, Schramm J, Mengedoht CF, Fahlbusch R. Factors that limit the use of flash visual evoked potentials for surgical monitoring. Electroencephalogr Clin Neurophysiol. 1988;71:142–5.

35. Cedzich C, Schramm J. Monitoring of flash visual evoked potentials during neurosurgical operations. Int Anesthesiol Clin. 1990;28:165–9.

36. Hamaguchi K, Nakagawa I, Hidaka S, Uesugi F, Kubo T, Kato T. Effect of propofol on visual evoked potentials during neurosurgery. Masui. 2005;54:998–1002.

37. Nakagawa I, Hidaka S, Okada H, Kubo T, Okamura K, Kato T. Effects of sevoflurane and propofol on evoked potentials during neurosurgical anesthesia. Masui. 2006;55:692–8.

38. Nau HE, Hess W, Pohlen G, Marggraf G, Rimpel J. Evoked potentials in intracranial operations: current status and our experiences [in German]. Anaesthesist. 1987;36:116–25.

39. Lorenz M, Renella RR. Intraoperative monitoring: visual evoked potentials in surgery of the sellar region [in German]. Zentralbl Neurochir. 1989;50:12–5.

40. Chacko AG, Babu KS, Chandy MJ. Value of visual evoked potential monitoring during trans-sphenoidal pituitary surgery. Br J Neurosurg. 1996;10:275–8.

41. Wiedemayer H, Fauser B, Armbruster W, Gasser T, Stolke D. Visual evoked potentials for intraoperative neurophysiologic monitoring using total intravenous anesthesia. J Neurosurg Anesthesiol. 2003;15:19–24.

42. Wiedemayer H, Fauser B, Sandalcioglu IE, Armbruster W, Stolke D. Observations on intraoperative monitoring of visual pathways using steady-state visual evoked potentials. Eur J Anaesthesiol. 2004;21:429–33.

43. Bergholz R, Lehmann TN, Fritz G, Rüther K. Fourier transformed steady-state flash evoked potentials for continuous monitoring of visual pathway function. Doc Ophthalmol. 2007;116:217–29.

44. Hussain SS, Laljee HC, Horrocks JM, Tec H, Grace AR. Monitoring of intra-operative visual evoked potentials during functional endoscopic sinus surgery (FESS) under general anaesthesia. J Laryngol Otol. 1996;110:31–6.

45. Neuloh G. Time to revisit VEP monitoring? Acta Neurochir (Wien). 2010;152:649–50.

46. Miyake Y, Horiguchi M. Electroretinographic alterations during vitrectomy in human eyes. Graefes Arch Clin Exp Ophthalmol. 1998;236:13–7.

47. Miyake Y, Yagasaki K, Horiguchi M. Electroretinographic monitoring of retinal function during eye surgery. Arch Ophthalmol. 1991;109:

1123–6.

48. Montezuma SR, Rizzo JF, Ziv OR. Combined vitrectomy lens and contact electrode for erg recording during surgery. Retina. 2002;22:828–9.

49. Kikuchi Y, Sasaki T, Matsumoto M, Oikawa T, Itakura T, Kodama N. Optic nerve evoked potentials elicited by electrical stimulation. Neurol Med Chir (Tokyo). 2005;45:349–55. discussion 354–5.

50. Bošnjak R, Benedičič M. Direct epidural electrical stimulation of the optic nerve: a new method for intraoperative assessment of function. J Neurosurg Pediatr. 2008;109:647–53.

51. Tashiro C, Muranishi R, Gomyo I, Mashimo T, Tomi K, Yoshiya I. Electroretinogram as a possible monitor of anesthetic depth. Graefes Arch Clin Exp Ophthalmol. 1986;224:473–6.

52. Yagi M, Tashiro C, Yoshiya I. Changes in the electroretinogram during enflurane anesthesia [in Japanese]. Masui. 1989;38:1438–43.

53. Nogawa T, Katayama K, Okuda H, Uchida M. Changes in the latency of the maximum positive peak of visual evoked potential during anesthesia. Nihon Geka Hokan. 1991;60:143–52.

54. Zimmerer R, Rana M, Schumann P, Gellrich N-C. Diagnosis and treatment of optic nerve trauma. Facial Plast Surg. 2014;30:518–27.

55. Zimmerer R, Schattmann K, Essig H, Jehn P, Metzger M, Kokemüller H, et al. Efficacy of transcutaneous transseptal orbital decompression in treating acute retrobulbar hemorrhage and a literature review. Craniomaxillofac Trauma Reconstr. 2014;7:17–26.

56. Zhu Y, Song G, Tang D, Zhai X, Tian W. Monitor visual function with flash visual evoked potential during orbital surgery [in Chinese]. Zhonghua Yan Ke Za Zhi. 2000;36:445–8.

57. Nebbioso M, Lenarduzzi F, Pucci B, Plateroti AM, Rispoli E. Surgical management by means of electroretinographic examination during extracorporeal circulation. Ann Ital Chir. 2012;83:523–8.

58. Kamada K, Todo T, Morita A, Masutani Y, Aoki S, Ino K, et al. Functional monitoring for visual pathway using real-time visual evoked potentials and optic-radiation tractography. Neurosurgery. 2005;57(1 Suppl):121–7.

59. Lozano A, Hutchison W, Kiss Z, Tasker R, Davis K, Dostrovsky J. Methods for microelectrode-guided posteroventral pallidotomy. J Neurosurg. 1996;84:194–202.

60. Yokoyama T, Sugiyama K, Nishizawa S, Yokota N, Ohta S, Uemura K. Visual evoked potentials during posteroventral pallidotomy for Parkinson's disease. Neurosurgery. 1999;44:815–22. discussion 822–4.

61. Cohen BA, Baldwin ME. Visual-evoked potentials for intraoperative neurophysiology monitoring: another flash in the pan? J Clin Neurophysiol. 2011;28:599–601.

62. Thirumala PD, Habeych ME, Crammond DJ, Balzer JR. Neurophysiologic intraoperative monitoring of olfactory and optic nerves. J Clin Neurophysiol. 2011;28:538–42.

63. Schumann P, Kokemüller H, Tavassol F, Lindhorst D, Lemound J, Essig H, et al. Optic nerve monitoring. Craniomaxillofac Trauma Reconstr. 2013; 6:75–86.

64. Moller A. Evoked potentials in intraoperative monitoring. New York: Williams & Wilkins; 1988.

65. Inui K, Sannan H, Miki K, Kaneoke Y, Kakigi R. Timing of early activity in the visual cortex as revealed by simultaneous MEG and ERG recordings. Neuroimage. 2006;30:239–44.

66. Tremblay F, Parkinson JE. Alteration of electroretinographic recordings when performed under sedation or halogenate anesthesia in a pediatric population. Doc Ophthalmol. 2003;107:271–9.

67. Holder GE. Electrophysiological assessment of optic nerve disease. Eye (Lond). 2004;18:1133–43.

68. Chiappa K. Evoked potential in clinical medicine. New York: Raven; 1983.

69. Towle VL, Cakmur R, Cao Y, Brigell M, Parmeggiani L. Locating VEP equivalent dipoles in magnetic resonance images. Int J Neurosci. 1995;80(1–4):105–16.

70. Nehamkin S, Windom M, Syed TU. Visual evoked potentials. Am J Electroneurodiagnostic Technol. 2008;48:233–48.

71. Walsh P, Kane N, Butler S. The clinical role of evoked potentials. J Neurol Neurosurg Psychiatry. 2005;76 Suppl 2:ii16–22.

72. Harding GF, Smith VH, Yorke HC. A contact lens photostimulator for surgical monitoring. Electroencephalogr Clin Neurophysiol. 1987;66(3):322–6.

73. American Electroencephalographic Society. Guidelines for intraoperative monitoring of sensory evoked potentials. J Clin Neurophysiol. 1987; 4:397–416.

74. Kriss A, Halliday AM, Halliday E, Pratt RT. Evoked potentials following unilateral ECT. II. The flash evoked potential. Electroencephalogr Clin Neurophysiol. 1980;48:490–501.

75. Noonan BD, Wilkus RJ, Chatrian GE, Lettich E. The influence of direction of gaze on the human electroretinogram recorded from periorbital electrodes: a study utilizing a summating technique. Electroencephalogr Clin Neurophysiol. 1973;35:495–502.

76. Rubinstein MP, Harding GF. The visually evoked subcortical potential: is related to the electroretinogram? Invest Ophthalmol Vis Sci. 1981;21:335–44.

77. Esakowitz L, Kriss A, Shawkat F. A comparison of flash electroretinograms recorded from Burian Allen, JET, C-glide, gold foil, DTL and skin electrodes. Eye (Lond). 1993;7(Pt 1):169–71.

78. Gur M, Gath I. Time and frequency analysis of simultaneously recorded corneal and non-corneal electroretinogram. J Biomed Eng. 1979;1:172–4.

79. Hood DC, Bach M, Brigell M, Keating D, Kondo M, Lyons JS, et al. ISCEV guidelines for clinical multifocal electroretinography (2007 edition). Doc Ophthalmol. 2008;116:1–11.

80. Nuwer MR, Dawson EC. Intraoperative evoked potential monitoring of the spinal cord. A restricted filter, scalp method during Harrington instrumentation for scoliosis. Clin Orthop. 1984;183:42–50.

81. Martinez Piñeiro A, Cubells C, Garcia P, Castaño C,

Dávalos A, Coll-Canti J. Implementation of intraoperative neurophysiological monitoring during endovascular procedures in the central nervous system. Interv Neurol. 2015;3:85–100.

82. Keenan NK, Taylor MJ, Coles JG, Prieur BJ, Burrows FA. The use of VEPs for CNS monitoring during continuous cardiopulmonary bypass and circulatory arrest. Electroencephalogr Clin Neurophysiol. 1987;68:241–6.

83. Reilly EL, Kondo C, Brunberg JA, Doty DB. Visual evoked potentials during hypothermia and prolonged circulatory arrest. Electroencephalogr Clin Neurophysiol. 1978;45:100–6.

84. Markand ON, Warren CH, Moorthy SS, Stoelting RK, King RD. Monitoring of multimodality evoked potentials during open heart surgery under hypothermia. Electroencephalogr Clin Neurophysiol. 1984;59:432–40.

85. Burrows FA, Bissonnette B. Cerebral blood flow velocity patterns during cardiac surgery utilizing profound hypothermia with low-flow cardiopulmonary bypass or circulatory arrest in neonates and infants. Can J Anaesth. 1993;40:298–307.

86. Nenekidis I, Pournaras CJ, Tsironi E, Tsilimingas N. Vision impairment during cardiac surgery and extracorporeal circulation: current understanding and the need for further investigation. Acta Ophthalmol. 2012;90:e168–72.

87. Brandli A, Stone J. Remote ischemia influences the responsiveness of the retina: observations in the rat. Invest Ophthalmol Vis Sci. 2014;55:2088–96.

88. Møller AR, Burgess JE, Sekhar LN. Recording compound action potentials from the optic nerve in man and monkeys. Electroencephalogr Clin Neurophysiol. 1987;67:549–55.

89. Curatolo JM, Macdonell RA, Berkovic SF, Fabinyi GC. Intraoperative monitoring to preserve central visual fields during occipital corticectomy for epilepsy. J Clin Neurosci. 2000;7:234–7.

90. Tobimatsu S, Shima F, Ishido K, Kato M. Visual evoked potentials in the vicinity of the optic tract during stereotactic pallidotomy. Electroencephalogr Clin Neurophysiol. 1997;104:274–9.

91. Benedičič M, Beltram M, Olup BD, Bošnjak R. Cortical potentials after electrical intraneural stimulation of the optic nerve during orbital enucleation. Doc Ophthalmol Adv Ophthalmol. 2012;125:195–202.

92. Russ W, Kling D, Loesevitz A, Hempelmann G. Effect of hypothermia on visual evoked potentials (VEP) in humans. Anesthesiology. 1984;61:207–10.

93. Wongpichedchai S, Hansen RM, Koka B, Gudas VM, Fulton AB. Effects of halothane on children's electroretinograms. Ophthalmology. 1992;99:1309–12.

94. Raitta C, Karhunen U, Seppäläinen AM. Changes in the electroretinogram and visual evoked potentials during general anaesthesia using enflurane. Graefes Arch Clin Exp Ophthalmol. 1982;218:294–6.

95. Iohom G, Collins I, Murphy D, Awad I, O'Connor G, McCarthy N, et al. Postoperative changes in visual evoked potentials and cognitive function tests following sevoflurane anaesthesia. Br J Anaesth. 2001;87:855–9.

96. Iohom G, Whyte A, Flynn T, O'Connor G, Shorten G. Postoperative changes in the full-field electroretinogram following sevoflurane anaesthesia. Eur J Anaesthesiol. 2004;21:272–8.

97. Andréasson S, Tornqvist K, Ehinger B. Full-field electroretinograms during general anesthesia in normal children compared to examination with topical anesthesia. Acta Ophthalmol. 1993;71:491–5.

98. Tanskanen P, Kylmä T, Kommonen B, Karhunen U. Propofol influences the electroretinogram to a lesser degree than thiopentone. Acta Anaesthesiol Scand. 1996;40:480–5.

99. Chi OZ, McCoy CL, Field C. Effects of fentanyl anesthesia on visual evoked potentials in humans. Anesthesiology. 1987;67:827–30.

100. Loughnan BL, Sebel PS, Thomas D, Rutherfoord CF, Rogers H. Evoked potentials following diazepam or fentanyl. Anaesthesia. 1987;42:195–8.

101. Sloan T. Anesthesia and intraoperative neurophysiological monitoring in children. Childs Nerv Syst. 2009;26:227–35.

102. Uhl RR, Squires KC, Bruce DL, Starr A. Effect of halothane anesthesia on the human cortical visual evoked response. Anesthesiology. 1980;53:273–6.

103. Chi OZ, Field C. Effects of isoflurane on visual evoked potentials in humans. Anesthesiology. 1986;65:328–30.

104. Kameyama Y. Effect of isoflurane and sevoflurane on evoked potentials and EEG. Jpn J Anesth. 1994;43:657–64.

105. Sebel PS, Flynn PJ, Ingram DA. Effect of nitrous oxide on visual, auditory and somatosensory evoked potentials. Br J Anaesth. 1984;56:1403–7.

106. Yamashiro H. Differentiation of brain stem anesthesia from high spinal anesthesia using auditory brain stem response. Masui. 1990;39:1704–7.

107. Fenwick PBC, Stone SA, Bushman J, Enderby D. Changes in the pattern reversal visual evoked potential as a function of inspired nitrous oxide concentration. Electroencephalogr Clin Neurophysiol. 1984;57:178–83.

108. Hou WY, Lee WY, Lin SM, Liu CC, Susceto L, Sun WZ, Lin SY. The effects of ketamine, propofol and nitrous oxide on visual evoked potentials during fentanyl anesthesia. Ma Zui Xue Za Zhi. 1993;31:97–102.

109. Chi OZ, Ryterband S, Field C. Visual evoked potentials during thiopentone-fentanyl-nitrous oxide anaesthesia in humans. Can J Anaesth. 1989;36:637–40.

110. Russ W, Luben V, Hempelmann G. Der Einfluß der Neuroleptanalgesie auf das visuelle evozierte Potential (VEP) des Menschen. Anaesthesist. 1982;31:575–8.

111. Makela K, Harkainen K, Rorarius M, Jantti V. Suppression of F-VEP during isoflurane-induced EEG suppression. Electroencephalogr Clin Neurophysiol. 1996;100:269–72.

5 脑深部电极刺激术

Jay L. Shils，Diana Apetauerova，Amal A. Mokeem，
Jeffrey E. Arle

（菅敏钰　译　王云珍　校）

学习要点

- 麻醉医师在脑深部电极刺激术中的作用至关重要，目的是对清醒的患者保证其舒适，同时给予心血管支持，避免使用一般的镇静药物。

- 对于复杂性运动障碍手术，常需要使用镇静药物，镇静药物与患者意识情况之间的平衡非常重要，目的是保证手术医生能够获取电极放置的数据。

简介

术中监测（intraoperative monitoring，IOM）的目的包括以下两种：①通过术中实时监测发现神经系统受损信号，提醒外科医生停止或改变不利操作；②在特定手术的特定步骤，通过术中实时监测，帮助外科医师进行生理解剖学定位。在上述两种目的的监测中，外科医师、麻醉医师及神经监测医师间的配合起着重要作用。脑深部电极刺激术的挑战在于，需要保证患者舒适同时保持清醒状态，不影响电极的记录。

脑深部电极刺激术（deep brain stimulation，DBS）使用微电极进行记录，监测运动功能障碍，属于第二种目的。对于麻醉医师挑战在于大多数麻醉药有镇痛和镇静效果，影响神经电生理监测信号的获取，使术中功能定位变得困难。并且患者在痛苦的手术过程中，一直是清醒的，使这个问题更加复杂。这个问题需要外科医师、麻醉医师和神经电生理监测医师进行充分的讨论，而不仅仅是在手术开始前才进行简单的交流。这三个团队中必须有全程在场的医生参与讨论，保证手术的顺利进行。

DBS 治疗的常见运动障碍通常与基底核（basal ganglia，BG）功能异常相关。BG 是脑内由 6 个神经核团组成的结构，包括两个输入核团：纹状体（striatum）和孤束核（subthalamic nucleus，STN），两个输出核团：内侧苍白球（globus pallidus，GPi）和黑质下网状部分（substantia nigra pars reticulata，SNr），两个固有核团：外侧苍白球（globus pallidus，GPe）和黑质致密部（substantia nigra pars compacta，SNc）。纹状体接收大脑皮质的兴奋信号（谷氨酸能神经元），以及 SNc 多巴胺能神经元细胞的兴奋性和抑制性反馈。这些细胞中的一部分直接投射至 GPi，形成"直接通路"，其他则投射至 GPe，是间接通路的一级补偿站，随后通过 STN 在 GPi 处终止。直接通路和间

接通路的抑制反应调节 GPi 的神经元活动，将抑制性信号传递至脚桥核（pedunculopontine nucleus，PPN）和丘脑的腹外侧核（ventrolateral，VL），它们含有感觉接受区［动眼神经腹外侧核（ventral caudal nucleus，VC）］和小脑的接受区［丘脑腹中间核（ventralis intermedius nucleus，VIM）］。VL 投射至初级和次级运动区，从而形成皮质-神经节-下丘脑-皮质环路。直接通路抑制 GPi，导致运动丘脑的去抑制，完成丘脑皮质投射。间接通路通过一系列连接，将兴奋性信号传递至 GPi，从而抑制下丘脑皮质运动通路。

对于很多运动障碍疾病来说，直接和间接通路之间的补偿平衡机制被打破，从而导致了一系列临床症状。对于帕金森病（Parkinson's disease，PD），这种失衡导致了运动功能减退的症状，肌张力障碍则导致了运动功能亢进的症状。DBS 被认为可以恢复直接和间接通路直接的失衡状态，但是其具体的机制尚不清楚。

我们将通过 3 个病例来说明操作流程的关键点。第一例患者患有帕金森病，在尽可能浅的麻醉下行简单的 STN 区域 DBS 植入术。第二例患者有复杂的肌张力障碍，手术过程中需要不断改变麻醉管理方案。第三例患者患有药物导致的运动功能障碍，术前需要持续输注丙泊酚以减轻运动障碍所致的副作用。这三个病例之外，我们还有一套针对治疗运动障碍的 DBS 植入术的基本流程。

外科手术

运动障碍性疾病手术首先需要立体定位，将颅脑置入一个能准确进行解剖定位的三维（3D）坐标中。过去多数定位系统是在患者颅骨外放置立体头架，然后使用计算机断层扫描术（CT）或磁共振成像（MRI）进行定位。最新的技术是使用一个较小的立体定位装置（FHC Starfix System，Bodenheim，ME；或 Medtronic Nexframe，Minneapolis，MN），可以使用"无头架"定位技术进行定位。这种新的"无头架"定位技术使得麻醉医师对于气道的控制变得更加简单。过去传统的定位仪无法接近患者的气道，面罩通气困难，所以应该考虑使用喉罩通气（laryngeal mask airway，LMA）。成像过程完成后，外科医师可以计算出 3D 坐标中的目标位置。由于解剖变异、影像扭曲及患者的功能神经生理不同，最初的定位只能作为寻找目标区域的参考。定位完成后，外科医师在颅骨上钻一个 14 mm 的颅骨孔置入电极，同时在立体头架上放置神经生理监测设备。

微电极记录（microelectrode recording，MER）最好在患者意识清醒、没有使用麻醉药的情况下实施。MER 和准确功能定位完成后，植入永久性 DBS，给予模拟 DBS 治疗性刺激进行神经生理测试。然后缝合伤口，植入脉冲发射控制器（implantable pulse generator，IPG）。

DBS 植入术最严重的并发症是致命性出血[1]。在 DBS 植入术中，不论是微电极记录阶段还是永久电极植入阶段，麻醉医师都需要特别关注血压调控。明显出血容易被发现，但隐性出血也可能会导致严重后果。所以术后影像学检查非常必要[2]。为了尽可能降低术中出血风险，收缩压应控制在 150 mmHg 以下。如果收缩压高于 150 mmHg，应该终止手术，直至血压低于 150 mmHg。帕金森患者术前停用多巴胺受体激动剂可能会发生反弹性高血压，使血压控制会更为困难。已经证实，肼屈嗪、尼莫地平、硝酸甘油、硝普钠等抗高血压药单次给药不会有不利影响（作者的经验和 Venkatraghavan[3]），目前针对这一问题尚无明确的文献报道。有一篇文献报道在 3 例患者中静脉使用 β 受体阻滞剂美托洛尔降低血压，导致了 STN 峰值降低，肌肉强直出现短暂减轻[4]。有的医生建议避免使用 β 受体阻滞剂，因为其可能会使电极植入阶段的运动评估变得困难。

在长时间 DBS 植入术中，应该关注患者失水情况。术中应该静脉给予维持量液体输注。每个患者都应该插入尿管，以防患者术中排尿。另外，许多有肌张力障碍的患者术后会有活动困难。由于患者处在坐位，头部高于胸部，可能会发生空气栓塞，尤其是有颅骨孔并且有静脉暴露的患者。脉搏血氧饱和度和呼气末 CO_2 监测有利于发现空气栓塞。动脉血氧饱和度监测探头、静脉通路、动脉压导管（如使用的话）应该放在手术部位同侧肢体，以便于检查对侧肢体的震颤、僵直及运动速度。一旦怀疑或发现静脉空气栓塞，应该用生理盐水连续冲洗硬膜下腔以防止更多的空气进入静脉系统。所有的立体头架都能在不移除头架的情况下进行气管插管或放置喉罩。移除和调整头架的扳手应该随手可及，以备急用。

在手术过程中采集神经监测数据期间和之前，应禁用镇静药和镇痛药。但是，有时确实需要使用这两种药。放置立体头架时，需要在头钉放置处进行皮下局部麻醉（例如：利多卡因/布比卡因）。我们医院在放置立体头架、切皮、钻孔以及打开硬脑膜时给予镇静［丙泊酚负荷量 20～50 μg/kg 或持续输注 100 μg/(kg·min)］。由于不同患者对疼痛的忍受程度不同，有时需要更大剂量［250 μg/(kg·min)］（见例 3）。另一种适用的药物是右美托咪啶（dexmeditomidine，DEX）。对于这些操作，要选择代谢迅速（丙泊酚）并对单次记录影响最小的药物。在缝合伤口期间，麻醉药物的使用不受限制。有时在记录间隔中，需要给予患者小剂量麻醉药以获得短时间镇静。像下面将讨论的第二个病例一样，在特殊情况下需要给予麻醉药，甚至在 MER 期间也是可能的。

由于麻醉药物会改变神经放电频率[5]，不利于患者评估。已经证实，即使小剂量的 GABA 能镇静药物也会对 MER 质量造成不良影响[6]。丙泊酚和瑞芬太尼可短暂改善和抑制帕金森症的震颤[7-8]，并增加运动震颤[9]。在我们医院，患者进行震颤测试之前，至少要停用丙泊酚 10 min 以洗脱其效应。现在哪种全身麻醉药物最适合进行 MER 研究尚不清楚，所有的镇静药物在某种程度上都会影响 MER[6,10]，目前没有研究比较不同麻醉药物术中 MER 影响。"清醒"技术有明显的优势，大多数医院在 DBS 电极植入期间不使用麻醉药物，以观察神经刺激相关的细胞运动及运动反应。另一种常用的技术是在手术前夜开始停用抗帕金森药物，这对患者来说可能不是很舒适，但对于获得最佳 DBS 电极植入位置是必需的。肌张力障碍的患者在神经生理监测之前的手术阶段需要镇静药物，甚至在测试阶段也需要。理想情况下，任何镇静药效应应该能快速逆转其效应。应该避免使用苯二氮䓬类和长效的阿片类药物。阿片类药物与一些抗帕金森药物（如司来吉兰）一起使用时，可能会导致焦虑、肌强直、大汗及体温过高[8]。

丙泊酚广泛用于帕金森患者手术麻醉，但是需要确保患者警觉。使用小剂量丙泊酚可以快速代谢并降低自主呼吸消失的风险。外科医生会在头皮切开时给予局部麻醉以减少疼痛。如前所述，DEX 适用于肌张力障碍患者，并且已经成功在儿童患者中应用[11]。选择 DEX 的一个主要原因是其对单个 MER 影响最小，仍然可以获得神经电活动（图 5.1）。DEX 镇静时患者对语言指令仍然可以做出反应和配合[2,12]。DEX 作用于蓝斑核的 α_2-肾上腺素受体而不是 GABA 能

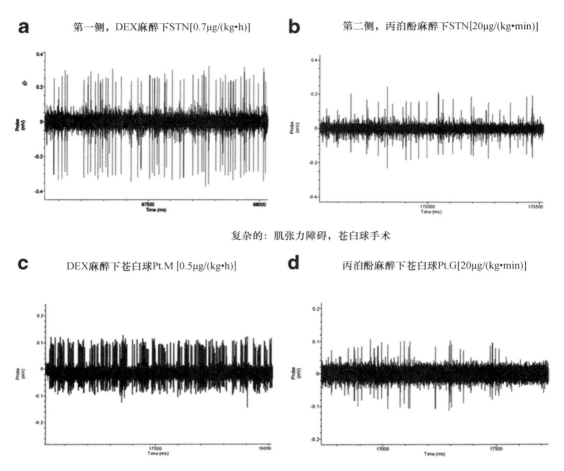

图 5.1　两种麻醉药下的单电位记录。每个描记表示 1 s 的数据。（a 和 b）显示了同一个患者行双侧 STN DBS 植入术的记录图形。（c 和 d）显示两个不同患者苍白球 DBS 植入术的记录图形。（a，c）记录使用低剂量 DEX［～0.1 μg/(kg·h)］，（b，d）记录使用丙泊酚低剂量输注［<20 μg/(kg·min)］。丙泊酚的记录明显小于 DEX

受体，不影响基底神经节（BG）电位记录。蓝斑核调控许多脑功能，包括觉醒、睡眠、焦虑[13]。同时，DEX 呼吸抑制作用很小，使其成为"清醒"开颅的适用药物。低剂量使用这种药物产生镇静作用，让患者容易被语言叫醒并配合手术。已有 DEX 单独使用[3,14-15]或间断联合使用丙泊酚[16]的报道。DEX 可以减轻放置头钉（固定立体定位仪至患者头部时所用）时引起的血流动力学和神经内分泌反应，同时显著减少抗高血压药用量[17-18]。理论上 DEX 可直接影响 α₂-介导血管平滑肌收缩，间接影响神经通路对脑血管的调节，从而减少脑血流量。α₂-受体激动剂对脑动脉和脑静脉产生收缩作用，降低 ICP。目前为止，即使在脑循环受损的患者，也尚无研究证明 DEX 对颅内血流动力学有不良影响。DEX 也没有改善帕金森的震颤、僵直及运动迟缓的作用。药理学特性决定它可能是 DBS 植入术最理想的镇静药[19]。对于清醒手术可能会影响其安全的患者，可以考虑全身麻醉。这些患者包括正在服用多种药物控制的肌张力障碍患者，或患有其他相关疾病患者，以及可能不耐受这种操作、有严重呼吸功能障碍、不能保持静止的抽搐

（比如 Tourettes 综合征）的患者。

DBS 电极植入后，可以加深镇静，去除立体头架。固定脉冲发射器和电极，此过程在镇静或全身麻醉下完成。手术结束后，患者应尽快服用术前应用的抗帕金森药物以防止神经功能和呼吸肌损伤恶化。

DBS 植入术中麻醉并发症发生率尚不明确。一项回顾性研究调查了 158 例在丙泊酚或 DEX 镇静下进行脑部核团消融或电极植入的病例[20]，发现 6.96％的病例出现了不良事件，包括呛咳、打喷嚏、肺水肿、躁动、支气管痉挛、心绞痛及颅内出血。上述并发症都有使电极位置移动或插入脑中造成脑实质出血的风险。依作者的经验，麻醉医师如果熟悉运动障碍病手术过程，并且密切监测患者的生理变化，就能将风险降到最低。作者只经历 1 例此类并发症，当时麻醉医师没有关注患者，而是在关注输液情况。

微电极纪录（MER）

由于 CT 和 MRI 定位的精确度不够，无论 MER 是否可以提供更详细、更精确的功能定位，可视化是确定目标区域的第一步。有几种很好的 MER 操作说明[21-32]。能识别 MER 从目标临近区域到达目标区域时的神经元活动，对于 MER 定位非常重要。下面用 2 个病例来演示诊断、MER 定位及麻醉管理（一个很具有代表性，另一个不常见且比较复杂）。在 MER 记录时，不仅要记录目标区域的电位，同时还要记录目标区域上下位置的电位。这些电位记录便于确定目标区域的矢状、冠状及轴状位置。在撰写本书期间，这两个患者病情都明显好转。除了寻找单个神经元的自发放电，同时寻找针对特异性诱发电位发生反应的细胞也十分重要，因为基底节还包括一些非感觉运动区。

寻找患者自发运动的细胞和对肢体关节位置（肌肉运动觉）有反应的细胞对于电极在感觉运动区特定位置的定位十分重要。在应答期间自发和肌肉运动觉细胞都会增加或减少其放电频率，这一现象只能在感觉运动区的特定核团发生。自发运动可以通过要求患者移动身体的某一部分，同时寻找单电位放电频率的变化。肌肉运动觉测试可以通过移动关节，同时寻找单电位放电频率的变化。

病例分析

对于运动障碍的手术，有 3 个常见目标区域：①丘脑腹中间核（ventral intermediate nucleus，VIM），②内侧苍白球（internal globus pallidum，GPi），③孤束核（STN）。虽然未经最终证实，这 3 个区域被认为是治疗不同疾病导致的不同运动障碍的最佳方法。本章提及 2 个病例分别在 GPi 和 STN 植入了电极。选择这些病例是因为它们展现了运动障碍手术的极限。VIM 主要与运动元相关疾病如原发性震颤相关。本章提及的 VIM 病例中，患者影响了麻醉干预，而不是疾病本身。为了使手术治疗效果更好，我们对可能碰到的生理类型进行了描述，来阐述如果麻醉方法不当会造成什么后果。

苍白球的全部结构都可以在 MRI 上显示，但其功能区域主要是该核团的后部和腹侧[33-39]。当微电极沿着预定轨道向目标区域靠近时，需要辨别来自纹状体、外侧苍白球（GPe）和内侧苍白球的放电图形，以确定最佳定位。彩图 5.2 可见苍白球及其周围结构的解剖。右侧的电位记录显示了不同部位的不同放电图形。这是辨别不同结构最重要的生理指标。在 DBS 电极植入术中，一定不能靠近视束和内囊，这样会使治疗无效。

苍白球汇总

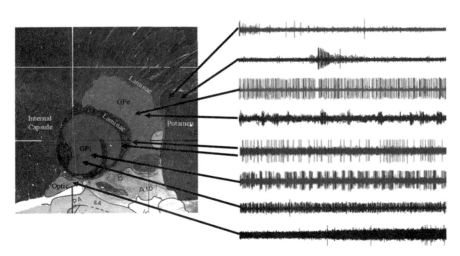

彩图 5.2　距离中线 21.5 mm 穿过 GPi 及相关解剖结构中线的矢状切片。右侧图形表示各个部位放电图形。图形分别代表来自该结构代表性细胞的单次记录[68]

微电极电位测试完成后，在植入永久性 DBS 之前，要给予电极刺激，以保证电极与视束和内囊之间的距离足够安全。如果患者意识清醒，看到闪烁光或有肌肉收缩提示距离不够安全。如果患者不清醒，视束或内囊受到刺激时，他们就不会出现相应的反应。对于这样的患者，需要监测肌电图来辨别肌肉收缩来自内囊直接刺激还是苍白球间接刺激。这种情况下，不可以使用肌松药。

STN 的功能目标位于前后中点中线旁 10.5～13.0 mm[28,32,40-42]。同样，当微电极沿着预定路径向目标区域靠近时，需要辨别不同解剖结构的放电图形，结构包括丘脑、STN 和黑质网状部（substantia nigra pars reticulata，SNr）。彩图 5.3 可见 STN 及周围结构的解剖，右侧的电位记录显示了不同部位的不同放电图形。这是辨别不同结构最重要的生理指标。如果电极放置太靠中线并且偏后方，可能会影响感觉丘脑和（或）内侧丘系。如果电极放置靠外偏前，可能会影响内囊，使治疗无效。

病例

病例一．简单病例（PD-STN）：60 岁男性患者，有 10 年帕金森病史，在 59 岁之前，服用左旋多巴控制良好。

患者的帕金森症状开始表现为四肢僵直和右上肢颤抖。随着病情进展，左上肢也出现颤抖，并影响到患者的行走。手术前一年，患者头面部出现左旋多巴所致运动失调，进而发展为吞咽困难。手术前，患者服用 Stalevo（卡比多巴、左旋多巴和恩他卡朋的复方制剂）37/5/150/200 q. i. d.，Requip 4 mg t. i. d.，金刚烷胺 100 mg t. i. d. 和加巴喷丁 300 mg t. i. d.。由于药物引起运动失调和生活质量下降，患者决定接受 DBS 电极植入术。

帕金森病（PD）

PD 是基底神经节（BG）的缓慢退行性变。黑质致密层的神经细胞分泌多巴胺，转移到 BG（纹状体）。PD 患者分泌多巴胺的

孤束核汇总

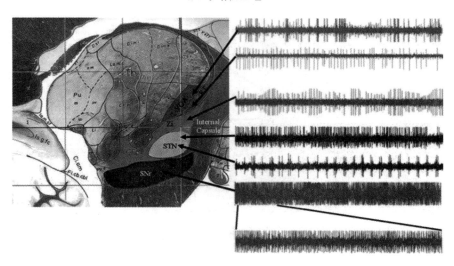

彩图 5.3 21.5 mm 穿过 STN 及相关解剖结构中线的矢状切片。右侧图形表示各个部位放电图形。图形分别代表来自该结构代表性细胞的单次记录，SNr 的图形是混合记录

神经细胞逐渐凋亡，但是目前原因未明。大量多巴胺神经元缺失之后，震颤、运动失调和僵直等症状变得明显[43-45]。PD 的一线治疗是药物治疗，但是有些已经对药物治疗有反应的患者随着时间推移症状加重。患者会出现行走、语言或其他简单行为的障碍。患者出现严重的运动障碍、药物所致运动失调、药物难治性震颤或药物不耐受时，应考虑手术治疗。对左旋多巴治疗敏感的症状，手术治疗效果较好[46]。根据我们的经验，STN 和 GPi 手术对左旋多巴敏感症状有明显益处[41-42]。随着对 BG 回路和 PD 病理生理学认识的加深，运动障碍手术主要集中在 3 个核团：①丘脑，②GPi 和③STN。STN 是 PD 患者 DBS 电极植入术首选位置[41,47-50]。诸如出血等严重并发症在 STN-DBS 植入术中很少见[51]。在术前要控制可能引发出血的高血压[52-53]。由于使用左旋多巴、多巴胺受体激动剂以及其他自主神经调节药物，PD 患者往往存在直立性低血压[54-56]。PD 患者会出现呼吸功能障碍[55]，包括阻塞性通气障碍、上呼吸道肌肉组织功能障碍、呼吸肌的强直、运动迟缓及肌张力障碍[57]。停用抗帕金森药物使这些症状加重。

手术过程

患者手术前夜 7:00p.m. 停服所有抗帕金森药物，手术当天早上来到医院。在麻醉医师监测下给予 20 mg 丙泊酚镇静，放置导尿管，放置立体头架。然后患者接受 CT 扫描（之前进行过 MRI 扫描），必要时给予丙泊酚。CT 扫描完成后，患者到手术室，躺到手术床上，头架被固定在手术床上。要保证患者在手术床上很舒适，因为在手术期间要保持这个姿势。给予丙泊酚直到外科医生打开硬脑膜，硬脑膜打开后（大约在 MER10～15 min 之前），停用丙泊酚，唤醒患者进行测试。这个患者需要在左侧进行 1 次测试，右侧进行 3 次测试。两侧次数不同可能是因为解剖不对称，成像误差或操作过程中大脑移位。具体原因很难辨别，但有 15% 的病例出现了这种情况。每次测试都需要外科医生从脑中取出电极，再重新插入。

每次电极插入脑中都使出血概率增加。所以保证收缩压低于 150 mmHg 是非常重要的。左侧 STN 厚度 4.9 mm，有 4 个运动神经细胞。右侧第一次测试 STN 厚度 4.6 mm，没有运动神经细胞；第二次 STN 厚度 5.7 mm，3 个运动神经细胞；第三次 STN 厚度 1.3 mm，没有运动神经细胞。开始右侧第二次测试前，收缩压升至 150～165 mmHg。测试暂停，给予 10 mg 拉贝洛尔，收缩压降至 135 mmHg 后继续。之后的手术过程不再需要麻醉特殊处理。所有帕金森患者在手术期间都有鼻导管和 SpO_2 监测。

DBS 电极左侧放置在第一个记录电极上，右侧放置在第二个记录电极上。选择这些位置是因为运动觉细胞的数量和 STN 的长度。DBS 电极放置完成后，使用外置刺激器进行刺激（Medtronic Dual 7240 stimulator，Minneapolis，MN）。使用序贯双击刺激方式（－0，＋1；－1，＋2；－2，＋3），脉宽 60 μs，频率 180 Hz。电压缓慢增加至 4 V。此例患者电压增加至 4 V 的过程中一直没有不良反应。上肢有存在 5～15 s 的短暂感觉异常。这种暂时的不良反应是可以接受的，因为设备本身不关机。患者左侧运动迟缓和肌肉僵直的情况在－1、＋2 时有改善，右侧－0、＋1 和－1、＋2 时均有改善。术后患者的帕金森疾病量表评分第三部分（帕金森患者常用的运动分类量表）改善了 72%。

病例二．复杂病例：14 岁男孩，3 个月时诊断为甲基丙二酸血症（methyl-malonic acidemia，MMA），感染获得性 H1N1 病毒之后，出现胰腺炎、败血症，继发双侧基底神经节卒中事件。

由于卒中事件，患者突然出现痉挛性四肢瘫痪，巴氯芬泵（痉挛的常用治疗方法）无法缓解其症状，继而出现对药物联合治疗无效的肌张力障碍。随着肌张力障碍的加重，出现固定姿态和动态痉挛，患者决定接受 GPi 刺激。在接受巴氯芬治疗到决定手术这段时间，患者呼吸功能有所恶化。

肌张力障碍

肌张力障碍是收缩肌和拮抗肌同时发生不自主的持续性或痉挛性收缩[58-60]。运动常常是缓慢而持续的，并且重复发生。运动不可预测，并有波动性。频繁的扭曲导致疼痛和功能障碍。无论何种原因引起的肌张力障碍都是慢性疼痛的原因，可以导致永久性疼痛和功能障碍。不同形式肌张力障碍治疗方法不同，所以辨别肌张力障碍类型对治疗十分重要[61-66]。根据肌张力障碍的临床累计范围，可分为局限性肌张力障碍、节段性肌张力障碍、多灶性肌张力障碍、广泛性肌张力障碍和偏侧肌张力障碍。

系统性药物治疗可以使 1/3 的患者获益，治疗有多种药物可以选择，包括胆碱能药物、苯二氮䓬类药物、抗帕金森药物、抗惊厥药、巴氯芬泵、卡马西平和锂盐[67]。许多患者对药物治疗不敏感[68]。对于这类患者，如果症状使患者很痛苦，可以考虑接受外科手术来改善症状和功能。对于肌张力障碍，应该直接刺激 GPi，是目前研究最透彻的刺激位点。

手术过程

这个病例是我们所做的 DBS 植入术最复杂的病例之一。由于 MMA，这个患者的代谢能力很差，但是他又需要接受手术和麻醉。麻醉药物不仅影响监测，还对代谢有不利作用。此病例进行手术前，神经外科医师、麻醉医师、危重症医师、神经病学医师进行会诊，讨论决定术前、术中、术后的管理。大家各自谈论自己的需求及自己的操作可能带来的影响。如前所述，对于大多数 DBS 电极植入术患者，麻醉医师最需要关注血压。最终制订的方案为首先使用 Dex，如果 Dex 不适用，并且患者可以耐受丙泊酚的情况下，使用丙泊酚。由于患者的基础代谢问题，需要考虑是不是应该给予控制量的 DEX 保证患者舒适和电极记录。另一个问题是，Dex 可能会导致患者低血压，由于低血压对帕金森患者有益，所以这通常不是需要考虑的问题，但是在儿童患者仍需要注意。手术前三天，对该方案进行试验，患者停用包括大剂量苯二氮䓬类在内的一些药物，结果试验失败。

手术当天早上，患者直接被送进 CT 室并进行插管。诱导使用 3 mg 咪达唑仑、10 mg 依托咪酯后追加 5 mg、12 mg 顺阿曲库铵、100 μg 芬太尼。立体头架放置期间，使用七氟烷（1.5%）维持麻醉。患者进行 CT 扫描前，开始输注 Dex 0.7 μg/(kg·h)，瑞芬太尼 0.1 μg/(kg·min)，5 分钟后停用七氟烷。持续静脉输注直到手术室开始钻颅骨孔。Dex 速度降至 0.1 μg/(kg·h)，停用瑞芬太尼，目的是 10~15 min 后唤醒患者以完成电位记录。钻孔完成，硬膜剪开之后，血压为 127/77 mmHg，置入微电极。此时患者仍带有气管导管，但有一定觉醒，能完成简单指令，患者没有动作，也没有睁眼。电极置入脑中时，要保证：（a）尖端在 GPe，（b）镇静程度 [Dex 0.1 μg/(kg·h)] 可以完成电位记录又不会有额外动作。由于 GPe 和 GPi 的放电图形相似，为了辨别，记录运动神经细胞电位十分重要。保持麻醉药物种类和剂量不变，对电极经过的所有细胞进行运动神经测试。第一侧进行了 8 次测试，有 3 次有运动神经电位。由于血压升高至 168/120 mmHg，靠近 GPi 基底的测试被中止。血压升高可能是由于麻醉变浅引起，患者觉醒程度升高，对自己的处境有所了解。给予 6 mg 肼屈嗪（2 次）和硝普钠 1.5 μg/(kg·min)（1 次）降低血压。血压最后稳定在 114/50 mmHg。Dex 增加到 1 μg/(kg·h)，瑞芬太尼增加到 0.1 μg/(kg·min)。离开 GPi 之后，在视网膜下方 2 mm 处发现了一个边界细胞。由于患者在电流刺激时不能描述肌肉运动情况（刺激性试验通过后放置了永久性 DBS 导线，以确保没有重大不良事件），我们使用了肌电图来检测肌肉活动。电流为 5 Hz 时，未探测到肌肉收缩，但电流增加至 130 Hz、7 V 时，出现轻微拇指收缩。大于 5 V 电流刺激时出现拇指收缩或鼻唇收缩，这是电极位置恰当的标志。此时进行电极植入。关闭第一个颅骨孔，打开第二个颅骨孔期间，Dex 增加到 1.4 μg/(kg·h)，瑞芬太尼调整至 0.07 μg/(kg·min)。打开第二个颅骨孔后，DEX 降至 0.7 μg/(kg·h)，瑞芬太尼停用，硝普钠持续输注 0.5 μg/(kg·min)。在这一侧电极记录和刺激期间，不再改变麻醉药物用量。术中患者无法睁眼。第二侧有 12 个不同 GPi 细胞被记录，检测到分离内部 GPi 的外侧和内侧片段的区域。12 个细胞中的 5 个有运动电位。距离 GPi 基底部约 1.7 mm 处也记录到视束。与对侧刺激结果相似，没有不良反应。使用 0.7% 七氟烷麻醉完成接下来的电极植入及电线连接。

病例三．复杂病例：29 岁男性，患有轻度脑性瘫痪和严重的肌张力障碍，发生在手术切除蛛网膜粘连和部分蛛网膜后。

网膜切除术中没有并发症，术后患者苏醒，开始出现顽固的痉挛和躁动，当时认为可能与术中阿片类药物（芬太尼）或东莨菪碱的应用有关。之前的另外一次手术后患者也有类似的症状。此时给予劳拉西泮（2 mg Ⅳ）和苯海拉明（50 mg Ⅳ q6 h），术后几天症状没有改善，诊断为肌阵挛性肌张力障碍。由于肌张力障碍和肌张力姿势十分痛苦，予患者气管插管，持续泵注丙泊酚 95 mg/h [25.13 μg/(kg·min)]，患者体重 63.1 kg，给予丙戊酸（250 mg t.i.d），术后第 5 天再次给予劳拉西泮和苯海拉明。试验性减少丙泊酚 40 mg/h [10.57 μg/(kg·min)] 和劳拉西泮的剂量至可以与患者沟通，但是再次发生了肌阵挛。术后 4 周，开始使用 Dex，减少丙泊酚的用量，以期能减少痉挛运动。患者拔管后再次出现肌痉挛，最后导致了再次插管，丙泊酚剂量恢复至 95 mg/h，开始给予丁苯那嗪（50 mg Ⅳ q6 h）。随后患者被转诊至作者的医院，拟行 GPi DBS 以控制肌张力障碍[69]。

状态性肌张力障碍

状态性肌张力障碍（status dystonicus，SD）由 Jankovic 和 Penn 在 1982 年首次提出，其定义是：越来越严重和频繁的广泛肌张力障碍和肌肉强直发作，标准的药物治疗难以控制[70]，可以称之为"状态性肌张力障碍"或"肌张力障碍风暴"。这类情况十分罕见，目前文献报道仅有不到 40 例[71]。SD 患者常伴有威胁生命的并发症，如延髓麻痹、上呼吸道阻塞、吸入性肺炎等进行性的呼吸功能损伤，从而导致呼吸衰竭、疼痛和代谢紊乱。

多种药物和手术疗法都可以用于 SD 的治疗，但是疗效并不可靠。可以试用一些口服药物[72]，疗效同样不可靠，目前大部分文献支持使用静脉药物进行深度镇静[73]。SD 患者常伴有代谢障碍（如横纹肌溶解症），可能会导致肾衰竭、延髓麻痹和呼吸系统并发症，可能需要进行气管插管。其他常见的并发症包括高热、肌肉疲劳、疼痛和脱水。鉴于以上原因，SD 患者需要在重症监护室（intensive care unit，ICU）进行治疗。患者常需要在深度镇静下使用肌肉松弛药和呼吸机辅助通气[71]。可以静脉给予咪达唑仑和丙泊酚。对于进展性疾病，二线的治疗方法是进行深部脑刺激手术。

手术过程

由于缺乏最佳的药物疗法，患者初次发生痉挛和躁动的 2 个月后实施了双侧 GPi DBS 手术，术后症状明显改善。术中进行了 3 次 MER 检查（右侧两次，左侧一次）。每个立体定向通路平均记录到了 3.3 个 GPi 细胞，这比 GPi PD 和 DBS 肌张力障碍手术患者的平均 10 余个细胞数量更少。此例患者 GPi 平均放电频率也少，为 34.3+/−16.5 Hz，而 PD 患者一般是 60～80 Hz。此例患者的 GPe 是 44.5+/−16.6 Hz，同样少于 PD 患者，但是没有 GPi 细胞那样明显。图 5.4a 显示了此例患者在不同丙泊酚浓度下 GPi 和 GPe 的峰值电活动。这一电活动的减少与肌张力障碍患者术中使用丙泊酚与没有丙泊酚时相比的电活动减少类似（图 5.4b）。放电频率的变化也与丙泊酚浓度有关，见图 5.4a。有趣的是，术前患者持续输注丙泊酚的时间超过了 2 个月，术中所使用的丙泊酚与其他类似的手术患者相比浓度很大，即使是在这样大的丙泊酚剂量下，患者仍然可以与医生交流。即使患者可以与手术团队进行交流，但是患者的基底神经节活动仍然下降（通过 GPi 放电频率测量），临床上常认为这代表异常活动的下降。Wilson 等[74]的一篇综述发现多例患者出现持续输注丙泊酚后存在丙泊酚耐受，因此镇静和减少疼痛的剂量需要逐渐加大。丙泊酚可以直接激活 GABA$_A$ 受体，后者是一种抑制性受体，可以减少 BG 的总体电活动。此外，丙泊酚也可以影响一

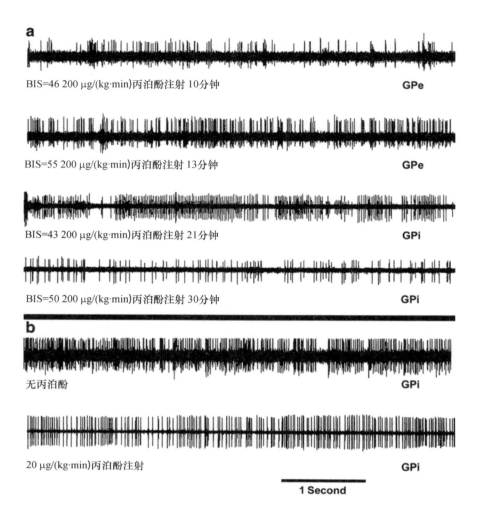

图 5. 4 状态性肌张力障碍患者在不同浓度丙泊酚下 GPe 和 GPi 的单个电极记录（**a**）。肌张力障碍患者在丙泊酚输注和无丙泊酚输注时 GPi 的单个电极记录（**b**）

些神经递质和神经调节因子，尤其是大麻素受体，被认为是麻醉药的镇静作用位点[75]。这两种作用机制的叠加可能会导致此例患者出现的临床上的一些不同表现（交流与电活动减少）。

静和镇痛药。由于脑部组织的特点，控制血压和保证氧饱和度十分重要。由于运动障碍的多样性，可能需要镇静药物或者全身麻醉。手术需要在外科医师、麻醉医师和神经电生理医师的密切配合下完成。

总结

与其他术中电生理监测相似，麻醉和神经电生理数据收集之间的矛盾是巨大的挑战。运动障碍手术的特点是仅需要很少的镇

参考文献

1. Umemura A, Jaggi JL, Hurtig HI, Siderowf AD, Colcher A, Stern MB, Baltuch GH. Deep brain stimulation for movement disorders: morbidity and mortality in 109 patients. J Neurosurg. 2003;98:779–84.
2. Apetauerova D, Schirmer CM, Shils JL, Zani J,

Arle JE. Successful bilateral deep brain stimulation of the globus pallidus internus for persistent status dystonicus and generalized chorea. J Neurosurg. 2010;113:634–8.

3. Venkatraghavan L, Luciano M, Manninen P. Anesthetic management of patients undergoing deep brain stimulator insertion. Anesth Analg. 2010;110:1138–45.

4. Coenen VA, Gielen FLH, Castro-Prado F, Abdel Rahman A, Honey CR. Noradrenergic modulation of subthalamic nucleus activity in human: metoprolol reduces spiking activity in microelectrode recordings during deep brain stimulation surgery for Parkinson's disease. Acta Neurochir (Wien). 2008;150:757–62.

5. Ruskin DN, Bergstrom DA, Kaneoke Y, Patel BN, Twery MJ, Walters JR. Multisecond oscillations in firing rate in the basal ganglia: robust modulation by dopamine receptor activation and anesthesia. J Neurophysiol. 1999;81:2046–55.

6. Hutchison WD, Lozano AM. Microelectrode recordings in movement disorder surgery. In: Lozano AM, editor. Movement disorders surgery. Basel: Karger; 2000. p. 103–17.

7. Bohmdorfer W, Schwarzinger P, Binder S, Sporn P. Temporary suppression of tremor by remifentanil in a patient with Parkinson's disease during cataract extraction under local anesthesia [article in German]. Anaesthesist. 2003;52:795–7.

8. Burton DA, Nicholson G, Hall GM. Anaesthesia in elderly patients with neurodegenerative disorders: special considerations. Drugs Aging. 2004;21:229–42.

9. Krauss JK, Akeyson EW, Giam P, Jankovic J. Propofol-induced dyskinesias in Parkinson's disease. Anesth Analg. 1996;83:420–2.

10. Sanghera MK, Grossman RG, Kalhorn CG, Hamilton WJ, Ondo WG, Jankovic J, et al. Basal ganglia neuronal discharge in primary and secondary dystonia in patients undergoing pallidotomy. Neurosurgery. 2003;52:1358–73.

11. Ard J, Doyle W, Bekker A. Awake craniotomy with dexmedetomidine in pediatric patients. J Neurosurg Anesthesiol. 2003;15:263–6.

12. Bekker AY, Kaufman B, Samir H, Doyle W. The use of dexmedetomidine infusion for awake craniotomy. Anesth Analg. 2001;92:1251–3.

13. Berridge CW, Waterhouse BD. The locus coeruleus-noradrenergic system: modulation of behavioral state and state-dependent cognitive processes. Brain Res Brain Res Rev. 2003;42:33–84.

14. Almeida AN, Tavares C, Tibano A, Sasaki S, Murata KN, Marino Jr R. Dexmedetomidine for awake craniotomy without laryngeal mask. Arq Neuropsiquiatr. 2005;63:748–50.

15. Mack PF, Perrine K, Kobylarz E, Schwartz TH, Lien CA. Dexmedetomidine and neurocognitive testing in awake craniotomy. J Neurosurg Anesthesiol. 2004;16:20–5.

16. Souter MJ, Rozet I, Ojemann JG, Souter KJ, Holmes MD, Lee L, Lam AM. Dexmedetomidine sedation during awake craniotomy for seizure resection: effects on electrocorticography. J Neurosurg Anesthesiol. 2007;19:38–44.

17. Rozet I, Muangman S, Vavilala MS, Lee LA, Souter MJ, Domino KJ, et al. Clinical experience with dexmedetomidine for implantation of deep brain stimulators in Parkinson's disease. Anesth Analg. 2006;103:1224–8.

18. Uyar AS, Yagmurdur H, Fidan Y, Topkaya C, Basar H. Dexmedetomidine attenuates the hemodynamic and neuroendocrinal responses to skull-pin headholder application during craniotomy. J Neurosurg Anesthesiol. 2008;20:174–9.

19. Rozet I. Anesthesia for functional neurosurgery: the role of dexmedetomidine. Curr Opin Anaesthesiol. 2008;21:537–43.

20. *Khatib R, Ebrahim Z, Rezai A. Anesthetic complications during deep brain stimulation. Anesthesiology. 2004;101:A379.

21. Vitek JL, Bakay RA, Hashimoto T, Kaneoke Y, Mewes K, Zhang JY, et al. Microelectrode-guided pallidotomy: technical approach and its application in medically intractable Parkinson's disease. J Neurosurg. 1998;88:1027–43.

22. Bertrand C, Poirier L, Martinez N, Gauthier C. Pneumotaxic localization, recording, stimulation, and section of basal brain structures in dyskinesia. Neurology. 1958;8:783–6.

23. Bertrand G, Jasper H, Wong A. Microelectrode study of the human thalamus: functional organization in the ventro-basal complex. Confin Neurol. 1967;29:81–6.

24. Albe-Fessard D, Arfel G, Guiot G, Derome P, Hertzog E, Vourc'h G, et al. Electrophysiological studies of some deep cerebral structures in man. J Neurol Sci. 1966;3:37–51.

25. Albe-Fessard D. Electrophysiological methods for the identification of thalamic nuclei. Z Neurol. 1973;205:15–28.

26. Sterio D, Berić A, Dogali M, Fazzini E, Alfaro G, Devinsky O. Neurophysiological properties of pallidal neurons in Parkinson's disease. Ann Neurol. 1994;35:586–91.

27. Alterman RL, Sterio D, Beric A, Kelly PJ. Microelectrode recording during posteroventral pallidotomy: impact on target selection and complications. Neurosurgery. 1999;44:315–21.

28. *Hutchison WD, Allan RJ, Opitz H, Levy R, Dostrovsky JO, Lang AE, Lozano AM. Neurophysiological identification of the subthalamic nucleus in surgery for Parkinson's disease. Ann Neurol. 1998;44:622–8.

29. Forster A, Eljamel MS, Varma TR, Tulley M, Latimer M. Audit of neurophysiological recording during movement disorder surgery. Stereotact Funct Neurosurg. 1999;72:154–6.

30. *Zonenshayn M, Rezai AR, Mogilner AY, Beric A, Sterio D, Kelly PJ. Comparison of anatomic and neurophysiological methods for subthalamic nucleus targeting. Neurosurgery. 2000;47:282–92.

31. Hardy J. Electrophysiological localization and identification. J Neurosurg. 1966;24:410–4.

32. Lozano A, Hutchison W, Kiss Z, Tasker R, Davis K, Dostrovsky J. Methods for microelectrode-guided posteroventral pallidotomy. J Neurosurg. 1996;84:194–202.

33. Bakay RA, DeLong MR, Vitek JL. Posteroventral pallidotomy for Parkinson's disease. J Neurosurg.

1992;77:487–8.

34. Baron MS, Vitek JL, Bakay RA, Green J, Kaneoke Y, Hashimoto T, et al. Treatment of advanced Parkinson's disease by posterior GPi pallidotomy: 1-year results of a pilot study. Ann Neurol. 1996;40:355–66.

35. Sutton JP, Couldwell W, Lew MF, Mallory L, Grafton S, DeGiorgio C, et al. Ventroposterior medial pallidotomy in patients with advanced Parkinson's disease. Neurosurgery. 1995;36(6):1112–6.

36. Lang AE, Lozano AM, Montgomery E, Duff J, Tasker R, Hutchinson W. Posteroventral medial pallidotomy in advanced Parkinson's disease. N Engl J Med. 1997;337:1036–42.

37. Iacono RP, Shima F, Lonser RR, Kuniyoshi S, Maeda G, Yamada S. The results, indications, and physiology of posteroventral pallidotomy for patients with Parkinson's disease. Neurosurgery. 1995;36:1118–25.

38. Laitinen LV, Bergenheim AT, Hariz MI. Ventroposterolateral pallidotomy can abolish all parkinsonian symptoms. Stereotact Funct Neurosurg. 1992;58:14–21.

39. Laitinen LV. Ventroposterolateral pallidotomy. Stereotact Funct Neurosurg. 1994;62:41–52.

40. Vitek JL. Deep brain stimulation for Parkinson's disease. A critical re-evaluation of STN versus GPi DBS. Stereotact Funct Neurosurg. 2002;78:119–31.

41. Moreau C, Defebvre L, Destee A, Bleuse S, Clement F, Blatt JL, et al. STN-DBS frequency effects on freezing of gait in advanced Parkinson disease. Neurology. 2008;71:80–4.

42. Brozova H, Barnaure I, Alterman RL, Tagliati M. STN-DBS frequency effects on freezing of gait in advanced Parkinson disease. Neurology. 2009;72(8):770.

43. Brotchie J, Fitzer-Attas C. Mechanisms compensating for dopamine loss in early Parkinson disease. Neurology. 2009;72(7 Suppl):S32–8.

44. Chesselet MF. Dopamine and Parkinson's disease: is the killer in the house? Mol Psychiatry. 2003;8:369–70.

45. Ekesbo A, Rydin E, Torstenson R, Sydow O, Låengström B, Tedroff J. Dopamine autoreceptor function is lost in advanced Parkinson's disease. Neurology. 1999;52:120–5.

46. Welter ML, Houeto JL, Tezenas du Montcel S, Mesnage V, Bonnet AM, Pillon B, Arnulf I, et al. Clinical predictive factors of subthalamic stimulation in Parkinson's disease. Brain. 2002;125:575–83.

47. Benabid AL, Benazzouz A, Hoffmann D, Limousin P, Krack P, Pollak P. Long-term electrical inhibition of deep brain targets in movement disorders. Mov Disord. 1998;13 Suppl 3:119–25.

48. Vesper J, Chabardes S, Fraix V, Sunde N, Østergaard K, Kinetra Study Group. Dual channel deep brain stimulation system (Kinetra™) for Parkinson's disease and essential tremor: a prospective multi-center open label clinical study. J Neurol Neurosurg Psychiatry. 2002;73:275–80.

49. Anderson VC, Burchiel KJ, Hogarth P, Favre J, Hammerstad JP. Pallidal vs subthalamic nucleus deep brain stimulation in Parkinson disease. Arch Neurol. 2005;62:554–60.

50. Volkmann J, Allert N, Voges J, Weiss PH, Freund HJ, Sturm V. Safety and efficacy of pallidal or subthalamic nucleus stimulation in advanced PD. Neurology. 2001;56:548–51.

51. Blomstedt P, Hariz MI. Are complications less common in deep brain stimulation than in ablative procedures for movement disorders? Stereotact Funct Neurosurg. 2006;84(2–3):72–81.

52. Alkhani A, Lozano AM. Pallidotomy for Parkinson disease: a review of contemporary literature. J Neurosurg. 2001;94:43–9.

53. Beric A, Kelly PJ, Rezai A, Sterio D, Mogilner A, Zonenshayn M, Kopell B. Complications of deep brain stimulation surgery. Stereotact Funct Neurosurg. 2001;77(1–4):73–8.

54. Mason LJ, Cojocaru TT, Cole DJ. Surgical intervention and anesthetic management of the patient with Parkinson's disease. Int Anesthesiol Clin. 1996;34:133–50.

55. Nicholson G, Pereira AC, Hall GM. Parkinson's disease and anaesthesia. Br J Anaesth. 2002;89:904–16.

56. Gross M, Bannister R, Godwin-Austen R. Orthostatic hypotension in Parkinson's disease. Lancet. 1972;1(7743):174–6.

57. Vincken WG, Gauthier SG, Dollfuss RE, Hanson RE, Darauay CM, Cosio MG. Involvement of upper-airway muscles in extrapyramidal disorders. A cause of airflow limitation. N Engl J Med. 1984;311:438–42.

58. Lee KH. Oromandibular dystonia. Oral Surg Oral Med Oral Pathol Oral Radiol Endod. 2007;104:491–6.

59. Farmer SF, Sheean GL, Mayston MJ, Rothwell JC, Marsden CD, Conway BA, et al. Abnormal motor unit synchronization of antagonist muscles underlies pathological co-contraction in upper limb dystonia. Brain. 1998;121(Pt 5):801–14.

60. Gracies J-M, Simpson DM. Spastic dystonia. In: Brin MF, Comella C, Jankovic J, editors. Dystonia etiology, clinical features, and treatment. Philadelphia: Lippincott Williams & Wilkins; 2004. p. 195–212.

61. Zhang JG, Zhang K, Wang ZC, Ge M, Ma Y. Deep brain stimulation in the treatment of secondary dystonia. Chin Med J (Engl). 2006;119:2069–74.

62. Katsakiori PF, Kefalopoulou Z, Markaki E, Paschali A, Ellul J, Kagadis GC, et al. Deep brain stimulation for secondary dystonia: results in 8 patients. Acta Neurochir (Wien). 2009;151:473–8.

63. Sani S, Ostrem JL, Shimamoto S, Levesque N, Starr PA. Single unit "pauser" characteristics of the globus pallidus pars externa distinguish primary dystonia from secondary dystonia and Parkinson's disease. Exp Neurol. 2009;216:295–9.

64. Woehrle JC, Blahak C, Kekelia K, Capelle HH, Baezner H, Grips E, et al. Chronic deep brain stimulation for segmental dystonia. Stereotact Funct Neurosurg. 2009;87:379–84.

65. Schneider SA, Klein C. PINK1 type of young-onset Parkinson disease. In: Pagon RA, Bird TC, Dolan CR, Stephens K, editors. GeneReviews [Internet]. Seattle: University of Washington; 2010. p. 1993–2010.

66. Raymond D, Bressman SB. Early-onset primary dystonia (DYT1). In: Pagon RA, Bird TC, Dolan CR,

Stephens K, editors. GeneReviews [Internet]. Seattle: University of Washington; 2010. p. 1993–9.

67. Albanese A, Barnes MP, Bhatia KP, Fernandez-Alvarez E, Filippini G, Gasser T, et al. A systematic review on the diagnosis and treatment of primary (idiopathic) dystonia and dystonia plus syndromes: report of an EFNS/MDS-ES Task Force. Eur J Neurol. 2006;13:433–44.

68. Shils JL, Tagliati M, Alterman RL. Neurophysiological monitoring during neurosurgery for movement disorders. In: Deletis V, Shils JL, editors. Neurophysiology in neurosurgery: a modern intraoperative approach. New York: Elsevier; 2002. p. 405–48.

69. Apetauerova D, Schirmer CM, Shils JL, Zani J, Arle JE. Successful bilateral deep brain stimulation of the globus pallidus for persistent status dystonicus and generalized chorea. J Neurosurg. 2010;113:634–8.

70. Manji H, Howard RS, Miller DH, Hirsch NP, Carr L, Bhatia K, et al. Status dystonicus: the syndrome and its management. Brain. 1998;121:243–52.

71. Mariotti P, Fasano A, Contarino MF, Della Marca G, Piastra M, Genovese O, et al. Management of status dystonicus: our experience and review of the literature. Mov Disord. 2007;22:963–8.

72. Teive HA, Munhoz RP, Souza MM, Anoniuk SA, Santos ML, Teixeira MJ, et al. Status dystonicus: study of five cases. Arq Neuropsiquiatr. 2005;63:26–9.

73. Vaamonde J, Narbona J, Weiser R, Garcia MA, Branna T, Obeso JA. Dystonic storms: a practical management problem. Clin Neuropharmacol. 1994;17:334–47.

74. Wilson C, Cannin P, Caravati M. Clin Toxicol (Phila). 2010;48:165–70.

75. Patel S, Wohlfeil ER, Radmacher DJ, Carrier EJ, Perry LJ, Kundu A, et al. The general anesthetic Propofol increases brain N-arachidonylethanolamine (anandamide) content and inhibits fatty acid amide hydrolase. Br J Pharmacol. 2003;139:1005–13.

6 脊髓功能监测

Sumihisa Aida，Tatsuro Kohno，Koki Shimoji

（菅敏钰 译 王云珍 校）

学习要点

- 脊髓刺激电位的记录方法
- 节段性神经刺激
- 经颅电或磁刺激
- 脊髓刺激
- 对侧节段性神经刺激
- 将导管刺激电极置入硬膜下的方法
- 节段性神经刺激不同组成部分的识别：初始波，负相波，慢正波
- 诱导脊髓刺激电位
- 对侧脊髓刺激电位：慢正波

引言

脊柱手术和心血管手术都有可能引起脊髓的机械性损伤[1]或缺血性改变[2]。为了使脊髓免受手术造成的创伤，术中脊髓功能监测十分必要。直到 20 世纪 60 年代，关于脊髓功能的监测仍没有合适的方法。20 世纪 60 年代末，人们使用了一种新的监测脊髓功能的方法，即通过头皮记录躯体感觉诱发电位（somatosensory evoked potentials，SSEP）。这项技术通过脑电图（EEG）来记录刺激外周神经所诱发的电位。SSEP 的潜伏期短，以波形的形式（潜伏期和波幅）记

录颈髓的功能[3]。

SSEP 自发明以来就广泛应用于临床监测、诊断、研究和动物实验中[4]。20 世纪 80 年代，SSEP 的应用扩展到了脊柱手术[5]和心血管手术[6]术中脊髓功能的监测。记录 SSEP 这样微小的电位变化需要电极片与脑组织之间的距离足够近。一般来说，电极片应放在接近感觉皮质的头皮处。当与脑干诱发电位或远场电位共同监测时，从头皮或颈部皮肤记录的数据不会干扰脊髓功能的监测。因为脊髓深藏在体内，而且可能受到其他电活动如肌电图（EMG）、EEG 和心电图（ECG）的干扰，所以脊柱的电位变化无法从体表皮肤处获得[7]。

同一时期，Shimoji 等[8]发明了另一个将电极置于硬膜外腔以直接获得脊髓电位（spinal cord potential，SCP）的新方法。应用持续性硬膜外阻滞的方法置入导管电极，可以记录到脊髓的场电位[9]，此外，还可以使用硬膜外电极对脊髓进行电刺激已进行疼痛治疗［脊髓刺激（spinal cord stimulation，SCS）］[10-11]。

Magladery 等[12]最初还置入了鞘内电极，但是电极置入后危险太大，因此鞘内电极的使用并没有得到推广，只在术中直接进行刺激的手术中得到了应用[13]。由于与鞘内电极相比硬膜外电极的危险性较小，Shimoji 等[9,14]进一步发明了可以抗 ECG 干扰的监测方法，即脊髓诱发电位（下文将详细讨论）。从此以后，硬膜外电极的记录和刺激在临床工作、实验研究和动物实验中广为使用[15]。

　　SSEP 的监测需要一段时间，因为计算机需要重复测量波形（50～200 次）以获得平均值[3-6]。SSEP 和 SCP 都容易受到电凝术或其他术中的噪声干扰。SSEP 是感觉神经刺激所诱发的脑电改变，诱发 SCP 是感觉神经或脊髓刺激所诱发的脊柱电位的改变，因此监测脊髓感觉功能的同时使用两种方法是有一定益处的，尤其是手术可能在脊髓感觉通路时（见附录）。

　　胸段和腰段主动脉闭塞可以导致脊髓腹侧 2/3 的缺血[16]，因此外科医师和麻醉医师都需要在术中进行脊髓功能的监测。20 世纪 90 年代后期，经颅刺激运动诱发电位（transcranial motor evoked potentials，tc-MEP）开始用于监测脊髓功能，这项技术通过经颅电刺激巨锥体细胞，信号经锥体束至运动神经元的传导，造成骨骼肌的收缩。tc-MEPs 的刺激和记录方式都非常简单。临床应用中常使用电刺激和磁刺激两种刺激方式（经颅电刺激运动诱发电位[17]和经颅磁刺激运动诱发电位[18-19]）。经颅刺激的电位变化可以通过 EMG 直接记录。

　　随着 tc-MEP 的发展，21 世纪初期经颅刺激开始用于诱发 SCP［经颅诱发脊髓刺激（transcranially evoked SCP，tc-SCP）］。经颅电刺激（electric tc-SCP）[17]或磁刺激（magnetic tc-SCP）[18-19]不刺激外周神经，而是直接刺激巨锥体细胞，直接从脊髓记录电位的变化[15]。因为可以直接记录脊柱的运动功能，tc-SCP 记录的数据十分精确。

术中脊髓诱发电位的监测方法

　　Shimoji 等[8]发明了一种电极片上含有银-氯化银复合物的导管，使用硬膜外置管的方式将其放入硬膜外腔，可以用于监测相应脊髓节段的功能。用于 SCS 监测的另一种电极片上含有铂-铱复合物的导管（Medtronic™ Inc.，Minneapolis，MN）也可以用于 SCP 监测，脊柱诱发电位很容易被心电图干扰，因此排除 ECG 的干扰十分重要。为了排除这种干扰，可以使用一种比 ECG 中 QRS 波延迟 0.3～0.5 s 的方波刺激外周神经，这时诱发波刚好与 T 波的末端相重合，因此可以在 T 波与 P 波之间的平台期记录脊髓诱发电位（图 6.1）[8,20-23]。

　　刺激外周神经干就可获得脊髓诱发电位。将导管电极置于接近颈膨大的颈段硬膜外腔，然后刺激臂丛神经、桡神经、尺神经或正中神经（分段脊髓诱发电位，图 6.2a）可以监测颈髓功能。将导管电极置于腰膨大附近，刺激胫神经或腓总神经（分段脊髓诱发电位，图 6.2a，c）[7,9,12]就可以监测腰髓功能。

　　颈膨大和腰骶膨大记录到的节段性脊柱诱发电位的波形十分相似。对下肢的神经干进行刺激也可以记录到颈膨大水平的脊柱诱发电位（上行脊髓诱发电位，图 6.2b），同样在腰膨大水平记录的脊柱诱发电位与颈段的诱发电位也十分相似（下行脊髓诱发电位，见图 6.2a，c）[8-10,14-15,22-23]。

　　作为对硬膜外腔上部或下部、马尾或外周神经的脊髓刺激的回应，累加动作电位可以沿脊髓传导。因此，C7 节段记录到的脊髓诱发电位可能来自 L3～4 节段马尾的刺激或者 T12 节段的脊髓刺激（上行脊髓诱发电位，见图 6.2b，c），反之亦然（在腰膨大水平记录到的来自颈段硬膜外腔的 SCS）（下行脊髓诱发电位）[8,10,15]。

图 6.1 脊髓电位（SCP）的记录方法。使用硬膜外置管的方式将导管电极放入需要监测节段脊髓的硬膜外腔，为了排除心电图的干扰，使用一种比心电图中 QRS 波延迟 0.3～0.5 s 的方波刺激外周神经，这时诱发波刚好与 T 波的末端相重合，通过 T 波与 P 波之间的平台期（0.7～0.5 s）记录脊柱诱发电位[9]。（a）电极片上含有银-氯化银复合物（A-1）的导管 [1 m（译者注：原著如此，应为直径 1 mm）]，另一种电极片上含有铂-铱复合物（A-2）的导管，二者均可以用于脊髓刺激。（b）将硬膜外导管电极置入硬膜外腔。（c）心电图和电刺激之

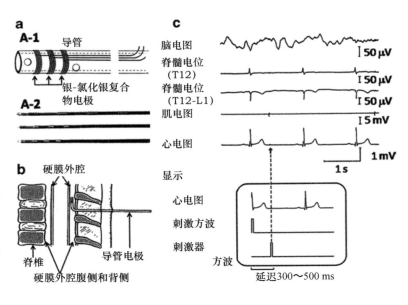

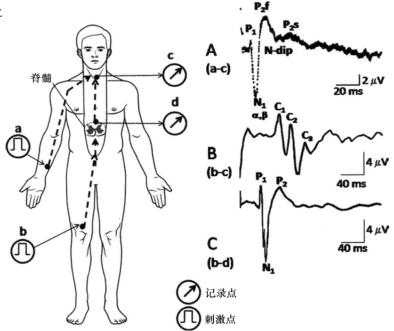

图 6.2 脊髓电位（SCP）的记录方法。刺激外周神经干（见图 6.1），记录电极置入硬膜外腔以记录脊神经的活动，脊髓的功能障碍反映在波形的异常，如潜伏期延长和波幅下降。颈膨大和腰骶膨大记录到的节段性脊髓诱发电位的波形十分相似，在上行脊髓诱发电位中，记录到复杂的正波（C1、C2、C3 波），但是没有 N1 和 P1 波，图 A 的波形来自颈膨大处记录到的分段脊髓诱发电位（c）刺激尺神经（a）。图 B 的波形来自颈膨大处记录到的上行脊髓诱发电位（c）刺激胫神经（b）。图 C 的波形来自腰骶膨大处记录到的分段脊髓诱发电位（d）刺激胫神经（b）。P1：脊神经根的动作电位。N1：中间神经元的同步活动。P2：初级传入去极化（PAD）。P2 也可以分为两个波：第一波（P_2f）和第二波（P_2s）。N-dip：P_2f 和 P_2s 之间的负倾角[8,22-23]

术中经颅电刺激运动诱发电位或经颅磁刺激运动诱发电位的监测方法

进行经颅电刺激时，将电极片置于头皮的 C3 或 C4 部位，连续给 5 个（间隔 0.2 ms）250～1000 V 的方波，持续时间 0.02～0.2 ms[24-26]。由于刺激电压较高，必须使用耐用的电极片如螺旋形电极片，否则将会造成局部皮肤灼伤。监测经颅磁 tc-MEP 时，使用电磁线圈进行刺激。一般在拇短展肌（上肢）或胫骨前肌（下肢）插入针状电极记录 EMG（CMAP）[24-26]。

在使用一系列脉冲进行电刺激时（经颅刺激必须重复进行），巨锥体细胞可以直接去极化产生 D 波[27-29]。在进行磁刺激时，首先去极化的是中间神经元，随后才是巨锥体细胞，在 1.5～2.0 ms 间隔后产生 I 波[28-29]。

D 波和 I 波可以组成尖峰波（多种下行冲动）减弱锥体束的传导，脊髓的运动神经元被这些冲动所刺激，从而形成一系列兴奋性突触后电位（excitatory postsynaptic potentials, EPSP）的累加[18,29-31]。因此脊髓运动神经元的兴奋有几毫秒的延迟（图 6.3）[18-19,28-33]。

临床检查中，对清醒状态的患者进行刺激容易引起抽搐[32]，但是在全麻状态下则很少发生抽搐[33-34]。对脊柱或脊髓的手术通常在全麻下进行，需要进行脊髓功能监测[35]。

术中经颅刺激脊髓诱发电位的监测

经颅刺激同样可以引起脊髓电位的改变，它在监测脊髓功能方面的效果要优于 tc-MEPs[18-19,27-29]。经颅电刺激和磁刺激的方法如前述，tc-SCP 的记录方法也与 SCP

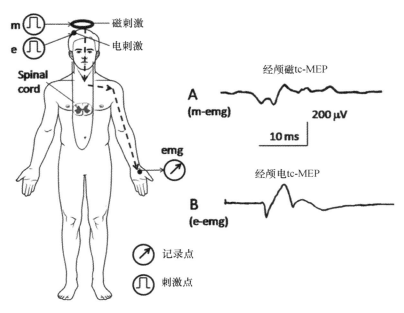

图 6.3 经颅刺激运动诱发电位（tc-MEP）的记录方法。电刺激或磁刺激大脑，通过在拇短展肌（上肢）或胫骨前肌（下肢）处记录到的 EMG 获得肌肉反应。**A.** 经颅磁 tc-MEP，即磁刺激顶骨的头盖骨（m）在拇短展肌（e-emg）处记录，**B.** 经颅电 tc-MEP，即电刺激头皮 C3 或 C4 位置（e）在拇展肌（e-emg）处记录

相似[8-10,17-18]。

在进行经颅磁 tc-SCP 监测时，锥体束多种下行冲动和脊髓背角电位累加的产生机制已经有了详细的描述[18-19,27,29]。在 tc-MEP 监测中这一现象并不存在，因为 tc-MEP 只能记录诱发的肌电图[14,18-19]。因此经颅磁 tc-SCP 监测提供的数据十分可靠（图 6.4）。

脊髓功能监测的麻醉方法

许多麻醉药物尤其是吸入麻醉药都可以降低脊髓的电活动，从而使 SSEP、SCP[36-39] 和 tc-MEP 的波幅降低，潜伏期延长。因此进行术中脊髓功能监测时，我们推荐使用静脉麻醉药物，包括低剂量的异丙酚、氯胺酮、芬太尼和瑞芬太尼。麻醉过深可以抑制脊髓的电活动，从而导致脊髓功能监测不准确[19,23-24,40-41]，因此我们推荐术中进行脑电双频指数（BIS）监测来维持合适的麻醉深度（BIS 维持在 40％～60％）[42]。在进行 SSEP、SCP 监测时需要使用肌松药，因为这些药可以抑制肌肉收缩，消除 EMG 的干扰，但是肌松药又会影响 MEP 的监测。

静脉麻醉药与血液相混合后直接进入右心房，经过肺循环之后，药物几乎毫无损耗地再次进入左心房，因此，大部分药物都进入了动脉系统。当术中阻断这些动脉时，动脉远端的血流量减少，近端血流淤滞，30％的血液发生重新分布[43]。因此，当使用注射泵持续泵注麻醉药时，阻断近端的血药浓度增加 2～4 倍[44]。这导致了麻醉的加深，从而影响了脊髓功能监测的准确性，因此 BIS 监测是十分重要的[45]。

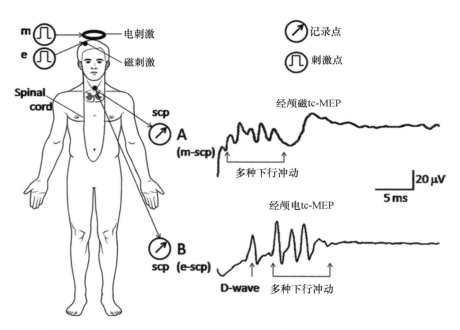

图 6.4 经颅刺激运动诱发电位（tc-MEP）的记录方法。电刺激或磁刺激大脑，通过硬膜外电极记录脊髓诱发电位（SCP），两种刺激都能产生一系列的尖峰波（多种下行冲动）减弱锥体束的传导，从而形成一系列兴奋性突触后电位（EPSP）的累加。**A.** 经颅磁 tc-MEP，即磁刺激顶叶的颅骨（m）在脊髓（scp）处记录。**B.** 经颅电 tc-MEP，即电刺激对侧头皮 C3 或 C4（e）位置在脊髓（scp）处记录

病例报告（临床应用）

术中进行脊髓 SCP、tc-MEP 或 tc-SCP 可以监测到手术牵拉、压迫脊髓神经元造成的损伤，还有缺血造成的伤害，或者低体温造成的功能减退。接下来介绍几个临床应用的实例。

对脊柱和脊髓的牵拉会由于血管受压导致脊髓迅速缺血，在 SCP 监测中波幅可以降低 50% 以上，这种缺血导致的波幅降低可以伴或不伴有潜伏期的延长。因此根据 SCP 的监测结果，可以得知哪些牵拉不会对脊髓造成伤害。在特发性脊柱侧弯手术进行开放性牵引和固定时，可以通过 SCP 监测得知哪些牵拉不会造成脊髓的功能缺损（图 6.5）[46]。

在脊髓肿瘤切除术中对脊髓的操作可以直接或间接地引起脊髓神经元的机械损伤，tc-MEP 可以对此进行监测。当发生脊髓损伤时，tc-MEP 的波幅下降，阈值升高。通过对 tc-MEP 的观察，可以避免在术后发生运动功能损伤（图 6.6）。当波幅下降超过 50% 时，需要对手术方式或切除范围进行调整：是应该缩小切除范围，调整切除角度还是终止手术？同样，根据 tc-MEP 监测的最终结果，可以预测术后运动功能的损伤[15]。

主动脉手术经常需要阻断主动脉，这可能导致脊髓缺血[47-48]。由于 SCP 对脊髓缺血反应非常敏感，因此需要在主动脉手术中进行 SCP 监测，避免缺血对脊髓造成损伤。图 6.7 显示了主动脉瘤手术中 SCP 监测的变化。主动脉阻断导致的缺血可以引起波幅的下降和潜伏期的延长。在阻断解除后波形迅速恢复正常。然而，预测术后神经功能损伤的 SCP 下降的时间目前尚不明确（见图 6.7）。

因此，我们推荐在进行动脉瘤切除之前

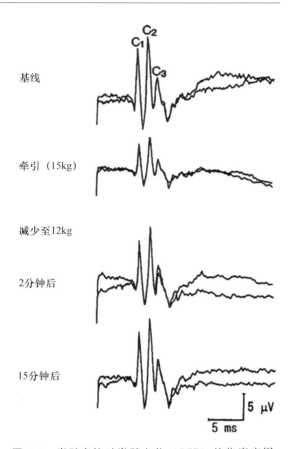

图 6.5 脊髓牵拉时脊髓电位（SCP）的临床应用。女性，26 岁，在特发性脊柱侧弯手术中切开牵引和固定胸椎。氯胺酮和芬太尼维持麻醉，以高强度刺激马尾神经（L4 水平）。于 C7 水平硬膜外腔记录上行脊髓诱发电位。对脊髓的牵拉达到 15 kg 时，C1、C2、C3 的波幅马上减少了 47%、47.5%、49%。在牵拉减少至 12 kg 后 15 min，波幅恢复。在本病例中，潜伏期没有发生变化（Reprinted with permission from Fujioka et al.[46]）

进行实验性阻断（例如，在动脉阻断后对 SCP 监测观察 15 min）。如果波幅下降超过 50%，手术医生需要在术中短暂地解除阻断，这样就可以避免长时间缺血造成脊髓损伤，或改行其他的旁路手术[49]。此手术也可以使用 tc-MEP 或 tc-SCP 监测。另一方面，如果手术结束时 SCP 的波形没有恢复或仅有微小的恢复，可以预测术后的运动功能损伤。有报道动脉手术术中的肝素化会导

图 6.6 脊柱肿瘤切除术中经颅刺激运动诱发电位（tc-MEP）的变化。男性，38 岁，行 T5～T6 脊柱肿瘤切除术。全凭静脉麻醉，监测经颅磁刺激运动诱发电位，对头皮（C3、C4）进行 5 个脉冲刺激（持续时间 50～100 ms，间隔 2 ms，600 V），在胫骨前肌（TA）处记录 EMG。肿瘤切除过程中突然出现波幅下降，手术路径改变之后马上恢复正常，最终从另一个角度切除了肿瘤。术后没有出现明显的运动功能障碍（Reprinted with permission from Fukaya et al.[15]）

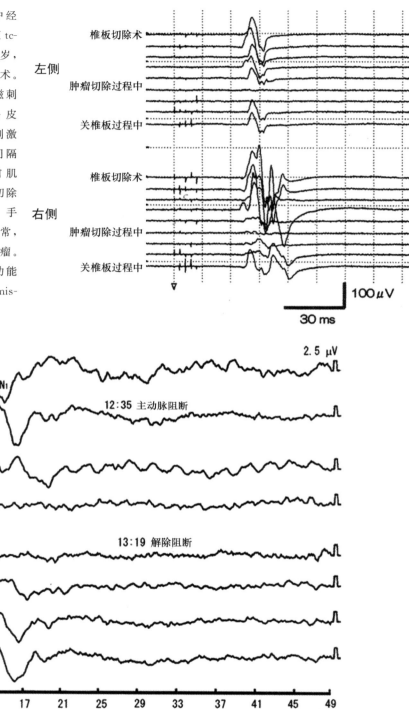

图 6.7 主动脉阻断对节段性脊髓电位（SCP）的影响。一名 71 岁的患者行腹主动脉手术。在胸 12/腰 1 水平记录节段性脊髓刺激电位，在腘窝处持续刺激胫神经，芬太尼和咪达唑仑维持麻醉，通过体外循环进行血液冷却。主动脉阻断（12:35）30 min N1 波消失（13:05），解除阻断（13:19）53 min 后再次出现（14:12），主动脉阻断时间 44 min，SCP 消失的时间是 67 min。术后没有神经系统后遗症（Reprinted with permission from Kondo et al.[49]，with modifcation）

致硬膜外血肿,因此硬膜外电极应于手术开始前至少 1 h 置入,待肝素效果消失即术后 1 天拔除。

心血管手术常需要的亚低温或低温使监测波形的变化更为复杂。亚低温下 SCP 监测的波形随着体温的下降变得非常敏感,表现为潜伏期延长,持续时间延长和波幅增加(图 6.8)[49]。

有趣的是,当体温继续下降时波幅的变化是双相的:体温下降至 30℃时波幅缓慢地增加,如果体温继续下降,波幅则会随之下降。这种双相反应的机制尚不明确。在极低温的情况下(低于 20℃),波幅变得很小甚至消失。当体温下降接近 10℃时,N1 波将会出现两个峰值(图 6.7 中没有描述)[49]。

复温之后这些改变会迅速地回到基线值,因此在术中进行 SCP 监测时体温的监测是必不可少的。

结论

总之,除外常规的监测 SSEP 和 tc-MEP[47],MEP 与其他监测手段如 tc-MEP 或 tc-SCP 共同使用可以对脊髓手术或在脊髓周边结构进行的手术提供准确的脊髓功能监测[51-52]。

对于一些特定的病例,在硬膜外腔记录脊髓电位可能提供更加精确的脊髓功能监测信息。

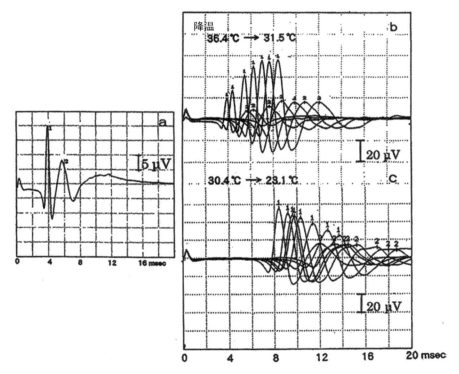

图 6.8　亚低温下进行下行脊髓诱发电位监测波形的变化。一名 56 岁的患者于亚低温心肺转流下行胸腹主动脉手术。在 T12/L1 水平记录下行脊髓诱发电位,C6/7 硬膜外腔内置入电极进行刺激。芬太尼和咪达唑仑维持麻醉,直肠处测量体温。连续监测 N1 和 N2 波的变化:(**a**)降温前的 SCPs;(**b**)降温过程中的 SCPs;(**c**)复温过程中的 SCPs。亚低温时并没有观察到潜伏期和持续时间的延长及波幅的增加(Reprinted with permission from Kondo et al.[49])

附录：技术与生理

简介

导管电极的发明使人们可以从硬膜外对脊髓进行刺激实施疼痛的治疗[53]，同时还可以在术中进行脊髓功能的监测[8]。

导管电极

可以使用硬膜外阻滞的方法置入导管来记录脊髓电位（SCP），用一个比硬膜外导管尖端长 5 mm 左右的不锈钢丝就可以做成一个硬膜外导管电极（图 A6.1a）。这种导管可以用于脊髓手术术中或脊髓疾病患者脊髓功能的监测，也可以用于脊髓刺激[54]。作者所在实验室发明了侧面有 3 个孔的铂丝电极硬膜外导管（图 A6.1b，c），它有多种功能，包括脊髓电位的监测，脊髓压力和血流量的测量，硬膜外脊髓刺激以及硬膜外药物注射[55]。

必须在硬膜外腔的指定位置置入导管电极才能行使这些功能，我们尝试了 3 种在硬膜外腔置入导管电极的方法来确定位置：①硬膜外电刺激试验，②刺激节段性神经、神经束或脊髓背索获得运动诱发电位[14,56-57]，③X 线、MRI 和 CT 检查。

将导管电极在中线处置入后硬膜外腔，通过电极刺激产生双侧节段性肌肉抽搐。在同一个脊髓节段只能产生单侧肌肉抽搐时，证明导管电极的位置偏向一侧。通过这种刺激试验，可以验证脊髓节段的位置和导管电极有没有偏移。当导管电极被置于前硬膜外腔时，SCP 的偏向与在后硬膜外腔时正好相反，SCP 的波形也可以显示导管电极的偏向。当导管电极与被刺激的神经末梢位于同侧且接近神经根时，初始的正尖峰和 P_2 波比对侧的波形要大。

将导管电极置入硬膜外腔的方法与连续硬膜外阻滞的方法相同[53]。患者侧卧位，

三种类型的硬膜外导管电极

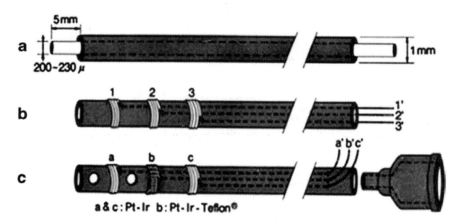

A：不锈钢丝做成的硬膜外导管电极
B：硬膜外导管内置有三个铂丝电极
C：多功能硬膜外导管电极

图 A6.1 三种类型的硬膜外导管电极，用一个比硬膜外导管尖端长 5 mm 左右的不锈钢丝就可以做成一个硬膜外导管电极（**a**）。硬膜外导管内置有三个铂丝电极（**b**）。侧面有三个孔可以测量脊髓压力和血流量，进行硬膜外脊髓刺激以及注射药物（**c**）

屈膝抱胸以增加椎间隙的宽度，消毒后使用 0.5%～1% 的利多卡因（5 ml）局麻，将 16～18 号的 Tuohy 针置入硬膜外腔，针的斜面与患者矢状面平行，定位相应的脊髓节段。当 Tuohy 针的尖端进入硬膜外腔后，调整针的斜面，将导管电极向内继续置入 5 cm。随后将导管电极的尖端与电刺激器的负极相连，皮肤电极与正极相连[57]，使用这些电极就可以得到相应脊髓节段的数据（图 A6.2）。

节段性脊髓刺激各波形的起源

节段性 SCP 的初始正尖峰（即 P1 波）可以反映与脊髓根部的动作电位有关的电活动[14,58-62]。动作电位的产生是由于 Ranvier 结产生了正向电流，沿着轴突进行传导，这个电流形成了三相波的第一个正向成分（图 A6.3a），同时使下一个 Ranvier 结的细胞膜去极化，从而形成动作电位。动作电位的上升阶段是由于钠离子从细胞外膜进入了轴突，钠离子的内流导致细胞外膜带负电荷，

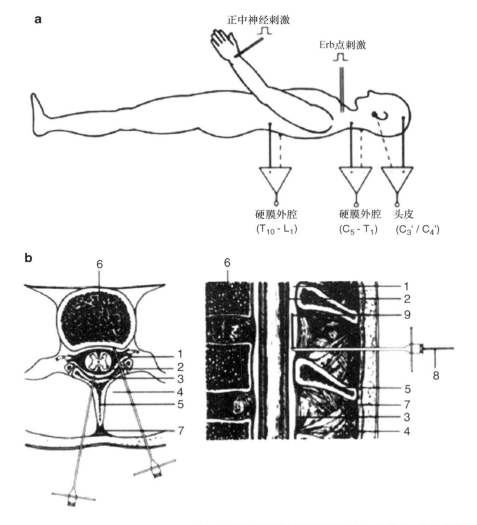

图 A6.2　人类脊髓电位（SCP）的记录。记录电极被置于脊髓的不同节段（**a**）在脊柱（**b**）在硬膜外腔

这就形成了三相波的负向成分（图 A6.3b）。动作电位的下降阶段是由于钾离子从轴突流向了细胞外膜，这种从脊髓背索记录到的钾离子的外流形成了三相波的第二个正向成分（图 A6.3b）[63]。

此外，在动物的颈膨大和腰膨大进行对侧节段性神经刺激也可以导致慢正波（对侧节段性慢正波，HSP）[58,60-61,64]，而在人类则需要在清醒状态下进行刺激[61]。

节段性 SCP 的负向波形（即 N1 波）（图 A6.3c）由脊髓背角中间神经元细胞膜外环境的改变所产生（图 A6.4）。当神经元

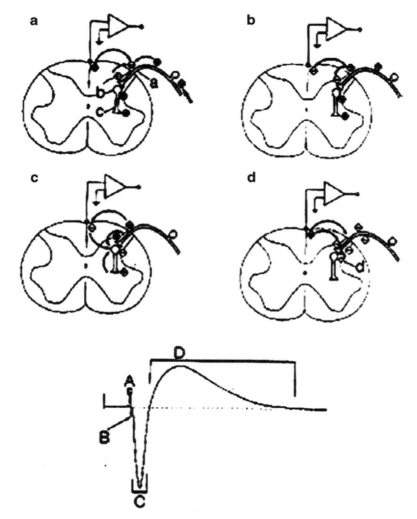

图 A6.3 节段性脊髓电位（SCP）各波形的起源。动作电位的产生是由于 Ranvier 结产生了正向电流，沿着轴突进行传播，这个电流形成了一个三相波的第一个正向成分（**a**）。动作电位的上升阶段是由于钠离子从细胞外膜进入了轴突，钠离子的内流导致细胞外膜带负电荷，这就形成了三相波的负向成分（**b**）。动作电位的下降阶段是由于钾离子从轴突流向了细胞外膜，这种从脊髓背索记录到的钾离子流向细胞外膜形成了三相波的第二个正向成分（**b**）。负向波 N1 波（**c**）由脊髓背角的中间神经元细胞膜外环境的改变所产生。慢正波 P_2 波（**d**）与初级传入去极化所产生的细胞膜外环境的改变有关。离开细胞膜外环境正向离子电流兴奋了轴突部位的突触，导致脊髓背角带正电荷（**d**）

内的突触被激活时，正离子电流离开突触的细胞外膜而流向轴突，因此脊髓背角带负电，前角带正电[62,65-66]。

节段性 SCP 的慢正波即 P₂ 波（图 A6.4d）与初级传入去极化所产生的细胞膜外环境的改变有关，这一现象在脊椎动物中也可以观察到（图 A6.4）[14,65-66]。离开细胞膜外环境的正向离子电流兴奋了轴突部位的突触，导致脊髓背角带正电荷（图 A6.3d）[21,23,67-72]。P₂ 波中还可能包含另外一个组成成分，即抑制性突触后电位（inhibitory postsynaptic potential，IPSP）[68-69]。

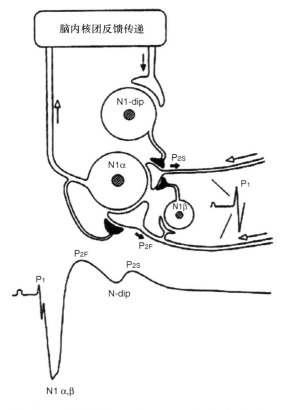

图 A6.4 节段性脊髓电位（SCP）各波形的起源。负向波 N1 波由脊髓背角的中间神经元细胞膜外环境的改变所产生。正波 P₂ 波与初级传入去极化所产生的细胞膜外环境的改变有关[68]

参考文献

1. Hicks JM, Singla A, Shen FH, Arlet V. Complications of pedicle screw fixation in scoliosis surgery: a systematic review. Spine. 2010;35:E465–70.
2. Mel MW, Wynn MM, Reeder SB, Tefera G, Hoch JR, Acher CW. A new intercostal artery management strategy for thoracoabdominal aortic aneurysm repair. J Surg Res. 2009;154:99–104.
3. Ikuta T, Furuta N, Kihara S, Okura M, Nagamine I, Nakayama H, et al. Differences in waveforms of cerebral evoked potentials among healthy subjects, schizophrenics, manic-depressives and epileptics. J Med Invest. 2007;54:303–15.
4. Vodusek DB. Interventional neurophysiology of the sacral nervous system. Neurophysiol Clin. 2001;31:239–46.
5. Grundy EL, Nash Jr CL, Brown RH. Arterial pressure manipulation alters spinal cord function during correction of scoliosis. Anesthesiology. 1981;54:249–53.
6. Carenini L, Botacchi E, Camerlingo M, Mamoli A. Considerations after intraoperative monitoring of somatosensory evoked potentials during carotid endarterectomy. Ital J Neurol Sci. 1989;10:315–20.
7. Takada T, Denda S, Baba H, Fujioka H, Yamakura T, Fujihara H, et al. Somatosensory evoked potentials recorded from the posterior pharynx to stimulation of the median nerve and cauda equina. Electroencephalogr Clin Neurophysiol. 1996;100:493–9.
8. Shimoji K, Higashi H, Kano T. Epidural recording of spinal electrogram in man. Electroencephalogr Clin Neurophysiol. 1971;30:236–9.
9. Shimoji K. Origins and properties of spinal cord evoked potentials. In: Dimitrijevic MR, Halter JA, editors. Atlas of human spinal cord potentials. Boston: Butterworth-Heinemann; 1995.
10. Aida S, Shimoji K. Descending pathways in spinal cord stimulation and pain control. In: Bountra C, Munglani R, Schmidt WK, editors. Pain: current understanding, emerging therapies, and novel approaches to drug discovery. New York: Marcel Dekker; 2003. p. 101–17.
11. Shimoji K, Kitamura H, Ikezono E, Shimizu H, Okamoto K, Iwakura Y. Spinal hypalgesia and analgesia by low-frequency electrical stimulation in the epidural space. Anesthesiology. 1974;41:91–4.
12. Magladery LW, Porter WE, Park AM, Teasdal RD. Electroencephalogical studies of nerve reflex activity in normal man. IV. The two-neuron reflex and identification of certain action potentials from spinal roots and cord. Bull Johns Hopkins Hosp. 1951;88:499–519.
13. Fujioka H, Shimoji K, Tomita M, Denda S, Hokari T, Tohyama M. Effects of dorsal root entry zone lesion on spinal cord potentials evoked by segmental, ascending and descending volleys. Acta Neurochir (Wien). 1992;117:135–42.
14. Shimoji K, Matsuki M, Shimizu H. Wave-form characteristic and special distribution of evoked spinal electrogram in man. J Neurosurg. 1977;46:304–13.

15. Fukaya C, Katayama Y. Spinal cord tumor. In: Shimoji K, Willis Jr WD, editors. Evoked spinal cord potentials. Tokyo: Springer; 2006. p. 143–9.

16. Becske T, Nelson PK. The vascular anatomy of the vertebro-spinal axis. Neurosurg Clin N Am. 2009; 20:259–64.

17. de Haan P, Kalkman CJ, de Mol BA, Ubags LH, Veldman DJ, Jacobs MJ. Efficacy of transcranial motor-evoked myogenic potentials to detect spinal cord ischemia during operations for thoracoabdominal aneurysms. J Thorac Cardiovasc Surg. 1997;113: 87–100.

18. Tobita T, Denda S, Takada T, Endoh H, Baba H, Yamakura T, et al. Effects of fentanyl on spinal cord potentials and electromyogram evoked by transcranial magnetic stimulation in man. In: Hashimoto I, Kakigi R, editors. Recent advances in human neurophysiology. Amsterdam: Excepta Medica; 1998. p. 1034–7.

19. Ubags LH, Kalkman CJ, Been HD, Koelman JH, Ongerboer de Visser BW. A comparison of myogenic motor evoked responses to electrical and magnetic transcranial stimulation during nitrous oxide/opioid anesthesia. Anesth Analg. 1999;88:568–72.

20. Tomita M, Shimoji K, Denda S, Tobita T, Uchiyama S, Baba H. Spinal tracts producing slow components of spinal cord potentials evoked by descending volleys in man. Electroencephalogr Clin Neurophysiol. 1996;100:68–73.

21. Shimoji K, Matsuki M, Ito Y, Masuko K, Maruyama M, Iwane T, et al. Interactions of cord dorsum potential. J Appl Physiol. 1976;40:79–84.

22. Shimizu H, Shimoji K, Maruyama Y, Matsuki M, Kuribayashi H, Fujioka H. Human spinal cord potentials produced in lumbosacral enlargement by descending volleys. J Neurophysiol. 1982;48:1108–20.

23. Maruyama Y, Shimoji K, Shimizu H, Kuribayashi H, Fujioka H. Human spinal cord potentials evoked by different sources of stimulation and conduction velocities along the cord. J Neurophysiol. 1982;48:1098–107.

24. Kawanishi Y, Munakata H, Matsumori M, Tanaka H, Yamashita T, Nakagiri K, et al. Usefulness of transcranial motor evoked potentials during thoracoabdominal aortic surgery. Ann Thorac Surg. 2007;83:456–61.

25. Kawaguchi M, Sakamoto T, Inoue S, Kakimoto M, Furuya H, Morimoto T, et al. Low dose propofol as a supplement to ketamine-based anesthesia during intraoperative monitoring of motor-evoked potentials. Spine. 2000;25:974–9.

26. Chaudhary K, Speights K, McGuire K, White AP. Trans-cranial motor evoked potential detection of femoral nerve injury in trans-psoas lateral lumbar interbody fusion. J Clin Monit Comput. 2015;29(5):549–54.

27. Ellen R. Grass Lecture: motor evoked potential monitoring. Am J Electroneurodiagnostic Technol. 2004;4:223–43.

28. Novak K, de Camargo AB, Neuwirth M, Kothbauer K, Amassian VE, Deletis V. The refractory period of fast conducting corticospinal tract axons in man and its implications for intraoperative monitoring of

29. Deletis V, Sala F. Intraoperative neurophysiological monitoring of the spinal cord during spinal cord and spine surgery: a review focus on the corticospinal tracts. Clin Neurophysiol. 2008;119:248–64.

30. Tobita T, Shimoji K. Transcranial magnetically evoked SCPs [TCM-Evoked SCPs]. In: Shimoji K, Willis WD, editors. Evoked spinal cord potentials. Tokyo: Springer; 2006. p. 105–11.

31. Di Lazzaro V, Thickbroom GW, Pilato F, Profice P, Dileone M, Mazzone P, et al. Direct demonstration of the effects of repetitive paired-pulse transcranial magnetic stimulation at I-wave periodicity. Clin Neurophysiol. 2007;118:1193–7.

32. Davis SF, Altstadt T, Flores R, Kaye A, Oremus G. Report of seizure following intraoperative monitoring of transcranial motor evoked potentials. Ochsner J. 2013;13:558–60.

33. MacDonald DB. Safety of intraoperative transcranial electrical stimulation motor evoked potential monitoring. J Clin Neurophysiol. 2002;19:416–29.

34. Legat AD. Current practice of motor evoked potential monitoring: results of a survey. J Clin Neurophysiol. 2002;19:454–60.

35. Cheng JS, Ivan ME, Stapleton CJ, Quinones-Hinojosa A, Gupta N, Auguste KI. Intraoperative changes in transcranial motor evoked potentials and somatosensory evoked potentials predicting outcome in children with intramedullary spinal cord tumors. J Neurosurg Pediatr. 2014;13:591–9.

36. Shimoji K, Kano T, Nakashima H, Shimizu H. The effects of thiamylal sodium on electrical activities of the central and peripheral nervous systems in man. Anesthesiology. 1974;40:234–40.

37. Tobita T, Okamoto M, Shimizu M, Yamakura T, Fujihara H, Shimoji K, Baba H. The effects of isoflurane on conditioned inhibition by dorsal column stimulation. Anesth Analg. 2003;97:436–41.

38. Kohno T, Kumamoto E, Baba H, Ataka T, Okamoto M, Shimoji K, Yoshimura M. Actions of midazolam on GABAergic transmission in substantia gelatinosa neurons of adult rat spinal cord slices. Anesthesiology. 2000;92:507–15.

39. Shimoji K, Fujiwara N, Fukuda S, Denda S, Takada T, Maruyama Y. Effects of isoflurane on spinal inhibitory potentials. Anesthesiology. 1990;72:851–7.

40. Kano T, Shimoji K. The effects of ketamine and neuroleptanalgesia on the evoked electrospinogram and electromyogram in man. Anesthesiology. 1974; 40:241–6.

41. Scheufler K-M, Zentner J. Total intravenous anesthesia for intraoperative monitoring of the motor pathways: an integral view combining clinical and experimental data. J Neurosurg. 2002;96:571–9.

42. Johansen JW, Sebel PS. Development and clinical application of electroencephalographic bispectrum monitoring. Anesthesiology. 2000;93:1336–44.

43. Criou A, Monchi M, Joly LM, Bellenfant F, Claessens YE, Thébert D, et al. Noninvasive cardiac output monitoring by aortic blood flow determination: evaluation of the Sometec Dynamo-3000 system. Crit Care

Med. 1998;26:2066–72.

44. Kakinohana M, Nakamura S, Fuchigami T, Miyata Y, Sugahara K. Influence of the descending thoracic aortic cross clamping on bispectral index value and plasma propofol concentration in humans. Anesthesiology. 2006;104:939–43.

45. Dahaba AA. Different conditions that could results in the bispectral index indicating an incorrect hypnotic state. Anesth Analg. 2006;101:765–73.

46. Fujioka H, Shimoji K, Tomita M, Denda S, Takada H, Homa T, et al. Spinal cord potential recordings from the extradural space during scoliosis surgery. Br J Anaesth. 1994;73:350–6.

47. Piñeiro AM, Cubells C, Garcia P, Castaño GC, Dávalos A, Coll-Cantia J. Implementation of intraoperative neurophysiological monitoring during endovascular procedures in the central nervous system. Interv Neurol. 2015;3:85–100.

48. Kim ST, Paeng SH, Jeong DM, Lee KS. Usefulness of intraoperative monitoring during microsurgical decompression of cervicomedullary compression caused by an anomalous vertebral artery. J Korean Neurosurg Soc. 2014;56:513–6.

49. Kondo K, Harada H, Kaneko S, Tyama K, Kano T. Intraoperative monitoring of the conductive evoked spinal cord potentials under deep hypothermia. J Electrodiag Spinal Cord. 1996;18:160–2.

50. Costa P, Peretta P, Faccani G. Relevance of intraoperative D wave in spine and spinal cord surgeries. Eur Spine J. 2013;22:840–8.

51. Kim SM, Eur Kim SH, Seo DW, Lee KW. Intraoperative neurophysiologic monitoring: basic principles and recent update. J Korean Med Sci. 2013;28:1261–9.

52. Pastorelli F, Di Silvestre M, Plasmati R, Michelucci R, Greggi T, Morigi A, et al. The prevention of neural complications in the surgical treatment of scoliosis: the role of the neurophysiological intraoperative monitoring. Eur Spine J. 2011;20 Suppl 1:S105–14.

53. Shimoji K, Higashi H, Kano T, Asai S, Morioka T. Electrical management of intractable pain. Masui (Jpn J Anesthesiol). 1971;20:44–7.

54. Shimoji K, Matsuki M, Shimizu H, Iwane T, Takahashi R, Maruyama M, Masuko K. Low-frequency, weak extradural stimulation in the management of intractable pain. Br J Anaesth. 1977;49:1081–6.

55. Shimoji K, Fujiwara N, Sato Y. Development of the system and electrode for simultaneous measurements of regional blood flow, oxygen pressure and electrical activity [in Japanese]. Byotai Seiri. 1986;11:876–80.

56. Kano T, Shimoji K. Influence of anesthesia on intraoperative monitoring of SCEPs. In: Dimitrijevic MR, Halter JA, editors. Atlas of human spinal cord evoked potentials. Boston: Butterworth-Heinemann; 1995. p. 97–106.

57. Hayatsu K, Tomita M, Fujihara H, Baba H, Yamakura T, Taga K, et al. The placement of the epidural catheter at the predicted site by electrical stimulation test.

Anesth Analg. 2001;93:1035–9.

58. Denda S, Shimoji K, Tomita M, Baba H, Yamakura T, Masaki H, et al. Central nuclei and spinal pathways in feedback inhibitory spinal cord potentials in ketamine-anaesthetized rats. Br J Anaesth. 1996;76:258–65.

59. Shimoji K, Sato Y, Denda S, Takada T, Fukuda S, Hokari T. Slow positive dorsal cord potentials activated by heterosegmental stimuli. Electroencephalogr Clin Neurophysiol. 1992;85:72–80.

60. Shimoji K, Fujiwara N, Denda S, Tomita M, Toyama M, Fukuda S. Effects of pentobarbital on heterosegmentally activated dorsal root depolarization in the rat. Investigation by sucrose-gap technique in vivo. Anesthesiology. 1992;76:958–66.

61. Shimoji K, Tomita M, Tobita T, Baba H, Takada T, Fukuda S, et al. Erb's point stimulation produces slow positive potentials in the human lumbar spinal cord. J Clin Neurophysiol. 1994;11:365–74.

62. Shimoji K. Overviews of human (evoked) spinal cord potentials (SCPs): recording methods and terminology. In: Shimoji K, Willis Jr WD, editors. Evoked spinal cord potentials—an illustrated guide to physiology, pharmacology, and recording techniques. Tokyo: Springer; 2006. p. 40–9.

63. Yates BJ, Thompson FJ, Mickle JP. Origin and properties of spinal cord field potentials. Neurosurgery. 1982;11:439–50.

64. Besson JM, Rivot JP. Spinal interneurones involved in presynaptic controls of supraspinal origin. J Physiol. 1973;230:235–54.

65. Schmidt RF. Presynaptic inhibition in the vertebrate central nervous system. Ergeb Physiol. 1971;63:20–101.

66. Beal JE, Applebaum AE, Forman RD, Willis WD. Spinal cord potentials evoked by cutaneous afferents in the monkey. J Neurophysiol. 1977;40:199–211.

67. Shimoji K, Kano T, Higashi H, Morioka T, Henschel EO. Evoked spinal electrograms recorded from epidural space in man. J Appl Physiol. 1972;33:468–71.

68. Tanaka E, Tobita T, Murai Y, Okabe Y, Yamada A, Kano T, et al. Thiamylal antagonizes the inhibitory effects of dorsal column stimulation on dorsal horn activities in humans. Neurosci Res. 2009;64:391–6.

69. Bernhard DG. The spinal cord potentials in leads from the cord dorsum in relation to peripheral source of afferent stimulation. Acta Physiol Scand. 1953;29 Suppl 106:1–29.

70. Eccles JC, Schmidt R, Willis WD. Pharmacological studies on presynaptic inhibition. J Physiol. 1963;168:500–30.

71. Shimoji K, Ito Y, Ohama K, Sawa T, Ikezono E. Presynaptic inhibition in man during anesthesia and sleep. Anesthesiology. 1975;43:388–91.

72. Maruyama Y, Shimoji K, Shimizu H, Sato Y, Kuribayashi H, Kaieda R. Effects of morphine of human spinal cord and peripheral nervous activities. Pain. 1980;8:63–73.

7 肌电图

J. Richard Toleikis

（菅敏钰　译　王云珍　校）

简介

术中神经生理监测（intraoperative neurophysiology monitoring，IOM）通过电刺激或机械刺激诱发肌电图（electromyography，EMG），EMG 在各种手术过程中用于预防术后神经功能损伤。它的第一次使用要追溯到 20 世纪 60 年代时用于保护面神经的功能[1-2]。由于听神经瘤手术容易损伤面神经，因此 EMG 监测在听神经瘤手术中获得了广泛的应用。随着脑桥小脑角区和颅底肿瘤手术技术的发展，评估和维护听神经功能及其他脑神经功能的技术也在逐渐发展[3-23]。同时由于金属器材的使用，脊柱畸形内固定装置的使用有了跨时代的发展。在腰骶部、胸腰部甚至颈椎疾病的治疗中，金属器材已经成为了脊柱畸形手术、脊柱退行性疾病以及脊柱外伤的标准治疗器材，可以使用螺钉达到将椎弓根内固定的目的。金属器材的用途越来越广泛，这些螺钉一般置于 L2～S1 的位置，这个位置容易损伤脊髓神经根[24]（脊髓在 L1～L2 的位置终止于马尾），从而引起脊髓功能损伤。

术中神经监测可以改善手术预后，减少手术造成神经损伤的概率，也可以帮助识别特定神经的组成。因此，神经外科手术和骨科手术中越来越多地使用神经监测的方法。EMG 监测可以既经济又有效地保持术中神经功能的完整性，在需要的时候可以及时纠正手术干预方式以防止造成神经功能损伤。利用 EMG 监测可以保护神经功能，当进行脑、脊髓、脑神经、马尾、神经根等部位的手术时，同时还可以进行脑神经功能监测、脑干和大脑皮质运动图和神经根监测，在马尾区进行椎弓根螺钉内固定术时，可以进行 H-反射测试和经颅运动诱发电位监测，后者在本书第 2 章（经颅运动诱发电位）已经详述，此处不再赘述。

肌电图监测的一般原则

在神经外科手术和骨科手术神经功能监测的各种手段中 EMG 相对直观、简单明了。脑、脊髓、脑神经、脊髓神经根支配包含不同肌肉的运动通路。通过将记录电极放置于这些肌肉以及使用相应的神经肌肉阻滞剂，进行手术刺激或电刺激可以获得相应的 EMG。

脑神经功能的监测依赖于肌电活动的记录。使用一些肌松药后将无法记录到相应的电活动，因此必须使用短效的肌松药，并且保证监测开始前肌松药的作用已完全消失或逆转。使用肌松药后为了避免肌松作用延长，需要在进行监测时与参与手术的人员有良好的沟通。同时为了验证肌肉松弛时的监测效果，必须准确地评估患者肌肉松弛的程度。

脑神经监测技术

　　在 20 世纪 60 年代，进行脑神经功能监测的手段包括使用手持的刺激电极刺激皮质引起肌肉收缩，这些引起刺激的方法至今并没有发生太大的改变，而检测肌肉收缩的方法则发生了巨大的变化。最初由一位专业的观察者负责观察患者面部肌肉的收缩[1-2]，随后使用了一种机械换能器进行检测[25-26]，但是之后人们发现这些收缩只需要记录肌肉的电活动即可[8-9,27]。因此术中监测脑神经

功能包括使用手持式单极电刺激器探测手术区域，或者使用单极或成对的电刺激器从可能受累的肌群记录肌电活动[28]（图 7.1，表 7.1）。在肿瘤切除术中，通常使用短小的恒定电压脉冲进行刺激来记录 EMG，刺激脉冲的持续时间是 50～100 μs，刺激频率是每秒 3～5 次[10]。刺激的强度需要仔细斟酌。当使用单极刺激时，位于刺激范围内的神经将被激活，刺激强度越大，刺激影响的范围也就越大。因此这种方法可以用于确定肿瘤的影响区域。如果区域内没有影响运动功能的脑神经就可以将肿瘤切除，而不会引起永久性的神经损伤。刺激强度过低会引起意外的手术神经损伤，神经可能对这个刺激强度没有反应而被误切。如果刺激强度过大，可能产生错误的信息，认为神经接近刺激器，从而导致肿瘤切除不完整。这种方法同样也

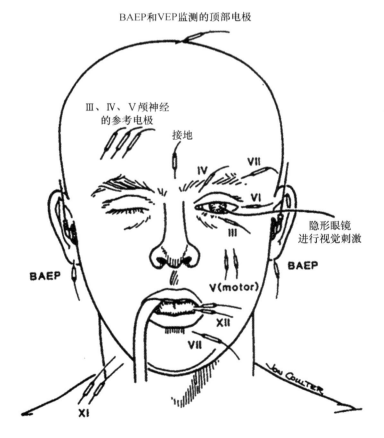

图 7.1　记录眼外肌（第Ⅲ、Ⅳ、Ⅵ脑神经）、面部肌肉（第Ⅶ脑神经）、咬肌（第Ⅴ脑神经）、斜方肌（第Ⅺ脑神经）和舌肌（第Ⅻ脑神经）肌电图电极的位置。第Ⅸ脑神经的监测可以将电极置入软腭，第Ⅹ脑神经的监测可以将电极置入声带，或将穿刺电极置入喉部，或将表面电极贴在气管插管上。还包括记录听觉脑干反应（ABRs）、脑干听觉诱发电位（BAEPs）和视觉诱发电位（VEPs）的电极。还包括置入耳内对内耳进行听觉刺激诱发 ABRs，以及通过可以发光的隐形眼镜进行视觉刺激诱发 VEPs，同时也可以监测第Ⅷ和第Ⅱ脑神经的功能（Reprinted from Moller et al.[28]）

表 7.1　用于监测脑神经功能的肌群

脑神经	肌群
III	眼内直肌
IV	眼外直肌
V	咬肌、颞肌
VI	眼上斜肌
VII	口轮匝肌、眼轮匝肌
IX	软腭
X	声带
XI	斜方肌
XII	舌

可以用于确定脑神经的解剖位置，以避免手术操作的损伤，维持神经功能的完整。最初保持高刺激强度可以避免神经损伤，一旦神经受到刺激，刺激强度应该减小以确定其确切的位置。因此使用恒定电流刺激时，最初刺激可能达到几毫安，一旦脑神经受到直接刺激，$0.1\sim0.2$ mA 就足够记录到 EMG 的变化[10]。

自发或自主的持续刺激的 EMG 活动可以评估脑神经受损的情况。通常情况下，神经没有受到刺激时肌电图应该保持平直或安静，对神经的机械操作可能会导致神经活动。神经活动时间的长度取决于刺激的程度[4,29]。短时间的刺激一般不会引起永久性损伤，频繁的或持续的刺激可能或导致术后神经功能损伤[30]。这种持续刺激引起的电活动被称之为"A-train"活动，它的发生率与听神经瘤手术[11,13,31]和三叉神经痛微血管减压术[12,27-28]术后患者神经麻痹的概率有关。刺激开始前神经的反应性也决定了神经对机械刺激的反应，对正常健康的神经进行操作很少或几乎不会引起神经反应，而已经轻度受损的神经在受到刺激时反应会更加强烈，即使没有刺激时也会有自发的肌电活动[4,30]。但是重度受损的神经往往不会对刺激发生反应，因此，EMG 没有发生变化并

不能保证神经未受损伤。术中使用电刺激器确定没有造成神经损伤十分重要。如果反应时间延迟或振幅延长，或者基线反应相对减少，这些迹象都表明已经发生了神经损伤。

特殊神经功能的监测

第 V 和第 VII 脑神经

脑神经功能的监测始于听神经瘤或颅底肿瘤切除术中对面神经（第 VII 脑神经）和三叉神经（第 X 脑神经）运动功能的监测[1-2]。面神经支配眼轮匝肌和口轮匝肌，三叉神经则支配咀嚼肌（如咬肌和颞肌）。因此如果在这些肌肉中置入成对的针状电极，就可以在肿瘤切除术和其他手术中记录肌电图[12-15,19-20,32]。如果每对电极都连接到一条不同的传导通路，就可以判断哪个肌肉群被激活，从而得知哪条神经受到刺激。此外，对三叉神经的电刺激可以形成一个小于 6 ms 的峰值潜伏期，而对面神经的刺激则会形成一个大于 8 ms 的峰值潜伏期[30]，根据这一点也可以判断哪条神经受到刺激。

听神经瘤或脑桥小脑角手术中，第 VIII 脑神经或听神经的功能（如听觉功能和前庭功能）极易受损。与其他的脑神经功能监测主要依靠肌电图监测不同，听神经包括感觉传导系统，因此听神经功能监测主要依靠脑干听觉诱发反应（ABRs）来监测感觉传导通路，这一监测方法在本书第 3 章（听觉诱发电位）已经详述过。

第 III、第 IV 和第 VI 脑神经

第 III、第 IV 和第 VI 脑神经主要支配眼外肌。因此，在监测面神经和三叉神经功能时，如果监测电极置于或接近这些肌肉的部位，将会监测到支配这些肌肉的神经传导的

肌电图[27-28]。通过监测眼内直肌的功能可以监测第Ⅲ脑神经，监测眼外直肌的功能可以监测第Ⅳ脑神经，第Ⅵ脑神经的功能则主要依靠眼上斜肌的监测[21]。由于空间有限，这些肌肉中只能置入单个的刺激电极，在未手术的另一侧置入参考电极。

第Ⅸ、第Ⅹ、第Ⅺ和第Ⅻ脑神经

与使用眼外肌 EMG 监测第Ⅲ、第Ⅳ和第Ⅵ脑神经的功能相似，第Ⅸ、第Ⅹ、第Ⅺ和第Ⅻ脑神经功能的监测主要依靠这些脑神经的运动支支配肌肉的肌电图[15-20,33]。虽然这些脑神经还包括感觉支和自主神经支，但我们认为 EMG 可以监测神经的所有功能，而不仅是运动支。第Ⅸ脑神经的运动支功能监测主要依靠使用电极记录软腭的肌电活动[9,27]。将电极置入声带可以监测第Ⅹ脑神经（迷走神经）的运动支的功能，但是电极的置入方法非常困难[9]。因此，监测迷走神经的功能主要依靠在气管插管上贴附刺激电极与声带相联系，从而获得肌电活动。术中监测喉神经（迷走神经的分支）的功能可以使用这一方法[16-17]。副神经或第Ⅺ脑神经的功能监测相对非常简单，将电极置入斜方肌获得肌电图即可。将电极置入舌头就可以监测舌下神经或第Ⅻ脑神经的功能[34]。舌下神经非常小但是很重要，因此一旦有任何因素影响了其功能，舌头处的刺激电极引出的肌电活动就会发生变化。进行所有脑神经功能监测时，必须注意肌电刺激的强度，如果强度过大，结果可能过度或造成损伤。

由于对不同的脑神经进行电刺激产生的 EMG 振幅可能不同，每个示波器通常只能显示某一个特定的脑神经监测方式。此外，外科医生希望每次他们进行刺激都能收到相应的听觉回馈或肌电活动，因此大多数监测设备都配有一个扬声器系统。

使用电刺激进行脑神经功能的监测只能是断断续续的，而且由于肿瘤的体积问题，部分脑神经可能无法进行监测。而且即使某个脑神经可以进行监测，监测方法可能也无法提供准确的功能评估。在这种情况下，使用多脉冲经颅电刺激可以提供皮质延髓通路的持续监测。该方法与常规的经颅刺激运动诱发电位（tc-MEP）（详见第 2 章，经颅运动诱发电位）使用同样的头皮刺激位点和参数。除了记录来自四肢的 MEP 反应，还可以记录来自头面部的反应，这些记录与前文提到的常规运动诱发或自发的 EMG 监测相同。这些刺激反应又被称为皮质延髓束运动诱发电位（CBT-MEP）。脑桥小脑角（CPA）肿瘤切除术中皮质延髓监测技术已经成功地应用在面神经监测或其他颅底手术中其他脑神经如迷走神经监测中[35-38]。

脑干图

脑干图是一种定位第四脑室底脑神经运动核团（cranial nerve motor nuclei, CMN）的神经电生理监测方法，这项技术可以预防脑干或其他邻近部位肿瘤切除术对脑神经运动核团的损伤[20,39-43]。外科医生必须选择最安全的能够接近低位脑干的方法。当手术部位接近第四脑室底时，在不同部位使用手持刺激器对第四脑室底进行刺激可以导致不同肌群的肌电反应，如果这些肌群由脑神经运动支支配的话。这些肌电反应可以帮助定位 CMN 以及寻找接近脑干的最佳手术入路。虽然这些运动核团大部分位于特定的解剖标志如面神经丘和髓纹附近，然而即使在正常的患者，这些解剖标志的定位也并不明显，当肿瘤压迫时，核团的定位就变得更加棘手，这时脑干图这项技术就非常重要了。然而，由于这项技术只能在肿瘤切除过程中和运动核团定位过程中间歇使用，因此它只是一种定位技术而不是监测技术。与监测技术不同，它并不能持续使用以判断运动通路的完整性。因此使用这项技术并不能完全预防肿瘤切除过程中的神经损伤。

定位技术

对第四脑室底的刺激是通过手持单极刺激探针进行的，探针上装有针尖，可以进行非常精确的刺激。电极的正极一般位于 Fz 点，靠近头皮的前端。刺激的脉冲一般是 0.2 ms，频率为 4 Hz，刺激强度较低，一般从 1.5～2.0 mA 开始。一旦探测到肌肉反应就要降低刺激强度，这样就可以建立合理的刺激阈值，该阈值一般在 0.3～2.0 mA 之间[43]。

在进行脑神经功能监测时，将记录电极置入相应的肌群，这些肌群一般接受第 III、第 IV 和第 VI 脑神经运动核团的控制。监测第 VII 脑神经的运动神经核团时，电极置于口轮匝肌和眼轮匝肌。监测第 IX 和第 X 脑神经时，电极置于软腭和咽后壁，可以直接通过示波器或气管导管贴附的电极进行记录。监测第 XI 脑神经时，电极置于斜方肌，而监测第 XII 脑神经的电极则置于舌头的外侧面。对这些肌肉进行刺激产生的 EMG 的振幅一般是 100 μV，时间基数是 20 ms，滤波器带宽为 50～2000 Hz。

麻醉方法

由于用于定位目的的 EMG 一般都来自对低位运动神经元的刺激，我们使用的麻醉药物必须对这些刺激很小或几乎没有影响。由于低位运动神经元通过脑神经的运动神经核团或髓内根受到刺激，只要在监测期间不使用肌肉松弛药，脑干图的监测过程中可以使用任何形式的麻醉方法。

运动区图

运动皮质的确定是依靠直接在大脑前回和大脑后回的皮质表面置入电极，然后刺激对侧的正中神经或尺神经，通过电极可以记录到产生的躯体感觉诱发电位（SSEP）。在运动皮质和感觉皮质之间的过渡地带，产生的反应是相反的。因此在多数情况下运动皮质位置的确定十分简单。然而由于肿瘤压迫对脑解剖结构造成的影响，这些结果就变得很可疑，可能探测不到相反的反应，因此需要依靠其他技术。其中一项技术是直接电刺激皮质表面引发运动反应，可以看到不同位置肌群 EMG 的变化，如肢体、面部或躯干[44]。位于或邻近运动皮质的肿瘤会影响所支配的肌群，应该将皮下的针刺电极置于合适的肌群中进行监测。

外科医师可以使用一个手持的刺激器来刺激皮质，这种电刺激技术依赖于一系列双相刺激对皮质电路的激活，该双相刺激是短时间（1 ms）的矩形脉冲，脉冲的频率是 50～60 Hz，刺激的强度很低（3～5 mA），以 1～2 mA 的速度递增，直至产生运动反应。为了引发 EMG 中所有可能的运动反应，这些刺激一般会持续几秒钟，外科医师负责指出刺激的部位，这样就可以确定可切除哪些组织而不会影响患者的功能。第 9 章（皮质图）针对这一问题进行了更详细的描述。

评估神经根功能和椎弓根螺钉位置的技术

合理放置椎弓根螺钉而不影响脊髓神经根的功能需要经验丰富的外科医师，详细地了解胸椎、腰椎和骶椎的解剖结构。尽管外科医师要依靠解剖标志和影像技术进行定位，但是很大程度上这种定位仍是盲目的。理想情况下，螺钉的位置必须在椎弓根的内侧或上方 1 mm 处，而且没有破坏椎弓根壁。然而，当存在脊柱畸形时，即使是有经验的外科医师放置螺钉位置也会有偏移。神经根的位置往往接近椎弓根的内侧或下方，它们从这里穿过椎间孔离开椎管。如果螺钉的位置放置不准确，突出于椎弓根的内侧或下方，将会引起神经根的刺激或损伤。目前的文献表明，螺钉导致椎弓根壁穿孔的概率高达 5.4% ～ 40%[45]。实际的概率可能更高，因为外科医师除非不得已时，他们并不愿意用直视的方法证实螺钉的位置。这样做需要做椎板切开术，要浪费很多时间，而且影响患者的预后。因此，常常需要在术中进行 X 线透视检查来确定螺钉的位置。据报道，螺钉的位置放置错误导致神经功能损伤的发生率约 1% ～ 11%[46-49]。改进的影像学技术包括术中轴向计算机断层扫描（CAT）和立体成像技术可以减少类似损伤的发生，同时依赖于自发和诱发 EMG 的电生理监测技术的发展也可以减少类似损伤的发生。

监测方法

如前所述，螺钉放置术中监测的目的是为了防止术后神经功能的损伤。由于所有的神经根都包括运动神经纤维和感觉神经纤维，监测方法必须同时监测运动功能和感觉功能。感觉功能由一根皮区诱发反应的神经根支配，通过电刺激皮区的特定部位就可以获得感觉反应，如 SSEPs，这些反应由脊柱通路介导，可以从头皮记录到相应的电位[50]。相反，运动功能由一根肌节诱发反应的神经根支配，直接或间接的机械或电刺激可以导致肌节引发一系列肌群运动反应。肌节是生皮节的运动支，不同肌节的反应在

不同个体差异很大。一个肌群肌节往往来自一个特定的神经根，大多数肌肉的运动则是受多根神经根支配的。不同个体同一块肌肉受控制的数量和类型也不同。通常在椎弓根螺钉植入术中，通过置入肌肉的表面或皮下的电极监测的 EMG 可以记录多个肌群的反应。监测肌群的选择是根据可能受损的神经根的位置来决定的。尽管支配肌群的神经根可能并不是来自同一个脊髓节段，但是一般只监测一个脊髓节段，根据不同神经根的支配范围来选择要监测的肌群。大多数情况下都监测下肢的肌群，因为一般在腰椎进行螺钉置入，有可能会影响到腰骶部的神经根。但是螺钉也可以置入胸椎[51-60]或颈椎[18,61]，在这种情况下也可以记录由胸髓或颈髓支配的肌群的肌电活动。尽管在这些区域进行监测可能会损伤脊髓、神经根和大血管，但是监测仍然是可行的。在这种情况下，可以通过颈椎和（或）胸椎神经根所支配的肌肉记录肌源性活动。2001 年首次有使用这种方法进行胸椎螺钉放置的报道[62]。但是在胸椎螺钉放置的过程中，这种监测方法也存在不成功的案例[51,54-55,57-59,62]。而且监测螺钉位置不正确的监测方法也各异，在腰椎螺钉置入过程中，螺钉放置靠上、靠下和靠外都可能导致神经根损伤，但是胸椎螺钉放置过于靠近中线也可能导致脊髓损伤。为了避免类似的情况，发明了一种对脊髓进行多脉冲刺激的方法，尤其是对皮质脊髓束的刺激，当放置于中线时通过下肢的肌肉 EMG 反应来进行监测[63]。这一方法可以成功地针对这一问题进行监测[64-65]。

由于单一的神经根往往支配多块肌肉，必须根据监测的目的来选择需要监测的肌肉。表 7.2 显示了需要监测的神经根及相应的肌肉。与监测脑神经功能相似，椎弓根螺钉植入术中 EMG 的监测需要监测马尾神经根的两种活动：自发或诱发的肌电活动。这

表 7.2　椎弓根螺钉植入术中需要监测的肌群

脊柱区域	支配的神经根	肌群
颈椎	C2，C3，C4	斜方肌、胸锁乳突肌
	C5，C6	二头肌、三角肌
	C6，C7	三头肌、桡侧腕屈肌
	C8，T1	拇短展肌、小指展肌
胸椎	T5，T6	上腹直肌、肋间肌
	T7，T8	中腹直肌、肋间肌
	T9，T10，T11	下腹直肌、肋间肌
	T12	横腹直肌、肋间肌
腰椎	L1	腰肌
	L2，L3	腰大收肌
	L3，L4	股内侧肌
	L4，L5	胫骨前肌
	L5，S1	腓骨长肌
骶椎	S1，S2	内侧腓肠肌
	S2，S3，S4	肛门外括约肌

两种活动的监测可以使用电针或表面电极进行，监测包括电刺激或机械刺激诱发的复合肌肉动作电位（compound muscle action potentials，CMAP）以及通过恰当的肌群（该肌群受可能受累的神经根支配）监测到的肌电图。有报道进行此类监测时，使用肌肉内电极比表面电极更合适[66]。当监测这两种活动时，必须假设肌松药对肌肉的影响已经消失，因此刺激足够引起肌肉活动。对于自发的肌电活动，当使用四个成串刺激（train-of-four，TOF）的一个刺激时可以监测到 CMAP，而超过一个刺激时 CMAP 的振幅由于肌松药的作用而减小，如果肌松效果过强，小的 CMAP 可能被忽视。大多数情况下神经根刺激的发生率很小。因此，自发肌电图的活动通常是平直的，很少或几乎没有 CMAP 的活动。当出现 CMAP 活动时，一般都与神经根减压有关（图 7.2）。根据被激活的神经根监测相应的肌群，置于肌群中的电极会探测到神经刺激时受累

肌群的大小，这在诱发的 EMG 监测中也同样适用。

并不是所有的神经根受刺激时发生的反应都是相同的。正常的、受损的或再生的神经根在遭遇机械刺激时发生的连续性反应是不同的。当这些刺激发生在正常神经根时，不会引发或只会引发很短的 CMAP[68]，然而，当相同的刺激发生在受损的神经根时，会引发长时间的 CMAP。如果之前存在神经根损伤，在进行神经根刺激前，常常也会监测到低振幅低频率的电活动。短的不定期的电活动是正常的，他们很少是神经损伤的标志，但也应该引起足够的重视。如前所述，它们通常与神经根减压有关，一般是由于神经根的牵拉或位移、损伤、电刺激、机械接触或手术用海绵的浸泡。一长串的电活动则可能是由神经根受损引起的，需要引起我们的注意。一般都与持续的牵拉或活动有关，肌电活动越大，神经根损伤的概率就越大。当类似的肌电活动出现时，必须通知外科医师，以便采取相应的补救措施。据报道，脊髓和颅内肿瘤切除术中出现持续的自发电活动可能与术后运动功能损伤相关[69-70]。如果出现持续的电活动，可能是需要进行脊髓减压的信号[71]，或者预示着减压不充分[72]。脊髓栓系综合征手术患者若出现持续的 EMG 电活动，可能预示着预后不良，敏感性为 100%，特异性 19%，说明术中持续监测 EMG 和理解其重要性仍然是十分必要的[73]。如果 EMG 监测的必要性存疑时，联合使用 MEP 和自发 EMG 可能提供 EMG 的必要性证据。持续 EMG 或突然消失的 EMG 可能预示着需要 MEP 监测[74]。同时使用这两种监测方式以及被证实可以检测和减少神经根和脊髓损伤的概率[74-80]。

在需要使用螺钉的椎弓根融合术中，也需要诱发或自发 EMG 进行监测。诱发 EMG 有两种激发方式：确定刺激阈值后对神

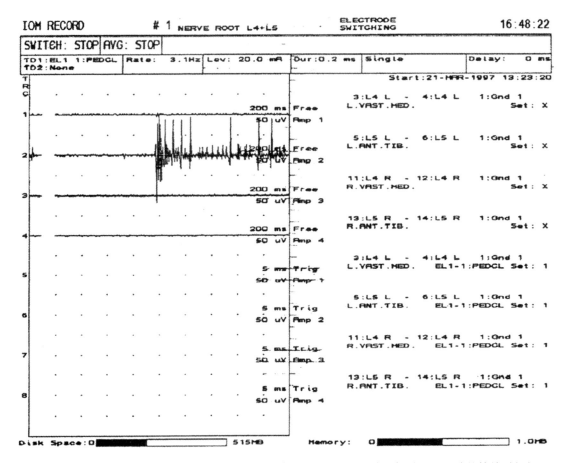

图 7.2　机械刺激左侧 L5 神经根所引起的左侧胫骨前肌自发 EMG 活动。如果肌电活动的持续时间短（＜1 s），不会引起术后后遗症。然而如果持续时间较长，可以认为神经受到了损伤。为了减少术后神经损伤的发生，类似的肌电活动应该引起外科医师的注意（Reprinted from Toleikis et al.[67]；with permission）

经根的直接刺激[45]或固定螺钉时对神经根的间接刺激，以确定螺钉的正确位置[47,49,52-53]。理想情况下，这两种刺激方法应该结合起来使用。直接刺激用于判断神经根的刺激阈值是否升高，一般来说，慢性神经根受压的表现与神经根病的表现类似。间接刺激依赖于健康人刺激所获得的数据，在放置螺钉时判断正常神经根的功能[47]。以往的数据表明，正常神经根的平均刺激阈值大约是 2 mA，间接刺激的阈值达到 10 mA 就可以警示螺钉的位置错误[47]。然而，当直接刺激的阈值升高（超过 2 mA）时，为了补偿，间接刺激的阈值必须相应提高。据报道，对于慢

性神经受压的疾病直接刺激的阈值会高达20 mA[81]。如果不考虑这种刺激阈值升高的情况，会导致假阴性的结果：一个位置正确的螺钉却得不到监测结果。这种假阴性结果的生理原因是螺钉的位置是来自于对正常神经根阈值的判断。此外，当患者患有糖尿病时，刺激的阈值也会升高。避免这种情况发生的办法是在进行螺钉刺激前先行刺激神经根以保证每条神经根的功能是正常的。如果已经进行了神经根减压，就更应该这么做。如果不先行刺激的话，常规的探查每条神经根的椎板切开术会浪费时间，而且并不能避免所有的风险。然而，大多数外科医师在置

入螺钉之前并不对神经根进行直接刺激，因此当患者术前有神经根功能障碍的临床表现时，我们强烈建议直接刺激神经根以确定刺激阈值。

尽管大多数外科医生习惯使用间接刺激的方法来确定螺钉的位置，这项技术也可以通过刺激放置在椎弓根上的标记物来确定椎弓根壁是否遭到破坏，同时通过X线透视检查可以确定螺钉或置入螺钉前螺钉孔的位置。使用装有电极针的球状探头进行刺激可以形成一个电流回路（图7.3）。通过刺激标记物、螺钉或螺钉孔，使用同样的方法可以判断椎弓根壁是否被破坏。尽管这些技术非常类似，只是刺激方法不同，使用的刺激参数有时候也不尽相同[47-49,51-53,67,81-86]。刺激频率为1~5 Hz，脉冲持续时间为50~300 μs。刺激强度从零开始逐渐增加，直至一个或多个监测肌群中出现CMAP或已达到预设的强度极限。在强度达20~30 mA时仍不出现CMAP可能表示由于神经慢性受压导致刺激阈值升高。如果刺激诱发EMG反应强度低于预定的"警告阈值"，这时应该建议外科医师检查螺钉孔或螺钉的位置。由于不同肌群之间刺激参数不同，"警示阈值"也可能不同。一些肌群的阈值可能是10 mA或更高，另一些可能还不到8 mA或低于"警示阈值"[84,87-90]。如前所述，正常神经根的刺激阈值是2 mA[47]。这一阈值取决于刺激的振幅和脉宽。因此，不同的"警示阈值"可能来源于不同的刺激参数。如图7.3所示，刺激电流可能有多条通路，但是最终会通过阻抗最小的那条通路。如果椎弓根是完整的，通过骨头的电流通常是阻抗最大的那一条，这取决于骨头的密度。但是当椎弓根的内侧或下方破裂时，椎弓根外侧的液体和组织会提供一条阻抗最小的通道。所以刺激探针与螺钉之间的距离就成为一个重要的影响因素。刺激神经根的电流强度遵循Coulomb法则（E＝K［Q/r²］），E＝神经根上的刺激电流，K＝常数，Q＝给予的刺激电流，r＝椎弓根螺钉与神经根的距离，还取决于神经根与椎弓根螺钉之间距离的反平方[91]。在测试螺钉的位置时，需要诱发CMAP的电流强度可以预示是否发生了椎弓根的破坏，

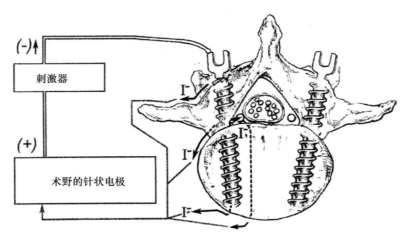

图7.3 用于检测椎弓根螺钉位置的刺激技术，同时也可以探测标记物和椎弓根螺钉孔。刺激电流到达肌肉中的电极时可以形成几条不同的通路，一般来说会依照电阻最低的通路流动。在此病例中，螺钉破坏了椎弓根壁，距离神经根非常近，电流依照电阻最低的螺钉和椎弓根壁通路流动，导致很低的刺激强度下就可以监测到肌电活动。然而如果螺钉与液体或组织相邻，会发生电流的分流，仅有一部分电流会流向螺钉，导致刺激阈值升高，形成假阴性的结果（Reprinted from Toleikis[94]；with permission）

以及如果发生了破坏，螺钉的位置是否可能造成神经根损伤。是否破坏椎弓根的"警示阈值"一般是 10 mA，可以通过直视、触诊或 X 线透视来确认[47,67]。有一项研究[67]认为由手术医师进行直视观察，需要大于 7 mA 的刺激电流才能诱发 CMAP，才能保证椎弓根没有破坏、受损或螺钉没有暴露。大多数情况下，如果由手术医师进行判断，类似情况不足以对神经根的完整性造成破坏，螺钉会依然留在原位。只有刺激阈值低于 5 mA 或更小的时候会重新放置或调整方向。阈值位于 5～7 mA 之间时，移除与留下的概率相等。但是这些留在原位的螺钉都没有（除了一个之外）

造成术后的神经功能缺损，包括两个阈值位于 4～5 mA 的螺钉，这是较低的阈值，除非远离"警示阈值"，否则不太可能造成新的神经功能缺损。因此，"警示阈值"的作用是预示螺钉已经破坏了椎弓根，此时不应该忽略监测的异常。"警示阈值"越低，螺钉位置不正确的可能性越大，应该考虑将螺钉移除。其他研究的结论认为"警示阈值"应该设置为至少 8 mA。但是阈值低于 5 mA 的电流强度提示神经根损伤的概率更大[67-68,90,92-93]。即使影像学已经确定了螺钉的位置无误，低刺激电流引起的肉眼可见的收缩或术后 CT 有可能提示螺钉位置需

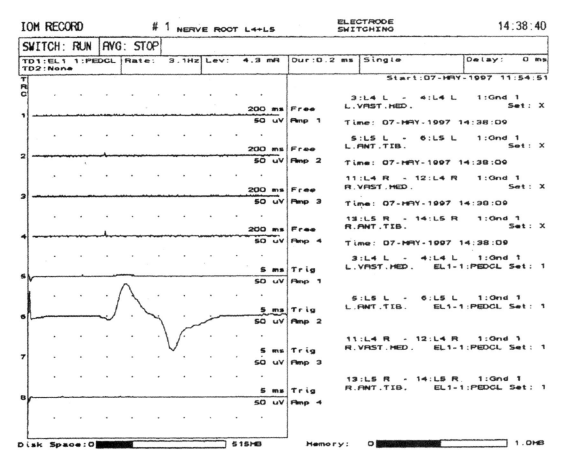

图 7.4 刺激强度为 4.3 mA 时，刺激左侧 L5 神经根所引起的左侧胫骨前肌诱发肌电图活动。刺激强度低于刺激阈值 10 mA，表明螺钉可能破坏了椎弓根壁。直视螺钉的位置发现其位于椎管内，将螺钉拆除后没有出现术后并发症（Reprinted from Toleikis[94]；with permission）

要改正（图 7.4）。

另一个会导致阈值增加的原因是与螺钉接触的液体或组织在螺钉受刺激时会产生另外的电流通路[94]。因此如果螺钉影响了椎弓根壁的完整性，刺激电流只有一小部分通过螺钉刺激神经根（见图 7.3），这也会产生假阴性的结果。此外，一些螺钉是金属钛制成的或者表层涂有羟基磷石灰，它们并不是一种良好的导体，这也会导致假阴性[95-96]。还有一些螺钉根本不允许电流通过，据报道，如果刺激万向椎弓根螺钉的顶端而不是螺钉的主体，也会引起刺激阈值升高[97]。在这两种情况下，刺激都会导致电流形成另一个通路而不是通过螺钉，也会造成假阴性的结果。

最近，涉及横向转移的腰椎间融合术通常采用极外侧椎间融合术（extreme lateral interbody fusion，XLIF）（Nuvasive）或直接椎体融合术（direct lateral interbody fusion，DLIF）（Medtronic Sofamor-Danek）的方法，微创手术成为治疗脊柱疾病的流行趋势。但是这两种方法都需要对髂腰肌进行解剖和牵拉，导致腰骶丛神经容易受到损伤。一旦损伤发生，受损神经很难在直视下发现。因此在此类手术中进行电生理监测是十分必要的，可以观察到肌肉解剖的过程中神经的受损情况。一般需要进行自发或诱发EMG 监测，联合使用 MEP 或 SSEP。EMG 记录的是来自易受损神经所支配肌群的电生理活动。在牵拉和解剖的过程中，是否接近神经结构是依据 Coulomb 法则诱发的 EMG 反应来判断的。与神经结构之间的距离是取决于可以诱发 EMG 反应的刺激电流。随着神经越来越接近，诱发 CMAP 反应所需要的电流逐渐减小。使用这项技术可以在通过髂腰肌接近脊柱的过程中避免损伤神经。但是这类技术也可能得到不同的结果[98-100]，有文献报道尽管使用了这类监测，术后仍有

可能出现运动功能损伤[98,100]。结果可能与回缩时间延长有关，因此建议回缩时间延长可能是神经损伤的一个信号[100]。

麻醉方法

唯一可能会产生影响术中肌电活动监测的麻醉方法就是使用肌松药，当进行椎弓根螺钉测试时保持患者处于合适的肌松状态是十分重要的。当对肌群进行自发或诱发EMG 监测以监测神经根功能时，必须保证进行这些神经机械刺激或电刺激时相应的肌群肌电活动会发生改变，这种由于神经损伤导致的肌电活动的改变受肌松程度的影响。此外，当使用电刺激直接或间接刺激神经根时，肌松程度会影响刺激的阈值。因此进行监测时理想情况下最好不要使用肌松药，有些神经电生理学家坚持在进行监测时患者应该完全不受肌松药影响。然而在临床使用中这种情况很难出现，因为肌肉太紧张会影响外科医师的手术操作。一般情况下，在手术暴露过程中可以使用肌松药，因为这时要使用电烧灼器，无法进行监测，而且这时发生神经损伤的概率也很小，比较合理的麻醉方法是等到进行神经损伤发生率高的手术操作时肌松药的作用刚好消失。

我们需要一种能够精确地评价肌肉松弛程度的方法，其中一种方法就是 TOF 监测。在手上可以于手腕处刺激尺神经，诱发CMAP，在小指的内收肌或足部的肌肉处记录。在腿上可以于腓骨头处刺激腓总神经，在胫前肌处记录 CMAP。尽管麻醉医师可以通过患者的手来判断肌松程度，我们仍然应该进行 TOF 监测。首先，麻醉医师一般使用一个小的便携式电池驱动的装置来进行TOF 监测，这些装置的使用方式不同，得到的结果也不同。其次，TOF 监测是客观的监测指标，它来自于手部或足部可见的肌

肉抽搐，虽然这些肌肉的松弛程度与术中需要进行监测的腿部肌肉的松弛程度可能不同。此外，这种装置的刺激强度高达 80 mA，比通常使用的监测设备的强度要大。因此，很可能患者此时还处于肌松状态，但是面部或手的肌电活动却造成了假阴性的结果。最后，负责电生理监测的医师必须保证腿的 TOF 监测结果精确可靠，他们的仪器比麻醉医师使用的机器更精确，然而他们的结果也可能因为机械故障或其他原因出错，这就需要监测医生和麻醉医师相互比较各自的监测结果。

在自发或诱发肌电活动监测需要患者肌肉松弛到何种程度目前尚无定论[101]。第 19章（术中电生理监测的麻醉方法）详细地讨论了肌松药的使用。100% 的肌肉松弛是不合适的，虽然完全不松弛比较好，但这也并不可行，外科医师可能会需要部分肌肉松弛以进行术野暴露和螺钉定位。依照个人的经验，如前所述，TOF 监测仅有 T1 或 90% 神经肌肉阻滞时也可以监测到自发肌电活动，但是为了精确度，患者更不放松比较合适。使用诱发肌电监测时松弛水平的要求更高，如果测试时肌松效果过强，刺激阈值会升高导致假阴性。据报道，进行 TOF 监测时最起码应该等到 T4 恢复[67,102]。我们发现，进行椎弓根螺钉内固定术时，T4/T1 的比例大

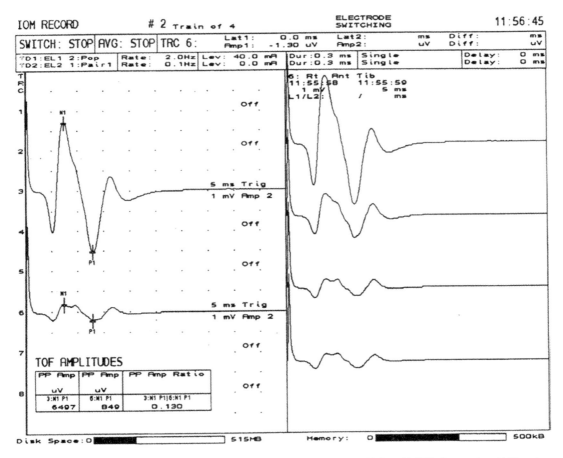

图 7.5 TOF 监测。右侧图显示的是在腓骨头对右腓总神经进行四个刺激，刺激强度 40 mA，时间 0.3 ms，频率 2 Hz，在右胫骨前肌记录到的四个肌电反应。在测试螺钉位置时过度肌松导致刺激阈值增高和假阴性，T4/T1 的比例大于 0.1～0.2 时的肌松程度比较合适（Reprinted from Toleikis et al.[67]；with permission）

于 0.1 时的肌松程度比较合适[94]（图 7.5）。对神经根直接的电刺激也可以决定肌松的程度，如果使用持续的电流刺激正常的神经根，刺激强度应该在 2～4 mA，如果此时没有肌电活动，就表明肌松程度过高，导致刺激阈值升高，可能会导致不正确的监测结果。

H 反射试验

有两种传统的方法可以监测脊髓的运动功能：SSEP 和 tc-MEP，这两种方法可以同时监测运动功能和感觉功能。术中保持患者功能的完整十分重要，但是目前使用的监测方法并不能完全保证运动功能的完整性[103]。简单地保持行走的功能并不能保证舞蹈或其他复杂动作功能的完整，这些功能由脊髓中枢模式发生器（central pattern generators, CPG）所控制，这个模式发生器由大脑下行通路和脊髓固有通路构成，还包括外周神经输入和节段性中间神经元。这些神经元负责整合兴奋和抑制不同肌肉的活动，这条通路任何一个神经元的损伤都会导致肌电活动的消失。

H 反射仅需要单突触参与，而且涉及脊髓某一特定的节段。它具有潜伏期短、持续时间短、结构简单、高振幅的特点。如果发生了急性的脊髓损伤，会导致脊髓休克，也就是完全瘫痪、反射减退、感觉丧失和远端肌肉肌张力降低。反射减退可能会增加突触前抑制，大脑对脊髓的抑制作用突然解除可以产生运动神经元的超极化，随着时间的推移，这些突触前抑制的下降会导致脊髓反射增强。

H 反射反映了脊髓运动神经元在脊髓灰质所占的比例[104-105]。由于脊髓灰质比白质对缺血的反应更为敏感，因此 H 反射比 SSEPs 监测在反应脊髓缺血方面更为有效。

在动物实验中，脊髓血供停止 3～5 min 后脊髓背角的电位就会消失，而 SSEP 则会在 12～15 min 后才会消失[106]。第 8 章（H 反射在术中电生理监测的应用）详细讨论了这种监测方式。

H 反射的采集

H 反射是由电刺激形成的单突触反射，在肌肉处可以记录到 CMAP。该反射的第一部分是传入或感觉器官，与起源于肌肉的 1a 传入纤维有关，随后刺激位于腘窝的胫后神经，由于该神经既有运动支又有感觉支，刺激会导致顺向和逆向的感觉和运动活动。在超强的刺激下，逆向活动上传至脊髓灰质的运动神经元，从而形成顺向的运动刺激，返回到相同的运动神经形成 F 波。同样，刺激 1a 传入纤维产生感觉冲动，上升至脊髓背角，激动相应的运动神经纤维，然后激活腿部的肌肉。H 反射可以在不同的肌群得到记录，最常用的记录方式是在腘窝刺激胫后神经，腓肠肌记录。为了增快冲动传递的速度，刺激低刺激阈值的 1a 纤维，持续时间 1000 μs，刺激频率是 0.1～0.5 Hz，刺激既含有运动支又含有感觉支的神经纤维。刺激强度从 0 mA 开始逐渐增加，由于 1a 纤维感觉支激活早于运动支，H 反射出现之前先出现 M 波，当 M 波出现时，是从刺激点到肌肉顺向刺激的结果，与 H 反射相比持续时间很短（彩图 7.6），M 波消失前 H 反射达到峰值。增加刺激强度会增加 M 波的振幅，减小 H 反射的振幅，直至 M 波的振幅不再增加，H 反射被 F 反射取代。一旦 H 反射出现后，保持恒定的刺激强度 H 反射就会出现潜伏期短、持续时间短、结构简单、振幅恒定的特点。为了确定 CMAP 反应是否是 H 反射，反应的振幅应该超过 M 波，每次刺激的波形和潜伏期应该保持不变。这些数据还取

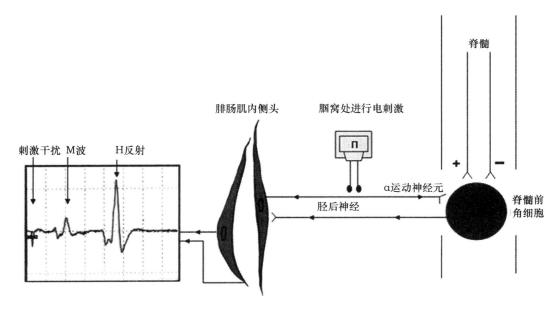

刺激干扰 M波 H反射

腓肠肌内侧头 腘窝处进行电刺激

脊髓

α运动神经元

胫后神经

脊髓前角细胞

彩图 7.6 H 反射的监测。持续使用 0.1 Hz 的单脉冲刺激（持续时间 1000 μs，2～35 mA）诱发 H 反射，在腘窝刺激胫后神经，腓肠肌内侧头记录。SSEP 和 MEP 是脊柱手术中监测神经功能的金标准，无法获得 SSEP 和 MEP 时仍然可以监测到 H 反射，因此它可以作为前两种监测方法的补充或替代

决于患者的年龄和身高。临床应用中，清醒患者的平均潜伏期是 28.9 ± 2.7 ms[103]，而术中由于患者体温下降潜伏期会延长。

麻醉方法

肌肉松弛药的使用可以降低 H 反射和 M 波的振幅。与其他依靠自发或诱发肌电活动进行脊髓功能监测的方法相同，必须控制肌松药物的使用以免获得假阴性的结果。吸入麻醉小于 0.5 MAC 复合任何形式的静脉麻醉药物就可以获得 H 反射，这种麻醉方式也适用于 SSEP、MEP、配合 H 反射进行的自发或诱发 EMG 监测。

参考文献

1. Hilger JA. Facial nerve stimulator. Trans Am Acad Ophthalmol Otolaryngol. 1964;68:74–6.
2. Rand RW, Kurze TL. Facial nerve preservation by posterior fossa transmeatal microdissection in total removal of acoustic tumors. J Neurol Neurosurg Psychiatry. 1965;28:311–6.
3. Al-Mefty O, Holoubi A, Rifai A, Fox JL. Microsurgical removal of suprasellar meningiomas. Neurosurgery. 1985;16:364–72.
4. Prass RL, Lüders H. Acoustic (loudspeaker) facial electromyographic monitoring: Part 1. Evoked electromyographic activity during acoustic neuroma resection. Neurosurgery. 1986;19:392–400.
5. Sekhar LN, Møller AR. Operative management of tumors involving the cavernous sinus. J Neurosurg. 1986;64:879–89.
6. Harner SG, Daube JR, Ebersold MJ, Beatty CW. Improved preservation of facial nerve function with use of electrical monitoring during removal of acoustic neuromas. Mayo Clin Proc. 1987;62:92–102.
7. Prass RL, Kinney SE, Hardy RW, Hahn JF, Lüders H. Acoustic (loudspeaker) facial EMG monitoring: II. Use of evoked EMG activity during acoustic neuroma resection. Otolaryngol Head Neck Surg. 1987;97:541–51.
8. Yingling CD, Gardi JN. Intraoperative monitoring of facial and cochlear nerves during acoustic neuroma surgery. Otolaryngol Clin North Am. 1992;25:413–48.
9. Yingling C, Gardi J. Intraoperative monitoring in skull base surgery. In: Jackler R, Brachmann D, editors. Neurotology. St. Louis: Mosby Year Book; 1994. p. 967–1002.
10. Selesnick SH, Goldsmith DF. Issues in the optimal selection of a cranial nerve monitoring system. Skull Base Surg. 1993;3:230–9.
11. Romstöck J, Strauss C, Fahlbusch R. Continuous electromyography monitoring of motor cranial nerves during cerebellopontine angle surgery.

J Neurosurg. 2000;93:586–93.

12. Prell J, Rampp S, Rachinger J, Scheller C, Naraghi R, Strauss C. Spontaneous electromyographic activity during microvascular decompression in trigeminal neuralgia. J Clin Neurophysiol. 2008;25:225–32.

13. Prell J, Rachinger J, Scheller C, Alfieri A, Strauss C, Rampp S. A real-time monitoring system for the facial nerve. Neurosurgery. 2010;66:1064–73.

14. Chiara J, Kinney G, Slimp J, Lee GS, Oliaei S, Perkins JA. Facial nerve mapping and monitoring in lymphatic malformation surgery. Int J Pediatr Otorhinolaryngol. 2009;73:1348–52.

15. Dillon FX. Electromyographic (EMG) neuromonitoring in otolaryngology-head and neck surgery. Anesthesiol Clin. 2010;28:423–42.

16. Dimopoulos VG, Chung I, Lee GP, Johnston KW, Kapsalakis IZ, Smisson HF, et al. Quantitative estimation of the recurrent laryngeal nerve irritation by employing spontaneous intraoperative electromyographic monitoring during anterior cervical discectomy and fusion. J Spinal Disord Tech. 2009;22:1–7.

17. Genther DJ, Kandil EH, Noureldine SI, Tufano RP. Correlation of final evoked potential amplitudes on intraoperative electromyography of the recurrent laryngeal nerve with immediate postoperative vocal fold function after thyroid and parathyroid surgery. JAMA Otolaryngol Head Neck Surg. 2014;140:124–8.

18. Holdefer RN, Heffez DS, Cohen BA. Utility of evoked EMG monitoring to improve bone screw placements in the cervical spine. J Spinal Disord Tech. 2013;26:E163–9.

19. Jahangiri FR, Minhas M, Jane J. Preventing lower cranial nerve injuries during fourth ventricle tumor resection by utilizing intraoperative neurophysiological monitoring. Neurodiagn J. 2012;52:320–32.

20. Sala F, Manganotti P, Tramontano V, Bricolo A, Gerosa M. Monitoring of motor pathways during brain stem surgery: what we have achieved and what we still miss? Neurophysiol Clin. 2007;37:399–406.

21. San-juan D, Barges-Coll J, Gómez Amador JL, Díaz MP, Alarcón AV, Escanio E, et al. Intraoperative monitoring of the abducens nerve in extended endonasal endoscopic approach: a pilot study technical report. J Electromyogr Kinesiol. 2014;24:558–64.

22. Skinner SA. Neurophysiologic monitoring of the spinal accessory nerve, hypoglossal nerve, and the spinomedullary region. J Clin Neurophysiol. 2011;28:587–98.

23. Son BC, Lee SW, Kim S, Hong JT, Sung JH, Yang S-H. Transzygomatic approach with intraoperative neuromonitoring for resection of middle cranial fossa tumors. J Neurol Surg B Skull Base. 2012;73:28–35.

24. Lin N, Bebawy JF, Hua L, Wang BG. Is spinal anaesthesia at L2–L3 interspace safe in disorders of the vertebral column? A magnetic resonance imaging study. Br J Anaesth. 2010;105:857–62.

25. Sugita K, Kobayashi S. Technical and instrumental improvements in the surgical treatment of acoustic neurinomas. J Neurosurg. 1982;57:747–52.

26. Silverstein H, Smouha E, Jones R. Routine identification of the facial nerve using electrical stimulation during otological and neurotological surgery. Laryngoscope. 1988;98:726–30.

27. Moller A. Intraoperative neurophysiologic monitoring. Luxembourg: Harwood Academic; 1995.

28. Moller A. Intraoperative monitoring of evoked potentials: an update. In: Wilkins R, Rengachery S, editors. Neurosurgery update 1: diagnosis, operative technique, and neuro-oncology. New York: McGraw-Hill; 1990. p. 169–76.

29. Daube J. Intraoperative monitoring of cranial motor nerves. In: Schramm J, Moller A, editors. Intraoperative neurophysiologic monitoring in neurosurgery. Heidelberg: Springer; 1991. p. 246–67.

30. Moller A. Monitoring and mapping the cranial nerves and the brainstem. In: Deletis V, Shils J, editors. Neurophysiology in neurosurgery. San Diego, CA: Academic; 2002. p. 291–318.

31. Prell J, Rampp S, Romstöck J, Fahlbusch R, Strauss C. Train time as a quantitative electromyographic parameter for facial nerve function in patients undergoing surgery for vestibular schwannoma. J Neurosurg. 2007;106:826–32.

32. Lu AY, Yeung JT, Gerrard JL, Michaelides EM, Sekula RF, Bulsara KR. Hemifacial spasm and neurovascular compression. ScientificWorldJournal. 2014;2014:349319.

33. Karlikaya G, Citçi B, Güçlü B, Türe H, Türe U, Bingöl CA. Spinal accessory nerve monitoring in posterior fossa surgery. J Clin Neurophysiol. 2008;25:346–50.

34. Holdefer RN, Kinney GA, Robinson LR, Slimp JC. Alternative sites for intraoperative monitoring of cranial nerves X and XII during intracranial surgeries. J Clin Neurophysiol. 2013;30:275–9.

35. Dong CCJ, MacDonald DB, Akagami R, Westerberg B, AlKhani A, Kanaan I, et al. Intraoperative facial motor evoked potential monitoring with transcranial electrical stimulation during skull base surgery. Clin Neurophysiol. 2005;16:588–96.

36. Deletis V, Fernandez-Conejero I, Ulkatan S, Costantino P. Methodology for intraoperatively eliciting motor evoked potentials in the vocal muscles by electrical stimulation of the corticobulbar tract. Clin Neurophysiol. 2009;120:336–41.

37. Morota N, Ihara S, Deletis V. Intraoperative neurophysiology for surgery in and around the brainstem: role of brainstem mapping and corticobulbar tract motor-evoked potential monitoring. Childs Nerv Syst. 2010;26:513–21.

38. Deletis V, Fernandez-Conejero I, Ulkatan S, Rogic M, Carbo EL, Hiltzik D. Methodology for intraoperative recording of the corticobulbar motor evoked potentials from cricothyroid muscles. Clin Neurophysiol. 2011;122:1883–9.

39. Katsuta T, Morioka T, Fujii K, Fukui M. Physiological localization of the facial colliculus during direct surgery on an intrinsic brain stem lesion. Neurosurgery. 1993;32:861–3. comment 863.

40. Strauss C, Romstöck J, Nimsky C, Fahlbusch R. Intraoperative identification of motor areas of the rhomboid fossa using direct stimulation.

J Neurosurg. 1993;79:393–9.

41. Morota N, Deletis V, Epstein FJ, Kofler M, Abbott R, Lee M, et al. Brain stem mapping: neurophysiological localization of motor nuclei on the floor of the fourth ventricle. Neurosurgery. 1995;37:922–9. discussion 929–30.

42. Morota N, Deletis V, Lee M, Epstein FJ. Functional anatomic relationship between brain-stem tumors and cranial motor nuclei. Neurosurgery. 1996;39:787–93. discussion 793–4.

43. Morota N, Deletis V, Epstein FJ. Brainstem mapping. In: Neurophysiology in neurosurgery. San Diego, CA: Academic; 2002. p. 319–35.

44. Maertens de Noordhout A, Born JD, Hans P, Remacle JM, Delwaide PJ. Intraoperative localisation of the primary motor cortex using single electrical stimuli. J Neurol Neurosurg Psychiatry. 1996;60:442–4.

45. Gertzbein SD, Robbins SE. Accuracy of pedicular screw placement in vivo. Spine. 1990;15:11–4.

46. Calancie B, Lebwohl N, Madsen P, Klose KJ. Intraoperative evoked EMG monitoring in an animal model. A new technique for evaluating pedicle screw placement. Spine. 1992;17:1229–35.

47. Calancie B, Madsen P, Lebwohl N. Stimulus-evoked EMG monitoring during transpedicular lumbosacral spine instrumentation. Initial clinical results. Spine. 1994;19:2780–6.

48. Clements DH, Morledge DE, Martin WH, Betz RR. Evoked and spontaneous electromyography to evaluate lumbosacral pedicle screw placement. Spine (Phila Pa 1976). 1996;21:600–4.

49. Darden BV, Wood KE, Hatley MK, Owen JH, Kostuik J. Evaluation of pedicle screw insertion monitored by intraoperative evoked electromyography. J Spinal Disord. 1996;9:8–16.

50. Toleikis JR, Carlvin AO, Shapiro DE, Schafer MF. The use of dermatomal evoked responses during surgical procedures that use intrapedicular fixation of the lumbosacral spine. Spine. 1993;18:2401–7.

51. Shi Y, Binette M, Martin WH, Pearson JM, Hart RA. Electrical stimulation for intraoperative evaluation of thoracic pedicle screw placement. Spine. 2003;15:595–601.

52. Rodriguez-Olaverri JC, Zimick NC, Merola A, De Blas G, Burgos J, Piza-Vallespir G, et al. Using triggered electromyographic threshold in the intercostal muscles to evaluate the accuracy of upper thoracic pedicle screw placement (T3–T6). Spine. 2008;33:E194–7.

53. Norton JA, Hedden DM. Monitoring placement of high thoracic pedicle screws by triggered electromyography of the intercostal muscles. Can J Surg. 2009;52:E47–8.

54. De Blas G, Barrios C, Regidor I, Montes E, Burgos J, Pizá-Vallespir G, et al. Safe pedicle screw placement in thoracic scoliotic curves using t-EMG: stimulation threshold variability at concavity and convexity in apex segments. Spine. 2012;37:E387–95.

55. Lewis SJ, Lenke LG, Raynor B, Long J, Bridwell KH, Padberg A. Triggered electromyographic threshold for accuracy of thoracic pedicle screw placement in a porcine model. Spine. 2001;26:2485–

9. discussion 2490.

56. Montes E, De Blas G, Regidor I, Barrios C, Burgos J, Hevia E, et al. Electromyographic thresholds after thoracic screw stimulation depend on the distance of the screw from the spinal cord and not on pedicle cortex integrity. Spine J. 2012;12:127–32.

57. Raynor BL, Lenke LG, Kim Y, Hanson DS, Wilson-Holden TJ, Bridwell KH, et al. Can triggered electromyograph thresholds predict safe thoracic pedicle screw placement? Spine. 2002;27:2030–5.

58. Regidor I, de Blas G, Barrios C, Burgos J, Montes E, García-Urquiza S, et al. Recording triggered EMG thresholds from axillary chest wall electrodes: a new refined technique for accurate upper thoracic (T2–T6) pedicle screw placement. Eur Spine J. 2011;20:1620–5.

59. Samdani AF, Tantorski M, Cahill PJ, Ranade A, Koch S, Clements DH, et al. Triggered electromyography for placement of thoracic pedicle screws: is it reliable? Eur Spine J. 2011;20:869–74.

60. Silverstein JW, Mermelstein LE. Utilization of paraspinal muscles for triggered EMG during thoracic pedicle screw placement. Am J Electroneurodiagnostic Technol. 2010;50:37–49.

61. Djurasovic M, Dimar JR, Glassman SD, Edmonds HL, Carreon LY. A prospective analysis of intraoperative electromyographic monitoring of posterior cervical screw fixation. J Spinal Disord Tech. 2005;18:515–8.

62. Danesh-Clough T, Taylor P, Hodgson B, Walton M. The use of evoked EMG in detecting misplaced thoracolumbar pedicle screws. Spine (Phila Pa 1976). 2001;26:1313–6.

63. Donohue ML, Murtagh-Schaffer C, Basta J, Moquin RR, Bashir A, Calancie B. Pulse-train stimulation for detecting medial malpositioning of thoracic pedicle screws. Spine. 2008;33:E378–85.

64. Calancie B, Donohue ML, Harris CB, Canute GW, Singla A, Wilcoxen KG, et al. Neuromonitoring with pulse-train stimulation for implantation of thoracic pedicle screws: a blinded and randomized clinical study. Part 1. Methods and alarm criteria. J Neurosurg Spine. 2014;20:675–91.

65. Calancie B, Donohue ML, Moquin RR. Neuromonitoring with pulse-train stimulation for implantation of thoracic pedicle screws: a blinded and randomized clinical study. Part 2. The role of feedback. J Neurosurg Spine. 2014;20:692–704.

66. Skinner SA, Transfeldt EE, Savik K. Surface electrodes are not sufficient to detect neurotonic discharges: observations in a porcine model and clinical review of deltoid electromyographic monitoring using multiple electrodes. J Clin Monit Comput. 2008;22:131–9.

67. Toleikis JR, Skelly JP, Carlvin AO, Toleikis SC, Bernard TN, Burkus JK, et al. The usefulness of electrical stimulation for assessing pedicle screw placements. J Spinal Disord. 2000;13:283–9.

68. Howe JF, Loeser JD, Calvin WH. Mechanosensitivity of dorsal root ganglia and chronically injured axons: a physiological basis for the radicular pain of nerve root compression. Pain. 1977;3:25–41.

69. Holland NR, Kostuik JP. Continuous electromyographic monitoring to detect nerve root injury during thoracolumbar scoliosis surgery. Spine. 1997;22:2547–50.

70. Gläsker S, Pechstein U, Vougioukas VI, Van Velthoven V. Monitoring motor function during resection of tumours in the lower brain stem and fourth ventricle. Childs Nerv Syst. 2006;22:1288–95.

71. Jimenez JC, Sani S, Braverman B, Deutsch H, Ratliff JK. Palsies of the fifth cervical nerve root after cervical decompression: prevention using continuous intraoperative electromyography monitoring. J Neurosurg Spine. 2005;3:92–7.

72. Chappuis JL, Johnson G. Using intraoperative electrophysiologic monitoring as a diagnostic tool for determining levels to decompress in the cervical spine: a case report. J Spinal Disord Tech. 2007;20:403–7.

73. Paradiso G, Lee GYF, Sarjeant R, Hoang L, Massicotte EM, Fehlings MG. Multimodality intraoperative neurophysiologic monitoring findings during surgery for adult tethered cord syndrome: analysis of a series of 44 patients with long-term follow-up. Spine. 2006;31:2095–102.

74. Skinner SA, Transfeldt EE, Mehbod AA,.Mullan JC, Perra JH. Electromyography detects mechanically-induced suprasegmental spinal motor tract injury: review of decompression at spinal cord level. Clin Neurophysiol. 2009;120:754–64.

75. Bose B, Sestokas AK, Schwartz DM. Neurophysiological detection of iatrogenic C-5 nerve deficit during anterior cervical spinal surgery. J Neurosurg Spine. 2007;6:381–5.

76. Mok JM, Lyon R, Lieberman JA, Cloyd JM, Burch S. Monitoring of nerve root injury using transcranial motor-evoked potentials in a pig model. Spine. 2008;33:E465–73.

77. Skinner SA, Transfeldt EE. Electromyography in the detection of mechanically induced spinal motor tract injury: observations in diverse porcine models. J Neurosurg Spine. 2009;11:369–74.

78. Macdonald DB, Stigsby B, Al Homoud I, Abalkhail T, Mokeem A. Utility of motor evoked potentials for intraoperative nerve root monitoring. J Clin Neurophysiol. 2012;29:118–25.

79. Bhalodia VM, Schwartz DM, Sestokas AK, Bloomgarden G, Arkins T, Tomak P, et al. Efficacy of intraoperative monitoring of transcranial electrical stimulation-induced motor evoked potentials and spontaneous electromyography activity to identify acute-versus delayed-onset C-5 nerve root palsy during cervical spine surgery: clinical article. J Neurosurg Spine. 2013;19:395–402.

80. Fotakopoulos G, Alexiou GA, Pachatouridis D, Karagiorgiadis D, Konitsiotis S, Kyritsis AP, et al. The value of transcranial motor-evoked potentials and free-running electromyography in surgery for cervical disc herniation. J Clin Neurosci. 2013;20:263–6.

81. Holland NR, Lukaczyk TA, Riley LH, Kostuik JP. Higher electrical stimulus intensities are required to activate chronically compressed nerve roots. Implications for intraoperative electromyographic

pedicle screw testing. Spine. 1998;23:224–7.

82. Maguire J, Wallace S, Madiga R, Leppanen R, Draper V. Evaluation of intrapedicular screw position using intraoperative evoked electromyography. Spine. 1995;20:1068–74.

83. Glassman SD, Dimar JR, Puno RM, Johnson JR, Shields CB, Linden RD. A prospective analysis of intraoperative electromyographic monitoring of pedicle screw placement with computed tomographic scan confirmation. Spine. 1995;20:1375–9.

84. Isley M, Pearlman R, Wadsworth J. Recent advances in intraoperative neuromonitoring of spinal cord function: pedicle screw stimulation techniques. Neurodiagn J. 1997;37:93–126.

85. Lenke LG, Padberg AM, Russo MH, Bridwell KH, Gelb DE. Triggered electromyographic threshold for accuracy of pedicle screw placement. An animal model and clinical correlation. Spine. 1995;20:1585–91.

86. Isley MR, Zhang X-F, Balzer JR, Leppanen RE. Current trends in pedicle screw stimulation techniques: lumbosacral, thoracic, and cervical levels. Neurodiagn J. 2012;52:100–75.

87. Bose B, Wierzbowski LR, Sestokas AK. Neurophysiologic monitoring of spinal nerve root function during instrumented posterior lumbar spine surgery. Spine. 2002;27:1444–50.

88. Raynor BL, Lenke LG, Bridwell KH, Taylor BA, Padberg AM. Correlation between low triggered electromyographic thresholds and lumbar pedicle screw malposition: analysis of 4857 screws. Spine. 2007;32:2673–8.

89. Parker SL, Amin AG, Farber SH, McGirt MJ, Sciubba DM, Wolinsky J-P, et al. Ability of electromyographic monitoring to determine the presence of malpositioned pedicle screws in the lumbosacral spine: analysis of 2450 consecutively placed screws. J Neurosurg Spine. 2011;15:130–5.

90. Lee CH, Kim HW, Kim HR, Lee CY, Kim JH, Sala F. Can triggered electromyography thresholds assure accurate pedicle screw placements? A systematic review and meta-analysis of diagnostic test accuracy. Clin Neurophysiol. 2015;126:2019–25.

91. Urmey WF. Using the nerve stimulator for peripheral or plexus nerve blocks. Minerva Anestesiol. 2006;72:467–71.

92. Skinner SA, Rippe DM. Threshold testing of lumbosacral pedicle screws: a reappraisal. J Clin Neurophysiol. 2012;29:493–501.

93. Nichols GS, Manafov E. Utility of electromyography for nerve root monitoring during spinal surgery. J Clin Neurophysiol. 2012;29:140–8.

94. Toleikis J. Neurophysiological monitoring during pedicle screw placement. In: Deletis V, Shils J, editors. Neurophysiology in neurosurgery. San Diego, CA: Academic; 2002. p. 231–64.

95. Donohue ML, Swaminathan V, Gilbert JL, Fox CW, Smale J, Moquin RR, et al. Intraoperative neuromonitoring: can the results of direct stimulation of titanium-alloy pedicle screws in the thoracic spine be trusted? J Clin Neurophysiol. 2012;29:502–8.

96. Davis TT, Tadlock S, Bernbeck J, Fung DA, Molinares DM. Can triggered electromyography be

used to evaluate pedicle screw placement in hydroxyapatite-coated screws: an electrical examination. J Clin Neurophysiol. 2014;31:138–42.

97. Anderson DG, Wierzbowski LR, Schwartz DM, Hilibrand AS, Vaccaro AR, Albert TJ. Pedicle screws with high electrical resistance: a potential source of error with stimulus-evoked EMG. Spine. 2002;27:1577–81.

98. Houten JK, Alexandre LC, Nasser R, Wollowick AL. Nerve injury during the transpsoas approach for lumbar fusion. J Neurosurg Spine. 2011;15:280–4.

99. Jahangiri FR, Sherman JH, Holmberg A, Louis R, Elias J, Vega-Bermudez F. Protecting the genitofemoral nerve during direct/extreme lateral interbody fusion (DLIF/XLIF) procedures. Am J Electroneurodiagnostic Technol. 2010;50:321–35.

100. Uribe JS, Isaacs RE, Youssef JA, Khajavi K, Balzer JR, Kanter AS, et al. Can triggered electromyography monitoring throughout retraction predict postoperative symptomatic neuropraxia after XLIF? Results from a prospective multicenter trial. Eur Spine J. 2015;24 Suppl 3:378–85.

101. Sloan TB. Muscle relaxant use during intraoperative neurophysiologic monitoring. J Clin Monit Comput. 2013;27:35–46.

102. Holland NR. Intraoperative electromyography during thoracolumbar spinal surgery. Spine. 1998;23:1915–22.

103. Leppanen RE. Intraoperative applications of the H-reflex and F-response: a tutorial. J Clin Monit Comput. 2006;20:267–304.

104. Táboríková H, Sax DS. Motoneurone pool and the H-reflex. J Neurol Neurosurg Psychiatry. 1968;31:354–61.

105. Kimura J. Principles of nerve conduction studies. In: Kimura J, editor. Electrodiagnosis in diseases of nerve and muscle: principles and practice. Philadelphia: FA Davis; 1983. p. 353–98.

106. Slimp JC. Electrophysiologic intraoperative monitoring for spine procedures. Phys Med Rehabil Clin N Am. 2004;15:85–105.

8 反射反应用于术中监测

Ronald Leppanen

（贾 柏 译　王云珍　于 芸 校）

简介

术中神经生理监测有 3 个目的：一是通过检测神经元结构的损伤，降低神经并发症的风险；二是为指导外科医师的操作，比如进行感觉或运动通路的定位；三是进行详尽的研究，以帮助人们更好地理解生理及病理状态下的神经功能。术中反射技术（intraoperative reflex technique）可以辅助实现这 3 个目标，它可以用来监测外周神经、神经丛、神经根、节段性或节段上神经功能。本章节我们主要讲述反射技术。

在脊髓水平，顺行的上行躯体感觉诱发电位（somatosensory-evoked potential，SSEP）监测脊髓的感觉功能。经颅电刺激运动诱发电位（transcranial electrical motor-evoked potential，tc-MEP）监测脊髓的运动功能，但支配肌肉的运动单位中只有 4%～5% 可以被激活，另外的 95%～96% 是无法监测的[1]。神经系统与外界的交互不仅需要完整的感觉及肌力，还需要复杂的协调运动行为。SSEP 和运动诱发电位（motor-evoked potential，MEP）可以监测负责感觉和肌力的系统，反射技术可用于监测复杂的协调运动行为。若与 SSEP、tc-MEP、自由运行和电刺激肌电图联合使用，反射技术可

用于多系统监测。术中反射技术监测神经损伤的优点是采用单扫描方法，使用平均 SSEP 时，可实现神经损伤的实时监测。在患者仅有轻微体动或无明显体动的情况下，可在整个手术过程中持续监测神经损伤，并迅速反馈给外科医师。对于合并神经功能异常、无法进行 SSEP 或 tc-MEP 的患者，反射技术也是可行的[1-4]。

解剖与神经生理学

可以认为反射过程是相对简单的，例如涉及简单脊髓信号处理的单突触或寡突触 H-反射。也可以认为反射过程是复杂的，涉及多个脊髓水平处理的多突触反射。单突触反射肌肉记录具有潜伏期短、持续时间短、结构简单、振幅高的特点。这些参数是稳定的，从一个刺激到下一个刺激变化不大。多突触记录则潜伏期较长，持续时间较长，结构复杂，振幅较低。多突触记录的参数不稳定，从一个刺激到下一个刺激发生变化[5]。

在脊髓水平，理解复杂运动行为的一种方法是了解由紧密电偶合的中枢模式发生器（central pattern generator，CPG）系统控制的脊髓集成功能。这些脊髓 CPG 的整合活动负责控制步态的步伐机制和上下肢功能的

协调[6-10]。

通常认为脊髓 CPG 由 4 个组成部分：节段性中间神经元、下行节段上系统、脊髓固有系统和外周传入输入。控制点是中间神经元的兴奋水平，这是由其他成分对中间神经元和运动神经元的突触兴奋及抑制作用之和所决定的。中间神经元的兴奋水平决定了反射增益水平。周围神经刺激后的感觉传入和反向运动反应信号提供了系统的时间锁定同步化。脊髓下行系统，特别是皮质脊髓、红核脊髓、前庭脊髓和网状脊髓系统的活动之和有助于控制中间神经元的增益设定。前庭脊髓束和网状脊髓束控制近端功能，而红核脊髓束和皮质脊髓束控制下肢远端功能[11]。增益也受控于短时程、中时程和长时程的脊髓固有系统，该系统控制同侧和对侧的多个脊髓水平的信号处理。颈椎和腰骶网络之间的相互作用是由脊髓固有神经元介导的[8]。脊髓固有系统的输出是通过运动神经，可通过肌肉反射记录进行测量。术中反射记录提供有关 CPG 之间偶合程度的信息。外周传入系统、下行节段上系统、脊髓旁路系统或节段性中间神经元都可能导致这些部分的解偶联。这改变了节段性中间神经元的兴奋性水平，导致节段性反射增益的改变。这些反射增益的改变可以通过记录肌肉的反射处理来监测。反射处理的改变可作为一种监测技术来检测脊髓节段上、节段性、神经根和周围神经的急性和慢性损害（图 8.1）。

脊髓病理生理学

急性脊髓横断引起脊髓休克，其特征是完全麻痹、反射减退、感觉丧失和肌肉张力低下。脊髓损伤（spinal cord injury，SCI）对介导突触前抑制的节段性中间神经元在节段上有扰乱或去抑制作用。与脊髓休克相关的反射减退可能是由于突触前抑制作用的增加[12]。随着时间的推移，突触前活动减少，导致脊髓反射增强[13]。猫科动物实验表明，延髓急性 SCI 引起突触后尾部腰段运动神经元改变。在猫科动物中，延髓急性 SCI 引起尾部腰段运动神经元的超极化[14-17]。延髓脊髓横断后，随即出现内侧和外侧腓肠肌、比目鱼肌、后肢二头肌和半腱肌的单突触反射幅度减小或完全消失。在横断的 6 h 内，部分肌肉恢复活动[18]。以寒冷为模型进行急性可逆性脊髓横断 30 s 内，尾部运动神经

反射与F反应监测集成脊髓活动复合运动行为

检测器——未偶联的脊髓中央图形发生器(CPG)

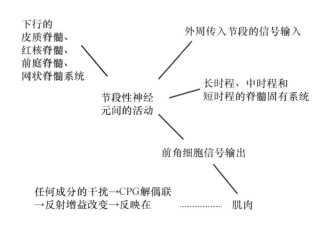

图 8.1　脊髓中枢模式发生器（CPG）组件。控制点是节段中间神经元的兴奋性水平，这是由其他成分的综合活动决定的。任何成分的干扰都会导致 CPG 解偶联，这是通过前角细胞输出的反射和 F-应答来检测的

元超极化，单突触反射振幅逐渐降低。这些变化在应用寒冷的过程中持续存在。复温使得反射振幅在 30 s 内恢复到初始值，静息运动神经元膜电位在 1 min 内恢复到原始值[14-16]。

通常认为脊髓横断或遇到寒冷时运动神经元的超极化继发于运动神经元节段上易化水平降低，通常使它们保持在轻度去极化状态[14-17]。急性脊髓损伤的早期，肌梭运动纤维驱动也被抑制，因为 γ 运动神经元也是超极化的[19]。H-反射和 F-应答反映了脊髓灰质中大部分运动神经元群的兴奋水平[20-21]。这些记录对于发现术中脊髓缺血性损伤是非常有帮助的，因为缺血后灰质兴奋性比后柱功能更易受抑制。在动物中，由突触后灰质活动产生的背角电位在停止脊髓灌注后 3～5 min 内消失。后柱电位持续 12～15 min[22]。

脊髓电生理信号过程的变化有助于了解急性脊髓损伤期间发生的电生理机制[23]。可以观察到连续、平行、震荡处理、超极化、抑制和去抑制的变化。

脊神经根病理生理学

脊神经根比周围神经更容易受到损伤[24]。脊神经根容易受到两种机制的损伤。首先是背侧和腹侧根部分裂成根和小根[25]。发生分裂的区域是中心-外周过渡区域，这是神经根更容易受到机械损伤的部位。此时的轴突被细根鞘、脑脊液和脑膜包围，缺乏在周围神经中存在的神经外膜和神经束膜的保护层[26]。第二种损伤机制是在背侧和腹侧根的近中三分之一的交界处有一个少血管区域。这是中央脉管冠部与周围节段血管之间的吻合点。在这一点上，神经根更容易受到机械损伤[25]。

在末梢神经和神经根中神经传导的压缩力和牵引力之间的关系被很好地描述[24,27-28]。传导异常与神经根的灌注有关[24,28]。一个 3 mm 的收缩距离（压力约 70 g/cm²）引起神经内血流量减少至初始值的 20%[28]。如果在可逆期识别神经根功能障碍，则可以避免永久性损伤。除了损害神经的血液供应之外，压迫和牵引可能对神经组织产生机械作用。生理性阻滞是神经功能障碍的第一个征兆，可以在几秒钟内逆转。

当神经中更多的轴突被阻断时，平均神经动作电位的潜伏期可能增加，振幅可能减小。更强烈或更长时间的压迫或牵引可能会在压迫的边缘产生髓磷脂变形，并延长神经动作电位潜伏期[28]。进一步的机械负荷可能导致节段性脱髓鞘的传导阻滞，并降低动作电位振幅。伴有损伤的情况下，可逆性功能改变先于更严重的神经形态学改变，如机能性麻痹（节段性脱髓鞘）和轴索损伤（沃勒变性）。尽管这些形态学变化在数周至数月内可能是可逆的，但神经和神经内瘢痕形成可能会导致进一步的神经损伤[26-27,29-30]。

在人和动物模型中已经定义了正常和异常的背根神经节和轴突的机械敏感性[24]。在猫模型中，快速施加的机械力会在正常神经根中引起短时间（200 ms）的神经冲动。静态机械力不会引起正常神经根的神经冲动。快速和静态应用的机械力会对兴奋的或再生的神经产生长时间（15～30 s）的连续重复脉冲。正常背根神经节的最小急性压迫引起神经反复放电延长（5～25 min）[31]。机械诱导的神经动作电位序列可以在 H-反射记录过程中使 1a 传入神经动作电位去同步，并降低 H-反射振幅。在术中对运动神经根的研究，了解神经根损伤的病理生理机制，了解正常和病理性神经对不同类型的机械力的反应，以及电刺激的反应是重要的。

延迟反应

电刺激混合感觉-运动周围神经后，从外周神经支配的肌肉中可记录复合运动动作电位（compound motor action potential，CMAP）或 M 波。M 波是从刺激点到肌肉顺向运动传导的结果。除了短时间的 M 波，还可以记录 3 个迟发反应：H-反射、F-应答和 A 波（轴突反射）。产生 F-应答和 A 波的机制与 H-反射不同[32]。当记录术中 H-反射时，F-应答和 A 波不应与 H-反射混淆。

F-应答不是一个反射。对混合外周神经进行超强刺激之后，逆向运动神经冲动在腹侧角近侧进行，先是运动神经元的 1%～5% 激活。随后是通过运动纤维的正向传导，并且从肌肉记录 F-应答。F-应答的幅度较低，不同刺激之间的差异、特征和持续时间也不同。这种改变是因为每次运动神经元群激活时，其他具有不同的传导特性的运动神经元群也被激活 1%～5%[33]。F-应答的传入和传出成分都是相同的运动神经元。由 F-应答和 H-反射激活的运动神经元群的亚群不相同[34]。F-应答持久性是衡量运动神经元群兴奋性的量度。持续性是记录 F-应答的数量除以刺激的数量。临床上，通常认为持续性小于 50% 是异常的[35]（图 8.2）。

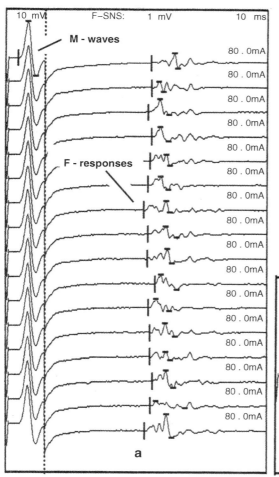

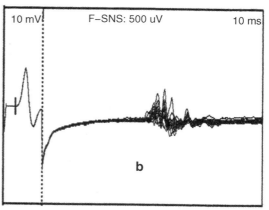

图 8.2 F-应答是通过激活运动神经元群的 1%～5% 的逆向运动冲动产生的。振幅、潜伏期、持续时间和波形随着每个刺激而改变，从而产生跗展肌 F-应答（**a**）和随后与踝关节处胫骨神经刺激后的电刺激记录重叠（**b**）

A 波是一个运动后反应，有稳定的潜伏期、波形和幅度。低强度的刺激会引起 A 波，而通常会被更高强度的刺激阻断。A 波延迟介于 CMAP 和 F-应答潜伏期之间或超过 F-应答潜伏期，它也可能出现在 M 波和 H-反射潜伏期之间，也可能超过 H-反射潜伏期。A 波振幅小于 H-反射振幅。不应将 A 波与 H-反射或 F-应答混淆。A 波由周围神经变化而不是中枢神经系统信号处理的变化产生。A 波的生理学特征是存在周围神经损伤，表现为受损的运动神经的近端侧枝生长。侧枝生长可促进肌肉活动。当逆向冲动达到损伤点时，电脉冲的一部分沿着侧枝向远侧进行，一小部分肌肉被激活。根据刺激的神经不同，A 波可能是正常的或异常的

（图 8.3）[32]。

H-反射：单突触，少突触

参见第 7 章，关于 H-反射的检测的讨论。

H-反射的神经生理学基础

H-反射是单突触反射性电传入激活后的肌肉活动中采集的 CMAP。传入通路包括肌肉的大型 1a 神经纤维的电活化。进入脊髓背角后，1a 纤维与运动神经元形成突触。传出通路涉及顺向运动传导，通过相应脊髓节段的运动传入通路进行传导[32]。在正常新

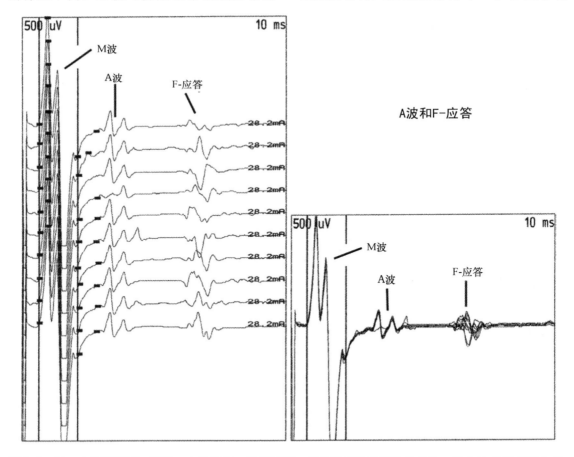

图 8.3 从一个刺激到下一刺激，A 波振幅、持续时间、潜伏期和波形都没有变化，只有 F-应答有所改变。这些是在脚踝处刺激胫神经刺激后 10 次跚展肌的记录

生儿中，H-反射可能来自许多广泛分布的肌肉。2 岁以后，它们主要存在于腓肠肌、比目鱼肌和桡侧肌。H-反射在成人中的分布更有限，反映了运动神经元群激活与中枢神经系统成熟的关系。成人中常见于股四头肌和足底肌肉[36-38]。

H-反射在 1918 年由霍夫曼首先提出[39]，并在 20 世纪 50 年代被广泛了解[40]。在腘窝刺激胫神经后，从腓肠肌最容易记录这一反射。快速传导的低阈值 1a 纤维被长时程（1 ms）、低强度的刺激激活，刺激频率为 0.5 Hz，强度逐渐增加。低强度刺激在激活运动纤维之前先激活 1a 纤维，因此在低强度的刺激下，H-反射出现在 M 波之前。H-反射的 CMAP 通常呈双相或三相。因为

它们的阈值低于长时间刺激的运动纤维，或者因为它们解剖结构上比腘窝中的运动纤维位置更表浅[41]。

随着刺激强度的增加，运动神经元群更多地被激活，H-反射振幅增加[32]。在清醒的机体，当记录腓肠肌 H-反射时，运动神经元群的激活百分比平均为 50%（范围 24.0%～100%）[20]。刺激强度增加，运动神经元遵循Henneman 大小原则。低驱动力的运动神经元可以被低强度的刺激激活，而高驱动力的运动神经元需要被高强度的刺激激活[42]。

H-反射波幅通常在 M 波出现同时或之前达到峰值。进一步增加刺激强度导致 M波幅的增加。当 M 波幅度不再增加时，H-反射通常被 F-应答代替（图 8.4）。当刺激

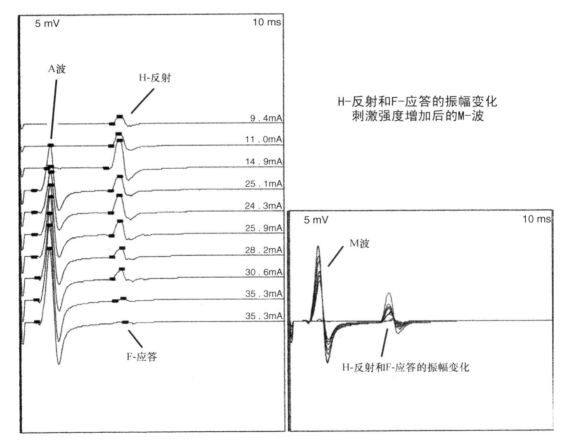

图 8.4　随着腘窝中胫神经刺激强度的增加，H-反射是腓肠肌引出的第一个电位。第二个是 M 波，第三个是 F-应答

强度从一次刺激到下一次保持恒定时，H-反射具有潜伏期短、持续时间短、波形简单和波幅恒定的特点[32]。为了确定 CMAP 是否是 H-反射，振幅应该超过 M 波振幅，并且从一个刺激到下一个刺激的波形和潜伏期应该是相同的[32]。运动神经元的中枢促进和抑制作用，可能会改变 H-反射激活的模式。随着运动神经元的突触前抑制和超极化增加，M-波可以在 H-反射之前出现，并且 H-反射幅度可以小于 M-波幅度。随着突触前抑制的减少，H-反射可能是稳定的，无法被抑制，也不能被 F-应答取代。

H-反射被认为是单突触反射。背根与腹根之间的中心传导时间只需要一个突触的传导时间，即在 0.5～1.0 ms 之间[32]。也有证据表明 H-反射是少突触反射。低阈值的运动神经元可能通过最快速的 1a 纤维传入、单突触来激活。高阈值的运动神经元可能通过几个突触（少突触）激活，中间可能经过最快的 1a 传入神经和最慢的 1a 传入神经[32]。

在人类下肢，有两种类型的单突触 1a H-反射连接：同源（homosynaptic）和异源（heterosynaptic）。它们都是功能协同脊髓 CPGs 的一部分。这两种类型都可以在手术室里记录。同源单突触 H-反射是同一根神经根支配的肌肉所记录的，都是 1a 激活的感觉纤维。同源单突触 H-反射的例子是腓肠肌 H-反射（图 8.5）。1a 的感觉动作电位也可能与运动神经元在脊髓水平以外的感觉节段水平进行单突触连接。由于这种激活，可以从具有节段性神经支配的肌肉记录 H-

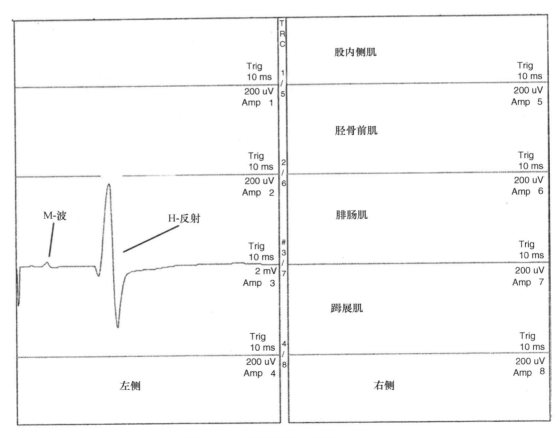

图 8.5　术中电刺激左侧腘窝胫神经后，左侧腓肠肌 H-反射

反射，而不是 1a 节段性传入激活。这些 H-反射被称为异质性单突触 H-反射（图 8.6）。

在人类中，踝关节和膝关节肌肉之间通常存在异源连接。功能上的异源连接提供了不同关节肌肉之间的连接。这些跨连接单突触对于保持双足姿态和步态期间的平衡起到重要作用。术中，异源 H-反射受到突触前抑制，当突触前抑制减少时，异源 H-反射可能会显现出来了[43]。

肌肉的 H-反射虽然不常规监测，但它可以反映节段上中枢神经系统的损伤，其有可能造成运动神经元突触前抑制作用减弱。H-反射的异常分布，例如胫骨前部和手内部肌肉，可能反映中央运动系统状态紊乱。这些变化是由于 CPG 不同成分的解偶联而发生的[44-47]。

腓肠肌 H-反射

腓肠肌 H-反射的正常参数

在下肢，腘窝电刺激胫后神经，可以记录到腓肠肌和比目鱼肌的 H-反射[48]。这是由节段性 S1 传入和传出活动介导[45]。术中正常参数尚未建立。临床研究建立的正常参数可以作为术中研究的指导。临床上，腓肠肌 H-反射潜伏期随着年龄和腿长而变化，并且在清醒的人潜伏期平均为 28.9±2.7 ms。可以使用回归方程来计算每个个体的预期潜伏期：H-反射（以 ms 计）＝ 9.14 ＋ 0.46（以 cm 计的腿长）＋ 0.1（年龄）。基于这个方程的正态图可以作为参考[49]。临床上，21～67 岁之间的正常对侧振幅差异可能达到 60%[50]。临床正常对侧潜伏期差异的上

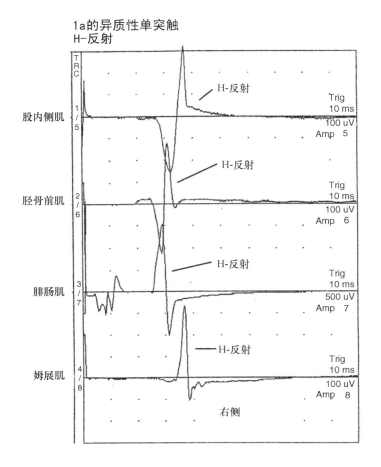

图 8.6　术中右腘窝低强度电刺激后，脊髓突触前抑制的降低不仅可以记录腓肠肌的同源 H-反射，还可以记录来自股内侧肌、胫前肌和姆展肌的异质性 H-反射

限是 1.5 ms[37]。测量潜伏期时，记录电极置于运动触发点可以记录到最准确的偏离基线水平的活动。因此有必要了解腓肠肌运动点的位置[51]。H：M 比值是 H-反射运动神经元池的激活或兴奋性的量度。它是通过最大 H-反射振幅除以最大 M 波波振幅来计算的。通常小于 0.7[37]。在术中，由于肢体温度降低，起始潜伏期可能更长。在手术室中，通过使用神经肌肉接头（neuromuscular junction，NMJ）阻断剂，可以减少临床设置中记录的 H-反射和 M 波振幅。在术中，监测的腓肠肌 H-反射参数是 H-反射振幅、潜伏期和 H：M 比值。左右两侧的振幅和潜伏期差也被使用。

腓肠肌 H-反射刺激与监测技术

腓肠肌刺激是通过针刺或表面电极给予的。阴极放置在内侧和外侧腿筋肌腱之间的腘窝中的近侧。阳极位于阴极末端 2～4 cm 处。刺激率为 0.5 Hz，刺激持续时间为 1.0 ms。调整刺激强度使得 H-反射波幅最大。选择最有效的刺激强度，使得刺激强度的任何增减都能造成 H-反射波幅的改变。在手术开始前对麻醉患者进行基线记录。在基线记录中应注意潜伏期和波幅的任何变化。

对于经皮脑电图（EEG）记录，将针电极插入腓肠肌的内侧头部。H-反射也可以记录小腿比目鱼肌的信号。比目鱼肌记录 H-反射的技术与从腓肠肌记录的技术是相同的，只是记录电极放置不同，活动电极放在腓肠肌两个头加入跟腱处的 4 cm 以上，参考电极置于活动电极远端 3 cm 处[48]。也可以使用单极肌电图（EMG）针电极和较长的未涂覆的不锈钢针电极。

当皮下组织过厚时，可以用末端暴露的四氟乙烯包裹的银丝，或者插入脊椎细锥针。将有效电极插入腓肠肌的运动点，将参考电极插入肌腱或骨骼，针用胶带固定，使用一系列不同的高频和低频滤波器。高频滤波 10 KHz 和低频滤波 20 Hz 是最常用的[32]。时间基数是 100 ms。记录是单一的扫描。

除了从腓肠肌记录 H-反射外，还可以同时从双侧股内侧肌、胫前肌和踇展肌记录。从这些肌肉记录可以用于检测异源 H-反射。同时也可以检测近端受前庭脊髓和网状脊髓支配的运动神经元和远端受红核脊髓和皮质脊髓支配的运动神经元[11]。腓肠肌 H-反射可用于监测外周胫神经、近侧坐骨神经、感觉和运动 S1 神经根、S1 节段性脊髓功能。这些实验还可以用来监测控制 S1 节段性中间神经元的各种节段上脊髓系统的功能[52]。异源突触 H-反射存在时，也可以反映其他神经根功能。监测下肢 H-反射的能力可能是受先前存在的下肢功能异常的影响，如广泛性多神经病、神经丛病或神经根病。以上情况，H-反射可能无法获得，或可能出现潜伏期延长、振幅下降及 CMAP 结构改变。存在肌病时，振幅也可能会减少[1-2]。

桡侧腕屈肌的 H-反射

桡侧腕屈肌的 H-反射背景和正常参数

在上肢，桡侧腕屈肌的 H-反射通过对远端上臂内侧或肘前内侧的电刺激获得。该反射由节段性 C6/C7 传入和传出活动介导（图 8.7）。术中正常参数范围尚未建立。为临床研究建立的正常参数范围可以作为术中研究的指导。临床上，桡侧腕屈肌 H-反射潜伏期随臂长而变化。测量潜伏期时，记录电极置于运动触发点可以记录到最准确的偏离基线水平的活动。因此有必要了解桡侧腕屈肌的运动点位置[51]。在清醒的人体，潜伏期的平均时间是 17.07±1.77 ms。通过从 H-反射潜伏期减去 M 波来计算内部潜伏期，

桡侧腕屈肌的单突触H-反射

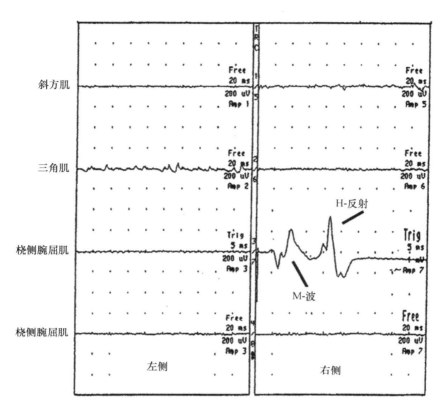

图 8.7　术中纪录右桡侧腕屈肌 M 波和 H-反射的基线。自由运动的肌电图活动也可以从斜方肌、三角肌和桡侧腕屈肌两侧记录。自由运行的 EMG 活动基线存在于左三角肌中，通过刺激左侧 C5 和（或）C6 神经根激发

内部潜伏期平均时间为 14.5±1.8 ms。最大的跨边 H-反射潜伏期差异是 0.002±0.42 ms。最大的跨边潜伏期差异是 0.11±0.44 ms。使用回归方程计算预期的 H-反射潜伏期：H-反射（以 ms 计）= 0.29±0.195× 臂长（cm）。内部潜伏期的公式是 −2.08+0.1878× 臂长（cm）。基于这些方程的正态分布图可作为参考。手臂长度是在臂旋转和肩部外展至 90°，从第三个手指尖到 C6 棘突的长度[53-54]。在术中，由于肢体温度降低，起始潜伏期可能更长。目前可获得桡侧腕屈肌 H-反射的参数有振幅、潜伏期和 H：M 比值。左右两侧潜伏期和振幅的差异可以忽略不计。

桡侧腕屈肌 H-反射的刺激和监测

此刺激在内侧上臂远端或肘前内侧获得，针电极间隔 2 cm 以上，强度为 0.5 Hz，时间为 1.0 ms。阴极靠近身体中线。调整刺激强度使得 H-反射的振幅最大。选择最有效的刺激强度，使得刺激强度的任何增减都可引起 H-反射幅度的改变。在手术开始前，记录麻醉患者的基线水平。在手术室中，通过使用 NMJ 阻断剂可以减少 H-反射振幅。在基线记录时应注意潜伏期和振幅的任何变化。

为了记录经皮 EEG，将针电极插入桡侧腕屈肌的肌肉。也可使用单极 EMG 针电极和较长的无涂层的不锈钢针电极。当皮下

组织过厚时，可以用末端暴露的四氟乙烯包裹的银丝，或者插入脊椎细锥针。将有效电极插入运动点，将参考电极插入肌腱或骨骼，用胶带固定针，使用一系列不同的高频和低频滤波器。10 KHz 高频滤波和 20 Hz 低频滤波是最常用的。桡侧腕屈肌腱可用于监测中枢周围神经、臂丛神经和节段性感觉和运动脊髓神经根和脊髓功能。这些实验还可以用来监测控制 C6/C7 节段中间神经元的各种节段上下行脊髓系统的功能。监测上肢 H-反射的能力可能是受先前存在的上肢功能异常的影响，如广泛性多神经病、神经丛病或神经根病。H-反射可能无法获得，或者出现潜伏期延长、振幅下降和 CMAP 结构改变。存在肌病时，振幅也可能会减少[1-2]。

麻醉技术

术中记录 H-反射很重要的一点，就是不能过量使用麻醉药物，避免节段上脊髓功能、脊髓中间神经元和节段性运动神经元的活动受到抑制。此外，必须有足够的神经肌肉接头（neuromuscular junction，NMJ）传输。在记录 SSEP、tc-MEP、EEG 和自由运行的 EMG 期间，通常会监测反射和 F-应答。麻醉必须保证所有信号的最大灵敏度（关于全身麻醉监测的讨论，见第 19 章）[2,55-60]。

麻醉方式的选择取决于外科手术类型、患者的年龄、病史以及合并的神经系统疾病。通常使用全凭静脉麻醉（total intravenous anesthesia，TIVA），持续输注丙泊酚和芬太尼以及其他阿片类药物。泵注给药应避免待监测的反射被抑制，如果使用氧化亚氮，浓度不应超过气体体积的 50%[61]。氯胺酮可起辅助作用，减少丙泊酚的用量。高剂量氯胺酮可抑制 tc-MEP 幅度[58]。氯胺酮是一种兴奋性药物，增加 SSEP、tc-MEP 和

H-反射振幅[62]。

右美托咪定可在 TIVA 期间辅助丙泊酚。建议的治疗剂量 [0.5～0.7 $\mu g/(kg \cdot h)$] 可抑制 MEP 的振幅，但不抑制 SSEP 振幅[63-64]。一项研究发现 0.6 $\mu g/(kg \cdot h)$ 不能抑制 SSEP、tc-MEP 和视觉诱发电位[65]。小于 0.5 $\mu g/(kg \cdot h)$ 的亚治疗剂量与丙泊酚联合不会抑制 tc-MEP[66-67]。

作者研究了 17 例矫正脊柱侧凸患者术中 SSEP、tc-MEP、EEG、H-反射和 F-应答的效果。完成分离和固定后，在芬太尼和丙泊酚中加入 1 $\mu g/kg$ 的右美托咪定负荷剂量，然后在手术结束时输注 0.5 $\mu g/(kg \cdot h)$。没有使用肌肉松弛剂。右美托咪定的应用对 SSEP 或 EEG 没有影响，但对运动信号的影响是不固定的。下肢 tc-MEP 幅度从 0% 下降到 100%（平均 86%±16.6%），F-应答幅度从 0% 下降到 100%（平均 58%±12.5%），H-反射振幅从 0% 下降到 100%（平均 71%±13.9%）。由于运动信号还是有可能受到显著影响，因此建议右美托咪定不能用于监测 tc-MEP、H-反射或 F-应答[68]。

除了使用短效肌松剂进行气管插管外，应避免使用 NMJ 阻断剂。NMJ 功能需要仔细监测，最常见的技术是四个成串（train-of-four，TOF）刺激，另一种技术是 T1% 反应。T1% ＝第一个无阻断反应/控制反应 ×100。术中应该对可能受手术操作影响的肌肉进行 NMJ 监测。

有研究纳入了 33 例患者，探索丙泊酚对比目鱼肌 H-反射的影响。不使用 NMJ 阻断剂，记录麻醉药给药前和给药 2 min 后 1 min 内以 167 $\mu g/kg$ 持续输注 10 min。输注丙泊酚至 6 $\mu g/ml$ 和 9 $\mu g/ml$ 的血药浓度后也进行了测量。记录最初的剂量 2 mg/kg 降低 H-反射幅度和 H：M 比值。输注 10 min 不会降低这些参数值。6 $\mu g/ml$ 不改变 H-反射幅度和 H：M 比值。9 $\mu g/ml$ 注射剂降低

了振幅和 H：M 比值。因此建议丙泊酚的诱导剂量为 1.0～2.5 mg/kg，然后维持剂量为 100～200 $\mu g/(kg \cdot min)$。研究认为丙泊酚麻醉期间的肌肉松弛不是由于脊髓运动神经元兴奋性的抑制所致，因为丙泊酚在神经肌肉接头处不减少轴突传导，也不改变信号传递[69]。

比目鱼肌 H-反射可用来确定术中运动神经元兴奋性的水平。在 10 名正常的志愿者中，1.0～1.5% 安氟烷使 H-反射振幅从基线值下降 35%～100%[70]。

有研究给 25 例全身麻醉患者单独使用异氟烷或异氟烷复合氧化亚氮对比目鱼肌 H-反射的作用。不使用 NJM 阻断剂的情况下，这些患者中的 23 例具有可测量的稳定的 H-反射，基线幅度从 3.43 mV 到 11.97 mV 不等。加入 0.68% 的异氟烷使幅度降低至基线的 48%。异氟烷浓度增加至 1.37%，幅度降至基线的 33.8%。0.81% 异氟烷与 30% 氧化亚氮组合使振幅降低至基线的 66.2%。0.37% 异氟烷与 70% 氧化亚氮组合将幅度降低至基线的 30.4%。研究报告指出，增加异氟烷浓度会导致 H-反射振幅降低，增加氧化亚氮浓度也导致 H-反射幅度降低。研究结论是，异氟烷和氧化亚氮联用可用于 H-反射的监测。恰好达到手术制动的麻醉剂浓度范围内，H-反射的信号最稳定[55]。

在 8 名成年患者中，使用监测比目鱼肌 H-反射和外展肌的 F-应答，可以研究异氟烷和氧化亚氮对脊髓运动神经元兴奋性的作用。不使用 NMJ 阻断剂的情况下，最低肺泡浓度（MAC）达 0.6 时，H-反射幅度下降为基线的 48.4%±18.6%，在 MAC 为 1.2 时下降至基线的 33.8%±19.1%。MAC 是指吸入麻醉剂的肺泡浓度使 50% 的患者在疼痛反应中不出现运动的浓度。异氟烷 MAC 为 0.6 时，F-应答幅度和持续时间分别下降到基线的 52.2%±22.8% 和 44.4%±26.0%；MAC 为 1.2 时，分别下降到 33.8%±26.0% 和 21.7%±22.8%。1.0 MAC 的异氟烷与氧化亚氮连用，氧化亚氮的浓度为 30%、50% 和 70% 时，H-反射下降幅度分别为 32.5%±19.2%、33.3%±20.8% 和 30.4%±23.5%[71]。

有研究在 12 名成年患者中，研究了异氟烷对 tc-MEP 和 F-应答的作用的比较。麻醉维持使用 60% 氧化亚氮、100 $\mu g/(kg \cdot min)$ 丙泊酚和 0.5～1.0 $\mu g/kg$ 芬太尼。加入 0.5% 异氟烷之前和之后记录基线 tc-MEP 幅度（中位数：205 μV；25～75 百分位数：120～338 μV），F-应答振幅（中位数：100 μV；25～75 百分位数：64.2～137.5 μV）和 F-应答持续时间（59%±29%），0.5% 异氟烷使之降低至 0.0 μV（0～15 μV）、49 μV（12.4～99.6 μV）和 30%±31%。tc-MEP 比 F-应答受抑制程度更大。全程均没有使用 NMJ 阻断剂[72]。

有研究通过比目鱼肌 H-反射和跶展肌的 F-应答，确定异氟烷麻醉期间过度通气和通气不足对运动神经元兴奋性的影响。改变呼气末二氧化碳（end-tidal CO_2，$ETCO_2$）浓度之前和之后记录 H-反射和 F-应答。麻醉维持使用 0.8% 的异氟烷，不使用肌肉松弛剂。$ETCO_2$ 为 25 mmHg 时，H-反射幅度从麻醉前的 6.8±2.7 mV 降低至 4.0±2.0 mV，$ETCO_2$ 升高至 45 mmHg，H-反射降低至 2.0±2.2 mV。当 $ETCO_2$ 为 25 mmHg 时，F-应答持续时间由 100% 的预测值下降至 77%±24%，$ETCO_2$ 为 45 mmHg 时，F-应答持续时间下降至 61%±19%。研究认为，过度通气和低通气会影响运动神经元的兴奋性，并可能影响手术期间患者运动的可能性[73]。

有研究以恒定水平的丙泊酚（2 mg/L）和七氟烷（0.8%）进行镇静，用比目鱼肌的 H-反射研究这些药物各自的抑制效应。发现抑制的程度依赖于 H-反射的大小，并且在不同的刺激强度下是不同的，这表明丙泊酚和七氟烷对不同大小的运动神经元具有不同的作用。两种麻醉药对 H-反射的抑制作用，在较低刺激强度下比在较高刺激强度下更大，表明较小运动神经元比较大运动神经元受到的影响更大。与之相反的是，脊髓上运动神经元的兴奋性先影响大运动神经元，之后才是小运动神经元[74]。从临床实践的角度来看，监测 H-反射过程中使用低强度刺激，会造成损伤，但只影响大运动神经元。这种损伤可能会被忽略，因为通常只监测小运动神经元的功能。小运动神经元总体已经被麻醉抑制，进一步降低了检测损伤的敏感性。更高强度的刺激可激活两种运动神经元，允许监测运动神经元群比例更大。

H-反射与 F-应答的临床相关性

对人类和动物机体脊髓 CPG 组成部分的正常和异常电生理的研究，已经使人类理解了急性完全 SCI 和部分 SCI 的相关机制。H-反射和 F-应答变化与患者术后状态的相关性讨论如下。

在脊髓手术期间记录 32 例患者的比目鱼肌 H-反射和𧿹展肌 F-应答。在 6 名患者中，H-反射振幅突然下降超过基线的 3 倍标准差或 F-应答持续时间的下降，与脊髓的受影响或损伤程度一致。4 例患者出现短暂性抑制，H-反射幅度下降不超过 50%，或者𧿹展肌 F-应答持续时间下降小于 50%。这些患者术后没有出现神经功能缺损。有 2 名患者手术中抑制程度一直超过基线值的 90%。两名患者均有严重的术后神经功能障碍。研究得出结论，脊髓 SCI 抑制 H-反射和 F-应答，抑制程度反映了损伤的严重程

度。造成这些变化的机制被认为是损伤发生的秒钟内，尾部运动神经元发生超极化[75]。

在脊柱外科手术中，31 例患者的下肢有 H-反射监测。如果麻醉后反射幅度变化的平均值超过基线的 3 倍标准差，可定义为显著改变。在 6 名患者中，H-反射振幅下降显著。H-反射抑制的出现与潜在损伤的出现总是一致的。在 1 例颈椎骨髓切开术的病例中，减压过程中发生损伤，H-反射的波幅中立即产生变化，9 min 后恢复到基线水平。术后没有明显的神经系统后遗症。另一例涉及 T-8 脊柱骨折的机械性减压手术，在复位之前，脊柱部位的操作使 H-反射的波幅发生变化。第一次尝试复位导致了 H-反射振幅的短暂下降。第二次尝试复位使得波幅显著降低，低于基线的 10%。直到手术结束，H-反射仍在受抑制状态，术后患者双侧肢体严重运动和感觉缺陷，而术前没有这种状况。第 3 例是颈椎骨髓减压术，用于创伤减压。手术过程中出现颈髓出血，随后出现 H-反射振幅降低。幅度稳步下降，H-反射消失后未再出现，术后患者出现双下肢深度无力。这些患者的变化表明，在脊髓损伤时 H-反射能立刻出现变化。H-反射的变化可能是可逆的，反映 SCI 的严重程度[4]。

H-反射可能指示脊髓功能完整与 SSEP 的变化。在 T7～T12 椎板切除术治疗椎管狭窄期间可监测患者比目鱼肌 H-反射和胫骨 SSEP。在椎板切除术中，左侧 SSEP 不存在，右侧的振幅短暂地显著减少，但 H-反射没有发生特别的变化，术后没有出现下肢运动障碍，也没有新的感觉障碍[76]。

通过腓肠肌 H-反射和 SSEP 对 278 例患儿进行脊柱功能监测。H-反射和 SSEP 联合检测比单独使用两种方法提高了检测脊髓损伤的可靠性。H-反射变化比 SSEP 多。这些变化反映了与酸中毒有关的脊髓灰质功能的改变以及血细胞比容和血压的变化[77]。

临床上，14 例 SCI 导致无脊髓休克的部分损伤或脊髓休克损伤的患者接受了比目鱼肌 H-反射和𧿹展肌 F-应答监测。通过敲击跟腱和髌腱来评估深腱反射的功能。在损伤后 24 h 内和伤后第 10、20 和 30 天评估患者。脊髓休克患者无 F-应答，急性损伤但不合并脊髓休克者的 F-应答明显减弱，慢性损伤患者则为正常值。脊髓损伤后 F-应答的变化持续 2 周。脊髓休克患者伤后 24 h 内 H-反射消失或明显受抑制，但在伤后数天内恢复正常。在脊髓休克中，深部肌腱反射受抑制的程度比 H-反射要重。这表明在电刺激和机械刺激诱导的脊髓休克期间的反应是分离的。研究观察到伸展反射比 H-反射更受抑制，这与 SCI 中抑制性的肌梭运动神经驱动一致[19]。

一名 63 岁女性患有 T8～9 椎间盘突出，导致椎管狭窄伴脊髓压缩，行双侧 T8～9 椎板切除术，左侧远端椎板暴露，以去除椎间盘。患者术前 T8 椎体附近及双下肢疼痛。双下肢 SSEP 基线存在，H-反射和 F-应答正常。在去除钙化的椎间盘时，下肢 tc-MEP 消失。左侧股内侧肌 H-反射消失，左侧胫前肌、腓肠肌和外展肌 H-反射振幅分别下降至 47%、61% 和 97%。右侧胫前肌、腓肠肌和外展肌 H-反射振幅分别下降 75%、88% 和 97%。将左侧和右侧刺激强度分别降至 35% 和 30%，才能有 F-应答。无论刺激位于哪一侧，双侧基线 F-应答都会反应，而胫骨 SSEP 没有变化。术后患者下肢感觉功能正常。下肢疼痛消失了，但是右侧 T8 分布区皮下仍然存在疼痛。下肢无力，无法站立，不能执行下肢协调动作。手术后 12 天，她的力量得到了改善，并能在协助下行走。经颅电刺激激活的运动神经元池丢失 1.9%～8.4%[78-79]。由 H-反射激活的 24%～100% 运动神经元池反应性降低了 47%～100%[20]。由 F-应答激活的 1.0%～5.0% 运动神经元池

丢失了 65%～70%[21]。这个患者运动系统的变化模式表明，这些技术可能会激活相同的、不同的或重叠的运动神经元池。由于 tc-MEPs 消失了，并且存在一些 H-反射和 F-应答功能，所以或许 H-反射和 F-应答变化对术后运动功能的预测能力比 tc-MEP 更好。H-反射和 F-应答的变化与患者的术后运动功能相关，而 tc-MEP 则没有相关性[80]。

比目鱼肌 H-反射和同时记录的神经根动作电位，用于检测轻度 S1 神经根病患者进行椎间盘切除术中由于神经根操作导致的传导异常。在椎间盘压缩部位上方和下方可记录直接的神经根动作电位。神经根动作电位从双相到多相的变化，以及 H-反射的振幅变化或消失，被用作神经根传导性受压的标志。术后跟腱功能和 H-反射即时恢复可以作为手术疗效佳的标准，与之呈正相关的是刺激结束后 H-反射和神经根动作电位能否立即恢复，以及能否持续到手术结束[81]。

在 3 例脑瘫患者中记录双侧比目鱼肌 H-反射，以检测选择性切断神经根造成 S1 神经根传导阻滞能否缓解难治性痉挛。在牵拉和轻柔切开 S1 神经根时，所有同侧 H-反射振幅均从基线突然下降 60%～100%，而对侧 H-反射没有变化。这反映了传入纤维传导阻滞过程。当操作停止时，其中三个神经根的振幅在 1.5～2 min 恢复，另外 3 个则持续被抑制。暂时性改变可能是继发于可逆性缺血，而持续性改变可能是由于背根神经节反射传入神经脱髓鞘受到压迫。这些监测有助于确定在这些类型的患者中神经根无反应的原因。H-反射可能被用来确定神经根牵拉力是否安全[82]。

H-反射被用来监测手术期间的外周神经根功能，以减少和稳定骶髂关节脱位，分离淋巴管和耻骨后部骨折，以及马尾病患者。除了 H-反射之外，还可以使用 SSEP、tc-MEP、自由运行 EMG 和 F-应答等多系统

方法[56]。

用 H-反射、单次扫描的 SSEP 和自由运行的 EMG 监测可用于脊柱侧凸、椎骨骨折和椎体肿瘤手术。H-反射和单次扫描的 SSEP 可从腘窝的胫神经刺激记录。H-反射（0.1 Hz 时 1.0 ms 矩形脉冲刺激高达 150 V）可从比目鱼肌（62.5 ms 窗口，30 Hz～3 KHz）记录。从 Cz' 用耳郭参考（125 ms 窗口，1 Hz～300 Hz）可记录单次扫描 SSEP。使用具有外源性输入（ARX）的自回归滤波器，可从背景脑电图中提取单次扫描的 SSEP。参考基线 SSEP 需要不到 2 min 的时间进行计算，需要进行 50 次的扫描。完成单次扫描的 SSEP 提取所需的时间少于 1 s。在监测过程中，单次扫描的 SSEP 提取时间不到 1 s，并拿来与基线进行比较。

从麻醉诱导持续进行直至意识完全恢复全程监测，研究者得出了以下结论：

1. 当脊髓损伤处于可逆阶段时，H-反射可能是一种非常敏感的监测方法。

2. 当信号发生改变会进行正常的唤醒试验。由于患者出现术后功能障碍，在椎体分离和融合术后唤醒患者并不能保证随后不发生脊髓损伤。

3. 脊髓损伤患者 H-反射深部抑制可能是由于可逆的血管损伤，直接涉及脊髓再生中枢或较高的脊髓节段。

4. 术中应限制或避免与胫骨上的骨凿发生凿击，因为可能会出现有脊髓震荡的迹象。由于手术髋部刺激引起的 H-反射的促进作用，应该在椎体分离后进行回骨移植。这种促进似乎是由涉及脊髓上再生中枢的长循环回路引起的。

5. 单次扫描的 SSEP 和 H-反射监测对检测手术相关脊髓功能变化非常敏感。这两个信号在解剖学和功能上是独立的，由单一的经皮刺激产生，都与脊髓功能有关，并且都受到脊髓损伤的影响。两个信号显示不同

的行为。

6. 当手术因电生理信号明显改变而被中断时，H-反射的振幅迅速恢复到初始值，而 SSEP 振幅需要较长的恢复时间，并且不能完全恢复，全程呈现下降趋势[83-85]。

19 例转移性胸段脊髓肿瘤手术的患者在手术期间同时记录 H-反射和 SSEP。在整个监测过程中，19 例患者中的 10 名患者的双侧 H-反射和 SSEP 稳定。其中 5 例 H-反射波幅短暂降低不到 50%，后来又恢复到基线。其中 2 名患者整个手术中没有 SSEP。在 3 个月和 6 个月的随访中，没有一个患者表现出新的术后神经功能缺陷。术中稳定的 H 波提示术后神经功能良好。术中 H-反射监测是一个合理的选择，特别是当运动诱发电位不能实现时。由于 H-反射对脊髓缺血具有较高的敏感性，成本效益比高且易于记录，所以在胸椎手术中 H-反射监测可以成为有用的辅助手段[86]。

92 例儿童患者在矫正性脊柱侧弯手术中监测 SSEP、tc-MEP 和 H-反射。所有特发性患者均可获得基线 tc-MEP、SSEP 和 H-反射。在先天性患者中，可获得 100% 的 tc-MEP、87% 的 H-反射和 91% 的 SSEP。在神经肌肉患者中，可获得 91% 的 tc-MEP、54% 的 H-反射和 77% 的 SSEP。在 18 例患者 tc-MEP 出现警示，其中 17 例干预后振幅回到基线水平。6 例患者没有 H-反射，干预后没有改善，也没有任何术后神经病学表现。一名患者单侧 tc-MEP 未发生 SSEP 或 H-反射的改变，但术后发生偏瘫。一例患者 SSEP 发生改变合并 tc-MEP 警示该患者没有获得基线 H-反射。研究结果不支持将 H-反射用作 tc-MEP 的替代方法[87]。

60 例胸腹主动脉瘤修补术中使用 SSEP、tc-MEP 和 H-反射监测脊髓缺血。交叉阻断后，脊髓损伤组在 12 min 内、非脊髓损伤组损伤在 25 min 发生 H-反射消失。

在 SCI 患者中 tc-MEP 缺失时长为 10 min，而在非 SCI 患者中则为 31 min。在 SCI 患者中 SEP 缺失时长为 27 min，而在非 SCI 患者中是 44 min。主动脉夹钳释放 10 min 后，SCI 患者中 100％ 出现 H-反射、tc-MEP 和 SSEP 缺失，而非 SCI 患者中为 65％。H-反射和 tc-MEP 遵循类似的模式来检测脊髓缺血。与 SSEP 相比，H-反射检测到的缺血更轻微[88]。

临床相关性总结

1. 如果 H-反射振幅和 F-应答持续性下降不超过基线的 50％，则未观察到术后神经功能缺损[73]。

2. 持续 H-反射和 F-应答抑制大于 90％，与术后神经功能缺失存在相关性[75]。

3. 短暂的 H-反射改变，与术后神经功能缺损不相关[4]。

4. 慢性抑制 H-反射可能是缺血性脊髓损伤的第二步[4]。

5. H-反射和 F-应答的突然抑制，可能与脊髓的机械性损伤有关[4,75,80]。

6. H-反射和 F-应答的受抑制程度反映了 SCI 的严重程度[4,75]。

7. 与单独使用任何一种方法相比，联合 H-反射和 SSEP 监测提高了脊髓损伤监测的可靠性[77]。

8. 完整的 H-反射可能表明完整的脊髓功能，而 SSEP 可能发生变化[76]。

9. H-反射和 F-应答变化可能是术后运动功能更好的预测因子，比 tc-MEP 更好[80]。

10. H-反射可用于手术中检测脊神经根和神经丛损伤，以减少和稳定骶髂关节脱位、耻骨联合分离和耻骨支骨折以及马尾病变[56]。

11. 由于 H-反射对脊髓缺血具有较高的敏感性，成本效益高且易于记录，所以在胸椎手术过程中 H-反射监测可成为有用的辅助手段[86]。

12. 单次扫描的 SSEP 和 H-反射监测对于检测手术过程中脊髓功能的变化非常敏感[83-85]。

多突触反射

骶反射

共有 3 种多突触后骶反射［球海绵体肌（bulbocavernosus，BCR），膀胱尿道和膀胱肛门］。在临床上，BCR 可以通过轻轻挤压阴茎或阴蒂，并通过肛管触诊球海绵体肌和肛门外括约肌（external anal sphincter，EAS）的肌肉收缩来获得。BCR 证实了 S2、S3 和 S4 分节段传入和传出阴部和中间神经元活动的完整性[33]。最早出现在 1967 年，电刺激阴茎背神经后，用针电极记录球海绵体肌收缩的潜伏期。临床上，这对评价排尿、排便、勃起功能障碍和会阴疼痛疾病非常有用[89]。在术中，BCR 指的是刺激阴茎/阴蒂的背神经并记录 EAS 再活动[90]（参见关于脊髓栓系讨论的第 34 章）。

1997 年首次报道了术中使用 BRC 的记录。电刺激背部阴茎或阴蒂神经，双侧记录 EAS 肌肉的活动，共 119 例患者（38 例无骶神经风险的手术；81 例有损伤风险的手术在马尾的圆锥或神经根）。在男性中，阴极位于阴茎底部，阳极位于阴茎的腹侧。在女性中，将阴极放置在阴蒂上，将阳极放置在相邻的阴唇上。记录是用未涂有聚四氟乙烯的裸露尖端钩的电极制成的，其中两个电极插入右侧和左侧半括约肌中。最好的刺激参数是双脉冲刺激（0.5 ms 持续时间，3.0 ms 的 2.3 Hz 的刺激间隔）和 20 mA。麻醉使用稳定浓度的丙泊酚、芬太尼和氧化亚氮。氧化亚氮（60％吸入浓度）加异氟烷（1.5％）抑制 BCR，肌肉松弛剂将其消除。这些支配躯体感觉和运动阴部神经，S2、S3 和 S4 神经根马尾，以及脊髓圆锥（Onuf's nucleus）节段活动的兴奋性。在清醒的非麻醉的正常受试者中，BCR 具有两个构成：早期构成具有 30 ms 的潜伏期，延迟构成具有 50 ms 的潜伏期。早期构成被认为是低聚肌苷酸，因为它不适应。更长的潜伏期构成可以用更强的电刺激和适应来获得。术中可以同时记录这两个成分，但早期成分更适合监测，因为它更稳定（图 8.8）。慢性上运动神经元异常的患者有更积极的反应[91]。

在 2007 年，一个双电刺激技术出现，指的是使用从 75～250 ms 的交织延迟的电刺激。用 2 个连续的脉冲序列进行刺激导致振幅、转数（BCR 电势改变方向且不低于先前振幅的 50％的次数）和第二次电刺激引发反应的持续时间均升高大于 30％。麻醉维持使用丙泊酚、阿片类药物输注和低流量吸入麻醉剂，未给予肌肉松弛剂[92]。由于阴部感觉纤维激活困难，女性中很难检测到 BCR[93]。

男性的阴部神经可以使用皮下 EEG 电极针作为阴极单点刺激，刺激阴茎底部位于 2 点和 10 点位置的中线外侧部位。参考阳极表面电极可以放置在阴茎的侧面。不应使用环形电极。刺激女性时，阴极针应在阴蒂外侧，阳极针在大阴唇侧和小阴唇侧褶皱之间的后面。一旦病人俯卧在手术台上，就会将刺激电极与记录电极一起使用[1]。

在正常清醒的志愿者中，单侧电刺激阴部神经导致了双侧早期和晚期球海绵体动脉的活动。这表明双侧记录的早期成分是由交叉的脊髓通路介导的[94]。预先存在外周阴部神经病或尾神经病的患者，可能需要更高

球海绵体肌反射－阴部－肛门外括约肌

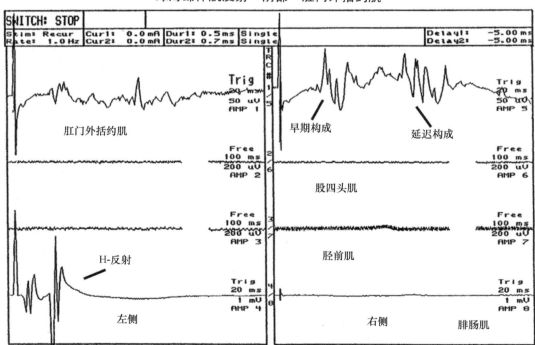

图 8.8　一名 17 岁男性患者，L1 压缩性骨折，电刺激右侧阴部神经。图为术中双侧 BCR 基线记录。腘窝内同时刺激左胫神经引起左侧腓肠肌 H-反射，在左侧 S1 和双侧 S2～S4 神经根也可以检测到

的刺激强度来引发 BCR。这可能会导致阴部神经的传播和激活。正因为如此,在手术室内单方面刺激可能会很困难。

EAS 的阴部神经支配大部分没有交叉。在整个手术过程中,皮下 EAS 肌肉活动在一些患者中可能是活跃的。这确实干扰了异常活动的识别。EAS 肌肉薄,皮下 EEG 电极应与肌肉接触。两个电极插在肛门边缘的两个半球。不应该使用表面电极[90]。

在 110 例胸腰椎和骶椎硬膜外(退行性、创伤性和变形性)和骶骨硬膜内松解患者中,86% 的患者记录到双侧基线 BCR。只有一方出现反应的为 8%,而完全没有反应的为 6%[90]。早在 10 月龄的时候,已记录到可靠的 BCR[95]。

骶神经根参与了传入部分信号的变化。尽管单侧双侧(18.0%)骶根或单侧单根(7.6%)也可能起作用,但 S1(4.0%)、S2(60.5%)和 S3(35.5%)支配大多数阴部传入活动[96-97]。这种反应的传出成分是通过肛门外括约肌的阴部神经供应。大多数阴部传出活动主要来源于第二骶神经根[98]。术中 BCR 记录时,需要考虑这些传入和传出的解剖变异。

BCR 的术中应用

BCR 反射可以用于手术过程中的实时监测,如脊柱骨折复位[52]、切除肿瘤、切除脊髓[91]等,其中脊髓圆锥、骶神经在马尾和外周阴部神经根部有受损的危险[1]。很少有数据支持 BCR 在手术中用于脊髓栓系综合征[93]。BCR 已被用于监测控制 S2、S3 和 S4 节段中间神经元的各种节段上下行脊髓系统的功能[90,99]。

BCR 记录是一种多模态方法,不仅包括 BCR,还包括 F-应答、自由运动 EMG、胫骨 SSEP 和 tc-MEP(184 名颈椎和胸椎减

压术患者使用)。颈椎病例也可以用尺神经 F-应答。F-应答和 BCR 被用来检测继发与皮质脊髓束传导阻滞的脊髓休克[99]。

同时,记录的 H-反射和 BCR 被用来在 L1 爆裂性骨折的复位和稳定期间监测 S1～S4 感觉和运动神经根、圆锥和节段上功能,也记录阴部和胫骨 SSEP[52]。

手术 BCR 记录没有标准的警戒范围。已经稳定的反应消失是神经受压的征兆,尤其是与外科操作有关时。这种变化可能会在波形形态上发生变化,并可能是即将发生信号缺失的预警[90]。在病毒性疾病中,BCR 反应的持续时间延长与神经源性膀胱和勃起功能障碍相关。在上运动神经元病变中可观察到引发 BCR 所需的低阈值变化[91]。在手术期间,BCR 的存在与完整的括约肌控制相关。BCR 缺失至少表现为括约肌功能的短暂丧失。仍然需要长期随访研究以确定 BCR 变化与功能的长期相关性[100]。

单突触与多突触反射:选择性脊髓背根神经节切断

背景

在 1978 年和 1979 年,首先介绍了选择性背根神经节切除术(selective dorsal rhizotomy,SDR)。这是一种神经外科技术,旨在减少痉挛性脑瘫患者的痉挛状态并改善功能。在椎间盘水平(T12～L1)进行椎板切除术可减少痉挛,在马尾处选择性地减少 25%～50% 背部脊髓根部,可促进脊髓运动神经元痉挛状态及易化。通过电刺激和监测单突触和多突触再生[101-102],可以在手术中确定对脊髓去抑制和痉挛作用最大的感觉性神经根。

在 20 世纪 80 年代,手术部位改为马尾

（L2/L5 或 S1，L1/S2），以便更清楚地解释和识别与腹根有关的背根[103-104]。目标是减少痉挛和改善功能，而不会影响肠和膀胱以及感觉和运动功能。初步报告显示，发现 SDR 能改善术后功能，80％的患者行走得到改善，90％的患者肌张力降低。60％～70％的患者在耻骨后根神经根切断术后发生上肢肌肉张力改善及言语功能改善[105]。接受 SDR 的脑瘫患者门诊随访 1 年，有 81％行走功得到了改善[106]。

有证据表明，背根神经节切除术是否选择电生理指导，神经功能的结果可能没有明显差别[107]。对 22 名选择性电生理指导患者和 22 名无电生理指导患者进行背根神经节切断术。背根切断术后 1 年，两组患者的并发症或功能性结局指标无差异[108]。

最近有长期结果的综述表明，选择适当患者，SDR 对于脑瘫痉挛的手术治疗仍是一种临床上安全有用的手术。研究表明，SDR 可以带来持久的好处[108]。

技术总结

没有广泛接受的技术，但是这里介绍的是广泛用于电生理监测实践中的基本方法：

1. 麻醉由异氟烷、氧化亚氮和芬太尼组成，短效肌肉松弛剂仅用于诱导[109]。插管后可以使用不含肌肉松弛剂的静脉麻醉。麻醉深度应精细调整，以保持极低的 EMG 背景，但保留脊髓反射。

2. 可以从下肢、上肢、面部和颈部记录活动进行反射监测。记录电极可插入腰骶神经支配的肌肉。从 L2～S4 所有的脊髓分段水平分为：长收肌（L2～L4），股内侧肌（L2～L4），胫前肌（L4～S1），腓肠肌（S1～S2），外展肌（S2～S3）和肛门外括约肌（S2～S4）[104]。

3. 通过监测马尾的肛门外括约肌 EMG

和平均阴部神经动作电位，来保护肠和膀胱功能。BCR 已被记录[97]。

4. 临床上最常见问题是节段上肢（三角肌，肱二头肌，桡侧腕屈肌，指总伸肌，拇短展肌）、面部（口轮匝肌，眼轮匝肌）和颈部（胸锁乳突肌和斜方肌），必要时应进行监测。

肌电图记录应采用两用的皮下 EEG 针电极。单极 EMG 针电极和更长的无涂层不锈钢针电极也可以使用。聚四氟乙烯涂层的银线电极保留裸露的尖端，插入脊髓穿刺针可用于深层肌肉的记录。将活动针插入每个肌肉的运动点，并将参考针从活动针头向远侧 4.0 cm 处插入。针用胶带固定。由于 EMG 信号的远场抑制，不应使用表面电极。高频滤波 10 KHz 和低频滤波 20 Hz 是最常用的[32]。有时候，至少需要 16 个频道的单次扫描记录才能检测到所有的节段上反射扩散。应当记录那些痉挛最严重、影响临床功能的肌肉。

5. 进行 L2/L5 或 S1，L1/S2 椎板切除术，须暴露马尾神经根。在暴露期间，可以记录在滑膜切除术和神经根操作过程中的自由运动 EMG 活动，以防止肌肉紧张导致神经受损。S1 神经根在解剖结构上是稳定的。将背根和腹根分开，并对腹根进行电刺激以确定它是 S1。向上计数在解剖学上易识别的 L2 神经根，并分成背侧和腹侧部分。其余的腹侧和背侧根也可以识别。

6. 技术：感觉和运动神经根的鉴定。除了外科手术中的解剖标识之外，感觉和运动根可以通过电刺激参数来识别。背根和腹根是由引起肌肉收缩所需的电单脉冲（0.1 ms 方波）阈值的差异来识别的。可使用恒定电流和恒定电压的刺激。在恒定电流刺激下，持续时间为 0.1 ms，刺激速率为 1 Hz（时基 100 ms），刺激每个脊髓水平的感觉和运动根束，并通过阈值差异来鉴定。当使用手持式双极钩状电极时，运动神经根部的恒定电流阈值小于 1.0 mA，感觉根阈值为 2～10 mA[67] 或 5～20 mA（20 V）。使用双极刺激，电极间距离为 0.5～1.0 cm[97]。恒压刺激的腹根阈值为 200 mV，背根 20 V[104]。S1 根通常是第一个被识别的，也通常是第一个被测试的。在刺激过程中，外科医师将根留在脑脊液内，并保持根无张力[105]。阴极位于远端，强度增加直至达到阈值。记录的 CMAP 有助于确定哪个根被刺激。识别 S2 背根以防止膀胱感染的损害是非常重要的[97]。组成阴部神经的骶感觉神经根可以通过远端刺激阴部神经并以双极方式从外科手术的骶感觉根部记录到马尾神经[109]。用于鉴别感觉神经根和运动神经根的电生理技术可能阻断真实的反射反应。在电刺激过程中，应使用柔和的背根神经根压力来防止传入神经传导阻滞。如果使用太强的电刺激，可能会出现阻滞。这可能会使感觉和运动根的鉴定混淆，因为在传导阻滞远端的电刺激可能会刺激相邻的腹侧根部，记录到不需要的运动反应[82]。

7. 技术：识别活动过度的感觉根。

在确定了背根的神经支配模式和阈值之后，将根细分为 2～7 个较小的根[110]。每个感觉根的阈值可以再次确定。接下来每个小根在 50 Hz 下刺激 1 s（时基 2.0 s），以确定哪些感觉小根活动过度并需要切片。50 Hz 的脉冲列中，每个脉冲的持续时间为 0.1 ms。这种刺激强度要么处于单脉冲阈值，要么减小 25%～30%。注意每个感觉神经根的 EMG 模式类型和分布。背角神经根的刺激源自 L2 到 S2 的背根刺激，双侧都是如此。除了记录 CMAP 之外，神经生理学家还观察和记录其模式。控制外括约肌并产生阴部神经动作电位的根管在 S2 水平上得以保留，通常于 S1 水平上分离。

每个根的响应分级为：0 级，单次放电；1 级，持续的，同侧相同的肌节；2 级，持续的，同侧和同侧相邻的肌节；3 级，持续的，同侧多层次；4 级，持续的，同侧和对侧和节段上传播。肌电图放电类型记为递减、平方、递减 - 平方、递增、多相、阵挛和持续。克隆、增量、多期和持续的排放被认为是根部切除的标准，通常切下 3 级或 4 级的根。从每个级别的 25%～80% 的根部切开。根部切片的标准是基于临床和电学观察以及在电刺激过程中观察到的运动[110-111]。

眨眼反射

电诱导眨眼反射（blink reflex，BR）与临床实践中检测角膜相一致，在 1952 年首次报道[112]。眶上神经的单侧刺激进入脑桥并从双侧眼轮匝肌引出并记录。在刺激侧记录较早的潜伏期 R1 直接反应，并且双侧记录较长的潜伏期 R2 间接反应。起源于眶上神经的感觉细胞传到三叉神经节的细胞体内。自这个神经节，动作电位分成两个不同的路径。第一个途径是去突触或寡聚体途径，从主感觉细胞核喙行至突触部位。第二个路径是从这里传播到突触和去极化面核，并记录 R1 组分。那些没有连接在主核中的纤维形成第二个通路，在第二个髓盘中尾向分叉。经过多次突触换元后，两个单独的区域在刺激方向上向单侧和对侧延伸。它们突触使面部核去极化并诱发两个眼轮匝肌的收缩。记录同侧和对侧多突触 R2 组分，即 BR（图 8.9）。

BR 检查眶上神经、面神经和脑干通路。BR 可以在眶下神经刺激后进行，但与眶上神经相比具有较小的一致性。在临床上，BR 已被用于研究三叉神经、Bell 麻痹、面肌痉挛、听神经瘤、多发性神经病、多发性硬化等病变[113-115]。

图 8.9 一个 20 岁清醒状态的女性进行电刺激眨眼反射。刺激右侧眶上神经，记录同侧 R1（8.0 ms）和 R2（30.0 ms），以及从眼轮匝肌记录对侧的 R2（30.0 ms）

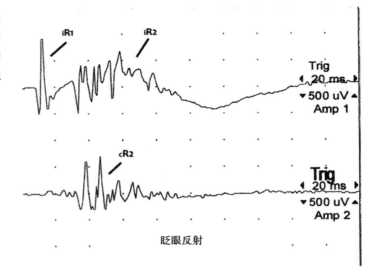

眨眼反射

在术中，可以对眶上神经进行一次刺激或短时间内 4～7 次刺激（刺激间隔为 2 ms，强度为 20～40 mA，训练重复频率为 0.4 Hz）以找出 BR 的 R1 组分。麻醉使用丙泊酚和芬太尼或低剂量吸入麻醉剂（七氟烷或地氟烷）。前 5 个患者的眶上神经刺激是一对皮下 EEG 针电极和一对表面电极。记录来自皮下 EEG 电极的同侧眼轮匝肌。两个单一的反应被均化。刺激极性在第一个反应后被逆转，从而减少大的刺激伪像。对 27 名没有面神经和三叉神经或脑干异常患者进行记录，在 23 名患者记录到 BR。注意应避免丙泊酚和肌肉松弛药物[116]。

除了 ABR、侧位扩散、F-应答和皮质延髓运动诱发电位以外，BR 技术还用于确定微血管减压术中面肌痉挛的减压是否充分。在减压之前，在症状方面更明显的 BR 反应是面部运动神经兴奋的结果。减压充足时 BR 振幅下降，并且可能需要增加刺激的数量以引起响应。这是因为面部运动核兴奋性低[117]。

在 17 例脑桥小脑角手术中，除自由运行 EMG 外，还监测 BR。肿瘤切除前不能直视面神经时，BR 有助于监测面神经功能。

双侧 BR 由每 10～20 s 双侧经皮眶上神经电刺激（0.1 ms 持续时间，5～20 mA）引发的。用表面电极记录眼轮匝肌肌动蛋白 BR R1 和 R2 反应。术前，R1 的同侧振幅低于对侧的 R1 振幅。在两个肿瘤大小分别为 39 mm 和 43 mm 的患者中，表现为同侧 R1 缺失和对侧 R1 振幅下降。当反应消失或者潜伏期长于 15.0 ms 或者差异大于 3.0 ms 时，R1 被认为是异常的。当反应消失或潜伏期长于 55.0 ms 或左右差异大于 10.0 ms 时，R2 被认为是异常的。R1 和 R2 反应中有 15 例患者术前有变化。术后记录显示所有患者均有振幅改善和潜伏期缩短。丙泊酚或丙泊酚/氯胺酮混合麻醉保持麻醉深度。在记录 EMG 之前避免肌肉松弛药[118]。

对 R1 BR 反应潜伏期的变化进行研究，记录 91 例经迷路手术入路治疗囊性神经鞘瘤的患者，探究手术前后变化是否可以预测术后面神经结局指标。如果潜伏期没有变化，则 1 年时的面部功能正常。除非肿瘤很小，否则潜伏期延长的临床结局不好。R1 值的变化是即刻完全面部麻痹患者面部神经功能的指标。R1 眨眼反射的变化对于预测 1 年后面神经解剖和术后面部功能的预后具有良好的预后价值[119]。

在七氟烷或丙泊酚麻醉的人体中，可采用双频指数（bispectral index，BIS）和 R1 BR 反应来研究前脑和脑干在麻醉状态中的相对作用。作为衡量脑干功能的生物力学指标，眨眼反射比 BIS 更能反映前脑功能。高浓度七氟烷对抑制 BR 比丙泊酚更多。结果表明，BR 和 BIS 有不同的作用点[120]。

下肢肢体内与肢体间多突触反射

另一个可记录的迟发反应是肢体内（同侧）和肢体间（对侧）的下肢反射。单侧同步刺激胫腓总神经后，记录每个下肢的 4 个肌肉组的异常反应。起始潜伏期 20.8～243 ms，持续时间 421～4095 ms[121-122]。这种技术不仅监测 L4、L5 和 S1、S2 水平以及 L4、L5 和 S1、S2 中间神经元功能的节段传入和传出活动，还监测复合脊髓多突触加工，这可能涉及多个超节段水平。用 50% 氧化亚氮，连续输注阿芬太尼 2 μg/(kg·min)，0.2%～0.5% 异氟烷和 50% 或更少的 NMJ 来维持麻醉。

这些指标不仅可以记录来自同侧（肢体内）和对侧（肢体间）下肢肌肉，还可以对近侧和远侧肌肉的分布有不同的影响。对于这种近端-远端分布的解释是，膀胱和脊髓旁路通路控制下肢近端肌肉，下肢近端的改变可能代表这些下行的前庭-脊髓和网状脊髓通路的节段上损害。红核脊髓束和皮质脊髓通路控制远端下肢功能[11]，远端下肢反射可能代表这些红核脊髓和皮质脊髓通路的节段上损害。

由于已有的神经功能缺失，术中基线记录发现下肢内和肢体间的多突触反射弱。慢性脊髓或神经根损害使得脊髓 CPG 抑制被解除。人们首次观察到特发性脊柱侧弯患者的下肢肢体内与肢体间反射的基线。由于这些指标在神经系统正常的非结节病患者的基线记录中不存在，因此认为特发性脊柱侧弯患者存在先天性异常脊髓信号加工，脊柱弯曲对脊髓造成影响。这些基线特征可能有助于特发性脊柱侧弯患者形成脊柱曲线[123]。随着术中急性脊髓或神经根的损害，脊髓 CPG 的异常解偶联，先前缺乏的反射可能会再次出现。

有下肢症状的颈部脊髓病患者，术中会出现下肢内和下肢间反射变弱，而没有脊髓病的患者则不会出现。在颈部手术操作过程中，两组患者 SSEP 无变化，但均可能出现短暂性的下肢肢体内与肢体间反射改变[122]。暂时非同步的多突触反射改变，与术后神经功能缺损无相关性，而持续的高幅度同步反射变化与术后下肢功能缺损有相关性[1,122,124]。

在 tc-MEP 可用于运动系统监测之前，脊柱手术监测手段包括：SSEP、H-反射、F-应答、自由运行的 EMG 以及肢体内与肢体间反射，共 3 种监测仪器。随着 tc-MEP 监测的应用，由于仪器设备有限，取消了肢体内和肢体间记录。对于节段上脊髓束损伤，监测这些反射可能会提供与 2009 年描述的机械诱发的外周自由运行 EMG 记录类似的信息[99]。

结论

术中反射技术有助于完成术中神经生理监测的 3 个主要目标。监测结果为单次扫描的、实时发生的、没有任何延迟的。它们为外科医生提供了即时的反馈信息，并且可以在整个手术过程中连续采集，没有体动或仅有极轻微的患者体动。对于合并神经病学疾病的患者，无法进行 SSEP 和 tc-MEP 监测。

反射技术可与 SSEP、tc-MEP、自由运行和电刺激的 EMG 结合使用时，从而改善多系统的监测方法[1,2,55,91,125]。

参考文献

1. Leppanen RE. Intraoperative monitoring of segmental spinal nerve root function with free-run and electrically-triggered electromyography and spinal cord function with reflexes and F-responses. A position statement by the American society of Neurophysiological Monitoring. J Clin Monit Comput. 2005;19:437–61.
2. Leppanen RE. Intraoperative applications of the H-reflex and F-response: a tutorial. J Clin Monit Comput. 2006;20:267–304.
3. Leppanen R, Maguire J, Wallace S, et al. Intraoperative recording of long-latency lower-extremity reflexes for the detection of suprasegmentally altered complex spinal cord electrophysiological processing. Electroencephalogr Clin Neurophysiol. 1993;86:28P.
4. Leis AA, Zhou HH, Mehta M, et al. Behavior of the H-reflex in humans following mechanical perturbation or injury to rostral spinal cord. Muscle Nerve. 1996;19:1377–8.
5. Lloyd DPC. Reflex action in relation to pattern and source of afferent stimulation. J Neurophysiol. 1943;6:111–20.
6. Grillner S. Control of locomotion in bipeds, tetrapods and fish. In: Brookhart JM, Mountcastle VB, editors. Handbook of physiology. The nervous system. vol 2, Part 2. Motor control. Baltimore: Williams & Wilkins; 1981. p. 1179–1236.
7. Anderson B, Binder M. Spinal and supraspinal control of movement and posture. In: Patton HD, Fuchs AF, Hillie B, Scher AM, Steiner R, editors. Textbook of physiology: excitable cells and neurophysiology. Philadelphia: W.B. Saunders; 1988. p. 563–81.
8. Binder M. Peripheral motor control: spinal reflex actions of muscle, joint and cutaneous receptors. In: Patton HD, Fuchs AF, Hille B, Scher AM, Steiner R, editors. Textbook of physiology: excitable cells and neurophysiology. Philadelphia: W.B. Saunders; 1988. p. 522–48.
9. MacKay-Lyons M. Central pattern generation of locomotion: a review of the evidence. Phys Ther. 2002;82:69–83.
10. Dietz V. Spinal cord pattern generators for locomotion. Clin Neurophysiol. 2003;114:1379–89.
11. Ghez C. The control of movement. In: Kandel ER, Schwartz JH, Jessell TM, editors. Principles of neural science. 3rd ed. East Norwalk, CT: Appleton and Lange; 1991. p. 533–47.
12. Sherrington CS. The integrative action of the nervous system. New Haven, CT: Yale University Press; 1906.
13. Calancie B, Broton JG, Klose KJ, Traad M, Difini J, Ayyar DR. Evidence that alterations in presynaptic inhibition contribute to segmental hypo- and hyperexcitability after spinal cord injury in man. Electroencephalogr Clin Neurophysiol. 1993;89:177–86.
14. Barnes CD, Joynt RJ, Schottelius BA. Motoneuron resting potentials in spinal shock. Am J Physiol. 1962;203:113–6.
15. Walmsley B, Tracy DJ. The effect of spinal cord transection on synaptic transmission between Ia afferents and motorneurones. Neuroscience. 1983;9:445–51.
16. Schadt JC, Barnes CD. Motoneuron membrane changes associated with spinal shock and Schiff-Sherrington phenomenon. Brain Res. 1980;201:373–83.
17. Cope TC, Nelson SG, Mendell LM. Factors outside neuraxis mediate "acute" increase in EPSP amplitude caudal to spinal cord transection. J Neurophysiol. 1980;44(1):174–83.
18. Kliefoth AB, Leppanen R, Selcer R, Sims M. Electrophysiological peripheral nerve, spinal cord and optic nerve changes associated with graded levels of ultrasonic aspiration. Electroencephalogr Clin Neurophysiol. 1992;83:84P.
19. Leis AA, Kronberg MF, Stetkarova I, Paske WC, Stokic DS. Spinal motoneuron excitability after acute spinal cord injury in humans. Neurology. 1996;47:231–237.
20. Táboríková H, Sax DS. Motoneurone pool and the H-reflex. J Neurol Neurosurg Psychiatry. 1968;31:354–61.
21. Kimura J. Principles of nerve conduction studies. In: Electrodiagnosis in diseases of nerve and muscle: principles and practice. Philadelphia: FA Davis; 1983. p. 353–98.
22. Slimp JC. Electrophysiologic intraoperative monitoring for spine procedures. Phys Med Rehabil Clin N Am. 2004;15:92.
23. Leppanen R. Spinal cord injury changes caudal segmental spinal cord excitability resulting in changes to spinal cord signal processing and modulation of late response recordings. Spine J. 2005;5(1):115–7.
24. Rydevik B, Brown MD, Lundborg G. Pathoanatomy and pathophysiology of nerve root compression. Spine. 1984;9(1):7–15.
25. Olmarker K. Spinal nerve root compression: nutrition and function of the porcine cauda equina compressed in vivo. Acta Orthop Scand Suppl. 1991;242(62):1–27.
26. Bertrand G. The "battered" root problem. Orthop Clin North Am. 1975;6:305–10.
27. Feltes C, Fountas K, Davydov R, Dimopoulos V, Robinson Jr JS. Effects of nerve root retraction in lumbar discectomy. Neurosurg Focus. 2002;13(2):E6.
28. Matsui H, Kitagawa H, Kawaguchi Y, Tsuji H. Physiologic changes of nerve root during posterior lumbar discectomy. Spine (Phila Pa 1976). 1995;20(6):654–9.
29. Garfin SR, Rydevik B, Lind B, Massie J. Spinal nerve root compression. Spine. 1995;20:1810–20.
30. Nagayama R, Nakamura H, Yamano Y, Yamamoto T, Minato Y, Seki M, Konishi S. An experimental study of the effects of nerve root retraction on the posterior ramus. Spine. 2000;25:418–24.

31. Howe JF, Loeser JD, Calvin WH. Mechanosensitivity of dorsal root ganglia and chronically injured axons: a physiological basis for the radicular pain of nerve root compression. Pain. 1977;3(1):25–41.

32. Dumitru D. Special nerve conduction techniques. In: Dumitru D, editor. Electrodiagnostic medicine. Baltimore: Mosby; 1995. p. 191–209.

33. Oh SJ. Anatomical and physiological basis for electromyography studies. In: Oh SJ, editor. Clinical electromyography: nerve conduction studies. 2nd ed. Baltimore: Williams & Wilkins; 1993. p. 51.

34. Burke D, Adams RW, Skuse NF. The effects of voluntary contraction on the H reflex of human limb muscles. Brain. 1989;112:417–33.

35. Preston DC, Shapiro BE. Late responses. In: Electromyography and neuromuscular disorders: clinical-electrophysiologic correlations. Boston: Butterworth-Heinemann; 1998. p. 45–56.

36. Aminoff MJ. Other electrodiagnostic techniques for the evaluation of neuromuscular disorders. In: Aminoff MJ, editor. Electromyography in clinical practice: clinical and electrodiagnostic aspects of neuromuscular disease. 3rd ed. New York: Churchill Livingstone; 1998. p. 180.

37. Fisher MA. AAEM Minimonograph #13: H-reflexes and Fwaves: physiology and clinical indications. Muscle Nerve. 1992;15:1223–33.

38. Mayer RF, Mosser RS. Maturation of human reflexes. In: Desmedt JE, editor. New developments in electromyography and clinical neurophysiology, vol. 3. Basel, Switzerland: Karger; 1973. p. 294–307.

39. Hoffman P. Über die beziehungen der schnenreflexe zur willkürlichen bewegung und zum tonus. Z Biol. 1918;68:351–70.

40. Magladery JW, McDougal Jr DB. Electrophysiological studies of nerve and reflex activity in normal man. I. Identification of certain reflexes in the electromyogram and the conduction velocity of peripheral nerve fibers. Bull Johns Hopkins Hosp. 1950;86:265–90.

41. Mayer RF, Mawdsley C. Studies in man and cat of the significance of the H-wave. J Neurol Neurosurg Psychiatry. 1965;28:201–11.

42. Lin JZ, Floeter MK. Do F-wave measurements detect changes in motor neuron excitability? Muscle Nerve. 2004;30:289–94.

43. Meunier S, Pierrot-Deseillgny E, Simonetta M. Pattern of monosynaptic heteronymous 1a connections in the human lower limb. Exp Brain Res. 1993;96:534–44.

44. Leppanen R. From the electrodiagnosis lab…H-reflexes in hand muscles after cervical spinal cord disease. Spine J. 2003;3(5):405.

45. Magladery JW, Teasdall RD, Park AM, Languth HW. Electrophysiological studies of reflex activity in patients with lesions of the nervous system. 1. A comparison of spinal motoneurone excitability following afferent nerve volleys in normal persons and patients with upper motor neurone lesions. Bull Johns Hopkins Hosp. 1952;91:219–44.

46. Magladery JW, Teasdall RD. Stretch reflexes in patients with spinal cord lesions. Bull Johns Hopkins Hosp. 1958;103:236–41.

47. Magladery JW, Porter WE, Park AM, Teasdall RD. Electrophysiological studies of nerve and reflex activity in normal man. IV. The two-neurone reflex and identification of certain action potentials from spinal roots and cord. Bull Johns Hopkins Hosp. 1951;88:499–19.

48. Hugon M. Proprioceptive reflexes and the H-reflex. Methodology of Hoffman reflexes in man. In: Desmedt JE, editor. New developments in electromyography and clinical neurophysiology. Basel, Switzerland: Karger; 1973. p. 277–93.

49. Braddom RI, Johnson EW. Standardization of H-reflex and diagnostic use in S1 radiculopathy. Arch Phys Med Rehabil. 1974;55:161–6.

50. Jankus WR, Robinson LR, Little JW. Normal limits of side-to-side H-reflex amplitude variability. Arch Phys Med Rehabil. 1994;75:3–7.

51. Ma MD, Liveson JA. Introduction. In: Ma MD, Liveson JA, editors. Nerve conduction handbook. Philadelphia: F.A. Davis; 1983. p. 6.

52. Leppanen RE, Stoffell S, Sweat W. Intraoperative reflexes can be used to monitor nerve root and spinal cord gray matter function. Spine J. 2004;4(4):480–1.

53. Schimsheimer RJ, de Visser BW, Kemp B. The flexor carpi radialis H-reflex in lesions of the sixth and seventh cervical nerve roots. J Neurol Neurosurg Psychiatry. 1985;48:445–9.

54. Schimsheimer RJ, Ongerboer de Visser BW, Kemp B. The flexor carpi radialis H-reflex in polyneuropathy: relations to conduction velocities of the median nerve and the soleus H-reflex latency. J Neurol Neurosurg Psychiatry. 1987;50:447–52.

55. Leis AA, Zhou HH, Mehta M, Harkey HL, Paske WC. Behavior of the H-reflex in humans following mechanical pertubation or injury to rostral spinal cord. Muscle Nerve. 1996;19:1378–9.

56. Leppanen RE. Monitoring spinal nerve function with H-reflexes. J Clin Neurophysiol. 2012;29(2):126–39.

57. Zuleta-Alarcóna A, Castellón-Lariosa K, Niño-de Mejíab MC, Bergeseac SD. Total intravenous anesthesia versus inhaled anaesthetics in neurosurgery. Rev Colomb Anestesiol. 2015;43 Suppl 1:9–14.

58. Deiner S. Neuromonitoring syllabus. Rev Mex Anest. 2012;35(1):S307–15.

59. Shils JL, Sloan TB. Intraoperative neuromonitoring. Int Anesthesiol Clin. 2015;53(1):53–73.

60. Sloan TB, Jantti V. Anesthetic effects on evoked potentials. In: Nuwer MR, editor. Intraoperative monitoring of neural function. Handbook of clinical neurophysiology. Amsterdam: Elsevier; 2008. p. 94–126.

61. Sala F, Squintani G, Tramontano V, Arco C, Faccioli F, Mazza C. Intraoperative neurophysiology in tethered cord surgery: techniques and results. Childs Nerv Syst. 2013;29:1611–24.

62. Sloan T. Anesthesia and intraoperative neurophysiological monitoring in children. Childs Nerv Syst. 2010;26:227–35.

63. Mahmoud M, Sadhasivam S, Salisbury S, et al. Susceptibility of transcranial electric motor-evoked potentials to varying targeted blood levels of dexmedetomidine during spine surgery. Anesthesiology. 2010;112(6):1364–73.

64. Jameson LC. Transcranial motor evoked potentials. In: Koht A, Sloan TB, Toleikos J, editors. Monitoring

the nervous system for anesthesiologists and other health care professionals. New York: Springer; 2012. p. 27–45.

65. Rozet I, Metzner J, Brown M, et al. Dexmedetomidine does not affect evoked potentials during spine surgery. Anesth Analg. 2015;19:1–10.

66. Tobias JD, Goble TJ, Bates G, Anderson JT, Hoernschemeyer DG. Effects of dexedetomidine on intraoperative motor and somatosensory evoked potential monitoring during surgery in adolescents. Paediatr Anaesth. 2008;18(11):1082–8.

67. Anschel DJ, Aherne A, Soto RG, Carrion W, Hoegerl C, Nori P, Seidman PA. Successful intraoperative spinal cord monitoring during scoliosis surgery using a total intravenous anesthetic regimen including dexmedetomidine. J Clin Neurophysiol. 2008;25(1):56–61.

68. Cramolini GM, Leppanen R, Smithson L. Effect of dexmedetomidine on neurophysiological monitoring during spinal surgery (EEG, tibial somatosensory and lower extremity transcranial electrical motor evoked potentials, F-responses and H-reflexes). J Clin Neurophysiol. 2010;27(1):74.

69. Kerz T, Hennes HJ, Fève A, Decq P, Filipetti P, Duvaldestin P. Effects of propofol on H-reflex in humans. Anesthesiology. 2001;94:32–7.

70. Mavroudakis N, Vandesteene A, Brunko E, Defevrimont M, Zegers de Beyl D. Spinal and brain-stem SEPs and H-reflex during enflurane anesthesia. Electroencephalogr Clin Neurophysiol. 1994;92: 82–5.

71. Zhou HH, Mehta M, Leis AA. Spinal cord motoneuron excitability during isoflurane and nitrous oxide anesthesia. Anesthesiology. 1997;86:302–7.

72. Zhou HH, Zhu C. Comparison of isoflurane effects on motor evoked potential and F wave. Anesthesiology. 2000;93:32–8.

73. Zhou HH, Turndorf H. Hyper- and hypoventilation affects spinal motor neuron excitability during iso-flurane anesthesia. Anesth Analg. 1998;87:407–10.

74. Dincklage FV, Reiche J, Rehberg B, Baars JH. H-reflex depression by propofol and sevoflurane is dependent on stimulus intensity. Clin Neurophysiol. 2006;117:2653–60.

75. Leis AA. Physiology of acute spinal cord injury (SCI) in humans. I. Behavior of the H-reflex and F-wave immediately following injury to rostral spinal cord in humans [abstract]. J Clin Neurophysiol. 1997;14(4):347.

76. Slimp JC. Electrophysiologic intraoperative monitoring for spine procedures. Phys Med Rehabil Clin N Am. 2004;15:93.

77. Hicks GE. The reliability and specificity of the Hoffman's reflex during pediatric spinal instrumentation. J Clin Monit Comput. 2004;18(3):210.

78. Taniguchi M, Cedzich C, Schramm J. Modification of cortical stimulation for motor evoked potentials under general anesthesia: technical description. Neurosurgery. 1993;32(2):219–26.

79. Leppanen R, Miller C, Gammeltoff K, et al. Intraoperative interaction of descending transcranial electrical motor evoked potentials and ascending somatosensory evoked potentials and f-responses.

J Clin Neurophysiol. 2005;22(5):61.

80. Leppanen R. From the electrodiagnostic lab: where transcranial stimulation, H-reflexes, and F-responses monitor cord function intraoperatively. Spine J. 2004;4(5):601–3.

81. Bošnjak R, Makovek M. Neurophysiological monitoring of S1 root function during microsurgical posterior discectomy using H-reflex and spinal nerve root potentials. Spine. 2010;35(4):423–9.

82. Logigian EL, Soriano SG, Herrmann DN, Madsen JR. Gentle dorsal root retraction and dissection can cause areflexia: implications for intraoperative monitoring during "selective" partial dorsal rhizotomy. Muscle Nerve. 2001;24:1352–8.

83. Bracchi F, Grossi P, Trovati L, Vigano P. H-reflex spinal cord monitoring during vertebral stabilization. In: Boyd J, editor. Handbook of spinal cord monitoring. London: Kluwer; 1992. p. 253–8.

84. Bracchi F, Grossi PA, Trovati L, Vigano P. H-reflex spinal cord monitoring during vertebral column stablization surgery. In: Jones SJ, Boyd S, Hetreed M, Smith NJ, editors. Handbook of spinal cord monitoing. London: Kluwer Academic; 1994. p. 253–8.

85. Rossi L, Bianchi AM, Merzagora A, Gaggiani A, Cerutti S, Bracchi F. Single trial somatosensory evoked potential extraction with arx filtering for a combined spinal cord intraoperative neuromonitoring technique. Biomed Eng Online. 2007;6:2.

86. Feyissa AM, Tummala S. Intraoperative neurophysiological monitoring with Hoffmann reflex during thoracic surgery. J Clin Neurosci. 2015;22(6):990–4.

87. Schwartz D, Bhalodia VM, Sestokas Ak, Flynn JM, Shah SA, Gabos PG, et al. Is the intraoperative H-reflex a viable substitute for transcranial electrical motor evoked potential (tceMEP) monitoring in detecting emerging spinal cord injury during scoliosis surgery?: Poster #1. Spine: Affiliated Society Meeting Abstracts: 23–26 Sept 2009;10:135.

88. Shine TSJ, Harrison BA, De Ruyter ML, Crook JE, Heckman M, Daube JR, et al. Motor and somatosensory evoked potentials, their role in predicting spinal cord ischemia in patients undergoing thoracoabdominal aortic aneurysm repair with regional lumbar epidural cooling. Anesthesiology. 2008;108:580–7.

89. Rushworth G. Diagnostic value of the electromyographic study of reflex activity in man. Electroencephalogr Clin Neurophysiol. 1967;25:65–73.

90. Skinner A. Vodušek. Intraoperative recording of the bulbocavernosus reflex. J Clin Neurophysiol. 2014;31(4):313–322.

91. Deletis V, Vodusek D. Intraoperative recording of the bulbocavernosus reflex. Neurosurgery. 1997;40(1):88–93.

92. Skinner S, Chiri CA, Wroblewski J, Transfeldt EE. Enhancement of the bulbocavernosus reflex during intraoperative neurophysiological monitoring through the use of double train stimulation: a pilot study. J Clin Monit Comput. 2007;21(1):31–40.

93. Khealani B, Husain AM. Neurophysiologic intraoperative monitoring during surgery for tethered cord syndrome. J Clin Neurophysiol. 2009;26(2):76–81.

94. Rechthand E. Bilateral bulbocavernosus reflexes:

crossing of nerve pathways or artifact? Muscle Nerve. 1997;20(5):616–8.

95. Sala F, Tramontano V, Squintani G, Arcaro C, Tot E, Pinna G, et al. Neurophysiology of complex spinal cord untethering. J Clin Neurophysiol. 2014;31(4):326–36.

96. Deletis V, Vodusek DB, Abbott R, Epstein FJ, Turndorf H. Intraoperative monitoring of the dorsal sacral roots: minimizing the risk of iatrogenic micturition disorders. Neurosurgery. 1992;30(1):72–5.

97. Huang JC, Deletis V, Vodusek DB, Abbott R. Preservation of pudendal afferents in sacral rhizotomies. Neurosurgery. 1997;41(2):411–5.

98. Corman ML. Physiologic and anatomical bases of continence. In: Colon and rectal surgery. 3rd ed. Philadelphia: J.B. Lippincott; 1993. p. 193.

99. Skinner SA, Transfeldt EE, Mehbod AA, Mullen JC, Perra JH. Electromyography mechanically-induced suprasegmental spinal motor tract injury: review of decompression at spinal cord level. Clin Neurophysiol. 2009;120:754–64.

100. Kothbauer KF, Novak K. Intraoperative monitoring for tethered cord surgery: an update. Neurosurg Focus. 2004;16(2):E8.

101. Fasano VA, Broggi G, Barolat-Romana G, Sguazzi A. Surgical treatment of spasticity in cerebral palsy. Childs Brain. 1978;4:289–305.

102. Fasano VA, Barolat-Romana G, Zeme S, Squazzi A. Electrophysiological assessment of spinal circuits in spasticity by direct nerve root stimulation. Neurosurgery. 1979;4(2):146–51.

103. Peacock WJ, Arens LJ, Berman B. Cerebral palsy spasticity. Selective posterior rhizotomy. Pediatr Neurosci. 1987;13(2):61–6.

104. Staudt LA, Nuwer MR, Peacock WJ. Intraoperative monitoring during selective posterior rhizotomy: technique and patient outcome. Electroencephalogr Clin Neurophysiol. 1995;97(6):296–309.

105. Harper CM, Nelson KR. Intraoperative electrophysiological monitoring in children. J Clin Neurophysiol. 1992;9(3):342–56.

106. Kim DS, Choi JU, Yang KH, Park CI. Selective posterior rhizotomy in children with cerebral palsy: a 10-year experience. Childs Nerv Syst. 2001;17:556–62.

107. Turner RT. Neurophysiological intraoperative monitoring during selective dorsal rhizotomy. J Clin Neurophysiol. 2009;26(2):82–4.

108. Steninbok P, Tidemann AJ, Miller S, Mortenson P, Bowen-Roberts T. Electrophysiologically guided versus non-electrophysiologically guided selective dorsal rhizotomy for spastic cerebral palsy: a comparison of outcomes. Childs Nerv Syst. 2009;25:1091–6.

109. Lang FF, Deletis V, Cohen HW, Velasquez L, Abbott R. Inclusion of the S2 dorsal rootlets in functional posterior rhizotomy for spasticity in children with cerebral palsy. Neurosurgery. 1994;34(5):847–53. discussion 853.

110. Park TS, Gaffney PE, Kaufman BA, Molleston MC. Selective lumbosacral dorsal rhizotomy immediately caudal to the conus medullaris for cerebral palsy. Neurosurgery. 1993;33(5):929–33. discussion 933–4.

111. Phillips JC, Park TS. Electrophysiological studies of selective posterior rhizotomy patients. In: Park TS, Phillips LH, Peacock W, editors. Neurosurgery: state of the art reviews: management of spasticity in cerebral palsy and spinal cord injury. Philadelphia: Hanley& Belfus; 1989. p. 459–69.

112. Kugelberg E. Facial reflexes. Brain. 1952;75:385–96.

113. Kimura J. Electrically elicited blink reflex in diagnosis of multiple sclerosis. Brain. 1975;98:413–26.

114. Kimura J. The blink reflex. In: Kimura J, editor. Electrodiagnosis in diseases of nerve and muscle: principles and practice. 2nd ed. Philadelphia: F.A. Davis; 1989. p. 307–31.

115. Dumitru D. Special nerve conduction techniques. In: Dumitru D, editor. Electrodiagnostic medicine. Philadelphia: Hanley & Belfus; 1995. p. 184–6.

116. Deletis V, Urriza J, Ulkatan S, Fernandez-Conejero I, Lesser J, Mista D. The feasibility of recording blink reflexes under general anesthesia. Muscle Nerve. 2009;39:642–6.

117. Fernandez-Conejero I, Ulkatan S, Sen C, Deletis V. Intra-operative neurophysiology during microvascular decompression for hemifacial spasm. Clin Neurophysiol. 2012;123:78–83.

118. Fard JA, Dalvandi M, Mohammadi A. The use of bilateral blink reflexes in intraoperative monitoring of facial-trigeminal nerves in cerebello-pontine angle operations. J Inj Violence Res. 2012;4(3 Suppl 1):35.

119. Darrouzet V, Hilton M, Pinder D, Wang JL, Guerin J, Bebear JP. Prognostic value of the blink reflex in acoustic neuroma surgery. Otolaryngol Head Neck Surg. 2002;127(3):153–7.

120. Mourisse J, Lerou J, Struys M, Zwarts M, Booil L. Multi-level approach to anesthetic effects produced by sevoflurane or propolol in humans: 1. BIS and blink reflex. Br J Anaesth. 2007; 98(6):737–45.

121. Leppanen R, Maguire J, Wallace S, Madigan R, Draper V. Intraoperative lower extremity reflex muscle activity as an adjunct to conventional somatosensory-evoked potentials and descending neurogenic monitoring in idiopathic scoliosis. Spine. 1995;20:1872–7.

122. Leppanen R, Maguire J, Wallace S, et al. Intraoperative recording of long-latency lower extremity reflexes for the detection of suprasegmentally altered complex spinal cord electrophysiological processing. Southern EEG Society Meeting; Richmond, VA; May 1992.

123. Maguire J, Wallace S, Madigan R, Leppanen R, Draper V. Intraoperative long-latency reflex activity in idiopathic scoliosis demonstrates abnormal central processing: a possible etiology for idiopathic scoliosis. Spine. 1993;18:1621–6.

124. Leppanen R. From the electrodiagnostic lab: where intraoperative intralimb and interlimb polysynaptic reflexes identify acute and chronic neurological comprise. Faces of spine care. Spine J. 2006;6:344–7.

125. Slimp JC. Electrophysiological intraoperative monitoring for spine procedures. Phys Med Rehabil Clin N Am. 2004;14:99.

9 脑及脊髓功能定位

Charles D. Yingling，Tina N. Nguyen

（亓 蕾 译 张 炜 校）

学习要点

- SSEP 位相反转可用于中央沟的定位。
- 与长时间的低频刺激相比，高频串刺激可降低术中诱发癫痫的可能。
- 直接刺激运动皮质并进行连续监测，可监测皮质脊髓束功能的完整性。
- 根据皮质下电刺激刺激强度的大小：依据 1 mA＝1 mm 大致判断刺激器距离皮质脊髓束的距离。

简介

脑肿瘤及致痫灶位于感觉、运动、语言及记忆等功能区附近时，肿瘤及致痫灶的切除存在功能损伤的风险。患者外科手术的目的是在保留神经功能的前提下，最大限度地进行病灶的切除，当代解剖和功能影像学及术前评估技术对达到这一目标仍是不充分的。术中定位技术被用于术中描绘功能区的确切位置及边界已有 80 多年的历史。这一章节将对该技术的目前应用发展状况进行综述，并简述新近发展的新技术。尽管术中唤醒进行语言和记忆功能的定位也会有所涉及，但需要重点介绍的是全麻手术下的感觉及运动功能区的定位。同时，我们会重点介

绍皮质下和脊髓手术中的皮质脊髓束功能定位新技术，以及脊髓后柱的功能定位。

早在 20 世纪 30 年代，神经外科的鼻祖 Wilder Penfield 首次将感觉、运动及语言区的皮质定位技术系统化。Penfield 与神经生理学家 Herbert Jasper 合作，出版描绘了人类大脑皮质的功能图谱，并首次描述了感觉运动皮质功能的倒矮人分布特征。唤醒手术中应用 60 Hz 的低电压刺激，有助于语言及记忆功能皮质的功能定位。这项研究被发表在具有里程碑意义的杂志上[1]和专业书籍中[2]。并且该方法在功能区定位中被应用了近 50 年。

20 世纪 70 年代，George Ojemann 与神经心理学家 Harry Whitaker 等人合作，开创了术中功能区定位的新纪元[3]。他们的研究极大地增进了我们对语言及记忆功能皮质构筑的理解，并且设计了特别适用于皮质电刺激的刺激器。尽管下文中提到的新技术可能很快会替代 Penfield-Ojemann 的方法，但 Radionics 市售的 OCS-2 刺激器仍是目前应用最广泛的一种刺激器。具有相同功能的刺激器还有 Grass S12X（Natus Neurology Incorporated-Grass Products，Warwick，RI）和 Nicolet 皮质电刺激器（Natus Neurology Incorporated，Middleton，WI）。这几种设备可以在电刺激的同时进行皮质脑电监测，在条状电极上矩阵排列的多个电极保证电流

可以将任意电极组合的情况下传导至大脑。然而，没有一种刺激器可以从外部诱发，这一特性使其可以实施简单的高频串刺激，类似于直接皮质电刺激和经颅运动诱发电位（transcranial motor-evoked potential，tc-MEP）所用的刺激。

近来研究表明，不论是低级别还是高级别胶质瘤，最大限度地切除与患者的生存期及生活质量等预后存在正相关[4-5]。尽管近全切可作为手术的目标，但必须平衡手术所造成的神经功能缺失与血管的损伤等与手术全切率之间的关系。为达到更好的手术预后，近年来术中监测技术的关注点主要集中在精确定位功能区，监测功能区的完整性，并且通过远隔的皮质脊髓传导通路提供连续的反馈信息。

术前功能定位

功能影像的发展，特别是功能磁共振成像（functional magnetic resonance imaging，fMRI）、脑磁图（magnetoencephalography，MEG）和经颅磁刺激（transcranial magnetic stimulation，TMS）的发展，使得在执行感觉、运动或语言任务期间可以使皮质的相应区域激活的可视化成为可能。当叠加在高分辨率的解剖图像上，并与影像引导的导航系统相结合时，设置一个可以最大限度地暴露与功能或表达皮质相关的切除区域的开颅手术方案。另一个潜在的有价值的技术是涉及语言和运动功能的纤维束 MRI 弥散张量成像（diffusion tensor imaging，DTI）。然而，这些技术还没有被标准化，并且考虑到对重要功能区域的无意损伤可能造成难以弥补的严重后果，因此术中电刺激功能区定位技术仍然是现在功能区定位的"金标准"。由于术前定位技术还没有作为临床常规操作

技术，因此本章不再进一步赘述。

唤醒手术中的定位技术

虽然在全麻下可以对感觉运动皮质进行功能定位，但是在局麻下进行开颅手术的语言功能区定位，仍然需要患者的参与（有关麻醉的详细描述，详见第 22 章"颅内动静脉畸形手术"）。通过与神经心理学家合作，可以对自发言语、言语的流利性、视觉命名，甚至有时可以对记忆功能进行评估。

定位技术是基于电刺激能够干扰被刺激的皮质区域的正常功能的假设。在执行任务期间，用 60 Hz 的连续刺激短暂地刺激暴露的皮质区域。正向刺激效应区（任务执行的中断）用无菌标记物标记，然后继续进行定位，直至围绕期望的切除区域的整个区域定位结束。通常情况下，保留正向效应区周围 1 cm 范围的皮质区，可以最大限度地减少语言功能的缺失。

这种定位技术成为"正向定位"，需要扩大开颅手术范围来暴露与计划切除区域相邻的完整的皮质区域。Sinal 等人[6]根据在计划切除区域内的负向反应，使切除范围更加局限。即使在没有正向反应的情况下，对那些刺激并不引起语言功能中断的部位（即负向反应部位）进行安全地切除。但这种方法仍然存在争议，实际上该作者之前提出过与此观点相矛盾的观点，进一步的研究，在更小的皮质暴露最少的裁剪式的开颅术中具有更好的前景，使术中定位的范围也较小，同时可以加快神经外科手术的进程。

Hamberger 等[7]指出，包含海马切除在内的神经外科手术，与视觉命名功能的缺失相关联，即保存了视觉命名受到刺激影响的所在皮质，患者说出由图片（例如，房屋、汽车、狗）呈现的熟悉物品名称的皮质区

域。这个有趣的发现表明在优势半球肿瘤切除的唤醒手术中，海马在视觉命名、语言的流畅性以及记忆中起重要的作用。

近来的研究证实了进行唤醒手术的安全性和有效性。围术期并发症发生率为 10％，其中刺激诱发癫痫发作的风险为 3％，通常可以用冷盐水终止。安全性与美国麻醉医师协会的分类标准依据（身体质量指数、吸烟状况、精神疾病史、发作史或肿瘤的类型和大小）无关[8]。此外，一项 Meta 分析研究指出，与全身麻醉下的手术相比，唤醒手术可以降低术后功能缺陷的发生率、缩短住院时间，甚至可以缩短手术时间[9]。

SSEP 位相反转定位中央沟

众所周知，中央沟是大脑皮质表面重要的解剖标志，分隔初级运动皮质中央前回和初级感觉皮质中央后回。感觉和运动皮质的功能区分布都是按照有名的"功能小人"进行分布的，其中面部代表区占据大脑半球最外侧三分之一，手部代表区占三分之一，身体的其他部分占三分之一，脚的代表区位于半球的内侧面。这种功能的失真反映了涉及言语、面部表情和用手操作物体的肌肉控制皮质的相对重要程度。Penfield 在唤醒手术的研究中，刺激患者相应的感觉皮质区时，患者报告身体相应部位的感觉，并且在刺激初级运动皮质的相应区域时，患者会出现相应的运动。

现在我们可以采用合适的电刺激和记录方法，在全麻手术中进行感觉和运动皮质的功能定位。首先要根据躯体感觉诱发电位（ somatosensory-evoked potential，SSEP）的位相反转来定位中央沟的位置，虽然有许多平行的体感传导通路（例如触觉、关节位置感、疼痛、温度），SSEP 是由背柱/内侧

丘系产生的（见第 1 章"躯体感觉诱发电位"）。信息在脊髓背侧传导，在延髓背侧细胞核（薄束核和楔束核）进行换元，在内侧丘系交叉至对侧，最终在丘脑腹后外侧核（ventral posterior lateral nucleus，VPL）换元后，投射至中央后回的初级感觉皮质。

尽管感觉刺激可以激活多种类型的神经元，但只有锥体细胞具有几何延展性，可以产生足够强的细胞外电流，以便能够用头皮电极或者皮质电极记录到。在 SSEP 中，刺激正中神经或尺神经，在刺激后的 20 ms 可以应用头皮电极在最先反应的皮质区域记录到一个负相波，通常称为 N20。实际上，此反应也可以叫做 P20，因为这是由平行于皮质表面取向的偶极子产生的，后部为负极，前部为正极[10-11]（图 9.1a）。

N/P20 的位相反转很容易识别。假设一个单极，用一个不被激活的位置作参考，当电极沿垂直于中央沟的皮质表面移动时会出现 N/P20 的峰值时。当电极位于发生源后方（中央沟之后）时，就会记录到一个负相波。随着电极的前移，负相波会出现一最大值，当电极与正负偶极子的距离相等时，则记录到的电压为零。如果电极继续前移，将记录到一个正相波，随着电极逐渐远离偶极，电压逐渐减低。如果不是仅仅移动单个电极，而是换成具有多个电极触点的条状电极，这些电极分布于中央沟前后，分布于中央沟之后的电极可记录到负相波，而位于中央沟之前的电极则记录到正相波。奇怪的是，即使直接位于偶极子发生源上方的电极距离发生源最近，但其记录到的电压为零，这是因为来自偶极子的负相波和正相波恰好相互抵消。

实际情况要稍微复杂些，在中央后回激活后的几毫秒内，会激活第二个偶极子中央前回。这个偶极子垂直于皮质表面，当激活时，可以使用插入锥体细胞层的深部电极在

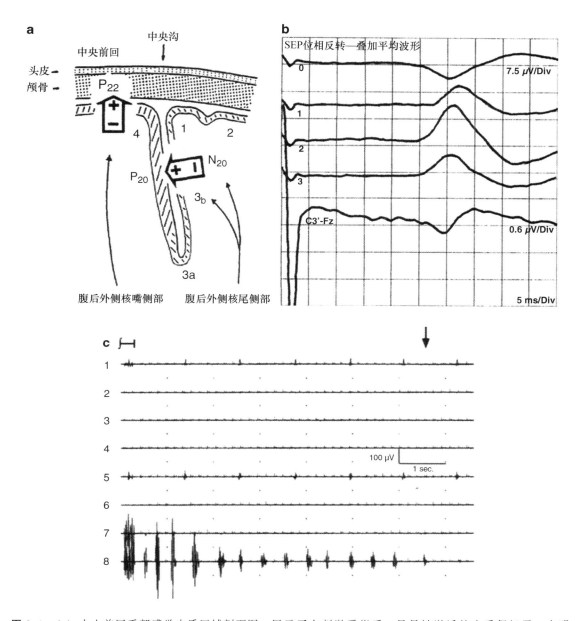

图 9.1 （**a**）中央前回手部感觉皮质区域剖面图，展示了在刺激手指后，最早被激活的皮质偶极子。表明
N/P20 起源于中央后回，方向与头皮平行，所以，主要的位相反转反应是前后方向的。随后产生的 P22 起
源于中央前回，方向与头皮垂直，所以，头皮表面的电极只能记录到该偶极子的阳极。头皮或皮质记录到
的电活动是这两个 "电源" 综合作用的结果。（Adapted from Desmedt et al.[10]）（**b**）跨中央沟放置的 6 个
触点的条状电极所记录的皮质电活动。（**c**）刺激右侧尺神经（R）后，4 个触点的皮质表面条状电极（0～3
导联）和头皮（C3'-Fz）记录到的电活动。阳极波形向上；头皮电极记录和位于中央后回的 0 触点记录到
的 N20（该患者身材较高，潜伏期可达 30 ms）和阳极中央前回 1～3 触点记录的波形。由于来自中央前回
的第二个偶极子电流（P22）的影响，1 触点向上波形的潜伏期更长

大脑皮质表面记录到正相和负相波。该成分被称为 P22，比 N20 的潜伏期略长，并且在皮质表面记录时只能是正相波。皮质表面电极记录的是这两个发生源的电活动的综合，中央前回记录的正相波要比中央后回记录的负相波的潜伏期要稍长一些，这取决于发生源的方向与记录电极位置之间的关系。利用刺激正中神经引起的 SSEP 的位相反转，可以精确定位中央沟的位置。应用间隔 1 cm 的 4～8 个触点的条状电极或二维的矩阵或栅状电极可以很容易地记录位相反转（图9.1b，c）。

为了更好地记录位相反转，须将电极放置在感觉皮质的手部代表区，于中央沟前后放置电极触点。为获得最佳的记录，可能需要调整电极的位置。比如，如果所有电极触点记录到的波形均为负相波，则电极的位置可能全部位于中央沟之后，需要向前移动电极位置。这种情况在术中很常见，特别是缺乏术前功能影像定位时。这是因为如果根据颅骨的解剖标志来定位中央沟，不同个体之间可能存在几厘米的差异。这种变异型使得功能影像显得尤为重要，功能影像可以避免初级感觉或运动区的误切。

应用一维的条状电极，可以根据电极触点的顺序依次显示波形。所以识别位相反转相对容易。如果应用网格状电极，情况则相对复杂，理想情况下，在电极触点上波形以二维的形式呈现。或者，每个时间点的电位分布可以色温图显示的温度梯度大致相同的方式显示为彩色图。例如，如果将负相电位显示为蓝色，正相电位显示为红色，则红色和蓝色区域的边界即为中央沟[12]。

需要指出的是，当感觉运动区附近切除肿瘤或硬膜外植入电极（例如运动区硬膜外电极植入治疗慢性疼痛）时，首先需要在大脑皮质表面或硬膜外记录 SSEP 位相反转。在所有进行反转的病例中，需要至少保留一个头皮记录导联，以便确定 SSEP N20 的潜伏期，因为随着手术操作的进行，特别是术野周围环境温度的变化都会对 N20 潜伏期造成很大的影响。

由于 SSEP 直接从皮质记录比头皮记录的波幅要高得多，所以任何适用于头皮记录 SSEP 信号的麻醉方案均适用于皮质记录 SSEP。事实上，如果 SSEP 是唯一一种可用于功能区定位的监测技术，同时应用肌肉松弛剂，可以减少头皮的肌电活动伪差，提高信号采集的信噪比。然而，由于同时还要进行运动功能区的定位，所以需要避免使用肌肉松弛剂。

电刺激初级运动皮质功能区定位技术

首先需要通过 SSEP 的位相反转，确定中央沟的位置。一旦确定了中央沟的位置，就可以初步确定初级运动皮质的位置，然后再用直接电刺激的方法进行运动区的功能定位。这种互补的方法可以再次证实 SSEP 定位的结果，同时详细地描绘运动皮质的功能分布。

直到现在，运动区功能定位所采用的方法与 20 世纪 30 年代 Penfield 首创的方法相差无几。Ojemann OCS-2 刺激器（Integra Life Sciences，Plainsboro，NJ）是一种手持刺激器。使用双极电刺激，刺激频率为 60 Hz，刺激持续时间为 1 ms，刺激强度从 3 mA 开始，将电极接触皮质表面大约 1 s，注意刺激皮质对侧出现的任何运动。Yingying 等[13]研究发现，同时记录刺激对侧多组肌肉的肌电活动能提高刺激定位运动功能区的敏感性（图 9.2a）。这种方法主要存在以下几个优势：①与观察明显的运动相比，EMG 监测可极大地降低刺激强度；②与观

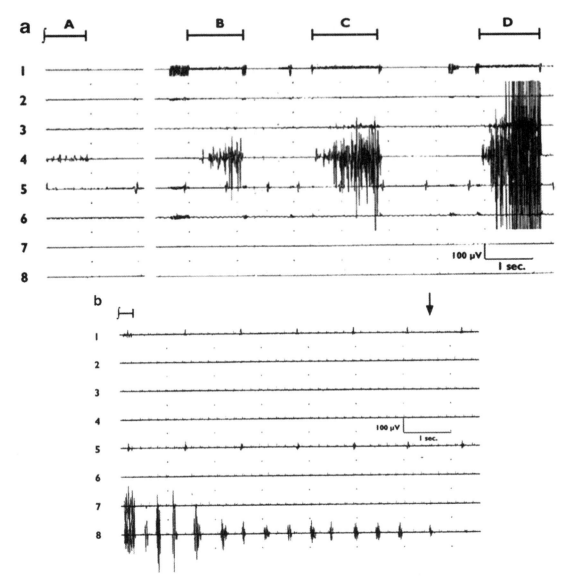

图 9.2 （a）使用不同强度的刺激，刺激大脑皮质前臂代表区时所记录的 EMG 反应（图形上方的线段表示时间），A、B：3.6 mA，C：5 mA，D：6.2 mA。对应的导联（从上到下）依次代表面部、肩部、上臂、前臂、手、大腿、小腿及脚 EMG。只有最大刺激 D 可见明显运动（Reprinted with permission from Yingling et al. [13]）。（b）刺激感觉运动皮质内侧面后出现的阵挛性发作，表现为在脚记录的节律性的肌电活动（刺激在展现的图形的前边施加，左上角线段表示给予的刺激）。在皮质打冷的林格液（右上方箭头表示给予冷林格液的时间）后，发作中止（Reprinted with permission from Yingling et al. [13]）

察对侧身体的运动相比，在多部位监测 EMG 活动相对更加容易。对于清醒的患者（比如局部麻醉状态下）可能会在观察到可见的肢体活动之前监测到肌肉牵张或其他形式的运动变化。

如果刺激强度为 3 mA 时，没有记录到任何运动反应，则将刺激强度以 1 mA/次逐渐递增，直至刺激出可重复的、稳定的运动反应。但该方法并不是不存在缺点。在 Yingying 等人[13] 的研究中，1 s 的刺激串诱发癫痫的发生率为 24％（图 9.2b）。虽然在多数情况下，诱发的癫痫十分轻微，并且是可以自行终止的，但有时候也会持续存在，并且会扩散到身体的其他部位，需要在皮质表面施加冷的林格液[14]。该技术存在的第二个问题是需要外科手术医师的参与，并且在肿瘤切除过程中，不能进行皮质脊髓束功能的连续监测。经颅运动诱发电位（见第 2 章"经颅运动诱发电位"）被用于监测运动传导束的功能，但是经颅刺激往往会激活皮质下的白质纤维传导束，难以监测靠近大脑皮质表面的运动传导束功能[15]。

经颅运动诱发电位的多年经验表明，该技术诱发癫痫的发生率极低[16]。对比 Penfield/Ojemann 所采用技术的刺激持续时间为 1 s，经颅运动诱发电位刺激串的持续时间较短，每次刺激时间约 10 ms。这促使了

全麻下进行皮质功能区定位的新技术的出现，使用与经颅运动诱发电位相似的短脉冲刺激串，以更低的刺激强度直接刺激皮质。尽管 Taniguchi 等人首次对该技术进行了描述[17]，但是 Cedzich 等[18]和 Kombos 等[19]首次发表了该技术的临床应用。综合这两项研究的研究结果，直接皮质电刺激运动诱发电位的成功率为 96％，并且这两项研究均未报告有癫痫的发生。

在过去的 8 年里，对于该技术的应用，我们在旧金山地区积累了更多的经验（图 9.3）。典型的刺激模式是使用 3～5 个刺激串，2 ms 的刺激间歇。刺激脉冲的持续时间是 50 μs，获得运动诱发电位阈值的刺激强度的范围在 20～150 mA。虽然这与使用 Ojemann 或类似的刺激器相比，获得运动诱发电位所用的刺激阈值似乎更高，但每个脉

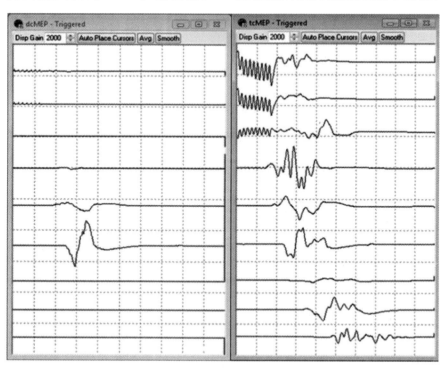

图 9.3 直接皮质电刺激（左）和经颅电刺激（右）的 MEPs 反应。波形从上到下依次为口轮匝肌、斜方肌、三角肌、肱二头肌、尺侧腕屈肌、拇短伸肌、股直肌、腓肠肌、拇展肌。直接皮质电刺激（40 V）引起的局部肌电反应与经颅电刺激（300 V）在所有通道均出现肌电反应形成对照。这是因为经颅电刺激时刺激电流穿过头皮/颅骨并激活皮质下皮质脊髓束引起的

冲传递给大脑的总电量是大致相等。这是因为在串刺激中所用刺激脉冲的持续时间为 50 μs（刺激器的限制）是 60 Hz 刺激脉冲持续时间的 1/20，因为 60 Hz 脉冲刺激的持续时间为 1 ms。由于刺激施予大脑的总电荷量＝电流×时间，所以应将短脉冲电刺激所获的运动诱发电位的刺激电流的刺激阈值除以 20 后，再与使用传统技术获得的运动诱发电位的刺激阈值进行比较。所以，该方法的刺激阈值相当于 1 ms 脉宽刺激的 1～7.5 mA 的刺激强度。

需要注意的是，上述比较是针对每一个电脉冲。在传统方法中，60 Hz 的电脉冲作用于皮质表面的时间大约为 1 s，或总共 60 个脉冲。（对于语言区功能定位需要更长时间的刺激串，刺激持续时间应在 3～4 s）。相反，直接皮质刺激技术（direct cortical stimulation technique，dc-MEP）使用 5 个或更少脉冲的电刺激，比传统技术要低整整 1 个数量级。这可能是为什么 dc-MEP 技术不易诱发癫痫的原因之一。在我们最近的一项研究中，对 118 例患者进行 dc-MEP，其中 12 例同时也使用了 Ojemann 刺激器，使用 60 Hz 的刺激频率进行刺激。在 60 Hz 刺激的 12 例患者中，有 5 例表现出明显的癫痫发作或出现后放电，而在这 118 例患者中，施加短脉冲电刺激并没有 1 例诱发癫痫发作（Yingling et al，未发表）。

传统的 60 Hz 串刺激方法的第二大不足之处在于诱发癫痫和手术轻微的体动。一旦确定了中央前回的位置，可将条状电极放置于运动皮质之上，在肿瘤切除的同时进行间断的电刺激。在 tc-MEP 刺激时往往会引起患者的体动，需要告知手术医师暂停手术操作，而直接皮质电刺激并不存在这一问题，在肿瘤切除过程中，可以持续使用条状电极进行电刺激，以监测皮质脊髓束功能的完整性。因此，tc-MEP 可以在手术中实现对运动功能的连续监测。

近期的研究采用更宽脉冲（200～500 μs）的快速串刺激进行神经功能监测。这样的参数设置可以降低激活运动皮质的刺激阈值（≤20 mA），并且在肿瘤切除过程中能够更早地发现运动功能的改变[20-23]。（需要注意的是，截至 2015 年 7 月，能够提供快速脉冲序列的皮质刺激器尚未获得 FDA 批准。因此，本节中讨论的所有技术都需知情同意，且不可标注为 FDA 认证产品。）尽管大多数作者都提到运动阈值（诱发反应的最小刺激强度），并且将运动阈值的增加作为预警标准，但刺激阈值的强度增加多少是有意义的改变尚缺乏一致的观点。

皮质下定位

虽然连续 dc-MEP 能够发现肿瘤切除过程中皮质下皮质脊髓束的损伤，但皮质下功能定位具有更显著的优势。皮质下白质电刺激同样可以使用 Ojemann 双极刺激器刺激，或者使用可施加串刺激的单极或双极刺激器进行刺激。由于皮质下电刺激可能不直接激活皮质网络，因此皮质下电刺激很少诱发癫痫，尽管如此，短脉冲的串刺激正逐渐成为皮质下功能电位的首选刺激模式。在该刺激模式下，单极刺激器比双极刺激器具有更大的优势[24]。近期的研究指出，单极阴极刺激比单极阳极刺激显示出更高的优越性，单极阴极刺激具有更好的穿透性，在较低的刺激强度下即可激活皮质脊髓束[25]。

皮质下功能电位的关键问题是刺激参数和刺激器与皮质脊髓束的距离之间是否有固定的关系。近期的研究得到了比较一致的发现，认为这两者之间确实存在相对固定的关系。如果 dc-MEP 的刺激参数（脉宽 200～500 μs，刺激间歇 2～4 ms，刺激串 5 个）

设置相同，刺激强度与距离皮质脊髓束的距离之间的关系大约是 1 mm/mA[20-22]。也就是说，如果刺激阈值为 10 mA，则说明刺激器的刺激探头离皮质脊髓束的距离为 1 cm。

皮质下定位技术与连续直接皮质电刺激 MEP 的联合应用，有效地避免了肿瘤切除过程中，对运动传导束造成永久性的损伤。此外，最近的研究试图将电极电刺激器与手术器械结合在一起，实时评价肿瘤切除部位与皮质脊髓束的距离。Raable 等[23] 将单极刺激器的绞线直接连接到吸引器上，将吸引器转变为一个"连续动态功能定位的器械"。操作者可以一手持吸引器-单极刺激器，并将其置于肿瘤切除的瘤腔中，另一手持双极电刀或超声吸引器（彩图 9.4）。随着肿瘤的切除，与皮质脊髓束的距离越来越近，诱发

MEP 的刺激强度也逐渐降低。但刺激强度降至 3 mA 时，则需终止肿瘤的继续切除。然而，对于有些患者，如果手术医师术前评估肿瘤的近全切是安全的，则可以继续手术直至刺激阈值降至 1 mA 再终止手术。与之类似，Shiban 等[26] 将超声吸引器与神经监测刺激器通过适配器绞线结合在一起，以保证在肿瘤切除的同时实时进行电刺激。在该项研究中，刺激强度降至 3 mA 及以下作为肿瘤切除的终止点。这两种方法与手持单极刺激器相比，都能保证在不干扰手术操作的情况下完成神经功能的监测，同时此种监测不依赖于手术医师何时暂停手术，确认切除部位距离皮质脊髓束的距离。因此，这两种新型技术既更好地保证了手术医师能够最大限度地切除肿瘤，也进一步降低了患者术后

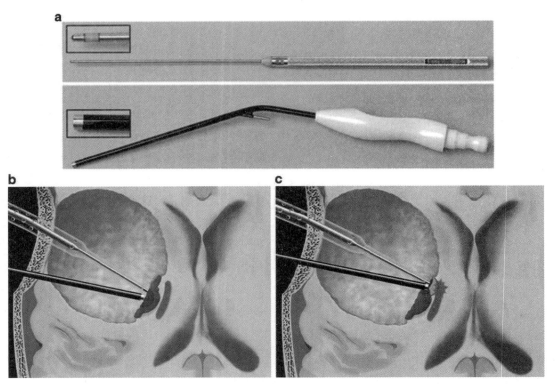

彩图 9.4　（a）吸引器与单极电刺激器结合装置。（b）该结合装置在瘤腔中的示意图。持续给予电刺激直至诱发 MEP 反应，表明此时刺激部位已非常靠近皮质脊髓束（刺激强度 1 mA 大致相当于距离皮质脊髓束 1 mm）。在预警后，不断降低刺激强度，实现皮质脊髓束位置更精确的定位（c）（Reprinted with permission from Raabe et al.[23]）

出现神经功能缺失的风险。

　　同样的功能定位技术也可用于尾端皮质脊髓束的定位，比如脑干大脑脚水平。当然，靠近该区域的神经肿瘤或血管畸形可能涉及其他结构损伤的风险，像脑神经或内侧丘系传导通路。对脑神经功能保护的监测技术已基本完善，见本书的其他章节（见第 7 章 "肌电图"）。

脊髓功能定位

　　在进行髓内肿瘤切除时，手术医师需要

沿脊髓后正中线切开。脊髓后正中线的辨认对于正常的脊髓相对容易。然而，髓内病变往往会对脊髓造成一定的挤压，对脊髓的正常解剖结构造成一定的破坏，即使在显微镜下，脊髓后正中线结构，如左右后索之间的隔膜也不容易识别。此外，生理性的脊髓后正中线可能不再与解剖后正中线相吻合，也可能出现扭曲变形（彩图 9.5）。

　　值得庆幸的是，生理性定位技术同样可用于辨认脊髓左右后索的位置及其之间的间隔。原则上，有 4 种方法可以达成这一目标。第一种方法是，分别刺激四肢的外周神

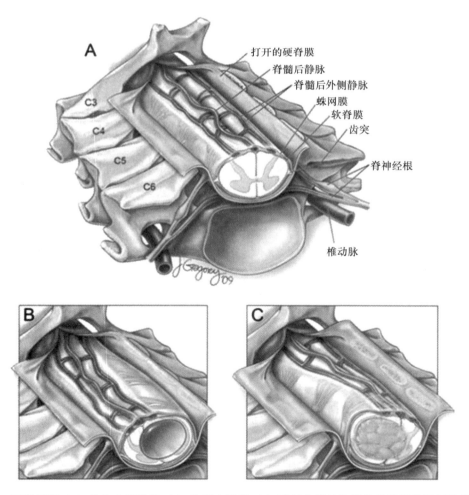

彩图 9.5　正常脊髓（**a**）及中央管扩张（**b**）和髓内肿瘤（**c**）引起中线结构扭曲的脊髓的解剖示意图（Reprinted with permission from Yanni et al.[27]）

经，在多通道记录结果中，诱发电位反应最强的部位即为脊髓后正中线的位置[27]。该方法需要应用小型多通道表面记录电极，然而市面上没有此类电极销售。这项技术的另一不足在于，记录的信号需要叠加平均，那么得到的信号就存在一定的时间延迟。第二种方法是，直接刺激脊髓背面，将小型单极刺激器沿着脊髓表面有规律地移动，使用表面电极在四肢记录尺神经、正中神经及胫后神经的逆向感觉神经动作电位[28]。第三种方法是，利用感觉与运动神经元之间的反射弧联系，记录四肢远端肌肉由突触介导的运动（Yingying 和 Gardi，未发表数据）。这项技术是记录四肢远端肌肉的肌电活动，在稳定性方面更具优势。此方法需在多个层面进行重复定位，以确保需要沿脊髓后正中线切开的脊髓全部覆盖在内。近期一项研究介绍了第四种方法[29]，将双极刺激器平行于脊髓长轴，采用 0.2～0.3 mA 较低刺激强度的电流（脉宽 0.3 ms，刺激频率 3.17 Hz），分别刺激左右两侧脊髓的外侧面和中间部位，可在头皮 CP3、CP4、CPz 和 Fz 等部位记录到位相倒置的波形。神经生理学上判定脊髓后正中线的位置主要根据：①刺激左右后索，出现位相反转和波幅改变的部位，或者②出现等电位线的部位。要记录到稳定的皮质诱发电位，同样需要进行信号的叠加平均，这就需要进行多次重复刺激，因此也就增加了辨认脊髓后正中线位置所需的时间。

Gandhi 等人[30]描述了一种高分辨率定位脊髓背侧运动传导通路的技术。将同心圆双极刺激器置于瘤腔中，在 0.1～1.0 mA（1.0 ms 的脉宽和 60.11 Hz 的刺激频率）的刺激强度下，可以在上肢和下肢特定肌肉中记录到肌电反应。对较低的刺激强度即出现稳定的肌电反应的区域进行切除是不安全的。

需要强调的是，脊髓定位技术需要与连续 tcMEP 和 SSEP 联合应用。未来研究需要解决的问题是从皮质下和脊髓水平，刺激阈值和皮质脊髓束距离之间的关系。由于解剖结构的不同，前面提到内囊水平进行皮质下功能定位所采用的 1 mm/mA 是否适用于近尾侧的中枢神经结构，尚不明确。

结论

总之，对于位于运动传导通路附近的神经外科手术来说，感觉运动区定位技术、直接皮质电刺激连续 MEP 监测，以及皮质下、脑干、脊髓水平运动传导束的功能定位技术的联合应用，为实现神经外科术后新发功能障碍最小化的目标，提供了强有力的保障。

参考文献

1. Penfield W, Boldrey E. Somatic motor and sensory representation in the cerebral cortex of man as studied by electrical stimulation. Brain. 1937;60:389–443.
2. Penfield W, Rasmussen T. The cerebral cortex of man. New York: Macmillan; 1950. p. 248.
3. Ojemann GA, Whitaker HA. Language localization and variability. Brain Lang. 1978;6:239–60.
4. Capelle L, Fontaine D, Mandonnet E, Taillandier L, Golmard JL, Baucher L, et al. Spontaneous and therapeutic prognostic factors in adult hemispheric World Health Organization Grade II gliomas: a series of 1097 cases. J Neurosurg. 2013;118:1157–68.
5. Stummer W, Reulen HJ, Meinel T, Pichlmeier U, Schumacher W, Tonn JC, et al. Extent of resection and survival in glioblastoma multiforme: identification of and adjustment of biases. Neurosurgery. 2008;62:564–76.
6. Sanai N, Mirzadeh Z, Berger MS. Functional outcome after language mapping for glioma resection. N Engl J Med. 2008;358:18–27.
7. Hamberger MJ, Seidel WT, Goodman RR, McKhann GM. Does cortical mapping protect naming if surgery includes hippocampal resection? Ann Neurol. 2010;67:345–52.
8. Hervey-Jumper SL, Li J, Lau D, Molinaro AM, Perry DW, Meng L, Berger MS. Awake craniotomy to maximize glioma resection: methods and technical nuances over a 27-year period. J Neurosurg. 2015;123:1–15.
9. Brown T, Shah AH, Bregy A, Shah NH, Thambuswamy M, Barbarite E, et al. Awake craniotomy for brain tumor resection: the rule rather than the exception? J Neurosurg Anesthesiol. 2013;25:240–7.

10. Desmedt JE, Nguyen TH, Bourguet M. Bit-mapped color imaging of human evoked potentials with reference to the N20, P22, P27 and N30 somatosensory responses. Electroencephalogr Clin Neurophysiol. 1987;68:1–19.

11. Desmedt JE, Cheron G. Non-cephalic reference recording of early somatosensory potentials to finger stimulation in adult or aging normal man: differentiation of widespread N18 and contralateral N20 from the prerolandic P22 and N30 components. Electroencephalogr Clin Neurophysiol. 1981;52:553–70.

12. Nuwer MR, Banoczi WR, Cloughesy TF, Hoch DB, Peacock W, Levesque MF, et al. Topographic mapping of somatosensory evoked potentials helps identify motor cortex more quickly in the operating room. Brain Topogr. 1992;5:53–8.

13. Yingling CD, Ojemann S, Dodson B, Harrington MJ, Berger MS. Identification of motor pathways during tumor surgery facilitated by multichannel electromyographic recording. J Neurosurg. 1999;91:922–7.

14. Sartorius CJ, Berger MS. Rapid termination of intraoperative stimulation-evoked seizures with application of cold Ringer's lactate to the cortex: technical note. J Neurosurg. 1998;88:349–51.

15. Li DL, Journee HL, van Hulzen A, Rath WT, Sclabassi RJ, Sun M. Computer simulation of corticospinal activity during transcranial electrical stimulation in neurosurgery. Stud Health Technol Inform. 2007;125:292–7.

16. MacDonald DB. Safety of intraoperative transcranial electrical stimulation motor evoked potential monitoring. J Clin Neurophysiol. 2002;19:416–29.

17. Taniguchi M, Cedzich C, Schramm J. Modification of cortical stimulation for motor evoked potentials under general anesthesia: technical description. Neurosurgery. 1993;32:219–26.

18. Cedzich C, Taniguchi M, Schafer S, Schramm J. Somatosensory evoked potential phase reversal and direct motor cortex stimulation during surgery in and around the central region. Neurosurgery. 1996;38:962–70.

19. Kombos T, Suess O, Funk T, Kern BC, Brock M. Intraoperative mapping of the motor cortex during surgery in and around the motor cortex. Acta Neurochir (Wien). 2000;142:263–8.

20. Kamada K, Todo T, Ota T, Ino K, Masutani Y, Aoki S, et al. The motor-evoked potential threshold evaluated by tractography and electrical stimulation. J Neurosurg. 2009;111:785–95.

21. Nossek E, Korn A, Shahar T, Kanner AA, Yaffe H, Marcovici D, et al. Intraoperative mapping and monitoring of the corticospinal tracts with neurophysiological assessment and 3-dimensional ultrasonography-based navigation. J Neurosurg. 2011;114:738–46.

22. Prabhu SS, Gasco J, Tummala S, Weinberg JS, Rao G. Intraoperative magnetic resonance imaging-guided tractography with integrated monopolar subcortical functional mapping for resection of brain tumors. J Neurosurg. 2011;114:719–26.

23. *Raabe A, Beck J, Schucht P, Seidel K. Continuous dynamic mapping of the cortico-spinal tract during surgery of motor eloquent brain tumors: evaluation of a new method. J Neurosurg. 2014;120:1015–23.

24. *Szelényi A, Bello L, Duffau H, Fava E, Feigl GC, Galanda M, et al. Intraoperative electrical stimulation in awake craniotomy: methodological aspects of current practice. Neurosurg Focus. 2010;28:1–8

25. Shiban E, Krieg SM, Haller B, Buchmann N, Obermueller T, Boeckh-Behrens T, et al. Intraoperative subcortical motor evoked potential stimulation: how close is the corticospinal tract? J Neurosurg. 2015;15:1–6.

26. Shiban E, Krieg SM, Obermueller T, Wostrack M, Mayer B, Ringel F. Continuous subcortical motor evoked potential stimulation using the tip of the ultrasonic aspirator for the resection of motor eloquent lesions. J Neurosurg. 2015;123:301–6.

27. Yanni DS, Ulkatan S, Deletis V, Barrenechea IJ, Sen C, Perin NI. Utility of neurophysiological monitoring using dorsal column mapping in intramedullary spinal cord surgery. J Neurosurg Spine. 2010;12:623–8.

28. Quiñones-Hinojosa A, Gulati M, Lyon R, Gupta N, Yingling C. Spinal cord mapping as an adjunct for resection of intramedullary tumors: surgical technique with case illustrations. Neurosurgery. 2002;51:1199–207.

29. Nair D, Kumaraswamy VM, Braver D, Kilbride RD, Borges LF, et al. Dorsal column mapping via phase reversal method: the refined technique and clinical applications. Neurosurgery. 2014;74:437–46.

30. *Gandhi R, Curtis CM, Cohen-Gadol AA. High-resolution direct microstimulation mapping of spinal cord pathways during resection of an intramedullary tumor. J Neurosurg Spine. 2015;22:205–10.

问题

1. 为什么在中央沟前后会出现 SEP 的位相反转？

2. 在进行运动功能定位时，为什么最好选择 EMG 作为监测的记录项目？

3. 与使用诸如 Ojemann 皮质刺激器进行宽脉冲低频双极电刺激相比，短脉冲的高频串刺激进行直接皮质运动诱发电位具有哪些优势？

4. 为什么脊髓功能定位在髓内肿瘤切除术中具有重要的意义？

答案

1. 产生上肢远端感觉 N20 的中央后回锥体细胞平行于大脑皮质排列，初始皮质反应在胞体部位为负相，顶树突为正相，这就形成了一个前方为正极，后方为负极的偶极子模型。

2. 与观察肢体的运动相比，EMG 敏感性更高，在较低刺激强度下可以实现更精准的定位，并且降低了诱发癫痫的风险。

3. ①极大地降低了诱发癫痫的风险；②减少了术中患者的体动；③如果手术医师将条状电极置于运动皮质，可以在肿瘤切除过程中，实现皮质脊髓传导通路的连续监测。

4. 由于髓内占位性病变对脊髓后正中线造成挤压，生理上的后正中线与解剖上的后正中线可能存在偏差，发生扭曲和变形。在没有对后正中线进行功能定位的情况下，贸然沿脊髓后正中线切开进行髓内肿瘤切除术，则可能会对脊髓后索结构造成损伤。

脑电图监测

10

Ira J. Rampil

（亓 蕾 译 张 炜 校）

简介

神经系统监测的两个主要问题是：①神经系统的功能是什么？②怎样实现神经系统功能的监测？针对第一个问题，最简单且直观的表现就是各种行为的产生。监测的目的就是及时发现不良事件的发生，使患者得到成功的治疗。一般情况下，我们主要通过跟患者交谈及视诊（神经系统的体格检查）来评估神经系统的功能状态。全麻是保证手术安全及有效进行的关键，但在全麻状态下，大多数可观察的神经功能往往被抑制。1937年 Guedel 研究指出，可以通过观察某些行为及生理体征来指导麻醉用药的剂量。但是，手术中麻醉用药不可能仅仅使用乙醚来进行麻醉，这些生命体征的变化极易受麻醉方案的影响，肌松药的使用会将此部分体征完全阻断，因此依靠患者所表现出来的外在的行为学改变来指导麻醉的用药剂量在实践中是很难开展的。在手术和麻醉过程中，对脊髓的牵拉、颈动脉的夹闭等操作极易引起脊髓和脑的额外损伤。尽管患者能够耐受术中大多数短时间的牵拉和血管的夹闭，但早期及时的预警可防止神经功能的永久性丧失。同时，神经电生理监测可协助判断患者麻醉的状态，降低麻醉的风险。全麻是一个

连续变化的过程，不仅跟麻醉用药的剂量和患者之间的差异性有关，往往还随受手术的刺激发生动态的变化。麻醉太深或太浅都会引发一系列的临床问题。在过去一个世纪，脑电图（electroencephalogram，EEG）监测被用于术中监测中枢神经系统（central nervous system，CNS）功能状态及麻醉深度，但并没有形成规范化的标准，大多依赖于监测医师的经验。EEG 与心电图（electrocardiogram，ECG）类似，都为体表记录的体内数百万同步激活细胞的电活动。这些离子电流所产生的电场可以反映其发生源的功能状态。众所周知，ECG 每个波都代表着不同的生理活动，然而，EEG 却相对复杂得多，除了诱发电位外，我们不可能将脑电的每个波与特定的生理活动一一对应。记录到的自发 EEG 活动或 EEG 的背景活动是一些随机变化、类似噪声的电信号，与所知的生理活动之间很难建立一对一的相关性。但这并不意味着，脑电活动是完全杂乱无章的，而是说明脑功能的复杂性。EEG 对 CNS 的缺血及缺氧的监测具有极高的敏感性，因此 EEG 监测被广泛应用于颈动脉的手术[1-3]。EEG 对药物影响的监测主要在 3 个方面：作用于 CNS 的药物的定量监测[4-6]；药物抑制效应的评估（比如戊巴比妥等对 EEG 有爆发抑制效应的药物剂量的

监测[7-8]）；对神经系统功能抑制的评估（镇静及麻醉深度的监测[9-10]）。

以往，EEG 的解读需要经过数年神经病学和电生理学的培训。近半世纪以来取得了重大的突破，看起来完全随机的 EEG 活动，经过长时间的监测与统计发现，其变化趋势是相对平稳的。睡眠期和清醒期的 EEG 活动都不是完全稳定的，而是一个相对稳定的状态，更符合"类稳态"。因此 EEG 的监测可以通过一些统计学参数的图形压缩的趋势来反映大脑活动的变化，而不仅仅是通过培训神经电生理医师来进行连续的监测。微处理使一些稳定的、具有更高性价比的、基于计算机的 EEG 分析成为可能，同时也给 EEG 的研究及其临床监测带来了新的热点。

对于 EEG 相关的生理性或行为学终点的选择至关重要。脑的代谢障碍，像缺氧、缺血等，都会引起 EEG 信号的显著变化。在这些损伤情况下，EEG 变化的范围和程度往往与新发的神经损伤有关[2]。对麻醉药物效应的第一篇报道，是比较不同伤害刺激血流动力学的变化与 EEG 信号的变化[11-12]。喉镜暴露时 EEG 活动的抑制程度与插管后血压的变化有关。然而，此后的研究试图将 EEG 的变化与术中所有由手术操作而引起的全部有意识的体动相关联，但却没有发现一致的阳性的结果[9,13-14]。各研究结论不一致的原因，可能是由于产生运动反应的神经环路（脊髓）和产生脑电活动的神经环路（大脑）的解剖及药代动力学的分离[15]。接下来我们要讨论的 EEG 是中枢神经系统头端结构产生的，特别是大脑皮质产生的神经电生理信号。麻醉诱导会抑制脊髓的功能，比如要保持手术过程中患者无体动，脊髓功能的抑制可以通过监测脊髓 F 波等的反应[16-17]。EEG 是与行为活动相关的神经电生理信号，我们可以将觉醒、记忆等皮质的活动通过 EEG 监测与特定的行为活动相关联[18-22]。

脑电图的产生

通过欧姆定律可知，电流通过导体会产生电压。生物电是在人体表面记录到的由体内组织产生的离子电流。与 ECG 类似，EEG 是在头皮记录到的大量激活神经元的膜电位的综合。

活细胞的细胞膜分隔细胞内外离子，通过消耗能量来维持细胞内外的电位差。钠、钾、氯是主要的离子，其在细胞膜内外的 log 比构成了细胞的膜电位。根据细胞所处的微环境，相对于膜外，膜电压为 $-60\ mV$。像神经元一样的激活细胞通过消耗能量，维持中枢神经系统长距离的信息传递。神经元的动态电活动主要分为两种类型：动作电位（action potential，AP）的再产生和突触后电位（postsynaptic potential，PSP）。PSP 的产生是由于突触前膜神经递质的释放，改变了突触后膜对离子的通透性，从而改变了细胞膜内外离子的浓度梯度差及跨膜电压。PSP 的大小取决于突触后膜上可与突触前膜释放的兴奋性神经递质结合的受体的比例。神经递质在非常局限的区域内释放，因此所引起的静息膜电位的变化也是很局限的，膜电压的改变是随着突触和膜的距离常数 λ 呈指数衰减。距离常数 λ 类似于时间常数，是按指数规律衰变的量。在这种情况下，λ 是描述细胞膜特性的参数，并代表电压衰减到原来电压的 37% 的膜的距离。λ 的变化范围在 $0.1\sim1.0\ mm$。膜电压的变化既可以是阳性的（去极化），也可以是阴性的（超极化），这取决于神经递质所激活的突触后膜上的受体，引起不同离子通透性的改变。激活的突触引起膜电压的局部改变，并在突触间隙产生离子电流。具体常数越大，即距离越长，则 PSP 的整合就会越局限。PSP 随着时间的变化而逐渐衰减，使膜电压恢复静息电位。衰减的机制是配体与配体结合的离子通道结合的终止，包括神经递质释放的停止或离子通道的失活，PSPs 引起突触后膜内外离子的再分配，该离子流的变化与 PSP 相抵消。PSP 的衰减时间在 10 s 内（从数毫秒至数秒不等）。膜电位的去极化依赖于膜的电压阈值，但膜电压达到这一阈值，则神经细胞膜就产生一次 AP。AP 沿着细胞膜以不衰减的方式快速传导，这依赖于电压敏感的钠离子和钾离子通道及这两种离子的跨膜浓度差。通常，在膜上的特定位置，由 AP 引起的电压改变持续约 2 ms，并可能达到大约 100 mV 的幅度。

细胞构筑

单个神经元局部膜电位改变所引起的电流环路，是一种局部的电活动，在远隔头皮很难记录到。然而，比较幸运的是，大脑皮质的解剖结构使它能产生相对稳定的信号。皮质神经元可根据他们的形态进行分类[23]。在这一章，主要讲的是锥体细胞，锥体细胞

胞体发出的长轴突穿过大脑的细胞层直接到达灰质表面。相邻锥体细胞的树突平行排列，如图 10.1 所示。锥体细胞的树突接受来自数千个神经元的信息传入，并且邻近的树突接受很多来源于突触前神经元同一部位所释放的神经递质，且作用于突触后膜相同的部位。顶树突上存在兴奋性和抑制性 PSP 的生理性分隔，这些分隔能在 PSP 之间形成桥接电流。这些桥接电流比利用根据离树突的距离常数所计算的电流强度要大得多（图 10.2）。当邻近的数百万个锥体细胞具有相似改变的膜电位的同步区域时，它们所产生的电流回路在细胞外液可相互叠加，产生更大的区域电流，这些电流可以通过记录头皮上的电压来检测。

节律的调节

由于 PSP 是不断产生和衰减的，因此所记录到的头皮 EEG 也是随着时间逐渐变化的。在一般情况下，数以百万计的 PSP 在整个皮质上不同步发放，在头皮上产生一个复杂的复合信号。但在头皮记录到的这一复合信号不能分解至独立的 PSP 成分。如前所述，然而，数十年的经验研究表明，关

图 10.1 大脑皮质神经元染色的显微照片。锥体细胞胞体向上发出顶树突，并且与相邻的锥体细胞平行

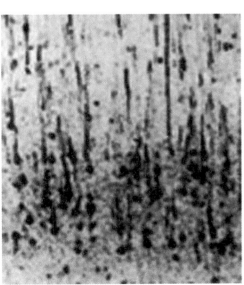

平行顶树突

锥体细胞胞体

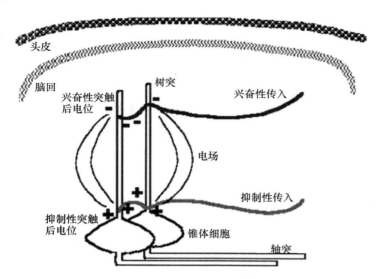

图 10.2 一段时间相似的刺激信号使平行树突周围的电流综合产生一个大电场

于 EEG 的一些统计研究，为反映和追踪脑状态提供了一些潜在的线索。麻醉状态下的 EEG 监测主要是根据统计学的研究结果。最有用的相关是锥体细胞周围大量的 PSP 的同步程度，这决定了 EEG 的幅度和频率。像意识和专注的思考等高级皮质功能往往与去同步化相关，因为在产生有意识的行为活动时，神经元的活动更加独立。麻醉及其他抑制意识的干预会使锥体细胞的同步化增加。在解剖学上，同步性甚至意识水平都受到涉及与脑干和丘脑的皮质连接的神经元环路的很大影响[24-25]。尽管脑干-丘脑-皮质环路的真实作用仍不明确，有时会在同一时间产生几种不同频率的活动，但常常会被称为脑电信号的"起搏器"[25]。

在某些情况下，EEG 的特殊波形可用于疾病的诊断。比如，明显突出于脑电背景活动的棘波或尖波，是由大量神经元的异常同步放电产生的。重复的棘波节律被用于癫痫的诊断。另一个例子就是爆发抑制现象（间歇性的电活动之间存在很少或几乎没有电活动），是脑代谢减低（比如，创伤、药物作用、低温等）的非特异性活动。

脑电活动产生之后，突触后电流必须穿过脑脊液（cerebrospinal fluid，CSF）、颅骨、头皮等才能在头皮表面记录到。CSF 和头皮比颅骨的导电性相对好，通过多层传递的总体效应是不同区域电压的空间整合。也就是说，头皮脑电记录的电活动是较广泛区域的皮质活动，而不是直接反映记录电极下的皮质电活动。

EEG 的信号采集

金属电极及导电凝胶作为一种导电介质，将生理性的离子流信号转变为电压信号，传输进入脑电信号采集设备。电极在转化脑电信号的过程中并不完美，往往会混入一些噪声及干扰信号。皮肤和金属之间的物理接触会产生一个幅度是 EEG 大小数倍的电压。现在用于 EEG 和 ECG 采集的标准化的银/氯化银皮肤电极，试图将来自电极电势的伪差降至最小。

电压信号是通过两点之间的电位差来测量；因此生物电信号的放大器有两个输入端：正极和负极。生物电放大器还具有用作"参考"接地的第三个输入接口，将会在下文讨论。因为皮质电活动在脑电地形图上是不同的，因此提倡在头皮的多个部位进行 EEG 信号的采集。在神经诊断学中，会有多种电极的安放方法及不同的命名法则，但最常用的是脑电国际标准 10-20 系统[26]。10-20 系统是基于头皮的关键解剖标志：鼻根、枕骨粗隆、左右耳凹，鼻根与枕骨粗隆的连线作为前后连线，位于两侧额叶之间；两耳凹之间的连线作为左右连线，位于顶叶中部。命名法是按照相对应的大脑的解剖部位名称的首字母（比如，C ＝ 中央，F ＝ 额叶，P ＝ 顶叶，T ＝ 颞叶）和距离中线（鼻根至枕骨粗隆的连线）的相对距离，偶数代表右侧的电极，奇数代表左侧的电极，中线部位的电极用 Z 表示，比如 FZ 表示额叶中线的位置，P3 代表左顶叶的位置。

用于临床诊断的 EEG 信号采集，往往需要定位异常信号的位置，所以很少会使用少于 16 个配对导联的采集系统。在颈动脉手术中，多推荐采用 8 导或 16 导进行脑电监测，尽管该方法与麻醉医生更易获得的 2～4 导的计算化脑电信号相比，对提高脑缺血的灵敏度监测的数据尚不充分。尽管麻醉药物剂量的变化会引起局部脑电信号的改变[27-28]，但却难以证明这种麻醉和镇静状态下，脑电地形图的变化具有重要的临床指导意义[29]。术中脑电信号监测最常监测的部位是额叶，该部位没有头发，可以使用标准的氯化银电极，而不必使用针电极或需要加导电膏的盘状电极。

放大器和滤波器

脑电信号只是头皮上存在的几种电压信号之一。脑电信号的波幅在毫伏数量级，大部分频率在 0.5～40 Hz 之间。人在清醒时，还会产生其他三种相同频率范围的生物电信号：ECG（R 波在颈向的矢状向量）、肌电图（electromyogram，EMG，头皮肌肉的肌电）和眼电图（electrooculogram，EOG，眼球的运动产生）。同时存在大量的噪声来源，比如电极与皮肤的相对位移会产生巨大的伪差。另外，人体本身就是一个信号接收器，可以接收来自墙壁和天花板等周围环境中 50 Hz 或 60 Hz 的电信号。

虽然源于脑外的信号包含很多有趣的信息，但是这些信息存在时，势必会对脑电信号造成一定的干扰。理解这些干扰信号的基本特征，将有助于弱化这些信号的干扰。一个设计良好的生物电放大器，在信号处理的第一步就能很好地降低或消除这些干扰信号。其中最具效力的部件是功率线收集器。这种部件具有两个对减少伪差有用的特性：在整个身体表面表现出一致性，并且具有单一的频率特性。因为头皮所记录的 EEG 信号是两个电极之间的电位差，两个电极之间的伪差是等电位线的（比如，是一个共模信号）。共模信号可以在 EEG 设备的电极输入阶段被消除，这是由于脑电设备中存在连接阳极、阴极及参考电极等三种电极的不同放大器。这种放大器可以检测两种信号：阳极和参考电极之间的电压差以及阴极和参考电极之间的电压差，然后再用第一个信号减去第二个信号。两个信号中记录的参考电极的信号是等效的，可以相互抵消。只有阴极和阳极与皮肤之间的阻抗完全相同时，才可以很好地消除这种共模信号。如果电极之间的阻抗不同，加或减一侧共模信号的波幅就存在差异，就不可能很好地消除。大多数情况下，EEG 是测量（非直接）头皮两点之间的电位差，并且将耳电极或前额电极作为参考。如果参考电极设置得离头皮很远，比如胸部或腿上，则可能混入较大的共模信号，像 ECG 等则不能很好地抵消，会或多或少地混入一定的伪差。

有些伪差，像 EMG 伪差，其频率与 EEG 信号之间存在很大的差异。所以，放大器能够通过滤波消除 EMG 的干扰，仅让 EEG 频段的信号通过，而 EMG 频段的信号则被极大的衰减。有些 EEG 机器可以在将 EMG 信号从 EEG 信号中滤掉时，单独报告 EMG 信号并将其量化。

信号处理

EEG 信号处理是通过计算机对电压数据进行处理，通过识别一些有用的信息，从而建立起脑电活动与我们所感兴趣的生理学与药理学之间的联系。用一个比喻的说法，我们的目标是从一堆草垛中分离出一根"针"。但是基于脑电信号的麻醉状态评估这一"针"的特性，我们并不清楚，并且我们对于中枢神经系统的了解也知之甚少，所以对这一根"针"的结构认识，在近期主要还是基于经验的观察。假如定量脑电图（quantitative EEG，QEEG）可以确定一个参数，那这将是可以测量的。脑电信号量化的驱动力主要有 3 个方面：减轻术中脑电信号分析临床医师的工作量；减少脑电专业培训的投入；并最终开发一个将来可用于进行术中麻醉及镇静闭环滴定的参数。本节将介绍信号处理的方法及相关的数学知识。

尽管可以对模拟信号进行各种类型的信号增强，但是数字环路的速度、灵活性和经济性已经在信号处理领域产生了革命性的变化。但是，要使用数字环路，必须将模拟信号转换为数字信息。

模拟信号连续而平稳，它们可以被测量并可以在任何时间以任何精度显示。脑电信号是一种模拟信号，头皮电压随时间的变化相对平稳。

数字信号在本质上是不同的，它们代表的是时间上离散的点，其数值被量化为先前固定的分辨率。计算机和数字信号处理器是以二进制计算的，是由比特位构成。一比特是最小的单位，可表示"开"或"关"的数据资料。有用的二进制信息是通过整合 8～

80 比特之间的数据进行组建的。二进制数的精度和分辨率（q）是由它们包含的比特数量决定的：一个 8 比特的二进制数，可以表示 256 种可能状态（2^8）；一个 16 比特的二进制数可能有 65 536 种可能的状态（2^{16}）。如果用 8 比特位数表示模拟信号，那么二进制测量范围内的分辨率最多约为 0.4%（1/256）。例如，假定转换器被设计测量 -1.0～1.0 V 范围的电压，8 比特位转换器的转换幅值为 7.8 mV 每档，而 16 比特位的转换幅值为 30 μV。脑电监护系统通常采用的是 12～16 比特位的分辨率。作为比较，音频 CD 录制多采用 16 比特位进行记录。

数字化信号往往也对时间进行量化。当将模拟信号向数字化信号转换时，会在特定的时间点进行转换，严格地说，在每个时间点的数字信号都是不确定的。模拟信号转换为数字信号的过程成为采样或数字化，在大多数应用中是按特定的时间间隔发生的。采样的间隔时间称之为采样率（fs），并用赫兹（Hz，或每秒的采样）来表示。已被数字化的信号通常写成采样数 i 的函数，而不是时间 t 的函数。比如，模拟电压信号可能写作 $V(t)$，在数字化之后写作 $V(i)$。总之，一定时间内的采样代表了一组连续采样样本，也成为一个事件。在统计理论中，给定的 EEG 状态产生的所有可能事件的集合将被称为一组事件。

模拟信号转化为数字信号会不可避免地造成数字信号的部分丢失。一个真实的数字信号 $x(i)$，可以被认为是真实信号 $xu(i)$ 加上错误信号 $e(i)$ 的完美数字化复制。量化误差 $e(i)$ 是采样电压和真实的模拟信号之间存在的差值。量化的误差可以通过增加采样的比特位（也就是采样率）来弱化。信号处理设计人员必须将增加的精度与高分辨率硬件转换器（包括 AD 转换）本身增加的成本以及计算路径中更宽的数据路径进行权衡（即计算机运算单元必须扩展到处理更多比特位的数字）和更多的内存来保存增加的比特位。

当采样率太低时，信号中最快的正弦波将不能正确地被辨认出来。因此在这种情况下，混杂现象会使所得的数字数据失真。混杂是因为在一个周期内至少包含两个点才能得到确定的正弦曲线。如果采样率不够高，无法在一个周期中放入至少两个点，那么所获得的波形则比原始波形更慢（较长的时间周期）。视频采样数据系统的观察者熟悉混淆现象。在电影中，场景的帧以大约 24 Hz 的频率捕获，迅速移动的物体，如车轮，往往看起来缓慢，甚至向后旋转。音频音乐 CD 以 44.1 kHz 的速率进行采样，这样可以在大多数成人听力范围之外进行高达 22 kHz 的无伪迹捕捉。

因此，需要使用比输入信号中最高预期频率高 2 倍的速率进行采样（Shannon 采样定理[30]）。传统的设计往往要求以比最高预期信号高 4～10 倍的速率进行采样，并且在采样之前还使用模拟低通滤波器来消除频率高于预期的信号。低通滤波降低采样信号中的高频成分，就像关掉立体声系统中的高音控制一样。在脑电监测系统中，脑电信号的最高频率在 30～40 Hz 之间，尽管在实际工作中往往设定在 70 Hz。另外，头皮上的其他信号包括 60 Hz 的电力线干扰和肌电信号，如果存在的话，其通常会延伸到 100 Hz 以上。为了防止其他信号混杂 EEG 中，使采集的脑电信号失真，许多数字 EEG 系统将滤过高于 30 Hz 的信号，并且以 250 Hz 以上的采样率（即每 4 ms 采样一次）进行采样。

软件对伪差的衰减

在 EEG 分析中，必须始终考虑伪差的问题。即使对于训练有素的 EEG 阅图者来说，伪差在 EEG 分析中也很难以鉴别，因为大部分真正的 EEG 信号都与噪声相似[31]。常见的伪影包括超出放大器动态范围的信号（由于放大器设置不当或电极在皮肤上移动而导致电压过高）。这些伪差很容易识别，但原始数据却不能被恢复，因此包含这些伪差的信号必须在分析时删除。如前所述，另一种常见类型的伪差是由超出 EEG 频率范围的其他信号造成的。这些信号可能包含肌电活动等。如果采样率足够高可以消除混杂，则这些信号就可以被数字滤波器滤掉，留下可用的 EEG 信号。某些类型的伪差包括 ECG 和滚压泵（体外循环通路）产生的信号干扰在 EEG 的频段范围内，但可通过其自身的节律来识别。麻醉设备，例如四个成串的刺激器或诱发电位刺激器也可能在 EEG 中产生一定模式的伪迹。在清醒或轻度镇静的受试者中，眨眼和眼球的转动会产生较大的、瞬时的慢波活动，这些可根据信号幅度变化的模式来识别。Barlow 提供了 EEG 信号伪差检测和减少伪差的技术汇编[32]。用于术中脑电监测的市售脑电监测设备可以标记、处理、恢复或在进一步后处理中将伪差信号删除。一旦 EEG 信号被数字化和预处理，就可以进行分析，从而提供一些临床指导。

时域分析法

EEG 是由多个小波（简单的正弦波）相互叠加组成的交变电压。EEG 的分析可以通过检查电压如何随时间变化来完成。这种称为时域分析方法，可能使用严格的统计计算［即采样波形的平均值和方差，或能量频率的中值（median power frequency，MPF）］，也可能使用一些基于波形形态的 ad hoc 测量。大多数常用的时域方法都是以"随机"信号的概率分析为基础的，因此，对信号统计方法的一些背景是有用的。因此有必要从在数学上和描述性上给出一些概率函数的定义、期望值和相关性。然而，读者不需要对此所呈现的函数具有很深刻地理解，也可以继续往下阅读。有关信号处理统计方法的更详细的描述可以从其中一个标准文本中获得[33-35]。当前在围术期监测系统中仅使用一类时域方法，爆发抑制的量化进行监测，下面将对该方法进行描述。

需要对与时间有关的数据统计方法进行一些定义。EEG 不是一个确定性的信号，这意味着不可能准确地得到 EEG 的预测值。即使信号确切的预测值不能被准确地预测，某种类型的信号的一些统计特性在一般情况下是可预测的。这些粗略可预测的信号被称为随机信号。EEG 是一个非确定性的随机信号，因为它的预测值只能用已经在信号中观察到的幅度的概率分布来预测。这个概率分布 $p(x)$ 可以通过在一段时间内所有观测值形成的直方图来确定针对特定信号 $x(t)$ 实验值。任何一个获得的信号都具有矩形或均匀的概率分布，就像投掷骰子一样（即，投掷的所有面值的可能性相等，并且在一次投掷的情况下，每个面值可能出现的概率 $p(x) = 1/6$）；具有钟形或正态概率分布的信号被称为高斯现象（Gaussian）。如图 10.3 所示，EEG 波幅分布的直方图接近正态分布。正态分布就像我们所熟知的其他统计学指标，如均值、标准差、斜率等一样，被用来描述一种可能的分布形式。

如果随机信号 $x(i)$ 的概率函数 $p(x)$ 不随时间变化，则该过程是平稳的。然而，脑电信号不可能像统计参数一样平稳，它会在数秒内发生很大的变化（图 10.3）或数十分钟内保持稳定（类稳态）[36-37]。如果 EEG 至少是接近静止的状态，那么就有可能探索

其节奏性，其中节奏性被定义为信号中的重复模式，可以使用相关性来定量地识别这些模式。通常，两个信号之间的相关性可以测量一个信号变化引起另一个信号变化的一致性。在评估节奏的存在时，使用自相关，测试原始信号与同一信号在不同开始时间点的匹配程度。如果节奏是存在的，则在特定的终止时间（相当于节律之间的间歇期）时，相关性增加，表明是原始信号电压的重复。

经验告诉我们，EEG 的平均电压为零，只要时间足够长，任何样本为正数与负数的可能性相等。然而，EEG 及其导出函数很少有真正的高斯概率分布。这种观察使研究人员的工作更加复杂，或许将来某些自动化 EEG 警报系统可识别 EEG 随时间发生的变化。严格地说，非高斯信号不应该使用适合于正态分布数据的参数统计检验（如 t-检验或变量分析）进行比较。相反，有 3 种可供选择的统计学方法：非参数统计检验，将非高斯 EEG 数据转换为正态分布资料，或者采用更高阶的波谱统计的方法（见下文）。将 EEG 信号取对数，可使大多数非高斯数据转换为正态分布的资料[38]。例如，脑缺血检测系统，是试图识别慢波活动在何时出现显著增加。像 δ 波的能量（下面描述），可以作为一个慢波活动的变量，具有高度非高斯分布。因此，直接比较不同时间内该慢波活动，则需要使用非参数 Kruskal-Wallis 或 Friedman 检验。然而，δ 能量的对数可能会产生一个几乎正常的 $p(x)$ 曲线。因此，可以适当使用效力更强的方差分析的重复测量方法，来检测 log（δ 能量）随时间的变化。然而，对数转换不是万能的，当进行定量脑电的统计比较时，都应该检查数据的分布特征，以验证是否服从正态分布。

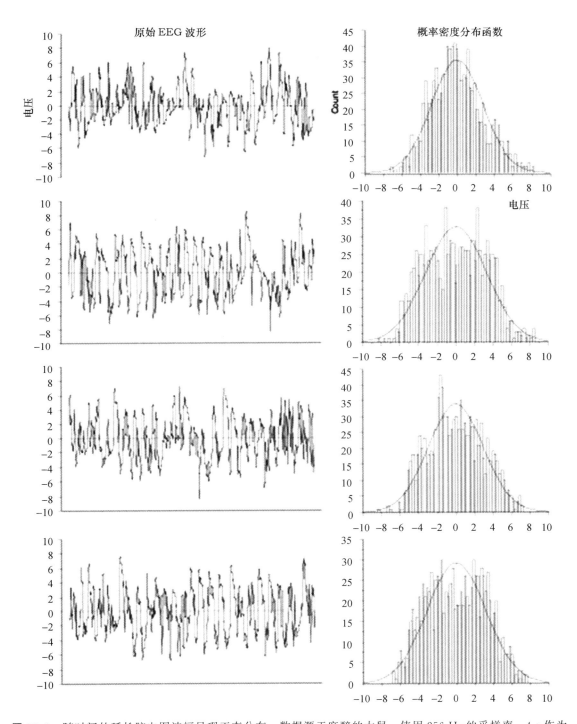

图 10.3　随时间的延长脑电图波幅呈现正态分布。数据源于麻醉的大鼠，使用 256 Hz 的采样率，4 s 作为一个样本，作者共连续分析了 500 个样本

时域分析方法的临床应用

过去，术中 EEG 分析的首次应用即采用时域分析的方法进行分析的。1950 年，Falconer 和 Bickford 等人提出 EEG 电功率的变化（功率＝电压×电流＝电压²/电阻）与硫喷妥钠或乙醚给药速率的变化有关。应用模拟技术，他们计算了 EEG 电压平方的动态平均值作为一个能量参数，并用它来控制乙醚蒸气的流量。该系统成功应用于 50 例腹部手术患者麻醉深度的控制[39]。数字总功率（total power，TP；TP 为一个事件中所有 EEG 采样数值平方的总和）后来被多个研究者使用，但是该方法却存在几个问题，包括其对电极位置的敏感性以及对有意义的频率分布变化的不敏感性。Arom 报道 TP 的下降可能预示心脏手术后的神经损伤[40]。

Hjorth[41]（基于时域）结合 3 个传统的描述性统计参数（活动度、移动度和复杂度），创造了一个组合参数。活动度指一个事件波幅的变异度，比如数字化数据点的方差，用于测量信号的平均功率。移动度是脑电平均频率的近似值，是 EEG 信号的一阶导数（如采样波形的斜率）与原始信号标准差比值的标准差。复杂度是量化正弦波曲线下复杂程度的变量。Hjorth 参数常常用于睡眠期的相关监测[42-43]，尚未直接用于围术期的监测。

Burch[44]和 Klein[45]报道的以 EEG 电压通过零电压线的次数来计算 EEG "平均"频率的方法，是基于时域方法分析 EEG 所包含的频率信息。然而，没有人报道零交频率（zero crossing frequency，ZXF）与临床有很强的相关性。在计算机芯片尚不普及的年代，该方法很容易操作，但是 ZXF 并不仅仅与频域相关，如图 10.4 所示，因为并不是信号中所有的波都通过零点，所以该参数包含的不仅是频域的成分。Demetrescu 重新定义了零交点的定义，定义为非周期分析法[46]。该方法将 EEG 简单地分为两个频

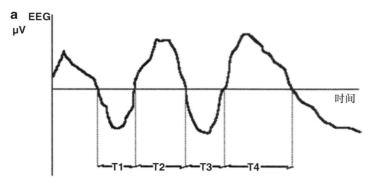

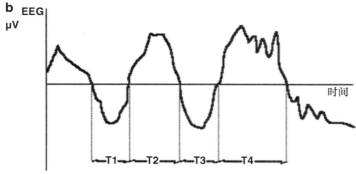

图 10.4 零线穿越算法不是对所有 EEG 波形都敏感。B 图中，T4 时段及更长的时间轴上，高频、低幅的波形则被忽略

段（0.5～7.9 Hz，8～29.9 Hz），将从高频带和低频带滤过的波分别输入相对较小的探测器中。小波定义为相邻最小值之间电压的波动，频率为两波之间时间的倒数。小波的波幅即为电压的最大值和两个最小值的平均值之间的差值。Lifescan 监护系统（Diatek，San Diego，CA）采用的是非周期分析的方法，Gregory 和 Pettus 对其中的算法进行了详细的描述[47]，但目前该监护系统还尚未商业化。

爆发抑制及其定量

在深度麻醉时，EEG 的时域信号会出现一种特殊的波形。这种波形称作爆发抑制，其特点是正常脑电活动或相对高电压的脑电活动转变为相对低电压的脑电活动甚至是电静息，在正常 EEG 阅图模式下，会放大此种不活跃的电活动，使其更加明显。头部外伤及脑缺血后出现该种模式的 EEG，常代表着预后不良。但并不具有特异性，因为这可能是由大剂量的全麻药物作用引起

的。在这种情况下，爆发抑制与脑代谢的减低和缺血性脑保护相关。滴定爆发抑制的程度已经被推荐为滴定巴比妥类药物昏迷疗法的一种方法，爆发抑制率（burst-suppression ratio，BSR）是定量这一现象的脑电时域参数[48-49]。为了计算这一参数，将持续时间超过 0.5 s 的、电压不超过 $\pm 5\,\mu\text{V}$ 的脑电活动定义为爆发抑制。BSR 是 EEG 的抑制时间在总抑制状态中所占的时间比（图 10.5）。

EEG 的随机化特点使得患者状态在未表现出可察觉的变化时，所提取的 QEEG 却呈现出数值的实时变化。所以，输出的脑电信号是由变化值的平均值平滑后的曲线。由于爆发抑制本身的特殊性（不稳定），所以 BSR 至少需要计算 15 个事件（60 s）的平均值。

频域分析法

替代时域分析方法分析信号活动的一个重要方法是使用频率函数。频域分析是把用时间函数表示电压大小的波形转化为用频率

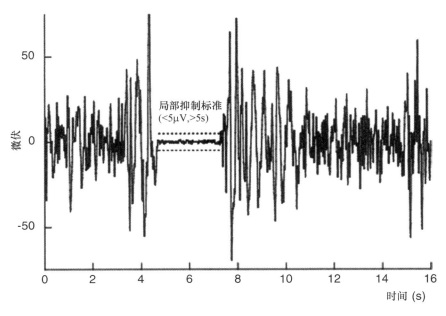

图 10.5　爆发抑制率（BSR）计算方法图示

函数表示幅值大小的频谱。这种转换类似于一个三棱镜的作用，可以将白光转换为彩虹频谱（图 10.6）。每种光的颜色代表一个特定频率的光子，每种颜色的相对亮度表示每个频率能量的幅值。这种转换的数学基础源于 Baron Jean Baptise Joseph Fourier 对热传导和潮汐循环规律的研究。Fourier 发现任何随时间变化的波形，都可以分解成一系列不同频率、波幅和相位的正弦波。正弦波的频率是指每秒中完整周期的个数，波幅是峰–峰值电压的一半，相位角用于描述波形的起始点。然而，应用人工或早期的计算机对一组特定的数据点进行 Fourier 转换是十分耗时的，因此限制了其临床应用。频域分析的其他方法如创建窄带通道平行排列的大型模拟滤波器仪组来模拟真实的频谱分析仪[50]。直到 Cooley 和 Tukey 发现了可以快速进行"快速傅立叶转换"（fast Fourier transform，FFT）的数学方法，频域分析方法才实际应用于实时 EEG 信号处理中[51]。快速傅立叶转换产生一系列频率信号的序列，每个序列中包含特定频率信号的幅值信息。虽然这种算法仍然需要大量的数据处理，但目前的微型计算机芯片已经可以实现 4 个或更多通道上同时实施 EEG FFT 分析。

专用于信号处理的特殊计算机芯片可以更快的速度进行 FFT 转换。

将时域电压波形函数 $x(t)$ 转换为频率的正弦波函数 $X(f)$ 是一种傅立叶转换。理想状况下，此种转换不会改变或减少波形所包含的信息，通过傅立叶逆转换，可以重建原始波形（即转换过程是可逆的）。功率谱为频谱振幅的平方值，是频域数据通用的表现形式。在实际应用中，往往不考虑相位谱。

Hans Berger 在早期对人类 EEG 的研究中发现了几种与心理状态呈松散相关的 EEG 模式。就像清醒时出现、闭眼时消失的 α 节律，出现在固定频段范围内称为 α 频带。最终，被广泛认可的有 5 个脑电活动频带。

运用 FFT，可在脑电信号功率谱中获得各频带的能量值，然后将各个频带的所有能量值分别相加，很容易得到每个频带的能量值。分析一段时间内，某频带脑电活动的相对强弱，仅需将该频带的能量值除以整个频谱的能量值即可。

传统频带能量分析在麻醉应用中存在很大的局限性。因为所分析的这些频带与清醒或睡眠的脑电活动相关，却没有考虑麻醉药

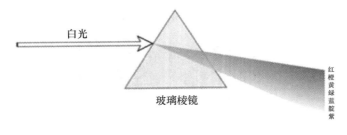

图 10.6 傅里叶转换对随时间变化的波形的作用与玻璃棱镜对光的作用相似：将输入信号分割成不同的组分

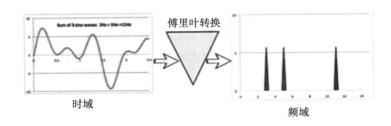

物对脑电活动的影响。随着麻醉药物剂量的变化，药物引起的脑电活动的变化在各频带间平缓过渡。由于大量的文献均采用频谱分析法，因此有必要熟悉频谱分析的方法。

为了提高频带相关变化的稳定性，Volgyesi 提出了 δ 强化系数（augmented δ quotient，ADQ）的概念[52]。这个系数的数值大约是 0.5～3.0 Hz 频段的能量值占 0.5～30 Hz 频段的能量值的比。这个数值是个近似值，因为作者使用的是模拟滤波器，具有非特定而平缓滚降特性，允许衰减相对较小的频带以外的频率通过。

John 研究小组[53] 在 CIMON EEG 分析系统（Cadwell Laboratories, Kennewick, WA）采用正态转换的方法[38]使 δ 频率能量的概率分布趋近正态分布。记录一段时间的脑电作为基线，当 δ 能量增加 3 倍及以上基线标准差，则认为 EEG 出现缺血性改变[54]，但有研究指出，该指标在脑缺血中并不具有特异性[55]。

另一种简化功率谱分析结果的方法是找到可以描述频谱特征的参数，而不是从以往的文献中推断。第一个参数即能量峰频率（peak power frequency，PPF），描述了一段时间中最高能量处的频率。能量中值频率（median power frequency，MPF）是均分频谱的频率，一半功率高于该频谱，一半功率低于该频谱。频谱边缘频率（spectral edge frequency，SEF）是指 EEG 中的最高频率，即频谱分布的最高频率边缘。最初的 SEF 算法利用功率谱形式的检测方法来模拟机械视觉"边缘"识别。从 32 Hz 开始，往下扫描功率谱检测到最高频率，即包含 4 个在预定功率阈值之上的连续谱频率。这种算法（未发表结果，Rampil 和 Sasse，1977）与替代算法（SEF95）相比抗干扰能力更强。SEF95 是指低于频谱功率 95% 的频率。显然，SEF 的任何一种算法，都提供的是对频

谱分布宽度变化敏感的监测（在低频范围内往往也存在能量）。常用的全麻药产生 EEG 的爆发抑制，但在爆发抑制期间，却不会引起 EEG 波形的继续减慢，因此在爆发抑制期间的 SEF 不能反映麻醉引起的抑制效应。将 SEF 与 BSR 参数组合形成一个参数-爆发补偿 SEF［burst-compensated SEF，BcSEF（公式 10.1）］，该参数随异氟烷或地氟烷引起 EEG 变慢或抑制的变化而改变[11,48]。

$$BcSEF = SEF\left(1 - \frac{BSR}{100}\right) \quad (10.1)$$

像 MPF 或 SEF 这样的 QEEG 频谱参数压缩成单变量，60 个或更多个功率谱组成典型的脑电频谱。SEF 已作为预测颈动脉术后发生新发缺血性损伤的敏感指标被广泛应用[2,56-57]。将 SEF 与 EEG 的其他参数（或神经科医师对缺血的视觉评估）进行比较的研究尚未发现 SEF 缺乏敏感性[58-59]。正如 Levy 指出的那样[29]，一个单独的指标不可能对频谱上所有的改变都敏感。然而，迄今尚没有证据表明，额外的参数（描述复杂的频谱）改善简单单变量参数对临床的预测价值。基于频域的 QEEG 参数，类似与基于时域的相关参数一样，在显示之前也经过平均化处理。笔者在计算 SEF 时使用了非线性平滑，对小的变化进行严格地过滤，却对大的变化几乎不过滤。这种方法减少了噪声，使一些大的改变显现出来，例如这种改变可能继发于缺血后或麻醉剂的静脉注射后。

这里描述的定量 EEG 变量都是为了测量原始脑电的波形模式或肉眼可见的脑电功率谱。虽然很多 QEEG 的变量可以检测到麻醉药物引起的 EEG 变化，但是所有的变量都不能被校准为有效的行为终点，比如遵从口头指令或出现显性遗忘[13]。由于它们对于不同麻醉药物诱导的不同 EEG 模式特别敏感，因此影响了它们作为麻醉监测仪的

性能。

频谱矩阵图的临床应用

在临床监测应用中，EEG 傅立叶转换的结果以功率-频率直方图的形式显示，相位谱在传统意义上被认为是没有意义的，一般不显示。这其中的一个原因是频谱相对独立于某段时间的起始点（与所包含的波形有关）；傅立叶相位谱很大程度上取决于采样的起始点，所以变异度很大。更重要的是，在相位谱中没有发现任何有临床意义的信息。来自于连续时期内的频谱阵列数据堆叠在一起（像薄饼一样），随着时间变化，频率的分布也就十分明显。由于原始的 EEG 波形是随机分布的，不能有效地叠加在一起，因此结果将会是波形的随机叠加。然而，EEG 数据的相对稳定性使之产生的频谱数据在时间纬度上也是相对连贯的，因此可以将频谱数据进行多次叠加，从而弱化 EEG 在时间上可辨认的变化。原始 EEG 数据的绘图频率是 30 mm/s 或 300 屏/小时，而转化为频谱的、同样 1 h 的 EEG 数据可以在一屏内详细地显示。

有两种类型的商用频谱成像显示器：频谱的压缩光谱阵列（compressed spectral array，CSA）和密度光谱阵列（density spectral array，DSA）。CSA 将能量、频率及时间的矩阵以伪三维透视图的形式呈现（图 10.7）；DSA 是以灰度阴影图或彩色二维等高线图来显示上述信息。尽管两种方法传达的是同样的信息，但 DSA 更简洁，CSA 对于功率或振幅的数据具有更高的分辨率。

脑电双频谱

从 EEG 中收集有用信息的探索已经从一阶统计量（信号波形波幅的均值和方差）向二阶（功率谱或时域模拟、自相关）统计量，甚至更高阶统计量迈进。高阶统计量包括双频谱和三频谱（分别是三阶和四阶统计量）。迄今为止，关于生物领域的三频谱的应用研究还很少，但却已有数百篇关于脑电双频谱研究的文章和摘要。傅立叶转换的相位谱是测量频率成分相位的相关起始点，如

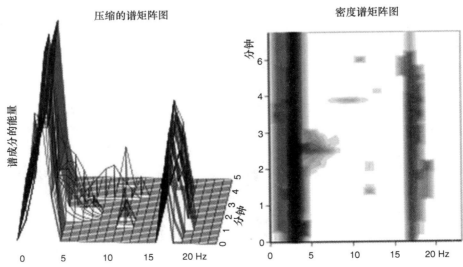

图 10.7 谱矩阵图的创建包括通过傅里叶变换将原始 EEG 的时-域信号转换为频-域信号。由此产生的频谱直方图被弄平滑并以隐藏线抑制的形式绘制透视图显示为 CSA（左侧图）或将每个直方图的数值转换为灰度值显示为 DSA（右侧）

下所述，双频谱测量的是不同频率之间的相位相关性。这些相位之间的关系有什么样的生理意义并不明确；一个非常简单的模型认为，强相位关系与独立脑电起搏元件的数量呈反比（译者注：即相位关系越强，独立脑电起搏数越少）。双频谱分析的很多额外特性可能对 EEG 的信号处理有所帮助：比如抑制高斯噪声源，从而提高非高斯 EEG 信号的信噪比；双频谱分析可以识别信号生成过程中的非线性特征。在 Rampil 的综述中可以找到应用于临床脑电分析的高阶数学处理方法[60]。使用商业高频谱技术（BIS 或双频谱指数）临床应用监测的结果调查，在本书的其他章节进行了陈述。

麻醉药物对脑电的影响

吸入麻醉药

使用氟烷[61]、恩氟烷[62]、异氟烷[63-64]、七氟烷[65]、地氟烷[6]或氙气[66]进行诱导麻醉时，都会产生枕区 α 节律的消失，出现额区 α 节律优势，及相对同步化的 β 活动。这种波的波形上类似于睡眠纺锤波及快速的 α 节律。在频谱图中显示为 α～β 频带的活动独立于少量的 δ 活动带之外。一旦麻醉诱导快波出现，其优势频率会随麻醉浓度的变化而出现反转，并且在头皮脑电中广泛分布。这种麻醉诱导的快 α 节律不应与 α 昏迷混淆，α 昏迷往往是缺血后或外伤后出现，提示预后不良。图 10.8 显示了麻醉药的剂量对 EEG 活动的影响。在手术条件下（＞1.0 MAC），不同吸入麻醉药对脑电的影响不同。异氟烷和地氟烷在超过 1.2 MAC 时引起脑电的爆发抑制，随浓度的继续增加并不会引起脑电抑制活动的继续减慢。恩氟烷会引起癫痫样放电[62]，特别是当浓度大于 1.5 MAC 时，会出现棘波甚至直接诱发癫

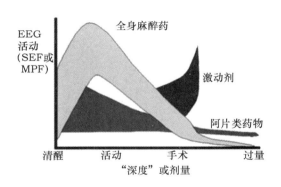

图 10.8 不同麻醉药物所产生的典型的 EEG 激活和抑制模式

痫发作。七氟烷也可以引起癫痫样放电[67]，尤其是在儿童患者中[68]。氟烷浓度正弦样改变的频谱效应中，氟烷引起脑电快活动的线性单调减慢（图 10.9）。在临床应用剂量下，该药物不会引起脑电活动的爆发抑制。在吸入氟烷的 MAC 小于 1.0 时，给狗的坐骨神经一剧烈刺激，会引起脑电的去同步化，并增加脑的氧代谢率（cerebral metabolic rate for oxygen，$CMRO_2$），但当吸入浓度大于 1.0 MAC 时，仅引起很小的变化[69]。在成人患者的切皮过程中也会出现类似的变化，而用氟烷麻醉的儿童却更易出现高幅慢波[61]。

氧化亚氮

氧化亚氮对脑的效应取决于给药情况。Yamamura 等发现[70]，当单独给予氧化亚氮，在亚麻醉浓度（70%）下，会引起额叶优势的快节律活动，该脑电活动的平均频率在 34 Hz。在吸入氧化亚氮后，这种快活动可以持续约 50 min[70]；在亚催眠浓度（＜50%）下，并不引起清醒脑电 BIS 值的改变，这也就是为什么 BIS 可作为催眠效应的指标之一[71]。当与其他吸入麻醉药一起使用时，在狗[72]和兔[73]的实验中，氧化亚氮可以增加麻醉诱导的快波活动的波幅和频率。Avramov 等[74]认为，当氧化亚氮复合

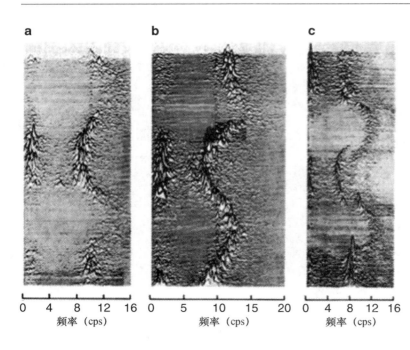

氟烷以恒定浓度吸入时，在约 1 h 内，EEG 以一种模式发生一系列改变，则提示对氧化亚氮的逐渐耐受。

巴比妥类和丙泊酚

巴比妥类对 EEG 的影响遵循一般麻醉药物影响模式：小剂量引起与全麻下其他药物效应相同的快活动，而大剂量时引起 EEG 的抑制，最终导致爆发抑制，如果浓度足够高，则会引起电静息[75-76]。EEG 的变化顺序似乎与吸入麻醉药类似（图 10.10）。快活动的出现与临床上表现的兴奋现象相对应，并且 δ 活动出现的同时感觉消失[76]。20 世纪 40 年代末期，Bickford 使用巴比妥类药物麻醉，利用简单的脑电功率监测来控制外科手术中患者硫喷妥钠的输注[39]。Schwilden 等[77]在志愿者中使用美索比妥镇静，通过 MPF 来控制麻醉深度，尽管能够将 MPF 相对稳定地控制在 2～3 Hz 范围内，但脑电模式与麻醉状态的关联并不明显[77]。尽管同其他巴比妥类药物一样，美索比妥是一种强效的抗惊厥类药物，但它

也确实能够增加癫痫患者发作间期的癫痫样放电[78-79]。丙泊酚与巴比妥类药物类似，也会引起脑电的双向改变，即先兴奋后抑制至最终出现爆发抑制[80-81]。

依托咪酯

依托咪酯对 EEG 的影响与巴比妥类药物类似[82]。尽管在诱导期会偶尔出现与皮质痫样放电活动无关的肌阵挛[82,84]，但与低剂量的美索比妥（0.1 mg/kg）类似，依托咪酯也能增强致痫灶发作间期的癫痫样放电[83]。与硫喷妥钠类似，高剂量的依托咪酯引起脑电活动的爆发抑制，降低 $CMRO_2$[85]。有趣的是，依托咪酯可以增加躯体感觉诱发电位的波幅[86]。

氯胺酮

氯胺酮是一种"分离性麻醉药物"，与其他全麻药引起的 EEG 变化模式不同。镇静开始时，会引起高幅节律性的 θ 活动，通常伴有 β 活动的增加。氯胺酮会引起癫痫患者的大发作，但在正常人中却很少出现。

单次给予硫喷妥钠（4mg/kg）对产生的
连续、局部的脑电变化

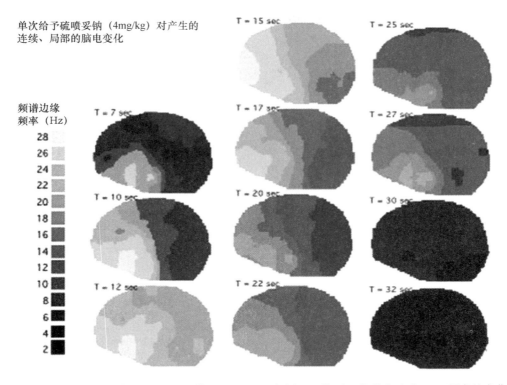

图 10.10　单次给予硫喷妥钠（4 mg/kg）输注，以 2.5 s 间隔用"快照"的形式显示 EEG 频率的变化（本例中采用频谱边缘频率）。T 在 7～17 s 之间，在这个时间间隔内产生了额-颞区的快活动迅速向后方扩布。从 T=15 s 开始，极慢活动和爆发抑制开始出现，并向前方扩布，在 T=30 s 时扩布至整个皮质

麻醉镇痛药

麻醉镇痛药对 EEG 的影响与全麻药不同，如图 10.8 所示。一般情况下，使用 μ 受体激动剂（吗啡、芬太尼、舒芬太尼、阿芬太尼、瑞芬太尼）时，仅有很短时间或几乎没有兴奋期，反而会导致脑电频率的稳定下降，直至出现稳定的 δ 活动[87-88]。随着剂量的进一步增加，并不会引起 EEG 的进一步变化。麻醉镇痛药并不会引起脑电的爆发抑制。外周肌强直与皮质的发作活动之间并没有关系，而是麻醉镇痛药作用于脑干一些区域，特别是中缝核的直接效应[90]。给予正常剂量的麻醉镇痛药，并不会诱发癫痫发作，但在狗的动物实验中，给予极高剂量（静注 4 mg/kg）的芬太尼[91]和哌替啶的代谢产物去甲哌替啶会引发癫痫。

苯二氮䓬类药物

低剂量的苯二氮䓬类药物（如咪达唑仑或地西泮）用作麻醉前用药或麻醉诱导药物时，会引起额叶显著的 β 活动[92]。增加药物剂量，会引起广泛性 θ/δ 活动，但不引起爆发抑制[93]。氟马西尼能迅速恢复苯并二氮䓬类引起的脑电活动的变化[93]。术前应用苯二氮䓬类药物，不仅有益于患者的麻醉遗忘，而且可以简化诱导和维持麻醉期间对 EEG 的分析，因为额外的麻醉只会引起 EEG 频率的减慢。

肌松药

一般认为，琥珀胆碱并不作用于中枢神

经系统，但静脉泵注时，会引起脑电活动和脑血流量增加，持续时间远远长于 5 min，可能是来自于肌肉束颤的伪差[94]。Lanier 等人推测这可能是由束颤肌肉的梭内肌神经传入的增加所致[94]。

阿曲库铵主要依靠霍夫曼降解。其中的一种代谢产物称为劳丹素，是一种惊厥剂和中枢兴奋剂的复合物[95]。虽然术中阿曲库铵代谢后的劳丹素剂量并不足以引起惊厥，但有可能增加 EEG 活动并改变麻醉深度[96]。

参考文献

1. Sundt TM, Sharbrough FW, Piepgras DG, Kearns TP, Messick JM, O'Fallon WM. Correlation of cerebral blood flow and electroencephalographic changes during carotid endarterectomy with results of surgery and hemodynamics of cerebral ischemia. Mayo Clin Proc. 1981;56:533–43.

2. Rampil IJ, Holzer JA, Quest DO, Rosenbaum SH, Correll JW. Prognostic value of computerized EEG analysis during carotid endarterectomy. Anesth Analg. 1983;62:186–92.

3. Blume WT, Sharbrough FW. EEG monitoring during carotid endarterectomy and open heart surgery. In: Niedermeyer E, Lopes da Silva F, editors. Electroencephalography: basic principles, clinical applications, and related fields. Baltimore: Williams & Wilkins; 1993. p. 747–56.

4. Stanski DR, Hudson RJ, Homer TD, Saidman LJ, Meathe E. Pharmacodynamic modeling of thiopental anesthesia. J Pharmacokinet Biopharm. 1984;12:223–40.

5. Scott JC, Cooke JE, Stanski DR. Electroencephalographic quantitation of opioid effect: comparative pharmacodynamics of fentanyl and sufentanil. Anesthesiology. 1991;74:34–42.

6. Rampil IJ, Lockhart SH, Eger II EI, Yasuda N, Weiskopf RB, Cahalan MK. The electroencephalographic effects of desflurane in humans. Anesthesiology. 1991;74:434–9.

7. Nussmeier NA, Arlund C, Slogoff S. Neuropsychiatric complications after cardiopulmonary bypass: cerebral protection by a barbiturate. Anesthesiology. 1986;64:165–70.

8. Todd MM, Warner DS. A comfortable hypothesis reevaluated: cerebral metabolic depression and brain protection during ischemia (editorial). Anesthesiology. 1992;76:161–4.

9. Sebel PS, Lang E, Rampil IJ, White PF, Cork R, Jopling MW, et al. A multicenter study of the bispectral electroencephalogram analysis for monitoring anesthetic effect. Anesth Analg. 1997;84:891–9.

10. Glass PSA, Bloom M, Kearse L, Rosow C, Sebel P, Manberg P. Bispectral analysis measures sedation and memory effects of propofol, midazolam, isoflurane, and alfentanil in healthy volunteers. Anesthesiology. 1997;86:836–47.

11. Rampil IJ, Matteo RS. Changes in EEG spectral edge frequency correlates with the hemodynamic response to laryngoscopy and intubation. Anesthesiology. 1987;67:139–42.

12. Sidi A, Halimi P, Cotev S. Estimating anesthetic depth by electroencephalography during anesthetic induction and intubation in patients undergoing cardiac surgery. J Clin Anesth. 1990;2:101–7.

13. Dwyer RC, Rampil IJ, Eger II EI, Bennett HL. The electroencephalogram does not predict depth of isoflurane anesthesia. Anesthesiology. 1994;81:403–9.

14. Dutton RC, Smith WD, Smith NT. EEG predicts movement response to surgical stimuli during general anesthesia with combinations of isoflurane, 70% N_2O, and fentanyl. J Clin Monit. 1996;12:127–39.

15. Rampil IJ, Mason P, Singh H. Anesthetic potency (MAC) is independent of forebrain structures in the rat. Anesthesiology. 1993;78:707–12.

16. King BS, Rampil IJ. Anesthetic depression of spinal motor neurons may contribute to lack of movement in response to noxious stimuli. Anesthesiology. 1994;81:1484–92.

17. Zhou HH, Mehta M, Leis AA. Spinal cord motoneuron excitability during isoflurane and nitrous oxide anesthesia. Anesthesiology. 1997;86:302–7.

18. Leslie K, Sessler DI, Schroeder M, Walters K. Propofol blood concentration and the bispectral index predict suppression of learning during propofol/epidural anesthesia in volunteers. Anesth Analg. 1995;81:1269–74.

19. Liu J, Singh H, White PF. Electroencephalogram bispectral analysis predicts the depth of midazolam-induced sedation. Anesthesiology. 1996;84:64–9.

20. Liu J, Singh H, White PF. Electroencephalographic bispectral index correlates with intraoperative recall and depth of propofol-induced sedation. Anesth Analg. 1997;84:185–9.

21. Myles PS, Leslie K, McNeil J, Forbes A, Chan MT. Bispectral index monitoring to prevent awareness during anaesthesia: the B-Aware randomised controlled trial. Lancet. 2004;363:1757–63.

22. Moller DH, Rampil IJ. Spectral entropy predicts auditory recall in volunteers. Anesth Analg. 2008;106:873–9.

23. White EL. Cell types. In: White EL, editor. Cortical circuits: synaptic organization of the cerebral cortex-structure, function and theory. Boston: Birkäuser; 1989. p. 19–45.

24. Newman J. Thalamic contributions to attention and consciousness. Conscious Cogn. 1995;4:172–93.

25. Steriade M. Cellular substrate of brain rhythms. In: Niedermeyer E, da Silva FD, editors. Electroencephalography. 5th ed. Philadelphia: Lippincott Williams & Wilkins; 2005. p. 31–83.

26. Jasper H. Report of committee on methods of clinical exam in EEG. Electroencephalogr Clin Neurophysiol. 1958;10:370–5.

27. Tinker JH, Sharbrough FW, Michenfelder JD. Anterior shift of the dominant EEG rhythm during anesthesia in the Java monkey: correlation with anesthetic potency. Anesthesiology. 1977;46:252–9.

28. Rundshagen I, Schröder T, Prichep LS, John ER, Kox WJ. Changes in cortical electrical activity during induction of anaesthesia with thiopental/fentanyl and tracheal intubation: a quantitative electroencephalographic analysis. Br J Anaesth. 2004;92:33–8.

29. Levy WJ. Power spectrum correlates of changes in consciousness during anesthetic induction with enflurane. Anesthesiology. 1986;64:688–93.

30. Shannon CE. The mathematical theory of communication. Urbana: University of Illinois Press; 1962.

31. Rampil IJ. Intelligent detection of artifact. In: Gravenstein JS, Newbower RS, Ream AK, Smith NT, editors. The automated anesthesia record and alarm systems. Boston: Butterworth; 1987.

32. Barlow JS. Artifact processing in EEG data processing. In: Lopes da Silva FH, Storm Van Leeuwen W, Rémond A, editors. Clinical applications of computer analysis of EEG and other neurophysiological signal. Amsterdam: Elsevier; 1986. p. 15–62.

33. Davenport WB, Root WL. An introduction to the theory of random signals and noise. New York: Wiley-IEEE Press; 1987.

34. Papoulis A. Probability, random variables, and stochastic processes. 3rd ed. New York: McGraw-Hill; 1991.

35. Bendat JS, Piersol AG. Random data: analysis and measurement procedures. 3rd ed. New York: Wiley-Interscience; 2000.

36. Isaksson A, Wennberg A. Spectral properties of non-stationary EEG signals, evaluated by means of Kalman filtering: application examples from a vigilance test. In: Kellaway P, Petersén I, editors. Quantitative analytic studies in epilepsy. New York: Raven; 1976. p. 389–402.

37. McEwen J, Anderson GB. Modelling the stationarity and gaussianity of spontaneous electroencephalographic activity. IEEE Trans Biomed Eng. 1975;22:361–9.

38. Gasser T, Bächer P, Möcks J. Transformation towards the normal distribution of broad band spectral parameters of the EEG. Electroencephalogr Clin Neurophysiol. 1982;53:119–24.

39. Bickford RG. Automatic electroencephalographic control of general anesthesia. Electroencephalogr Clin Neurophysiol. 1950;2:93–6.

40. Arom KV, Cohen DE, Strobl FT. Effect of intraoperative intervention on neurologic outcome based on electroencephalographic monitoring during cardiopulmonary bypass. Ann Thorac Surg. 1989;48:476–83.

41. Hjorth B. EEG analysis based on time domain properties. Electroencephalogr Clin Neurophysiol. 1970;29:306–10.

42. Depoortere H, Francon D, Granger P, Terzano MG. Evaluation of the stability and quality of sleep using Hjorth's descriptors. Physiol Behav. 1993;54:785–93.

43. Kanno O, Clarenbach P. Effect of clonidine and yohimbine on sleep in man: polygraphic study and EEG analysis by normalized slope descriptors. Electroencephalogr Clin Neurophysiol. 1985;60:478–84.

44. Burch NR. Period analysis of the EEG on a general-purpose digital computer. Ann N Y Acad Sci. 1964;115:827–43.

45. Klein FF. A waveform analyzer applied to the human EEG. IEEE Trans Biomed Eng. 1976;23:246–52.

46. Demetrescu MC. The aperiodic character of the electroencephalogram. Physiologist. 1975;18:189 (abstract).

47. Gregory TK, Pettus DC. An electroencephalographic processing algorithm specifically intended for analysis of cerebral electrical activity. J Clin Monit. 1986;2:190–7.

48. Rampil IJ, Weiskopf RB, Brown JG, Eger II EI, Johnson BH, Holmes MA, et al. I653 and isoflurane produce similar dose-related changes in the electroencephalogram of pigs. Anesthesiology. 1988;69:298–302.

49. Rampil IJ, Laster MJ. No correlation between quantitative electroencephalographic measurements and movement response to noxious stimuli during isoflurane anesthesia in rats. Anesthesiology. 1992;77:920–5.

50. Matousek M, Petersén I, Friberg S. Automatic assessment of randomly selected routine EEG records. In: Dolce G, Künkel H, editors. CEAN–computerized EEG analysis. Stuttgart: Fisher; 1975. p. 421–8.

51. Cooley JW, Tukey JW. An algorithm for machine calculation of complex Fourier series. Math Comput. 1965;19:297–301.

52. Volgyesi GA. A brain function monitor for use during anaesthesia. Can Anaesth Soc J. 1978;25:427–30.

53. Jonkman EJ, Poortvliet DC, Veering MM, De Weerd AW, John ER. The use of neurometrics in the study of patients with cerebral ischaemia. Electroencephalogr Clin Neurophysiol. 1985;61:333–41.

54. Edmonds HLJ, Griffiths LK, van der Laken J, Slater AD, Shields CB. Quantitative electroencephalographic monitoring during myocardial revascularization predicts postoperative disorientation and improves outcome. J Thorac Cardiovasc Surg. 1992;103:555–63.

55. Adams DC, Heyer EJ, Emerson RG, Moeller JR, Spotnitz HM, Smith DH, et al. The reliability of quantitative electroencephalography as an indicator of cerebral ischemia. Anesth Analg. 1995;81:80–3.

56. Russ W, Kling D, Krumholz W, Fraedrich G, Hempelmann G. Experiences with a new EEG spectral analyzer in carotid surgery. Anaesthesist. 1985;34:85–90.

57. Baker AB, Roxburgh AJ. Computerised EEG monitoring for carotid endarterectomy. Anaesth Intensive Care. 1986;14:32–6.

58. Hanowell LH, Soriano S, Bennett HL. EEG power changes are more sensitive than spectral edge frequency variation for detection of cerebral ischemia during carotid artery surgery: a prospective assessment of processed EEG monitoring. J Cardiothorac Vasc Anesth. 1992;6:292–4.

59. Young WL, Moberg RS, Ornstein E, Matteo RS, Pedley TA, Correll JW, et al. Electroencephalographic monitoring for ischemia during carotid endarterectomy: visual versus computer analysis. J Clin Monit. 1988;4:78–85.

60. Rampil IJ. A primer for EEG signal processing in anesthesia. Anesthesiology. 1998;89:980–1002.

61. Oshima E, Shingu K, Mori K. E.E.G. activity during halothane anaesthesia in man. Br J Anaesth.

1981;53:65–72.

62. Neigh JL, Garman JK, Harp JR. The electroencephalographic pattern during anesthesia with ethrane: effects of depth of anesthesia, PaCo2, and nitrous oxide. Anesthesiology. 1971;35:482–7.

63. Eger 2nd EI, Stevens WC, Cromwell TH. The electroencephalogram in man anesthetized with forane. Anesthesiology. 1971;35:504–8.

64. Clark DL, Hosick EC, Adam N, Castro AD, Rosner BS, Neigh JL. Neural effects of isoflurane (forane) in man. Anesthesiology. 1973;39:261–70.

65. Tatsumi K, Hirai K, Furuya H, Okuda T. Effects of sevoflurane on the middle latency auditory evoked response and the electroencephalographic power spectrum. Anesth Analg. 1995;80:940–3.

66. Laitio RM, Kaskinoro K, Sarkela MO, Kaisti KK, Salmi E, Maksimow A, et al. Bispectral index, entropy, and quantitative electroencephalogram during single-agent xenon anesthesia. Anesthesiology. 2008;108:63–70.

67. Jaaskelainen SK, Kaisti K, Suni L, Hinkka S, Scheinin H. Sevoflurane is epileptogenic in healthy subjects at surgical levels of anesthesia. Neurology. 2003;61:1073–8.

68. Vakkuri A, Yli-Hankala A, Sarkela M, Lindgren L, Mennander S, Korttila K, et al. Sevoflurane mask induction of anaesthesia is associated with epileptiform EEG in children. Acta Anaesthesiol Scand. 2001;45:805–11.

69. Kuramoto T, Oshita S, Takeshita H, Ishikawa T. Modification of the relationship between cerebral metabolism, blood flow, and electroencephalogram by stimulation during anesthesia in the dog. Anesthesiology. 1979;51:211–7.

70. Yamamura T, Fukuda M, Takeya H, Goto Y, Furukawa K. Fast oscillatory EEG activity induced by analgesic concentrations of nitrous oxide in man. Anesth Analg. 1981;60:283–8.

71. Rampil IJ, Kim JS, Lenhardt R, Negishi C, Sessler DI. Bispectral EEG index during nitrous oxide administration. Anesthesiology. 1998;89:671–7.

72. Smith NT, Hoff BH, Rampil IJ, Sasse FJ, Flemming DC. Does thiopental or N$_2$O disrupt the EEG during enflurane? Anesthesiology. 1979;51:s4 (abstract).

73. Kaieda R, Todd MM, Warner DS. The effects of anesthetics and PaCO$_2$ on the cerebrovascular, metabolic, and electroencephalographic responses to nitrous oxide in the rabbit. Anesth Analg. 1989;68:135–43.

74. Avramov MN, Shingu K, Mori K. Progressive changes in electroencephalographic responses to nitrous oxide in humans: a possible acute drug tolerance. Anesth Analg. 1990;70:369–74.

75. Kiersey DK, Bickford RG, Faulconer Jr A. Electroencephalographic patterns produced by thiopental sodium during surgical operations; description and classification. Br J Anaesth. 1951;23:141–52.

76. Clark DL, Rosner BS. Neurophysiologic effects of general anesthetics. I. The electroencephalogram and sensory evoked responses in man. Anesthesiology. 1973;38:564–82.

77. Schwilden H, Schuttler J, Stoeckel H. Closed-loop feedback control of methohexital anesthesia by quantitative EEG analysis in humans. Anesthesiology. 1987;67:341–7.

78. Ford EW, Morrell F, Whisler WW. Methohexital anesthesia in the surgical treatment of uncontrollable epilepsy. Anesth Analg. 1982;61:997–1001.

79. Wyler AR, Richey ET, Atkinson RA, Hermann BP. Methohexital activation of epileptogenic foci during acute electrocorticography. Epilepsia. 1987;28:490–4.

80. Hazeaux C, Tisserant D, Vespignani H, Hummer-Sigiel M, Kwan-Ning V, Laxenaire MC. Electroencephalographic impact of propofol anesthesia. Ann Fr Anesth Reanim. 1987;6:261–6.

81. Billard V, Gambus PL, Chamoun N, Stanski DR, Shafer SL. A comparison of spectral edge, delta power, and bispectral index as EEG measures of alfentanil, propofol, and midazolam drug effect. Clin Pharmacol Ther. 1997;61:45–58.

82. Doenicke A, Loffler B, Kugler J, Suttmann H, Grote B. Plasma concentration and E.E.G. after various regimens of etomidate. Br J Anaesth. 1982;54:393–400.

83. Ebrahim ZY, DeBoer GE, Luders H, Hahn JF, Lesser RP. Effect of etomidate on the electroencephalogram of patients with epilepsy. Anesth Analg. 1986;65:1004–6.

84. Ghoneim MM, Yamada T. Etomidate: a clinical and electroencephalographic comparison with thiopental. Anesth Analg. 1977;56:479–85.

85. Milde LN, Milde JH, Michenfelder JD. Cerebral functional, metabolic, and hemodynamic effects of etomidate in dogs. Anesthesiology. 1985;63:371–7.

86. McPherson RW, Sell B, Traystman RJ. Effects of thiopental, fentanyl, and etomidate on upper extremity somatosensory evoked potentials in humans. Anesthesiology. 1986;65:584–9.

87. Sebel PS, Bovill JG, Wauquier A, Rog P. Effects of high-dose fentanyl anesthesia on the electroencephalogram. Anesthesiology. 1981;55:203–11.

88. Wauquier A, Bovill JG, Sebel PS. Electroencephalographic effects of fentanyl-, sufentanil- and alfentanil anaesthesia in man. Neuropsychobiology. 1984;11:203–6.

89. Benthuysen JL, Smith NT, Sanford TJ, Head N, Dec-Silver H. Physiology of alfentanil-induced rigidity. Anesthesiology. 1986;64:440–6.

90. Weinger MB, Cline EJ, Smith NT, Blasco TA, Koob GF. Localization of brainstem sites which mediate alfentanil-induced muscle rigidity in the rat. Pharmacol Biochem Behav. 1988;29:573–80.

91. de Castro J, Van de Water A, Wouters L, Xhonneux R, Reneman R, Kay B. Comparative study of cardiovascular, neurological and metabolic side effects of 8 narcotics in dogs. Pethidine, piritramide, morphine, phenoperidine, fentanyl, R 39 209, sufentanil, R 34 995. II. Comparative study on the epileptoid activity of the narcotics used in high and massive doses in curarised and mechanically ventilated dogs. Acta Anaesthesiol Belg. 1979;30:55–69.

92. Greenblatt DJ, Ehrenberg BL, Gunderman J, Locniskar A, Scavone JM, Harmatz JS, et al. Pharmacokinetic and electroencephalographic study

of intravenous diazepam, midazolam, and placebo. Clin Pharmacol Ther. 1989;45:356–65.

93. Fleischer JE, Milde JH, Moyer TP, Michenfelder JD. Cerebral effects of high-dose midazolam and subsequent reversal with Ro 15–1788 in dogs. Anesthesiology. 1988;68:234–42.

94. Lanier WL, Milde JH, Michenfelder JD. Cerebral stimulation following succinylcholine in dogs. Anesthesiology. 1986;64:551–9.

95. Chapple DJ, Miller AA, Ward JB, Wheatley PL. Cardiovascular and neurological effects of laudanosine. Studies in mice and rats, and in conscious and anaesthetized dogs. Br J Anaesth. 1987;59:218–25.

96. Shi WZ, Fahey MR, Fisher DM, Miller RD, Canfell C, Eger II EI. Laudanosine (a metabolite of atracurium) increases the minimum alveolar concentration of halothane in rabbits. Anesthesiology. 1985;63:584–8.

11 原始和处理后脑电图的临床应用

Phillip E. Vlisides，George A. Mashour

（亓 蕾 郭栋泽 译 张 炜 校）

学习要点

- EEG 原始波形和频谱图模式有助于表征各种麻醉药的神经生理特性。
- 与呼气末麻醉浓度（end-tidal anesthetic concentration，ETAC）监测相比，EEG 后处理监测并没有降低术中知晓（awareness with explicit recall，AWR）的风险。
- EEG 引导下麻醉深度滴定可能有助于降低术后认知功能障碍的风险，但需要多中心试验研究来证实这一发现。
- 有很多可以指示脑缺血的 EEG 特征，比如频率的减慢、快节律能量和变异度的降低和区域不对称性的增加。

简介

1924 年，Hans Berger 首先在人类头皮上记录到电活动[1]，他的目的是为证明心灵感应的存在，因为他坚信当他在第一次世界大战中遭遇军事事故时，他妹妹通过心灵感应感应到他的危险境地。随着电极技术的改进，Berger 最终发现当受试者闭眼后，在枕区可同时记录到 10 Hz 的振荡波，此振荡波之后被称为"Berger 波"。虽然起初遭到质

疑，但 Berger 的发现之后再次得到了证实[2]，在随后数十年的时间里，各研究小组开始探索脑电图（electroencephalogram，EEG）的神经电生理特点。随后，EEG 的重要性被逐渐认识。目前，EEG 对诊断和预测多种神经系统疾病具有重要价值，如癫痫[3]、脑卒中[4]、创伤性脑损伤[5]和脑死亡[6]等。临床和研究工作者已做了大量工作，发布了 EEG 在神经系统疾病的应用指南[7]，并促进了相关组织机构（如美国临床神经生理协会）的成长。

EEG 的临床应用主要局限于神经学领域，但麻醉期间使用 EEG 监测逐渐受到关注[8]。尽管大脑可能是术中麻醉药物作用的靶器官，但目前尚缺乏标准的大脑麻醉监测手段。术中和麻醉期间脑的靶向监测，可以通过降低术中知晓和术后回忆（awareness with explicit recall，AWR）风险来提高术后认知神经功能的恢复。尚需大量的研究来探索可以反映意识水平的可靠 EEG 特征指标，并探索 EEG 的功能，以改善围术期神经系统的功能结局。然而，这首先需要对各种麻醉的神经生理效应所产生的 EEG 表现有基本的认识。因此，在本章中，我们将麻醉对原始 EEG 和处理后 EEG 的影响进行回

顾，然后讨论 EEG 在外科手术中的临床应用。

EEG 数据采集与解释

原始脑电图

在标准位置放置头皮电极采集连续脑电数据（图 11.1），检测不同频率皮质微电压的峰值。这些微电压峰值反映了被皮质和丘脑激活的锥体神经元的突触后电压电位[9]。电压振荡按频率通常划分为 γ（26～80 Hz）、β（13～25 Hz）、α（9～12 Hz）、θ（5～8 Hz）、δ（1～4 Hz）、慢波（<1 Hz）频带。在任何一个时间段（无论是意识状态还是非意识状态），所呈现出来的 EEG 是多频段脑电相互作用的结果，同时可以通过傅立叶转换将各频率分解出来[10]。傅立叶转换是一种 EEG 频谱图，其中 x 轴表示时间，y 轴表示频率，z 轴表示功率（彩图 11.2）。

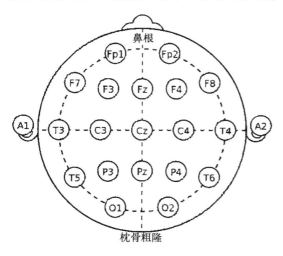

图 11.1 EEG 头皮电极位置（导联）标准 10-20 系统。数字"10"代表鼻根向额部或枕骨粗隆向枕部距离 10% 的电极，"20"代表距离其他电极之间 20% 位置的电极。左侧用奇数表示，右侧用偶数表示。F：额区；T：颞区；C：中央区；P：顶区；O：枕区。中线部位的电极用 z 表示，代表零线

这样可以更容易地分析一段 EEG 频宽。关于更多 EEG 采集和监测的知识，请参考第 10 章（"脑电图监测"）。随后我们将了解到，每种麻醉药都与原始 EEG 及其相应频谱的特定模式有关。

使用丙泊酚进行全身麻醉，在深度麻醉时，原始 EEG 主要表现为 α、δ 和慢波振荡（彩图 11.3a）。在频谱图上，相应的频带显示为高能量（彩图 11.3b）。以乙醚为基础的吸入麻醉药（如异氟烷、七氟烷、地氟烷）在原始 EEG 上表现出类似的模式，其特征为 α、θ、δ 和慢波振荡（彩图 11.3a）。在频谱图上，相应的频带显示为高能量，而应用丙泊酚麻醉的脑电频谱图 θ 频段的能量更高（彩图 11.3b）。卤化醚和丙泊酚在非快速眼动睡眠（non-rapid eye movement，NREM）有相似的神经生理特征表现。例如，纺锤波相干振荡活动同时存在于丙泊酚镇静和非快速眼动睡眠期，这反映了丘脑-皮质环路的崩溃[11-13]。在睡眠和丙泊酚麻醉期间，记录到的非同步化慢波振荡，可能代表零散的皮质连接[11,14]。

独特的是，氯胺酮麻醉与 EEG（彩图 11.3a）的 β 和 γ 振荡活性的增加有关。这与丙泊酚和以乙醚为基础的吸入麻醉导致的脑电低频模式形成了鲜明对比。在使用氯胺酮全麻时，γ 频段尤其在 30 Hz 左右的能量增加（彩图 11.3b）。最后，右美托咪啶引起的 EEG 变化依据镇静深度的不同而不同。例如，在轻微镇静时，频谱图上记录到低 β 频段能量的增加（彩图 11.4a），在原始 EEG 上表现为 NREM 出现的纺锤波样脑电模式（彩图 11.4b）。随着右美托咪啶镇静程度的加深，可记录到慢 δ 频带能量的增加（彩图 11.4c），而在原始 EEG 上记录到了慢 δ 振荡（彩图 11.4d）。这与丙泊酚和以乙醚为基础的吸入麻醉有相似的模式，但没有 α 振荡（见彩图 11.3）。

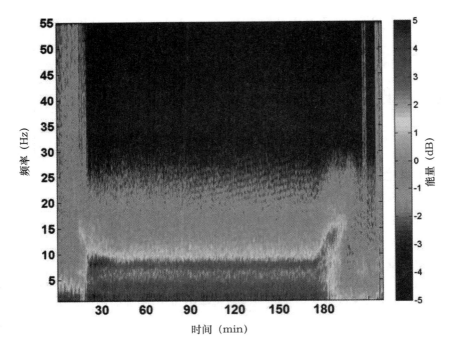

彩图 11. 2 频谱图示例：x 轴代表时间（min），y 轴代表脑电的频率（Hz），z 轴代表能量（dB）

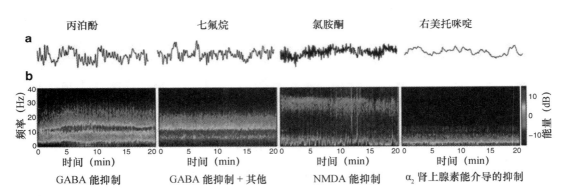

彩图 11. 3 不同种类的麻醉药物对原始 EEG 及频谱图影响的对比。（**a**）各种麻醉药物下所呈现的原始的脑电波形。与其他麻醉药物相比，氯胺酮可以产生更快频率的脑电信号。（**b**）每种麻醉药物都对应一种特定的脑电频谱图，这可能反映了每种麻醉药物在分子学及其对神经细胞电特性所产生的细微的差别（Reproduced from Purdon et al.[56]；with permission）

尽管这些 EEG 模式反映了不同麻醉药物之间的神经生理差异，但他们却不一定能提供麻醉诱导意识丧失的机制。例如，丙泊酚介导的意识丧失与 α 节律前移有关，这可能是由于 γ 氨基丁酸（γ-aminobutyric acid，GABA）突触作用的增强[12]。这种 α 节律的前移并不出现在非常年轻或非常年长的人身上[15-16]，并且在七氟烷和氯胺酮诱导意识丧

失的麻醉中，还尚未证明涉及非 GABA 受体的其他已知分子靶点[17-19]。尽管这 3 种药物在分子学和神经生理学上存在差异，但这 3 种麻醉药物均能持续诱导意识的丧失。对这种常见的功能结局的新兴解释是，这些麻醉药的共同作用可能是抑制了前、后脑区之间的联系[17-19]。具体来说，异丙酚、七氟烷和氯胺酮的意识丧失作用与额−顶区脑电活

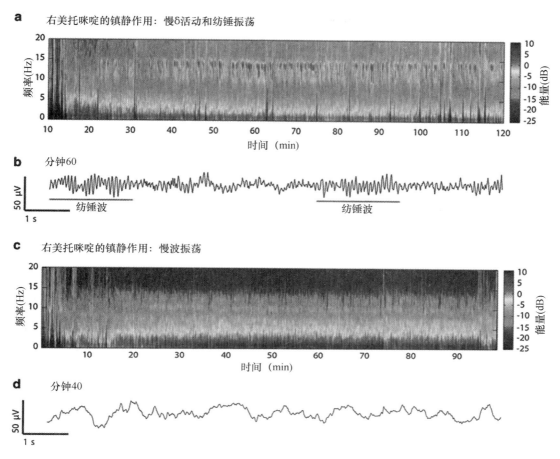

彩图 11.4 右美托咪啶轻度镇静后的 EEG 特点。（**a**）少量右美托咪啶镇静后，脑电活动的能量增加，在低 β 波（～13 Hz）范围内呈红色带，对应脑电波形中纺锤活动的出现。（**b**）在原始脑电波形中出现相应的纺锤波，类似于 NREM 的纺锤波。（**c**）增加右美托咪啶剂量，慢 δ 频段的脑电活动的能量增加。（**d**）较高剂量的右美托咪啶使原始的脑电波形中出现慢 δ 振荡活动（Reproduced from Purdon et al.[56]；with permission）

动直接连续的降低有关，而额-顶区之间的连接参与意识活动的信息传递[20]。

处理后 EEG

尽管已有很多种可用的术中 EEG 监测系统，但脑电双频指数（Bispectral Index，BIS）和 SED Line 监护仪是两种最常使用的便携式术中 EEG 监测系统（表 11.1）。每个系统都有一组对应的电极通道——或导联方式——用于患者前额 EEG 数据的采集。原始和处理后 EEG 数据可被同步采集和显示。在这种情况下，处理后 EEG 包含原始 EEG 数据的获取、集成、分析和转换，通过一种专有的多变量算法来反映麻醉深度（表 11.2）。例如，在 BIS 系统中，40～60 之间的值反映了全麻下的不同麻醉深度[21]，而 25～50 之间的值反映了与 SED Line 监护仪中相同的麻醉深度[22]。然而，处理后的 EEG 监测值存在一定的局限性，将在下一节进一步讨论。

表 11.1　商用处理后 EEG 系统[a]

监测系统	数据呈现特点	目标指数范围[b]
脑电双频指数（BIS）	原始 EEG，后处理数值	40～60
	—BIS 指数	
	—频谱分析	
SED Line	原始 EEG，后处理数值	25～50
	—患者状态指数（PSI）	
	—频谱分析	
Narcotrend	原始脑电，后处理数值	D，E
	—EEG 阶段（A～F）	40～60
	—Narcotrend 指数	
	—频谱分析	
熵	（基于 EEG 的）状态熵	40～60
	（基于 EMG 的）反应熵	
IoC-View	原始 EEG，后处理数值	
	—IoC 指数	
	—EEG 抑制率	
SNAP Ⅱ	EEG 高频（80～240 Hz）和低频（0～18 Hz）分析，后处理 SNAP 指数	50～65
NeuroSENSE	原始 EEG，后处理数值	40～60
	—基于小波（WAV$_{CNS}$）的指数	
	—频谱分析	

EEG，脑电图；IoC，意识指数；EMG，肌电图

[a] 作者并没有推荐任何一款设备；

[b] 每种设备提供的数值范围适用于全麻状态

表 11.2　处理后 EEG 步骤

信号采样

滤波

伪差识别

计算抑制比

傅里叶分析（γ，β，α，θ，δ 频段）

计算总能量

→一致性和能量分析

→多因素分析

计算指数值

原始和处理后 EEG 的临床应用

　　处理后 EEG 的研究在很大程度上是为了防止 AWR。处理后的 EEG 监测与呼气末麻醉浓度（end-tidal anesthetic concentration，ETAC）监测的比较研究发现，处理后 EEG 并没能降低 AWR 的风险[23-24]，但处理后的 EEG 监测与常规护理和监测相比，确实减少了 AWR 的发生率[24-25]。此外，这对于全凭静脉麻醉（total intravenous anes-

thesia，TIVA）的监测可能更有帮助，使用
TIVA 时，难以监测 ETAC，可能增加术中
知晓的风险[26]。有很多个原因可以解释为
什么处理后的 EEG 并不能超越单纯的
ETAC 监测，有效地减少 AWR 风险。比
如，在这些研究中，麻醉医师是用处理后的
EEG 值来进行麻醉深度的判定，而不是使
用原始的 EEG 数据。因此，对麻醉深度的
评估源于一个经过处理的算法，而不是直接
的神经生理评估。这种方法可能存在问题，
因为指标值并没有考虑各种麻醉药的不同神
经生理特性。比如，氯胺酮和氧化亚氮会导
致 EEG 振荡频率增加[27-28]，而这可能反过
来又会产生更高的经处理的 EEG 值。此外，
意识相关的精确神经关联仍在研究中。虽然
某些基于 EEG 的标记，如额 - 顶叶失
联[19,29]，以及对丘脑-皮质环路的破坏[12,30]
足以解释无意识诱导的因果机制，但对于意
识定义的神经科学框架还未得以完全解释。
因此，试图将患者的意识水平提炼为单一的
数值，还没有建立在完全的科学理解之上。

对意识和麻醉行为更深层次的神经生理理解
可能有助于确定意识水平。

术中 EEG 监测已被长期用于预防 AWR，
但 EEG 也可用于适当调整麻醉深度。比如，
监测者可以应用 EEG 来检测爆发性抑制——
一种穿插着电静息的电爆发模式（图 11.5）。
这种模式反映了全麻的深度，并不会出现在
睡眠中。术中和术后持续时间较长的爆发性
抑制与术后谵妄有关[31-32]，而近期关于前瞻
性研究的 Meta 分析显示[33]，基于 BIS 监测
的麻醉方案可以降低发生术后谵妄的风险。
另外，在某些情况下，滴定麻醉深度至脑电
爆发抑制是有益的，例如在脑动脉瘤的切除
术中，爆发抑制可以通过降低大脑代谢来降
低缺血性损伤的风险[34]。因此，在某些临
床情况下，利用脑电监测来滴定麻醉深度可
能是有帮助的，这对于麻醉医师改善围术期
神经系统的结局是有价值的。

最后，原始连续 EEG（continuous EEG,
cEEG）和定量 EEG（quantitative EEG, qEEG）
的发现可能有助于检测高危人群的脑缺血。

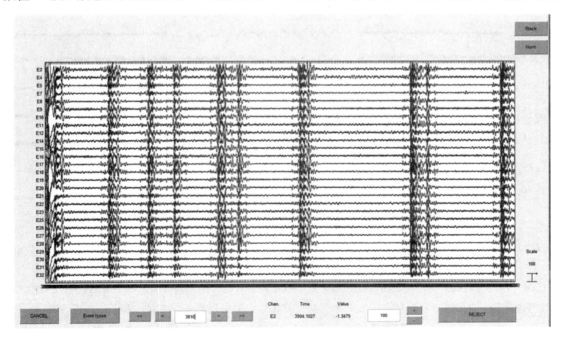

图 11.5　持续 EEG 监测显示的爆发抑制

一旦脑血流（cerebral blood flow，CBF）降至特定的缺血阈值以下，皮质脑电的振荡频率就开始下降[35-36]。这种慢化是源于神经元的缺血性损伤，这些神经元对氧气和葡萄糖的需求很高，以此来维持细胞膜内外的电化学浓度梯度[37]。频率减慢是EEG的一种特殊模式。例如，在颈动脉内膜切除术（carotid endarterectomy，CEA）中，脑电不对称的慢化，特别是不规则δ波的出现，被证实是脑缺血的表现[35,38]（图11.6）。同样在CEA中，在颈动脉夹闭时，可以使用频谱的边缘频率和δ频带的相对能量等定量EEG指标来客观地评价脑缺血的存在与否[39]。在术后，cEEG和qEEG均已成功预测某些病理状况下的脑缺血。例如，cEEG和qEEG的某些特征可以预测蛛网膜下腔出血后血管痉挛引起的脑缺血。对于cEEG，病理性δ模式[40]和快频率脑电的区域性衰减（特别在没有δ波的区域），可以帮助敏锐地判断脑缺血[41]。总功率的降低[42]和相对的α频率变异性的降低[43]已被证实是预测血管痉挛导致脑缺血的qEEG指标。因EEG的定量指标更容易解释，同时也不需要连续进行脑电监测和专业知识来解释，可能具有极大的应用价值。

EEG监测的未来发展方向

虽然EEG监测自1937年首次被应用于术中监测以来已经取得了重大进展[44]，但目前评估麻醉深度的方法仍然不成熟。首先，值得注意的是，最常用的麻醉深度指标血流动力学和MAC都存在缺陷。在血流动力学监测中，在高血压和麻醉深度不足之间，或者更重要的低血压和超强的麻醉深度之间并没有一致的关系。有很多独立于麻醉

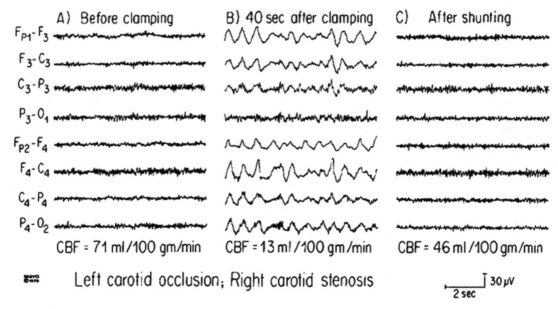

图11.6 在内膜剥脱术中，在夹闭右侧颈动脉后，脑电频率减慢。随着脑电快活动的衰减，不规则的δ活动逐渐占优势。夹闭侧（右侧）的变化更加明显。分流后，脑电回到基线水平（Reproduced with permission from Dr. Don Schomer and Dr. Fernando Lopes da Silva，Niedermeyer's Electroencephalography：Basic Principles，Clinical Applications，and Related Fields，Fifth Edition[57]）

剂量和神经活动的决定因素影响着血压和心率（例如，低血容量）。术中缺乏血流动力学变化却出现术中知晓的大量病例已经支持了这一观点[45]。在 MAC 的监测中，自 20 世纪 90 年代以来，就已经被证实 MAC 的功能性终点（即运动）主要通过对脊髓的麻醉效应来起抑制作用[46-48]。因此，MAC 与麻醉对大脑的影响并没有内在联系。

为了推进这一领域的发展，我们需要更深入地了解大脑麻醉机制或意识神经生物学（或两者兼有）的知识。目前 EEG 监测方法正试图将重点集中在这两个领域。目前可用的处理后 EEG 监测显示的指标，主要是通过比较清醒时 EEG 和麻醉时的 EEG 得到经验性总结，而不必考虑两者之间的差异是否与麻醉机制或意识的神经基质有关。目前，EEG 还有更多原理性的方法。一种侧重于将麻醉药对神经系统的效应与神经网络振荡联系起来，在 EEG 上寻找药物的特异性标志[15]。例如，使用丙泊酚对健康人进行麻醉时，在额叶频谱图中可以看到强烈的 α 振荡，据推测这是由丘脑网状核的 GABA 能效应造成的，这种效应形成了高度相关的丘脑-皮质振荡环路[49]。另外，氯胺酮并没有很强的 GABA 能效应，不会引起 α 活动的增加。相反，会看到一些慢波振荡和高频 γ 活动[19]，后者可能是由于门冬氨酸拮抗剂作用于 GABA 能中间神经元引起的。这些混杂的振荡活动会限制皮质之间正常的信息交换和传递的灵活性。EEG 和术中监测另一种原理性方法主要集中在意识清醒状态下的神经连接，以及随着麻醉的暴露这些连接间所发生的改变。一般认为，神经信息的整合是意识形成的先决条件[50]；如果中断、破坏或消除，就不会发生意识的加工处理。可以用 EEG 进行信息交流和传递的评估。评估功能连接技术（两个脑区之间在统计学上的相互依赖性）包括一致性和相位同步

性[51]。评估定向连接的技术（随着时间推移在统计学上出现的相互依赖性）包括传递熵和 Granger 因果关系[52]。评估有效连接的技术（确定一个大脑区域对另一个大脑区的因果影响）包括动态因果模型[53]。所有这些技术都在全身麻醉下进行了检验。虽然这是一个复杂的文献，但是普遍的发现是，在全身麻醉的过程中，远距的功能连接和交流的替代物被破坏了，这大概反映了信息综合的中断，造成了意识的丧失。这在几种主要类型的麻醉药物中都发现了这一点[19]。因此，试图将麻醉作用机制与 EEG 特征联系起来以寻找药物特异性的指标，而意识相关神经的研究方法试图寻找不随药物种类而变化的状态特异性指标。后一种方法在可以进行实时监测之前经历了很多发展阶段，但不随药物而改变监测方法，可以在手术室中准确地判断意识的丧失或恢复，甚至判断术后的意识障碍（如谵妄）。此外，我们必须认识到所有这些技术旨在监测全身麻醉药的镇静催眠作用。临床上的遗忘效应是由颞叶内侧结构介导的，可能并不容易监测。

病例

男，62 岁，右大脑前动脉瘤，实施动脉瘤切除术。术中监测脑缺血的方法包括术中 EEG 和躯体感觉诱发电位（somatosensory-evoked potential，SSEP）。麻醉诱导后，放置 EEG 和 SSEP 信号采集电极，并获得基线数据。采用平衡麻醉进行麻醉的维持，包括丙泊酚、芬太尼和 0.5 MAC 的异氟烷。在进入麻醉维持后不久，EEG 中即记录到以下模式（图 11.7）。检测到爆发抑制后，降低丙泊酚的麻醉剂量，脑电即恢复了慢波振荡。应用 EEG 对其他病例的麻醉深度进行了滴定，事实上为避免引起神经的

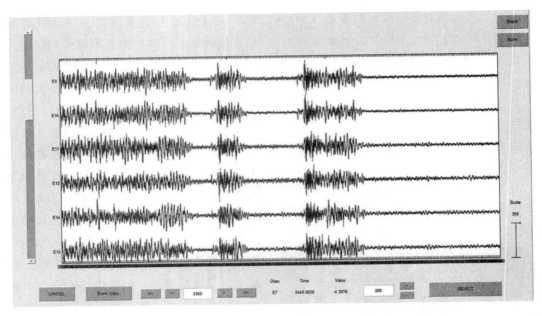

图 11.7 爆发抑制示例。在深度麻醉下，可能不会出现此种状况

缺血性损伤，在动脉瘤切除前，需诱导出脑电的爆发抑制波形。动脉瘤被成功切除，余进展顺利。患者拔管后，被送至神经重症监护病房进行术后恢复和监测。

结论

EEG 对于外科手术患者临床状况的监测是一个有价值的工具。虽然与 ETAC 监测相比，后处理 EEG 监测仪并没能降低 AWR 的发生率，但这可能与对反映意识丧失的 EEG 标记的认识还不全面有关。虽然目前正在评估一些有潜力的研究结果[17,54]，但在我们确切地识别意识的真正 EEG 标记之前，还需要进一步了解意识的神经关联。尽管如此，EEG 监测可能在其他临床领域发挥有益的作用，例如预防手术和麻醉对神经系统造成损伤。EEG 引导的麻醉滴定可能降低术后发生认知功能障碍（postoperative cognitive dysfunction，POCD）和术后谵妄的风险，但仍需要多医学中心的研究试验来证明。如我们的病例讨论中所描述的那样，爆发抑制和更深麻醉的时长与术后的认知功能障碍有关[31,55]，但仍需要进一步的研究来评估这其中的因果关系，以及爆发抑制的存在是否标志着大脑对损伤更加敏感。此外，EEG 监测被应用于特定手术和重症监护病房来监测脑缺血。尽管还需要进一步的研究证实，但这些监测策略确实有可能检测到脑缺血，并预防高危人群的围术期卒中。我们目前正处于临床神经科学与麻醉学之间的交接口，随着大脑研究技术地不断改进，随后的发现会继续影响我们对中枢神经系统的理解。麻醉医师可以利用对大脑不断增加的科学认识来直接监测和调节大脑。

参考文献

1. Stone JL, Hughes JR. Early history of electroencephalography and establishment of the American Clinical Neurophysiology Society. J Clin Neurophysiol. 2013;30:28–44.
2. Adrian ED. Electrical activity of the nervous system. Arch Neurol Psychiatry. 1934;32:1125–36.
3. Smith SJ. EEG in the diagnosis, classification, and management of patients with epilepsy. J Neurol

Neurosurg Psychiatry. 2005; 6(Suppl 2):ii2–7.

4. Jordan KG. Emergency EEG, and continuous EEG monitoring in acute ischemic stroke. J Clin Neurophysiol. 2004;21:341–52.

5. Beridze M, Khaburzania M, Shakarishvili R, Kazaishvili D. Dominated EEG patterns and their prognostic value in coma caused by traumatic brain injury. Georgian Med News. 2010;186:28–33.

6. Chen Z, Cao J, Cao Y, Zhang Y, Gu F, Zhu G, et al. An empirical EEG analysis in brain death diagnosis for adults. Cogn Neurodyn. 2008;2:257–71.

7. Huang C, Zhang P, Du R, Li Y, Yu Y, Zhou M, et al. Treatment of acute hypernatremia in severely burned patients using continuous veno-venous hemofiltration with gradient sodium replacement fluid: a report of nine cases. Intensive Care Med. 2013;39:1495–6.

8. Bartual PJ. The current status of vestibular examination in daily practice. Acta Otorrinolaringol Esp. 1989;40 Suppl 2:192–8 [in Spanish].

9. Olejniczak P. Neurophysiologic basis of EEG. J Clin Neurophysiol. 2006;23:186–9.

10. Babadi B, Brown EN. A review of multitaper spectral analysis. IEEE Trans Biomed Eng. 2014;61:1555–64.

11. Nir Y, Staba RJ, Andrillon T, Vyazovskiy VV, Cirelli C, Fried I, et al. Regional slow waves and spindles in human sleep. Neuron. 2011;70:153–69.

12. Vijayan S, Ching S, Purdon PL, Brown EN, Kopell NJ. Thalamocortical mechanisms for the anteriorization of alpha rhythms during propofol-induced unconsciousness. J Neurosci. 2013;33:11070–5.

13. Huupponen E, Maksimow A, Lapinlampi P, Sarkela M, Saastamoinen A, Snapir A, et al. Electroencephalogram spindle activity during dexmedetomidine sedation and physiological sleep. Acta Anaesthesiol Scand. 2008;52:289–94.

14. Lewis LD, Weiner VS, Mukamel EA, Donoghue JA, Eskandar EN, Madsen JR, et al. Rapid fragmentation of neuronal networks at the onset of propofol-induced unconsciousness. Proc Natl Acad Sci U S A. 2012;109:E3377–86.

15. Purdon PL, Pavone KJ, Akeju O, Smith AC, Sampson AL, Lee J, et al. The ageing brain: age-dependent changes in the electroencephalogram during propofol and sevoflurane general anaesthesia. Br J Anaesth. 2015;115 Suppl 1:i46–57.

16. Akeju O, Pavone KJ, Thum JA, Firth PG, Westover MB, Puglia M, et al. Age-dependency of sevoflurane-induced electroencephalogram dynamics in children. Br J Anaesth. 2015;115 Suppl 1:i66–76.

17. Blain-Moraes S, Lee U, Ku S, Noh G, Mashour GA. Electroencephalographic effects of ketamine on power, cross-frequency coupling, and connectivity in the alpha bandwidth. Front Syst Neurosci. 2014;8:114.

18. Blain-Moraes S, Tarnal V, Vanini G, Alexander A, Rosen D, Shortal B, et al. Neurophysiological correlates of sevoflurane-induced unconsciousness. Anesthesiology. 2015;122:307–16.

19. Lee U, Ku S, Noh G, Baek S, Choi B, Mashour GA. Disruption of frontal-parietal communication by ketamine, propofol, and sevoflurane. Anesthesiology. 2013;118:1264–75.

20. Dehaene S, Changeux JP. Experimental and theoretical approaches to conscious processing. Neuron. 2011;70:200–27.

21. Punjasawadwong Y, Phongchiewboon A, Bunchungmongkol N. Bispectral index for improving anaesthetic delivery and postoperative recovery. Cochrane Database Syst Rev. 2014;6, CD003843.

22. Prichep LS, Gugino LD, John ER, Chabot RJ, Howard B, Merkin H, et al. The Patient State Index as an indicator of the level of hypnosis under general anaesthesia. Br J Anaesth. 2004;92:393–9.

23. Avidan MS, Jacobsohn E, Glick D, Burnside BA, Zhang L, Villafranca A, et al. Prevention of intraoperative awareness in a high-risk surgical population. N Engl J Med. 2011;365:591–600.

24. Mashour GA, Shanks A, Tremper KK, Kheterpal S, Turner CR, Ramachandran SK, et al. Prevention of intraoperative awareness with explicit recall in an unselected surgical population: a randomized comparative effectiveness trial. Anesthesiology. 2012;117:717–25.

25. Myles PS, Leslie K, Mcneil J, Forbes A, Chan MT. Bispectral index monitoring to prevent awareness during anaesthesia: the B-Aware randomised controlled trial. Lancet. 2004;363:1757–63.

26. Zhang C, Xu L, Ma YQ, Sun YX, Li YH, Zhang L, et al. Bispectral index monitoring prevent awareness during total intravenous anesthesia: a prospective, randomized, double-blinded, multi-center controlled trial. Chin Med J (Engl). 2011;124:3664–9.

27. Hayashi K, Tsuda N, Sawa T, Hagihira S. Ketamine increases the frequency of electroencephalographic bicoherence peak on the alpha spindle area induced with propofol. Br J Anaesth. 2007;99:389–95.

28. Foster BL, Liley DT. Nitrous oxide paradoxically modulates slow electroencephalogram oscillations: implications for anesthesia monitoring. Anesth Analg. 2011;113:758–65.

29. Ku SW, Lee U, Noh GJ, Jun IG, Mashour GA. Preferential inhibition of frontal-to-parietal feedback connectivity is a neurophysiologic correlate of general anesthesia in surgical patients. PLoS One. 2011;6:e25155.

30. Akeju O, Loggia ML, Catana C, Pavone KJ, Vazquez R, Rhee J, et al. Disruption of thalamic functional connectivity is a neural correlate of dexmedetomidine-induced unconsciousness. Elife. 2014;3, e04499.

31. Soehle M, Dittmann A, Ellerkmann RK, Baumgarten G, Putensen C, Guenther U. Intraoperative burst suppression is associated with postoperative delirium following cardiac surgery: a prospective, observational study. BMC Anesthesiol. 2015;15:61.

32. Andresen JM, Girard TD, Pandharipande PP, Davidson MA, Ely EW, Watson PL. Burst suppression on processed electroencephalography as a predictor of postcoma delirium in mechanically ventilated ICU patients. Crit Care Med. 2014;42:2244–51.

33. Whitlock EL, Torres BA, Lin N, Helsten DL, Nadelson MR, Mashour GA, et al. Postoperative delirium in a substudy of cardiothoracic surgical patients in the BAG-RECALL clinical trial. Anesth Analg. 2014;118:809–17.

34. Doyle PW, Matta BF. Burst suppression or isoelectric encephalogram for cerebral protection: evidence from

metabolic suppression studies. Br J Anaesth. 1999;83:580–4.

35. Sharbrough FW, Messick Jr JM, Sundt Jr TM. Correlation of continuous electroencephalograms with cerebral blood flow measurements during carotid endarterectomy. Stroke. 1973;4:674–83.

36. Sundt Jr TM, Sharbrough FW, Piepgras DG, Kearns TP, Messick Jr JM, O'Fallon WM. Correlation of cerebral blood flow and electroencephalographic changes during carotid endarterectomy: with results of surgery and hemodynamics of cerebral ischemia. Mayo Clin Proc. 1981;56:533–43.

37. Hansen AJ. Effect of anoxia on ion distribution in the brain. Physiol Rev. 1985;65:101–48.

38. Sundt Jr TM, Sharbrough FW, Anderson RE, Michenfelder JD. Cerebral blood flow measurements and electroencephalograms during carotid endarterectomy. J Neurosurg. 1974;41:310–20.

39. Laman DM, Wieneke GH, Van Duijn H, Veldhuizen RJ, Van Huffelen AC. QEEG changes during carotid clamping in carotid endarterectomy: spectral edge frequency parameters and relative band power parameters. J Clin Neurophysiol. 2005;22:244–52.

40. Rivierez M, Landau-Ferey J, Grob R, Grosskopf D, Philippon J. Value of electroencephalogram in prediction and diagnosis of vasospasm after intracranial aneurysm rupture. Acta Neurochir (Wien). 1991;110:17–23.

41. Schneider AL, Jordan KG. Regional attenuation without delta (RAWOD): a distinctive EEG pattern that can aid in the diagnosis and management of severe acute ischemic stroke. Am J Electroneurodiagnostic Technol. 2005;45:102–17.

42. Labar DR, Fisch BJ, Pedley TA, Fink ME, Solomon RA. Quantitative EEG monitoring for patients with subarachnoid hemorrhage. Electroencephalogr Clin Neurophysiol. 1991;78:325–32.

43. Vespa PM, Nuwer MR, Juhasz C, Alexander M, Nenov V, Martin N, Becker DP. Early detection of vasospasm after acute subarachnoid hemorrhage using continuous EEG ICU monitoring. Electroencephalogr Clin Neurophysiol. 1997;103:607–15.

44. Gibbs FA, Gibbs EL, Lennox WG. Effects on the electroencephalogram of certain drugs which influence nervous activity. Arch Int Med. 1937;60:154–66.

45. Kent CD, Posner KL, Mashour GA, Mincer SL, Bruchas RR, Harvey AE, Domino KB. Patient perspectives on intraoperative awareness with explicit recall: report from a North American anaesthesia awareness registry. Br J Anaesth. 2015;115 Suppl 1:i114–21.

46. Rampil IJ. Anesthetic potency is not altered after hypothermic spinal cord transection in rats. Anesthesiology. 1994;80:606–10.

47. Rampil IJ, Mason P, Singh H. Anesthetic potency (MAC) is independent of forebrain structures in the rat. Anesthesiology. 1993;78:707–12.

48. Antognini JF, Schwartz K. Exaggerated anesthetic requirements in the preferentially anesthetized brain. Anesthesiology. 1993;79:1244–9.

49. Ching S, Cimenser A, Purdon PL, Brown EN, Kopell NJ. Thalamocortical model for a propofol-induced alpha-rhythm associated with loss of consciousness. Proc Natl Acad Sci U S A. 2010;107:22665–70.

50. Mashour GA. Cognitive unbinding: a neuroscientific paradigm of general anesthesia and related states of unconsciousness. Neurosci Biobehav Rev. 2013;37:2751–9.

51. Hudetz AG. General anesthesia and human brain connectivity. Brain Connect. 2012;2:291–302.

52. Moon JY, Lee U, Blain-Moraes S, Mashour GA. General relationship of global topology, local dynamics, and directionality in large-scale brain networks. PLoS Comput Biol. 2015;11, e1004225.

53. Boly M, Moran R, Murphy M, Boveroux P, Bruno MA, Noirhomme Q, et al. Connectivity changes underlying spectral EEG changes during propofol-induced loss of consciousness. J Neurosci. 2012;32:7082–90.

54. Mashour GA. Top-down mechanisms of anesthetic-induced unconsciousness. Front Syst Neurosci. 2014;8:115.

55. Chan MT, Cheng BC, Lee TM, Gin T. BIS-guided anesthesia decreases postoperative delirium and cognitive decline. J Neurosurg Anesthesiol. 2013;25:33–42.

56. Purdon PL, Sampson A, Pavone KJ, Brown EN. Clinical electroencephalography for anesthesiologists: part I: background and basic signatures. Anesthesiology. 2015;123:937–60.

57. Niedermeyer E, Lopes Da Silva F. Electroencephalography: basic principles, clinical applications, and related fields. 5th ed. Philadelphia: Lippincott Williams & Wilkins; 2005.

问题

1. 下列哪种方法可以将 EEG 的频率分解成独立成分？

   A. 傅里叶分析

   B. Hilbert 转换

   C. Louvain 算法

   D. 网络分析

2. 下列对处理后 EEG 监测的描述是正确的？

   A. 处理后 EEG 是麻醉的标准监测

   B. 处理后 EEG 能恒定地反映麻醉深度，并且与所使用的麻醉药物无关

   C. 与 ETAC 监测相比，处理后 EEG 并没有降低术中知晓的风险

   D. 目前可用的商用处理后 EEG 监测只有 BIS 一种方法

3. 哪种 EEG 模式的长时间出现，与术后谵妄有关？

   A. 纺锤振荡

B. α节律的前移

C. β和γ频段能量的增加

D. 爆发抑制

4. 除外哪项，下列均为脑缺血的 EEG 表现
   模式？

   A. 对称出现的 α 频带

   B. 无 δ 波的快频率脑电的区域性衰减
      （reginal attenuation of faster frequen-
      cy without δ，RAWOD）

C. α 节律变异性的降低

D. cEEG 出现不规则的 δ 活动，qEEG 上
   δ 频段能量的增加

答案

1. A

2. C

3. D

4. A

12 近红外光谱在中枢神经系统监测的应用

Harvey L. Edmonds Jr.，Michael R. Isley，
Jeffrey R. Balzer

（梁 发 译 王云珍 校）

学习要点

- 局部脑氧饱和度（Regional oxygen saturation，rSO_2）反映取样容积的微循环中的氧供需平衡。
- rSO_2 的基础值及术中的变化意义没有统一标准且与设备有关。
- rSO_2 监测有助于判断病理生理的变化和干预治疗的效果。
  - —判断潜在的脑氧供需失衡。
  - —判断脑氧供需失衡的性质。
  - —判断采取的治疗措施是否得当。
  - —判断干预的效果。
- rSO_2 的解读需要临床信息的佐证。
- rSO_2 监测的临床应用包括：
  - —脑氧供需平衡的检测。
  - —识别体位相关的灌注不对称现象。
  - —监测脑血管反应性、神经-血管偶联反应及脑血管自动调节能力。
  - —指导临床输血。
  - —检测局部组织灌注不良。
  - —指导调节脑灌注压。

简介

通过应用经颅或脊髓周围型近红外光谱（near infrared spectroscopy，NIRS）可以连续无创地评估中枢神经系统的组织氧合状态。此技术依赖两项基本原理：第一，近红外光能够穿透包括骨质在内的人体组织；第二，血红蛋白是近红外光频谱内主要的光吸收物质（发色团）[1]。

血红蛋白氧合后，其吸收红外光的频谱发生改变。因此，可通过测定两个或多个频段的光吸收情况来检测氧合血红蛋白和去氧血红蛋白的浓度。绝对浓度（发色团物质）通过 Lambert-Beer 公式和取样容积中光程距离计算获得。近红外光谱取样容积内的颅骨和脑脊液层厚度的变化及血容量和组织含水量的多少都会影响光程距离。因此，应用光在组织中传输时间和相移技术评估光程距离的准确性存在争议。尽管绝对浓度的测量方法存在不确定性，但最近有研究显示脑氧水平依赖性功能磁共振成像（BOLD-fMRI）和 NIRS 在评估脑活动引起去氧血红蛋白浓度变化时在很大程度上是一致的[2]。目前无法直接获取光程距离及直接

测量脑/脊髓组织中发色团（色基）浓度。因此，通常由氧饱和度监护仪测定的氧合血红蛋白和去氧血红蛋白"绝对"浓度，充其量为半定量估算值[3-4]。

测定部分血红蛋白的相对浓度时（即血红蛋白氧饱和度），同样是基于 Lambert-Beer 入射光吸收的密度比。但与测定绝对血红蛋白浓度不同的是，测定血红蛋白氧饱和度时不需要知道光程距离[1]。脑血管床由 70％～85％ 的静脉及毛细血管和剩余的动脉组成[3]。rSO_2 测定的准确性已通过有创的局部组织氧饱和度的测量得到证实，即由 20％～30％ 的动脉血氧饱和度和 70％～75％ 的颈静脉球氧饱和度构成[5]。然而，rSO_2 测量值是基于假定动静脉比例恒定不变的情况计算得到的，其不能真正准确地反映取样容积中真实的动静脉比例关系[6]。

仪器设备

Medtronic-Covidien 公司（Boulder，CO）生产的 INVOS™ 5100C 脑氧饱和度监护仪是第一个获得 FDA 认证并能够应用于体重大于 2.5 kg 患者进行脑及躯体局部氧饱和度连续监测的商用设备。其使用的双波长红外光谱由发光二极管产生。通过应用"空间分辨率"的原理，INVOS™ 设备采用多点颅内外测量的方法以消除颅外血红蛋白的影响（图 12.1）。独立研究（非多中心）显示：INVOS 测量结果接近颅内实际情况的 65％[7]。700 多篇同行评议的综述性文章表明，INVOS™ 系统具有广泛的临床和试验应用价值[8]。

另外，其他 3 种脑氧饱和度监护设备也得到了 FDA 的认证。CAS Medical（Branford，CT）公司的 Fore-Sight® 脑氧饱和度监护设备通过应用单点光源发射四种波长的红外线光以消除颅外因素的影响，测量计算得到差分 rSO_2 信号[9]。近 90 篇同行评议文章描述了 Fore-Sight® 设备在各种临床应用中的性能特点[10]。此外，一些研究比较了 Fore-Sight® 和 INVOS™ 设备的

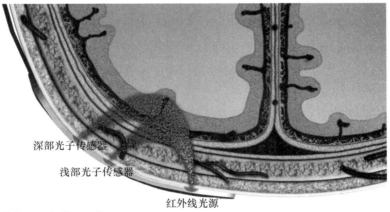

深部光子传感器
浅部光子传感器
红外线光源

图 12.1　抛物线的阴影部分是光子从红外光源（IR）发射后，穿行脑组织至深浅两个光子传感器的光子路径示意图。此示意图描述了空间分辨率光谱的应用原理。依据此原理，经颅的光子在不同区域的脑皮质微循环被反射至深部及浅部光子传感器。颅内多点测量技术能够降低光子在颅外反射和颅内散射的个体间差异。采用差分反射光谱的脑氧饱和度监护设备，其浅部光子传感器离红外光源更近。因此，皮质外组织的入射光完全反射至浅部光子传感器。深部和浅部光子的反射信号差降低了颅外发射对测量结果的影响。此外，应用不同波长的红外线能进一步降低了光子在颅内散射的个体间差异

性能差异[11-15]，即 rSO_2 的测量值具有设备特异性。

Nonin 公司（Plymouth，MN）出品的 EquanOX® 7600 脑氧监护仪，其基本计算方法与 Fore-Sight® 类似，即：4 种波长红外线和单点测量颅内外差值，计算 rSO_2。探头具有两个光源发射器，因此能够获取两个相邻取样容积中 rSO_2 的平均值[16]。有 20 多篇同行评议文章描述了此设备在不同临床应用中的性能[17]。研究显示，rSO_2 测量值具有设备特异性，不同公司出品的脑氧监护设备测得的 rSO_2 不具有可替换性[4]。这种因技术原理不同和软件计算导致的差异，与有创血气分析和脉搏氧饱和度监护仪所测得的不同动脉氧饱和度的情况相似[18]。

OrNim 公司（Los Gatos，CA）的 Cer-Ox® 联合应用多波长的近红外光谱和调相超声的技术测定脑部及周围组织的 rSO_2[19]。目前仅有一篇同行评议文章描述其临床应用特点及性能[20]，尚无与其他同类设备比较的文献。

此外，尚有未获 FDA 批准多种型号的用于评估脑氧合状态的设备，如 NIRO® 100、NIRO® 200 及 NIRO® 300（Hamamatsu Photonics KK，Hamamatsu City，Japan)[21]，Oxiplex® TSS（ISS，Champaign，IL)[22] 及 O3®（Masimo，Irvine，CA)[23]。如果将上述设备应用于临床研究，仍需通过 FDA 设备监管部门和（或）审查委员会批准，并经患者同意后才能开展。

经颅 NIRS 技术的应用

局部脑氧饱和度的测量

除婴儿外，成人和儿童因脑质量太大，近红外光无法穿透，只能通过光发射技术测量局部脑氧饱和度。局部脑氧饱和度监护设备的光学传感器由光源（红外线和近红外线）和光子反射传感器组成，通过将其固定在颅骨进行测量。光学传感器通常放置在无毛皮肤处，并进行封盖，以避免周围环境中的红外线的干扰，必要时应用不透红外光的材料进行遮挡。一次性光学传感器含有导电材料，其应避免与电生理监测探头或是超声探头接触，以免造成人为因素对监测结果的干扰。

较大、可重复使用的光学传感器可用约束带或橡皮带进行固定，一次性应用的光学传感器通过具有遮光作用的粘贴片固定。由于个体间解剖结构的变异、颅骨曲度不同、窦位置的变化及皮肤血供的不同，一次性光学传感器如果未按照设备制造商的指导进行操作，其测量的准确性将受到影响[24-25]。尤其是将探头放置在矢状窦上时，由于其包含大量的静脉血会对光子的的吸收和散射造成影响。此外，一次性成人型光学传感器不能应用于体重小于 40 kg 的患者。一些厂家还提供小儿和新生儿型光学传感器。无论何种型号的光学传感器，都应小心使用，以避免过度或长时间对前额或头皮组织的压迫。经 FDA 许可的光学传感器都是采用对组织最小压迫的扁平设计。

设备制造商应提供数据来证实其设备测量的是脑而非颅骨的血红蛋白浓度[7]。排除颅外因素对监测结果的影响[6]，脑灌注压或脑氧饱和度的改变表明颅内氧合指标发生变化[7]。通过测量距红外光源大于 2 cm 的两处光子传感器间光信号的差值，INVOS™ 和 NIRO® 等设备能够计算出光子光程距离函数的光吸收变化的斜率。空间分辨率 rSO_2 的运算法则能够降低光程距离和光子散射对测量结果的影响[1]。

FDA 许可的脑氧饱和度监护设备，将 rSO_2 的变化趋势作为时间函数。这些设备除测量脑氧饱和度外，还可以评估氧合血红蛋白、去氧血红蛋白、总血红蛋白及细胞色素 aa_3 浓度的变化。这些设备 rSO_2 变化趋势代表了平均指标的动态变化，而其他的设备代表的则是一系列时间相关的离散的、非连续的测量值。由于平缓的趋势变化将显著影响重要生理改变的反映，因此生产厂家应该明确描述平均时间常数的内涵，并使应用者理解其变化意义。

当前，没有一种单独的方法能直接确定经颅测量局部脑氧饱和度的准确性。最接近这个目标的测量方法已经与有创局部脑氧饱和度监测进行了比较[5]。同其他神经功能监测一样，最佳的记录技术应该是通过简单的校准方法就能够使光学传感器、记录设备及软件正常地运行。当前，虽然一些设备制造商为他们的电子记录设备提供校准工具，但没有一个厂家提供用于校准个体光学传感器的设备。

安全考虑

使用者在临床上应用 NIRS，应确保两个光源发射器间的电隔离。低密度光源发射器与脉搏氧饱和度探头的光源发射器类似，不具备人体伤害性[25]。Ornim 氧饱和度监护仪是较大功率激光光源的近红外设备。没有证据表明使用它们会造成潜在的损伤，所以被评为Ⅰ类设备。任何一种设备，都应小心谨慎地按压传感器，以免造成前额或头皮的损伤。特别是在婴儿及幼儿应用时应尤为注意。一些设备制造商的建议是：每天更换传感器及检查皮肤是否受到不良刺激。

技术方面的考虑

脑氧饱和度监护仪在一定程度上不受移动及电生理和超声检查产生的电干扰的影响。周围环境的光线和日光灯却是 NIRS 显著的人为干扰因素。尤其是在婴儿患者中，强烈的红外光（即热源）能够很容易穿透至对侧光传感器，人为造成颅内反射光增强。成人患者也可能发生颅外光信号增加。在鼻梁或前额上放置一个脉冲式血氧饱和度检测仪时，红外光会穿透额窦影响入射光强度[26]。日光灯也可能干扰颅外的光信号，加剧颅外光信号混杂。头发、汗珠及接近传感器的冷凝水等也能够传导环境的红外光，增加光信号混杂。

虽然，rSO_2 测量对黑色素及其他正常皮肤色素不敏感[27]。但是，解剖结构异常或者潜在的病理情况可能影响 rSO_2 测量[28]。双波长的 rSO_2 监测设备，无法区分正常血红蛋白和异常血红蛋白。高铁血红蛋白或其他异常血红蛋白存在时将导致测量结果不准确。非亚铁血红素（如胆红素及胆绿素[29-30]）及血管染色剂（如吲哚菁绿、靛蓝及亚甲蓝[31]）能够吸收光子，并降低信号强度。相反，吲哚菁绿可能导致 rSO_2 数值的假性增高[32]。

当颅内存在血肿或出血时，将无法判断经前额测量的 rSO_2 的准确性[33]。假设几套 NIRS 设备测量 rSO_2 的红外光反射信号完全来自血管内血红蛋白，其信号部分来自停止流动的低氧血红蛋白或未氧合血红蛋白时，测量值将无法解释。有此顾虑，传感器的放置位置受到影响。应进行矢状面划线，避免将传感器放置在矢状窦位置，放置在前额时也应避开额窦[26]。

将传感器放置在脑梗死区域，代谢不活跃，无氧摄取将导致一个无法判断的结果。然而，一些研究发现，脑梗死区域的 rSO_2 的测量数值异常降低[34-35]。同样，将传感器放置在已知的梗死区域或者脑组织缺失区域（如半球切除）的上方，也会出现读数失真。此外，开颅手术后金属板的植入将导致无法应用近红外光谱进行脑氧饱和度监测。相反，额骨缺失会引起光反射信号增强[36]。颅骨缺失及额窦解剖结构异常，常可通过简单的放射学检查确定。

脑氧饱和度监护仪临床应用的局限因素

当前，依据临床文献及专家意见，脑氧饱和度监护仪作为监测手段存在一些局限因素。第一，目前由于缺少真正的无创测量脑氧饱和度、去氧血红蛋白和氧合血红蛋白及细胞色素 aa_3 的手段，所以还不能直接验证 rSO_2 监测的准确性。第二，传感器在前额的放置位置影响脑氧饱和度基础值的测量。目前，传感器只能放置在前额无毛发处。最后，由于 rSO_2 监测反映了额叶前部皮质的氧合状态，前额放置的传感器也许不能发现颅内前循环或后循环大部分区域的局部低灌注情况。

脑近红外光谱监测的基本原理

rSO_2 监测能够提供其他方式所无法实现的脑微循环氧供需平衡变化的信息。近红外光谱监测技术非常具有价值，其能为电生理学或脑血流动力监测数据做进一步的补充说明。电生理监测信号的改变说明在特定的神经传导路径或某一区域的神经功能出现改变，但无法说明根本原因或提示最适宜的纠正手段。相似地，经颅多普勒超声能够说明基底大血管的血流速度变化，但无法了解神经组织功能状态的风险信息。在其他情况下，监测 rSO_2 有助于确定以下情况：

1. 明确脑氧供需失衡的发展情况。
2. 脑氧供需失衡的性质。
3. 提供可能的适宜处理措施。
4. 了解患者对治疗措施的反应。

通过应用 INVOS™ 测量的 rSO_2 标准中位数为：健康成人为 65%[27]，儿童为 71%[37]，新生儿为 78%[38]。然而，在一些心脏病患者中发现了较低 rSO_2 测量值：成人为 62%[39]，小儿为 60%[40]，新生儿为 67%[41]。由于 rSO_2 是动脉及静脉血氧饱和度的复合反映，因此在成人[42]及心脏外科患者[43]中，rSO_2 值高于颈静脉血氧饱和度（jugular venous oxygen saturation，$SjvO_2$）。尽管 rSO_2 的基础值具有设备特异性，但目前只有来源于其他脑氧监护设备的有限数据[9,16]。

无创的 rSO_2[44]及有创的局部脑氧饱和度[5]都与动脉血血细胞比容及血红蛋白浓度有关。它们之间的关系复杂且呈非线性关系[45]，例如，当血细胞比容大于 0.3 时，rSO_2 与血细胞比容无线性相关关系[46]。因此，无创 rSO_2 及有创局部脑氧饱和度与低血红蛋白及低血细胞比容之间呈现明显的相关关系。当供氧不足时，此种关系似乎是脑氧饱和度的固有属性。

Kishi 等[44]观察到，在青少年及成年人群中，rSO_2 与年龄显著相关。但是，这种明显的年龄依赖关系仅仅可能是其特有病理的一类表现（如老年患者具有更多疾病和功能障碍的趋势）。Baikoussis 等[45]研究发现，包括成人和老年人在内的患者，其 rSO_2 表现支持以上解释。

这一研究还发现，在麻醉前，两侧半球的 rSO_2 的基础值基本相同。相反，两侧 $SjvO_2$ 显著不对称，研究显示，2/3 患者的左右 $SjvO_2$ 相差达 10% 以上[46]。

在一项 2097 例心脏外科的队列研究中，INVOS™ 测量的 $rSO_2 < 60\%$ 时，与术后显著增加的病死率相关[47]。一项包含了 1178 例患者类似研究发现，当 rSO_2 基础值 $< 50\%$，其术后具有更高的病死率的风险[39]。研究显示，术后谵妄及认知功能障碍与术中 rSO_2 降低有

关（小于基础值）[48-53]。

尽管已建立标准的绝对 rSO_2 值，但应该明白此数值仅仅代表了颅内局部血红蛋白氧饱和度。个体化的 rSO_2 静态基线与心脏功能有关。然而，这些静态值不一定能够直接提供脑健康状态的信息[54-55]。

因此，在脑梗死和脑死亡的状态下，rSO_2 值仍可能在正常范围内[56]。尸体的 rSO_2 值可能也在正常范围内[57]，这是因为死后脑静脉血氧饱和度在 5%～95% 之间，其状态取决于死因及尸体的存储条件[58]。因为脉冲式血氧饱和度和脑血氧饱和度监护仪在功能上都是分光光度计，其可能会从发色基团（包括无生命个体）的反射光信号错误地计算并生成标准氧饱和度值[59]。

术前因素

手术中或重症治疗期间，患者潜在病理生理学特点显著影响脑氧饱和度降低时临床意义的判断。一些影响氧供的病理生理因素，将对静态 rSO_2 及其对生理变化的动态反应造成影响。因此，慢性高血压或糖尿病患者的脑血管自动调节能力可能受损。在这些患者中，脑氧供可能由于体位性低血压或其他姿势变化而暂时性降低。血管狭窄、低排性心功能不全、肺功能障碍、右心/肺动脉先天性异常及血管狭窄也可能降低脑氧供[60]。以上这些功能紊乱，在某种程度上解释了在预给氧之前，清醒外科手术患者的 rSO_2 基础值具有较大变异的原因。

体循环动脉压对 rSO_2 的影响

脑血管自动调节能力的基本原则是：在平均动脉压 50～150 mmHg 的范围内，脑灌注，即脑氧供不受体循环平均动脉压的影响。在健康个体中，只有显著的低血压才会

明显地降低脑氧供，并且出现 rSO_2 的下降。然而，当脑血管自动调节能力降低或缺失时，即使血压在脑血管自动调节范围内发生很小的降低也会引起 rSO_2 的下降[8]。脑供血不足可能与以下因素导致的脑血管自动调节功能障碍有关：已经存在的病理生理改变（卒中）或手术过程中的医源性因素（挥发性麻醉药、非搏动性灌注、低碳酸血症及低体温）[61]。近来有报道显示，动脉血压在可接受的正常范围时，脑氧饱和度监护仪在检测体位相关性低灌注具有临床意义[62]。对于解释 rSO_2 的变化，获取动脉血压的变化趋势非常重要。

外周动脉血氧饱和度对 rSO_2 的影响

脑氧供在某种程度上依赖外周动脉血的氧合血红蛋白的浓度。氧供不足，将引起动脉血氧饱和度的降低。然而，由于全身的氧储备远大于代谢旺盛的健康大脑[63]，因此，主要反映静脉氧合状态的 rSO_2，下降常早于外周动脉血氧饱和度[64]。

氧供也依赖于可利用的血红蛋白浓度。血液丢失或稀释，即使脑灌注压、脑血流及动脉血氧饱和度都正常，也可能导致脑供氧不足[8]。注意观察血红蛋白的任意明显变化非常重要，此时可能伴随 rSO_2 的突然改变[65]。鉴于 rSO_2 检测血红蛋白浓度降低的敏感性，因此建议将 rSO_2 作为考虑输血的一个决定因素[66]。

体循环动脉二氧化碳和 pH 对 rSO_2 的影响

通常情况下，脑动脉对 H^+ 和 CO_2 的变化非常敏感。例如，当动脉血二氧化碳分压改变 1 mmHg 时，大脑中动脉的血流速度将会有近 4% 改变[67]。rSO_2 监护（INVOS™）可以作为测量血管反应性（vasomotor reactivity，VMR）（也称二氧化碳反应性）的方法之一。正常情况下，每改变 1 mmHg 的 CO_2，rSO_2 将会改变 1%[68]。由于升高或降低二氧化碳能够显著影响正常反应性的脑动脉，所以呼气末二氧化碳分压或动脉血二氧化碳分压的变化趋势在解释 rSO_2 变化时非常重要。

当 rSO_2 与 $PaCO_2$ 不再同时升高或降低时，提示可能存在 VMR 和自动调节能力受损。再者，当两侧半球 rSO_2 不平衡时，提示存在脑血管病的可能，如颅内血管狭窄或隐匿性脑卒中。这些信息有助于麻醉医师更好地进行脑灌注压的调控[68]。

脑血流阻塞对 rSO_2 的影响

一般情况下，体循环动脉压可以反映脑血管远端灌注压的情况。一根或多根脑血管阻塞时，脑氧供会显著降低，但体循环动脉压或者氧饱和度却无明显改变。例如，当并发双侧颈动脉疾病，且 Willis 环不完整，此时压迫椎动脉将会造成脑循环阻塞[69]。当然，行动脉内膜剥脱术时，机械性阻塞颈动脉，此时如果没有完善的代偿灌注，可能会产生局灶性缺血[70]。

或者在心肺转流术（cardiopulmonary bypass，CPB）期间，如果动静脉插管的位置错误或球囊阻塞可能导致脑皮质血流减少[71]。如果静脉引流受损（水肿或腔静脉置管位置异常），那么脑氧供也会存在障碍，rSO_2 也会降低[72]。

体温对 rSO_2 的影响

如果不了解颅内温度的波动，就不能完全理解 rSO_2 变化的意义。在一些需要停循环的手术中，常应用降低体温的方法进行神经功能保护。因为低温在某种程度上能够降低脑组织对氧的需求。低体温期间，rSO_2

升高，表明此期间即使脑血流降低，脑的氧供却超过了代谢的需求[69]。然而，降低体温减少脑氧耗的方法，个体间差异显著。所以，在停循环的手术中，监测脑氧供需平衡有助于选择最适宜的体温下降幅度。在体温逐步降低过程中，rSO_2 逐渐升高，出现平台期，脑皮质突触抑制，脑电图（EEG）呈等电位线样改变[69]。在复温的过程中，在某种程度上，由于体温降低引起的脑血管反应性麻痹，导致脑血流降低而无法满足代谢的需求[73]。脑血流—代谢比例失调时（血管神经解偶联）造成的潜在损伤，其严重程度表现为 rSO_2 的下降程度[74]。

麻醉药物对 rSO_2 的影响

约 60% 的脑氧耗用于神经元间的信息传递[75]。因此，麻醉药物的选择能够影响 rSO_2 的变化，并能够抑制脑皮质间的突触联系。阿片类药物主要作用于皮质下区域。因此，即使应用大剂量阿片类药物时，rSO_2 可能也不会有明显变化。卤代类挥发性麻醉药、丙泊酚及巴比妥类催眠药能够消除神经元间的信号传导（如 EEG 表现为等电位线）。因此，抑制代谢导致 rSO_2 的升高[76]。麻醉药物应用不足，可能导致脑氧耗的增加，并伴随 rSO_2 的降低。因此，术中如果能够客观地定量测量脑皮质的突触活动（即：充分镇静）有助于对 rSO_2 的解读。

癫痫发作对 rSO_2 的影响

如果血管-神经偶联机制完成，神经活动增加所引起的脑血流的增加，远远超过局部代谢增加的需要量[74]。这种血流动力学反应在神经活动的开始及持续阶段可见[77]。因此，间歇性神经活动能够引起复杂的血氧饱和度的振荡变化，在静脉为主的皮质区域，可观察到 rSO_2 一过性升高[78]。依据此现象，快速的 rSO_2 振荡变化用以检测应用药物控制及控制呼吸的疑似癫痫发作患者[77-78]。这种情况并非少见，因为多达 1/4 的神经重症监护患者可能发生亚临床的癫痫[79]。

脑灌注的补充

在需要行低温停循环的手术中，顺行性和逆行性脑灌注补充（supplemental cerebral perfusion，SCP）技术能够提供神经功能保护[80]。尽管 SCP 技术被广泛应用，但是并没有最佳的操作规范，且在不同医院间存在较大差异。脑氧饱和度监护设备能够在以下两方面提供帮助。第一，明确是否需要行 SCP。当发生低温相关的、处于升高平台的 rSO_2 开始降低时，提示外科医生需要进行 SCP[81]。第二，评估脑灌注状态，避免低灌注及高灌注状态[82]。如果没有 rSO_2 监测提供客观证据，将不得不采用逆行性 SCP，预防脑灌注压降低。

一些病例报告显示，监测 rSO_2 能够及时发现因灌注导管位置错误导致的两侧半球灌注不平衡的现象[83]，也能反映 Willis 环的功能是否完好[82]。以上类似的病例报告并不少见[84-85]。Senanayake 等[86]研究表明监测术中 rSO_2 变化对是否进行 SCP 具有指导意义。此研究中，有 27 例行主动脉弓修补术的患者通过监测 rSO_2 提示需要顺行性 SCP 以维持基础水平的 rSO_2，术后未出现神经功能的缺失。

脊髓周围型 NIRS 监测的基本原理

通过定制的 NIRS 光源发射器及吲哚菁绿示踪技术，使脊髓局部氧饱和度（peri-spinal oxygen saturation，SsO_2）监测成为可能，也能反映局部血流的自动调节能力和对二氧化碳的反应性[87]。SsO_2 监测能够通过应用已获得 FDA 认证的成人经颅型光源发射器，将其放置在下胸段和上腰段椎体上实现。Badner 等[88]描述 2 例患者在行胸主动脉瘤血管修复过程中 SsO_2 的变化。第一例，通过调节平均动脉压（mean arterial pressure，MAP）和脑脊液（cerebral spinal fluid，CSF）引流，纠正降低的 SsO_2。第二例，展开覆膜支架后，出现 SsO_2 降低超过 50% 基础值，且难以纠正，术后出现瘫痪。同一时期的胸主动脉瘤病案报告中，观察了 SsO_2 与 MAP 在覆膜支架展开前后的变化关系[89]。术后，以 SsO_2 为指导进行血压调控管理，直至脊髓血管自动调节能力恢复。这份病例报告提示，SsO_2 监测能够提供一个新视角去分析脊髓迟发型缺血的成因和预防脊髓的迟发性缺血。SsO_2 监测在胸腹主动脉瘤的开放修补手术中也得以应用[90]。在以上临床患者中 Etz 等[91]开展了预实验，在双侧胸下段及腰上端放置商业感应器，监测椎旁血管网的 SsO_2 变化。结果发现，腰部椎旁血管网的饱和度降低与主动脉灌注受损直接相关。

结论

尽管目前缺乏对 NIRS 大样本、多中心、阳性、前瞻性随机对照临床研究，脑氧监护设备仍在大多数的医疗机构中应用于成人和小儿的心脏外科手术中[92]。但麻醉医师如何利用好这项技术，仍没有达成共识[92-96]。有调查强调了临床上的不确定性。作者认为，缺少大样本、随机临床研究及未实施专业培训和教育是当前 NIRS 不确定性的原因所在。

参考文献

1. Ferrari M, Quaresima V. Near-infrared brain and muscle oximetry: from the discovery to current applications. J Near Infrared Spectrosc. 2012;20:1–14.

2. Huppert TJ, Hoge RD, Diamond SC, et al. A temporal comparison of BOLD, ASL and NIRS hemodynamic responses to motor stimuli in adult humans. NeuroImage. 2006;29:368–82.

3. Ferrari M, Quaresima V. A brief review on the history of human functional near-infrared spectroscopy (fNIRS) development and fields of application. NeuroImage. 2012;63:921–35.

4. *Bickler PE, Feiner JR, Rollins MD. Factors affecting the performance of 5 cerebral oximeters during hypoxia in healthy volunteers. Anesth Analg. 2013;117:813–23. https://www.ncbi.nlm.nih.gov/pubmed/24023027.

5. Kim MB, Ward DS, Cartwright CR, Kolano J, Chlebowski S, Henson LC. Estimation of jugular venous O_2 saturation from cerebral oximetry or arterial O_2 saturation during isocapnic hypoxia. J Clin Monit. 2000;16:191–9.

6. Sørensen H, Rasmussen P, Sato K, Persson S, Olesen ND, Nielsen HB, et al. External carotid artery flow maintains near infrared spectroscopy-determined frontal lobe oxygenation during ephedrine administration. Br J Anesthesiol. 2014;113:452–8.

7. Sørensen H, Rasmussen P, Siebenmann ZM, Hvidtfeldt M, Ogoh S, et al. Extra-cerebral oxygenation influence on near-infrared-spectroscopy-determined frontal lobe oxygenation in healthy volunteers: a comparison between INVOS-4100 and NIRO-200NX. Clin Physiol Funct Imaging. 2015;35:177–84.

8. *Scott JP, Hoffman GM. Near-infrared spectroscopy: exposing the dark (venous) side of the circulation. Paediatr Anaesth. 2014;24:74–88. https://www.ncbi.nlm.nih.gov/pubmed/24267637.

9. Ikeda K, MacLeod DB, Grocott HP, Moretti EW, Ames W, Vacchiano C. The accuracy of a near-infrared spectroscopy cerebral oximetry device and its potential value for estimating jugular venous oxygen saturation. Anesth Analg. 2014;119:1381–92.

10. Koh JL, Levin SD, Chehab EL, Murphy GS. Cerebral oxygenation in the beach chair position: a prospective study on the effect of general anesthesia compared with regional anesthesia and sedation. J Shoulder Elbow Surg. 2013;22:1325–31.

11. Moerman A, De Hert S. Are cerebral oximeters designed to measure ambient light? Br J Anaesthesiol. 2011;106:753–5 [letter].

12. Davie SN, Grocott HP. Impact of extracranial contamination on regional cerebral oxygen saturation. Anesthesiology. 2012;116:834–40.

13. Closhen D, Berres M, Werner C, Engelhard K, Schramm P. Influence of beach chair position on cerebral oxygen saturation: a comparison of INVOS and Fore-Sight cerebral oximeter. J Neurosurg Anesthesiol. 2013;25:414–9.

14. Sørensen H, Secher NH, Siebenmann C, et al. Desaturation with norepinephrine administration may be device manufacturer specific. Anesthesiology. 2013;118:982 [letter].

15. Moerman A, Vandenplas G, Bové T, Wouters PF, De Hert SG. Relation between mixed venous oxygen saturation and cerebral oxygen saturation measured by absolute and relative near-infrared spectroscopy during off-pump coronary artery bypass grafting. Br J Anaesth. 2013;110:258–65.

16. MacLeod DB, Ikeda K, Vacchiano C, Lobbestael A, Wahr JA, Shaw AD. Development and validation of a cerebral oximeter capable of absolute accuracy. J Cardiothorac Vasc Anesth. 2012;26:1007–14.

17. Apostolidou I, Morissette G, Sarwar MF, Konia MR, Kshettry VR, Wahr JA, et al. Cerebral oximetry during cardiac surgery: the association between cerebral oxygen saturation and perioperative patient variables. J Cardiothorac Vasc Anesth. 2012;26:1015–21.

18. Carabini LM, Navarre WJ, Ault ML, Bebawy JF, Gupta DK. A comparison of hemoglobin measured by co-oximetry and central laboratory during major spine fusion surgery. Anesth Analg. 2015;120:60–5.

19. Racheli N, Ron A, Metzger Y, et al. Non-invasive blood flow measurements using ultrasound-modulated diffused light. Proc SPIE. 2012;8223:82232A.

20. Rosenthal G, Furmanov A, Itshayek E, Shoshan Y, Singh V. Assessment of a noninvasive cerebral oxygenation monitor in patients with severe traumatic brain injury. J Neurosurg. 2014;120:901–7.

21. Perrera T, Lewis PM, Davidson AJ, Junor P, Bottrell S. A pilot study to determine whether visually evoked hemodynamic responses are preserved in children during inhalational anesthesia. Pediatr Anesth. 2015;25:317–26.

22. Meng L, Gelb AW, McDonagh DL. Changes in cerebral tissue oxygen saturation during anaesthetic-induced hypotension; an interpretation based on neurovascular coupling and cerebral autoregulation. Anaesthesia. 2013;68:736–41.

23. Redford D, Paidy S, Kashif F. Absolute and trend accuracy of a new regional oximeter in healthy volunteers during controlled hypoxia. Anesth Analg. 2014;119:1315–9.

24. Okada E, Yamamoto D, Kiryu N, Katagiri A, Yokose N, Awano T, et al. Theoretical and experimental investigation of the influence of frontal sinus on the sensitivity of the NIRS signal in the adult head. Adv Exp Med Biol. 2010;662:231–6.

25. Bozkurt A, Onaral B. Safety assessment of near-infrared light emitting diodes for diffuse optical measurements. Biomed Eng Online. 2004;3:9–18.

26. Kurihara K, Kawaguchi H, Obata T, Ito H, Sakatani K, Okada E. The influence of frontal sinus in brain activation measurements by near-infrared spectroscopy analyzed by realistic head models. Biomed Opt Express. 2012;3:2121–30.

27. Booth EA, Kukatz C, Ausman J, Wider M. Cerebral and somatic venous oximetry in adults and infants. Surg Neurol Int. 2010;1:75–80.

28. Sun X, Ellis J, Corso PJ, Hill PC, Chen F, Lindsay J. Skin pigmentation interferes with the clinical measurement of regional cerebral oxygen saturation. Br J Anaesth. 2015;114:276–80.

29. Jun I-G, Shin W-J, Park Y-S, Song JG, Kim YK, Hwang GS, et al. Factors affecting intraoperative changes in regional cerebral oxygen saturation in patients undergoing liver transplantation. Transplant Proc. 2013;45:245–50.

30. Song JG, Jeong SM, Shin WJ, Jun IG, Shin K, Huh IY, et al. Laboratory variables associated with low near-infrared cerebral oxygen saturation in icteric patients before liver transplantation surgery. Anesth Analg. 2011;112:1347–52.

31. Ishiyama T, Kotoda M, Asano N, Ikemoto K, Mitsui K, Sato H, et al. The effects of patent blue dye on peripheral and cerebral oxyhaemoglobin saturations. Anaesthesia. 2015;70:429–33.

32. Yoo KY, Baek HY, Jeong S, Hallacoglu B, Lee J. Intravenously administered indocyanine green may cause falsely high near-infrared cerebral oximetry readings. J Neurosurg Anesthesiol. 2015;27:57–60.

33. Shafer R, Brown A, Taylor C. Correlation between cerebral blood flow and oxygen saturation in patients with subarachnoid hemorrhage and traumatic brain injury. J NeurointervSurg. 2011;3:395–8.

34. Bösel J, Purrecker JC, Nowak F, Renzland J, Schiller P, Pérez EB, et al. Volatile isoflurane sedation in cerebrovascular intensive care patients using AnaConDa®: effects on cerebral oxygenation, circulation, and pressure. Intensive Care Med. 2012;38:1955–64.

35. Aries MJH, Coumou AD, Elting JWJ, van der Harst JJ, Kremer BP, Vroomen PC. Near infrared spectroscopy for the detection of desaturations in vulnerable ischemic brain tissue. Stroke. 2012;43:1134–6.

36. Sehic A, Thomas MH. Cerebral oximetry during carotid endarterectomy: signal failure resulting from large frontal sinus defect. J Cardiothorac Vasc Anesth. 2000;14:444–6.

37. Rao RP, Danduran MJ, Dixon JE, Frommelt PC, Berger S, Zangwill SD. Near-infrared spectroscopy: guided tilt-table testing for syncope. Pediatr Cardiol. 2010;31:208–14.

38. Bernal NP, Hoffman GM, Ghanayem NS, Arca MJ. Cerebral and somatic near-infrared spectroscopy in normal newborns. J Pediatr Surg. 2010;45:1306–10.

39. Heringlake M, Garbers C, Käbler J-H, Anderson I, Heinze H, Schön J. Preoperative cerebral oxygen saturation and clinical outcomes in cardiac surgery. Anesthesiology. 2011;114:58–69.

40. Abdul-Khaliq H, Troitzsch D, Berger F, Lange PE. Comparison of regional transcranial oximetry with near-infrared spectroscopy (NIRS) and jugular venous bulb oxygen saturation for the monitoring of cerebral oxygenation in infants and children. Biomed Tech (Berl). 2000;45:328–35.

41. Hoffman GM, Brosig CL, Mussatto KA, Tweddell JS, Ghanayem NS. Perioperative cerebral oxygen saturation in neonates with hypoplastic left heart syndrome and childhood neurodevelopmental outcome. J Thorac Cardiovasc Surg. 2013;146:1153–64.

42. Chieregato A, Calzolari F, Trasforini G, Targa L, Latronico N. Normal jugular bulb oxygen saturation. J Neurol Neurosurg Psychiatry. 2003;74:784–6.

43. Diephuis JC, Moons KGM, Nierich AN, Bruens M, van Dijk D, Kalkman CJ. Jugular bulb desaturation during coronary artery surgery: a comparison of off-pump and on-pump procedures. Br J Anaesth. 2005;94:715–20.

44. Kishi K, Kawaguchi M, Yoshitani K, Nagahata T, Furuya H. Influence of patient variables and sensor location on regional cerebral oxygen saturation measured by INVOS 4100 near-infrared spectrophotometers. J Neurosurg Anesthesiol. 2003;15:302–6.

45. Baikoussis NG, Karanikolas M, Siminelakis S, Matsagas M, Papadopoulos G. Baseline cerebral oximetry values in cardiac and vascular surgery patients: a prospective observational study. J Cardiothorac Surg. 2010;5:41–6.

46. Stocchetti N, Pararella A, Bridelli F, Bacchi M, Piazza P, Zuccoli P. Cerebral venous oxygen saturation studied with bilateral samples in the internal jugular veins. Neurosurgery. 1994;34:38–44.

47. Sun X, Ellis J, Corso PJ, Hill PC, Lowery R, Chen F, Lindsay J. Mortality predicted by preinduction cerebral oxygen saturation after cardiac operation. Ann Thorac Surg. 2014;98:91–6.

48. Schoen J, Husemann L, Tiemeyer C, Lueloh A, Sedemund-Adib B, Berger KU, et al. Cognitive function after sevoflurane- vs. propofol-based anaesthesia for on-pump cardiac surgery: a randomized controlled trial. Br J Anaesth. 2011;106:840–50.

49. de Tournay-Jette E, Dupis G, Bherer L, Deschamps A, Cartier R, Denault A. The relationship between cerebral oxygen saturation changes and postoperative cognitive dysfunction in elderly patients after coronary artery bypass graft surgery. J Cardiothorac Vasc Anesth. 2011;25:95–104.

50. Palmbergen WAC, van Sonderen A, Keyhan-Falsafi AM, Keunen RW, Wolterbeek R. Improved perioperative neurological monitoring of coronary artery bypass graft patients reduces the incidence of postoperative delirium: the Haga Brain Care strategy. Interact Cardiovasc Thorac Surg. 2012;15:671–7.

51. Lin PY, Zhang F, Xue Q, Yu B. Accuracy of regional cerebral oxygen saturation in predicting postoperative cognitive dysfunction after total hip arthroplasty: regional cerebral oxygen saturation predicts POCD. J Arthroplast. 2013;28:494–7.

52. Demir G, Çukurova Z, Eren G, Hergünsel O. Comparison of the effects of on-pump and off-pump coronary artery bypass surgery on cerebral oxygen saturation using near-infrared spectroscopy. Korean J Anesthesiol. 2014;67:391–7.

53. Salazar F, Doñate M, Boget T, Bogdanovich A, Basora M, Torres F, et al. Relationship between intraoperative regional cerebral oxygen saturation trends and cognitive decline after total knee replacement: a posthoc analysis. BMC Anesthesiol. 2014;14:58.

54. Paquet C, Deschamps A, Denault AY, Couture P, Carrier M, Babin D, et al. Baseline regional cerebral oxygen saturation correlates with left ventricular systolic and diastolic function. J Cardiothorac Vasc Anesth. 2008;22:840–6.

55. Skhirtladze K, Birkenberg B, Mora B, Moritz A, Ince I, Ankersmit HJ, et al. Cerebral desaturation during cardiac arrest: its relation to arrest duration and left ven-

tricular pump function. Crit Care Med. 2009;37:471–5.

56. Kytta J, Ohman J, Tanskanen P, Randell T. Extracranial contribution to cerebral oximetry in brain dead patients: a report of six cases. J Neurosurg Anesthesiol. 1999;11:252–4.

57. Schwarz G, Litcher G, Kleinert R, Kleinert R, Jobstmann R. Cerebral oximetry in dead subjects. J Neurosurg Anesthesiol. 1996;8:189–93.

58. Maeda H, Fukita K, Oritani S, Ishida K, Zhu BL. Evaluation of post-mortem oxymetry with reference to the causes of death. Forensic Sci Int. 1997;87:201–10.

59. Litscher G, Schwarz G. Transcranial cerebral oximetry—is it clinically useless at this moment to interpret absolute values obtained by the INVOS 3100 cerebral oximeter? Biomed Tech (Berl). 1997;42:74–7.

60. Roh Y-J, Choi J-W, Suh J-H, Shim JY, Choi IC. Correlation between pre-operative brain magnetic resonance angiography findings and intra-operative cerebral oxygen saturation during coronary artery bypass graft surgery. J Int Med Res. 2009;37:1772–9.

61. Ono M, Brady K, Easley RB, Brown C, Kraut M, Gottesman RF, Hogue Jr CW. Duration and magnitude of blood pressure below cerebral autoregulation threshold during cardiopulmonary bypass is associated with major morbidity and operative mortality. J Thorac Cardiovasc Surg. 2014;147:483–9.

62. Moerman AT, De Hert SG, Jacobs TF, De Wilde LF, Wouters PF. Cerebral oxygen desaturation during beach chair position. Eur J Anaesthesiol. 2012;29:82–7.

63. Brown MM, Wade JPH, Marshall J. Fundamental importance of arterial oxygen content in the regulation of cerebral blood flow in man. Brain. 1985;108:81–93.

64. Suehiro K, Okutai R. Cerebral desaturation during single-lung ventilation is negatively correlated with preoperative respiratory functions. J Cardiothorac Vasc Anesth. 2011;25:127–30.

65. Cem A, Serpil UO, Fevzi T, Murat O, Umit G, Esin E, Pinar U, et al. Efficacy of near-infrared spectrometry for monitoring the cerebral effects of severe dilutional anemia. Heart Surg Forum. 2014;17:E154–9.

66. Bashir Z, Haynes S, Sandbach P, Calderwood R, McCollum C, Thorniley M. Cerebral oxygen saturation measurements in red cell transfusion. Adv Exp Med Biol. 2012;737:51–6.

67. Hancock SM, Mahajan RP, Athanassiou L. Noninvasive estimation of cerebral perfusion presure and zero flow pressure in healthy volunteers: the effects of changes in end-tidal carbon dioxide. Anesth Analg. 2003;96:847–51.

68. Aritürk C, Okten M, Ozgen Z, Erkek E, Uysal P, Gullu U, et al. Utility of cerebral oxymetry for assessing cerebral arteriolar carbon dioxide reactivity during cardiopulmonary bypass. Heart Surg Forum. 2014;17:E169–72.

69. Edmonds Jr HL, Ganzel BL, Austin III EH. Cerebral oximetry for cardiac and vascular surgery. Semin Cardiothorac Vasc Anesth. 2004;8:147–66.

70. Mortiz S, Schmidt C, Bucher M, Wiesenack C, Zimmermann M, Schebesch KM, et al. Neuromonitoring in carotid surgery: are the results obtained in awake patients transferable to patients under sevoflurane/fentanyl anesthesia? J Neurosurg Anesthesiol. 2010;22:288–95.

71. Chan SKC, Underwood MJ, Ho AM, So JM, Ho AK, Wan IY, Wong RH. Cannula malposition during antegrade cerebral perfusion for aortic surgery: role of cerebral oximetry. Can J Anesth. 2014;61:736–40.

72. Vernick WJ, Oware A. Early diagnosis of superior vena cava obstruction facilitated by the use of cerebral oximetry. J Cardiothorac Vasc Anesth. 2011;25:1101–3.

73. Gugino LD, Aglio LS, Edmonds Jr HL. Neurophysiological monitoring in vascular surgery. Bailliere's Clin Anaesthesiol. 2000;14:17–62.

74. Ono M, Joshi B, Brady K, Easley RB, Zheng Y, Brown C, et al. Risks for impaired cerebral autoregulation during cardiopulmonary bypass and postoperative stroke. Br J Anaesthesiol. 2012;109:391–8.

75. Patel PM, Drummond JC, Lemkuil BP. Cerebral physiology and effects of anesthetics and techniques. In: Miller RD, editor. Miller's anesthesia. 8th ed. Philadelphia: Saunders; 2015. p. 387–422.

76. Fassoulaki A, Kaliontzi H, Petropoulos G, Tsaroucha A. The effect of desflurane and sevoflurane on cerebral oximetry under steady-state conditions. Anesth Analg. 2006;102:1830–5.

77. Hoge RD, Atkinson J, Gill B, Crelier GR, Marrett S, Pike GB. Linear coupling between cerebral blood flow and oxygen consumption in activated human cortex. Proc Natl Acad Sci U S A. 1996;96:9403–8.

78. Diaz GA, Cesaron E, Alfonso I, Dunoyer C, Yaylali I. Near infrared spectroscopy in the management of status epilepticus in a young infant. Eur J Paediatr Neurol. 2006;10:19–21.

79. Vespa PM, Nenov V, Nuwer MR. Continuous EEG monitoring in the intensive care unit: early findings and clinical efficacy. J Clin Neurophysiol. 1999;16:1–13.

80. Williams ML, Ganzel BL, Slater AD, Slaughter MS, Trivedi JR, Edmonds HL, Pagni SA. Antegrade versus retrograde cerebral protection in repair of acute ascending aortic dissection. Am Surg. 2012;78:349–51.

81. Fischer GW, Lin HM, Krol M, Galati MF, Di Luozzo G, Griepp RB, Reich DL. Noninvasive cerebral oxygenation may predict outcome in patients undergoing aortic arch surgery. J Thorac Cardiovasc Surg. 2011;141:815–21.

82. Harrer M, Waldenberger FR, Weiss G, Folkmann S, Gorlitzer M, Moidl R, Grabenwoeger M. Aortic arch surgery using bilateral antegrade selective cerebral perfusion in combination with near-infrared spectroscopy. Eur J Cardiothorac Surg. 2010;38:561–9.

83. Agostini M, De Gregorio V, Bertora M, Avallato C, Locatelli A. Near-infrared spectroscopy-detected cerebral ischemia resolved by cannulation of an axillo-femoral graft during surgical repair of type A aortic dissection. Heart Surg Forum. 2012;15:E221–3.

84. Orihashi K, Sueda T, Okada K, Imai K. Malposition of selective cerebral perfusion catheter is not a rare event. Eur J Cardiothorac Surg. 2005;27:644–8.

85. Merkkola P, Tulla H, Ronkainen A, Soppi V, Oksala A, Koivisto T, Hippeläinen M. Incomplete circle of Willis and right axillary artery perfusion. Ann Thorac

Surg. 2006;82:74–9.

86. Senanayake E, Komber M, Nassef A, Massey N, Cooper G. Near-infrared spectroscopy monitoring with antegrade cerebral perfusion during aortic surgery. J Card Surg. 2012;27:211–6.

87. Amiri AR, Lee CH, Leung TS, Hetreed M, Craggs MD, Casey AT. Intraoperative assessment of human spinal cord perfusion using near infrared spectroscopy with indocyanine green tracer technique. Spine J. 2013;13:1818–25.

88. Badner NH, Nicolaou G, Clarke CF, Forbes TL. Use of spinal near-infrared spectroscopy for monitoring spinal cord perfusion during endovascular thoracic aortic repairs. J Cardiothorac Vasc Anesth. 2011;25:316–9.

89. Moerman A, Van Herzeele I, Vanpeteghem C, Vermassen F, François K, Wouters P. Near-infrared spectroscopy for monitoring spinal cord ischemia during hybrid thoracoabdominal aortic aneurysm repair. J Endovasc Ther. 2011;18:91–5.

90. Demir A, Erdemli Ö, Ünal U, Taşoğlu İ. Near-infrared spectroscopy monitoring of the spinal cord during Type B aortic dissection surgery. J Card Surg. 2013;28:291–4.

91. Etz CD, van Aspern K, Gudehus S, Luehr M, Girrbach FF, Ender J, et al. Near-infrared spectroscopy monitoring of the collateral network prior to, during, and after thoracoabdominal aortic repair: a pilot study. Eur J Vasc Endovasc Surg. 2013;46:651–6.

92. Edmonds HL Jr. 2010 standard of care for central nervous system monitoring during cardiac surgery. J Cardiothorac Vasc Anesth. 2010;24:541–3 [editorial].

93. *Vretzakis G, Georgopoulou S, Stamoulis K, Stamatiou G, Tsakiridis K, Zarogoulidis P, et al. Cerebral oximetry in cardiac anesthesia. J Thorac Dis. 2014;6 (Suppl 1):S60–9. https://www.ncbi.nlm.nih.gov/pubmed/24672700.

94. *[No authors listed]. The cerebral oximetry marketplace. What's available and which features matter. Health Dev. 2013;42:394–406. https://www.ncbi.nlm.nih.gov/pubmed/24482860.

95. *Mahal I, Davbie SN, Grocott HP. Cerebral oximetry and thoracic surgery. Curr Opin Anaesthesiol 2014;27:21–7. https://www.ncbi.nlm.nih.gov/pubmed/24263686.

96. Zacharias DG, Lilly K, Shaw CL, Pirundini P, Rizzo RJ, Body SC, Longford NT. Survey of the clinical assessment and utility of near-infrared cerebral oximetry in cardiac surgery. J Cardiothorac Vasc Anesth. 2014;28:308–16.

问题（选择唯一最佳答案）

1. 下列哪些因素可以导致 rSO_2 测量值不准确

    A. 皮肤色素沉着

    B. 颅骨缺失

    C. 皮质梗死

    D. 以上都是

2. 关于 rSO_2 与动脉血压描述正确的是

    A. 在脑子动调节范围内，rSO_2 不受血压波动影响

    B. 血压低于自动调节范围下限值时，rSO_2 与血压变化成反比

    C. 将血压维持在正常自动调节范围时可以预防体位相关性 rSO_2 降低

    D. 以上都是

3. 诱导深低温期间，以下正确的是

    A. 鼻咽温度与 rSO_2 成反比

    B. 在皮层突触静默期/皮层爆发抑制期，rSO_2 呈非线性增加至峰值

    C. 持续降低体温能够预测脑氧需求的的降低

    D. 以上都对

4. rSO_2 低于基线值的可能原因

    A. 心搏骤停

    B. 贫血

    C. 肺功能障碍

    D. 以上都可能

5. 应用 rSO_2 测量脑血管反应性，以下正确的是

    A. $PaCO_2$ 每改变 1 mmHg 时，rSO_2 变化 4%

    B. 没有必要监测双侧大脑半球的 rSO_2

    C. rSO_2 值正常，表示脑血管自动调节能力完整

    D. 以上都不对

答案：

1. D
2. A
3. B
4. D
5. C

13 经颅多普勒超声监测

Harvey L. Edmonds Jr.

（梁 发 译　王云珍 校）

学习要点

- TCD 的应用：
  - —脑内大血管的血流方向、流速及搏动性的测量。
  - —脑血管自动调节能力的测量。
  - —脑血管反应性（vasomotor reactivity, VMR）的测量。
  - —血管-神经偶联的测量。
  - —脑血管栓塞的测量。
- 若脑血管直径及血液黏滞性保持稳定，血流速度的改变可以反映血流量的变化。
- 高强度瞬态信号（high-intensity transient signals，HITS）可用于脑血管栓塞的半定量估算。
- TCD 的测量质量与使用者、技术培训、技术、经验和临床实践有关。
- 约 1/4 患者因骨窗颅骨增生肥厚及病态血管而无法进行 TCD 测量。

简介

　　经颅多普勒（TCD）超声监测在围术期及重症治疗中应用的目的是能够无创连续地监测颅内大血管的血流速度变化，反映脑灌注的改变。由于实际的脑血流速度变化较大，TCD 监测的主要目的是反映脑血流速度变化的相对趋势。当血液黏滞度和血管直径保持恒定时，脑血流量的变化与脑血流速度变化成正比[1]。

TCD 技术原理

TCD 的测量原理

　　近 40 年，研究人员发现 2 MHz 的超声波经常能够穿透成人的颞骨，并且能够探测到颅底较大的动脉和静脉。这个发现促成了第一台商用 TCD 超声谱仪的出现。尽管当前 TCD 监测设备显著改进，但仍具有最初设备的基本特征（图 13.1）。近来，对 TCD 基本检查与监测进行了综述[2-3]，TCD 探头由一个振荡压电式晶体和一个麦克风组成，能够产生高频声信号并记录回声。通过血管搏动产生声信号的应用和声信号与其回声之间的多普勒频移的计算能够确定回声红细胞的血流方向和速度。在大血管的中心区域，层流可产生一种具有最大频移（速度）的回声。

　　在一个心动周期中，时域瞬时傅立叶频谱产生的波形与动脉血压波形类似。各频率下的二维或彩色超声波幅均经对数转换。心脏收缩峰期血流速度最快，舒张末期血流速度最慢。

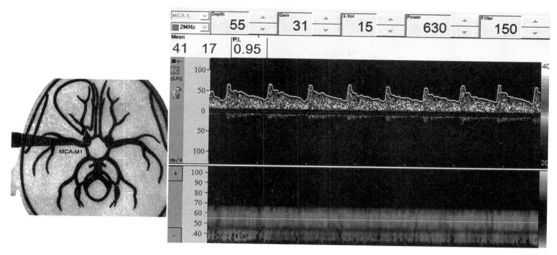

图 13.1 左图所示：经颞窗探测到得左大脑中动脉（MCA）M1 段，深度约为 55 mm。需要注意的是在探测路径较短时，只有大脑中动脉分支能被超声探及。右图上半部分显示的是单一深度的多普勒频谱：横轴表示时间，时长为 6 个心动周期；纵轴表示瞬时血流速度。通常正值表示血流方向朝向探头。右侧的灰色区域显示在超声波靶动脉截面积内超声信号强度的变化。右图下半部显示的是 M 型多普勒频谱：纵轴表示探测距离，水平方向宽的彩色光带表示大脑中动脉线性部分的血流速度，水平方向窄的白线表示从上述频谱得出的具体深度

在每一个声脉冲后可以记录一个暂短的回声信号，速度频谱可以从操作者选定的颅内取样容积中获得（头皮以下的距离）。多栅频谱的叠加可产生动态显示模式（M-模式），其能够同时显示一个较宽深度范围的血流速度。由于气栓和微粒子具有比红细胞大的声阻抗，因此，它们在滚动流速谱或动态显示模式下表现为高强度瞬态信号（high intensity transient signals，HITS）（图 13.2）。由于超声波在监测栓子过程中固有的复杂性和不确定性，使得 FDA 批准将 HITS 数作为当前 TCD 超声谱仪进行半定量估计监测栓子的指标。

近来，随着探头固定架的发展，已经能够应用彩色多普勒超声进行连续的脑灌注成像[4]。因此，通过可视化技术，不仅能够直观地观察病变血管，并且可连续测量大血管显著的血流动力学变化[5]。

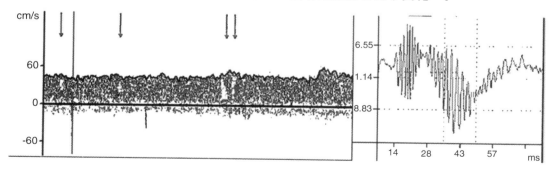

图 13.2 在流速频谱图中出现了栓子形成的高强度瞬态信号（HITS），即四个箭头所指区域。在频谱的灰色区域内每个白点代表一个 HITS。右图显示了两个最新形成的 HIT 回声信号。注意在无搏动的体外循环过程中超声频谱趋势图中也无搏动记录

TCD 临床应用的局限性

第一，TCD 临床应用最主要的局限性是其测量指标为血流速度而非血流量。由于血流速度受血管直径、血流黏稠度、酸碱平衡和体温的影响，异常高的血流速度无法表明是高灌注状态还是灌注不足。例如，高碳酸血症可以使大脑中动脉（middle cerebral artery，MCA）的直径增加超过 20%，这就显著地改变了血流量与血流速度之间的关系。

第二，TCD 的信号质量与操作人员有关。正确的血管识别和准确的流速测量与超声监测医师的培训、技巧和经验及使用有关[6]。在合格的操作人员有规律地进行 TCD 测量，其结果具有高度的一致性，而缺少经验的操作者的 TCD 测量结果的一致性大幅降低[6]。

第三，不是每个患者都有可以进行颅内血管超声操作的颞窗。在一部分人中，双侧颅骨增生，当其颅内血管患病时就无法经颞窗进行 TCD 检查。例如，只有约 78% 的健康老人可以经所有骨窗成功地完成经颅TCD 检查。经颌下进行超声检查能够部分弥补无颞窗的缺陷，颌下固定超声探头能够连续同步检查颈内动脉颅外段和颈内静脉[8]。此种方法能够监测血流速度和方向，还能监测气体栓子及微粒栓子。此外，手持式探头可经眶窗间断、短暂地探及颈内动脉虹吸段的血流情况，在主动脉弓成形术停循环的情况下，这可能有助于选择顺行性或逆行性脑灌注的建立与维持[9-10]。

第四，TCD 不能提供脑血流速度改变原因的直接信息。突然的信号消失可能是血流停止或是探头的无意识移动造成的。准确原因的判定需要结合其他的检查方法。

TCD 监测脑血流动力学的基本原理

TCD 广泛用于定量测量脑血流动力学指标。包括：①大血管血流量、脑血流最大和平均速度（Vm）、最小速度和搏动性；②脑血流自动调节能力；③血管反应性（VMR）；④神经-血管偶联（neurovascular coupling，NVC）和脑血管栓塞[11]。

脑血流速度

TCD 可以在短时间内获得颅内外血流的信息，但麻醉及外科手术对脑血流动力学的影响阻碍了 TCD 在围术期及重症治疗期间的连续应用。若以术前的基础状态为参照，血流的变化趋势可以判断是否出现了异常情况[12]。在血管直径和血液黏稠度不变的情况下，平均血流速度的变化可以反映血流量的改变[13]。一般情况下，MCA 血流量约为大脑半球血流量的 40%。因此，MCA是监测颅内血流动力学的首选部位。探测路径小于 50 mm 就能够准确地识别靶血管。在成人颅骨上使用适当的探头角度，超声可以在浅层探测到 MCA 或其分支的唯一动脉信号。

当 MCA 直径和血液黏稠度保持不变时，显著的血流变化预示着脑灌注改变，随之出现相应的临床症状。当大脑平均血流速度降低幅度大于 60% 或是在心脏舒张末期，回声信号完全消失时，大脑的低灌注可导致晕厥[14]。全麻时，当脑血流速度降低大于 60% 时，脑血流量小于 20 ml/(g·min)，并且出现病理性 EEG 抑制[15]；当脑血流速度降低大于 80% 时，脑卒中的风险显著增加[16]。然而，MCA 血流速度的改变与临床症状的变化并不完全一致，McCarthy 等发现在局麻下行颈内动脉内膜剥脱术时，出现与血管夹闭相关的神经功能障碍的患者中，只有 1/3 的 MCA 血流速度降幅大于 60%[17]。

应用 TCD 快速监测到脑血流受阻，也许能够减轻脑损伤或是挽救患者生命。麻醉医师常对患者颅内血管的功能状态缺乏了解，这增加了脑血流阻塞的潜在风险。尽管存在种种限制因素[17]，TCD 监测在颈动脉内膜剥脱术或颈动脉栓塞及支架置入术中能迅速发现因血管过度牵拉、闭塞、解剖分离及血肿压迫导致 MCA 血流受阻的情况[16-19]。判断是否应用血管转流术的最佳方法仍存在争议。然而，最近一项汇集了 32 项研究的 meta 分析显示，在行颈动脉内膜剥脱术时，依据神经功能监测进行选择性分流的患者，其手术前后的影像学显示脑梗死的发生率下降了 38%[20]。

在急性主动脉夹层修复术中，借助股动脉体外循环启动后，通过假性瘤腔的血流方向发生改变。脑血流内流性阻塞可导致潜在的致命性的脑血流灌注不全综合征。通过 TCD 监测可以快速地了解阻塞的发展情况及指导外科手术治疗[8]。

在逆行性脑灌注期间，可以通过 TCD 监测发现流入道阻塞，甚至可以在开放的颈动脉中发现静脉血的存在。在逆行灌注的过程中，颈内静脉起到了功能性开关的作用[21]，含氧的逆行性血流向上通过上腔静脉直接注入颅外静脉系统，向下注入奇静脉系统。如果颈内静脉丧失功能性开关的作用，瞬间完成的循环停止将引起脑静脉塌陷。在进行有效的逆行性灌注时，推荐压力是 25 mmHg。在颈内静脉功能性开关失效的情况下，需要灌注压力超过推荐压力的短暂过程以便恢复塌陷血管的血流[22]。目前，TCD 是唯一验证是否建立有效的逆行性脑灌注的直接方法。Estrera 等[23] 使用此方法建立了有效的逆行性脑灌注，并证实 TCD 在逆行性脑灌注管理过程的有效性。然而，

大部分临床研究用于建立和维持灌注技术的方法既不是 TCD 也不是脑氧饱和度监测，但却有效地维持了双侧大脑半球的逆行灌注血流。

在停循环期间，TCD 监测在选择性顺行性脑灌注具有宝贵的价值[8]。在进行单一右侧腋动脉、无名动脉或颈动脉插管维持脑灌注时，双侧 TCD 监测可使外科医师明确双侧 MCA 的灌注状态。此外，Neri 等[24] 研究显示，在深低温停循环的状态下常出现脑血流自动调节障碍，而选择性顺行性脑灌注能够预防此种情况的发生。

在体外循环开始之前或即刻，TCD 监测能获取因静脉灌注插管位置不正确导致的脑流出道梗阻的信息，并为正确静脉插管提供校正信息。当出现获得性脑血管阻力增加时，TCD 监测显示在心室舒张末期脑血流速度信号减弱或消失[25]。

从技术和生理学角度可以解释 MCA 血流大幅度降低而没有出现临床相关症状的原因。当探测路径距离大于 55 mm 时，所能探及的位置是颈内动脉远端，是形成大脑中动脉和大脑前动脉的分叉处。颈动脉夹闭时，颈内动脉血流速度显著降低，但却有足够的侧枝血流通过 Willis 环。此外，尽管 MCA 低灌注，但是丰富侧枝血流可通过软脑膜代偿大脑半球的血供，维持脑功能[26]。

目前，TCD 只能提供连续的、直接的脑灌注的信息，围术期还无法常规进行脑灌注状态监测。围术期神经功能障碍的发病率、临床意义以及社会经济意义这一普遍的问题尚未得到足够的重视。事实上，颈动脉内膜剥脱术或颈动脉血管成形术及置入支架术后，症状性高灌注的发生率非常高（10%）[27-28]。颈动脉手术后，高灌注的发生率至少比低灌注高 5 倍，然而大部分神经功能监测工作主要集中在后者[29]。

当脑血流增加超过代谢需求且脑血流速度增加超过基线值 100％ 时定义为脑过度灌注（脑高灌注状态）[30]。临床表现包括部位局限的严重头疼、面部和眼部疼痛、癫痫发作、局灶性神经功能缺失以及认知功能紊乱、谵妄[27]。脑高灌注状态时不存在脑组织结构性损伤和广泛的水肿，影像学无法提供准确信息。脑高灌注综合征若没有诸如脑出血等罕见的并发症[29]，其大部分的临床症状是一过性和自限性的，但医疗费用不菲。也有可能遗留持久的认知功能障碍，或者神经心理功能受损而导致生活质量的下降[30]。尚不能完全理解术后对脑高灌注状态治疗和护理的花费（例如：再次住院、康复按摩、功能不全性自理能力的恢复及工作能力的缓慢恢复等）[31-33]，但特殊症候群的治疗却伴有较长的住院时间和更高昂的医疗费用[34]。

脑血管自动调节功能

脑灌注与体循环灌注压的关系是无法预测的。例如：成人心肺转流术期间，只有半数患者的脑血管自动调节能力保持完整，且此时平均动脉压的下限值为 50 mmHg[35-36]。

患者的最佳管理方案需要不间断地获取脑灌注是否充分的信息。初始完整的自动调节能力可能会由于麻醉的干扰而出现暂时的破坏（如蛛网膜下腔麻醉）或由于外科治疗的需要而发生变化，如深低温体循环[8,37]。另外，自动调节能力可以通过采用改进灌注技术来保持完好，如选择性顺行或逆行性脑灌注[38]。

通过 TCD 和脑氧饱和度监测可达到此目的。两种监测技术互为补充，相得益彰。TCD 能够监测大血管的血流速度而脑氧饱和度测定脑微循环中血红蛋白的氧合状态。因此，当低氧引起 MCA 血流速度下降并且血管扩张时，局部脑氧饱和度（rSO$_2$）表现

为数值降低[39]。然而，这两种测量脑灌注的方法有时是矛盾的。例如，血管收缩药去氧肾上腺素增加大脑中动脉血流速度，却引起 rSO$_2$ 下降。相反，硝普钠等降压药物却引起 rSO$_2$ 升高。这种矛盾的现象似乎可以用相关药物引起脑血管（大脑中动脉）扩张的机制来解释[5]。

脑血管反应性

应用 TCD 监测脑血管反应性（vasomotor reactivity，VMR）是一种行之有效的方法[40]。其阐述了动脉血二氧化碳分压 PaCO$_2$ 与大脑中动脉（MCA）血流量或血流速度间的特殊关系。了解患者 VMR 状态，对围术期麻醉管理具有重要的价值[40]。第一，VMR 是脑血管自动调节功能的前提条件[41]。在正常的 VMR 状态下（即 4％ 的 Δ 流速/mmHg CO$_2$），TCD 监测可同时获得脑血管自动调节的压力下限和无脑血流灌注时的零流量压力[42]。当 VMR 低于正常值时，大脑半球呈现压力依赖性脑灌注且脑卒中风险增加[43]。第二，在正常 VMR 状态下，应警惕低碳酸血症的潜在危险。重度的过度通气可导致大脑中动脉的血流下降超过 30％，引起脑电图缺血性抑制[44]。第三，TCD 能够发现双侧半球 VMR 存在不同，在高碳酸血症时，可导致 VMR 较差半球的血流量减少[45]。第四，了解 VMR 状态对深低温治疗很重要。在小儿与成人患者行脑部降温时，脑血流量的调节最佳方法是通过改变酸碱状态，调节 pH 实现的。同时，复温时应注意调节 α-状态[38,46]。上述理想条件的建立是以双侧脑半球动脉对 CO$_2$ 反应性为基础。

VMR 与脑血管自动调节功能相关，但却是截然不同的两种现象。脑血管自动调节功能需要一个正常的 VMR，但脑动脉对

CO_2 反应性保持完整时，脑自动调节能力却可能受到抑制。例如，挥发性麻醉剂和其他血管活性药物可能会抑制通过 TCD 监测脑血管自动调节能力，但是却不影响低碳酸血症时脑血管的收缩反应[47-48]。此外，完整的脑血管自动调节的压力下限是 50 mmHg[49]。事实上，1973 年的一项研究显示，通过对比乙状结肠血压自动调节曲线与脑血流自动调节曲线发现，自动调节的下限可变，在高血压的患者中，自动调节压力下限常可超过 100 mmHg[50]。

神经-血管偶联

神经-血管偶联（neurovascular coupling，NVC）是指在健康人群中，局部脑血流量的调节与神经活动相适应[51]。Van Alfen 等[52]应用 TCD 和 EEG 阐明在进行脑低温过程中，仍然能够保持 NVC 功能。在主动脉弓置换手术中，需进行低温停循环（约 25℃）以降低脑代谢，EEG 表现为等电位线，尽管进行体外循环，但是 TCD 仍然记录到了脑血流速度振荡现象：在每次脑电爆发后 5 s，TCD 都记录到了脑血流速度的一个峰值，脑血流速度的谷值，都伴随着一个脑电爆发的停止。

循环停止会因为引起血管麻痹而破坏 NVC。在停循环后的复温和脱机恢复灌注的过程中，通过 TCD 观察到了神经-血管失偶联现象，这提示：NVC 不恢复将导致脑损伤的发生[53]。

Peca 等[54]应用 TCD 和视觉诱发电位（visual evoked potential，VEP）比较健康人和淀粉样变血管病患者的 NVC。光刺激试验时，患者由于脑血流-速度反应性受抑制出现 NVC 失偶联，而 VEP 的变化同健康人相同[54]。

在麻醉诱导期，应用 TCD 和 EEG 检查

发现：丙泊酚能够维持 NVC。相反，七氟烷破坏 NVC 的完整性，导致脑血流高灌注和 EEG 抑制[55]。神经活动能够激发局部脑血管扩张，以利于脑血流量快速适应代谢的需要，然而，这种机制还不完全清楚；此外，NVC 和全身因素对脑血流的调节目前仍未可知[56]。

脑血管栓塞

当前用于临床的神经功能监测仪器设备中，TCD 在监测脑循环中微粒栓子和气体栓子具有显著的特色。在心脏手术、颈动脉手术、腹腔镜手术以及髋关节和膝关节手术中，TCD 监测发现了脑栓塞[57-60]。在主动脉机械瓣膜手术、感染性心内膜炎、心房颤动以及心室辅助装置置入术后或在重症治疗期间，通过 TCD 监测也发现了栓子的存在[61-64]。应用连续型 TCD 监测栓塞情况有助于局灶性神经功能缺失的治疗。然而，当出现栓塞性损伤的临床表现时，HITS 存在一个阈值，即 HITS 持续大于 2 个/分钟[65]。通过应用 HITS 阈值，在颈动脉内膜切除术后，以 TCD 监测为指导抗血栓治疗，成功地消除了以微粒子为基础的 HITS 和与神经功能缺失相关的临床症状[66]。

迄今为止，TCD 监测还没有被广泛用于监测围术期微粒栓塞。部分原因是由于难以获得合理的治疗方案限制了 TCD 在围术期的应用。事实上，一旦 TCD 检查发现 HITS，我们可以选择以下措施来减轻脑损伤。早期行 TCD 检查，有可能发现栓塞的源头并可加以控制。以 TCD 监测为指导的抗血小板疗法能够缓解心脏手术后心房颤动或颈动脉内膜剥脱术后血栓形成[66]。在 TCD 监测下，通过主动脉或颈内动脉手术直接减少动脉粥样硬化斑块栓子，加强脑微血栓的清除，增加半影区或侧支循环的灌

注，可显著改善动脉粥样硬化栓塞的临床
预后[67]。

在心脏手术中，TCD 监测若出现大量
HITS 信号，则表示存在大量的脂质微粒栓
子[68]。以 TCD 监测为指导的灌注技术和手
术方法能显著地减少 HITS，减少微血栓的
数量，改善患者预后[69]。

最后，TCD 检查有助于及时发现脑内
大量的气体栓子。及时监测和确定病因有利
于早期制定有效的治疗干预措施[70]。

总结

TCD 监测是 FDA 批准的唯一可用于围
术期及重症监护期间直接、连续监测脑血流
动力学的技术。TCD 能够提供有价值的、
挽救患者生命的临床信息。然而，TCD 提
供信息的质量在很大程度上与超声医师的基
础培训、检查技巧、临床经验及操作手法有
关。因此，其结果解释应该由充分了解
TCD 技术特点并拥有临床经验的人员承担。
具备了相关的理论知识和实践技能，麻醉医
师才能更加合理地应用 TCD，并最终提高
医疗质量。

参考文献

1. Beaudin AE, Brugniaux JV, Vöhringer M, Flewitt J, Green JD, Friedrich MG, et al. Cerebral and myocardial blood flow responses to hypercapnia and hypoxia in humans. Am J Physiol Heart Circ Physiol. 2011;301:H1678–86.
2. *Purkayastha S, Sorond F. Transcranial Doppler ultrasound: technique and application. Semin Neurol. 2012;32:411–20.
3. Bathala L, Mehndiratta MM, Sharma VK. Transcranial Doppler: technique and common findings (Part 1). Ann Indian Acad Neurol. 2013;16:174–9.
4. Shiogai T, Koyama M, Yamamoto M, Hashimoto H, Yoshikawa K, Nakagawa M. Monitoring of brain tissue perfusion utilizing a transducer holder for transcranial color duplex sonography. Acta Neurochir. 2013;118(Suppl):229–33.
5. Stewart JM, Medow MS, DelPozzi A, Messer ZR, Terilli C, Schwartz CE. Middle cerebral O_2 delivery during the modified Oxford maneuver increases with sodium nitroprusside and decreases during phenylephrine. Am J Physiol Heart Circ Physiol. 2013;304:H1776–83.
6. Shen Q, Stuart J, Venkatesh B, Wallace J, Lipman J. Inter-observer variability of the transcranial Doppler ultrasound technique: impact of lack of practice on the accuracy of measurement. J Clin Monit Comput. 1990;15:179–84.
7. *Suri MF, Georgiadis AL, Tariq N, Vazquez G, Qureshi N, Qureshi AI. Estimated prevalence of acoustic cranial windows and intracranial stenosis in the US elderly population: ultrasound screening in adults for intracranial disease study. Neuroepidemiology. 2011;37:64–71
8. Edmonds Jr HL. Monitoring of cerebral perfusion with transcranial Doppler ultrasound. In: Nuwer MR, editor. Intraoperative monitoring of neural function—handbook of clinical neurophysiology, vol. 8. Amsterdam: Elsevier; 2008. p. 909–23.
9. Santalucia P, Feldmann E. The basic transcranial Doppler examination: technique and anatomy. In: Babikian VL, Wechsler LR, editors. Transcranial Doppler ultrasonography. 2nd ed. Boston: Butterworth-Heinemann; 1999. p. 13–31.
10. Edmonds HL Jr, Gordon EK, Levy WJ. Central nervous system monitoring. In: Kaplan JA, editor. Kaplan's cardiac anesthesia. 7th ed. Philadelphia: Elsevier Saunders; 2016; in press.
11. *Willie CK, Colino FL, Bailey DM, Tzeng YC, Binsted G, Jones LW, et al. Utility of transcranial Doppler ultrasound for the integrative assessment of cerebrovascular function. J Neurosci Methods. 2011;196:221–37.
12. *Edmonds Jr HL, Isley MR, Sloan T, Alexandrov A, Razumovsky AY. American Society of Neurophysiologic Monitoring and American Society of Neuroimaging joint guidelines for transcranial Doppler ultrasonic monitoring. J Neuroimaging. 2011;21(2):177–83.
13. Clark JM, Skolnick BE, Gelfand R, Farber RE, Stierheim M, Stevens WC, et al. Relationship of 133Xe cerebral blood flow to middle cerebral arterial flow-velocity in men at rest. J. Cereb. Blood Flow Metab. 1996;16:1255–62.
14. Edmonds Jr HL, Singer I, Sehic A, Strickland T. Multimodality neuromonitoring for neurocardiology. J Interven Cardiol. 1998;11:197–204.
15. Jørgensen LG. Transcranial Doppler ultrasound for cerebral perfusion. Acta Physiol Scand. 1995;625(Suppl):1–44.
16. Spencer MP. Transcranial Doppler monitoring and causes of stroke from carotid endarterectomy. Stroke. 1997;28:685–91.
17. McCarthy RJ, McCabe AE, Walker R, Horrocks M. The value of transcranial Doppler in predicting cerebral ischaemia during carotid endarterectomy. Eur J Vasc Endovasc Surg. 2001;21:408–12.
18. Srinivasan J, Newell DW, Sturzenegger M, Mayberg MR, Winn HR. Transcranial Doppler in the evaluation

of internal carotid artery dissection. Stroke. 1996;27:1226–30.

19. Rosenkranz M, Gerloff C. Secondary bleeding into a subacute carotid wall hematoma. Circulation. 2010;131:e395–6.

20. Schnaudigel S, Gröschel K, Pilgram SM, Kastrup A. New brain lesions after carotid stenting versus carotid endarterectomy. Stroke. 2008;39:1911–9.

21. Imai M, Hanaoka Y, Kemmotsuo K. Valve injury: a new complication of internal jugular vein cannulation. Anesth Analg. 1994;78:1041–6.

22. Ganzel BL, Edmonds Jr HL, Pank JR, Goldsmith LJ. Neurophysiologic monitoring to assure delivery of retrograde cerebral perfusion. J Thorac Cardiovasc Surg. 1997;113:748–57.

23. Estrera AL, Garami Z, Miller III CC, Sheinbaum R, Huynh TT, Porat EE, et al. Cerebral monitoring with transcranial Doppler ultrasonography improves neurologic outcome during repairs of acute type A aortic dissection. J Thorac Cardiovasc Surg. 2005;129:277–85.

24. Neri E, Sassi C, Barabersi L, Massetti M, Pula G, Buklas D, et al. Cerebral autoregulation after hypothermic circulatory arrest in operations on the aortic arch. Ann Thorac Surg. 2004;77:72–9.

25. Rodriguez RA, Cornel G, Semelhago L, Splinter WM, Weerasena NA. Cerebral effects in superior vena caval cannula obstruction: the role of brain monitoring. Ann Thorac Surg. 1997;64:1820–4.

26. Kim Y, Sin DS, Park HY, Park MS, Cho KH. Relationship between flow diversion on transcranial Doppler sonography and leptomeningeal collateral circulation in patients with middle cerebral artery occlusive disorder. J Neuroimaging. 2009;19:23–6.

27. Hirooka R, Ogasawara K, Sasaki M, Yamadate K, Kobayashi M, Suga Y, et al. Magnetic resonance imaging in patients with cerebral hyperperfusion and cognitive impairment after carotid endarterectomy. J Neurosurg. 2008;108:1178–83.

28. Bakoyiannis CN, Tsekouras N, Georgopoulos S, Tsigris C, Filis K, Skrapari I, et al. Can the diameter of endoluminal shunt influence the risk of hyperperfusion syndrome after carotid endarterectomy? Int Angiol. 2008;27:260–7.

29. Wilson PV, Ammar AD. The incidence of ischemic stroke versus intracerebral hemorrhage after carotid endarterectomy: a review of 2,452 cases. Ann Vasc Surg. 2005;19:1–4.

30. Dalman JE, Beenakkers ICM, Moll FL, Leusink JA, Ackerstaff RG. Transcranial Doppler monitoring during carotid endarterectomy helps to identify patients at risk of postoperative hyperperfusion. Eur J Vasc Endovasc Surg. 1999;18:222–7.

31. Ogasawara K, Yamadate K, Kobayashi M, Endo H, Fukuda T, Yoshida K, et al. Postoperative cerebral hyperperfusion associated with impaired cognitive function in patients undergoing carotid endarterectomy. J Neurosurg. 2005;102:38–44.

32. Ogasawara K, Sakai N, Kuriowa T, Hosoda K, Iihara K, Toyoda K, et al. Intracranial hemorrhage associated with cerebral hyperperfusion syndrome following carotid endarterectomy and carotid artery stenting: retrospective review of 4,494 patients. J Neurosurg. 2007;107:1130–6.

33. Hudetz JA, Hoffmann RG, Patterson KM, Hosoda K, Iihara K, Toyoda K, et al. Preoperative dispositional optimism correlates with a reduced incidence of postoperative delirium and recovery of postoperative cognitive function in cardiac surgical patients. J Cardiothorac Vasc Anesth. 2010;24:560–7.

34. Thomason JW, Shintani A, Peterson JF, Pun BT, Jackson JC, Ely EW. Intensive care unit delirium is an independent predictor of longer hospital stay: a prospective analysis of 261 non-ventilated patients. Crit Care. 2005;9:R375–81.

35. Joshi B, Brady K, Lee J, Easley B, Panigrahi R, Smielewski P, et al. Impaired autoregulation of cerebral blood flow during rewarming from hypothermic cardiopulmonary bypass and its potential association with stroke. Anesth Analg. 2010;110:321–8.

36. Joshi B, Ono M, Brown C, Brady K, Easley RB, Yenokyan G, et al. Predicting the limits of cerebral autoregulation during cardiopulmonary bypass. Anesth Analg. 2012;114:503–10.

37. Bonnet MP, Larousse E, Asehnoune K, Benhamou D. Spinal anesthesia with bupivacaine decreases cerebral blood flow in former preterm infants. Anesth Analg. 2004;98:1280–3.

38. Andropoulos DB, Easley RB, Brady K, McKenzie ED, Heinle JS, Dickerson HA, et al. Cerebral perfusion with neuromonitoring for neonatal aortic arch reconstruction. Ann Thorac Surg. 2013;95:648–54.

39. Imray C, Chan C, Stubbings A, Rhodes H, Patey S, Wilson MH, et al. Time course variations in the mechanisms by which cerebral oxygen delivery is maintained on exposure to hypoxia/altitude. High Alt Med Biol. 2014;15:21–7.

40. Willie CK, Macleod DB, Shaw AD, Smith KJ, Tzeng YC, Eves ND, et al. Regional brain blood flow in man during acute changes in arterial blood gases. J Physiol. 2012;590:3261–75.

41. Van Lieshout JJ, Wieling W, Karemaker JM, Secher NH. Syncope, cerebral perfusion and oxygenation. J Appl Physiol. 2003;94:833–48.

42. Hancock SM, Mahajan RP, Athanassiou L. Noninvasive estimation of cerebral perfusion pressure and zero-flow pressure in healthy volunteers: the effects of changes in end-tidal carbon dioxide. Anesth Analg. 2003;96:847–51.

43. *Ono M, Joshi B, Brady K, Easley RB, Zheng Y, Brown C, et al. Risks for impaired cerebral autoregulation during cardiopulmonary bypass and postoperative stroke. Br J Anaesthes. 2012;109:391–8.

44. Halpern P, Neufeld MY, Sade K, Silbiger A, Szold O, Bornstein NM, Sorkine P, et al. Middle cerebral artery flow-velocity decreases and electroencephalogram (EEG) changes occur as acute hypercapnia reverses. Intensive Care Med. 2003;29:1650–5.

45. Hosada K, Kawaguchi T, Ishii K, Minoshima S, Kohmura E. Comparison of conventional region of interest and statistical mapping method in brain single-photon emission computed tomography for prediction of hyperperfusion after carotid endarterectomy. Neurosurgery. 2005;57:32–41.

46. Svyatets M, Tolani K, Zhang M, Tulman G, Charchaflieh J. Perioperative management of deep hypothermic circulatory arrest. J Cardiothorac Vasc Anesth. 2010;24:644–55.

47. Bedforth NM, Hardman JG, Nathanson MH. Cerebral hemodynamic response to the introduction of desflurane: a comparison with sevoflurane. Anesth Analg. 2000;91:152–5.

48. Brassard P, Seifert T, Wissenberg M, Jensen PM, Hansen CK, Secher NH. Phenylephrine decreases frontal lobe oxygenation at rest but not during moderately intense exercise. J Appl Physiol (1985). 2010;108:1472–8.

49. McCall ML, Taylor HW. The action of hydergine on the circulation and metabolism of the brain in toxemia of pregnancy. Am J Med Sci. 1953;226:537–41.

50. Strangaard S, Olesen J, Skinhøj E, Lassen NA. Autoregulation of brain circulation in severe arterial hypertension. Br Med J. 1973;1(5852):507–11.

51. Girouard H, Iadecola C. Neurovascular coupling in the normal brain and in hypertension, stroke, and Alzheimer disease. J Appl Physiol. 2006;100:328–35.

52. van Alfen N, van Hal M, Karmann C. Coupling between electroencephalography pattern and cyclic transcranial Doppler flow during aortic root surgery. J Neurosurg Anesthesiol. 2011;23:55–6.

53. Gugino LD, Aglio LS, Edmonds Jr HL. Neurophysiological monitoring in vascular surgery. Baillieres Clin Anaesth. 2000;14:17–62.

54. Peca S, McCreary CR, Donaldson E, Kumarpillai G, Shobha N, Sanchez K, et al. Neurovascular decoupling is associated with severity of cerebral amyloid angiopathy. Neurology. 2013;81:1659–65.

55. Jung HS, Sung T-Y, Kang H, Kim JS, Kim TY. Cerebral blood flow change during volatile induction in large-dose sevoflurane versus intravenous propofol induction: transcranial Doppler study. Korean J Anesthesiol. 2014;67:323–8.

56. Phillips AA, Chan FH, Zheng MM, Krassioukov AV, Ainslie PN. Neurovascular coupling in humans: physiology, methodological advances and clinical implications. J Cereb Blood Flow Metab. 2016;36:647–64.

57. Alassar A, Soppa G, Edsell M, Rich P, Roy D, Chister I, et al. Incidence and mechanisms of cerebral ischemia after transcatheter aortic valve implantation compared with surgical aortic valve replacement. Ann Thorac Surg. 2015;99:802–8.

58. Piorkowski M, Kläffling C, Botsios S, Zerweck C, Scheinert S, Banning-Eichenseher U, et al. Postinterventional microembolism signals detected by transcranial Doppler ultrasound after carotid artery stenting. Vasa. 2015;44:49–57.

59. Schramm P, Engelhard K, Scherhag A, Schier F, Werner C, et al. High-intensity transient signals during laparoscopic surgery in children. Br J Anaesth. 2010;104:224–7.

60. Koch S, Forteza A, Lavernia C, Romano JG, Campo-Bustillo I, Campo N, Gold S. Cerebral fat microembolism and cognitive decline after hip and knee replacement. Stroke. 2007;38:1079–81.

61. Guerrieri-Wolf L, Choudhary BP, Abu-Omar Y, Taggart DP. Solid and gaseous cerebral micro emboli-zation after biologic and mechanical aortic valve replacement: investigation with multirange and multi-frequency transcranial Doppler ultrasound. J Thorac Cardiovasc Surg. 2008;135:512–20.

62. Lepur D, Baršić B. Incidence of neurological complications in patients with native-valve infective endocarditis and cerebral microembolism: an open cohort study. Scand J Infect Dis. 2009;41:709–13.

63. Kumral E, Balkir K, Uzuner N, Evyapan D, Nalbantgil S. Microembolic signal detection in patients with symptomatic and asymptomatic lone atrial fibrillation. Cerebrovasc Dis. 2001;13:192–6.

64. Sato K, Hanzawa K, Okamoto T, Kyo S, Hayashi J. Frequency analysis of high-intensity transient signals of transcranial Doppler ultrasound in patients supported with a left ventricular assist device. J Artif Organs. 2008;11:201–3.

65. Payne DA, Jones CI, Hayes PD, Thompson MM, London NJ, Bell PR, et al. Beneficial effects of clopidogrel combined with aspirin in reducing cerebral emboli in patients undergoing carotid endarterectomy. Circulation. 2004;109:1476–81.

66. Saedon M, Singer DRJ, Pang R, Tiivas C, Hutchinson CE, Imray CH. Registry report on kinetics of rescue antiplatelet treatment to abolish cerebral microemboli after carotid endarterectomy. Stroke. 2013;44:230–3.

67. Kim K, Reynolds T, Donayre C, Kopchok G, White R, De Virgilio C, Chauvapun J. Predictability of cerebral embolization from aortic arch manipulations during thoracic endovascular repair. Am Surg. 2011;77:1399–409.

68. Bismuth J, Garami Z, Anaya-Ayala JE, Naoum JJ, El Sayed HF, Peden EK, et al. Transcranial Doppler findings during thoracic endovascular repair. J Vasc Surg. 2011;54:364–9.

69. Gasparovic H, Borojevic M, Malojcic B, Gasparovic K, Biocina B. Single aortic clamping in coronary artery bypass surgery reduces cerebral embolism and improves neurocognitive outcomes. Vasc Med. 2013;18:275–81.

70. Yeh Jr T, Austin III EH, Sehic A, Edmonds Jr HL. Rapid recognition and treatment of cerebral air embolism: the role of neuromonitoring. J Thorac Cardiovasc Surg. 2003;126:589–91.

问题（请判断以下表述是否正确）

1. TCD 可以定量测量脑血流

   A. 对

   B. 错

2. TCD 与脑电图和脑氧饱和度一样，可以应用于每一个患者

   A. 对

   B. 错

3. 与 EEG 比较，TCD 监测可以快速判断潜在有害的脑高灌注状态

A. 对

B. 错

4. 联合应用 EEG 和 TCD 可探测到麻醉药物相关的脑血流量与神经活动的的"失偶联"状态

A. 对

B. 错

5. TCD 能够探测到脑血环的固体与气体栓塞

A. 对

B. 错

答案

1. B

2. B

3. A

4. A

5. A

14 颈静脉球氧饱和度监测

Deepak Sharma，Abhijit Lele

（梁发 译 王云珍 校）

简介

维持充分的脑血流量（cerebral blood flow，CBF）和氧合是神经重症治疗和开颅手术麻醉管理的基石。尤其是在具有高度脑缺血风险的患者中，维持脑氧供需平衡更为重要。通过监测颈静脉球处的氧饱和度能够反映脑氧状态。颈静脉球氧饱和度（jugular venous oxygen saturation，SjvO₂）的正常范围是 55%～75%，当低于或高于此范围时，意味着脑缺血或脑过度灌注[1-3]。然而，SjvO₂ 反映全脑的脑代谢状态，不能反映局灶性脑缺血的存在。监测 SjvO₂ 有助于早期诊断脑缺血并能够指导临床进行优化通气、灌注压、液体管理及氧合状态的调节[4-8]。SjvO₂ 降低与脑创伤后不良神经功能预后相关[2]。尽管 SjvO₂ 监测不是一种新技术，但是通过多年的改善，现已不单单限于抽取血样，也应用于神经重症治疗和手术室中监测脑氧代谢。本章将从以下 6 个方面阐述 SjvO₂ 监测的相关内容：

1. SjvO₂ 监测基本原理
2. 脑静脉的引流解剖基础
3. SjvO₂ 监测的相关技术
   - 颈静脉球置管
   - SjvO₂ 的测量比较：光纤与实验室
   - 颈静脉球置管的取样率
   - 并发症与禁忌证
4. SjvO₂ 的正常值与异常值得意义
5. SjvO₂ 的临床应用
6. 局限性（表 14.1）

SjvO₂ 监测的基本原理

SjVO₂ 反映脑氧供与脑氧耗间的平衡关系，以及与脑氧供和脑氧耗成比例关系。因

表 14.1 缩略词和生理学名词

CBF	脑血流量
CMRO₂	脑氧代谢率
O₂ER	氧摄取率＝（氧耗/氧供）＝ $AVDO_2 \times CBF / CaO_2 \times CBF = AVDO_2 / CaO_2 = SaO_2 - SjvO_2 / SaO_2$
SaO₂	动脉血氧饱和度
PaO₂	动脉血氧分压
SjvO₂	颈静脉球氧饱和度
PjvO₂	颈内静脉氧分压
AVDO₂	动脉静脉血氧含量差＝ $(SaO_2 - SjvO_2) \times 1.34 \times Hb + (PaO_2 - PjvO_2) \times 0.0031$
CaO₂	动脉氧含量＝ $(SaO_2 \times 1.34 \times Hb) + (PaO_2 \times 0.0031)$
CjvO₂	颈内静脉氧含量＝ $(SjvO_2 \times 1.34 \times Hb) + (PjvO_2 \times 0.0031)$

此，$SjvO_2$ 监测是间接评估脑摄氧和脑氧代谢的一种方法。在健康人群中，脑氧代谢率（cerebral metabolic rate for oxygen，$CMRO_2$）与 CBF 偶联；$CMRO_2$ 增加时，CBF 也相匹配地增加。应用 Fick 原理，脑氧代谢率表示如下：

$$CMRO_2 = CBF \times (CaO_2 - CjvO_2)$$

其中：

$$CaO_2 = (SaO_2 \times 1.34 \times Hb)$$

$$CjvO_2 = (SjvO_2 \times 1.34 \times Hb) +$$
$$(PjvO_2 \times 0.0031)$$

在以上的公式中，溶解氧可以忽略不计。其中，血红蛋白浓度恒定不变。因此，氧含量与氧饱和度成一定的比例。动静脉氧含量差（difference in arterial-venous content of blood，$AVDO_2$）可以通过 SaO_2 与 $SjvO_2$ 差值进行计算：$AVDO_2 = CMRO_2 / CBF$。因此，$SjvO_2$ 是 SaO_2、CBF 及 $CMRO_2$ 计算得到的函数，即：当 $CMRO_2$ 升高时，而 CBF 没有相应的增加，这时 $AVDO_2$ 也增加。此时，脑氧摄取量也增加，伴随 $SjvO_2$ 下降。因此，在临床治疗过程中，出现突然的 $SjvO_2$ 下降时，意味着 $CMRO_2$ 增加或者 CBF 下降，这有助于临床医生去分析判断脑氧饱和度下降的原因。在一些病理状态的情况下，如脑创伤（traumatic brain injury，TBI）及在麻醉状态下，脑氧耗与脑血供的正常关系发生改变——失偶联状态。即使在这种病理状态下，$SjvO_2$ 下降时，颈静脉球的氧含量仍然能够反映氧耗与氧供的关系。低氧和贫血能够降低脑氧供。

$SjvO_2$ 监测对于能引起不良预后的脑缺氧/脑缺血事件具有重要意义[2]。基于 $SjvO_2$ 监测技术，制定合理的干预措施，降低因癫痫发作或高热引起的 $CMRO_2$ 的增高，优化血流动力学，改善通气，提高 CBF，以维持正常的 $SjvO_2$。相反，在脑充血的时候，$SjvO_2$ 增加，超过正常值上限，可以通过采取降低血压（例如脑动静脉畸形术后）或进行麻醉镇静的方式降低 CBF，以改善脑充血状态。

脑引流静脉的解剖

图 14.1 是脑引流静脉的示意图。脑血流通过浅层和深层脑静脉流入静脉窦（衬于颅骨内膜外面与硬脑膜内层之间）。脑静脉窦最终汇于颈内静脉（internal jugular veins，IJVs）。脑静脉由皮质静脉丛和深部静脉丛组成。皮质静脉主要汇入上矢状窦，少部分汇入海绵窦或蝶顶窦。深部静脉汇入直窦，直窦与上矢状窦形成窦汇。两侧横窦起源于窦汇，汇于乙状窦，然后出颅形成颈内静脉球部。两侧横窦比较，右侧较大者约占 62%，左侧较大者约占 26%，相同大小的约占 12%[10]。颅底海绵窦和环窦间能够自由地流通，通过岩窦，最后汇于颈静脉球。尽管大部分人群的硬膜窦在窦汇处汇合，但直窦的血液（引流自皮质下区域）趋于引流入左侧静脉窦，而上矢状窦的血液（引流自皮质）趋于引流入右侧静脉窦[11]。

一般情况下，一侧颈内动脉供血量的 2/3 由同侧 IJVs 引流回心脏，余 1/3 由对侧颈内静脉引流[12]。尽管颈内静脉的血来自大脑半球，但双侧静脉引流通常是不对称的：一部分人群主要引流入右侧颈静脉球部，另一部分人则主要引流入左侧颈静脉球部，很小部分人是双侧对称的。两侧 $SjvO_2$ 值差距可达 10% 以上[1]，因此，建议在优势脑静脉引流侧进行颈静脉球导管置入，监测 $SjvO_2$[1,4]。但是否一定要在患侧进行监测，目前仍处于争论之中。颈静脉引流的优势侧可以通过血管影像进行确定：直径较大者为优势侧[4]，也可以通过颈部超声检查颈静脉直径及 CT 检查颈静脉孔的大小确定[13-14]。图 14.2 显示了三种不同优势的静脉引流。

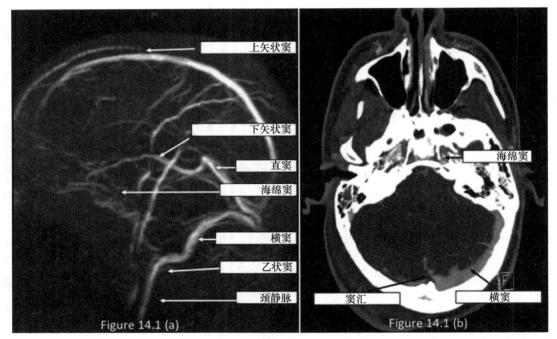

图 14.1　脑静脉窦：（**a**）斜后位，（**b**）轴位。注意观察各个脑静脉窦的血液最终都汇集在颈静脉球处。（Reproduced with permission from the original author of *Clinical Anatomy Principals*〔Chapter 2，page 157〕published by Mosby Yearbook Inc.　1996）

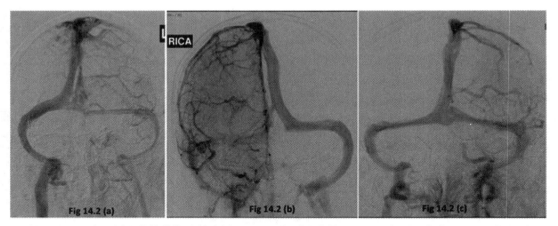

图 14.2　三个不同患者静脉期血管造影。（**a**）右侧引流优势；（**b**）左侧引流优势；（**c**）两侧相同

在一组 32 例重度脑创伤患者中监测双侧 SjvO₂ 发现，双侧 SjvO₂ 的差异约为 5%[15]。其中，15 例患者的左右 SjvO₂ 比较，差值达到了 15%[15]，此外还有 3 名患者的 SjvO₂ 左右差值约为 10%[14]。这些发现也支持选择优势颈静脉球进行 SjvO₂ 监测[4]。

IJVs 是颅内乙状窦颅外的直接延续（见

图 14.1）。IJVs 源于颅骨颈静脉孔，止于胸廓入口处（在胸骨柄后，跨越锁骨下动脉与锁骨下静脉汇合形成上腔静脉）。颈内静脉走行于颈部全长，包绕于颈动脉鞘内，与颈动脉伴行。在其走行过程中，其位于颈动脉外，并逐渐接近并跨过颈动脉，走行于其内侧。在 IJV 的起始及终点各存在一个球形膨大，

称为上、下"颈静脉球"。"上颈静脉球"是 1 个较为突出的静脉囊壁，而"下颈静脉球"位于锁骨上 1 cm 处轮廓不清的静脉膨大。

上述解剖知识对理解从颈静脉球部抽取血液样本时，可能造成颅外静脉血掺杂具有重要的临床意义。掺杂的静脉血有多种来源：①额叶静脉和导静脉流入上矢状窦；②海绵窦通过岩静脉窦与乙状窦联通，海绵窦又与眼静脉和翼静脉丛联通。③在颈静脉球部下方附近，有咽静脉和面静脉的血液流入，此时若导管头端位置向下移动低于球部时，两者将成为颅外静脉血掺杂的主要来源。因为颅外组织的氧摄取率小于脑组织的氧摄取率，因此当颅外静脉血掺杂时，Sj-vO$_2$ 的读数异常偏高。

颈静脉球氧饱和度的技术

颈静脉球置管

在严格的无菌条件下，应用超声定位 IJVs 的穿刺位置：胸锁乳突肌与锁骨组成的三角顶点。体位：头低脚高位。头低脚高位是 IJVs 穿刺的常用体位，但是颅内顺应性较差的患者不宜选用。穿刺技术：Seldinger 技术，即通过导丝引导置管。首先向头侧置入导引鞘（5～6 F），通过导引鞘置入氧饱和度监测导管（4.5～5 F），置入深度为 15～20 cm（成人），一般为穿刺点至乳突水平的距离，或置管时遇到阻力为止，此项技术适用于成人和儿童[4]。遇到阻力后拔出约 0.5 cm，导管尖端应处于颅底颈静脉孔下方，颈静脉球会有一个轻微的弯曲部位。此置管技术与颈内静脉（中心静脉）置管类似，除外穿刺针型号，导管型号及置管方向（彩图 14.3）。通常选择 16 G、5.25 in 长的静脉套管针备术中颈静脉血取样，进行颈静脉氧饱和度测定[4,6]。

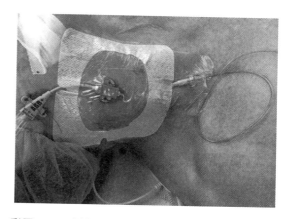

彩图 14.3　同侧的中心静脉置管与颈静脉球置管示意图。中心静脉通路尾侧置管，颈静脉球头侧置管

颈静脉球内导管的位置需要通过头颅侧位 X 线片进行确定：导管尖端位于乳突水平，位置居中。有人曾建议，应用 X 线片确定导管位置时最好采用 Stenvers 体位（即将头转向穿刺对侧 15°～20°）进行拍摄，并进行颈部侧位片拍摄。确定导管位置的另一种方法是，颅骨处于前后位（正位）时，导管尖端应位于眶下缘与寰枢关节的连线水平[16]。正确放置导管对数据的收集至关重要。即使导管的放置位置正确，也可能出现因为导管头端移位导致的 SjvO$_2$ 数值虚高[10]。因此，需要定期调整导管头端的位置，应用导引鞘方便调整。

建议行优势引流侧进行逆行置管监测 SjvO$_2$，确定优势引流侧或优选监测侧其他方法如下：

- 通过脑血管造影确定静脉期优势型[4]（见图 14.2）。
- 应用超声确定直径较大的 IJVs，证实脑静脉优势型[13]。
- 计算机断层扫描（CT）指导下选择颈静脉孔较大侧置管[14]。
- 压迫颈静脉引起颅内压（intracranial pressure，ICP）显著增加侧[17]。
- 存在局部损伤的情况下，选择同侧颈静脉球置管[18]。

连续监测与间断取样测定 SjvO2

SjvO2 测定可以通过两种方式实现：间断取样测定和应用纤维光导技术，并置入导管持续测定 SjvO2。后者实现的基本原理是：氧合血红蛋白与去氧血红蛋白能够吸收不同波长的光谱。Baxter-Edwards 系统（Edslab Sat Ⅱ，Baxter Edwards Critical Care Division，Irvine，CA）采用双波长光谱，通过反射分光光度法对患者血样的 SjvO2 进行校准。雅培系统（Opticath Oximetrix，Abbott Critical Care System，Abbott Park，IL）应用三波长光谱，可以在体内对患者的血样进行校准，也可以在体外通过内置校准程序进行校准。

一项前瞻性研究显示：在对 ICU 31 例 TBI 患者 195 份血液样本进行血气分析，同时记录床旁连续监测脑氧饱和度的数据，比较通过 Baxter-Edwards 系统测定颈静脉球氧饱和度 3.4 天的平均值发现，间断取样分析与连续颈静脉球氧饱和度监测具有相关性[19]。虽然连续监测 SjvO2 的敏感性较低（45%～50%），但是其具有非常好的特异性（98%～100%），即不需要担心患者被误诊而采取不必要的处理[19]。尽管如此，研究者建议：在处理 SjvO2 降低的患者时，需要先对 SjvO2 进行验证[19]。纤维光导管连续监测 SjvO2 能够准确反映氧代谢情况：在 12 例神经外科手术中，进行 111 次 SjvO2 数值记录，变化范围为 42%～95%[20]。然而在另一项 ICU 的 TBI 患者的研究中，最初在体内调定的 SjvO2 与实验室的血氧饱和度不十分相关。但是在因低碳酸血症、低灌注及高 ICP 引起颈静脉球氧饱和度下降的 TBI 患者中，两者显著相关[21]。因此，研究者建议，在应用连续 SjvO2 监测前，进行实验室 SjvO2 测定[21]。Edslab 监测导管（Baxter

Healthcare Corporation，Irvine，CA，USA）是通过实验室测定 SjvO2 值进行调定的，其导管头端没有明显的移位和可以忽略的偏倚[22]。在心肺转流术（CPB）中，纤维光导管测定的 SjvO2 与实验室测定的 SjvO2 相关性较差，但是在术后 18 小时，两者的一致性却较好[23]。在 CPB 术中，两种方法很难取得一致性（−20.29%～18.05%），而在术后两者的差异减小了（−6.3%～7.45%）[23]。需要长期留置监测导管用于连续监测 SjvO2 和（或）血红蛋白的患者，至少需要每天抽取一次血样进行实验室 SjvO2 测定，来调定连续监测 SjvO2 设备。

血样采集

低于颈静脉球采集血样会导致面静脉和下颌支静脉血的掺杂。快速抽取血样将增加颅外静脉血液掺杂，导致 SjvO2 读数假性升高。Matta 和 Lam 发现，在机械通气的神经外科手术中，当取样速度超过 2 ml/min 时，将导致 SjvO2 显著升高[24]。因此，血样采集宜缓慢，取样速度不大于 2 ml/min，尤其是在过度通气或应用药物治疗（巴比妥类）引起 CBF 的时候[24]。然而，目前没有数据支持采样速度小于 2 ml/min 时，能够避免颅外静脉血的掺杂。小于 2 ml/min 的采样速度也许能够进一步提高 SjvO2 测定的准确性，但这样的采样方法也许不符合实际情况，也不能快速评估 SjvO2 的变化。

SjvO2 监测的并发症

SjvO2 监测临床应用的并发症主要集中在以下两个方面：①穿刺置管并发症（误穿颈动脉、神经损伤、气胸及左侧淋巴管损伤），②导管留置并发症（感染、静脉血栓形成）。Jakobsen 和 Eneboldsen 报道的 80 例行 SjvO2 监测的患者中，应用 Seldinger

技术进行穿刺置管，有一例患者意外误穿颈动脉[25]。Matta 等[6] 在其后报道，在 100 例行神经外科手术的麻醉患者中，行颈静脉球逆行置管，其中有 2 例患者误穿颈动脉，并对其进行了动脉压迫处理。作者在儿童患者中行颈内静脉逆行置管，并未发生误刺穿动脉的病例[8]。有经验的医生应用超声定位进行颈内静脉逆行置管，能够进一步降低误刺穿动脉的风险。严重的并发症，如血肿多由于置入 5～6F 导引鞘引起的，如果在置入导引鞘之前，在较细的导管（♯18G）尾侧连接压力换能器，通过波形确定导管在颈内静脉而非颈动脉内，就能避免血肿等严重并发症的发生。罕见的并发症包括：导管头端误入蛛网膜下腔[26] 和误入颈部硬膜外前静脉丛[27]。其他并发症包括 Horner 综合征、颈横筋膜损伤及喉返神经损伤。

静脉血液回流受阻可以导致 ICP 升高。尽管逆行颈内静脉置管可能妨碍脑内静脉引流，但是监测 SjvO2 所使用的导管与颈内静脉管腔比较非常细小。Goetting 和 Preston[28] 的研究未发现颈内静脉球部逆行置管对 ICP 有任何影响。监测 SjvO2 留置导管期间的血栓形成还未见病例报道，但一旦发生，后果严重。应用尽可能小型号的导管及保持导管通畅能够降低发生血栓的风险。感染和脓毒症是已知留置所有类型静脉导管期间可能发生的并发症。Stochetti 等[15] 的研究显示由导管留置导致的脓毒症的发生率约为 1.8%。在穿刺置管及留置导管期间，严格的无菌技术至关重要。

SjvO2 监测的禁忌证

绝对禁忌证：静脉血栓。相对禁忌证：高凝状态、凝血功能障碍、气管切开者（感染的风险）及颈椎不稳定者。

SjvO2 正常值与异常值的诊断意义

SjvO2 的正常值为 55%～71%[9]，后续的研究显示 SjvO2 的下限值比以往的报告要低[29]。在人类中，当 CjvO2 从 3 $\mu mol/ml$ 降低到 2.7 $\mu mol/ml$ 时，SjvO2 约为 45%，出现意识昏迷[30]。当 SjvO2 < 24% 时，将出现意识消失的情况。对于体外循环（CPB）和创伤性脑血肿的患者，当 CjvO2 低于 3 $\mu mol/ml$ 时，将增加脑内的无氧代谢[31-32]，此时 SjvO2 约为 50%。在 TBI 患者创伤最初的 5～10 天，SjvO2 升高，平均为（68.1±9.7）%，范围为 32%～96%[10]。一般而言，当 SjvO2 小于 50% 时提示脑缺血可能，而大于 75% 时提示脑充血。

图 14.4 是处理低 SjvO2 的流程。简而言之，在给予任何处理之前，需要进行实验室 SjvO2 值测定加以证实低 SjvO2 的准确性。低 SjvO2 的原因包括：①脑代谢增加（癫痫发作或高热）；②氧供降低（低氧，贫血，过度通气，低血压，高 ICP 及脑血管痉挛）。SjvO2 的降低与脑缺血呈非线性关系，SjvO2 微小降低时，CBF 基本接近正常；当 CBF 低于 35～40 ml/（100 g·min）时，SjvO2 将剧烈下降。在正常人群中，应用等容稀释法降低血细胞比容至 26% 时，SjvO2 仍保持正常值范围[33]。脑创伤后，脑血管自动调节曲线右移。因此，当血压或脑灌注压降低不明显时，CBF 将显著降低[4]。在全身麻醉过程中，CBF 的变化与麻醉药物的选择有关。例如，异丙酚维持麻醉时，能够保持代谢与 CBF 的偶联机制，但是如果同时进行过度通气，SjvO2 会降低[34]。相反，如果应用吸入麻醉药维持麻醉，代谢与 CBF 的偶联机制将解除，表现为 SjvO2 增加[35]。

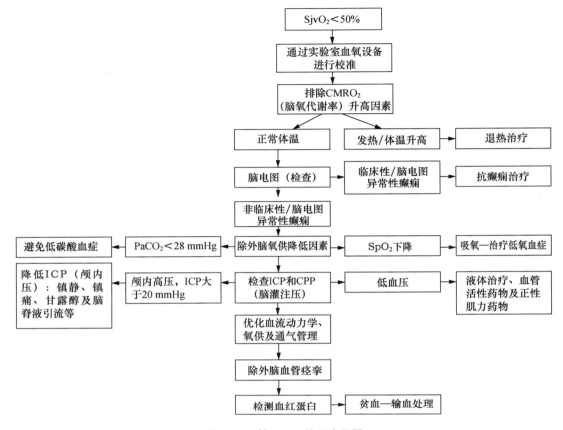

图 14.4 低 $SjvO_2$ 处理流程图

　　脑充血（$SjvO_2 > 75\%$）可发生于脑动静脉畸形患者或者治疗性低温/镇静导致的 EEG 爆发性抑制。治疗高 $SjvO_2$ 可采取中度过度通气或进行血流动力学调控。然而，不可忽视的一点是：脑梗死也能导致 $SjvO_2$ 升高。因此，在采取干预措施治疗异常 $SjvO_2$ 时，还应同时从其他监测设备获取相关信息。

$SjvO_2$ 监测的临床应用

　　$SjvO_2$ 监测不仅在重症治疗中应用，也应用于术中监护：神经外科手术及心脏外科手术。

$SjvO_2$ 监测在重症治疗中的应用

　　$SjvO_2$ 监测是多模式监测方法的有效部分。由于其识别局灶性脑缺血准确性较低，

所以常将其用于半球或全脑异常的患者中。在 ICU 中选择性应用 $SjvO_2$ 监测的相关问题将在以后进行讨论。

$SjvO_2$ 监测在脑创伤中的应用

　　重度脑创伤（traumatic brain injury，TBI）患者常伴有脑缺血等继发性损伤。然而，脑氧合状态的信息单独通过应用血流动力学监测并不能充分获取，所以指南推荐：在重度 TBI 的患者中，联合应用 $SjvO_2$ 监测、脑组织氧分压监测及标准颅内压监测[36]。重度 TBI 患者中，未出现 $SjvO_2$ 降低的患者与出现一次或多次 $SjvO_2$ 降低的患者相比，前者具有较低的死亡率和较好的临床转归[37-38]。在 TBI 患者中，脑氧饱和度降低的原因有：低血压、低氧、低碳酸血症及

贫血等，还与 ICP 升高和脑血管痉挛有关。脑氧饱和度降低事件常见，多发生在 TBI 后 48 h 内，$SjvO_2$ 监测有助于早期诊断脑缺血，分析病因为治疗措施引起或颅内因素引起[39-42]。高 $SjvO_2$ 也与不良转归相关[43]。监测 $SjvO_2$ 有助于优化机械通气治疗[40-41]、液体管理和氧合管理[40,44]以及脑灌注的干预[4]。创伤性蛛网膜下腔出血（traumatic subarachnoid hemorrhage，SAH）的患者，具有潜在脑血管痉挛恶化的风险。联合应用 TCD 和 $SjvO_2$ 监测能够预测和辨别脑充血和脑血管痉挛[45]。事实上，同其他临床检查、影像检查相比，$SjvO_2$ 降低与临床转归具有更强的相关性[46]。在没有局灶性脑部病变的患者中，$SjvO_2$ 监测与脑组织氧分压具有良好的相关性；在具有脑部局灶性病变的患者中，两者可能不存在相关性[18]。因此，脑组织氧分压监测能够提供更为完善的补充。神经重症治疗学会的指导意见是：$SjvO_2$ 监测是多模脑功能监测的有效部分，需与 ICP 监测同时应用。单纯的 $SjvO_2$ 治疗并不能改善重度 TBI 患者的预后。因此建议在重度 TBI 患者的治疗中，不能单独进行基于改善 $SjvO_2$ 的治疗[47]。

$SjvO_2$ 监测在动脉瘤蛛网膜下腔出血中的应用

$SjvO_2$ 监测可以发现动脉瘤蛛网膜下腔出血（aneurysmal subarachoid hemorrhage，aSAH）患者脑氧饱和度降低事件，并为制订合理的治疗方案提供参考。一组观察 26 例患者的 354 次 $SjvO_2$ 记录中，有近 10% 的数据降低，且在低 $SjvO_2$ 时，ICP 显著增加；在低 $SjvO_2$ 也观察到了低 $PaCO_2$ 和低脑灌注压的存在[48]。$AVDO_2$ 增加，预示着随后几个小时至几天内可能发生脑血管痉挛[49]。依据美国神经重症协会的共识声明，

目前尚无数据支持如何进行 $SjvO_2$ 监测有助于治疗昏迷 SAH 患者、颅内血肿及大面积梗死患者的继发性脑损伤[47]。

$SjvO_2$ 监测在颅动静脉畸形中的应用

$SjvO_2$ 监测有助于判断幕上巨大动静脉畸形的术前栓塞是否充分。当 $SjvO_2$ 数值在术前栓塞后降低，说明分流减少，在手术切除动静脉畸形后，较少发生脑充血等并发症[50]。正常灌注压突破和脑充血常发生在脑动静脉畸形切除术后，应用 $SjvO_2$ 监测能够及时发现脑充血，有助于制订抗高血压治疗方案，预防灌注压突破导致的出血[51]。

$SjvO_2$ 监测在神经外科手术中的应用

患者在神经外科手术中，可能存在脑血管自动调节能力受损，易发生脑缺血[52]。不管血压"正常"得多么明显，如果血压低于脑血管自动调节的下限值，都会导致脑氧供不足[53]。在神经外科手术中，适度降低血压，可能导致 $SjvO_2$ 显著的下降；应用升压药，逐渐升高血压超过脑血管自动调节下限值，$SjvO_2$ 恢复正常[8]。在动脉瘤夹闭术中，应用 $SjvO_2$ 监测，指导控制性降压，避免全脑低灌注[54]。在异丙酚麻醉的颅脑肿瘤患者中，进行过度通气时因脑血管收缩，存在 $SjvO_2$ 降低的风险[37]。通过监测 $SjvO_2$，可以进行渐进式过度通气，以获取适度的脑松弛，避免脑缺血风险[6,8]。在一组 100 位患者的病例报告中，$SjvO_2$ 监测有助于发现和处理 $SjvO_2$ 下降，其中动脉瘤患者中约 60% 出现 $SjvO_2$ 下降，颅内血肿患者中约为 72%、颅内肿瘤患者中约为 50%[6]。在另外一组 19 名儿童患者行动静脉畸形、肿瘤切除术及动脉瘤夹闭术的病例报告中，有 58% 的患儿（11 例）出现了至少一次脑氧饱和度下降[8]。总之，神经外科手术中，$SjvO_2$

监测能够监测脑氧合状态；能够指导优化麻醉干预措施：过度通气、灌注压调控、液体治疗及氧合状态的调节[4,6,8]。

SjvO$_2$ 监测在心脏外科中的应用

心脏外科术后患者认知功能障碍得到广泛关注。Croughwell 等[55]首先报道，常温心肺转流术（cardiopulmonary bypass，CPB）的患者中大约有 23% 出现了 SjvO$_2$＜50% 的情况，其与 CBF 降低有关[7]。脑氧饱和度降低常与复温脱机有关[55-56]。术中出现脑氧饱和度降低的患者术后出现了认知功能下降[55]。在 CPB 术中，监测 SjvO$_2$ 能够发现 CBF 与 CMRO$_2$ 的比例关系发生变化。这种改变在不同的患者间存在巨大差异。在心脏外科手术中，应采取个体化严密监测 SjvO$_2$，避免脑缺血[57]。当发现 SjvO$_2$ 降低时，有助于采取适当的干预措施[58]。然而，在过去几年中，近红外线光谱监测脑氧饱和度的应用逐渐增多，尤其在心脏外科手术中。

在 CPB 术中，通过监测静脉血氧饱和度（SjO$_2$）能够发现 CBF/CMRO$_2$ 的变化。这种变化伴有不可预知性和个体差异性。心脏外科手术中严密监测 SjO$_2$，避免脑缺血事件。行 CPB 术患者，采用颈静脉球氧饱和度监测是可行、实用及有益的。其能够发现脑氧饱和度下降，有利于制订合适的干预措施，并且联合应用动脉血氧含量（CaO$_2$），能够计算动静脉氧含量差（AVDO$_2$）。

SjvO$_2$ 监测在临床应用的局限性

颈静脉球氧饱和度监测在临床中的应用主要存在以下不足：

1. 监测 SjvO$_2$ 能够反映全脑 CBF 与 CMRO$_2$ 之间的平衡关系；不能检测局灶性脑缺血的存在；两侧脑静脉回流的血液可能混合不充分，导致检测不到缺血区域的静脉血。

2. 导管尾端移位，导致颅外静脉血掺杂，引起 SjvO$_2$ 假性升高。

3. CBF 降低时，颅外静脉血比例相对增加，导致 SjvO$_2$ 假性升高。

结论

监测 SjvO$_2$ 能为具有潜在神经功能损伤风险的患者提供优化和个体化的血流动力学管理、通气管理及合理用药方面有价值的信息。SjvO$_2$ 监测是有创操作，应在谨慎权衡利弊后，对必要的患者进行 SjvO$_2$ 监测。

参考文献

1. Schell RM, Cole DJ. Cerebral monitoring: jugular venous oximetry. Anesth Analg. 2000;90:559–66.
2. Macmillan CS, Andrews PJ, Easton VJ. Increased jugular bulb saturation is associated with poor outcome in traumatic brain injury. J Neurol Neurosurg Psychiatry. 2001;70:101–4.
3. *Pérez A, Minces PG, Schnitzler EJ, Agosta GE, Medina SA, Ciraolo CA. Jugular venous oxygen saturation or arteriovenous difference of lactate content and outcome in children with severe traumatic brain injury. Pediatr Crit Care Med. 2003;4:33–8.
4. *Chan KH, Miller JD, Dearden NM, Andrews PJ, Midgley S. The effect of changes in cerebral perfusion pressure upon middle cerebral artery blood flow velocity and jugular bulb venous oxygen saturation after severe brain injury. J Neurosurg. 1992;77:55–61.
5. Skippen P, Seear M, Poskitt K, Kestle J, Cochrane D, Annich G, Handel J. Effect of hyperventilation on regional cerebral blood flow in head-injured children. Crit Care Med. 1997;25:1402–9.
6. *Matta BF, Lam AM, Mayberg TS, Shapira Y, Winn HR. A critique of the intraoperative use of jugular venous bulb catheters during neurosurgical procedures. Anesth Analg. 1994;79:745–50.
7. *Moss E, Dearden NM, Berridge JC. Effects of changes in mean arterial pressure on SjO$_2$ during cerebral aneurysm surgery. Br J Anaesth. 1995;75:527–30.
8. Sharma D, Siriussawakul A, Dooney N, Hecker JG, Vavilala MS. Clinical experience with intraoperative jugular venous oximetry during pediatric intracranial neurosurgery. Paediatr Anaesth. 2013;23:84–90.
9. Gibbs EL, Lennox WG, Nims LF, Gibbs FA. Arterial and cerebral venous blood: arterial venous difference

in man. J Biol Chem. 1942;325–32.

10. *Feldman Z, Robertson CS. Monitoring of cerebral hemodynamics with jugular bulb catheters. Crit Care Clin. 1997;13:51–77.

11. Gibbs EL, Gibbs FA. Bilateral internal jugular blood: comparison of A-V differences, oxygen-dextrose ratios and respiratory quotients. Anat Rec. 1934;59:419–26.

12. Shenkin HA, Harmel MH, Kety SS. Dynamic anatomy of the cerebral circulation. Arch Neurol Psychiatry. 1948;60:240–52.

13. Cormio M, Robertson CS. Ultrasound is a reliable method for determining jugular bulb dominance. J Neurosurg Anesthesiol. 2001;13:250–4.

14. Adams WM, Jones RL, Chavda SV, Pahor AL. CT assessment of jugular foramen dominance and its association with hand preference. J Laryngol Otol. 1997;111:290–2.

15. Stocchetti N, Paparella A, Bridelli F, Bacchi M, Piazza P, Zuccoli P. Cerebral venous oxygen saturation studied with bilateral samples in the internal jugular veins. Neurosurgery. 1994;34:38–43.

16. Bankier AA, Fleischmann D, Windisch A, Germann P, Petritschek W, Wiesmayr MN, Hübsch P. Position of jugular oxygen saturation catheter in patients with head trauma: assessment by use of plain films. AJR Am J Roentgenol. 1995;164:437–41.

17. Lam JM, Chan MS, Poon WS. Cerebral venous oxygen saturation monitoring: is dominant jugular bulb cannulation good enough? Br J Neurosurg. 1996;10:357–64.

18. Gupta AK, Hutchinson PJ, Al-Rawi P, Gupta S, Swart M, Kirkpatrick PJ, Menon DK, Datta AK. Measuring brain tissue oxygenation compared with jugular venous oxygen saturation for monitoring cerebral oxygenation after traumatic brain injury. Anesth Analg. 1999;88:549–53.

19. Coplin WM, O'Keefe GE, Grady MS, Grant GA, March KS, Winn HR, Lam AM. Accuracy of continuous jugular bulb oximetry in the intensive care unit. Neurosurgery. 1998;42:533–9.

20. Gunn HC, Matta BF, Lam AM, Mayberg TS. Accuracy of continuous jugular bulb venous oximetry during intracranial surgery. J Neurosurg Anesthesiol. 1995;7:174–7.

21. Lewis SB, Myburgh JA, Reilly PL. Detection of cerebral venous desaturation by continuous jugular bulb oximetry following acute neurotrauma. Anaesth Intensive Care. 1995;23:307–14.

22. Souter MJ, Andrews PJ. Validation of the Edslab dual lumen oximetry catheter for continuous monitoring of jugular bulb oxygen saturation after severe head injury. Br J Anaesth. 1996;76:744–6.

23. Millar SA, Alston RP, Souter MJ, Andrews PJ. Continuous monitoring of jugular bulb oxyhaemoglobin saturation using the Edslab dual lumen oximetry catheter during and after cardiac surgery. Br J Anaesth. 1999;82:521–4.

24. Matta BF, Lam AM. The rate of blood withdrawal affects the accuracy of jugular venous bulb. Oxygen saturation measurements. Anesthesiology. 1997;86:806–8.

25. Jakobsen M, Enevoldsen E. Retrograde catheterization of the right internal jugular vein for serial measurements of cerebral venous oxygen content. J Cereb Blood Flow Metab. 1989;9:717–20.

26. Fumagalli P, Lusenti F, Martini C, Massei R. Retrograde cannulation of the jugular vein: erroneous positioning of the catheter in the subarachnoid space. Br J Anaesth. 1995;74:345–6.

27. Gemma M, Tommasino C, Cipriani A, Calvi MR, Gerevini S. Cannulation of the cervical epidural venous plexus: a rare complication of retrograde internal jugular vein catheterization. Anesthesiology. 1999;90:308–11.

28. Goetting MG, Preston G. Jugular bulb catheterization does not increase intracranial pressure. Intensive Care Med. 1991;17:195–8.

29. Chieregato A, Calzolari F, Trasforini G, Targa L, Latronico N. Normal jugular bulb oxygen saturation. J Neurol Neurosurg Psychiatry. 2003;74:784–6.

30. Lennox WG, Gibbs FA, Gibbs EL. Relationship of unconsciousness to cerebral blood flow and to anoxemia. Arch Neurol Psychiatry. 1935;34:1001–13.

31. Sapire KJ, Gopinath SP, Farhat G, Thakar DR, Gabrielli A, Jones JW, et al. Cerebral oxygenation during warming after cardiopulmonary bypass. Crit Care Med. 1997;25:1655–62.

32. Gopinath SP, Cormio M, Ziegler J, Raty S, Valadka A, Robertson CS. Intraoperative jugular desaturation during surgery for traumatic intracranial hematomas. Anesth Analg. 1996;83:1014–21.

33. Paulson OB, Parving HH, Olesen J, Skinhoj E. Influence of carbon monoxide and of hemodilution on cerebral blood flow and blood gases in man. J Appl Physiol. 1973;35:111–6.

34. Kawano Y, Kawaguchi M, Inoue S, Horiuchi T, Sakamoto T, Yoshitani K, Furuya H, Sakaki T. Jugular bulb oxygen saturation under propofol or sevoflurane/nitrous oxide anesthesia during deliberate mild hypothermia in neurosurgical patients. J Neurosurg Anesthesiol. 2004;16:6–10.

35. Petersen KD, Landsfeldt U, Cold GE, Petersen CB, Mau S, Hauerberg J, Holst P, Olsen KS. Intracranial pressure and cerebral hemodynamic in patients with cerebral tumors: a randomized prospective study of patients subjected to craniotomy in propofol-fentanyl, isoflurane-fentanyl, or sevoflurane-fentanyl anesthesia. Anesthesiology. 2003;98:329–36.

36. Brain Trauma Foundation, American Association of Neurological Surgeons, Congress of Neurological Surgeons, et al. Guidelines for the management of severe traumatic brain injury. IX. Cerebral perfusion thresholds. J Neurotrauma. 2007;24 Suppl 1:S59–64.

37. Robertson C. Desaturation episodes after severe head injury: influence on outcome. Acta Neurochir Suppl (Wien). 1993;59:98–101.

38. Robertson CS, Gopinath SP, Goodman JC, Contant CF, Valadka AB, Narayan RK. SjvO2 monitoring in head-injured patients. J Neurotrauma. 1995;12:891–6.

39. Gupta AK, Hutchinson PJ, Al-Rawi P, Gupta S, Swart M, Kirkpatrick PJ, et al. Measuring brain tissue oxygenation compared with jugular venous oxygen saturation for monitoring cerebral oxygenation after traumatic brain injury. Anesth Analg. 1999;88:549–53.

40. Thiagarajan A, Goverdhan PD, Chari P, Somasunderam K. The effect of hyperventilation and

hyperoxia on cerebral venous oxygen saturation in patients with traumatic brain injury. Anesth Analg. 1998;87:850–3.

41. Lewis SB, Myburgh JA, Thornton EL, Reilly PL. Cerebral oxygenation monitoring by near-infrared spectroscopy is not clinically useful in patients with severe closed-head injury: a comparison with jugular venous bulb oximetry. Crit Care Med. 1996;24:1334–8.

42. Fortune JB, Feustel PJ, Graca L, Hasselbarth J, Kuehler DH. Effect of hyperventilation, mannitol, and ventriculostomy drainage on cerebral blood flow after head injury. J Trauma. 1995;39:1091–9.

43. Cormio M, Valadka AB, Robertson CS. Elevated jugular venous oxygen saturation after severe head injury. J Neurosurg. 1999;90:9–15.

44. Matta BF, Lam AM, Mayberg TS. The influence of arterial oxygenation on cerebral venous oxygen saturation during hyperventilation. Can J Anaesth. 1994;41:1041–6.

45. Gopinath SP, Robertson CS, Contant CF, Hayes C, Feldman Z, Narayan RK, Grossman RG. Jugular venous desaturation and outcome after head injury. J Neurol Neurosurg Psychiatry. 1994;57:717–23.

46. Fandino J, Stocker R, Prokop S, Trentz O, Imhof HG. Cerebral oxygenation and systemic trauma related factors determining neurological outcome after brain injury. J Clin Neurosci. 2000;7:226–33.

47. Le Roux P, Menon DK, Citerio G, Vespa P, Bader MK, Brophy G, et al. The International Multidisciplinary Consensus Conference on Multimodality Monitoring in Neurocritical Care: a list of recommendations and additional conclusions: a statement for healthcare professionals from the Neurocritical Care Society and the European Society of Intensive Care Medicine. Neurocrit Care. 2014;21(Suppl 2):S282–96.

48. Citerio G, Cormio M, Portella G, Vascotto E, Galli D, Gaini SM. Jugular saturation (SjvO$_2$) monitoring in subarachnoid hemorrhage (SAH). Acta Neurochir Suppl. 1998;71:316–9.

49. Heran NS, Hentschel SJ, Toyota BD. Jugular bulb oximetry for prediction of vasospasm following subarachnoid hemorrhage. Can J Neurol Sci. 2004;31:80–6.

50. Katayama Y, Tsubokawa T, Hirayama T, Himi K. Continuous monitoring of jugular bulb oxygen saturation as a measure of the shunt flow of cerebral arteriovenous malformations. J Neurosurg. 1994;80:826–33.

51. Kimiwada T, Kamii H, Tominaga T, Kato M. A case of hyperemia during arteriovenous malformation surgery controlled with beta-blocker and jugular bulb oxygen saturation (SjO$_2$) monitoring. Masui. 2003;52:1074–8.

52. Sharma D, Bithal PK, Dash HH, Chouhan RS, Sookplung P, Vavilala MS. Cerebral autoregulation and CO$_2$ reactivity before and after elective supratentorial tumor resection. J Neurosurg Anesthesiol. 2010;22:132–7.

53. Sharma D, Ellenbogen RG, Vavilala MS. Use of transcranial Doppler ultrasonography and jugular oximetry to optimize hemodynamics during pediatric posterior fossa craniotomy. J Clin Neurosci.

2010;17:1583–4.

54. Croughwell ND, Frasco P, Blumenthal JA, Leone BJ, White WD, Reves JG. Warming during cardiopulmonary bypass is associated with jugular bulb desaturation. Ann Thorac Surg. 1992;53:827–32.

55. Croughwell ND, Newman MF, Blumenthal JA, White WD, Lewis JB, Frasco PE, et al. Jugular bulb saturation and cognitive dysfunction after cardiopulmonary bypass. Ann Thorac Surg. 1994;58:1702–8.

56. Nakajima T, Kuro M, Hayashi Y, Kitaguchi K, Uchida O, Takaki O. Clinical evaluation of cerebral oxygen balance during cardiopulmonary bypass: on-line continuous monitoring of jugular venous oxyhemoglobin saturation. Anesth Analg. 1992;74:630–5.

57. Shaaban Ali M, Harmer M, Latto I. Jugular bulb oximetry during cardiac surgery. Anaesthesia. 2001;56:24–37.

推荐阅读

Chan KH, Miller JD, Dearden NM, Andrews PJ, Midgley S. The effect of changes in cerebral perfusion pressure upon middle cerebral artery blood flow velocity and jugular bulb venous oxygen saturation after severe brain injury. J Neurosurg. 1992;77:55–61.

Feldman Z, Robertson CS. Monitoring of cerebral hemodynamics with jugular bulb catheters. Crit Care Clin. 1997;13:51–77.

Gibbs EL, Lennox WG, Nims LF, Gibbs FA. Arterial and cerebral venous blood: arterial venous difference in man. J Biol Chem. 1942;325–32.

Gopinath SP, Cormio M, Ziegler J, Raty S, Valadka A, Robertson CS. Intraoperative jugular desaturation during surgery for traumatic intracranial hematomas. Anesth Analg. 1996;83:1014–21.

Gopinath SP, Robertson CS, Contant CF, Hayes C, Feldman Z, Narayan RK, Grossman RG. Jugular venous desaturation and outcome after head injury. J Neurol Neurosurg Psychiatry. 1994;57:717–23.

Gunn HC, Matta BF, Lam AM, Mayberg TS. Accuracy of continuous jugular bulb venous oximetry during intracranial surgery. J Neurosurg Anesthesiol. 1995;7:174–7.

Gupta AK, Hutchinson PJ, Al-Rawi P, Gupta S, Swart M, Kirkpatrick PJ, et al. Measuring brain tissue oxygenation compared with jugular venous oxygen saturation for monitoring cerebral oxygenation after traumatic brain injury. Anesth Analg. 1999;88:549–53.

Katayama Y, Tsubokawa T, Hirayama T, Himi K. Continuous monitoring of jugular bulb oxygen saturation as a measure of the shunt flow of cerebral arteriovenous malformations. J Neurosurg. 1994;80:826–33.

Le Roux P, Menon DK, Citerio G, Vespa P, Bader MK, Brophy G, et al. The International Multidisciplinary Consensus Conference on Multimodality Monitoring in Neurocritical Care: a list of recommendations and additional conclusions: a statement for healthcare professionals from the Neurocritical Care Society and the

European Society of Intensive Care Medicine. Neurocrit Care. 2014;21 Suppl 2:S282–96.

Matta BF, Lam AM. The rate of blood withdrawal affects the accuracy of jugular venous bulb. Oxygen saturation measurements. Anesthesiology. 1997;86:806–8.

Matta BF, Lam AM, Mayberg TS, et al. A critique of the intraoperative use of jugular venous bulb catheters during neurosurgical procedures. Anesth Analg. 1994;79:745–50.

Moss E, Dearden NM, Berridge JC. Effects of changes in mean arterial pressure on SjO$_2$ during cerebral aneurysm surgery. Br J Anaesth. 1995;75:527–30.

Pérez A, Minces PG, Schnitzler EJ, Agosta GE, Medina SA, Ciraolo CA. Jugular venous oxygen saturation or arteriovenous difference of lactate content and outcome in children with severe traumatic brain injury. Pediatr Crit Care Med. 2003;4:33–8.

Robertson CS, Gopinath SP, Goodman JC, Contant CF, Valadka AB, Narayan RK. SjvO$_2$ monitoring in head-injured patients. J Neurotrauma. 1995;12:891–6.

Sharma D, Siriussawakul A, Dooney N, Hecker JG, Vavilala MS. Clinical experience with intraoperative jugular venous oximetry during pediatric intracranial neurosurgery. Paediatr Anaesth. 2013;23:84–90.

问题

1. 以下哪种关于颈静脉球氧饱和度监测的表述正确

    A. 应用纤维光导连续颈静脉球氧饱和度监测比间断采样进行实验室检测更为准确可靠

    B. 颈静脉球置管应常规放于右侧

    C. 颈静脉球置管有高度损伤颈动脉的风险

    D. 颈静脉球置管不增加颅内压

2. 下列关于颈静脉球氧饱和度检测哪项表示错误

    A. 颈静脉球氧饱和度监测有利于优化术中血压及通气参数调节

    B. 在严重脑创伤患者中，SjvO$_2$＜50％预示具有不良预后

    C. 颈静脉球氧饱和度监测对局灶性脑梗死的检测敏感

    D. 以上都不是

3. 如何确定哪一侧为优势引流静脉侧进行颈静脉球置管

    A. 通过血管造影静脉期判断

    B. 通过超声检测比较两侧颈静脉的直径

    C. 通过 CT 比较两侧颈静脉孔大小

    D. 以上都是

4. 以下除外哪一项都可以引起颈静脉球氧饱和度降低

    A. 颅内血管畸形切除术后的正常灌注压突破

    B. 脑外伤患者行过度通气治疗

    C. 动脉瘤术中低血压

    D. 严重贫血

5. 引起颈静脉球氧饱和度增加的的因素除外以下哪项

    A. 脑血管痉挛

    B. 爆发抑制

    C. 导管尖端顶尾侧位移

    D. 低体温

答案

1. D
2. C
3. D
4. A
5. A

15 颅内压监测

Ross Martini，Andrea Orfanakis，Ansgar Brambrink

（孙 哲 译 菅敏钰 校）

学习要点

- 颅内高压对脑灌注以及整体预后的影响可能很严重，长期或严重 ICP 增高的患者有神经系统不良预后和死亡的风险。
- 颅内压（ICP）监测存在几种方式，最常用的是脑室内导管。放置脑室内导管的风险有出血、感染、脑室炎以及脑脊液过度引流引起的上疝。
- 实质压力传感器也常用于创伤性颅脑损伤（TBI）的患者。实质压力传感器的感染以及出血的风险较低，但对脑积水无效。
- 脑室内和脑实质内的 ICP 监测的准确度相同。这两种感受器都不能识别局部的颅内高压，尤其是幕下的颅内高压。
- 当 ICP 高于 15～20 mmHg 超过 5 min 时，应给予降低 ICP 的措施。当 CPP 低于 50 mmHg 时应给予升高 CPP 的措施。
- ICP 的波形有两个动脉搏动 P1 和 P2，以及一个静脉波形 P3。平均 ICP 和动脉搏动的波幅反映颅内高压的程度。
- 波形形态的特点可能反映颅内顺应性或自动调节能力的细微变化。
- P2 波高于 P1 波，先于平均 ICP 的升高，因此可能是颅内顺应性下降的早期征象。
- RAP 是动脉搏动的波幅（A）和平均压力（P）之间的相关系数（R），反映颅内容积额外变化的代偿储备。
- 脑压力反应性（PRx）是测量 ICP 对动脉血压缓慢变化反应性的指标。PRx 反映自动调节能力。
- ICP 监测是 TBI 患者 CPP-导向治疗的一个组成部分。也可以应用脑灌注的其他监测方法，比如脑组织氧监测以及脑微透析。

简介

颅腔对容积的变化耐受性极差。在正常的生理条件下，脑组织、血液和脑脊液（cerebrospinal fluid，CSF）与颅腔和脊髓腔的容积相一致。Monro-Kellie 学说提出了关于颅腔内容物及由其产生的压力之间的关系的观点[1]。当其中任意成分增加时，其余两部分适应性转移至相邻区域以避免颅内压（intracranial pressure，ICP）升高。一旦调节能力达到极限，即使容积少量增加也会引起压力呈指数性升高（图 15.1）。ICP 的升高会引起脑灌注压（cerebral perfusion pressure，CPP）的下降（CPP = ICP − MAP；MAP＝平均动脉压），氧输送的减少会导致缺血的发生。当 ICP 严重升高时，脑组织会

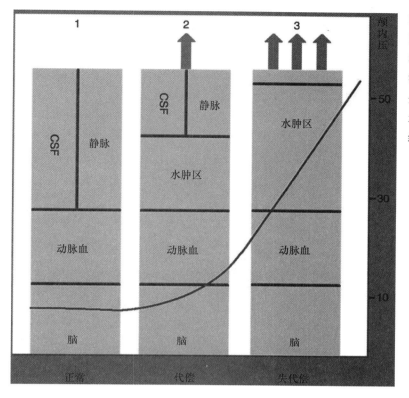

图 15.1 Monro-Kellie 学说的图示。若要维持 ICP，颅内容积中无论哪一种成分增加（血液、脑脊液、脑组织），其他成分必然减少。如果颅内肿块或水肿超过静脉血和 CSF 的最大缓冲点，ICP 会上升

从硬脑膜或骨边缘疝出，会引起突发的致命性的脑组织或脑干缺血[2]（图 15.2）。

与单一的临床表现不同，何时进行有创 ICP 监测尚有争议。几十年来许多研究证实，无论是成人还是儿童创伤性颅脑损伤（traumatic brain injury，TBI）后 ICP 升高与预后不良相关[3]。ICP 监测常用于占位病变、脑积水或脑水肿的患者，但是指南仅推荐用于 TBI 的患者。对于高危患者，监测 ICP 是否能改变这些转归确实还是一个问题。目前尚无随机对照试验证实，监测 ICP 或用 ICP 监测指导治疗可明显改善预后。一些队列研究和观察性资料已证实监测 ICP 可改善高危患者的预后，脑创伤基金会

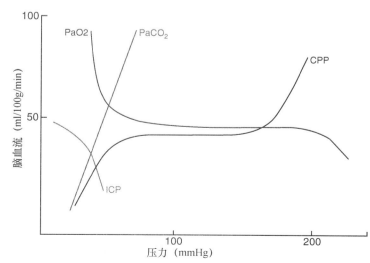

图 15.2 脑灌注压（cerebral perfusion pressure，CPP）为 50～150 mmHg 时，脑血流（cerebral blood flow，CBF）可维持稳定。这种稳定状态依赖于完整的自动调节系统。当 CPP 低于 50 mmHg 或高于 150 mmHg 时，脑血流与 CPP 呈正比。PaO_2 低于 50 mmHg 可导致 CBF 明显升高。$PaCO_2$ 每升高 1 mmHg，CBF 大约增加 1 mL/（100 g·min）。ICP 的升高可降低 CPP，从而减少 CBF。CPP ＝ MAP － ICP

（Brain Trauma Foundation，BTF）2007 年发表的 TBI 患者 ICP 监测指南正是基于这些研究结果[4]。BTF 建议对所有头部 CT 异常但可获救的 TBI 患者进行 ICP 监测，目的是以此来维持理想的 CPP。此外 BTF 建议在指南基础上制订颅内高压的治疗方案。这样的基于指南的治疗方案或根据计划制定的干预措施可降低死亡率和住院费用，且不增加存活者残疾率。近年来，很多研究人员对通过 ICP 监测来指导高危人群尤其老年患者的治疗一直有争议[5]。2012 年的一项比较 ICP 监测和基于影像学和临床检查的随机试验也发现，ICP 监测不能改善高危患者的预后[6]。很多研究者对发达国家应用 TBI 的普遍性有争议，然而其他研究者认为这项研究提示，ICP 监测是 TBI 后灌注的多模式监测的一个重要组成部分[7]。BTF 指南也推荐通过 ICP 监测来指导临床治疗。

脑室内导管（intraventricular catheter，IVC），常称为脑室外引流（extraventricular drain，EVD），通常被认为是 ICP 监测的"金标准"。ICP 传递至充满 CSF 的脑室，然后至充满液体的导管，该导管连接到标准外部换能器，从而测得全脑 ICP（彩图 15.3）。此外，导管腔内也可自带换能器。通过脑室导管准确测量 ICP 有赖于所有充满 CSF 的腔室和自由流动的 CSF 之间通畅无阻力。在 Kocher 点头颅钻孔经皮将 IVC 引导至侧脑室前角。导管尖端的理想位置是在病变引起占位效应的大脑半球的对侧脑室内（图 15.4）。如果病变导致明显的中线移位和对侧脑室消失，那么导管应放置在患侧大脑半球的脑室内以避免加重中线移位。IVC 传感器系统应校准到零点即 Monroe 孔，与外耳道在同一平面。与一些脑实质内监测设备不同的是，IVC 置入后可反复调零，而前者在置入后不能重新调零。IVC 的主要优势在于脑室导管具有诊断和治疗双重作用。例如，

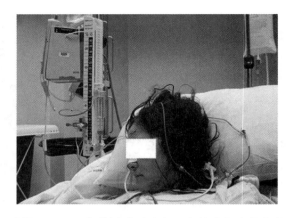

彩图 15.3 一位蛛网膜下腔出血合并脑积水的患者置入脑室引流管

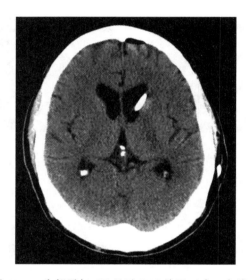

图 15.4 头部平扫 CT 显示 IVC 放置正确，尖端位于侧脑室。心室融合是 IVC 放置的相对禁忌证，当 IVC 已经存在时，也是脑脊液过度引流的征象。IVC 的尖端也可包埋在塌陷的脑室中或者进入脑实质，导致 ICP 测量不准确

如果出现 ICP 急剧上升（由 IVC 系统测得），可以从 IVC 引流 CSF 从而降低压力[8]。IVC 的双重作用使其成为神经重症监护室常用的监测手段。此外，IVC 也可用来进行药物治疗（例如抗生素或溶栓药），也便于采集 CSF 以进行实验室检查。

放置 IVC 的相关风险包括出血、通向脑室的导管周围重要组织结构的损伤。对于

凝血功能障碍的患者，出血的风险极高，甚至可引起死亡率升高，是置管的禁忌证。置入 IVC 可采用多种入路，可能导致一定的组织损伤，只有有经验者才能尝试这种置管方法。在运送带有 IVC 的患者或改变患者体位时也有风险。除非患者有立即发生脑疝的风险，否则在转运或者明显改变患者体位时应夹闭 IVC，以防 CSF 意外过度引流导致上疝（图 15.5）。最好将引流管固定在静脉输液杆上。为了避免感染，引流系统不应放在地上。一旦患者体位适当，应将导管调到外耳道水平，松开 IVC，波形就可通过换能器传出。

导致脑室系统融合的颅内操作是 IVC 置管的禁忌证。除了置管的难度和风险以外，从监护仪采集信息也有一定局限性，因为通过 IVC 准确测量 ICP 的前提是 CSF 在整个脑室系统流动没有阻力。留置 IVC 的相关风险主要是 CSF 感染。导管留置 5 天以上感染风险大大增加，一些研究报道发生率高达 1%～5%。监测过程要进行严格的无菌操作，使用密闭系统，避免从导管进行不必要的采样。与脑实质内监测设备相比，

IVC 感染风险更高[3,9]。IVC 的风险还来源于液柱，它是连接外环境和脑室的重要连接，也是各种病原体进入其中的途径。此外，采集脑脊液或给药时，都需要打开 IVC 系统，这样也就带来了与中心静脉导管相似的风险。

测量 ICP 的脑实质内监测设备可提供很好的诊断信息，临床上如果患者有 IVC 禁忌证，那么脑实质内监测设备将很受欢迎。目前有几种脑实质内监测设备可供选用。每一种都是直接置入脑组织中的，方法是在入颅骨钻孔之前，利用支撑螺钉或皮下隧道置入。Codman® 微传感器（DePuy, Inc Massachusetts，USA）是一种小型应变仪，当尖端电阻发生变化时，它可以感受到压力变化。Camino®（Integra Lifescience，New Jersey，USA）是一种纤维光学设备，当投射光束发生变化时，可以感受压力变化（彩图 15.6）。这两种仪器都需要将一个小型特殊探针置入脑实质中，风险性和相关误差相似。脑实质内监测设备的感染风险远低于 IVC。脑实质内监测设备相关的出血风险也较低，因此当患者合并不可逆性凝血系统疾

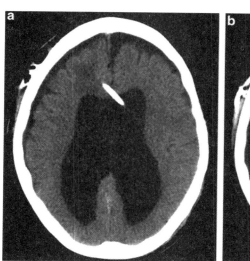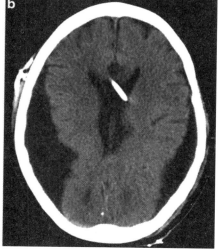

图 15.5　（**a**）一位诊断为慢性脑积水的患者置入 IVC。（**b**）在转运过程中没有夹闭该 IVC 导管。查体发现神经功能恶化，行急诊头部 CT 显示 CSF 引流过度、脑室塌陷

彩图 15.6 脑实质内纤维光学监测 Camino® （Integra Lifescience，New Jersey，USA）。通过头颅钻孔将监测仪的尖端固定在脑实质内

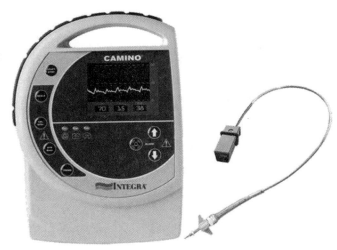

病时，脑实质内监测设备比 IVC 更具有优势。放置脑实质内监测设备造成的组织损伤较小，因此不需要凝血功能完全正常。

但 IVC 和脑实质内监测设备提供的信息很有限，只能感知局部脑组织的 ICP 变化[4]。甚至在颅腔内都不能准确地测得全脑 ICP；尤其是幕下、幕上颅腔及左右半球之间（放置在侧角的 IVC 可能不能准确测量后颅窝的 ICP）。既往关于双侧及单侧脑部监测的研究已证实了这种差异。当全脑 ICP 稍有上升如出现轻度脑疝综合征时，占位性病变可引起局部 ICP 急剧升高。

在置入探针前，两个脑室内系统（Codman®；Camino®）必须进行调零，一旦置入就不能重新调零。基线偏移是早期版本的一个问题，但技术的改进已降低了这种误差。近期的大样本队列研究已证实了这些新技术的可行性，并且得出了轻微的基线偏移现象与临床患者的诊治并没有明确的相关性这一结论[10]。第三种仪器是由 Raumedic©（Munchberg，Germany）生产的，称为 Neurovent-P，是一种新型探针，可以测出 ICP、温度和脑组织氧合，与 Integra Lifesciences 生产的 Licox® 相似。这些多模式设备或许在不久的将来会成为 ICP 监测的一线设备。

另外还有几种脑实质内监测设备是可放置在硬膜下及硬膜外腔的。这种监测准确度不高，因此提供的信息临床价值较小[4]。腰部引流和 IVC 使用了相同的系统，但前者对于 ICP 的测定价值较小，并且对于 ICP 升高的患者，如果 CSF 引流较快，可能会突然形成疝。由于以上原因，我们不推荐这种监测方法用于 ICP 的常规监测。

无论使用何种监测技术，ICP 读数包括数字和波形两部分。正常及异常 ICP 的定义与年龄、体位以及急性或慢性疾病有关。成人仰卧位时，ICP 正常值为 2～15 mmHg[2]。TBI 患者 ICP 高于 15 mmHg 时为颅内高压，超过 20 mmHg 时需要进行治疗[4]。而对于慢性脑积水的患者，当 ICP≥15 mmHg 时要进一步评估是否需要行体内分流术。TBI 患者 ICP 持续高于 25 mmHg 预示死亡率增加[9]。

BTF 发表了 ICP 和 CPP 治疗阈值的推荐意见。但临床治疗并非单纯以 ICP 或 CPP 为目标（CPP＝MAP－ICP）。TBI 患者的脑血管自动调节功能完整性不尽相同。挫伤或缺血脑组织的血管或者创伤性出血的区域，其适应脑血流变化的适应能力大大受损。脑部未受伤的部分可能有相对完整的自动调节功能。自动调节系统完善的患者（比如已经充分减压的外伤性硬膜下血肿患者）

可以很好地耐受 CPP＜70 mmHg；可以采用升高平均动脉压的治疗方法，将这些患者的 CPP 控制在 50～70 mmHg（如果神经系统检查有改善，可将 CPP 维持在 70 mmHg 以上）。若患者脑血管自动调节功能减弱或消失，ICP 会随着 CPP 升高而升高，称为压力依赖性自动调节。这类患者应采用降低 ICP 的治疗方法，将 ICP 控制在 20 mmHg 以下[9,11-12]。

ICP 波形本身就是脑血管自动调节的替代参数。通过剖析复杂的 ICP 波形可以实现用更为技术性的方法来管理 ICP 和 CPP。部分神经科学机构已开始采用波形分析，为个体化治疗提供重要信息。高级波形分析最好用专业软件来完成。光谱分析可分解 ICP 波形，分别描记每一个谐波分量，确定各自大小。

ICP 波形反映了平均 ICP，以及由于生理活动引起的传至颅腔的压力变化（血液搏动、呼吸和血管反应性变化）导致的其随时间的变化。正常的 ICP 波形包括三个峰，高度逐渐降低。这些峰包括 P1（冲击波）、P2（潮波）和 P3（重搏波）（图 15.7）。P1 和 P2 可能源于动脉血管的搏动：P1 代表收缩波，P2 代表颅内室脉冲的谐波混响。相反，而 P3 则源于静脉。缓慢的正弦曲线也会反映波形，这与呼吸周期中胸膜腔内压的改变一致。

许多生理和病理情况都能改变 ICP 波形，低血压可降低平均 ICP 和波幅，尤其是 P1。与此相反，高血压时可见平均 ICP 和 P1、P2 上升波幅的增加。占位性病变既可升高平均 ICP，又可增加 ICP 波幅。如果占位性病变引起 ICP 急剧上升至降低 CPP 的临界点，ICP 波形将会改变，P2 将继续升高并超过邻峰，此时 P1 就不再是最高峰（图 15.8）。CSF 容积增加也会升高平均 ICP 和波幅，但波形形态正常。过度通气、CSF 引流以及头高位均能降低平均 ICP 和波幅。脑血管痉挛对平均 ICP 的影响小，但能降低波幅。严重高碳酸血症和缺氧可升高平均 ICP，使波形变为圆形，这是由 ICP 波幅大大上升所致。波幅增加、P2 升高以及整体波形呈圆形，发生在平均 ICP 开始升高之前，因此是颅内顺应性降低的早期征象（图 15.8）。

P1 和 P2 波是波形的"基波分量"，它们由动脉搏动产生，反映平均 ICP。基波分量可以反映自动调节储备，换句话说，动脉血压升高引起 ICP 升高表明脑血流自动调节功能减弱。基波分量的波幅与平均 ICP 相关，同样也可以预测 TBI 患者的转归。

颅内"自动调节储备"的测量，或者用

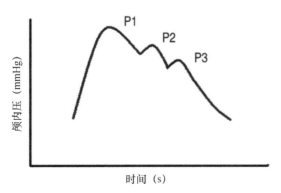

图 15.7　正常颅内压波形。注意三个主峰的高度依次递减（P1，P2，P3）。P1 和 P2 代表动脉压波形的脉冲和反搏，而 P3 代表静脉混响

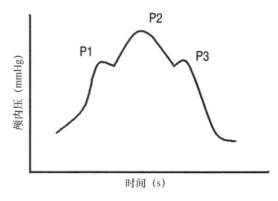

图 15.8　P2 峰高于 P1 峰的混乱颅内压波形。在平均颅内压（ICP）开始上升之前，波形形态的细微变化可能提示颅内顺应性的降低。P2 峰高于 P1 峰，波形加宽，波幅增加可能先于平均 ICP 的上升

颅内容积变化的程度反映 ICP 的变化，都可以由 ICP 波形的特点计算出来：自动调节储备指数，是由脉冲波形成分的波幅和平均 ICP 计算出来的，称为 RAP。数学上来说，RAP 是基波分量的波幅（A）和平均压力（P）之间的相关系数（R）。

ICP 低时，RAP 为 0 说明颅内容积增加时，压力变化很小或者没有变化，这表明代偿储备功能良好。RAP 升高表明代偿储备功能的减少，并且预示即使颅内容积的很小变化都会引起 ICP 的较大变化。ICP 高时，RAP 为正数并将持续升高至转折点，此后 RAP 将降至 0 以下，表明自动调节能力完全丧失以及很低的顺应性（即将发生脑疝）。此时脑小动脉最大限度地扩张以维持 CPP，最终这种代偿能力丧失，导致从动脉床到脑组织的脉压传递下降（急性脑缺血风险）[6,8]。

脑压力反应性（cerebral pressure reactivity，PRx）是由 ICP 波形计算出的另一种指数，也可以测量自动调节能力：PRx 可评估 ICP 对动脉血压慢性自发性改变的反应性。动脉血压升高时，反应正常的脑血管床可降低脑血容量（及 ICP），并且 PRx 会降低甚至为负数。脑血管床反应性异常时，PRx 为正数，动脉血压升高时，ICP 也被动性升高（很小或无自动调节能力）。在 CPP-导向治疗中，PRx 可帮助临床医生将个别患者控制在一个理想的压力窗内[6,8]。

高的 PRx 与 TBI 后患者的不良预后相关[13]，并且通过最佳的 PRx 值导向的 CPP 治疗与改善的预后相关[14]。另一个反映脑血流自动调节能力的指数是脉冲振幅指数（pulse amplitude index，PAx），量化了动脉血压的缓慢波动与 ICP 脉冲幅度之间的关系：PAx 的升高与不良预后以及死亡率相关。当顺应性和 ICP 较低而自动调节能力受损时，比如在缺血性脑卒中或 TBI 进行后续的去骨瓣减压术治疗后，PAx 比 PRx 可以更好地反映自动调节能力[15]。

ICP 监测的目的是采集信息，帮助临床医生管理患者的各种生理学指标，避免缺血（低 CPP）和充血（高 CPP）（见图 15.2）。在通过评估脑代偿储备和脑 PRx 来预测转归时，ICP 数值和波形也是很有价值的。未来的发展领域还包括通过 ICP 波形分析导向的临床治疗，来达到优化的 CPP 值和增加颅内顺应性，以及基于先进 ICP 监测的干预措施是否影响患者的预后。

显然，ICP 监测不是脑灌注唯一的监测方法。脑组织氧分压、激光多普勒血流测定/热弥散血流测定、正电子发射断层成像/组织灌注 CT、颈静脉血氧饱和度、微透析和经颅多普勒等方法可用来评估脑组织灌注，从而指导 ICP 和 CPP 的管理。多模式方法联合使用 ICP 监测和其他的脑生理监测技术，尤其是脑氧分压的监测，很可能将为颅脑创伤患者的救治开辟新的途径，然而仍需要进行更多的研究。

持续的 ICP 监测是颅脑创伤患者治疗的重中之重。对于已经制订治疗方案的患者，有研究表明 ICP 监测有助于改善预后。有创性 ICP 监测是否有益，很大程度上依赖于临床医生对于监测数据的分析和解读，以及医疗或外科治疗方法的选择。

参考文献

1. Cottrell JE, Young WL. Cottrell and young's neuroanesthesiology. 5th ed. Philadelphia: Saunders Elsevier; 2010.

2. Kosteljanetz M. Intracranial pressure: cerebrospinal fluid dynamics and pressure-volume relations. Acta Neurol Scand Suppl. 1987;111:1–23.

3. Wiegand C, Richards P. Measurement of intracranial pressure in children: a critical review of current methods. Dev Med Child Neurol. 2007;49:935–41.

4. *Brain Trauma Foundation. American Association of Neurological Surgeons, Congress of Neurological Surgeons, et al. Guidelines for the management of severe traumatic brain injury. VII. Intracranial pressure monitoring technology. J Neurotrauma. 2007;24

Suppl 1:S45–54.

5. Dang Q, Simon J, Catino J, Puente I, Habib F, Zucker L, Bukur M. More fateful than fruitful? Intracranial pressure monitoring in elderly patients with traumatic brain injury is associated with worse outcomes. J Surg Res. 2015;198:482–8.

6. *Chesnut RM, Temkin N, Carney N, Dikmen S, Rondina C, Videtta W, et al. A trial of intracranial-pressure monitoring in traumatic brain injury. N Engl J Med. 2012;367:2471–81.

7. *Chesnut R, Bleck T, Citerio G, Classen J, Cooper DJ, Coplin WM, et al. A consensus-based interpretation of the BEST TRIP ICP trial. J Neurotrauma. 2015;15:1722–4.

8. Andrews PJ, Citerio G, Longhi L, Polderman K, Sahuquillo J, Vajkoczy P, et al. NICEM consensus on neurological monitoring in acute neurological disease. Intensive Care Med. 2008;34:1362–70.

9. Smith M. Monitoring intracranial pressure in traumatic brain injury. Anesth Analg. 2008;106:240–8.

10. Czosnyka M, Czosnyka Z, Pickard JD. Laboratory testing of three intracranial pressure microtransducers: technical report. Neurosurgery. 1996;38:219–24.

11. Robertson CS, Narayan RK, Contant CF, Grossman RG, Gokaslan ZL, Pahwa R, et al. Clinical experience with a continuous monitor of intracranial compliance. J Neurosurg. 1989;71(5 Pt 1):673–80.

12. Zweckberger K, Sakowitz OW, Unterberg AW, Kiening KL. Intracranial pressure-volume relationship. Physiol Pathophysiol Anaesthes. 2009;58:392–7.

13. *Czosnyka M, Hutchinson PJ, Balestreri M, Hiler M, Smielewski P, Pickard JD. Monitoring and interpretation of intracranial pressure after head injury. Acta Neurochir Suppl. 2006;96:114–8.

14. Steiner LA, Czosnyka M, Piechnik SK, Smielewski P, Chatfield D, Menon DK, Pickard JD. Continuous monitoring of cerebrovascular pressure reactivity allows determination of optimal cerebral perfusion pressure in patients with traumatic brain injury. Crit Care Med. 2002;30:733–8.

15. Aries MJ, Czosnyka M, Budohoski KP, Kolias AG, Radolovich DK, Lavinio A, et al. Continuous monitoring of cerebrovascular reactivity using pulse waveform of intracranial pressure. Neurocrit Care. 2012;17:67–76.

问题

1. 下列哪一项是颅内顺应性降低的最新征象

    A. 波幅增加

    B. P2 升高

    C. 整体波形变圆

    D. 平均 ICP 增加

2. 下列关于 RAP 的说法，不正确的是

    A. RAP 是测定代偿储备的一种方法

    B. RAP 反映波幅和 ICP 波形平均压力的关系

    C. RAP 为 0 代表无代偿储备

    D. 负 RAP 值合并高 ICP 值，是预后不良的征象

3. 下列哪项生理性数值预示发生脑缺血的风险较高

    A. ICP＝14 mmHg

    B. CPP＝46 mmHg

    C. RAP＝0 mmHg

    D. PaO_2＝65 mmHg

4. 下列关于脑血流的说法，哪项是不正确的

    A. 当脑灌注压（CPP）在 50～150 mmHg 时，脑血流（CBF）维持在一个稳定的水平

    B. 大于 50 mmHg 或小于 150 mmHg 时，脑血流与 CPP 成正比

    C. PaO_2 低于 50 mmHg 会引起 CBF 的明显增加

    D. $PaCO_2$ 每增加 10 mmHg，CBF 会增加 1 ml/（100 g·min）

答案

1. D。预示颅内顺应性下降的波形发生更多的微妙变化后，平均 ICP 才会增加。

2. C。ICP 值低、RAP 值为 0，预示着颅内容积增加会引起压力的很小变化或无变化，这代表代偿储备功能良好。RAP 升高说明代偿储备功能下降，预示着即使颅内容积的微小变化也会引起颅内压的较大变化。

3. B。脑灌注压低于 60 与 TBI 患者的脑缺血相关。其他的生理指标都正常。

4. D。$PaCO_2$ 的很小变化会引起脑血管的扩张，从而引起 CBF 成比例的增加。$PaCO_2$ 每增加 1 mmHg，CBF 会增加 1 ml/（100 g·min）。

16 术中监测设备和电干扰

Brett Netherton，Andrew Goldstein

（方婧涵　译　菅敏钰　校）

学习要点

- 电干扰"挑战"主要是由于电磁耦合、手术室中存在的相对较大的电磁场以及皮肤的高电导率而导致难以记录微小神经生理学信号。
- 术中神经监测（IOM）团队，包括麻醉医生和其他专业医生，对抗电干扰自有其妙招。

简介

术中神经监测（intraoperative neuro-monitoring，IOM）常规需要在患者皮肤上放置 50 多个电极片，以发出电刺激和记录生理信号。正确地放置电极片和连接导线仅仅是麻醉医生和神经监测团队面对的其中一个挑战。

- 生理性的电信号相对于患者周围其他电信号来说非常微弱，有时甚至只能用微伏（μV）衡量。如果我们把 1 μV 比作 1 in，当 120 V 的墙壁电源存在时，捕捉患者的躯体感觉诱发电位就好像在美国佛罗里达州的迈阿密和阿拉斯加州的安克雷奇之间寻找一张纸一样艰难。

- 在手术室中，IOM 记录电路可能充当众多邻近电噪声源的天线，从而使 IOM 的结果无效。
- 皮肤的大电容使电噪声更容易耦合到 IOM 记录电路中。
- 像电外科单元（ESU 或"Bovie"）之类的高能电气设备除了会在 IOM 记录中引入电气干扰之外，还可能在没有对放置导线的足够重视的情况下产生电极灼伤。

本章主要讨论在手术室恶劣的电环境中进行神经监测时相关的电及电磁相互作用的物理基础。目的是阐述电磁干扰如何影响 IOM 记录，以及安全有效地放置 IOM 仪器设备、导线和电极的方法，以获得最佳的电生理记录。电相关物理知识的解释并不是非常详尽，我们只是希望手术室的专业人员在平常进行 IOM 时对其有一个非常宏观的认识。

电基础及相关名词释义

虽然电领域非常复杂，但理解电干扰如何进入记录的基本概念却并不难。图 16.1 显示了具有 1 个电源和 3 个阻抗的简化电路。

名词 1: 电路

电路是电流流过的闭环路径。电路上的每一点上的电流流动量是相同的。完整的电路必须是连续的；电路的缺口会阻止电流的流动。根据欧姆定律，电源通过电阻来驱动电流。电源又分为直流电电源和交流电电源。如图 16.1 显示，IOM 的电路具有在一定范围的频率内交替产生的生理电源，称为 V_{tissue}。

名词 2: 阻抗

阻抗（通常表示为"Z"）衡量流动于电路的交流电所遇到的阻碍。有 3 种基本的阻抗类型，下文会详述。

名词 3: 欧姆定律

欧姆定律阐述了一个非常简单的关系。根据公式：电流＝电压/阻抗（$I = V/Z$），用电压（V）驱动电荷通过阻抗（Z）形成电流（I）。换句话说，通过阻抗的电流在阻抗上形成了电压。

重点提示：当类似生理信号的电源在电路中产生电流时，该电流会在电路中每个阻抗上建立电压。

名词 4: 分压

分压指电源电压在电路中的阻抗之间分配。较大的阻抗可以获得更大的电压份额，但构成电路阻抗的电压总和一定与电源电压值相等。

重点提示：我们希望记录生理信号的放大器的输入阻抗可以分得更多电压。因此，我们需要确保电极阻抗远远小于放大器输入阻抗，如图 16.1 所示。

名词 5: 放大器

放大器是将输入电压乘以增益因子以提供输出电压的电子电路。IOM 设备通常使用差分放大器，其中输入电压是两个输入之间的电压差。

技术贴士：一个理想的差分放大器可以提供一个与其输入端的电压差（或差分电压）乘以增益相等的输出。现实中的放大器也可以放大两个输入端共同的电压（或称共模电压），尽管程度要小得多。地面是衡量该共模电压的参考点，放大器抑制共模电压的能力的测量是共模抑制比（common mode rejection ratio，CMRR），它是差分增益与其共模增益的比值。现代 IOM 设备的 CMRR 可超过 100 dB 或 100 000:1。

重点提示：地面位置的选择影响共模电压。此外，电极阻抗之间的不平衡导致一个电极阻抗累积了更多电压，并且减少了放大器的 CMRR。

电干扰的来源和其他细节如图 16.2 中的简化记录电路中所示。请注意，$Z_{electrode2}$ 现在显示为并行的三个不同部分的复合体。这是

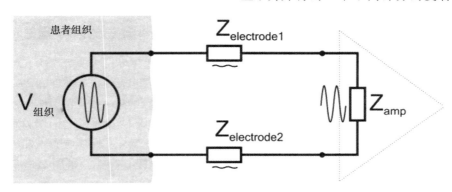

图 16.1 简化的记录电路，包含组织电压源 V_{tissue}，表示两个电极阻抗 $Z_{electrode1}$ 和 $Z_{electrode2}$，以及放大器阻抗 Z_{amp}

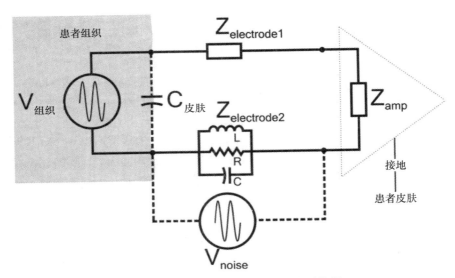

图 16.2 简化电路，包含潜在的电干扰源

因为电阻抗具有三个分量，包括电阻分量 R、电容分量 C 和电感分量 L。图中为了简单起见，阻抗子分量仅显示 $Z_{electrode2}$，但是实际操作中，电路阻抗即使很小也绝不可忽视。

电阻抗指对交流电流的阻碍。它是由电阻、电容和电感引起的三种不同阻抗分量的矢量和。通常用欧姆（Ω）来表示。

电阻指对直流电流的阻碍。阻抗的电阻分量不随频率而变化。

电容指能够容纳多少电量。阻抗的电容分量随着流动电流（或施加的电压）的频率增加而减小。

电感是反映电流变化的指标。阻抗的电感分量随着流动电流（或施加的电压）的频率增加而增加。

重点提示：阻抗的电容和电感分量允许附近的电干扰源通过空气与记录电路耦合。

图 16.2 中突出显示了电感和电容分量允许两种最常见的电干扰进入记录电路的途径。

途径 1：患者的皮肤电容

患者的皮肤具有较大的电容（保持电荷的能力）。正是这种电容可以使皮肤在冬天放电时产生大的静电电压。该电容使患者的皮肤成为附近的电干扰的天线。在填充患者皮肤的电容时，电荷分布在患者的身体表面上，并将该噪声带到与皮肤接触的记录电极并进入记录电路。

途径 2：环境电干扰

环境电干扰的来源用 V_{noise} 表示。电路的每个部分都有可能受影响，为简单起见，图中仅示出与导线 2 的阻抗耦合。正如我们将在本章后面和许多视频中看到的那样，导线和患者的皮肤特别容易受到此影响。

了解噪声进入记录电路的两种途径将有助于我们考虑后面讨论的电磁耦合机制。

技术贴士：数据采集的基本概念是信噪比（signal-to-noise ratio，SNR）。我们可以把任何记录的数据想象成两个元素的组合：我们感兴趣的信号和我们认为是噪声的东西。噪声也被称为干扰或伪像，这些术语经常互换使用。信号功率与噪声功率之比即为信噪比。信噪比越高，我们越有可能从记录的数据中获得有用的信息。我们可以增加信号来源或减少噪音来增加信噪比。

当信噪比较低时（例如具有电压非常低的听觉脑干反应），通常使用信号平均。信号平均指通过降低噪声幅度来提高信噪比，由于每次的刺激信号保持不变，但噪声以随机方式变化，这样就降低了平均噪声，信噪比的提高幅度与信号平均次数的平方根成正比。

虽然信号平均是提高信噪比的重要手段，但它并没有减少实际的噪声。本章介绍的大部分内容都指降低到达放大器的噪声。

IOM 的基本记录电路

放置在患者身上的多个记录电极只是多次重复相同的基本记录电路。彩图 16.3 显示了包括仪表放大器、两个记录电极、放大器接地线和生理信号源（V_{tissue}）的基本记录电路。尽管所示的三个电极是皮下针电极，但是其他电极类型如水凝胶表面垫，脑电图（EEG）电极和较长的针也可以用于 IOM。这里讨论的概念是相关的，不管使用的是何种电极类型或何种 IOM 设备。

如果除去覆盖电极的绝缘层，即使所示的是简单的针电极，其实也包含许多材料。如彩图 16.4 中描述。

电等效电路如彩图 16.4 所示，注意电极内露出的连接。当考虑电极阻抗时，通常

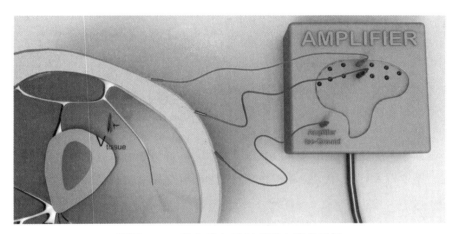

彩图 16.3 突出基本 IOM 记录电路的示例

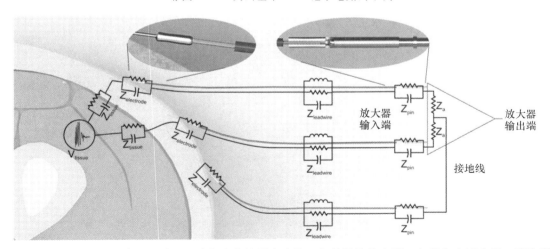

彩图 16.4 基本记录电路原理图，显示电路中的所有连接，包括阻抗的电阻、电容和电感分量。请注意许多不同的金属对金属连接（如放大图中所示）

考虑电极附着于皮肤的阻抗，但是我们发现阻抗其实存在于电路的许多点上。基本记录电路的组件在下文详细列出。

组织生理发生器（V_{tissue}）

生理信号从神经源或肌源向外通过围绕它的组织阵列三维传导，当其向外迁移时以指数形式损失。体积传导的信号电场的一部分通过彩图16.5中以白色轮廓显示的接近无限数量的路径传导到每个记录电极。由于体传导损失以及穿过高阻抗组织（例如脂肪）的信号衰减，在生理信号到达记录电极时，其振幅远远小于信号源处。

电路组件：发生器和电极之间的组织（Z_{tissue}）

信号会选择从信号源到记录电极的不同组织阵列中阻抗最小的路径进行传导。如肌肉、血管、毛细血管床和黏膜组织具有低阻抗（低于1 kΩ）[1]。皮肤的阻抗范围取决于身体的位置、厚度以及汗液和皮脂腺的浓度

（通常超过40 kΩ）[1]。肌腱、脂肪和骨具有最高的阻抗，尽管使用表皮或皮下针，电流通路也无法绕过这些层。请注意，从信号源到记录电极间许多路径可能会遵循如彩图16.5中最右侧信号路径所示的意外路径。这么多条平行的路径可以被认为是一个等效的阻抗，如图中的黑色轮廓（路径）和标注的 Z_{tissue} 所示。但 Z_{tissue} 没有典型的价值，因为患者的脂肪层厚度变化很大。

重点提示：由于组织阻抗是频率依赖的，我们可以假设生理信号的不同基频分量在通过组织传导的体积时衰减不同，事实也确实如此。较高频率的信号分量体积传导通过组织，平均振幅损失小于低频率的信号分量。请注意，这种组织过滤效果发生在信号到达记录电极之前！

电路组件：电极与患者的连接部分＋电极组件（$Z_{electrode}$）

电极与患者连接部分：这部分阻抗是由于电极与患者组织的连接产生。当被问及阻

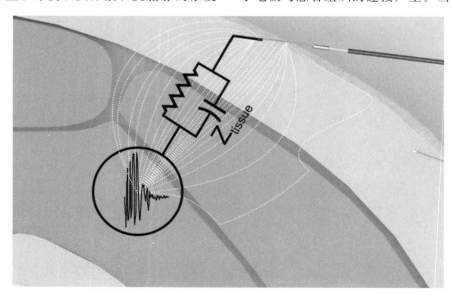

彩图16.5　从发生器到记录电极存在近乎无限条的组织通路。电流从源发生器流向记录电极，可以通过依赖于传导性的接近无限条的组织路径

抗是多少时或是为什么通常需要进行皮肤准备和合理的电极放置来降低阻抗时，这通常是许多进行 IOM 的临床医生首先想到的阻抗类型。

由于表皮，特别是角质层的高阻抗，有必要通过某种措施来进行皮肤表面的准备，或者使用能绕过该高阻抗层的电极，例如针状电极。阻抗的确切水平取决于所使用的电极的表面积和皮肤准备的程度，但可能在几百欧姆和一万欧姆之间或者更多。与患者组织接触的电极导体具有保持电荷的能力，因此将这部分阻抗视为与电容并联的电阻是重要的。应该避免在一个放大器电路中使用不同的电极类型，以使电极之间的阻抗不平衡最小化。

电极组件：目前已经发表了详细的用于记录和刺激生理信号的电极最佳体积[2]。了解一些与讨论有关的细节是必不可少的。

电极与患者的连接部分可能包含许多不同的材料，如生物相容性金属、导电塑料、富含离子的水凝胶、碳或金属箔、胶水、焊料以及大量其他可能的材料。在所示的皮下针中，医用级不锈钢针被 19 股镀锡包绕，因此在这个微小的连接处存在许多不同的金属。当放置在一起形成电极的患者附着端时，通常只会产生小于几欧姆的阻抗。但是，如果连接处存在不相容的金属，只要把金属和金属的接合部分放置在离子液体中，就可能会通过电化学腐蚀机制产生电压，这种反应在很多电池中都可以见到。在手术床周围又容易存在诸如汗液的离子液体，这样产生的任何电流电压都会作为电干扰被加到记录电路中。

重点提示：为避免记录电路的金属对金属的电偶腐蚀电压，应尽量减少电极和集线器与液体接触。

电路组件：电极患者端和连接器端之间的导线（$Z_{leadwire}$）

导线是指被电绝缘材料覆盖的许多不同类型的导体，包括多股镀锡铜、铜、碳纤维和金属丝。尽管导线通常具有小于几欧姆的阻抗，但这部分记录电路通过阻抗的电感和电容分量在电干扰中起着重要的作用。

重点提示：尽管基本记录电路的所有部分都具有阻抗的电感分量，但是为简单起见，彩图 16.4 中仅示出了导线的阻抗的电感分量。

电路组件：导线到安全连接器 + 电极到放大器（Z_{pin}）

导线到防触电插座的连接通常是压接到导体的金属套圈上的模制塑料。虽然用于夹持引线导体的机械压接中使用的金属可以是锡、铜、黄铜、镀金黄铜等，但电极的这一端通常包含两种不同的金属，如图 16.7 所示，其中镀金黄铜套管压接到 19 股镀锡铜导线。由于模制塑料包覆成型体使离子液体远离不同的金属接头，这种连接很少成为电源。在放大器上通过直径 1.5 mm 的细针进行连接，导线的防触电插座可以安装在该细针上。这种金属细针通常是镀金的黄铜，但也可以是其他导电金属。电故障时要首先考虑这个连接。松动的连接可能是间歇性阻抗的来源。虽然非常罕见，但塑料包胶的薄片可能会阻碍 1.5 mm 细针与防触电插座导体之间的连接。

重点提示：尽管这种情况很少发生，但作为故障排除的一部分，IOM 团队应该记住电极无法正常工作的可能原因。

电路组件：放大器阻抗（Z_a）

IOM 放大器的输入阻抗是标记为 Z_a 的两个阻抗的组合。现代 IOM 放大器利用更小、更强大的电子器件，特别是集成电路，使电路占板面积更小，以产生更灵敏的放大器，并具有超过 100 kΩ 的更高输入阻抗。本章结尾部分包含技术说明，重点帮助 IOM 团队了解的放大器特性。

电路组件：放大器接地线

"地面"水平给予 IOM 团队的困扰不逊于任何一个仪器设备。它有一个如彩图 16.4 所示的连接到患者的电极，具有与任何其他电极位置相同的阻抗变量和潜在的电干扰。因此，等距离放置的位置会影响记录数据中的噪声。本章结尾处对接地线有更加详细的技术说明。

视频 16.7 表明，只有特定的放置位置才能减少"地面"的选择不同所造成的电干扰。

基本电路总结要点

- 生理信号在传导到记录电极时的幅度通常非常小。
- 现代 IOM 设备非常高的输入阻抗（＞100 MΩ）相对于低得多的电极阻抗（＜10 kΩ）能确保绝大多数信号出现在放大器输入端。
- 导线和患者皮肤间存在电磁干扰耦合。

电干扰的来源

电磁干扰引入记录电路的主要方法是通过电磁耦合，其中包括三个部分：电感耦合、电容耦合和辐射耦合[3]。

当在记录电路中记录线相对于磁场有移动而产生电流时，移动通过磁场的导线或移动在导线附近的磁场可以发生电感耦合。除偶尔的术中磁共振成像（MRI）单元之外，在手术室设置固定的磁体相对较少。但是，电磁波的磁性成分可以与记录电路产生电感耦合。由于阻抗的电感分量随着频率而增加，这主要发生在低频时，例如 60 Hz 壁电压。

当射频源接近记录电路以通过阻抗的电容分量与其耦合时，发生电容耦合。由于阻抗的电容分量随频率而降低，因此记录电路中的电容耦合主要在高频率时产生。

通过电磁辐射耦合原理，无线电台发出的射频能量可以行进许多英里，并由天线收听到无线电。尽管记录导线对在技术上是一个简单的偶极天线，如彩图 16.6 所示，但由于使用了滤波器设置，来自 RF 辐射信号的频率通常太高而不能在记录电路中产生可见的电干扰。但是偶尔 IOM 临床医生在听

彩图 16.6 记录电极的作用类似于无线电的偶极天线，并可以接收诸如来自无线电台的电磁信号。幸运的是，这些信号由通常不被看作是在生理性 IOM 信号中噪声的高频组成。

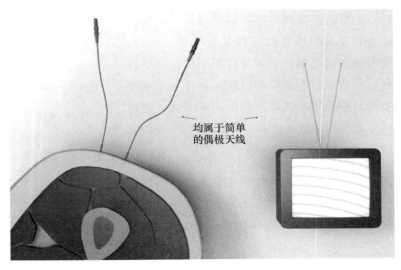

均属于简单的偶极天线

EMG 声音时也可能会听到 AM 通过扬声器的放大声。

IOM 参与者可以通过一个导线对，用作放置在 IOM 放大器的一个记录输入中的搜索线圈来使用电磁耦合。本章后面的彩图 16.8 给出了一个例子。当试图减轻信号源处的电噪声或者移动源设备以将方向场重定向为远离记录导线或患者皮肤时，该线环对于试图定位电磁源可能是有价值的。

对于 IOM 临床医生来说，通过导线的管理可以降低电磁耦合的发生。彩图 16.7 重点介绍了经常使用的三种典型的导线布局，包括双绞线、带状线对和松散线对。

为了在彩图 16.7 中进行演示，三个导线配置中的每一个都有一个聚焦的射频源射频场强随距离源的距离呈指数下降，因此最接近的导线将耦合指数级更高的场。

重点提示：电磁场以距离平方消散。正如许多视频演示所强调的那样，增加距离可以大大减少它们对 IOM 记录的影响。

在双绞线导线中，红色和黑色引线与 RF 源平均距离完全相同，因此即使两条引线耦合的电磁干扰量完全相同，由于共同模式，放大器也不会放大干扰。

在带状导线对中，红线尽管非常接近黑色导线，但更靠近射频源，因此耦合了较大的干扰。红色和黑色导线之间的这种耦合差异虽然很小，但不是共同的模式，因此将作为干扰包含在记录中。

在松散线对中，黑线明显远离红线，导致记录的差异，干扰会被放大。

有趣的是，这种双绞线方法可以减少电线的电磁辐射。在这种情况下，扭曲导致每根导线消除与其配对的导线的影响。这通常被称为老式的"水手技巧"，可以减少附近的电源线对磁罗盘的影响。然而手术室中的大多数电源线都不是双绞线。

重点提示：将记录导线对放在一起会减少各导线耦合的干扰，记录导线分开的情况却更普遍，也意味着放大的电磁干扰量。

正如 IOM 临床医生所熟知的，手术室里的电磁干扰源很丰富。能够产生电噪声的设备包括墙壁电压、风扇、泵、加热元件和一些灯泡。一旦被识别，通过将这些噪声源远离（或相对于记录线而言向上或向下），噪声信号可以呈移动距离的平方减少。另外，发射电磁信号的装置偶尔以相对单向的方式发射，如果能够使其相对于记录线旋

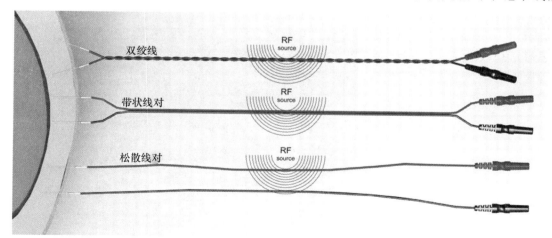

彩图 16.7　用于管理 IOM 中记录导线的方法。如上所述，双绞线方法比带状线对减少了电磁噪声，比电线松散的情况减少了更多

转，则记录的噪声可以减小。

此外，鉴别由于电磁耦合而建立的电流是至关重要的，因为这可能导致患者与电极连接处的出现灼伤。诸如与使用电刀的外科操作和 MRI RF 脉冲线圈相关的领域特别值得注意。以前有文献记载电极烧伤的危险[4-7]。

请参阅本章附录中视频讨论的许多主题，包括与几个手术室设备相关的电磁场。但更重要的信息是，作为临床医生，诊断电磁干扰源和故障排除技能都是非常需要掌握的。

实用小技巧

给麻醉医生

麻醉团队的理想位置，可以帮助发现可能困扰 IOM 的问题。

- 注意脱落的 IOM 电极。针头和表面电极的阻抗在脱落时显著增加。
- 如果可能的话，尽可能使麻醉设备和电源线远离记录电极。
- 当新的设备（例如血液加温器）被添加到手术室时，如果搜索到噪声，那么可以将新设备评估为噪声的新来源。

给 IOM 专业人员

- 确保所有水凝胶类型的患者附着电极（像 ECG 一样"贴在"电极上）是首次使用，并且在有效期内。对于外科电刀的返回（"接地"）电极尤其如此，该电极在患者安全中起关键作用。
- 准备自己的电磁定向感应线圈来定位电磁噪声源（彩图 16.8）。一个 2.2 kΩ 的电阻可以几便士的价格在电子商店购买或在线购买。从两根长导线上取下电极并从端部剥去绝缘层后，将引线拧在电阻丝的两端。通过分开带有电阻器的导线与其余导线，将导线缠绕在平坦的移动表面上，将额外的导线绞合在一起，并将两根导线插入 IOM 系统的通道中，就可以得到定向传感器。通过 IOM 系统上的自由运行信号就可以查看平坦表面前方的电磁场。
- 善于识别电磁干扰。使用不同的自由运行灵敏度和时间基础来监测 60 Hz

彩图 16.8　一个简单的制作噪音传感器的方法。这本质上是一个线圈来拾取可以连接到放大器来定位源的电磁噪声

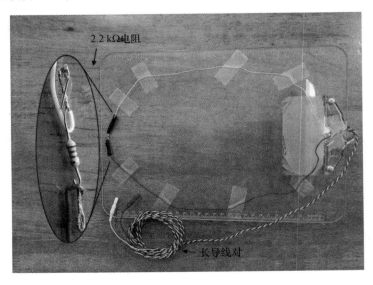

的干扰。请记住，60 Hz 正弦波的峰–峰时间为 16.67 ms。

在患者准备期间

- 所有记录电极导线（包括接地线）进行捆绑（如果可能，请绞合或编织）。
- 保持所有导线不接触患者皮肤。
- 确认电刀等设备（electrosurgery unit，ESU）回位垫的位置并与 ESU 进行交互。熟悉手术室护士协会（Association of Operating Room Nurses，AORN）电外科指南[8]。
- 确保 ESU 可用、确认回流电缆与患者皮肤和导联线的距离。您的手术室同事可能不知道 ESU 是如何与您的导线电磁耦合的。

排除电噪声时

- 插入放大器的导线端部的松动安全连接器可能导致间歇性噪声。请注意这一点，虽然很罕见，但确实发生过。摆动的安全连接器通常是一个来源。
- 监控空闲运行信号以确定电磁干扰的频率。如果 60 Hz 干扰记录，这是一个简单的排除方法。
- 如果 IOM 仪器允许，从放大器输入端拔下接地电极，查看地面所处的位置，确认是否增加了噪声。
- 一定要使用正确数量的接地线。许多 32-通道 IOM 系统由两个 16-通道放大器组成。每个放大器应该有一个单独的接地线，不应该连接单独的放大器。检查系统文档以确定这种情况。

- 通过手术室团队的批准，旋转、升高或降低有问题的电设备。
- 在手术室团队的批准下，有选择地拔下有问题的电气设备，以确定是否为人为因素的来源。如果拔下插头时发生 60 Hz 噪音明显减少，医院相关部门可能需要检查设备是否存在泄漏电流或接地不良（类似于 IOM 设备上进行的定期设备检查类型）。除了在 IOM 记录中增加噪声之外，设备上的接地不良可能会使危险电流传递给患者或工作人员。

技术贴士：现代 IOM 设备

以前一段时间内，只有一个能够操作术中监测系统的工程师在场，才能进行监测。各种设置和调整由许多物理旋钮和拨号控制。有时更改记录包含了相关插头或电缆的移动。尽管现代 IOM 系统已经将数据采集的电子技术细节纳入了最前沿，并将它们埋藏在光滑的图形界面中，但有效的故障排除仍然需要了解幕后发生的事情。如果没有这方面的知识，那么故障排除可能会随意而无效，从而导致时间浪费和患者管理不足。

了解数据采集中涉及的电子元件的一些基本特性，以便有效定位和减少记录中的噪声是很重要的。图 16.9 显示了从患者到显示器的信号路径的简化模型。本节将重点介绍蓝色的元素。

记录途径：输入的切换

- 现代 IOM 设备非常灵活。它有许多

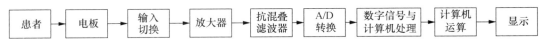

图 16.9　从患者到 IOM 设备显示器的信号采集信号通路

刺激器和录制蒙太奇的能力，其配置可以经常改变。由于电极切换的电子技术的进步，不再需要将电极连接到与特定放大器通道相关的输入。电极可以便捷的方式连接到流浆箱或其他输入外围设备，无论是在物理布局方面，还是简单地记住将电极插入的位置。这实际上使分离器和跳线将单个电极连接到多个输入端不再成为必须。

- 随着这一进步带来新的考虑。设备内部的信号通路在物理上更加接近，并且可以在短时间内使用相同的电路路径来处理多个不同的信号。这会导致电极或通道之间的干扰或串扰。一些制造商建议关闭或禁用未使用的电极，因为电极可以通过充当天线来传送不想要的信号。这种耦合可以发生在设备内部以及患者周围的环境中。

记录途径：放大器

- 数据采集系统的核心是放大器。IOM 中使用的基本放大器设备被称为仪表放大器。这个放大器有 3 个输入端。这些输入端以各种方式命名。前两个输入可以被称为有效和参考，或者被称为反相和非反相；第三个输入通常被称为 Iso-ground、信号地面或简单的地面。

- 让我们在这里退一步看看更详细的地面输入。

  —— 要做的第一点是明确接地输入端与地面、墙上电源插座上的接地细针，甚至 IOM 设备上的底盘接地都不一样。但以讨论的目的，我们将把地面输入作为接地线。

—— 接地线是放大器电路的一个有效部分。它用来增加放大器电路的共模抑制比（common mode rejection ratio，CMRR）。虽然理想的放大器电路的输出是两个有效输入端的信号与放大器增益之间的差值，但真实世界的放大器还会放大两个输入端共用的信号。也就是共模信号基于共模增益和差分增益的输出计算如下：

$$V_{out} = A_D(V_1 - V_2) + 1/2 A_C(V_1 + V_2)$$

V_{out} 放大器的输出数值

V_1 和 V_2 位放大器的输入数值

A_D 为差分增益

A_C 为共模增益

—— 接地对于降低由于与设备接触而导致电击伤害的风险非常重要。在现代设备中，接地与患者连接（包括异地连接）相隔离。以往的文章阐述了将患者安全接地以及避免接地环路的重要性，在这些环路中，各种接地连接之间的电流可能会引起干扰。使用爆炸性麻醉剂（如乙醚）时，这一点尤为重要，因为火花放电引起的电压积累可能会点燃麻醉剂。现代手术室设计侧重于隔离患者的墙壁电源[9-11]。由于隔离，Iso-ground 导线不再受到这些考虑。医疗设备上标有隔离的患者连接符号，如图 16.10 中的符号。

—— 可能流入异物的电流对于患者安全是有限的。由于这一点以及它与地面的隔离，所以接地线不能用作从患者传导大的干扰信号的"下沉"路径。

图 16.10　用于表示隔离患者的符号：BF 型

——由于地面和地面之间的隔离，来自地面的噪声污染信号的可能性要远远低于旧设备。地面仍然具有吸收噪声信号的能力，因此一个更常见的接地问题是设备上的接地不良或开路，使其发出过多的噪声（见视频 16.6）。

记录途径：抗混叠滤波器

- 现代 IOM 设备具有抗混叠滤波器，可以降低超出系统适当采样能力的高频成分的幅度（Nyquist 频率）。但这些滤波器适用于模数转换阶段之前的信号，并独立于用户可用的高切/低通的滤波器设置，不应成为关注的源头。

记录途径：A/D 转换

- 模拟-数字（A/D）转换是将模拟生理信号转换为数字数据的过程。
- A/D 转换器的分辨率和范围影响记录信号的质量。分辨率是转换器能够在其最高和最低水平（其范围或尺度）之间辨别的步骤的数量。由于计算机数据的二进制格式，分辨率以位数表示，分辨率位数为 2。现代 IOM 设备的分辨率可能超过 16 位（2^{16} 或 65526）。由于最小步长的舍入误差，理想的 A/D 转换器的信噪比计算为 $20 * \log_{10}(2^N)$，其中 N 是分辨率的位数。

- 放大器增益用于将所记录信号的幅度与 A/D 转换器的范围相匹配。如果幅度太低，则 A/D 转换器的全分辨率不被利用，并且放大器的有效分辨率降低。有效分辨率降低一位，信噪比会降低 6 dB。在极端情况下，这会导致信号呈现波浪式或阶梯式的外观。如果幅度过高，则结果是"限幅"，其中处于高于 A/D 转换器可处理的最大电压的信号元素全部被表示为最大值。

重点提示：通常假定现代 A/D 转换分辨率比旧设备大大提高。虽然这是事实，但 IOM 团队认识到，要充分利用 IOM 系统的功能，必须选择利用 A/D 转换器输入的全范围（或比例）的增益设置。

记录途径：数字信号与计算机处理

- 在大型计算机系统的领域，数字信号处理（digital signal processing, DSP）现在通常由专用"芯片"中的电路来处理，这些电路的速度和能力已经提高到大多数系统不再具有分立模拟滤波器而不是抗锯齿和 DC 阻塞滤波器。相反，通常被称为模拟高通（低切）和低通（高切）滤波器的实际上是由 DSP 电路实现的数学模型，并且被实时应用于输入数据流。在软件中改变滤波器会导致模型中的参数改变，而不是在滤波器电路中改变的电阻器或电容器。即使滤波器不再由分立元件构成，它们仍然以相同的方式工作。数字实现的 4 极 100 Hz 低通巴特沃斯滤波器对模拟滤波器的相位和幅度仍然具有相同的效果。必须在更改时考虑到这些影响。60 Hz 陷波滤波器（一些国家的 50 Hz）也适用同样的考虑因素。使用它们来降低手术室中普遍存在的电力线噪声是诱人的。这些曾经是与反锯齿滤波器类似的独立滤波器，但可以切换开关。现在与 DSP 中的其他滤波器一起使用，陷波滤波器仍然会产生信号失真。这被认为是不可取的，不推荐使用它们。

结论

IOM 信号的记录基于基本的电相关原理。虽然这些通常在 IOM 记录团队的工作范围，但麻醉医生在帮助减少不必要的噪声和识别电极连接的物理问题方面起着重要的作用。

参考文献

1. Koumbourlis AC. Electrical injuries. Crit Care Med. 2002;30(11 Suppl):S424–30.
2. Geddes LA. Electrodes and the measurement of bio-electric events. New York: Wiley; 1972.
3. Moller AR. General considerations about intraoperative neurophysiology and monitoring. In: Moller AR, editor. Intraoperative neurophysiological monitoring. 3rd ed. New York: Springer; 2011. p. 329–44.
4. *Stecker MM, Patterson T, Netherton BL. Mechanisms of electrode induced injury. Part 1: theory. Am J Electroneurodiagnostic Technol. 2006;46(4):315–42.
5. *Patterson T, Stecker MM, Netherton BL. Mechanisms of electrode-induced injury. Part 2: clinical experience. Am J Electrodiagnostic Technol. 2007;47(2): 93–113.
6. *Netherton B, Stecker MM, Patterson T. Mechanisms of electrode-induced injury. Part 3: practical concepts and avoidance. Am J Electrodiagnostic Technol. 2007;47:257–63.
7. Russell MJ, Gaetz M. Intraoperative electrode burns. J Clin Monit. 2004;18:25–32.
8. Spruce L, Braswell ML. Implementing AORN-recommended practices for electrosurgery. AORN J. 2012;1995:373–84.
9. Graham S. Electrical safety in the operating theatre. Curr Anaesthesia Crit Care. 2004;15:350–4.
10. Litt L. Electrical safety in the operating room. In: Miller RD, editor. Miller's anesthesia. 6th ed. Philadelphia: Elsevier; 2005.
11. Ehrenwerth J, Seifert HA. Electrical and fire safety. In: Barash PG, Cullen BF, Stoelting RK, editors. Clinical anesthesia. 5th ed. Philadelphia: Lippincott Williams & Wilkins; 2006.

问题

1. 关于在 IOM 中放大器接地线的使用，下面哪个选项是正确的？

   A. 接地线降低电磁干扰的功效高度依赖于放置位置

   B. 接地线具有与任何其他记录电极位置一样的拾取环境电干扰的相同电位

   C. 将接地线与放大器断开连接以排除故障，如果其会对记录产生噪声，而不是降低噪声，则不是患者安全问题

   D. 以上所有均正确

2. 电磁场的移动源（如液体加温器）可以改变记录引线和患者皮肤上的干扰。以下哪一项是不正确的？

   A. 电磁场强度随距离呈指数下降

   B. 大多数电磁场是方向性的，意味着旋转或降低/升高相关设备可以减少干扰

   C. 来自 AM 电台的辐射耦合也是 IOM 设备从手术室设备中获取的干扰的主要组成部分

   D. 辐射电磁场的设备的任何碰巧与患者皮肤接触的部分都可能将噪声直接传导到皮肤，因此将设备从患者皮肤移开就会停止传导

3. IOM 团队在某些情况下可以拔掉手术床电源。关于此做法的哪一项是正确的？

   A. 始终减少耦合到引线和患者皮肤上的 60 Hz 电气干扰

B. 可能会减少耦合到引线和患者皮肤上的 60 Hz 电气干扰，但是可能会增加 60 Hz 的电气干扰，因为去除了床的接地，使床成为用于附近 60 Hz 噪声的巨型天线

C. 总是一个好主意

D. 以上所有均正确

4. 患者的皮肤和皮下脂肪层对 IOM 小组具有挑战性。以下内容哪些是对的？

A. 皮肤具有保持大量电荷的能力（具有大的电容）。耦合到身体一个位置处的皮肤的电干扰信号快速地传导到身体的整个皮肤表面，包括放置电极的部位

B. 皮肤相对较大的阻抗不仅需要准备放置表面电极，而且皮肤和皮下脂肪的高阻抗组合大大地削弱了生理信号的功率

C. 来自电外科手术电线的危险电能可以耦合到电极引线。将电极引线或电外科电线连接在皮肤上可增强这种耦合

D. 以上所有均正确

5. 手术室内电磁耦合情况如下：

A. 导线附近的移动磁铁呈现变化的磁场，这将会干扰导线和患者皮肤的连接

B. 设备发出的随时间变化的磁场，如 60 Hz 电磁场将耦合引线和患者皮肤的干扰

C. 显微镜照明等设备发出的电磁场是时间变化的，即使不在 60 Hz，也会对引线和患者皮肤造成干扰

D. 手术室内的电磁场通常是双极或四极性，这意味着它们是定向的

E. 上述所有均正确

6. 电阻抗的三个组成部分，哪个不随通过它们的电流的频率变化而变化？

A. 电阻元件

B. 电容元件

C. 电感元件

D. 所有这些都随着频率的变化

E. 这些都不随变化的频率而变化

答案

1. D
2. C
3. B
4. D
5. E
6. A

17 术中神经监测信号的优化

Robert E. Minahan，Allen S. Mandir

（方婧涵 译 菅敏钰 校）

学习要点

- 神经监测信号不佳的根本原因可以追溯到患者相关、麻醉/系统相关和（或）技术问题。
- 识别潜在原因和应用解决方案的系统方法可以实现高效的信号优化。

患者对监测信号的影响

即使技术层面的问题已被消除或最小化，患者原先就存在的病理生理学改变还是可能导致基线数据不可靠。至少有一定比例的患者，其手术原因正是术前就存在的神经功能缺陷。此外，患者术前就已经出现神经功能障碍，这可能与正在监测的手术操作无关，但会妨碍正在监测的神经生理途径。例如，经历髓内肿瘤切除术的患者可能术前就存在周围神经病变，尽管在这种情况下外周神经病理学与脊髓中枢神经系统肿瘤无关，但是监测标准形式如躯体感觉诱发电位、运动诱发电位（motor-evoked potential，MEP）和（或）肌电图都可能受到原有神经病变的影响。

患者本身存在的神经功能障碍的程度差异很大，导致对神经监测的影响程度不尽相同。术中团队不应该认为原先存在的病理特征是信号不好的唯一原因，而应该综合考虑本章讨论的其他可能因素。我们将在这里讨论几种当术前神经功能已有缺陷时，将信号最大化的方式。

躯体感觉诱发电位

周围神经病变

神经根病变常见于进行术中神经监测的患者，其对躯体感觉诱发电位（somatosensory-evoked potential，SSEP）的影响根据神经根受累程度和水平的不同而不同，对信号的消除没有影响。对于标准的 SSEP 监测，上行的传导需要至少两个神经根［例如，后胫神经（L4，L5，S1），尺神经（C8，T1），正中神经（C6，C7，±C8/T1）］。如果神经根病变是局限的（例如 C5 神经根病），则所有标准 SSEP 可能不受影响。鉴于至少两个神经根的共同作用，即使单一神经根损害直接影响所刺激的神经近端，也经常可以达到令人满意的 SSEP。

在术中我们也经常遇到神经病变，常常对监测 SSEP 有很大的影响。与神经根病不同，多发性神经病更广泛地影响周围神经，因此 SSEP 可能受到影响。对于长度依赖型多发性神经病，SSEP 信号收到的影响呈现出典型的左右对称表现，更长的路径受到更大程度的影响（后胫神经≫股神经＞正中神经）。与这种现象有效对抗的是刺激更近侧的神经（图 17.1），从而绕过显示出最大功能障碍的远端神经段。另一方面，局灶性神经病变可能在 SSEP 中显示出很大的不对称性，主要包括左右不对称。

当患者患有周围神经病变，其对刺激的需求往往增加，并且通常 SSEP 采集的最大周围神经刺激提高了反应的一致性。这使得在存在神经病变时，建立超神经水平刺激的重要性，关于超最大刺激水平的方法会在"技术问题"部分进一步讨论。SSEP 潜伏期的延长对于神经病变患者更为明显，并且可能需要调整显示的时间尺度以避免错过稍晚出现的 SSEP 波形成分。当刺激近端时，这些成分的相对潜伏期将比远端部位短，但是如果神经病变广泛，则可能仍然会延长。

患者的身体特性可能会成为术中神经监测团队的挑战。对于那些肌肉量小的人来说，周围神经可能有受压迫的倾向，需要额外的填充物来预防或纠正这种风险。相反，

肥胖患者由于体重和肢体重量增加而受到外周压迫的增加，因此在评估 SSEP 时必须平衡这些因素。此外，随着脂肪组织或外周水肿增加，刺激部位到目标神经的距离增加，使得超大刺激更加困难。对于大多数刺激部位，假设神经解剖正常，则可以通过简单地增加刺激强度来克服从部位到神经距离的增加。然而，与肥胖或水肿相关的潜在生理状况与周围神经功能障碍也呈现相关趋势。所以，肥胖或水肿可能使监测和近端刺激部位复杂化，针刺电极的使用与表面刺激相反，有时甚至需要使用长于标准的刺激针。

中枢神经系统功能障碍

中枢神经系统病理生理改变也给 SSEP 监测带来了挑战。脑卒中、中枢脱髓鞘病变（如多发性硬化症），以及其他中枢性疾病可能会影响 SSEP，影响的大小取决于中枢受损的程度。最终可能导致中心传导延迟，诱发波形不良或缺少诱发波形。在脱髓鞘疾病（例如多发性硬化症）的患者中，温度管理变得特别重要，因为升高的温度可能会损害神经传导，并降低这些患者的反应信号

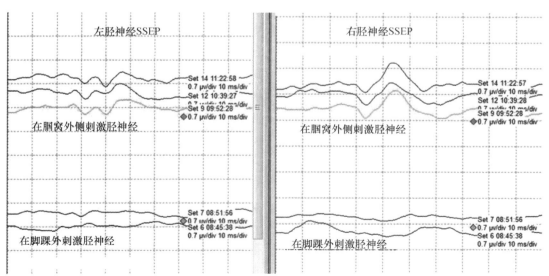

图 17.1　近端刺激与长度依赖性神经病变。近端刺激（腘窝）引起胫骨神经 SSEP，而在已知糖尿病但没有神经病变的患者中，远端刺激（脚踝）却未引出 SSEP。这种模式表明存在长度依赖性糖尿病性神经病变

（Uhthoff 现象）。因此，术中记录核心温度，避免相对高热的内环境至关重要。

SSEP 的头皮记录位置反映的是深部脑组织的电极位置，任何改变这种关系的因素都可能改变记录。头皮血肿可能会抑制皮质反应的幅度；特别对于出血性疾病的患者，可能由于 SSEP 头皮记录针的放置而导致血肿。同样，手术时可能还没明确的一些情况如硬膜下积气、血肿或积液或其他肿瘤，对 SSEP 的影响则更为深远。当 SSEP 记录指示在特定记录电极而不是在所有记录位置时，除了电极本身的问题之外，还应该考虑大脑和头皮之间通路的影响。类似地，在切除大肿瘤或改变患者的位置（仰卧至俯卧，仰卧至坐姿或相反）之后，脑组织可能发生移位。鉴于 SSEP 记录电极可能停留在头皮上完全相同的位置，下面的大脑可能会稍微移动，因此大脑和头皮之间的相对位置可能会改变，从而影响 SSEP 信号。

在开颅术过程中，无菌原则的实施可能会改变标准 SSEP 针的位置，因此应根据标准电极可能的位移程度预先调整电极的放置位置。在某些情况下，如果外科医生将无菌物品放置于无菌单外，这种改变可能会减少。皮质组织的神经元迁移障碍（胎儿正在发育中的脑部的异常移行）或正常变异也可能产生非典型的 SSEP 皮质反应。例如，一些患者在下肢 SSEP 刺激后会出现皮质波形，其具有比典型波形分布更宽的 N37[1] 和更小或不存在的 P37，与上肢类型的头皮分布（"N37"形态）非常相似。尽管可以通过使用足够的记录通道来识别，但是对于大多数非典型模式（也参考本章中的技术问题部分），正确放置刺激电极和记录电极十分重要。

运动诱发电位

影响 SSEP 的患者病理生理改变都可能

类似地影响 MEP。然而，考虑到介导这些监测方式的中枢神经通路的差异性和可变性，SSEP 和 MEP 之间存在互补性，当患者有术前神经功能障碍时，其中一个可能比另一个更可靠。

周围神经系统病变

和 SSEP 一样，神经根的病变也可能影响 MEP 信号，而这种信号的程度将取决于受影响的肌动蛋白是否与获得的运动信号有关。因为选择进行 MEP 的肌肉可能与介导 SSEP 的肌肉有不同的神经根/神经支配，所以 MEP 和 SSEP 可能会因此受到不同的影响（图 17.2）。神经病也可能影响运动信号，并且对于常见的长度依赖形式，MEP（即足弓，踇展肌）常用的远端肌肉可能受到不成比例的影响。此外，神经病变主要影响运动或感觉中的一个，这也可能会导致 MEP 和 SSEP 基线之间的差异。

解决这些 MEP 相关问题的策略十分有限，但人们应该意识到手术水平的重要性。用于监测的肌肉可以在弱肌动蛋白之外选择。同样，如果存在显著的远端运动神经病变，则可以选择近端的肌肉进行监测，尽管通常近端肌肉不能像 MEP 一样可靠地监测。如果手术涉及高的颈椎水平（例如 C3～4），即使存在严重的神经病，排除或限制远端肌肉中的 MEP，三角肌（C5 根）也可以在监测中起重要作用。由于他们依靠局限于传导到中央白质，D 波记录完全避免了周围神经问题，这与他们处理麻醉和神经肌肉接头问题的方式大同小异。

中枢神经系统功能障碍

运动诱发电位对手术过程中出现的新的脊髓病变高度敏感，这也是其在神经监测中的广泛应用的原因。可是，MEP 对先前存在的脊髓病的敏感性同样高，在该情况下进行 MEP 是一个特别的挑战，常常导致边缘

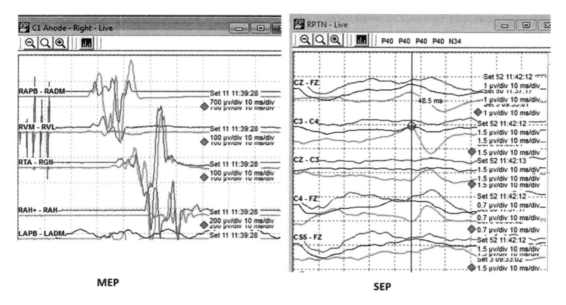

MEP **SEP**

图 17.2 影响 SSEP 的新发 L5 神经根病比 MEP 更多。右侧 MEP（左侧）和 SSEP（右侧）在腰椎手术中发生疑似根部损伤的时间相似。注意，包括胫后肌神经支配的姆展肌（abductor hallucis muscle，"AH"）在内的 MEP 在基线水平显示可重复性，而在右后胫神经刺激之后的 SSEP 显示明显的和持续的下降（红色和黑色的痕迹）的基线（绿色痕迹）。

信号或信号缺失。当出现这种情况时，可能需要调整麻醉条件以及刺激电极的位置来监测 MEP。另外，技术的改进也可以增加引起应答的机会，或在手术过程中面对变化的状况或麻醉药物失效时持续监测。这些技术将在"不良信号"标题下的"技术问题"部分进一步讨论。

肌电图和神经传导研究

肌电图（electromyography，EMG）监测和椎弓根螺钉刺激试验有赖于完整的运动单元，任何破坏运动神经元、神经根、神经、神经肌肉接头或肌肉的东西都可能影响 EMG。已知疾病状态的存在，特别是目标肌肉的薄弱是神经生理学小组使用这些模式的限制（有关神经传导研究的更多信息，请参见第 38 章"周围神经手术"）。

神经根病或神经病可能会大大降低 EMG 监测的灵敏度，因为在这些条件下，肌肉的根部或神经的机械扰动可能不容易反映出来。病灶的位置和持续时间都对 EMG 表现有影响。急性病变使远端神经在功能上保持完整，如果神经在受损部位远端受到刺激而产生强大的复合肌肉动作电位（compound muscle action potential，CMAP）并给予其功能完整的印象（例如在面部神经测试中），则这可能具有危险的误导性。因此，尽可能优化监测方式才能确保神经的功能完整性。随着更多的慢性弥漫性轴索损伤、一个星期内出现的 Wallerian 变性以及远端神经也将显示功能障碍，尽管在极少数情况下，远侧神经可能在无功能的神经中保持其功能（中性神经传导阻滞）。

神经根病/神经病也可能显著影响依赖于刺激阈值的测试，例如椎弓根螺钉电气测试。在正常情况下，高刺激阈值表明螺钉与骨骼充分绝缘，因此位置适当。然而，在神经根病/神经病变的椎弓根螺钉试验过程中，由于神经功能障碍导致阈值错误地升高，因此，应该谨慎解释涉及薄弱肌层的测试结果。如果可能的话，直接近根刺激可帮助确定神经根在正常范围内是否具有刺激阈值（例如，使用典型刺激参数＜4 mA）。如果评估多个螺钉并且发现比伴随螺钉低得多的阈值，则应该谨慎参考外科医生多个位点的额外评估，这也可能有助于检查相对阈值。同样，对于自由运行的 EMG 监测，应该记住，根据测试的肌肉和神经根病/神经病的严重性/分布，敏感性可能受到影响。

预先存在的神经肌肉接头疾病也可能影响 EMG 检测。这取决于疾病的类型，神经肌肉阻滞措施，对药物性神经肌肉阻滞的反应可能被高度夸大和延长。

脑电图

脑电图（electroencephalography，EEG）通常在头皮电极和（或）在术中神经监测期间通过直接皮质记录（EEG）来监测。EEG 可用于颅内手术如动脉瘤或其他血管修复，脑肿瘤切除和癫痫病灶切除。对于颈动脉内膜切除术等颅外手术来评估半球缺血也是十分有用的。

未经处理的 EEG 也可用于识别呈现爆发抑制模式的深度麻醉状态（图 17.3）。这种状态很容易识别，可能作为影响神经监测信号的其他突触抑制（例如，与 MEP 有关的）的替代标记是有用的，并且深层皮质麻醉状态可以向麻醉团队提供可用于泵注麻醉药物的信息。另一方面，如果目的是评估整个麻醉深度范围，EEG 需要数字处理技术［例如双频谱指数（bispectral index，BIS）监测器］，这些技术通常是不完善的，并且不属于神经监测团队的通常领域（参见第 11 章"原始和处理后脑电图的临床应用"）

那些改变 SSEP 记录电极的解剖学障碍（如前所述）可以对获得 EEG 轨迹具有相同的抑制作用。尤其是硬膜下积液、硬膜下血肿和头皮血肿是流体存在的一个例子，这些改变将使头皮针与 EEG 下面的脑发生器绝缘。这些或其他术前异常如局灶性减弱、癫痫样放电或节律减慢可能在手术前出现，保留术前的 EEG 有助于区分这些原先存在的病变还是新的改变。（图 17.4）

麻醉药物及系统性影响

麻醉、镇痛和遗忘的目标有时可能与获得最佳的神经生理学数据相悖。需要更多突触的那些神经生理学功能通常首先被麻醉抑

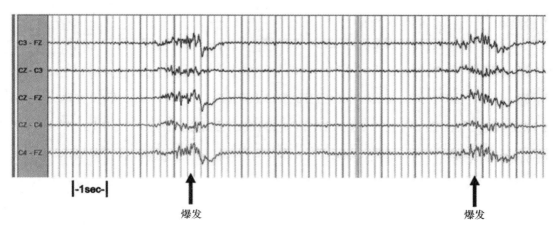

图 17.3 EEG 上的爆发抑制模式。这个截取的 EEG 记录显示一次性给予大剂量丙泊酚后的爆发抑制

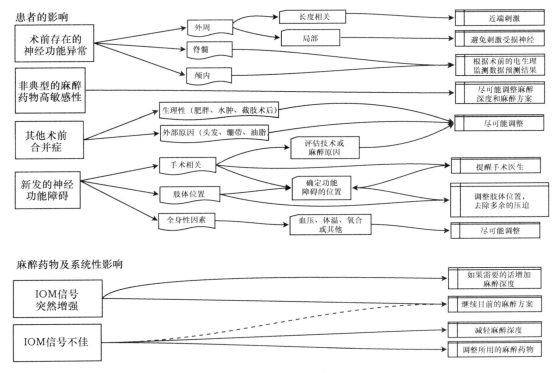

图 17.4　患者麻醉表格

制（例如，有意识的行为），并且麻醉药物可能在常见的神经监测试验（例如受到比 SSEP 更高程度影响的 MEP）所使用的神经通路内有着不同的效应。尽管一般情况下，患者平均麻醉效果可能存在一个钟形曲线，但个别患者的反应有很大的差异。

许多系统性参数可能直接影响神经监测数据，也可能通过患者对麻醉药物的反应来影响数据。温度、pH、血压、血细胞比容、血氧饱和度、二氧化碳含量、失血量、液体状态等因素均可影响监测信号，这些术中可发生显著变化[2]。麻醉和系统参数的稳定性提高了神经监测数据的稳定性。然而在术中，一定程度的变化是不可避免的。了解麻醉/全身性变化对神经监测数据的影响以及区分新神经功能障碍的能力是术中神经监测技术的一部分。有关更多详细信息，请参见第 19 章"麻醉管理与术中电生理监测"。

躯体感觉诱发电位

由于麻醉药物对突触数目最多的通路产生最大的影响，从皮质发生器记录的 SSEP 受到的影响大于来自皮质下的记录。如图 17.5 所示，即使皮质通道记录随着麻醉药物的增加而大大减少，A1-Fpz 皮质下通道记录相对于基线也不变。因为我们举的是一个脊柱外科的病例，皮质下反应的稳定性可以保证，即使麻醉的变化很大，整个手术水平的传导也是正常进行的。通常在 C5-Fpz 通道中产生最大的皮质下反应，其在 Fpz 电极中记录的主要为阳性髓质活性（P13，P14）增加小的 N13 颈部组分。另外，通过在颈部之上［例如从耳部（图 17.5 中的 A1）］上方的 C5 电极预先在颈椎水平的情况下记录纯粹的髓质反应。

使用皮质下反应来鉴定下肢 SSEP 的麻醉效果可能出现问题，因为这些皮质下信号

图 17.5 麻醉抑制皮质 SSEP 反应。在使用四个皮质（Cz-Fz，C3-C4，C3-Fz，C3-Cz）和一个皮质下通道（A1-Fz）的颈椎融合期间获得了右尺侧 SSEP 记录。绿色的曲线是基线的反应，红色的曲线是当前的曲线，黑色的曲线是以前的设置。麻醉气体增加后，皮质下反应是稳定的，而所有的皮质痕迹都比基线平缓和延迟（当时在左尺侧记录中存在类似的模式）

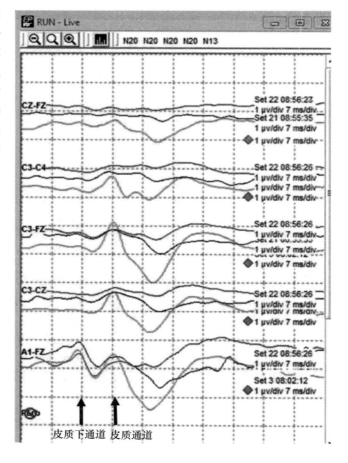

皮质下通道 皮质通道

与上肢相比是非常难以获得的。因此，对于胸腰段手术，当不能用皮质下的反应解释时，可能不得不依赖皮质反应，其本质上更受麻醉药物的影响。在这种情况下，上下肢皮质下信号下降的上肢皮质下信号的稳定性仍然可以得出麻醉/全身效应的结论。

获得皮质下反应的其他限制因素是由于电极间距离长以及由于记录电极与肌肉的接近导致的肌原性伪差的存在，其对电噪声有特别的敏感性。当患者处于相对较浅的麻醉状态并且不受神经肌肉阻滞时，这些信号通常会退化。如果是这些原因，噪音可能会随着麻醉药物的增加和（或）神经肌肉阻滞的传递而减弱，尽管由于其他原因，这些噪音往往是不理想的。或者说，麻醉药物和其他静脉药物通常对信号的皮质和皮质下组分的

影响较小，同时仍然有效地减轻 EMG 导致的伪差。

虽然稳定的皮质下反应可能证实脊柱外科手术时患者有足够的背柱功能，但仍可能出现颅内神经功能障碍。在颈前路手术中，牵开器的位置可能会影响颈动脉，这并不是一个不早见的例子。如果不存在足够的侧支血流，则半球缺血可能会影响对侧上肢的皮质反应，同时不影响相关的皮质下反应。因此，在皮质反应减弱且仅依靠皮质下 SSEP 反应的情况下，由于颈动脉回缩引起的改变很容易被忽略。

麻醉药物的增加、脉氧饱和度或血细胞比容减少、灌注压降低以及 pH 变化都可能影响皮质 SSEP 的优先效应。虽然人们可能会期望麻醉药物增加时，两个脑半球出现相

似或至少对称的双侧皮质反应的影响，但实际却经常表现出非常不对称的变化。当基线不对称已经存在，这大大增加了将变化错误地解释为由外科原因引起的可能性。

运动诱发电位

麻醉药物和系统性改变可能对 MEP 有深远的影响。吸入麻醉药有效抑制激活运动神经元的能力。因此，丙泊酚、氯胺酮和（或）镇痛药已经成为广泛使用的药物，与在类似的麻醉深度下使用吸入药物相比，前者更有利于获得 MEP。然而，应该记住的是，任何麻醉剂，无论是静脉注射还是吸入，都能够抑制 MEP，大剂量丙泊酚也可以显著抑制 MEP[3]。测量静脉（intravenous，IV）药物的血液浓度是不实际的，并且诸如使用 BIS EEG 型监测器的生理学测量也不完全可靠。如前所述（图 17.3），更简单的 EEG 测量可以确定爆发性抑制，表明深度皮质麻醉水平。这可以作为麻醉团队的一个指南，麻醉药物过多会导致爆发抑制状态。在这一点上，可考虑减少麻醉药的量，麻醉药物的过量会进一步抑制神经生理学反应，增加丙泊酚输注综合征的发生率[4]，并增加术后苏醒延长的可能性。此外，静脉注射异丙酚可能会引起 MEP 抑制的巨大波动，从而导致监测团队难以解读监测结果。

现在，常使用吸入＋静脉麻醉药物复合来进行需要监测 MEP 的手术。然而，就抑制其 MEP 而言，患者对吸入麻醉药物具有不同的敏感性。对于特别敏感的患者，或者对于脊髓病变或其他神经功能障碍的患者，MEP 信号可能仍然无法记录。当在吸入和静脉复合麻醉中发生这种情况时，减少吸入药物的浓度可以提高在这些情况下获得有用 MEP 的可能性。

当遇到较差或根本无法诱发的 MEP 时，可以在改善麻醉方法的同时采取一些集中改善刺激传递的措施。这些在之前的讨论中以及在"不良信号"标题下面的"技术问题"一节中也进行了讨论。

神经肌肉阻滞水平显然是获得 MEP 的重要附加因素。然而，与已经难以激活中枢突触的麻醉药物不同，神经肌肉阻滞的作用对于 MEP 的幅度呈现可预测的线性。这就是说，了解阻滞的状态是很重要的，高水平的阻滞将会阻碍 MEP 的获取。我们发现利用每一个肢体的四个成串刺激方法是有帮助的，可以提供最准确的阻滞水平和局灶性变异性的评估。MEP 对其他系统参数如血压、pH、氧合水平和血细胞比容也是敏感的。MEP 在手术过程中的反应慢慢减弱并不少见，这可能是麻醉效果和手术过程中血液成分不可避免的变化（如失血）相结合的结果。红细胞压积降低，氧合伴随着 pH 浮动，都是阻碍 MEP 获得的因素。试图获得 MEP 时经常被忽视的另一个不利的系统性因素是核心温度升高。温和的低温实际上可以改善 MEP[5]，而极端的温度会影响 MEP 的监测。与 SSEP 一样，所有这些系统参数都可能加剧麻醉药物的作用，而且随着时间的推移，这种效应是最常见的，尤其是在较长的手术过程中。

肌电图

麻醉药物一般不会对 EMG 监测产生影响，通常只需要神经肌肉连接功能完好就可以进行监测。在临床上，吸入和静脉麻醉药物对神经肌肉接头处没有明显的效果。然而，根据定义，常用的麻醉药物可能会对 EMG 的活动有深远的影响。这些药物对神经肌肉接头功能的恢复，因患者的敏感性差异很大。因此，这种剂量的效果不能够精确预测，而是必须在肌肉上测量。对于椎弓根螺钉试验，超过 20% 的 T1%［诱发超短展肌短臂（APB）肌肉反应幅度超过 20%］对阈值测试的影响很小[6]，这意味着在腓肠肌中测得的四个成串刺激的比例为 35%（未公布的数据）。目测评估尺神经"抽搐"的机械测量具有较宽的评估者间变异性，但是如果使用的话，这种水平的阻滞通常对应于四个成串刺激中的三个或四个。不影响自由运动 EMG 敏感性的阻滞水平没有明确的定义，但不会影响前文讨论的参数。如果有疑问，在可能的情况下，即使犯错，也应在较少的阻滞水平。

脑电图

某些麻醉药物对 EEG 的影响可能比其他药物更显著，但足够浓度的任何麻醉药都可能改变 EEG。特别是静脉麻醉药，对 EEG 的影响可能比对 SSEP 更大；如果脑电波突然发生全面抑制而 SSEP 保持稳定，那么与麻醉相关的问题就是常见原因（见图 17.3）

系统性因素对新信号的影响与对新神经功能障碍的影响的区别并不总是明确的，系统性疾病的患者生理功能的一些改变可能导致新的局灶性神经功能障碍。例如，绝大多数情况下，单独的低血压可能会影响一些信号，而不会产生不良后遗症。然而，如果手术步骤导致组织不能耐受的灌注减少，则即使是轻微的相对低血压也可能导致超过组织缺血的临界阈值。因此，我们要认识到，术中的一些操作可能与新的神经功能障碍相关，正确识别潜在的新功能障碍能力的其他因素至关重要。

技术问题

"技术问题"是涉及用于获取信号的技术的广义术语。正如前言所述，这些问题的根源在于良好的基础技术和神经监测方面扎实的工作知识。除了基本技术之外，我们希望针对之前讨论的患者和麻醉挑战、有时存在恶劣电环境的手术室、设备故障以及意想不到的偏离常规方法的问题，采取进一步的应对策略。

正如在信号优化的所有领域一样，理解、定位和解决当前具体问题的合理分步方法将为实现及时有效的优化提供最佳途径。相比之下，缺乏经验的人可能会尝试"因为他们以前工作过"（通常是针对不同的问题），或者采取其他不合逻辑的方式。在这些情况下，思考一下，往往会节省宝贵的时间，从而可以将注意力转向其他优化方法，甚至是监测本身。一个极端的例子就是有人在遇到高振幅噪音问题时想"更换所有的电极"，而相反，通过一些快速调查，发现这是一个外部噪音源（拔下手术床电源来解决问题）。一旦发现问题与技术相关（与患者/麻醉有关的问题相反或除此之外），我们的目标是进一步细化问题，直到我们得出具体答案（图 17.6）。

对于技术问题，我们首先要确定问题是否符合以下三个领域之一：电噪声增加、信号幅度或者非典型的信号响应模式。人们很快就会意识到，前两类是 SNR 的两个组成部分，信号不好的根本原因通常是噪声增加、信号减少或是两者均存在。这种区分取决于对背景噪声通常水平的理解以及目标信号的通常响应特性。如果我们遇到信噪比差，电噪声的幅度超过了我们对典型大小信号的预期，那么预计电噪声是我们的首要问题。另一方面，如果电噪声的水平低于典型信号的范围，那么过低的预期信号可能是主要原因。这可能看起来微不足道，但是一些常见的错误表明这种思维过程并不普遍适用。例如，我们大多数人可能遇到这样一种

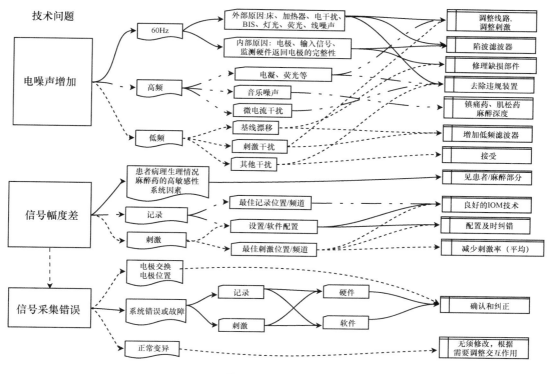

图 17.6　技术图表

情况，当记录的灵敏度增加到可以显著地显示固有噪声，缺少的信号被描述为"噪声"。相反，在高噪声水平下，当实际信号不可识别时，灵敏度可能会降低，使得基线表面上看起来具有合理的噪声水平。避免这些错误的关键是要了解目标信号的预期幅度和延迟。如果一个人知道他们的目标值，会把他们的设置调整到这些值，而不仅仅是"看"，这样区别噪声和信号问题可以变得更容易。

技术问题的第三个类别主要涉及监测系统或电极配置中的错误。这可能是由于未能正确配置或连接组件，或者由于设备损坏造成的。当这些"错误"发生时，信号可能以意想不到的模式/形态存在，但可能具有合理的记录保真度。在其他时候，选择信号将不存在于不具有生理意义的模式中，或者完全且意外地缺失，但可能留下诸如缺乏刺激伪差的线索。

显而易见，"不良信号"类别与信号采集错误类别之间存在重叠。事实上，从逻辑上讲，可以把这个第三类看作是对不良信号类别的细分。关于信号采集错误类别的讨论和思想组织目的，我们将重点放在直接的错误或破坏，而在以前的类别中，我们将重点放在刺激或记录系统合理但可能不太理想的方面。

电噪声增加

电噪声在神经监测中不可避免，一定程度的背景噪声是无所不在的，我们能做的只有忽视它。然而，许多常规策略被用来限制无处不在的噪声，例如共模抑制放大器，信号平均技术和电子滤波。尽管采取了这些措施，如果电噪声的幅度增加到抑制记录信号的程度，它就可能干扰神经监测数据的识别和解释。

在可行的情况下，处理噪声的最佳和最

常见的策略是消除或减轻（通过改变源的位置或记录设备/电线的位置）有害噪声发生器。为了消除噪音，首先必须确定来源。一个可能的策略是注意噪声幅度最大的地方，如果我们的信号指向身体的特定区域，我们可以首先在那个地方查看。但是，噪声的清晰度并不总是明显的，所以我们描述了入侵噪声的频率，这可能会产生线索（表17.1）。

电噪声：60 Hz

最常见的噪声类型是由于我们的电源中的交流电而产生的正弦60 Hz波形（在美国为60 Hz，在世界大部分地区为50 Hz）。这个噪声很容易被16.67 ms的周期和典型的正弦波形态识别（彩图17.7）。对于周期不易观察的自由运行数据，当60 Hz陷波滤波器开启时，衰减或消除噪声应有助于验证其存在。一旦噪声被识别为表现出60 Hz的频率，下一步就是识别噪声源，噪声的分布可能会产生线索。如果噪声在人体某一特定区域内是最大的，则这更可能指向外部（房间噪声）源。另一方面，如果噪声限于与记录系统的给定分量对应的记录，则这将指向内部（在记录系统内）源。如果我们能够缩小可能性，那么我们寻找一个来源将会更有效率（表17.1）。

一般来说60 Hz的噪声源很容易识别，但是违规装置对于该步骤十分关键，并且不能被消除或者被充分减轻。在这些情况下，可以采取措施来减轻干扰；其中最常见的是60 Hz陷波滤波器。此滤波器通常适用于减少录音中的电子噪音。但是，必须牢记一些潜在的隐患。陷波滤波器与任何电子滤波器一样，可能会被电子噪声淹没，如果超过滤波器限值，噪声可能仍会破坏生理数据。此外，这个过程可能会将电子噪音转换成可能模仿生理数据的波形。例如，彩图17.8显示了具有陷波滤波的高幅度60 Hz噪声的

表 17.1　电噪声的一般来源	
60 Hz 噪音的外部来源	**60 Hz 噪音的内部来源**
1. 手术床	1. 电极与身体连接不稳定
2. 液体加温器	2. 电极损坏
3. 身体加温器	3. 电极与记录系统连接问题
4. 电岛、延长线	4. 功能不全的插座，相关电缆或其连接
5. BIS 监测仪	5. 放大器损坏
6. 荧光灯	6. 电流泄露
7. 透视单元	
8. 附近的其他电器	
9. 电源线噪声（附近的大型设备）	
高频噪声	**低频噪声**
1. 肌肉伪差	1. 刺激伪差
2. 微电流伪差	2. 动作伪差
3. 电刀的使用	3. 高幅噪声瞬间"入侵"
4. 电刀的返回垫（恒定阻抗测试）	4. 不良电极接触的"基线漂移"
5. 手术显微镜	5. 心搏/脉搏伪差
6. 透视单元	6. 呼吸/呼吸机伪差
7. 其他点设备	7. 压缩设备的激活

EEG，对经验不足的EEG判读者可能会认为是脑电波活动。显而易见的是，在一些临床情况下，这种将噪音误解为脑电活动可能是灾难性的。

使用陷波滤波器的另一个缺陷是我们的一些记录信号包含60 Hz作为分量频率，因此陷波滤波器可能导致这些记录的衰减。最后，对于平均信号，陷波滤波器可能会引起振铃伪差，并引入新的噪声，有时甚至比原来的60 Hz的噪声更差，或者可能产生模拟生理反应的波形。鉴于上述潜在的缺陷，我们应避免陷波滤波器的反射或常规使用，推荐消除噪声源。但是，一些噪声源不能被识别，或者如果被识别，也不能被消除或减轻。因此，在考虑到上述预防措施的许多情

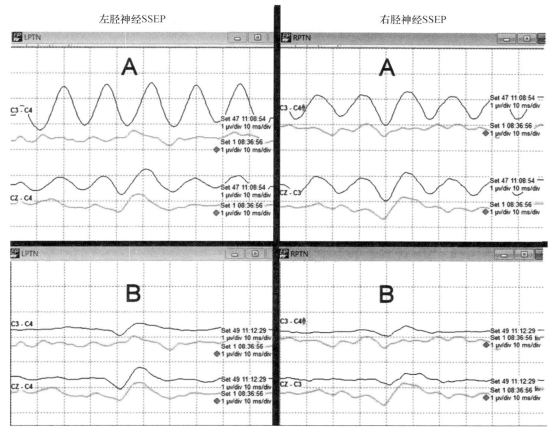

彩图 17.7 60 Hz 的电子噪音。60 Hz 的噪音与特征性部分遮蔽 16.67 ms 期间胫神经的 SSEP（**A**）。移除电气设备可解决 60 Hz 的噪音（**B**）

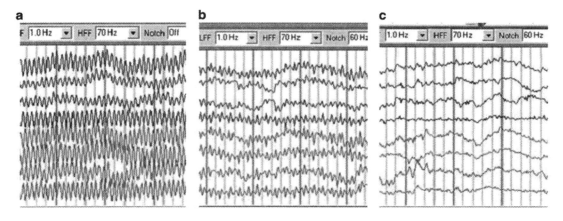

彩图 17.8 尽管使用了陷波滤波器，但 60 Hz 噪声的 EEG 依然受到影响。从左半球（蓝色）和右半球（红色）的纵向通道录制的脑电图显示高振幅 60 Hz 噪声（**a**）。使用 60 Hz 陷波滤波器可以显著衰减和改变原始噪声，但是残留的噪声仍然存在（**b**），并且掩盖了去除有害噪声源之后揭示的相对低振幅的真实潜在脑电活动（**c**）

况下，合理地使用陷波滤波器是合适的。此外，有些系统还提供 60 Hz 以外的陷波滤波器，在分析噪声的主要频带之后，可根据需要调整特定频率。类似的注意事项适用于信号衰减，渗透和振铃，但如果考虑到这些潜在的问题，这些滤波器将会是有用的工具。

电噪声：高频

高频噪声往往最具破坏性，难以消除。与任何噪声一样，对信号源的识别对于找到合适的手段来优化信号至关重要。表 17.1 列出了最常见的高频噪声源；每个都有独特的临床功能，可以进行识别和信号优化。当神经肌肉阻滞降低，并且麻醉深度相对较轻时，随着背景音向肌肉返回，倾向于发生肌源性伪差。尽管额外的神经肌肉阻滞剂通常是非常有效的，但在许多情况下，由于临床原因，通常不重复给予该种药物。替代的具体步骤可以包括给予麻醉药（大剂量短效麻醉药的输注是有效的，对监测影响不大），或者加深麻醉水平。

当不同类型的金属置于电解质溶液（通常为手术区内的冲洗液或体液）中时，会出现微电流噪声伪差[7]。在大多数情况下，当手术器械可能与植入的器械或金属牵开器接触时（例如，在椎间盘切除术和融合之后放置螺钉以固定椎板），可以怀疑微电流伪差。在某些情况下，微电流噪声可能难以与肌肉伪差区分开，但临床情况通常指向正确的来源。

单极电刀的噪音通常很明显（特别是如果电刀装置的警报是可听见的），并且除了最高振幅的电信号之外将消除所有的噪音。双极的电凝同样明显，但通常与中等幅度和远程产生的信号的采集兼容。对于所有电灼烧，在其活动期间应暂停信号采集。一个相关的噪音来源于单极电刀返回

垫的阻抗的自动测试（彩图 17.9），这种高频噪音可能会影响返回垫周围的电极。在返回垫和记录电极之间获得尽可能多的距离是为了最小化这种噪音，也是出于安全角度考虑，如同第 16 章 "IOM 设备和电干扰" 所述。电灼频率通常远远超出我们系统的典型滤波范围，因此滤波可能是毫无用处的。

其他电子设备也可能引入高频噪声，可能需要紧邻患者的一些手术显微镜或荧光透视单元，并且在手术的特定部分期间不能关闭。如果这些不能移到更有利的位置，那么以后提出的处理电气噪声的一般策略通常是唯一的选择。

电噪声：低频或间歇

一般来说，低频噪音比高频噪音破坏性小，但仍然很麻烦。低频噪声的一种常见类型是刺激伪差；与我们提供的电刺激相关，有时产生很大的电噪声。有时，如果记录或刺激电极与身体接触不良，则可能导致夸大的刺激伪差。另外，记录电极与产生正被传送电荷的刺激成分（"刺激盒"）的接近可能引入伪差。

即使所有组件配置正确，刺激伪差仍可能发生，并可以影响刺激和记录系统。在刺激方面，应该使用最小的有效刺激水平，并且阳极应该靠近阴极但远离记录目标。假设不会不适当地降低信号，记录参数改变应包括增加低频滤波器的阈值。一个例子是当从腹部肌肉记录（刺激伪差是非常普遍的）时，在胸部神经根的运动神经传导测试期间低频滤波器设置的增加。在这种情况下，一个高达 100 Hz 的低频滤波器对复合动作电位振幅影响不大，在正常情况下对测量的阈值没有明显的影响。在许多系统中可用的另一种策略是在记录被触发之前在刺激之后引入延迟。这将阻止来自刺激的最大能量影响

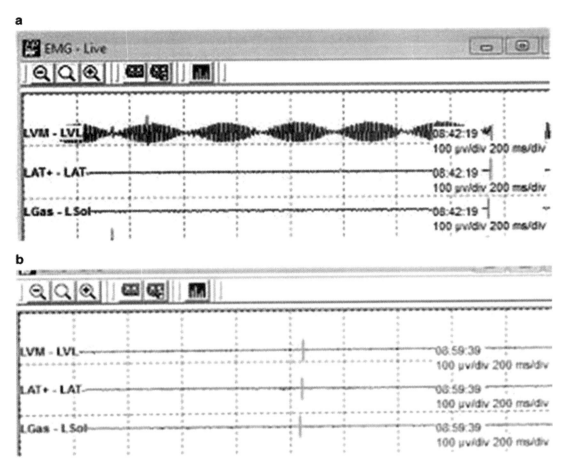

彩图 17.9　电灼高频噪音。左侧股四头肌（"LVM-LVL"）中的 EMG 监测在 L3～L4 后融合过程中受到电刀返回垫（a）的噪声干扰。从记录电极移开电刀解决了这个问题（b）

放大器，并且因此将大大地减少随后的电容放电伪差。尽管触发的生理反应必须具有超过触发延迟的起始潜伏期，这可能仍然是非常有效的。

最后，在某些情况下，刺激伪差可能会通过由极进入到记录系统，但有人指出此时该电极是不活动的，一个很好的例子就是当进行经颅电刺激电位的监测时，通过头皮上非活动的体感诱发电位的电极可以造成巨大误差。在这种情况下，增加刺激处和不活动电极之间的距离可能会有所帮助，如果依旧不行，则可能需要在刺激期间临时人为断升非活动电极。

记录中的运动伪影可能来自手术操作或患者附近的其他设备，手术操作产生的噪音将取决于外科医生的动作，但往往可以视为 EEG 中的 delta 波，即使手术操作不直接作用于电极，但可以通过手术单等物品局部传输动作能量，运动也可以通过血压袖带的充气、呼吸机、连续压缩装置或脉搏导致伪影，这些运动的周期性变化以及缺乏与手术事件相关性是这些噪音源的标志，如果不了解这些噪音源，可能将它们误认为成生理活动，例如在 EEG 中将脉搏变异误认为 delta 波，或将气管导管套囊漏气的噪声误认为周期性颅神经肌电图活动。

更气人困扰的一种噪音形式是高振幅爆发活动，识别和消除都十分困难，这些噪声

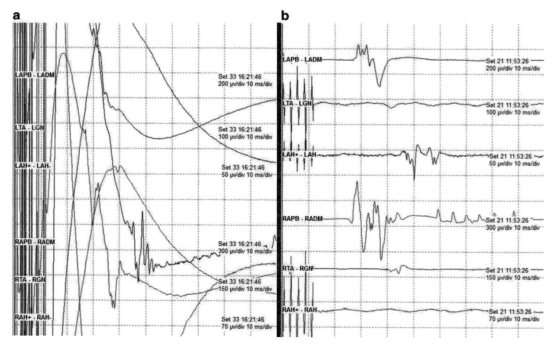

彩图 17.10 刺激伪差通过不活动的记录电极进入。刺激伪差模糊 MEP，而不活跃的 SEP 电极连接到记录系统（**a**）。在测试期间断开 SEP 电极去除刺激伪差（**b**）

的产生有时与手术操作有关，但有时仍然十分神秘。对于平均信号，常见的降噪策略如降低刺激率或增加平均次数，都只会增加这些噪音彻底覆盖生理信号的可能性，在这种情况下，即使获得的信号不完全，计算未被捕捉到的噪音的短平均数也许是最好的策略，另外，减少"拒绝阈值"也不失为一种方法。

电噪声：一般策略

以前关于噪声的讨论侧重于识别和消除噪声源。然而，消除噪音在手术室（operating room，OR）中不一定行得通，随后的策略转而研究如何使噪音最小化，同时改善底层信号，从而可以进行信号评估。一如往常，这是一个关注 SNR 的问题。

增加信号的策略很少，但可能是有效的。可能的办法包括：记录网站的优化、避免预先存在的神经功能障碍和优化刺激。

在后一类中，刺激率的降低使许多平均中央诱发电位信号的响应幅度增加。最后，减少或改变麻醉方案的尝试可能允许出现较大的信号，尽管存在噪声，但信号已变得足够。

降噪的策略包括配置和选择记录通道。一般来说，使用小的电极间距离可降低噪声，但是如果记录电极非常接近以致它们"看到"相同的信号，则这必须与相位消除相平衡。这些因素的具体平衡方法可能取决于任何噪音问题的具体情况，但是通常将一个记录电极放置在目标信号预期具有最大活性的位置，并且将参考电极放置在尽可能靠近最小（或反极性）活动。这样的配置允许电极之间的电势（信号）的最大差异，同时保持电极彼此靠近，使得它们"看到"大致相似的噪声水平（由此将相互抵消），从而允许最大化 SNR。

理想的记录通道对于给定的患者不一定都可以预测，最好的记录通道可能在手术过程中改变。例如，当记录 SSEP 时，不同的麻醉效应可能会改变皮质反应的分布，从而改善或降低特定通道中的反应，并改变可能被认为是"最好的"通道。类似地，使用多个皮质记录通道在处理电子噪音时通常很重要。相比于其他渠道，我们经常看到噪声更多地影响某些渠道，而当渠道不能被消除时，至少有一个渠道保持充足的可能性，从而确保继续监测的能力。使用覆盖体感皮质并参考 Fpz 的电极的更传统的记录通道在良好记录条件下是可行的，但是考虑到相对较长的电极间距离以及 Fpz 处的电极接近潜在电位，它们通常对来自额肌的额外肌肉的电噪声最敏感。在这些情况下，$Cz'\sim C3'$ 或 $Cz'\sim C4'$（或它们的反向）通常是最具抗噪性的通道（见彩图 17.7）[8]。还可以对其他类型的信号进行记录调整。当记录听觉诱发电位时，由于常用的 Cz' 位点与过度噪音相关联，$C3'$ 或 $C4'$ 位点可能提供一个替代记录位点。

电极线的管理将有助于避免电子噪音。记录线应紧密分组/编织。然后这些分组的电线应该从他们的患者端一起走行到插座箱输入端。在这一过程中，电线应尽可能与其他电线或电气设备（特别是电刀电线）分开，并且多余的电线长度绝对不能缠绕，如同第 16 章所述。当噪声源无法移动时，有时可能将患者的电极移动到远离源的新位置，以便继续进行监测，同时将噪音降到最低。

平均信号以提高其信噪比（SNR）是许多神经监测测试中常规使用的策略，其中目标信号与典型背景噪声相比较小。SNR 提高了平均数的平方根的一个因子，所以提高 SNR 的最简单方法之一就是简单地取平均值。另外，一些不是常规平均的信号可以通过平均值以更好地描述。

采集（刺激）率对平均信号也起着重要的作用。刺激速率的任何变化都可能会改善信号，这取决于存在的噪声的频率，并且可以发现另一个速率更适合衰减存在的噪声。如果主要噪声是以正弦波形式和已知频率存在，则甚至可以改变刺激速率来试图以相隔半个波的间隔"击中"正弦波的方式启动刺激（通过使用具有为噪声周期＋0.5 ∗ 噪声周期的整数倍的刺激周期的速率）。换句话说，如果对刺激 1，3，5…的目标响应的等待时间对应于正弦波峰值的存在，则对刺激 2，4，6…的响应将对应于谷值一起到达的正弦波。奇数和偶数响应的组合在理论上将允许更有效地消除噪声。满足这些标准的刺激率可以很容易地计算出任何噪声频率。60 Hz 噪声的例子包括 13.333、10.909、4.8、4.444、3.636、2.105 和 1.101。因此这种刺激率被描述为 60 Hz 噪声的"理想值"[9]。与上述策略完全相反的是，在每个响应（例如，每次都是峰值）的情况下，使用在相同的正弦波位置处击中 60 Hz 正弦波的刺激率。这样的"共振频率"将大大削弱平均的功效。大多数人会认识到这一点，我们试图避免遵守这个规则，从来不使用甚至 60 除数的刺激率。然而，许多人认为这只是整个数字，而忘记了如 1.2、1.25、1.5、2.4、2.5、3.75 和 7.5 Hz 也是因数，当乘以整数时，它们等于 60，因此它们与整数除数一样对于平均信号也是共振和有害的。最后，为了进一步使这种情况复杂化，我们注意到，有时使用"理想"的速率并不是最有效的噪声消除速率，这可能反映 60 Hz 谐波频率也存在的时间。事实证明，对于 60 Hz 每一个"理想"的刺激率对于 120 Hz（及选择的其他谐波）是共振的，因此在某些情况下，使用理想的速率不是那么有效。总之，尝试理想的速率可能会有所帮助，但是我们需要灵活一些，可以在一定速率范围内的尝试和错误。

大多数现代神经监测系统会自动屏蔽含有太多噪声的试验，因此这些试验并未纳入完成的平均值。对于这个函数，包含振幅超过设定水平的活动的单个响应由于在并入平均响应之前被过度噪声填充而被拒绝。在通常的条件下，默认水平通常是足够的，但经常忽略的是可以调整拒绝的截值幅度，减少截值幅度（更多的反应被拒绝）可以降低最终平均值中的噪声。相反，当平均值有效但过多时，截断值可能会增加。

带通电滤波是所有现代监测信号采集的标准部分，并增加了针对特定频率的陷波滤波。通常使用的默认带通范围可以被改变，只要理解对记录信号的影响是什么以及如何影响与任何基线数据的比较。考虑到除了衰减噪声之外还可能削弱信号，当其他步骤失败时，这通常是获取信号的延迟尝试。除了简单的带通滤波之外，自适应滤波方法可能被纳入未来的系统[10]。

应对电噪声最重要的方面可能是区分生理信号中的噪声。如果将噪声误认为信号，可能会导致灾难性的结果，如果这会产生一个虚假的建议，即神经系统仍然按照预期运行（见图 17.8）。一个案例被公布为假阴性 MEP 监测，其中一个自动系统在脊柱侧凸手术中将脊柱矫正后的噪音识别为持续运动信号[11]。如果存在的话，对脊柱矫正前的左腿运动信号可能会出现极小的可能性，而在右腿只能看到正弦波噪声。在手术过程中进行脊柱矫正术后，虽然清晰的右腿正弦波噪声持续存在，但双侧无法辨认腿部信号。尽管如此，由计算机自动记录和测量的噪声的幅度在数值上与前面两条腿获得的数据相当，因此信号被认为是"在正常范围内"。具有这种类型的误差的灾难严重程度是显而易见的。

信号幅度差

当信号幅度较低时，通常认为是由患者的生理功能或麻醉抑制引起的。除了试图解决这些可能的问题之外，还应该对技术原因进行评估。在其他时候，神经正常的患者可能意外地具有较差的信号幅度，并且怀疑有技术原因。对于这两种情况，通过将考虑因素分成记录或刺激因素，使得评估的逻辑方法变得更简单。

记录技术

记录电极在标准位置的细致放置和设计良好的基本采集参数将允许在最多的情况下获得高质量的初始信号。当严格遵循标准技术，但信号仍然不足时，对于小记录调整（SSEP＞ABR 或肌源性电位）敏感的信号，某些情况下可能会进一步改善。调整可以通过反复试验来进行，也可以采用系统的方法[1]。不言而喻，为了改善信号，必须正确识别它们的启动，为此必须充分了解它们的期望极性、等待时间、振幅以及与其他信号或信号成分的关系。这些因素以及对预期的最有效的电极的理解在识别出现错误的情况下是非常有价值的，后文会详细讨论。

刺激技术

SSEP、四个成串刺激测试以及其他几种类型的测试最好以超最大刺激水平进行。这是一个相当于激活的目标神经内的所有轴突的刺激水平，有助于引发反应。如名称所示，刺激强度的进一步增加也不会使响应幅度进一步增加。对于适当的测试，使用超大水平是重要的，原因有两个。首先，产生最大的响应可以有利于信噪比。其次，超最大水平取决于功能测量而不是特定的刺激器输出数量。因此，即使刺激电极被改变，也能够可靠地重新建立这种刺激水平，从而使得比较基线结果有效。达到最大超最高水平的刺激的具体水平将因患者而异，并将取决于刺激针对目标神经的接近程度以及这些神经的功能。这些因素意味着，即使在特定的患者中，如果左右电极位置变化、解剖学变化或神经功能变化，则刺激中显示左至右不对称可能是适当的。

通常，超最大水平可以通过从"最小超高水平"直到系统的最大刺激输出的相对宽范围的刺激强度来实现。尽管在大多数情况下这种全范围的刺激可能是安全的，但是为了最小化不必要的电能输送并防止刺激扩散到目标神经之外，通常优选接近最小超高水平的设置。如果对平均和有时可变的信号进行评估，例如用皮质 SSEP 反应来评估最小超高水平，则可能是耗时的，但是通常可获得更稳定的候补。SSEP 周围神经反应通常是稳定的，很少需要平均化，因此允许在短时间内以不同的刺激水平进行多次试验。类似地，考虑到产生大的幅度和未平均的肌肉电势，确定四个成串刺激测试的超大水平十分简单。然而，如果存在部分神经肌肉阻滞，则应该给予单一刺激，并且应该允许刺激之间间隔至少 7 s，以便可以比较试验振幅而不引入由于非去极化神经肌肉阻滞而引起的递减响应。对于 SSEP 而言，通常使用与四个成串刺激相同的神经，并且在四个成串刺激中发现的超大水平可以提示 SSEP 的超大水平，因为较大的纤维感觉轴突通常在略小的电动机之前轴突去极化。如果刺激是单极的（例如腘窝），则直接转换结果，而如果使用双极刺激（典型的是在腕部和脚踝处），则由于这两个测试之间的刺激极性的逆转，可能引入较小的变化（SSEP 的近端阴极和四个成串刺激的远端）。如果肢体是可视化的，则伴随刺激的强劲运动的存在类似地实现了这个目标。

对于生理学正常的表面神经，只要标准刺激水平足够高，超过最大值，不需要精确确定最小超高水平，而又不会过高，以致附近神经意外激活。当靶向尺神经时，扩散到附近的神经最常出现在腕部，但高刺激水平也会激活附近的正中神经。作为一般规则，我们将尺神经的刺激限制在 35 mA 或更低（脉冲宽度为 0.3 ms），对于正常神经和正常位置的刺激电极的典型大小患者，刺激远高于最小超高水平，但仍低于我们预期激活附近正中神经的点。对于 SSEP，尺神经的选择性刺激是重要的，因为它代表脊髓（C8～T1）上行活动的较低的入口，从而评估大部分的颈髓功能。在评估周围神经功能障碍时，选择性刺激尺神经与正中神经进行区分也同样重要。

通常希望限制对单个神经的刺激；然而，可能有时有目的的刺激扩散到正中神经是有用的，例如当尺神经反应降低并且随后需要正中神经评估。尺神经信号丢失可能是由于其病程中任何一点的功能障碍引起的，而如果正中神经同时受到影响，则定位最有可能是这些神经一起行进的位置（手腕、腋窝或臂丛），神经问题是临床期望。对于大多数患者，可以在 0.3 ms 的脉冲宽度下用 65 mA 的刺激实现从尺神经上的电极向正中神经的稳健传播。刺激扩散可能发生的另一个部位是在胫窝和腓总神经都存在的腘窝处。然而，这些神经的深层过程和较高的刺激强度通常需要使得仅仅隔离这些神经中的一个更加困难。

在某些情况下，刺激伪差或过度的患者运动力量使用次最大刺激水平，其中通常可以选择超大的刺激水平。这可能导致在试验到试验基础上激活的轴突比例的一致性重复性较差，但是如果理解这个因素则可以使用。假设可以视觉评估目标肌肉，并且神经肌肉阻滞不是影响因素，抽动阈值是可重复次最大刺激水平的一种选择。

　　次最大刺激水平也被用于各种测试。运动和听觉诱发电位可以在阈值或更高的刺激水平下引起，尽管在大多数情况下超过最高水平的阐明不是必需的，而在其他情况下不需要。H 反应测试需要次最大刺激。用于评估与神经结构接近的各种刺激技术（例如，椎弓根螺钉测试）在阈值处或接近阈值处执行。

　　经颅电刺激电位的综合获取方法可以在别处找到[12]。运动诱发电位本质上比我们评估的大多数其他信号变化更大，对麻醉药物高度敏感，并且根据刺激方法而显著变化。有效刺激取决于刺激电极的位置，脉冲刺激序列中的每个脉冲的强度，刺激序列中的脉冲的数量，脉冲间隔以及使用的任何可能的引发技术。上述每个参数的具体策略超出了本章的范围，但刺激的主要目标是成功激活脊髓前角细胞，当运动信号较差时，可以使用一些操作改善这种激活。由于信号不好，只有少数投射到用于记录的肌肉的前角细胞被激活，但这可以通过增加接受突触输入的前角细胞的数量或增加前角细胞被成功去极化回应这个突触输入。接受突触前输入的前角细胞数量的增加可以通过更高的刺激强度来实现，所述刺激强度能够激活大脑的更广泛的区域并且因此具有更多的轴突。然而，单凭这一策略，人们可能会很快用完刺激器的能力，或者面临进一步刺激的收益递减。此外，更广泛的刺激区域也会激活大脑中更深的结构，这对于颅内手术可能是有问题的。改善运动信号的另一个主要方法是增加接收突触前输入的前角细胞响应与该输入实际去极化的可能性。后者的重点可能涉及刺激参数和药理/麻醉环境。刺激参数的改变可以改善任何给定的前角细胞去极化的可能性，包括刺激间隔的优化，刺激序列中脉冲数量的增加，或者使用"启动"技术，如

两个成串刺激[13]或周围神经刺激[14-16]。在参考材料中可以看出，初步周围神经刺激的具体方法各不相同，但是我们优选的技术使用双侧胫神经刺激，其与 SSEP（超最大刺激～4.7 Hz）一样被交错并重复激活。紧接着激活 MEP，重复性的胫神经刺激维持 15 s 或更长时间。改善前角细胞去极化的可能性的主要药理学操作是通过减少麻醉深度和（或）通过向不太有效抑制这一过程的麻醉药转移来减少麻醉药的抑制作用。用于改善运动信号的机动动作的选择应取决于手术中剩余的时间，并注意"麻醉药物衰退"的可能性[17]。一般而言，在手术开始时，我们将重点放在刺激电极的位置和麻醉方案，同时保持启动技术的准备，以抵消可能在手术后期出现的"衰落"效应。

　　先前曾就改变刺激率提出多项意见，以减少电噪音。与噪声问题无关，放慢刺激速率改善了平均中央诱发电位信号的同步性。这可能是一个非常有用的技术，表明当麻醉药物需求增加或其他系统性因素已经损害了与基线信号的比较，信号一直持续存在。如果噪声是一个问题，不能消除，较大的振幅将提高信噪比，虽然这种情况下的焦点在信噪比的信号部分。对平均信号中包含的噪声的影响将不太可预测，并取决于所选择的具体速率。但是，请注意，较慢的采集可能会降低时间保真度，并将监控注意力从其他重要模式转移。另外，由此产生的增加的信号幅度可能会损害与基线信号的比较，并且可能在理论上降低识别新的神经学损伤的能力。虽然我们在降低平均速率的同时牢记这一可能性，但是我们很少会把信号"固定"为较慢的速率，因为首先发生"显著"的变化。而且，平均速度的降低通常用在基线比较已经有所降低的情况下（如麻醉抑制或噪声增加）（彩图 17.11）。

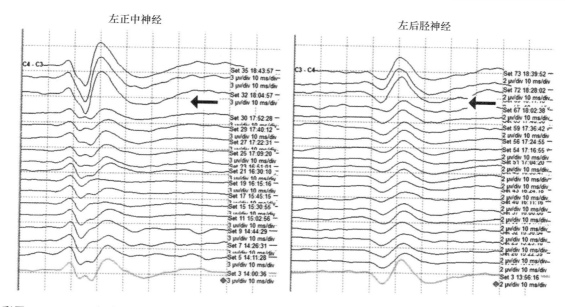

彩图 17. 11　SEP 幅度随着刺激率的降低而增加。显示左侧中间和左侧胫骨神经 SSEP 的瀑布显示，基线反应在底部（绿色）。在麻醉 / 全身效应的情况下，信号幅度逐渐减小。刺激率从 4.7 Hz 降低到 1.1 Hz（箭头）导致振幅增加。在右侧正中和后侧胫骨反应以及双侧尺骨反应中也观察到类似的改善

信号采集错误

前面的讨论集中在当面临的挑战主要在标准的神经监测技术之外时改善信号。然而，对于神经监测系统的配置错误或其组件之一的故障，必须保持不变的警惕。

电极插件错误

多模态神经监测包括放置几十个电极，每个电极必须进入其指定的插孔箱或刺激输出槽。更糟糕的是，电极通常连接到患者，电线都聚集在一起，患者重新定位，然后覆盖电线（窗帘、压缩设备、加温器等），只有一端可以被操作。只有这样，电线末端才能插入各自的插槽。鉴于正确配置的相关挑战，每个神经监测小组必须有一个系统，当他们不能够直接将其直接追踪到身体的位置时，需要正确识别每个电极。通常，这些系统利用识别身体的位置和侧面的颜色编码系统、电极的配对 / 分组、电线中的结的数量、标签或这些的组合。当通常的程序中断时，

例如当一个监测者在最初设置期间或之后接替另一个监测者，当电极放置期间患者不在正常位置时，或者针稀疏性改变时，必须特别注意颜色或分组方案错误。

更好的照顾、更好的系统和更好的记忆都可以减少电极插入系统的错误率；不幸的是，内在的复杂性和相关的错误机会意味着在某些时候会出现错误。当这些错误发生时，我们依靠对测试和目标信号的理解，从所产生数据的线索中找出这些问题。如果发生电极交换，它可以改变对信号变化的解释，并且我们可以将注意力集中在身体的错侧或错误的肢体上，这个问题没有被发现。一个特别悲惨的例子是当上肢肌肉与下肢肌肉交换时，在脊柱侧弯手术中的"假阴性 MEP"之一。在这种情况下，下肢信号似乎通过手术持续存在，但由于这些信号实际上是来自上肢的信号，他们坚持进行手术。另一方面，错误标记的上肢信号与脊柱矫正失去联系，患者术后瘫痪[18-21]。在这种情况下所遗漏的数据的线索包括与"手"相比较的

"脚"中较早的潜伏期以及与"脊柱矫正"相关的时间内的"手"中不明原因的信号丢失。

可能最常见的插件错误类型是电极的左/右交换，这可能会影响几乎任何类型的神经监测测试，具体取决于特定的测试。对于自由运动的活动，如脑电图或肌电图，识别通常取决于相关的人为因素。来自手术的运动伪差，来自其他测试的刺激伪差以及心脏伪差应该都是正确的偏侧性，或者应该重新检查电极。当有目地引起生肌电位（例如椎弓根螺钉试验）时，刺激侧应该匹配，如果不匹配，则应检查电极（图 17.12）。

利用诱发电位测试，当信号反映"错误"方面的模式时，预期左/右交换，问题可能在于刺激或记录系统。当刺激电极在每个半球上方并记录身体的两侧时，识别"错误"侧对于运动诱发电位相对容易。在这种

情况下，如果左侧身体激活是有意的，但只有正确的身体反应被观察到，交换的存在是相当明显的，虽然原因是否是刺激交换与记录仍有待解决。建议进行常规的双侧肌肉记录，因为如果只记录身体的目标侧，则在交换存在的情况下，信号可能被解释为小或不存在，实际上与被评估者相对的对侧可被记录到更好的信号。对于任何类型的肌源性潜能，在预期肌肉上存在四个成串刺激的反应是一个很好的指标，至少该肌肉与刺激正确匹配，并且如果那些刺激电极是正确的，则表明记录的肌肉是正确的。相反，在没有刺激伪差的四个成串刺激测试中，表明刺激和记录位点的不匹配以及可能的电极错误。最后，来自患者的线索可以是非常有用的，当（单独地）刺激任何周围神经时，相应肌肉组织的运动立即证实刺激偏侧是正确的。

通过听觉诱发电位测试，波 I 的存在是

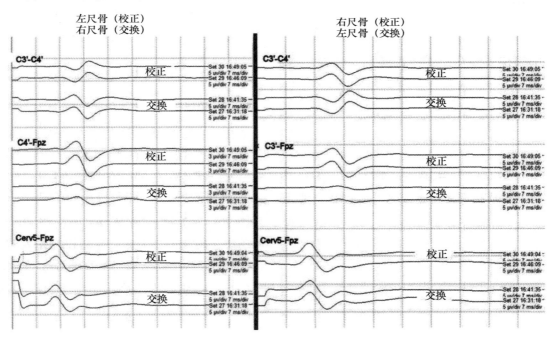

图 17.12 左/右尺神经 SSEP 刺激交换的矫正。显示四个连续的尺侧 SSEP 平均值跨越左/右尺侧刺激交换的校正。双方均在约 19 ms 注意到 N19 活动。左侧的左侧尺侧刺激显示 C4′-Fpz 通道中最初的活性较差，而 C3′~C4′ 通道中最初的上行响应（"交换"）反映了 C3′ 电极与 C4′ 相比，与 C4′ 最大负值的预期相冲突。在右侧的"交换"响应中注意到类似的改变，并且之后通过典型的信号形态来识别和校正刺激误差。

偏侧性的一个很好的指标，其他典型的偏侧差异（同侧较大的波Ⅲ，对侧的较小的波Ⅱ～Ⅲ间期，对侧的较大的Ⅳ/Ⅴ间隔）可能是有帮助的。当信号不佳或者这些典型的差异不明显时，如果是侧位入路，则记录偏侧性可以由具有最大外科手术伪差的侧面指示。当然希望在早期阶段能够纠正错误，但是如果信号退化发生在手术风险的预期方面的对侧，那么除了对刺激器的常规故障排除以外，还指示搜索左侧/右侧刺激交换。如果可能的话，刺激的评估应该从耳朵到计算机的输入来确定，如果疑问仍然存在或作为主要方法，使用听诊器来确定刺激的方向是一种有用的替代技术。记录电极的失调（通常是 A1 和 A2）可能在审查时感到尴尬，但对解释的影响较小。

识别具有躯体感觉诱发电位的电极交换需要理解在头皮上的皮质信号响应的预期模式。例如，左侧尺神经 N19 皮质反应通常在 C4′电极处或附近具有其最大负性。如果我们使用 C4′-Fpz 通道进行记录（在我们的系统中输入 1 为负数），那么我们预计记录的 N19 将大于 Cz′-Fpz 或 C3′-Fpz 记录的数值，被评估。如果我们使用 C4′～C3′通道，这个评估对我们来说更容易，因为它直接比较了这些位置的相对活动。如果配置正确，我们可以预期在这个通道中 N19（负）的偏移会上升，而如果 C3′/C4′电极交换或者左/右尺侧刺激电极被交换，那么我们会很惊讶地看到相对于通常的预期，C3′电极与 C4′电极相比表现出更大的消极性。在这种情况下，无论患者是否具有极其罕见的变体解剖结构（非交叉的体感通路）；N19 被误认了；或者最有可能的是交换。这个现象及其修正见图 17.12。对于下肢躯体感觉诱发电位，当然必须包括目标皮质信号通常为正（例如 P37 用于胫神经反应），并且最有效的电极是中线或同侧。一旦理解了这一点，就可以

采用类似的过程来识别左/右交换。

由于测试的必要整合，多模式监控的复杂性帮助识别电极交换。例如，如果使用尺神经刺激器来测试躯体感觉诱发电位和四个成串刺激，但是存在左/右交换，那么除了上述的皮质反应改变之外，我们还期望在四个成串刺激中看到一个刺激无伪现象的反应。因此，我们从四个成串刺激中获得另一个设置错误的指示。当然，这是假设那些手部肌肉电极也不交换（如果在插入之前将手/腕电极分组），但是如果是这样的话，则运动诱发电位应当显示"错误"侧。因此，除非每个侧面的电极与对侧的电极交换（确实是一个抱歉的情况！），否则我们应该在我们的信号中看到多个迹象。

无数可能的电极交换不仅仅是左/右交换，并且识别任何"不正确"的信号模式都应该进行评估。显然，所有这些模式都不能被专门讨论，但是对期望响应的侧面，极性和延迟的理解，加上从所有测试模式中综合的信息，应该能够在几乎所有情况下确定问题。

系统错误

神经监测装置可以因多种原因变化，并且在试图确定错误的来源时，首先通过确定问题是在刺激或记录系统中再次开始。对于记录系统，主要的工具是阻抗的测量（在前面的章节中有更详细的解释）。特定电极的高阻抗引发对原因的搜索。最普遍的原因和大多数人的反应是"我的电极脱落"。但是，如果电极看起来位于正确的位置，那么必须继续进行排除法，并且考虑到最中心部分的最远端监控系统。从大多数外围设备到大多数中央设备，我们可以考虑以下因素：电极断开，电极断裂（可能是内部的而不是明显的），延长线/延长器系统（如果使用的话），导线/延长器电缆，采集箱或放大器。识别

这些组件中的哪一个是罪魁祸首是"故障排除"的一个更为基本的过程。

通常对这些组件的简单检查将不会得出答案，一种简单的方法是更换有故障的电子链内的组件，然后在每次更换后重新评估。尽管更换新元件是一种选择（例如，取出电极并更换新电极），但更换已知可能存在故障的正在工作的组件可能更方便且更有效（特别是在患者通路受限或受损的情况下）。例如，如果工作电极的输入与高阻抗的输入交换，那么应快速确定问题是在针内还是在监视设置的更中心位置。如果高阻抗"原因在针上"，即在先前不良的电极中出现，但在之前显示为工作的更中心的输入中，则我们知道问题在于该电极中。相反，如果已知的"良好"电极现在显示出高阻抗，那么我们知道一些更中心的组件出现故障。在后一种情况下，更换中心组件可以继续沿着同一脉络进行，直到找出具体问题。

当人们观察到可能损坏的放大器或其投影的水平时，我们预计在预选的通道中会发生功能失调，而不是与特定的电极相关联。从物理上"交换"个别放大器很少发生；但是，如果有空闲系统可用，整个放大器盒可能会被换掉。如果不选择新的放大器，测试通常需要重新配置，以避免放大器发生故障。然而，一些系统自动将放大器分配给预定的记录通道，并且删除"坏"通道可能导致功能失常的放大器重新分配到先前良好的通道。如果放大器不能被单独选择，并倾向于重新分配，我们通常选择复制通道（从而强制使用新的放大器）而不移除旧的通道（所以坏的放大器不被重新分配）。另外，多模式监控在多种不同的测试中可能存在不良通道，从而使图像更加复杂。补救措施将取决于使用的设备和可用部件。

这个讨论的重点是硬件问题，但是我们可能会认为我们系统的"最核心"部分是软件。软件或特定患者文件可能会损坏，并且在某些情况下不允许进行监测。有很多系统特定的设置，监测团队应学会区分。然而，如果这些不起作用，监测人员（假设她是电脑中的非专业人员）通常将不能进行补救操作，例如重新启动软件、重新启动计算机、启动新的患者测试文件，或者只是更换监控电脑另一个。

软件最常见的问题可能是监控团队编程错误。无数的设置可能会被误用，因此需要熟悉一个特定的软件系统，了解适当的设置以及怀疑这个问题。如果系统最近被更新，被他人使用，或者如果使用一个陌生的系统，这变得更加重要。如果将电极连接到"正确"位置的插座上，但计算机被编程为不同的位置，则显然会出现错误。如果编程的电极输入保持为空，那么它将显示高阻抗，从某种意义上说，这是我们上面"坏电极"问题的最核心的方面。如果错误地将不同的电极放置在目标输入槽中，则如上所述，这成为电极交换问题，并且编程错误也应该记住作为电极交换的潜在原因。

刺激系统中的系统错误也是一个挑战。当大多数神经监测系统无法提供规定的电刺激输出时，会给使用者一个警告。当发生这样的警告时，我们可以执行类似于前面所述的记录系统评估的刺激系统的中央评估的外围设备。然而，当对刺激的预期反应不存在时，人们不应该假设系统中这些警告的缺失是一种无所不能的指示，即所有的刺激组件都正常运行，并且刺激确实是按照希望传递的。在这种情况下，电流可能流入，而不能正确地输送到刺激电极（电短路）或目标组织（电流分流）。这些情况可能难以识别，并且在目标信号不一致的情况下，通常必须同时考虑神经功能障碍。

刺激因素评估通常取决于所涉及的测试。对于神经根，周围神经或脑神经刺激，使用阳性对照是最有用的。例如，在脑桥小脑角监测时，我们通常从斜方肌获得记录，以便即使神经不常见地处于显著风险下，也可以根据需要刺激副神经。类似地，直接刺激肌肉（通常具有较高的刺激输出）可以产生直接的肌肉收缩，并显示出至少一定水平的电流。如果不能进入正向控制，改变刺激探针（阴极）和阳极都是合理的步骤，如果刺激失败的问题依然存在，那么将这些新的电极移动到已知有效的刺激输出也是可行的。对于 MEP 来说，一定程度的患者运动几乎总是明显的，缺乏应该及时评估。另外，如果使用直针进行刺激，则经常确认它们完全插入，以防止部分刺激。对于躯体感觉诱发电位，使用周围神经记录位点有助于证明刺激传递，如果神经肌肉阻滞不充分，那么对移动或相关的四个成串刺激测试的评估可以确定完整的刺激。对于听觉诱发电位，Ⅰ波的存在证实了有效的刺激，而当预期不存在耳蜗功能丧失的Ⅰ波时，表明丧失了有效的刺激。点击刺激器可以显示刺激传递，但是伪差的存在不应被认为是足够的点击刺激传递的确切证据。

一般原则

优化的时机

在手术过程中的任何时候都可能需要进行信号优化，但是最常见的需求是在手术开始时首先获取信号，并且根据患者对其生理学、麻醉方案和信号的特定需求进行分类采集技术。通常，从初始信号采集到暴露手术部位之间的时间是优化信号的适当时间。这代表了主要手术风险之前的时间，但是（理想地）在初始麻醉和系统变量的平衡之后允许当时选择具有代表性的基线信号，这将作为通过该病例的其余部分进行比较的基础。

不幸的是，在大多数情况下，最初的切口之后是接近不间断的电凝器，使得难以或不可能进一步的信号评估，直到暴露完成。因此，初始信号采集和优化的最佳时间大多局限于切口之前的时间。

在该程序的后期，可能需要额外的优化，因为手术室环境（例如新的噪声源）和患者生理学可能在不停地变化。尽管有明显稳定的麻醉方案[17]，血压改变、温度改变、贫血、液体变化/水肿以及其他多种因素的影响，患者的生理和因此我们的信号可能会受到新的神经功能障碍，改变麻醉方可能不容易被追踪。此外，神经监视系统或技术的新问题可能在手术过程中出现。注意所有这些可能的问题是一个持续的过程。

优先级

复杂的病例、复杂的患者以及频繁使用多模态监测都会导致多重检测需要一定程度的优化关注。与往常一样，这个时间窗很有限，因此在这个过程中必须都是有效的，并且优先考虑哪个信号先接近。通常情况下，只要发现问题，信号优化过程就会开始。然而，如果还有其他可能还未被发现的问题，这可能是一个问题，这个问题更加紧迫，或者如果这个优化过程偏离了对其他更关键测试的持续评估。在这方面，优先级不佳的一个微不足道的例子可能与监测即将切开的脊柱侧弯程序有关。即使在尝试第一次运动测试或下肢体感信号之前，反复采集，超过平均值并标记尺骨躯体感觉诱发电位也是没有意义的。

每一种病例都将呈现出一套独特的情况，因此没有给出具体的优先排序方式，但是如果存在时间压力，决定将取决于一些直截了当的考虑。首先，一般应在控制信号或辅助测试之前解决对危险区域监测最重要的信号。其次，优化的一些步骤可能需要访问患者，并且访问将只能用于有限的窗口。利用访问将是一个优先事项。类似地，一种类型的优化过程可能需要长时间的无噪声时段，而另一些类型可能在电噪声时间期间或之间被寻址，诸如在电灼经常使用的手术步骤（例如初始暴露）期间。第三，对影响最大的那些测试优先考虑次优信号可能影响解释的程度。最后，即使某些需要优化的信号的重要性可能不太重要，但是正确的采集可能会增加对其他信号问题的了解，因此可能需要提前引起重视，特别是在步骤简单快捷的情况下。

优先级也超出了神经监测信号的范围。例如，来自手术显微镜的电噪声可能会消除目标信号。如果一切努力克服这种噪音均失败，并且无法更换手术显微镜，必须决定神经监测信号还是显微镜对患者的幸福更重要，几乎在所有情况下，显微镜是最高优先级（至少在一段时间内）。不太清楚的情况经常出现，其中手术、麻醉和神经监测的目标似乎是在冲突。再一次，除了关注患者的最大利益之外，没有公式可以给出解决这些问题的最佳方法。由于优先级跨越了这些领域，外科医师、麻醉医师和神经监测医师可能最初并不了解他们自己领域以外的问题。当发生这种情况时，沟通、灵活性和创造性的解决方案对于以患者为中心的优化是至关重要的。

结论

从"信号不好"的确定转向改进它们的实施步骤的过程是一个复杂的过程，但是合理的方法将产生改善信号的最有效途径。当遇到多个问题时，这个过程的复杂性急剧增加，但是通过认识到所有这些问题可以被归

类为与患者相关的，与麻醉/系统相关的或者技术性的，这种分类会帮助我们进一步思考并减少复杂性。

最后，我们都希望能在每一份病例中看到完美的神经监测信号。卓越的技术和监测方法终会助于我们实现这一目标，但有时候有一些超出我们控制范围的因素会干扰信号。我们必须记住，优化信号意味着我们应该充分利用了我们所掌握的知识，这才是应对神经监测技术真正困难情况的能力。

参考文献

1. MacDonald DB, Stigsby B, Al ZZ. A comparison between derivation optimization and Cz'-FPz for posterior tibial P37 somatosensory evoked potential intraoperative monitoring. Clin Neurophysiol. 2004; 115:1925–30.
2. *Sloan TB, Jantti V. Anesthetic effects on evoked potentials. In: Nuwer MR, editor. Intraoperative monitoring of neural function. Philadelphia: Elsevier; 2008. p. 94–127.
3. Nathan N, Tabaraud F, Lacroix F, Mouliès D, Viviand X, Lansade A, et al. Influence of propofol concentrations on multipulse transcranial motor evoked potentials. Br J Anaesth. 2003;91:493–7.
4. Mirrakhimov AE, Voore P, Halytskyy O, Khan M, Ali AM. Propofol infusion syndrome in adults: a clinical update. Crit Care Res Pract. 2015;2015:260–385.
5. Meylaerts SA, De HP, Kalkman CJ, Lips J, De Mol BA, Jacobs MJ. The influence of regional spinal cord hypothermia on transcranial myogenic motor-evoked potential monitoring and the efficacy of spinal cord ischemia detection. J Thorac Cardiovasc Surg. 1999;118:1038–45.
6. *Minahan RE, Riley L, Lukaczyk TA, Cohen D, Kostuik JP. The effect of neuromuscular blockade on pedicle screw stimulation thresholds. Spine. 2000;25:2526–30.
7. *Pearlman RC, Isley MR, Ganley JC. Electrical artifact during intraoperative electromyographic neuromonitoring. Am J Electroneurodiagnostic Technol. 2008;48:107–18.
8. MacDonald DB, Al-Zayed Z, Stigsby B, Al-Homoud I. Median somatosensory evoked potential intraoperative monitoring: recommendations based on signal-to-noise ratio analysis. Clin Neurophysiol. 2009;120:315–28.
9. Krieger D, Balzer J, Crammond D, Sclabassi R. Use of Stimulus Rate to Reject Line Noise. American Society of Neurophysiological Monitoring Annual Meeting. May 13, 2004. San Antonio, TX (abstract).

10. Zhang H, Venkatesha S, Minahan R, Sherman D, Oweis Y, Natarajan A, Thakor NV. Intraoperative neurological monitoring. Continuous evoked potential signal extraction and analysis. IEEE Eng Med Biol Mag. 2006;25:39–45.

11. Hong JY, Suh SW, Modi HN, Hur CY, Song HR, Park JH. False negative and positive motor evoked potentials in one patient: is single motor evoked potential monitoring reliable method? A case report and literature review. Spine (Phila Pa 1976). 2010; 35:E912–6.

12. *Osburn LL. A guide to the performance of transcranial electrical motor evoked potentials. Part 1. Basic concepts, recording parameters, special considerations, and application. Am J Electroneurodiagnostic Technol. 2006;46:98–158.

13. *Journee HL, Polak HE, De KM. Conditioning stimulation techniques for enhancement of transcranially elicited evoked motor responses. Neurophysiol Clin. 2007;37:423–30.

14. *Deletis V, Schild JH, Beric A, Dimitrijevic MR. Facilitation of motor evoked potentials by somatosensory afferent stimulation. Electroencephalogr Clinical Neurophysiol 1992;85:302–10.

15. Taniguchi M, Schramm J. Motor evoked potentials facilitated by an additional peripheral nerve stimulation. Electroencephalogr Clin Neurophysiol Suppl. 1991;43:202–11.

16. Yamamoto Y, Kawaguchi M, Hayashi H, Abe R, Inoue S, Nakase H, et al. Evaluation of posttetanic motor evoked potentials—the influences of repetitive use, the residual effects of tetanic stimulation to peripheral nerve, and the variability. J Neurosurg Anesthesiol. 2010;22:6–10.

17. Lyon R, Feiner J, Lieberman JA. Progressive suppression of motor evoked potentials during general anesthesia: the phenomenon of "anesthetic fade". J Neurosurg Anesthesiol. 2005;17:13–9.

18. Donohue ML, Allott G, Calancie B, Modi HN, Suh SW, Yang JH, et al. False-negative transcranial motor-evoked potentials during scoliosis surgery causing paralysis. Spine 2009;34:e896–900. Spine (Phila Pa 1976). 2010;35:722–3.

19. Lieberman JA, Berven S, Gardi J, Hu S, Lyon R, MacDonald DB, et al. False-negative transcranial motor-evoked potentials during scoliosis surgery causing paralysis. Spine. 2009;34:e896–900.

20. Minahan R, Mandir AS, Modi HN, Suh SW, Yang JH, et al. False-negative transcranial motor-evoked potentials during scoliosis surgery causing paralysis. Spine. 2009;34:e896–900. Spine (Phila Pa 1976). 2010;35:720–1.

21. Modi HN, Suh SW, Yang JH, Yoon JY. False-negative transcranial motor-evoked potentials during scoliosis surgery causing paralysis: a case report with literature review. Spine (Phila Pa 1976). 2009;34:E896–E900.

问题

1. 在长度依赖性周围神经病变的情况下，躯体感觉诱发电位的改善可能是由于

   A. 刺激强度增加

   B. 更近端的刺激部位

   C. 刺激正中神经而不是胫神经

   D. 以上全部

2. 麻醉深度增加最可能减少

   A. 运动诱发电位肌肉反应幅度

   B. 躯体感觉诱发电位皮质反应振幅

   C. 躯体感觉诱发电位皮质下反应振幅

   D. 肌肉张力或随意肌活动的电干扰

3. 以下哪项与 60 Hz 干扰不符

   A. 它通常被看作是周期为 16.67 ms 的正弦波

   B. 最好从平均信号中消除，刺激率甚至是 60 的除数

   C. 它可以由操作区附近的流体加温器产生

   D. 滤波器可降低它

4. 以下哪一项最有可能减少刺激伪差

   A. 低频滤波器的增加被切断

   B. 刺激强度增加

   C. 阳极和阴极之间的分隔更大

   D. 记录电极间隔较大，适当设定，信号差

5. 若设置正常，幅度信号差的原因可能是由于

   A. 预先存在的神经病理生理学改变

   B. 麻醉抑制的信号

   C. 不正确的操作

   D. 以上都是

答案

1. D

2. C

3. B

4. A

5. D

第二部分
麻醉管理

神经外科唤醒麻醉

18

Antoun Koht，Georg Neuloh，Matthew C. Tate

（王　朔　译　菅敏钰　校）

学习要点

- 清醒开颅手术可以最大限度地切除脑功能区附近的肿瘤。
- 成功实施唤醒开颅手术的要求包括：积极且合作的患者，技术高超且操作轻柔的手术医生团队，以及经验丰富且善于沟通的麻醉医师，麻醉医师需要提供良好的神经阻滞效果，适当的镇静，即患者可以进行有效的交流。
- 双侧头皮神经阻滞操作简单，可以为头钉刺入及手术操作提供稳定的条件。
- 采用改良耳颞神经阻滞可降低麻醉药物相关性面神经麻痹的发生风险。
- 头面部阻滞效果极好的情况下，可以进行清醒颈动脉内膜剥脱手术。
- 患者行清醒开颅手术期间可能出现鼻痒、口干及尿道刺激。应提前告知患者，并向患者说明我们将采取相应措施帮助患者减轻这些不适。

简介

在患者清醒状态下进行神经外科手术的情况逐渐增多。该技术主要用于脑功能区肿瘤和癫痫病灶切除术、脑深部电刺激手术核

团定位、脊髓刺激器位置检测及其他疼痛手术、颈动脉内膜剥脱术、脊髓和外周神经系统手术等[1-6]。清醒开颅利于神经功能评估，减少并发症，缩短恢复期及住院时间。在本章，我们将讨论此类手术麻醉管理的方案及神经功能的监测。

清醒开颅肿瘤切除术的麻醉和监测

适应证及患者选择

功能区附近肿瘤切除引起神经功能损伤的风险较高，或者为了减少神经功能损伤而无法完全切除肿瘤。脑组织感觉迟钝，配合使用局部麻醉及头皮神经阻滞，在患者清醒的状态下行开颅手术，患者保持警觉、反应良好并且感觉舒适，可以为术者提供最佳的肿瘤切除条件，并尽可能地减少神经损伤[5,7-8]。该方法使手术团队能够进行持续的神经监测来定位语言中枢、运动和感觉区以及视觉中枢。帮助术者更好地确定肿瘤的边缘，在保护脑功能的同时尽可能完全切除肿瘤。此外，有研究表明，与全麻手术患者相比，行清醒开颅手术的患者临床预后更好，大分子中性氨基酸（large neutral amino acids，LNAAs）的改变更小，内环境更为稳定[9]。

成功实施清醒开颅手术的必要条件包括经验丰富的麻醉医师、技术高超的神经外科医师以及积极、合作且无心理和行为障碍的患者。麻醉医师面临的挑战包括：快速准确地调整麻醉药物剂量，维持血流动力学稳定，尽可能减少对监测干扰，保证足够的通气，以及对突发状况的处理，如患者恶心、呕吐及癫痫等。术中与患者进行良好的语言交流极为重要，是清醒开颅患者神经功能监测的有效手段[10]。患者存在严重语言沟通障碍是进行此类手术的相对禁忌证。麻醉医师必须能够选择适当镇静及镇痛药物类型和剂量，掌握区域神经阻滞的操作技术，并且术中能够与患者良好沟通互动。这些是保证患者安全必不可少的。神经外科医生需要注射局麻药物辅助神经阻滞的作用，分离硬脑膜的手术操作应该轻柔，以便尽可能减少疼痛刺激，同时神经外科医师也需要与患者进行交流沟通。

术前评估与准备

术前应该对患者进行全面评估，确认是否有癫痫、阻塞性呼吸睡眠暂停、缺血性心脏病、恶心呕吐高危因素以及既往局麻药物相关不良反应等病史。整个团队应该在术前就麻醉方案以及手术方法进行充分讨论。详细告知患者手术计划安排，包括手术室内的环境。患者应知道手术室内温度较低，使用阿片类药物后，可能会感到鼻痒、口干，尿管置入后可能会感觉有尿意，最重要的要让患者知道，医疗团队随时保护其安全。

体位摆放需保证患者舒适。手术床应铺垫柔软。体位既要便于团队内每名成员操作，又要保证可以与患者进行良好的交流。通常采取带有一定倾斜角度的仰卧位或者是

侧卧位。为了能与患者保持交流并利于控制气道，患者的面部必须正对麻醉医师。与患者保持眼神交流和间断的语言沟通可以缓解患者的焦虑情绪。在近期的一篇文章中，Hansen等[11]建议对患者进行心理支持而不是药物支持，提出了完全清醒的技术（清醒-清醒-清醒）。可以在患者头侧放置一个小型手术台（"Mayo"）或者手术床头侧安置一种特殊的可弯曲的架子，使手术铺单不遮挡患者的面部（彩图18.1）。不遮挡患者面部也是进行视觉及运动测试所必需的，这个问题后面还会讨论。

摆好体位后麻醉医师要进一步检查该体位是否利于气道管理，置入喉罩（laryngeal mask airway，LMA）或者使用纤维支气管镜。某些情况下，可以局麻下置入鼻咽通气道避免手术过程中出现软组织造成的气道梗阻。不同麻醉医师气道管理的方式不同，有的倾向于置入LMA，有的则倾向于手术开始前局麻下经鼻置入气管导管。

监测

与全身麻醉一样采用标准监测，包括心电图、血压、呼吸频率、呼气末CO_2、脉搏

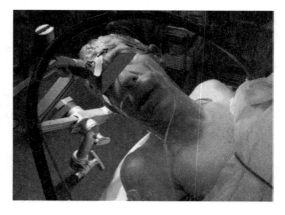

彩图18.1 手术床头侧安置可弯曲的架子，保证患者面部不被遮挡，利于与患者交流，以及监控患者气道情况

血氧饱和度、尿量及镇静深度（见第 11 章，"原始和处理后脑电图的临床应用"）。直接观察患者，了解患者的舒适程度，进行特殊的神经检测，并获取患者的信任，减轻他们的焦虑。

手术全程通过鼻导管或者面罩给氧，并连接持续监测呼气末 CO_2 和呼吸频率的设备。监测呼吸频率可以指导麻醉医师合理使用阿片类药物。清醒患者于局部麻醉下轻柔地进行动脉穿刺置管，而采用睡眠-清醒-睡眠技术（详见后述）的患者于深度镇静状态下置入动脉导管。使用直接动脉压力监测不仅可以减轻血压袖带频繁充气给患者带来的不适感，还可以持续监测动脉压力变化情况，方便抽取动脉血进行血气分析以及其他用处。一些医院使用简易处理脑电图（electroencephalogram，EEG）监测指导丙泊酚和其他镇静药物的使用。

镇静与镇痛

通常手术开始之前及术中第一及第三阶段需要使用镇静和镇痛药物[12-15]。可供选择的镇静和镇痛药物的种类很多。虽然术中使用短效药物更易于滴定调整剂量，但是咪达唑仑是常用的麻醉前药物。如果计划使用大脑皮质电生理监测来确定癫痫病灶或测试过程中需要患者配合，通常应避免使用咪达唑仑。

丙泊酚是短效药物，具有起效快代谢快的特点，是术中最常使用的镇静药物[15-18]。低浓度丙泊酚还可以通过刺激大麻素受体发挥止吐作用[19]。连续监测处理后 EEG 可指导丙泊酚的输注量[16-17]。术中还需要使用阿片类药物提供镇痛作用，缓解头皮神经阻滞、体位及导尿管等引起的不适。多种阿片类药物可供选择，给药方式也包括单次给药或连续输注。短效阿片类药物如瑞芬太尼，具有起效快代谢快的特点[20]，是我们最常使用的阿片类药物。我们通常采用初始剂量 $0.1\ \mu g/(kg \cdot min)$，调整输注速度，维持使用低剂量丙泊酚之前呼吸频率在 $8 \sim 12$ 次/分，丙泊酚常低于 $25\ \mu g/(kg \cdot min)$。大部分患者只需要低剂量瑞芬太尼，很少有患者需要使用大于 $0.18\ \mu g/(kg \cdot min)$ 的高剂量瑞芬太尼。因此开始输注丙泊酚前监测呼吸频率，调整适当的瑞芬太尼输注剂量是至关重要的。使用最佳的麻醉药剂量有助于患者耐受手术体位及尿管置入引起的不适。还有其他人习惯使用高剂量丙泊酚和低剂量瑞芬太尼。应确保丙泊酚和瑞芬太尼连接在静脉通路的末端或者单独拥有一条专用的静脉通路，避免无意中大剂量注入药物。

右美托咪定是一种选择性 α-2 肾上腺素能受体激动剂，作用于皮质下水平（蓝斑），可以提供镇静作用及镇痛作用，同时不会引起呼吸抑制，但是没有遗忘作用[21]。右美托咪定还可以作用于脑干及身体其他部位，包括血管平滑肌，因此大剂量使用可以导致心动过缓和低血压。右美托咪定起效迅速，经肝代谢，肾排泄，分布半衰期为 6 min，消除半衰期为 2 h，与丙泊酚相比时间较长。Bekker 等[22]首次将其应用于功能神经外科手术，并得到了其他人的支持与认可[23-24]。右美托咪定以 $0.2 \sim 0.6\ \mu g/(kg \cdot h)$ 的速度持续输注可以达到理想的镇静及镇痛效果[25]。

局部麻醉

区域神经阻滞的麻醉效果优于局部浸润麻醉，可以减轻放置 Mayfield 头钉及手术刺激引起的疼痛，还可以提供术后镇痛作用[26-28]。可供选择的局麻药物很多。常使用添加 1 : 200 000 肾上腺素的副作用较小的长效局麻药，这样可以使阻滞效果维持整个手术过程并且术后还能继续维持镇痛作用。

头皮附有神经分布，每侧有六组神经（彩图 18.2），有四组神经是三叉神经的分支，另外两组起源于颈部。三叉神经的四个分支有：滑车上神经、框上神经、颧颞神经和耳颞神经。枕大、枕小神经起源于第二和第三颈神经根[2,26,29-31]。可以进行逐个神经的阻滞，也可以连续环形阻滞。逐个神经阻滞麻醉作用持续时间较长，局麻药需要量小，从而降低副作用的发生风险。头皮神经阻滞麻醉的具体方法见表 18.1。每次给药前均应回抽。

头皮神经阻滞应使用起效快、作用时间长的局麻药物。常用的药物包括布比卡因、利多卡因、罗哌卡因、左布比卡因和丁卡因。上述麻醉药物中添加 1 : 200 000 浓度的肾上腺素可以延长作用时间。除此之外，肾上腺素还可以使手术切口部位的血管收缩从而减少头皮出血。在美国西北大学，我们使用的是 1% 的丁卡因 6 ml（60 mg）与 30 ml 添加 1 : 200 000 肾上腺素的 1% 利多卡因（300 mg）混合液。我们阻滞双侧的 6 个神经、利多卡因/丁卡因混合液总用量为 30 ml，共 50 mg 丁卡因及 250 mg 利多卡因。此方法可以保证能够立刻起效，刺入头架的 3 个头钉不引起不适。同时可维持生命体征稳定，提供 8 h 手术麻醉作用，以及长达 22 h 的止痛效果。近 9 年来，没有发生过不良反应及局麻药中毒事件。大部分病例中，头皮神经阻滞能为手术提供非常满意的麻醉效果。开颅后定位过程中患者可能还会感受到

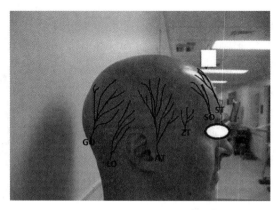

彩图 18.2 头皮的 6 组支配神经图示。GO，枕大神经；LO，枕小神经；AT，耳颞神经；ZT，颧颞神经；SO，框上神经；ST，滑车上神经

表 18.1 头皮神经阻滞麻醉，美国西北大学的药物使用剂量		
滑车上神经 视频 18.1-ST	穿刺点为滑车上切迹，于鼻梁与框上嵴交汇处可触及。25 G 短针头垂直进针，避免针头滑入眶内或向上斜向额部（视频 18.1）	1 ml
眶上神经 视频 18.2-SO	穿刺点为眉毛中点上方的眶上切迹，常与瞳孔在一条直线上。25 G 短针头垂直进针，避免针头滑入眶内或向上斜向额部（视频 18.2）	1 ml
颧颞神经 视频 18.3-ZT	穿刺点于颧弓外侧上方介于眶缘和耳屏之间进针，从深至浅均阻滞	3~5 ml
	使用 25 G 针头，长度 38 mm，刺入颧骨表面然后滑向眼眶方向，负压回抽后注入 3 ml 局麻药，针头退出 1 cm 然后注入 1 ml 局麻药。然后再次退出 1 cm，注入 1 ml 局麻药。手术侧进行如上操作，非手术侧仅注入 3 ml 局麻药	
耳颞神经 视频 18.4-AT	穿刺点为耳屏上方 1 cm，颞浅动脉后方。该穿刺点的改良是为了避免引起面神经麻痹[32]	3 ml
枕小神经 视频 18.5-LO	枕小神经阻滞局麻药注入点可在与耳屏呈直线的乳突后方触及（视频 18.2）。另外一种定位方法是枕大神经穿刺点沿上项线向外侧 2.5 cm 处	3 ml
枕大神经 视频 18.6-GO	穿刺点位于上项线枕动脉内侧或枕骨隆突与乳突连线的 1/3 处	3 ml

疼痛刺激，因此还需要辅助使用硬脑膜阻滞，后面我们会进行描述。

另外一种快速且简单的头皮麻醉的方法是，将 6 组神经分支的根部呈线性浸润，并联合手术切口局部浸润。该方法阻滞效果不可靠，且需要较大剂量的局麻药。

麻醉管理

神经外科手术唤醒麻醉的麻醉管理方法至少可以分为三种。第一种为睡眠-清醒-睡眠（Asleep-Awake-Asleep，AAA）技术。不同麻醉医师的具体操作有所不同[15,23,31-36]。该技术分为三个阶段，第一阶段包括头皮阻滞麻醉、Mayfield 头钉刺入、切皮、开颅、硬膜表面麻醉以及全身麻醉，保证患者舒适。常选用短效麻醉药物，如丙泊酚、右美托咪定及超短效的阿片类药物。气道管理常选用 LMA 或经鼻气管插管。第一个"睡眠"阶段经鼻置入气管导管，"清醒"阶段将气管导管的拔出至咽部水平，最后一个"睡眠"阶段再次置入气管导管。在第二作者的医院内采用的方法是，深度镇静情况下使用纤维支气管镜引导，将气管导管经鼻置于咽后部，术中一直维持此状态。开颅过程中患者自主呼吸，该方法能够保证气道安全，还可以使患者平稳苏醒，能够说话且没有气道刺激症状。此外，还便于关颅或紧急情况下迅速插入气管导管。

使用 LMA 时，将其置于声门周围，可用于手术的开始和结束阶段。但这种方法的缺点在于重新置入 LMA 或者插入气管导管时容易激惹气道，还可能使患者在清醒阶段对麻醉药物出现矛盾反应。另一个潜在的危险是在麻醉深度改变时，患者头部活动可能引起损伤。

使用 AAA 技术时，"清醒"阶段切开硬膜前，外科医生需要进行硬膜麻醉。短效局麻药如甲哌卡因、利多卡因足可以满足 2 h 的脑内定位及肿瘤切除时的麻醉效果。一般在开颅后患者由镇静状态恢复时进行硬膜麻醉，方法有两种：使用适当的穿刺针（25～30 G）于相应区域硬膜基底部注射局麻药物。年龄较大或者硬膜很薄的患者，使用上述操作可能损伤皮质血管导致硬膜下血肿。我们（波恩大学医学院）常在剪硬膜前使用浸润局麻药物的棉条或敷料贴附硬膜 5 min，然后其置于硬膜基底部直至关闭硬膜。例如，1% 甲哌卡因 10～20 ml 足以满足一台较大切口的开颅手术。该方法可以使硬膜快速麻醉，不影响手术进程，还不增加局麻药物使用总量，避免全身局麻药中毒反应的风险。

第一作者所在医院比较常用另一种麻醉管理方法，镇静药使患者处于清醒或者很容易被唤醒的镇静状态。该方法通常被称为镇静下监测麻醉（monitored anesthesia care，MAC）。我们常用较高剂量瑞芬太尼，0.05～0.18 μg/（kg·min），维持患者呼吸频率在 8～12 次/分，联合低于 25 μg/（kg·min）的小剂量丙泊酚。手术过程中通过调节镇静及镇痛强度使患者可被唤醒，并保证通气、氧合良好，且气道通畅。

最近，Hansen 等[11]主张使用完全的清醒-清醒-清醒（awake-awake-awake，AAA）技术，不使用任何药物，而是对患者进行心理干预。

皮质及皮质下定位与神经功能监测

清醒并且配合的患者在术中可以进行神经功能测试。然而该方法的使用也有一定的限制，包括手术持续时间、患者体位和手术操作等。由于患者很难长时间承受某种体位，所以手术时间最好在 2 h 以内。在唤醒阶段也应该继续使用镇静，这样可以延长患者的耐受时间。

神经功能的具体监测手段取决于病变的位置。运动功能的临床监测比较困难，但在麻醉状态下可以通过神经电生理的方法来监测运动和感觉功能。认知功能（如语言、计算、空间定向、记忆甚至情感等），都需要在清醒状态下进行监测，但是目前还没有成熟的技术可以进行术中监测。通常进行清醒神经外科手术的均是病变位于左侧或者优势大脑半球，而且需要保留语言功能的患者。

语言功能测试需要一些语言的专业技巧，通常由专业的心理学家或者语言学家进行。除了一些特殊的测试，对清醒开颅患者给予安慰及支持是保证功能定位及监测成功的关键。有经验、有兴趣且熟悉操作方法的麻醉医师也可以进行该测试。目前，清醒开颅手术中应用命名量表来定位和监测语言功能，已经得到了广泛的认同[37]。把一些简单的图片呈现给患者，观察 4 s 后要求患者对其进行命名，还要进行连词组句的测试，例如"这是一根香蕉"。在这个过程中手术医生刺激或者不刺激皮质或皮质下的脑组织。

神经测试包括定位和监测两部分。以语言功能测试为例，定位是指鉴别及勾画语言脑功能区的大脑皮质及皮质下纤维传导束，在切除肿瘤时给予保护。监测是指连续或者间断的测试目标区域的功能，及时发现和避免由于缺血或者其他损伤导致的神经功能受损。这些是术中神经功能保护的一些方法。定位需要对大脑皮质或白质进行电刺激，从而引出或者更多的是抑制某种神经功能。在这些病例中，患者会感觉到牵拉或者出现麻醉医师无法观察到的运动活动。

电刺激时能够抑制说话的大脑皮质区域被视为语言功能区。但是目前还没有有利证据证明所有的这些区域都是必不可少的。一般来说我们使用双极电刺激器以 50～60 Hz

的频率刺激 1～4 s（Ojemann 刺激器）。但是类似经颅运动诱发电位中应用的高频刺激器产生的刺激也可以使用，并且这种刺激引发癫痫的概率较小[37-39]。刺激参数是由 Szelenyi 等讨论研究的[40]。避免过度刺激大脑皮质对预防临床或亚临床性癫痫发作尤为重要[41]。理论上，后放电（视为癫痫前期）的刺激阈值是由实际定位操作前，置于靶区域周围的带状电极记录的皮质脑电图（electrocorticography，ECoG）决定的。

诱发出临床或亚临床性局灶性癫痫发作是极其危险的。癫痫发作会干扰定位结果，需要立即给予相应处理。低温乳酸林格液冲洗术野通常可以有效终止癫痫发作[42]。应避免使用苯二氮䓬类镇静药物，以便维持患者清醒配合的状态完成进一步的功能测试。但是如果冰水冲洗不能有效控制癫痫发作，可以给予小剂量丙泊酚（25～50 mg）。继发性癫痫广泛发作的发生率极低，我们将在下一章节介绍。

并发症

神经外科开颅手术无论是在全身麻醉、MAC 还是 AAA 麻醉下进行，可能出现的并发症大致相同[2,31]。如前所述，神经测试期间的电刺激或者局麻药过量可能导致癫痫发作。镇静药或阿片类药物使用过量可能会抑制呼吸，导致高碳酸血症和（或）低氧血症。因此应严密监测，使用专用静脉通路及短效麻醉药物，以尽量减少其发生风险。清醒期恶心及呕吐也是较为严重的并发症，可以术前使用止吐药以及输注低剂量丙泊酚进行预防。手术操作和刺激硬脑膜导致的恶心呕吐较难预防，药物治疗效果也不佳，只有减弱手术刺激才能缓解。调节室温至患者感觉舒适的温度，静脉输入温热的液体，可减少寒战的发生率。即使采取了上述措施，寒战仍有可能发生，可以给予小剂量的哌替啶、可乐定或毒扁豆碱进行治疗。术中可能发生血流动力学改变，如高血压，可以给予β受体阻滞剂和抗焦虑药物缓解。局麻作用不完善时患者术中可出现疼痛，应适当地追加镇痛药物或补充局麻药物浸润。同时应重视局部麻醉药的毒性作用，严格追踪和计算局麻药的总用量，包括导尿管置入使用的局麻药剂量。有时候使用镇静药物可能会适得其反，加重焦虑，导致患者无法配合手术。在这种情况下，应减少或停止输注镇静、镇痛药物，或给予拮抗药物，使患者恢复清醒。神经电生理测试的过程中可能出现癫痫发作，可以使用前面段落所描述的方法处理。术中大出血也是并发症之一。由于自主呼吸时胸腔内为负压，因此清醒开颅手术中空气栓塞的发生率较高，患者的首发表现多为咳嗽。

头皮神经阻滞操作也可能导致相应的并发症，如神经损伤、静脉和动脉内注射、颅内注射、感染及面神经麻痹等[43]。为了减少并发症的发生，我们改良了耳颞神经阻滞的方法，采用耳屏上方 1 cm，颞浅动脉后方穿刺的方法，同时局麻药用量由原来的 5 ml 减少到 3 ml[32]。

脑血管手术的唤醒麻醉

颅内动脉瘤手术、动静脉畸形切除术以及烟雾病颅外-颅内（EC-IC）搭桥手术等均已使用唤醒麻醉，以便治疗团队在术中可以进行即时的神经测试[44-46]。

脑深部电刺激手术的清醒麻醉

脑深部电刺激（deep brain stimulator，DBS）是在患者清醒的情况下进行的一种特殊手术方法。该手术使用立体定向技术，对中枢性运动障碍、癫痫、精神疾病和肥胖症有一定的治疗作用[47-48]。目前 DBS 已成为帕金森病的一个重要治疗手段[49-51]。

如果在大脑一侧置入脑深部电极，则应注意对侧上肢需要进行运动测试，因此，静脉通路、动脉通路（常用于监测高血压）和无创血压袖带应放置于患侧，以免妨碍临床测试。DBS 手术的麻醉应使用短效的麻醉药物（如丙泊酚、瑞芬太尼）。在进行单电极刺激的过程中应该避免使用这些药物。神经测试前应及时停药，患者苏醒，以便定位核团[52]。术中应避免使用 γ-氨基丁酸（Gamma-aminobutyric acid，GABA）受体介导的药物（如苯二氮䓬类），因为此类药物可能会抑制震颤，而震颤是清醒测试时的观察指标。大部分作用于 GABA 受体的麻醉药物都会干扰 DBS 的测试，因此应小心使用[53]。即使丙泊酚和瑞芬太尼等超短效的麻醉药物也可能影响神经测试结果的准确性，因此在测试前应及时停药[54]。吩噻嗪类，氟哌利多和甲氧氯普胺等药物已经被证实会干扰神经测试，因此 DBS 手术中禁止使用[55-56]。右美托咪定是 α-2 受体激动剂，还有弱 μ-阿片受体激动作用，其不影响微电极记录（microelectrode recording，MER）测试，因此术中可以使用。术中须控制高血压（通常需低于 140 mmHg），以避免颅内出血，必要时给予肼屈嗪、硝普钠、硝酸甘油或尼卡地平（应避免使用 β-受体阻断剂，这类药物可减少震颤活动）。

DBS 电极置入导致的不良反应，包括运动异常，为刺激内囊传出的皮质脊髓或皮质延髓束，引起肌肉收缩或语言障碍。一旦出现该情况应调整电极位置。感觉方面的异常包括短暂性感觉异常或视觉闪烁。（更多 DBS 测试和监测相关内容，见第 5 章"脑深部电极刺激术"。）

DBS术中可能发生的其他并发症包括呼吸抑制、气道梗阻、低氧血症、恶心、呕吐、癫痫发作、高血压、打喷嚏、支气管痉挛、肺水肿、心绞痛和空气栓塞[53,57]。术后并发症包括出血、癫痫发作和神经功能缺损[57]。一般而言，可使用的麻醉方法多样，没有一个统一的方案，也没有固定文献支持，主要根据麻醉医生的个人经验。

癫痫手术的唤醒麻醉

全世界人口中癫痫的发病率为5.1%。美国接受治疗的癫痫患者中，有30%~40%对药物治疗产生了耐受，需要进行手术治疗。脑功能区附近的癫痫病灶切除引起术后神经功能损伤的风险较高。随着结构成像、功能测试和立体定向手术的进展，以及清醒开颅手术的应用，大大降低了其发生风险。如果病灶位于脑功能区附近，精确地切除病灶可以避免中枢损伤，此时可以采用清醒开颅手术[13]。

长期植入硬膜下网状和带状电极，以及立体定位脑深部电极植入，均可作为小儿清醒开颅手术的替代方法用于功能定位。首先在全身麻醉下植入硬膜下电极。严重认知障碍的患者在术后初期阶段有更多的调试时间，并提高了反复测试的可靠性[58]。这种方法的缺点在于患者必须经历两次手术，承担两次手术危险。尽管该方法已经被用于常规的肿瘤切除术，但仍未被广泛接受[58]。（详见第45章，"癫痫：脑电图在手术室和ICU的应用"。）

颈动脉手术的唤醒麻醉

颈动脉狭窄大于70%时可增加脑卒中的风险，尤其是伴有短暂性脑缺血发作（tran-sient ischemic attack，TIA）的患者。为了尽量减少这种风险，可以进行颈动脉内膜剥脱术、颈动脉血管成形术、颈动脉支架植入术以预防脑血管意外的发生。然而上述手术过程中患者可能发生脑缺血或栓塞性卒中。为了降低脑缺血的风险，可以放置分流器来提高同侧大脑半球的血流。然而放置分流器的过程也可能会因栓塞或颈动脉夹层导致脑卒中。因此，关于颈动脉手术中是否放置分流器，目前仍存在争议[59]。

可以采取一些方法减少分流器放置引起的危险，同时还能保证维持足够的脑血流量[59-61]。主要分为两类：脑血流监测和神经电生理监测。脑血流量可以直接或间接地通过经颅多普勒超声（见第13章，"经颅多普勒超声监测"）、颈静脉球监测（见第14章，"颈静脉球氧饱和度监测"）、近红外光谱测量（见第12章，"近红外光谱在中枢神经系统监测的应用"）和闭合压测量进行监测。神经电生理监测可以持续评估清醒或睡眠状态患者的脑循环情况。清醒患者如果对口令能够做出正确的反应，表明脑灌注充足。对于全身麻醉患者，使用EEG（见第10章，"脑电图监测"）和（或）SSEP（见第1章，"躯体感觉诱发电位"）等神经电生理监测方法可以有效评估脑血流量是否充足。

清醒的状态下进行颈动脉手术是评价脑循环及脑功能情况的敏感且特异的方法，但是这需要经验丰富的麻醉医师、外科医师及配合、积极的患者。观察患者听从指令活动对侧手部的情况，是判断是否需要放置分流器的敏感方法。文献研究主要分为局部麻醉和全身麻醉两类，最近的一项大型研究（GALA）发现两种麻醉方法对神经功能预后的影响没有差异，而区域麻醉在其他方面存在优势[62-54]。这些优势包括减少放置分流器的概率、缩短住院时间、减少住院费用以及降低心血管及肺部并发症的发生率[62]。

镇静

清醒状态下进行颈动脉手术成功的重要组成部分包括技术高超且操作轻柔的手术团队,熟练掌握区域阻滞的麻醉医师,以及充分知情且合作的患者。应与清醒开颅肿瘤切除手术一样,包括患者在内的整个团队需要充分了解即将进行的手术计划及麻醉管理方案。患者舒适地躺在手术床上,床头轻度抬高。在患者头侧放置一个可以活动架子撑起手术盖单,确保可以观察到患者的面部,进行气道管理,还可以避免患者看到手术操作后产生精神压力。与患者保持语言沟通可以缓解焦虑,保证神经监测的进行。以 $25\sim50\ \mu g/(kg \cdot min)$ 的速度持续输注丙泊酚可以起到镇静和止吐的作用。配合使用短效阿片类药物瑞芬太尼 $[0.03\sim0.07\ \mu g/(kg \cdot min)]$ 可以起到镇痛作用,并能维持足够的通气。患者可能会在刺激喉返神经或抬下颌骨时感到疼痛。此外,也可是使用右美托咪定来进行镇静和镇痛,但是可能会增加置入分流器的可能性[65]。在夹闭颈动脉期间应增加吸入氧浓度,这样可以增加氧溶解度,其与氧分压直接相关[66]。

麻醉方法

区域阻滞麻醉方法有很多种[62]。尽管有使用颈部硬膜外麻醉的相关文献报道,但是其可产生双侧麻醉,并且引起心血管危害的风险很高。此外也有文献提到了局部浸润麻醉;但已很少被外科医生采用。颈深丛阻滞麻醉可以为手术提供很好的麻醉效果,可以使用肌间沟入路单次注射[67],也可依次阻滞 C2～C4 神经根[68]。单次注射法采用 22 G B 型斜面穿刺针在 C3 水平进针,寻找到异感后,注入 20 ml 麻醉药物,药物向上下扩散后可以将三组神经根同时阻滞。分别

阻滞时穿刺点为胸锁乳突肌(sternocleido-mastoid,SCM)后缘,向内下方进针,分别于各神经根位点寻找异感。每个节段注入 5 ml 局麻药物。上述两种麻醉方法均可能导致局麻药物误注入蛛网膜下腔或硬膜外腔、动脉内注射、膈神经阻滞、颈交感神经阻滞引起 Horner 综合征等情况。

颈浅丛神经阻滞具有颈深丛神经阻滞的优点,并且并发症较少。这是美国西北大学所使用的方法(彩图 18.3)。使用 40 mg 丁卡因与 30 ml 1% 的利多卡因的混合液。穿刺针从 C3 水平,距离胸锁乳突肌后缘 1.5 cm 处进针。于皮下浸润,向上朝向乳突注入 5 ml 局麻药,向下至胸骨上切迹注射 10 ml 局麻药,向前至中线注入 5 ml 局麻药。此外在 C3 水平同一进针点,5 ml 药物注入 SCM 的深部,此处为三个分支由神经根分出的位置。一共使用 25 ml 麻醉药足以达到阻滞效果。

仅应用颈深丛和(或)颈浅丛神经阻滞很难完成整个麻醉。位于下颌角的下牙槽神经可传导疼痛,患者可能会感觉到牙疼。这主要是由于手术牵拉下颌骨导致的,可以通过调整牵开器来缓解,另一种缓解方法是阻滞下牙槽神经。

即使应用了区域麻醉的方法,在剥离颈动脉时患者依然有可能感觉疼痛,或者出现

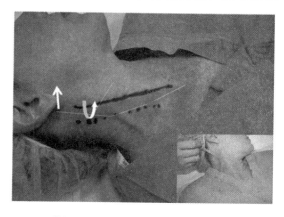

彩图 18.3　图示颈浅丛阻滞的位置

严重的心动过缓。颈动脉窦和颈动脉体由喉返神经支配，而颈深丛和颈浅丛神经阻滞均不阻滞喉返神经。手术操作或牵拉颈动脉分叉是导致疼痛和心动过缓的主要原因，可以直接向术野滴注 2 ml 局麻药进行阻滞。

神经监测

清醒、合作的患者能够正确回答问题，并且能按照要求活动对侧上肢是最好的神经监测方法[69]。因此，镇静药物的使用应计算准确，避免过度镇静。切皮之前，患者要提前练习他在术中需要完成的任务，比如使用对侧手按喇叭或按压力传感装置。测试需要从手术初期开始，然后间断重复进行。我们使用的方法是让患者定期进行运动测试任务，前 4 min 内每分钟进行一次，随后 10 min 内每 2 min 进行一次，然后每 5 min 进行一次，直至松开颈动脉。由于患者必须听懂指令并完成任务，因此我们不仅监测了肌力，还监测了患者的精神状态。如果患者在夹闭颈动脉后的第一个 4 min 里无法听懂指令并完成任务，术者则需要置入分流器。总体而言，分流器在清醒颈动脉手术中的使用率小于 10%[60]。

颈动脉残端压高于 50 mmHg 提示血供丰富，相反，残端压低则提示侧支循环差，需安装分流器[70]。颈动脉残端压的测量方法是在颈动脉残端插入一个小测量针，然后将其与压力换能器相连。然而，现有文献中对残端压所提供信息的有效性没有广泛的认可[60,69,71]。

近红外光谱脑氧饱和度可用于监测颈动脉夹闭时大脑前动脉分布区域局部脑氧饱和度下降的情况。然而，目前还没有一个公认的提示需要置入分流器的最低脑氧饱和度阈值[72]。推荐脑氧监测连接后设置一个基线。（详见第 12 章"近红外光谱在中枢神经系统

监测的应用"和第 30 章"颈动脉手术"。）

颈静脉血氧饱和度监测（the monitoring of venous oxygen saturation，SjO$_2$）很少用于颈动脉内膜剥脱手术。SjO$_2$ 的灵敏度与特异度不高，因此不能作为决定是否放置分流器的唯一参考指标[61]。（详见第 14 章，"颈静脉球氧饱和度监测"。）

结论

对于较难进行神经功能测试的神经外科手术，区域阻滞和局部麻醉的优势明显。可以为进行脑功能区或附近肿瘤及癫痫病灶切除手术、颈动脉内膜剥脱手术的清醒患者提供良好的手术条件。此外，该技术还有助于脑深部电刺激手术团队完成最佳定位。患者清醒是最好的神经监测手段之一。该方法的使用可以帮助颈动脉内膜剥脱手术术者决定是否需要置入分流器，尽量降低术后神经功能损伤的发生率，指导肿瘤切除手术最大限度地切除肿瘤，缩短住院时间，减少术后并发症。

参考文献

1. Bilotta F, Rosa G. 'Anesthesia' for awake neurosurgery. Curr Opin Anaesthesiol. 2009;22:560–5.
2. *Bonhomme V, Franssen C, Hans P. Awake craniotomy. Eur J Anaesthesiol. 2009;26:906–12.
3. Klimek M, Verbrugge SJ, Roubos S, van der Most E, Vincent AJ, Klein J. Awake craniotomy for glioblastoma in a 9-year-old child. Anaesthesia. 2004;59:607–9.
4. Howe KL, Zhou G, July J, Totimeh T, Dakurah T, Malomo AO, et al. Teaching and sustainably implementing awake craniotomy in resource-poor settings. World Neurosurg. 2013;80:e171–4.
5. Chacko AG, Thomas SG, Babu KS, Daniel RT, Chacko G, Prabhu K, et al. Awake craniotomy and electrophysiological mapping for eloquent area tumours. Clin Neurol Neurosurg. 2013;115:329–34.
6. *Sacko O, Lauwers-Cances V, Brauge D, Sesay M, Brenner A, Roux FE. Awake craniotomy vs surgery under general anesthesia for resection of supratento-

rial lesions. Neurosurgery. 2011;68:1192–8. discussion 8–9.

7. *Blanshard HJ, Chung F, Manninen PH, Taylor MD, Bernstein M. Awake craniotomy for removal of intracranial tumor: considerations for early discharge. Anesth Analg. 2001;92:89–94.

8. Kim SS, McCutcheon IE, Suki D, Weinberg JS, Sawaya R, Lang FF, et al. Awake craniotomy for brain tumors near eloquent cortex: correlation of intraoperative cortical mapping with neurological outcomes in 309 consecutive patients. Neurosurgery. 2009;64:836–45; discussion 345–6.

9. Hol JW, Klimek M, van der Heide-Mulder M, Stronks D, Vincent AJ, Klein J, et al. Awake craniotomy induces fewer changes in the plasma amino acid profile than craniotomy under general anesthesia. J Neurosurg Anesthesiol. 2009;21:98–107.

10. *Costello TG, Cormack JR. Anaesthesia for awake craniotomy: a modern approach. J Clin Neurosci. 2004;11:16–9.

11. *Hansen E, Seemann M, Zech N, Doenitz C, Luerding R, Brawanski A. Awake craniotomies without any sedation: the awake-awake-awake technique. Acta Neurochir (Wien). 2013;155:1417–24.

12. Frost EA, Booij LH. Anesthesia in the patient for awake craniotomy. Curr Opin Anaesthesiol. 2007;20:331–5.

13. Erickson KM, Cole DJ. Anesthetic considerations for awake craniotomy for epilepsy. Anesthesiol Clin. 2007;25:535–55.

14. Dinsmore J. Anaesthesia for elective neurosurgery. Br J Anaesth. 2007;99:68–74.

15. Sarang A, Dinsmore J. Anaesthesia for awake craniotomy: evolution of a technique that facilitates awake neurological testing. Br J Anaesth. 2003;90:161–5.

16. Hans P, Bonhomme V, Born JD, Maertens de Noordhoudt A, Brichant JF, Dewandre PY. Target-controlled infusion of propofol and remifentanil combined with bispectral index monitoring for awake craniotomy. Anaesthesia. 2000;55:255–9.

17. Lobo F, Beiras A. Propofol and remifentanil effect-site concentrations estimated by pharmacokinetic simulation and bispectral index monitoring during craniotomy with intraoperative awakening for brain tumor resection. J Neurosurg Anesthesiol. 2007;19:183–9.

18. Soriano SG, Eldredge EA, Wang FK, Kull L, Madsen JR, Black PM, et al. The effect of propofol on intraoperative electrocorticography and cortical stimulation during awake craniotomies in children. Paediatr Anaesth. 2000;10:29–34.

19. Schelling G, Hauer D, Azad SC, Schmoelz M, Chouker A, Schmidt M, et al. Effects of general anesthesia on anandamide blood levels in humans. Anesthesiology. 2006;104:273–7.

20. Beers R, Camporesi E. Remifentanil update: clinical science and utility. CNS Drugs. 2004;18:1085–104.

21. *Rozet I. Anesthesia for functional neurosurgery: the role of dexmedetomidine. Curr Opin Anaesthesiol. 2008;21:537–43.

22. Bekker AY, Kaufman B, Samir H, Doyle W. The use of dexmedetomidine infusion for awake craniotomy. Anesth Analg. 2001;92:1251–3.

23. Souter MJ, Rozet I, Ojemann JG, Souter KJ, Holmes MD, Lee L, et al. Dexmedetomidine sedation during awake craniotomy for seizure resection: effects on electrocorticography. J Neurosurg Anesthesiol. 2007;19:38–44.

24. Moore 2nd TA, Markert JM, Knowlton RC. Dexmedetomidine as rescue drug during awake craniotomy for cortical motor mapping and tumor resection. Anesth Analg. 2006;102:1556–8.

25. Hall JE, Uhrich TD, Barney JA, Arain SR, Ebert TJ. Sedative, amnestic, and analgesic properties of small-dose dexmedetomidine infusions. Anesth Analg. 2000;90:699–705.

26. *Pinosky ML, Fishman RL, Reeves ST, Harvey SC, Patel S, Palesch Y, et al. The effect of bupivacaine skull block on the hemodynamic response to craniotomy. Anesth Analg. 1996;83:1256–61.

27. Watson R, Leslie K. Nerve blocks versus subcutaneous infiltration for stereotactic frame placement. Anesth Analg. 2001;92:424–7.

28. Nguyen A, Girard F, Boudreault D, Fugere F, Ruel M, Moumdjian R, et al. Scalp nerve blocks decrease the severity of pain after craniotomy. Anesth Analg. 2001;93:1272–6.

29. *Geze S, Yilmaz AA, Tuzuner F. The effect of scalp block and local infiltration on the haemodynamic and stress response to skull-pin placement for craniotomy. Eur J Anaesthesiol. 2009;26:298–303.

30. Osborn I, Sebeo J. "Scalp block" during craniotomy: a classic technique revisited. J Neurosurg Anesthesiol. 2010;22:187–94.

31. Piccioni F, Fanzio M. Management of anesthesia in awake craniotomy. Minerva Anestesiol. 2008;74(7–8):393–408.

32. Bebawy JF, Bilotta F, Koht A. A modified technique for auriculotemporal nerve blockade when performing selective scalp nerve block for craniotomy. J Neurosurg Anesthesiol. 2014;26:271–2.

33. *Lobo FA, Amorim P. Anesthesia for craniotomy with intraoperative awakening: how to avoid respiratory depression and hypertension? Anesth Analg. 2006;102:1593–4. author reply 4.

34. Baldinelli F, Pedrazzoli R, Ebner H, Auricchio F. Asleep-awake-asleep technique during carotid endarterectomy: a case series. J Cardiothorac Vasc Anesth. 2010;24:550–4.

35. Audu PB, Loomba N. Use of cuffed oropharyngeal airway (COPA) for awake intracranial surgery. J Neurosurg Anesthesiol. 2004;16:144–6.

36. Olsen KS. The asleep-awake technique using propofol-remifentanil anaesthesia for awake craniotomy for cerebral tumours. Eur J Anaesthesiol. 2008;25:662–9.

37. Ojemann G, Ojemann J, Lettich E, Berger M. Cortical language localization in left, dominant hemisphere: an electrical stimulation mapping investigation in 117 patients. J Neurosurg. 1989;71:316–26.

38. Berger MS, Kincaid J, Ojemann GA, Lettich E. Brain mapping techniques to maximize resection, safety, and seizure control in children with brain tumors. Neurosurgery. 1989;25:786–92.

39. Duffau H. Contribution of cortical and subcortical

electrostimulation in brain glioma surgery: methodological and functional considerations. Neurophysiol Clin. 2007;37:373–82.

40. Szelenyi A, Bello L, Duffau H, Fava E, Feigl GC, Galanda M, et al. Intraoperative electrical stimulation in awake craniotomy: methodological aspects of current practice. Neurosurg Focus. 2010;28:E7.

41. Yingling CD, Ojemann S, Dodson B, Harrington MJ, Berger MS. Identification of motor pathways during tumor surgery facilitated by multichannel electromyographic recording. J Neurosurg. 1999;91:922–7.

42. Sartorius CJ, Berger MS. Rapid termination of intraoperative stimulation-evoked seizures with application of cold Ringer's lactate to the cortex. Technical note. J Neurosurg. 1998;88:349–51.

43. McNicholas E, Bilotta F, Titi L, Chandler J, Rosa G, Koht A. Transient facial nerve palsy after auriculotemporal nerve block in awake craniotomy patients. A A Case Rep. 2014;2:40–3.

44. *Gabarros A, Young WL, McDermott MW, Lawton MT. Language and motor mapping during resection of brain arteriovenous malformations: indications, feasibility, and utility. Neurosurgery. 2011;68: 744–52.

45. Abla AA, Lawton MT. Awake motor examination during intracranial aneurysm surgery. World Neurosurg. 2014;82:e683–4.

46. Passacantilli E, Anichini G, Cannizzaro D, Fusco F, Pedace F, Lenzi J, et al. Awake craniotomy for trapping a giant fusiform aneurysm of the middle cerebral artery. Surg Neurol Int. 2013;4:39.

47. Halpern CH, Wolf JA, Bale TL, Stunkard AJ, Danish SF, Grossman M, et al. Deep brain stimulation in the treatment of obesity. J Neurosurg. 2008;109:625–34.

48. Awan NR, Lozano A, Hamani C. Deep brain stimulation: current and future perspectives. Neurosurg Focus. 2009;27:E2.

49. Deuschl G, Schade-Brittinger C, Krack P, Volkmann J, Schafer H, Botzel K, et al. A randomized trial of deep-brain stimulation for Parkinson's disease. N Engl J Med. 2006;355:896–908.

50. Weaver FM, Follett K, Stern M, Hur K, Harris C, Marks Jr WJ, et al. Bilateral deep brain stimulation vs best medical therapy for patients with advanced Parkinson disease: a randomized controlled trial. JAMA. 2009;301:63–73.

51. Benabid AL, Chabardes S, Mitrofanis J, Pollak P. Deep brain stimulation of the subthalamic nucleus for the treatment of Parkinson's disease. Lancet Neurol. 2009;8:67–81.

52. Chakrabarti R, Ghazanwy M, Tewari A. Anesthetic challenges for deep brain stimulation: a systematic approach. N Am J Med Sci. 2014;6:359–69.

53. Khatib R, Ebrahim Z, Rezai A, Cata JP, Boulis NM, John Doyle D, et al. Perioperative events during deep brain stimulation: the experience at Cleveland Clinic. J Neurosurg Anesthesiol. 2008;20:36–40.

54. Krauss JK, Akeyson EW, Giam P, Jankovic J. Propofol-induced dyskinesias in Parkinson's disease. Anesth Analg. 1996;83:420–2.

55. Nicholson G, Pereira AC, Hall GM. Parkinson's disease and anaesthesia. Br J Anaesth. 2002;89:904–16.

56. Poon CC, Irwin MG. Anaesthesia for deep brain stimulation and in patients with implanted neurostimulator devices. Br J Anaesth. 2009;103:152–65.

57. Venkatraghavan L, Manninen P, Mak P, Lukitto K, Hodaie M, Lozano A. Anesthesia for functional neurosurgery: review of complications. J Neurosurg Anesthesiol. 2006;18:64–7.

58. Kral T, Kurthen M, Schramm J, Urbach H, Meyer B. Stimulation mapping via implanted grid electrodes prior to surgery for gliomas in highly eloquent cortex. Neurosurgery. 2006;58(1 Suppl):ONS36–43; discussion ONS36–43.

59. Rerkasem K, Rothwell PM. Routine or selective carotid artery shunting for carotid endarterectomy and different methods of monitoring in selective shunting. Stroke. 2009;40:e564–72.

60. Hans SS, Jareunpoon O. Prospective evaluation of electroencephalography, carotid artery stump pressure, and neurologic changes during 314 consecutive carotid endarterectomies performed in awake patients. J Vasc Surg. 2007;45:511–5.

61. Moritz S, Kasprzak P, Woertgen C, Taeger K, Metz C. The accuracy of jugular bulb venous monitoring in detecting cerebral ischemia in awake patients undergoing carotid endarterectomy. J Neurosurg Anesthesiol. 2008;20:8–14.

62. Stoneham MD, Knighton JD. Regional anaesthesia for carotid endarterectomy. Br J Anaesth. 1999;82:910–9.

63. Guay J. Regional or general anesthesia for carotid endarterectomy? Evidence from published prospective and retrospective studies. J Cardiothorac Vasc Anesth. 2007;21:127–32.

64. Lewis SC, Warlow CP, Bodenham AR, Colam B, Rothwell PM, Torgerson D, et al. General anaesthesia versus local anaesthesia for carotid surgery (GALA): a multicentre, randomised controlled trial. Lancet. 2008;372(9656):2132–42.

65. Bekker AY, Basile J, Gold M, Riles T, Adelman M, Cuff G, et al. Dexmedetomidine for awake carotid endarterectomy: efficacy, hemodynamic profile, and side effects. J Neurosurg Anesthesiol. 2004;16:126–35.

66. Stoneham MD, Lodi O, de Beer TC, Sear JW. Increased oxygen administration improves cerebral oxygenation in patients undergoing awake carotid surgery. Anesth Analg. 2008;107:1670–5.

67. Winnie AP, Ramamurthy S, Durrani Z, Radonjic R. Interscalene cervical plexus block: a single-injection technic. Anesth Analg. 1975;54:370–5.

68. Moore DC. Regional block: a handbook for use in the clinical practice of medicine and surgery. Springfield: Charles C. Thomas; 1978.

69. Moritz S, Kasprzak P, Arlt M, Taeger K, Metz C. Accuracy of cerebral monitoring in detecting cerebral ischemia during carotid endarterectomy: a comparison of transcranial Doppler sonography, near-infrared spectroscopy, stump pressure, and somatosensory evoked potentials. Anesthesiology. 2007;107:563–9.

70. Calligaro KD, Dougherty MJ. Correlation of carotid artery stump pressure and neurologic changes during 474 carotid endarterectomies performed in awake patients. J Vasc Surg. 2005;42:684–9.

71. Kwaan JH, Peterson GJ, Connolly JE. Stump pressure: an unreliable guide for shunting during carotid endarterectomy. Arch Surg. 1980;115:1083–6.
72. Rigamonti A, Scandroglio M, Minicucci F, Magrin S, Carozzo A, Casati A. A clinical evaluation of near-infrared cerebral oximetry in the awake patient to monitor cerebral perfusion during carotid endarterectomy. J Clin Anesth. 2005;17:426–30.

问题

1. 清醒开颅可使用以下哪种方式进行？

 A. 睡眠，清醒，睡眠

 B. 镇静，清醒，镇静

 C. 清醒，清醒，清醒

 D. A 和 B

 E. 以上均可

2. 睡眠–清醒–睡眠常采用以下方法，除了哪项？

 A. LMA-清醒-LMA

 B. 经鼻插管–清醒–经鼻插管

 C. 深度镇静–清醒–深度镇静

 D. 经口插管–清醒–经口插管

3. 清醒颈动脉手术可以使用以下技术进行，除了哪个？

 A. 颈深丛神经阻滞

 B. 颈浅丛神经阻滞

 C. 颈部硬膜外麻醉

 D. 颈部脊髓麻醉

 E. 以上均不对

4. 脑深部电刺激手术推荐术前使用咪达唑仑帮助患者镇静，是否正确？

 A. 正确

 B. 错误

5. 计算局麻药使用总剂量时，应计算

 A. 麻醉医生使用的局麻药

 B. 手术医生浸润术野使用的局麻药

 C. 头钉刺入时使用的局麻药

 D. 置入导尿管时使用的局麻药

 E. 以上均需计算

答案

1. E
2. D
3. D
4. B
5. E

19 麻醉管理与术中神经生理监测

Tod B. Sloan

（刘海洋　译　王云珍　校）

学习要点

- 按照是否依赖于肌肉反应而对肌松药物敏感，以及是否会被卤族类吸入麻醉药显著抑制，术中电生理监测技术可以分为四类。

- 目前认为，麻醉药物主要通过与特异性受体相互作用影响突触的功能。

- 脑电图（EEG）由皮质的突触产生，麻醉药物可以影响 EEG 监测。刺激正常发生，随后频率和波幅下降，爆发抑制和电静默可能是许多药物的作用特点。

- 对于每一项术中电生理监测（IOM），某种程度上可以通过了解麻醉药物对神经通路突触的影响位置来预测麻醉药物对监测的影响。

- 通过了解麻醉药物对神经系统的影响，如导致遗忘、意识消失、制动、阻断伤害性刺激（抗伤害感受）和肌松，可以进一步了解麻醉药对诱发电位的影响。

- 意识消失和制动（对伤害性刺激没有运动反应）是麻醉药阻断伤害性刺激和抑制脊髓反射的结果。

- 全身麻醉下运动诱发电位（MEP）是最难进行记录的电生理监测方式，全凭静脉麻醉（TIVA）可能是比较理想的麻醉方法。

- 部分患者可以使用 TIVA 加 0.5 MAC 地氟烷或七氟烷进行 MEP 监测。

全身麻醉中的麻醉药物和生理学管理都会影响术中神经生理监测（intraoperative neurophysiological monitoring，IOM）的进行，对麻醉药物敏感的监测技术面临着极大的挑战，使得麻醉药物的选择非常困难。本章将讨论麻醉药物作用的一般规律和它们对电生理监测的影响。对麻醉药物的选择取决于患者状态，药物的作用特点，采用的监测技术和预期的麻醉目标。

IOM 监测和患者并存疾病的影响

IOM 监测中麻醉药物的选择取决于监测的种类。根据监测是否需要肌肉反应、对神经肌肉阻滞药（neuromuscular blocking agents，NMBA）的使用是否敏感以及是否被吸入麻醉药抑制可以分为四类（图19.1）。如果仅对 NMBA 敏感，可以选用吸入麻醉，避免使用 NMBA。如果仅对吸入麻醉药敏感，应该尽量限制或避免使用吸入麻醉药

图 19.1　根据监测方式对肌松药和吸入麻醉药的敏感性，IOM 监测可以分为四类

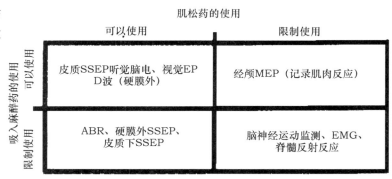

肌松药的使用

	可以使用	限制使用
吸入麻醉药的使用　可以使用	皮质SSEP听觉脑电、视觉EP D波（硬膜外）	经颅MEP（记录肌肉反应）
吸入麻醉药的使用　限制使用	ABR、硬膜外SSEP、皮质下SSEP	脑神经运动监测、EMG、脊髓反射反应

［如全凭静脉麻醉（total intravenous anesthesia，TIVA）］，但是可以使用 NMBA。但是，很多手术需要进行多模式 IOM 监测，对吸入麻醉药和 NMBA 均敏感。

其次应该考虑到特定患者实施 IOM 的困难程度，可能是由于患者年龄小，神经发育不成熟或老年患者合并神经系统病变。如图 19.2 所示。成年患者可能存在年龄问题或其他疾病如脊髓病变、血管疾病、糖尿病和其他中枢神经系统疾病导致的神经系统缺陷。这种情况下获得电生理信号可能很困难，麻醉药物的影响也更大。此外，阿片类药物是麻醉药的关键成分，长期使用阿片类药物的患者由于限制了阿片类药物的药效，IOM 监测也有可能出现困难。而且选择的麻醉药物必须考虑到患者的既往疾病和手术的管理。

药物的作用机制

虽然目前认为麻醉药物必须具有渗透入神经组织的脂溶性，但是这些药物主要是通过与神经组织中的特定受体结合而发挥作用的[1-10]。不同药物的作用方式取决于各自的突触受体、受体分布的位置以及受体的亚型。

例如，许多药物是通过激活 GABAa 受体上的 GABAa，增强抑制性突触的抑制活性[10]。还有些药物会抑制 N-甲基天冬氨酸（N-methyl-D-aspartate，NMDA）受体上兴奋性突触的兴奋性而发挥作用[10]。其他突触目标包括神经型乙酰胆碱受体（neuronal acetylcholine，nACh），μ 阿片受体，中枢 α_2 受体，以及 K^+、Ca^{2+} 受体和甘氨酸通道

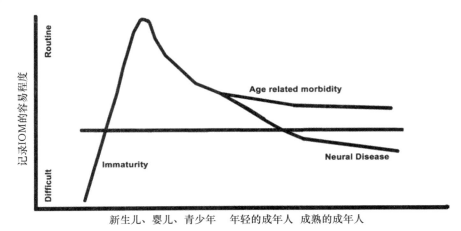

图 19.2　记录诱发反应的容易程度随患者年龄、神经发育的不成熟性以及神经病理学的存在而不同

（脊髓的主要抑制性突触）[10]。肌松药主要作用于位于神经肌肉接头的乙酰胆碱受体（acetylcholine receptors located at the neuromuscular junction，mACh）[10]。这些药物的综合作用便是全身麻醉的效应，同时也会引起脑电图和诱发电位的改变。

麻醉药物对脑电图的影响

一般作用

脑电图（EEG）由皮质突触产生，麻醉药物可以影响 EEG 监测[11]（见第 10 章"脑电图监测"）。尽管存在个体化差异，大多数麻醉药随着药物浓度的增加都可以对 EEG 都可以产生一定的影响[12-13]（图 19.3）。麻醉诱导时，在顶叶和颞叶可见 β 节律代替原本的 8～10 Hz 的 α 节律。随着意识的消失，高频脑电（25～50 Hz γ 波）迅速消失，慢波 θ 和 δ 节律逐渐增加并转移至前额部。同时，EEG 的同步性增加，不同区域间的差异减少，包括前额叶和顶叶区之间以及中线之间相互作用的解偶联[13]。随着麻醉药物浓度的增加，脑电频率逐渐减慢，波幅和功率减少。电静息中穿插一些活跃期（爆发抑制），最后出现完全的电静息。

爆发抑制和电静息时突触活性降低与相关的代谢活性降低约 50% 相关（图 19.4）。这种抑制效应可用于治疗癫痫持续状态，和可能出现缺血风险的手术中（如颅内血管手术、心脏手术和颈动脉手术）有意识的降低代谢，以改善营养供需的平衡。由于爆发抑制可能接近最大代谢抑制，可用于观察药物性代谢抑制的终点指标。

特定麻醉药物与脑电图

卤族类吸入麻醉药

卤族类吸入麻醉药对 EEG 的典型抑制效果如图 19.3 所示，在大于 1.5 MAC 时可发生爆发抑制（吸入麻醉药的 MAC 是 50% 的患者对疼痛刺激没有体动反应时吸入麻醉药的最小肺泡内浓度）[14]。随着年龄的增加，大脑对麻醉药的敏感性增加，更低的浓度也可能引起爆发抑制。氟烷与其他药物不

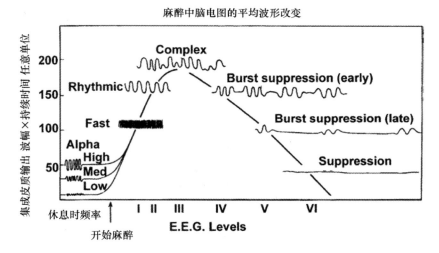

麻醉中脑电图的平均波形改变

图 19.3 逐渐增加吸入麻醉药浓度典型的脑电图改变。如图所示，波幅逐渐增加，EEG 的异质性转为同步性，频率为 8～12 Hz。随着麻醉的加深，波幅和频率逐渐减小，出现爆发抑制，最终出现电静息。（From Stockard and Bickford[12]；with permission）

图 19.4 随着巴比妥药物的增加，脑代谢逐渐减少，直至只剩 40%～50%。图中所示是典型的随着麻醉药物的增加脑电图的波形变化。需要注意的是，电静息与最大代谢抑制相关，爆发抑制与接近最大代谢抑制相关。

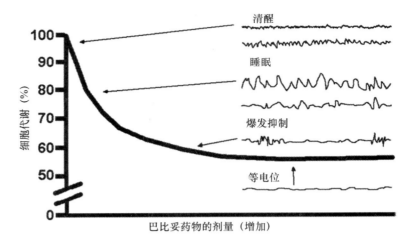

同，不产生典型的剂量依赖效应，不引起明显的爆发抑制，可能导致波幅逐渐降低的 α 波（8～14 Hz）泛化[15]。

并不是所有的麻醉药都可能导致典型的 EEG 改变，有些可能激活 EEG，引起波幅和频率的增加，产生癫痫样活动[11]。例如，恩氟烷和七氟烷对 EEG 的影响与异氟烷相似，但是在某些情况下可能增加 EEG 活性，诱发癫痫。在过度通气的情况下可能诱发癫痫样棘波或电图癫痫发作。一旦发生此类癫痫，麻醉药对脊髓的抑制可能会阻止肌肉活性的增加（见随后的"制动"部分）[16]。对于术前合并癫痫的患者，七氟烷可能会诱发癫痫[17]。使用七氟烷进行快诱导，尤其是过度通气和高浓度长时间吸入时，即使是健康人也可能导致全身或局灶性癫痫。

氧化亚氮

氧化亚氮单独使用时，与清醒、休息状态下的 α 节律相比，频率和波幅均降低。随后产生一种高频的活动（>30 Hz），与其镇痛和意识消失状态吻合。当与卤族类吸入麻醉药合用时，根据不同的情况和所使用的电生理监测类型，其作用可能是累加或拮抗。因此，氧化亚氮可能是其他药物敏感的。例如，氧化亚氮可能诱发或抑制皮质

脑电（ECoG）的癫痫样活动，取决于所使用的其他药物。

丙泊酚

丙泊酚可以产生前述的典型的麻醉抑制效应，包括爆发抑制和更高剂量下的电静息[18]。因此，丙泊酚可以用于癫痫持续状态的治疗和诱导代谢抑制状态。尽管可以抑制癫痫，丙泊酚在癫痫病灶定位和切除术中广泛用于清醒镇静，因为其代谢迅速，在需要清醒测试和进行 ECoG 时可以快速消除。

依托咪酯

依托咪酯也可以产生前述的典型的麻醉抑制效应，与丙泊酚类似，也可以用于诱导 EEG 静息和代谢抑制，在对癫痫病灶进行定位是应该避免大剂量使用。与丙泊酚不同，低剂量（0.1 mg/kg）可以通过引起患者的天然癫痫发作来增强对发作灶的监测[19]。

巴比妥

巴比妥类药物也可以导致 EEG 抑制，进而引起电静息。巴比妥类药物是诱导代谢抑制的经典药物（巴比妥昏迷）。部分巴比

妥类药物，如低剂量的美索比妥（0.5 mg/kg）可以像依托咪酯一样，在癫痫病灶定位术中 EcoG 监测时增强癫痫棘波的活性[19]。

苯二氮䓬类药物

大多数苯二氮䓬类药物都可以产生典型的 EEG 抑制效应，但对 EEG 的影响略小，在大剂量时可能引起 θ 和 δ 波，不引起爆发抑制。由于其存在抗惊厥作用，进行癫痫病灶皮质定位时应避免使用。咪达唑仑可能引起爆发抑制，可用于治疗癫痫持续状态。

右美托咪定

右美托咪定激活内源性非快速眼动睡眠，EEG 与慢波睡眠类似[13]。目前没有引起爆发抑制的报道，但是可以将硫喷托纳诱导爆发抑制时的剂量降低 30%[20]。

氟哌利多

氟哌利多单独使用时对 EEG 的影响小，但是它可以降低癫痫的阈值。对癫痫患者无法引起神经兴奋现象或诱发癫痫。与芬太尼合用时（安定镇痛麻醉），低剂量的氟哌利多可以增加 EEGα 活性。高剂量时可以引起高振幅的 β 和 δ 波。

阿片类药物

阿片类药物在 EEG 中不产生初始兴奋阶段，不产生爆发抑制或电静息。但是可以引起 EEGδ 节律剂量依赖性频率下降，波幅不变。在癫痫病灶消融术 ECoG 监测中经常使用。一些医生发现阿芬太尼可以增强癫痫棘波[13]。

氯胺酮

氯胺酮可以引起清醒 α 节律的抑制，随后产生高波幅的 θ 节律，伴随 β 节律增加[21]。在大剂量时，可能出现散在 β 的多态性 δ[22]。氯胺酮是一种兴奋性药物，可以增强突触功能，增加肌紧张和肌肉运动。目前没有报道会增加癫痫的发生，一般认为有抗惊厥作用，但有报道显示在癫痫患者可能诱发癫痫，正常人则不会[23-24]。

麻醉选择与脑电图

麻醉药物的选择取决于 EEG 的具体应用[25]。进行脑缺血的监测时，需要保证 EEG 的活性。对于终止持续性癫痫发作或脑代谢活动抑制时，可以选用静脉麻醉药（如丙泊酚）。使用卤族类吸入麻醉药的全身麻醉方法可以治疗癫痫持续状态。在清醒开颅术中癫痫病灶定位和切除时，需要使用短效的麻醉药物（开颅和头架放置时使用局部麻醉药）（见第 18 章"神经外科唤醒麻醉"和第 45 章"癫痫：脑电图在手术室和 ICU 的应用"）。在全身麻醉下切除癫痫病灶时，ECoG 监测时应该使用抑制作用最小的药物。

麻醉药物对诱发电位的影响

由于同样经过突触介导，麻醉药物对皮质诱发电位的作用与它们对 EEG 的作用一致，Winters 在中潜伏期皮质听觉反应（midlatency cortical auditory，MLAEP）中提到[26]。与 EEG 相似，绝大多数麻醉药物会导致皮质诱发电位的进行性抑制，监测中必须控制药物的用量。另外，有些药物（例如依托咪酯，氯胺酮）会增强诱发电位反应。有些药物（例如阿片类药物）不会引起诱发电位的剧烈变化，使得这些药物可以在 IOM 中使用。由于全麻药物主要影响突触功能而非神经传导，因此常会引起诱发电位波幅的改变，对潜伏期的影响较小[27]。对于使用 EEG 评估镇静和麻醉效果的进一步讨论，请参见第 11 章 "原始和处理后脑电图的临床应用"。

基于突触位置的效应

一般来说对于每一项 IOM 监测，麻醉药物对其的影响可以通过作用的突触在相应神经通路中的作用来预测。例如，躯体感觉诱发电位（SSEP）在颈髓交界处（靠近楔束和楔形核）之前都没有突触（见第 1 章 "躯体感觉诱发电位"）。因此，在外周神经记录的 SSEP（如腘窝和 Erb 点）、延脊髓记录的 SSEP（硬膜外）和颈髓以上记录的皮质下反应，麻醉药对其的影响有限。麻醉药对其的影响大多集中在丘脑的二级突触或更高层面的突触。这些效应在图 19.5 中有显示，对于异氟烷和大多数麻醉药，对 EEG 和诱发电位都存在典型的抑制效应。

对于听觉脑干反应（auditory brainstem response，ABR），由于涉及很少的脑干突触，因此麻醉药对其的影响很小（见第 3 章，"听觉诱发电位"）。中潜伏期听觉诱发反应（midlatency auditory evoked responses，MLAEP）需要大量突触的参与，受到的影响非常显著。

运动诱发电位（motor evoked potential，MEP）在许多突触水平都对麻醉药非常敏感（见第 2 章，"经颅运动诱发电位"）。第一个作用点是运动皮质，麻醉药物可以抑制 I 波的产生，由于 D 波是直接刺激锥体细胞产生的，因此很少受到麻醉药物的影响[28-29]。在狒狒中进行的动物实验显示：随着异氟烷的不断加深，D 波得以维持而 I 波消失（图 19.6）。

第二个作用点是脊髓内的联络突触，麻醉药对任何神经通路的影响都取决于受影响

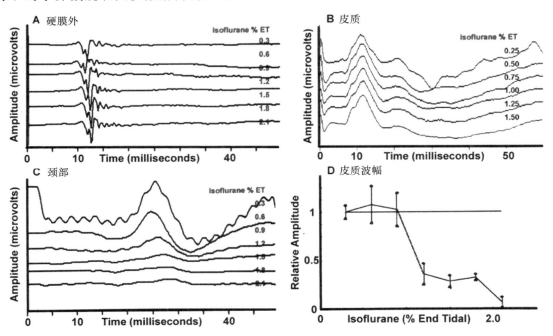

图 19.5　随着异氟烷浓度的增加，在不同记录点所记录到的狒狒下肢躯体感觉诱发电位的变化。（**a**）显示对硬膜外腔记录到的反应影响很小。（**b**）对颈椎记录到的反应影响同样很小。（**c**）显示对感觉皮质反应的影响显著。（**d**）显示随着异氟烷浓度的增加，皮质反应波幅表现出非线性抑制。

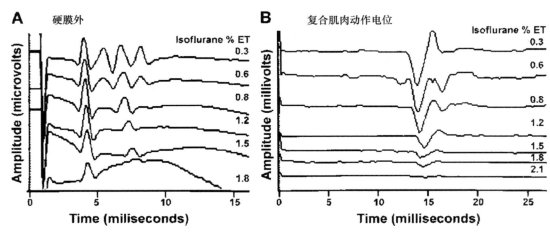

图 19.6 硬膜外记录到的经颅运动诱发电位变化（a）以及在猕猴手部记录到的复合肌肉动作电位（b）。显示，硬膜外记录点单个 D 波的维持和多重 I 波的消失以及随着异氟烷浓度升高，复合肌肉动作电位的消失

的突触数量。运动通路沿外侧和中间路径外侧路径控制远端的肌肉（如手和脚），由于这种外侧通路内突触很少，与近端通路控制的躯干肌肉相比，远端肌肉（如手和脚）的肌源性 MEP 受到麻醉药的影响较小，

麻醉药物作用于脊髓前角细胞也会通过抑制突触活性影响肌肉的反应。由于 D 波和 I 波必须在时间上相加以激活前角细胞，I 波的消失可以增加通过单次经颅刺激诱发的肌肉反应的难度［复合肌肉动作电位（compound muscle action potential，CMAP）］[30-31]。此外，其他下行通路［下行传导系统（皮质脊髓束、红核脊髓束、前庭脊髓束和网状脊髓系统）和脊髓固有系统］也可影响脊髓前角细胞的兴奋性，对这些通路的麻醉影响会导致对肌源性 MEP 的额外损害。

这种时间相加的需求和 I 波的消失可以解释多脉冲刺激系统的成功，它产生了 D 波[32-33]。在更高的麻醉药物剂量时，无论脊髓下行传导系统的活性如何，脊髓前角细胞会产生更广泛的突触抑制，可能会抑制突触间的传导。因此脊髓被认为是对肌源性 MEP 反应最显著的麻醉作用部位[34]。

运动通路中另外一个可能受到麻醉药影响的部位是神经肌肉接头。但是在不使用肌松药的情况下，麻醉药对神经肌肉接头的影响很小。

基于麻醉目标的效应

麻醉药对诱发电位的影响还应考虑麻醉药的神经作用机制，可以导致遗忘、意识消失、对伤害性刺激没有反应（制动）和阻断伤害性感觉刺激（镇痛作用）。

遗忘

遗忘被认为是很多麻醉药物最重要的功能。可能涉及海马、杏仁核、嗅状皮质和（或）皮质内 GABAa 受体（NMDA 和 nACh 突触也可能有作用）。在低于意识消失的麻醉药剂量下，就可以阻断记忆的形成[10,35]。

意识消失

意识的形成是由包括丘脑皮质、皮质丘脑、网状丘脑神经元介导的[36]。麻醉所产生的意识消失是由 GABAa 和中枢 α_2 受体介导的，NMDA、钾离子通道和 nACh 受体也参与其中。麻醉药物导致意识消失的机制包括：①通过脑干作用减少对大脑皮质的唤醒刺激（中脑网状结构），②干扰信息的皮质处理，③阻断感觉信息通过丘脑（"丘脑门控"）和脊髓背角传入皮质[37]。这表明麻醉药物导致意识消失主要是通过对皮质感觉反应的抑制（SSEP、MLEAP 和视觉诱发电位）完成的。

参与到意识消失效应中的神经功能变化不是线性的，而是全或无的改变，麻醉药物的少量增加就会引起意识的突然丧失[10]。这种现象被称为"意识开关"，取决于两种核团之间的相互作用[36]。一部分核团负责意识清醒（如后背核，髓核桥，蓝斑，背侧、腹侧中央灰质及丘脑乳头核），其他核团则负责意识消失（腹外侧前庭核和中位前庭核）。因此，麻醉药对皮质感觉反应的影响也是全或无的，小剂量的麻醉药即可引起波幅很大的变化。这种转换的"阈值"具有个体化差异，与所使用的麻醉药相关，并且可以决定引起意识消失的麻醉药物浓度。

制动

当意识消失时，制动（对伤害性刺激没有体动反应）也是麻醉药物作用于脊髓阻断了神经反射通路的结果。反映吸入麻醉药效能时被定义为 MAC，吸入麻醉药在 1.0MAC 浓度下可以有效地阻断体动反应[9]。大多数吸入麻醉药是通过甘氨酸通道及 GABAa[38]（依托咪酯和丙泊酚的作用机制）介导而发挥这一效能的[35,39]。

该反射途径包括三部分，第一部分是感觉刺激传入通路，其可以在脊髓的外周和背角中实现。第二部分是脊髓内的神经反射通路，包括反射的中间神经元和前角细胞。最后一个部分是从前角到肌肉的传出通路，包括通过神经肌肉接头的传导。因此，制动是

麻醉药阻断感觉传入，脊髓反射通路和运动传出的结果。此外，麻醉药对神经肌肉接头的作用也可能影响体动。尽管反射途径可以通过下行影响来调节，但有证据表明，制动主要是脊髓的作用，并且在很大程度上与脑干和皮质的药物作用无关[40]。

麻醉药物的制动作用对不同部位的作用是对不同作用部位的综合结果。因此，可以通过平衡使用减少传入感觉刺激的药物，干扰脊髓反射的药物和降低传出活性的药物。因此，可以联合使用不干扰 IOM 记录的药物剂量达到制动效果，否则高剂量的单一药物会妨碍 IOM 记录。

抗伤害作用

麻醉药物除了阻滞大脑感觉信息的传导（例如上文中提到的对丘脑的影响），在干扰脑和脊髓感觉传导通路时还会伴随有对伤害性刺激的阻滞（"镇痛作用"）。传入脊髓的感觉刺激在脊髓后角经过调整后才会上传至丘脑，NMDA 和阿片类突触在伤害性感觉刺激的这个调整过程中至关重要。除了对中脑和脑干下行通路的影响，还会对脊髓背角的传导产生抑制或兴奋性作用。α_2 受体激动剂直接作用于疼痛的下行传导通路或增强阿片类效应介导镇痛作用[41]。阿片类药物、去甲肾上腺素和 5-羟色胺在这些下行抑制通路中具有重要作用[42]。如前所述，通过丘脑减少感觉传递并改变感觉信息的皮质处理的麻醉作用也有助于抗伤害作用。

特定麻醉药物

不同的受体类型（例如 GABA，NMDA 等）特性，不同的作用位点（如突触前或突触后），受体亚型的不同效应谱以及受体的不同解剖分布或许可以解释药物之间的

区别。因此，麻醉方法的选择需要在所需的药物浓度和为神经监测提供支持之间寻找平衡。部分药物可能更有利于神经监测，因此更受欢迎。

卤族类吸入麻醉药

临床麻醉中对诱发电位影响最大的是卤族类吸入麻醉药（例如异氟烷、七氟烷和地氟烷），因此在部分 IOM 监测中（如肌源性 MEP）使用非常困难。这些药物广泛影响神经结构，它们作用于 GABAa 受体产生意识消失和遗忘作用，作用于甘氨酸受体产生制动作用，作用于 NMDA 受体，nACh 受体和钾通道产生抗伤害刺激作用。

对于 SSEP 监测，卤族类吸入麻醉药主要影响丘脑以上神经系统的电位反应[43-44]（图 19.5）。在 0.3～0.5 MAC 开始减少丘脑中继核的自发和诱发输出，产生丘脑感觉阻滞[1,37,44]。因此吸入麻醉药浓度在 0.5～1 MAC 时经常无法记录感觉诱发电位[45-46]。超过这一浓度时麻醉药对意识水平可以产生非线性的、全或无的影响。因此，进行皮质 SSEP 监测时，吸入麻醉药的 MAC 必须控制在 0.5～1 MAC。由于波幅的大幅降低，显著神经病变患者的电位反应会变得很差，因此必须严格限制吸入麻醉药的使用（例如小于 0.5 MAC）或不使用。

但是，从外周神经、颈椎、硬膜外或脊髓记录到的电位反应很少受到卤族类吸入麻醉药影响[47]。与此类似，吸入麻醉药对脑干听觉诱发电位的影响也不大。但是，吸入麻醉药对皮质听觉反应（MLAEP）的影响与皮质 SSEP 类似。

卤族类吸入麻醉药可以降低 VEP 的波幅，延长潜伏期[48-50]。对视网膜电图的 a 波和 b 波研究表明，卤族类吸入麻醉药（和镇静药）可以降低波幅，有些药物还可以延长

潜伏期[51-52]。一项研究表明在使用七氟烷诱导时反应消失[53]。

卤族类吸入麻醉药影响脊髓反射可以引起制动效应，它的制动效果可以用于定义 MAC。值得注意的是，其浓度–效应曲线相当陡峭，脊髓反射通路在相对较窄的浓度范围内发生变化[54]。这也许可以解释很难寻找到合适的进行 MEP 记录的吸入麻醉药浓度。

由于麻醉药对脊髓反射的影响，卤族类吸入麻醉药全麻期间 MEP 的记录受到了巨大挑战，可能需要在 MEP 监测期间不使用吸入麻醉药（图 19.6）。在可以进行记录时，麻醉药在浓度很低时就可能发挥效应（<0.2%～0.5% 异氟烷），在 0.3～0.5 MAC 时可能所有的反应消失[55-57]。与吸入麻醉药对脊髓反射的抑制一致，卤族类吸入麻醉药也可以抑制 Hoffmann 反射（H 反射）[58-59]。研究显示吸入麻醉药对肌源性 MEP 的抑制超过其对 H 反射的抑制（使用七氟烷抑制 50% vs. 22%）[59-60]。

很多近期的研究显示在某些患者，0.5 MAC 的地氟烷或七氟烷麻醉可以记录到肌源性 MEP[61-64]。对于这些患者，与使用 TIVA 相比，MEP 波幅降低，但是监测记录仍然可以进行。部分患者，使用吸入麻醉无法进行 MEP 记录，必须改用 TIVA；某些患者无论使用何种麻醉方法都无法记录 MEP。这表明对于反应强烈（即神经病变小）的患者，可以使用 0.5 MAC 的吸入麻醉；对于无法获得基线数值的患者，应该做好转为 TIVA 的准备。目前无法确定地氟烷和七氟烷在此剂量下哪种药物的抑制作用更强[63]。

由于通常情况下麻醉不影响 D 波，使用麻醉剂量的卤族类吸入麻醉药时仍可在硬膜外和椎管内记录到 D 波。

氧化亚氮

作为一种吸入性麻醉药，氧化亚氮（nitrous oxide，N_2O）与其他吸入麻醉药的作用机制不同，其镇痛作用主要依赖于 NM-DA 受体以及 μ 阿片类受体、nACh 受体和钾通道。另外，N_2O 作用于 GABAa 和中枢 α_2 受体发挥轻微的镇静遗忘作用，通过甘氨酸受体产生微弱的制动作用[65]。

N_2O 对 SSEP 的影响与其他吸入麻醉药类似，但是不同麻醉药之间的效应不尽相同。N_2O 单独使用时，可以剂量依赖性地影响波幅和潜伏期[66-67]，而对皮质下反应的影响很小或没有[47]。与异氟烷相比，在同样的 MAC 浓度下，N_2O 对 SSEP 的 P_{15}-N_{20} 抑制更明显[68]。由于 N_2O 的脂溶性很差，这种变化很快可以发生。N_2O 在较高的浓度下可以降低 VEP 的波幅，延长潜伏期。当 N_2O 与其他吸入麻醉药一起使用时，VEP 消失。

当 N_2O 与其他吸入麻醉药一起使用时，N_2O 对潜伏期和波幅可能产生额外的影响[47]，或者没有明显的叠加效应[45]。研究显示，相同 MAC 的异氟烷和 N_2O 混合，与单独使用两种药物的叠加效应相比，对皮质 SSEP 的影响更明显，表明不同作用机制的药物有相互协同的作用[69]。如果是静脉麻醉药与 N_2O 共同使用，主要会产生波幅的变化，潜伏期无影响[70-72]。

对 MEP 的研究显示[73-74]，N_2O 与吸入麻醉药相比对肌源性 MEP 的抑制效应类似[56,72,74]。在相当的 MAC 麻醉药物浓度下，与卤族类吸入麻醉药相比，N_2O 对 MEP 的影响更大[68,75]。与低剂量的卤族类吸入麻醉药类似，当使用低于 $50\% \sim 60\%$ 的 N_2O 麻醉时，部分患者仍可记录到 MEP[74]。而与其他吸入麻醉药合用时，N_2O 的效应主要取决于其他有明显抑制效应的药物[76-77]。N_2O 与卤族类药物相似，对硬膜外记录到的 MEP 的影响轻微。

静脉麻醉药

镇静催眠药：丙泊酚

由于挥发性麻醉药在全麻中的应用受到了很大的限制，通常使用静脉镇静催眠药达到遗忘和意识消失的目的。在众多可供选择的药物中，丙泊酚是目前应用最为广泛的药物。丙泊酚通过 GABAa 受体的作用产生意识消失和遗忘作用，这一作用和其作用于甘氨酸受体的次要作用共同引起了麻醉过程中的制动效应。最后，丙泊酚的微弱镇痛作用主要是通过甘氨酸和 nACh 受体产生的。

丙泊酚诱导会抑制皮质 SSEP、VEP 和 MLAEP 的波幅，停止输注后会迅速恢复，（长时间输注的效果取决于输注时间，时量相关半衰期的效果）[78-79]。丙泊酚不增强皮质电位，在硬膜外进行记录时，丙泊酚对其也没有影响。在镇静剂量下，SSEP 只在皮质受影响。在更高的剂量下（催眠），会影响丘脑的反应[80]。在麻醉剂量下，皮质 SSEP 的波幅减小，更高剂量会消失[56,81-83]。

丙泊酚诱导会导致皮质反应的波幅降低，而在硬膜外记录的肌源性 MEP 的 D 波则受的影响很小，停止输注后很快可以恢复[34,56,81-83]。与吸入麻醉药类似，丙泊酚麻醉期间 I 波消失，这与 EEG 抑制和突触效应相一致。当丙泊酚单独使用时（没有手术刺激），爆发抑制时仍可以记录到 MEP，但是波幅会降低[84]。

与吸入麻醉药很陡峭的浓度-制动效应曲线不同，丙泊酚的制动剂量-效应曲线比较平坦，浓度变化范围比较宽泛[54]。因此，与吸入麻醉药相比，丙泊酚浓度提供足够的麻醉作用的同时其对 H-反射和肌源性 MEP 的抑制作用是可接受的[58,81-83,85]。

在可以提供合适的麻醉深度的浓度下，患者神经系统病变和反应不佳的患者，使用丙泊酚麻醉可能记录不到肌源性 MEP[54]。如果丙泊酚需要的剂量比较大则更不易记录到 MEP，如患者长期使用慢性 GABAa 药物（如乙醇和苯二氮䓬类药物），或者阿片类药物耐受需要增加丙泊酚的剂量[54]。当需要更高剂量的丙泊酚时，部分 TIVA 方案可以加入氯胺酮或利多卡因，使丙泊酚的浓度降低到可以接受的水平[86]。

依托咪酯

作为丙泊酚的替代类药物，依托咪酯作用于 GABAa 受体，也具有很强的意识消失和遗忘作用。依托咪酯通过 GABAa 受体和甘氨酸受体而发挥抑制体动的作用，与钾通道的作用也是其产生意识消失作用的一个机制。值得注意的是，很多医院在 TIVA 中对依托咪酯的使用在减少，因为依托咪酯会抑制皮质醇的产生，尤其是在败血症的患者中[87-88]。

较低剂量时，依托咪酯可以增强皮质 SSEP 的波幅[89-94]。此时的剂量刚好是 TIVA 中产生意识消失和遗忘作用的剂量。这种波幅增加似乎与药物所见的肌阵挛一致，表明皮质兴奋性增加（然而没有发现癫痫发作的证据）[95-96]。对于无法记录到 SSEP 的病例持续输注依托咪酯的应用越来越多，以增强皮质 SSEP。一项针对猫的研究显示，SSEP 增加的部位是皮质[96]，这与临床所观察到的皮质反应增加而皮质下反应不增加相一致[90]。更高剂量的依托咪酯可以引起诱发电位的抑制（与 EEG 类似），表明其有双相作用（先增加后抑制）。

针对肌源性 MEP 的研究显示，依托咪酯是用于诱导和监测时一种非常好的药物。在众多进行研究的静脉麻醉药中，依托咪酯在诱导和持续输注期间对波幅抑制的影响最小[81-82,97-100]。在低剂量时，依托咪酯可以增加 MEP 的波幅[89-94,100]。这与药物所见的肌阵挛一致，提示皮质兴奋性增加[95-96]。依托咪酯同时也增加 H 反射，表明脊髓 α 运动神经元的兴奋性改变[101]。这一改变可能参与了 MEP 波幅的增加[81-82,97-100]。

苯二氮䓬类药物

苯二氮䓬类药物，经典药物是咪达唑仑，也作用于 GABAa 受体，由于其完美的镇静（尤其可以减少氯胺酮致幻作用的发生）和遗忘作用，已被推荐为 TIVA 补充用药。咪达唑仑单独用于麻醉诱导时，剂量依赖性的轻度抑制皮质 SSEP[81,93,95,102-105]。可以用于 TIVA，在丙泊酚诱导前使用，可以达到合适的麻醉深度，实施皮质 SSEP 监测[90]。作为术前用药或麻醉中临时用药时可以进行有效的 MEP 监测。但是在较大剂量时，苯二氮䓬（尤其是咪达唑仑）对 MEP 会产生快速和持久的抑制效应[81-82,93,95,102-105]。

苯二氮䓬类药物除了作用于皮质，还作用于脊髓背侧角纹状体Ⅰ和Ⅱ中的 GABA 受体而产生镇痛作用[106-107]。这可能与地西泮对 H 反射的抑制作用有关[106-107]。

右美托咪啶

另一种镇静药物是作用于中枢的右美托咪啶，是一种选择性 α_2 肾上腺素受体抑制剂。右美托咪啶可以减少麻醉过程中丙泊酚、阿片类药物和卤族类吸入麻醉药的用量[108]。但是它不产生遗忘作用。其副作用是与交感特性相关的低血压和心动过缓，这也限制了右美托咪啶作为其他麻醉药物补充用药的应用。右美托咪啶对 SSEP 的影响很小，可能是由于在蓝斑的选择性脑干作用，对丘脑阻断作用最小。但是与丙泊酚一样，较高血药浓度的右美托咪啶会抑制 MEP 监测。当作为异氟烷或丙泊酚-芬太尼-N₂O 麻醉的辅助用药时，没有观察到对皮质 SSEP 有额外的抑制作用[109]。

当低剂量单独使用右美托咪啶时，适合于肌源性 MEP。但是，浓度较高时（或者当其他药物如中剂量丙泊酚与右美托咪啶一起使用时）可以抑制 MEP 监测[110-112]。

巴比妥类

一般来说，巴比妥类对皮质 SSEP 的影响很小[113-114]，但是硫喷妥钠的影响较大，较大剂量时对 MEP 的影响持续时间长[77,82,97]。在 TIVA 中，美索比妥已被用作丙泊酚的替代品，适于皮质 SSEP 和肌源性 MEP 监测[113-115]。

氟哌利多

氟哌利多与阿片类药物合用时对皮质 SSEP 的影响很小[116-117]。

静脉镇痛药：阿片类药物

静脉麻醉时为了达到麻醉的 4 个目标，阿片类药物或氯胺酮通常用于镇痛。值得注意的是，这类药物可以终止部分反射传入而起到制动的作用。阿片类药物对 SSEP 和 MEP 影响轻微，这与其对 EEG 的影响相似，尤其是在脊髓和皮质下记录时[28-29,56,73,82,98,103,118-135]。纳洛酮可以逆转其对 SSEP 的作用，表明这些作用是由 μ 受体介导的[136-137]。在冲击剂量下可观察到一些暂时的波幅抑制和皮质反应潜伏期增加，并且在较高剂量下皮质峰（超过 100 ms）偶然消失[81,97,116]。在椎管内应用吗啡或芬太尼对皮质 SSEP 的影响很小[70,76]。部分研究显示，临床剂量的阿片类药物对 MEP 影响

很小[28-29,56,73,81-82,98,103,118-135]。

阿片类药物增强丙泊酚的作用。此外，冲击剂量的阿片类药物会暂时性抑制诱发电位，较高浓度时则会产生显著的持续抑制作用。因此，麻醉维持阶段，阿片类药物的持续输注很重要[138]。阿片类药物对 VEP 的影响很小，除非其缩瞳作用可以减少刺激的效果，导致波幅降低，而且冲击剂量也可以引起暂时性时波幅降低[137,139]。

氯胺酮

氯胺酮是一种可供选择的药物或阿片类药物的补充（尤其是对于阿片类药物耐受的患者），作用于 NMDA 受体发挥很强的镇痛作用，另外还通过 GABAa 受体产生意识消失和遗忘的次要作用。正如在 EEG 中所见，氯胺酮是一种兴奋性药物，增加 SSEP 的波幅[70,140]，增强肌肉和脊柱记录到的 MEP 反应。氯胺酮还可增强 H 反射，表明 α 运动神经元兴奋性的改变可能参与了 MEP 的增强[82,97,101,117,141-145]。

在高剂量时，对肌源性反应呈抑制作用，这与其脊髓轴索传导阻滞的特性相一致[146]。因此，氯胺酮用于全凭静脉麻醉，既可增强镇痛效应减少其他药物的用量，又可纠正一些药物对诱发电位的抑制作用（如丙泊酚）。然而，氯胺酮可以增加皮质异常患者的颅内压。使用咪达唑仑和避免在清醒前使用氯胺酮可以减少其致幻作用。值得注意的是，氯胺酮可以通过其对 NMDA 受体的作用减少急性阿片类药物耐受[147]。

利多卡因，镁剂和局部麻醉

利多卡因低剂量下静脉输注时，可以在 TIVA 中减少丙泊酚和阿片类药物的用量，维持皮质 SSEP 和肌源性 MEP[148]。利多卡

因对 GABA、NMDA 和钠离子通道的作用引起了意识消失、制动和抗伤害刺激的作用。利多卡因还可用于阿片类耐受的患者，减轻术后疼痛。与此类似，镁剂的输注也可以有类似的效果，但是在 IOM 中尚未大规模应用[149]。它的作用机制与氯胺酮对 NMDA 受体的作用机制类似。

当使用局部麻醉时，局部麻醉药阻断神经通路的传导，导致感觉和运动反应的缺失。这在椎管内麻醉[150-152]、静脉局部麻醉[153]、神经阻滞[154]、胸椎椎旁阻滞[155]和局部麻醉[156]中有报道。

神经肌肉阻滞药

尽管在 IOM 中使用神经肌肉阻滞药（NMBA）尚有争议，相关经验还是仍有发表。部分手术步骤需要常规使用神经肌肉阻滞（NMB），比如除了插管以外，腰椎前路经腹入路手术中，胸椎后路手术的起始部分减少脊柱旁肌肉张力，以及在介入手术中以促进放射照相背景被减去。此外，在显微手术中需要常规使用 NMB 以防止患者体动[157]。我们必须知道除了 NMB 还有其他一些方法可以防止体动。

部分 IOM 监测不依赖肌肉反应，如果仅进行此类监测，可以使用 NMB，包括SSEP、VEP 和 ABR[158]。为了在监测中减少肌电图（EMG）的噪音，可以使用 NMB 增加信噪比，改善信号的记录质量[158-159]。

运动诱发电位

由于肌源性 MEP 和 H 反射都依赖于神经肌肉接头（neuromuscular junction，NMJ）的神经传导，NMB 可以降低此类反应的波幅，完全的 NMB 会阻滞肌源性 MEP 监测的进行[160-161]。然而，在椎管内进行的MEP 监测（D 波）仍可以进行，肌肉松弛可以改善记录效果，因为减少了刺激所致的副脊神经肌肉伪影[29,131]。

人类和动物研究都证实外周神经刺激的肌肉反应（M）受抑制程度超过经颅 MEP 刺激的肌源性反应（如实验中观察到肌源性 MEP 减少 50%～60%，而 M 反应则减少 80%。[160-162]）这可能是由于脊髓运动神经元的重复激活引起的肌肉激活的差异所导致的非线性反应，其可能是由于空间和时间的总和效应而引起中心刺激[163]。有意思的是，很多研究都表明在缺乏机械反应时仍可以记录到肌源性 MEP[160-162,164]。由于 M 波和肌源性 MEP 在使用 NMB 后呈平行式减少，有人提出，如果关注来自 NMBA 的波幅波动，那么可以使用单个抽搐反应来"校准" MEP 反应[162]。

很多临床研究都发表，部分 NMB（pNMB）仍然可以记录到 MEP 的肌肉反应。据报道，在 5%～15%[165]，10%[102,134]，15%[166]，10%～25%[128,133]，20%[118,126,130,167]，25%[124]，30%～50%[28,98,165,168]，80%～90%[130,133,162,168]的非阻滞基线时可以成功的监测到一个单一的抽搐反应。当使用四个联串（TOF）刺激进行神经肌肉阻滞程度监测时，四个刺激中仅能监测到一个[162,169]或两个[121,129]刺激即可进行 MEP 监测。

由于波幅降低，进行 pNMB 监测的可行性取决于其他的因素，如麻醉和神经系统疾病。一项临床研究表明，如果肌源性 MEP 的波幅超过 $150\mu V$，则可以进行 MEP 监测，表明 pNMB 可能被滴定到 MEP 最小波幅以便于监测[162]。因此，如果存在神经系统疾病导致起始的 MEP 反应很低，pNMB 的波幅降低可能使其难以与背景波形区别开来。与此类似，可以降低波幅或增加刺激阈值的麻醉药也可能会出现这一问题，尤其是神经系统疾病导致麻醉药敏感性或

NMBA 效应增加时。这种麻醉药的效应对神经系统发育不完全年轻的儿童和神经系统退化的老年人可能更明显。

应该注意的是，pNMB 与皮质刺激阈值增高相关[170]。因此，在脑皮质手术（如颅内动脉瘤夹闭术）中进行 pNMB 可能存在困难，这类手术中 MEP 用于监测皮质运动区的功能，如果刺激电压过高可能造成刺激发生在内囊或脑干深处，使得监测皮质病理变化的效果变差（如临时阻断夹和永久阻断夹放置所导致的缺血）[171]。

由于 NMB 可以降低肌源性 MEP 反应，进行 pNMB 监测时需要一些增加波幅的方法。已经研究通过预先的强直刺激增强 NMJ 的传导[157,172]。在外周神经刺激的肌肉以及其他肌肉中可见 MEP 肌源性波幅增强，提示发生了中枢增强以及神经肌肉接头调节[173]。通过给予外周感觉刺激也可以增强肌源性 MEP（在胫前肌撤回反射的感受区给予一系列刺激）[174]。

面神经

有研究检验了使用刺激识别手术区域中神经的位置及其完整性时 pNMB 对面神经监测的影响[175]。在肿瘤床的近端和远端进行刺激时，都可以成功的监测。持续的面神经刺激对面部肌肉（眼轮匝肌，口轮匝肌）的影响要小于尺神经刺激对小鱼际肌的影响（例如当小鱼际肌为基线的 25% 时，面肌反应为 50%～53%）[176-178]。当尺神经的反应下降至基线的 50% 时，94% 的患者仍存在面部肌肉的反应。尺神经的反应下降至 25% 时，面部肌肉的反应下降至 90%[176]。目前还没有研究发现 pNMB 对非电刺激引起反应的影响，或对类似于 MEP 经颅刺激激活颅神经（即皮质延续有反应）的影响。然而，应该可以预测到经颅刺激的波幅会下降或刺激阈值增高。

喉返神经

pNMB 对甲状腺手术期间喉返神经监测的影响表明，当刺激尺神经加速度反应为基线的 10% 或更好时，监测可靠；在这个 pNMB 水平下声带的平均肌腱反应约为无肌松的 32%[179]。这与另一项研究一致，NMBA 对鱼际肌的影响大于声带[180]。

外周神经监测和椎弓根螺钉测试

针对 pNMB 对外周神经监测影响的研究评估了其对脊柱椎弓根螺钉放置期间的影响。一项研究表明 pNMB 与刺激阈值增高有关[181]。如果尺神经刺激的小鱼际反应比基线状态下降 20%～25% 的话，外周神经刺激阈值的升高可能导致 L4～S1 神经根椎弓根螺钉刺激阈值错误的升高[178,182]。作者认为这种情况在神经慢性压迫时更明显，因为此时对 NMBA 更敏感。

如果已经使用 NMBA

如果已经使用了 NMBA，必须与所进行的 IOM 监测相协调。如果在麻醉诱导时使用，在进行基线值测定时药物代谢完毕（或逆转）是非常必要的（尤其是需要摆体位前进行测定时）。与此相似，手术过程当中 IOM 监测的关键时刻，使用 NMBA 需要谨慎的滴定，可以使用 TOF 监测，避免预警信号的无意丢失[160-161]。

由于 pNMB 可以降低反应的波幅，是否可以进行 pNMB 取决于初始的波幅、麻醉方法的影响（尤其是吸入麻醉药）和监测通路的神经病理改变。此外，由于神经和肌肉对刺激和 NMBA 的反应不同，pNMB 对特定神经和肌肉的影响也不同[183]。因此，在 IOM 中对所监测的肌肉行 TOF 监测十分必要[184]。吸入麻醉药对 NMJ 乙酰胆碱受体也有一定的影响，可能会增强 NMBA 的效果，因此使用吸入麻醉药可能会影响 pNMB 的监测效果[183]。一般来说，鉴于 IOM 的复杂性和重要性，术中应尽量避免使用神经肌肉阻滞药。

全凭静脉麻醉

鉴于麻醉药物对电生理监测的影响，进行肌源性 MEP 监测时通常用不使用 NMBA 的 TIVA 麻醉。目前最常用的麻醉方法是联合输注一种阿片类药物和一种镇静药物（如丙泊酚）。这种方法可以提供一种稳定的麻醉状态，同时将麻醉对电生理监测的影响减到最小。如果静脉输注药物的效果很差，或者阿片类耐受的患者阿片类药物效果不佳，也可以使用一些辅助性的麻醉药物。此时最常用的是氯胺酮和利多卡因[183]。保持稳定的麻醉深度非常重要，这样基线漂移不会降低或增加对神经损伤的敏感性。基线值的增加或减少都可能是由麻醉引起的，但是其他一些因素也可能有影响（包括生理因素如体温等）。

麻醉管理中的生理学因素

麻醉医师除了实施麻醉外，还需要管理术中由麻醉药物和外科手术引起的生理学改变。有些生理学改变会引起诱发反应的变化，有些则有助于改善导致神经损伤的不利事件（见第 20 章，"神经生理监测的应用与电信号异常评估"）。例如，在一些病例中，需要适当的控制血压以减少术中出血，但是过度的低血压会导致缺血。在有些手术中，与神经系统缺血无关的低血压（例如收缩压大于 90 mmHg）却会引起 SSEP 的变化，提示对于这类患者，或许应该改善血压自主调节和提高预期可接受的血压低限[188]。

这一现象或许与个体差异有关[189]，亦或是由于术中机械性创伤合并血压下降远比单纯预期血压的影响要显著[190]。在另一些病例中，升高血压则可以恢复诱发反应[191-192]。

因此，在很多情况下，当诱发电位变化发出可能存在神经损伤信号时，常升高血压以改善可能存在的缺血。除了全身性低血压，局部低灌注、缺氧、严重贫血、严重的过度通气和神经系统灌注压降低（例如，颅内压或脑脊液压力升高）均会导致缺血。在这些情况下，除了升高血压外有必要采取其他对应措施。

低温通过改变神经去极化（延长动作电位持续时间[193]，降低传导速度[194]，降低突触功能[195]）会引起诱发反应的改变，导致潜伏期延长和波幅降低[196]。低温还可能是局部性的（例如四肢冰冷或输注较冷的液体）。由于低温还有其他一些不良后果（例如，增加术中出血、术后感染和心血管并发症），因此维持正常体温是术中麻醉管理的目标之一，除非以神经系统保护为目的的适当低温。

其他一些生理学变量的变化也会引起外科手术中诱发电位监测的变化。例如，显著的血容量减少，除了出现血压显著变化外，还会引起血流分布的改变，从而引起诱发电位的改变（例如，中枢器官血流不足时，极度的缺血会改变 SSEP）。体外循环期间 SSEP 的改变与上腔静脉压力升高有关[197]。其他一些生理学事件发生缓慢，与诱发电位的改变不一定相关。例如，血糖、钠、钾和其他一些神经化学环境中的重要电解质会影响神经去极化和传导，也会导致诱发反应的变化[198]。

总结

与麻醉和生理学相关的变化使麻醉医师

成为神经生理监测团队中的关键成员。为了提供最佳的监测，麻醉医师应当选择既适合于患者又有利于电生理监测的麻醉技术。另外，由于所有的麻醉药物对监测都有影响，术中维持恒定的麻醉水平可以减少因改变麻醉而干扰判断可能存在的神经损伤的概率。最后，提供支持性的生理学环境也很重要，包括当监测结果发生变化时及时调整生理学变量（例如升高血压），这将有益于神经系统的康复。

参考文献

1. Ting CH, Angel A, Linkens DA. Neuronal network modelling of the effects of anaesthetic agents on somatosensory pathways. Biol Cybern. 2003; 88(2):99–107.

2. Goto T, Nakata Y, Morita S. How does xenon produce anesthesia? A perspective from electrophysiological studies. Int Anesthesiol Clin. 2001;39(2): 85–94.

3. Cheng G, Kendig JJ. Enflurane directly depresses glutamate AMPA and NMDA currents in mouse spinal cord motor neurons independent of actions on GABAA or glycine receptors. Anesthesiology. 2000;93(4):1075–84.

4. Franks NP, Dickinson R, de Sousa SL, Hall AC, Lieb WR. How does xenon produce anaesthesia? Nature. 1998;396(6709):324.

5. Flood P, Krasowski MD. Intravenous anesthetics differentially modulate ligand-gated ion channels. Anesthesiology. 2000;92(5):1418–25.

6. Raines DE, Claycomb RJ, Scheller M, Forman SA. Nonhalogenated alkane anesthetics fail to potentiate agonist actions on two ligand-gated ion channels. Anesthesiology. 2001;95(2):470–7.

7. Campagna JA, Miller KW, Forman SA. Mechanisms of actions of inhaled anesthetics [see comment]. N Engl J Med. 2003;348(21):2110–24.

8. Perouansky M, Hemmings HC Jr. Presynaptic actions of general anesthetics. In: Antognini JF, Carstens C, Raines DE, editors. Neural mechanisms of anesthesia. New York: Springer; 2003. p. 345–69.

9. Hemmings Jr HC, Akabas MH, Goldstein PA, Trudell JR, Orser BA, Harrison NL. Emerging molecular mechanisms of general anesthetic action. Trends Pharmacol Sci. 2005;26(10):503–10.

10. *Alkire MT, Hudetz AG, Tononi G. Consciousness and anesthesia. Science. 2008;322(5903):876–80.

11. Winters WD. Effects of drugs on the electrical activity of the brain: anesthetics. Annu Rev Pharmacol Toxicol. 1976;16:413–26.

12. Stockard J, Bickford R. The neurophysiology of anesthesia. In: Gordon E, editor. A basis and practice of neuroanaesthesia. 2nd ed. New York: Excerpta Medica; 1981. p. 3–50.

13. *Jäntti V, Sloan T. Anesthesia and intraoperative electroencephalographic monitoring. In: Nuwer M, editor. Intraoperative monitoring of neural function, handbook of clinical neurophysiology. New York: Elsevier; 2008. p. 77–93.

14. Sharbrough FW, Messick Jr JM, Sundt Jr TM. Correlation of continuous electroencephalograms with cerebral blood flow measurements during carotid endarterectomy. Stroke. 1973;4(4): 674–83.

15. Yli-Hankala A. The effect of nitrous oxide on EEG spectral power during halothane and isoflurane anaesthesia. Acta Anaesthesiol Scand. 1990;34(7):579–84.

16. Jantti V, Yli-Hankala A. Correlation of instantaneous heart rate and EEG suppression during enflurane anaesthesia: synchronous inhibition of heart rate and cortical electrical activity? Electroencephalogr Clin Neurophysiol. 1990;76(5):476–9.

17. Iijima T, Nakamura Z, Iwao Y, Sankawa H. The epileptogenic properties of the volatile anesthetics sevoflurane and isoflurane in patients with epilepsy [see comment]. Anesth Analg. 2000;91(4):989–95.

18. Huotari AM, Koskinen M, Suominen K, Alahuhta S, Remes R, Hartikainen KM, et al. Evoked EEG patterns during burst suppression with propofol. Br J Anaesth. 2004;92(1):18–24.

19. Rampil IJ. Electroencephalogram. In: Albin MA, editor. Textbook of neuroanesthesia with neurosurgical and neuroscience perspectives. New York: McGraw-Hill; 1997. p. 193–220.

20. Buhrer M, Mappes A, Lauber R, Stanski DR, Maitre PO. Dexmedetomidine decreases thiopental dose requirement and alters distribution pharmacokinetics. Anesthesiology. 1994;80(6):1216–27.

21. Kochs E, Scharein E, Mollenberg O, Bromm B, Schulte am Esch J. Analgesic efficacy of low-dose ketamine. Somatosensory-evoked responses in relation to subjective pain ratings. Anesthesiology. 1996;85(2):304–14.

22. Hirota K. Special cases: ketamine, nitrous oxide and xenon. Best Pract Res Clin Anaesthesiol. 2006;20(1):69–79.

23. Voss LJ, Sleigh JW, Barnard JP, Kirsch HE. The howling cortex: seizures and general anesthetic drugs. Anesth Analg. 2008;107(5):1689–703. Epub 2008/10/22.

24. Pai A, Heining M. Ketamine. Continuing education in anaesthesia. Crit Care Pain. 2007;7(2):59–63.

25. Sloan T, Jameson LC. Monitoring anesthetic effect. In: Koht A, Sloan T, Toleikis JR, editors. Monitoring the nervous system for anesthesiologists and other health professionals. New York: Springer; 2012. p. 337–60.

26. Winters WD, Mori K, Spooner CE, Bauer RO. The neurophysiology of anesthesia. Anesthesiology. 1967;28(1):65–80.

27. *Franks NP, Lieb WR. Which molecular targets are most relevant to general anaesthesia? Toxicol Lett. 1998;100–101:1–8.

28. Gugino LD, Aglio LS, Segal NE. Use of transcranial magnetic stimulation for monitoring spinal cord motor paths. Sem Spine Surg. 1997;9:315–36.

29. Stephen JP, Sullivan MR, Hicks RG, Burke DJ, Woodforth IJ, Crawford MR. Cotrel-dubousset instrumentation in children using simultaneous motor and somatosensory evoked potential monitoring. Spine. 1996;21(21):2450–7.

30. Stone JL, Ghaly RF, Levy WJ, Kartha R, Krinsky L, Roccaforte P. A comparative analysis of enflurane anesthesia on primate motor and somatosensory evoked potentials. Electroencephalogr Clin Neurophysiol. 1992;84(2):180–7.

31. Kalkman CJ, Drummond JC, Ribberink AA. Low concentrations of isoflurane abolish motor evoked responses to transcranial electrical stimulation during nitrous oxide/opioid anesthesia in humans. Anesth Analg. 1991;73(4):410–5.

32. Taylor BA, Fennelly ME, Taylor A, Farrell J. Temporal summation—the key to motor evoked potential spinal cord monitoring in humans. J Neurol Neurosurg Psychiatry. 1993;56(1):104–6.

33. Taniguchi M, Cedzich C, Schramm J. Modification of cortical stimulation for motor evoked potentials under general anesthesia: technical description. Neurosurgery. 1993;32(2):219–26.

34. Loughnan BA, Anderson SK, Hetreed MA, Weston PF, Boyd SG, Hall GM. Effects of halothane on motor evoked potential recorded in the extradural space. Br J Anaesth. 1989;63(5):561–4.

35. Bonin RP, Orser BA. GABA(A) receptor subtypes underlying general anesthesia. Pharmacol Biochem Behav. 2008;90(1):105–12.

36. Saper CB. The neurobiology of sleep. Continuum (Minneap Minn). 2013;19(1 Sleep Disorders):19–31. Epub Feb 13, 2013.

37. John ER, Prichep LS. The anesthetic cascade: a theory of how anesthesia suppresses consciousness. Anesthesiology. 2005;102(2):447–71.

38. Antkowiak B. How do general anaesthetics work? Naturwissenschaften. 2001;88(5):201–13.

39. Sonner JM, Antognini JF, Dutton RC, Flood P, Gray AT, Harris RA, et al. Inhaled anesthetics and immobility: mechanisms, mysteries, and minimum alveolar anesthetic concentration[see comment][erratum appears in Anesth Analg. 2004 Jan;98(1):29]. Anesth Analg. 2003;97(3):718–40.

40. Rampil IJ. Anesthetic potency is not altered after hypothermic spinal cord transection in rats. Anesthesiology. 1994;80(3):606–10.

41. Furst S. Transmitters involved in antinociception in the spinal cord. Brain Res Bull. 1999;48(2):129–41.

42. Van Dort CJ, Baghdoyan HA, Lydic R. Neurochemical modulators of sleep and anesthetic states. Int Anesthesiol Clin. 2008;46(3):75–104.

43. da Costa VV, Saraiva RA, de Almeida AC, Rodrigues MR, Nunes LG, Ferreira JC. The effect of nitrous oxide on the inhibition of somatosensory evoked potentials by sevoflurane in children. Anaesthesia. 2001;56:202–7.

44. Detsch O, Vahle-Hinz C, Kochs E, Siemers M, Bromm B. Isoflurane induces dose-dependent changes of thalamic somatosensory information transfer. Brain Res. 1999;829:77–89.

45. Manninen PH, Lam AM, Nicholas JF. The effects of isoflurane and isoflurane-nitrous oxide anesthesia on brainstem auditory evoked potentials in humans. Anesth Analg. 1985;64(1):43–7.

46. Shimoji K, Maruyama Y, Shimizu H, Fujioka H, Urano S. The effects of anesthetics on somatosensory evoked potentials from the brain and spinal cord in man. In: Gomez QJ, Egay LM, de la Cruz Odi MF, editors. Anaesthesia safety for all. New York: Elsevier; 1984. p. 159–64.

47. Peterson DO, Drummond JC, Todd MM. Effects of halothane, enflurane, isoflurane, and nitrous oxide on somatosensory evoked potentials in humans. Anesthesiology. 1986;65(1):35–40.

48. Neuloh G. Time to revisit VEP monitoring? Acta Neurochir (Wien). 2010;152(4):649–50.

49. Nakagawa I, Hidaka S, Okada H, Kubo T, Okamura K, Kato T. [Effects of sevoflurane and propofol on evoked potentials during neurosurgical anesthesia] [article in Japanese]. Masui. 2006;55(6):692–8.

50. Ota T, Kawai K, Kamada K, Kin T, Saito N. Intraoperative monitoring of cortically recorded visual response for posterior visual pathway. J Neurosurg. 2010;112(2):285–94.

51. Tremblay F, Parkinson JE. Alteration of electroretinographic recordings when performed under sedation or halogenate anesthesia in a pediatric population. Doc Ophthalmol. 2003;107(3):271–9.

52. Iohom G, Whyte A, Flynn T, O'Connor G, Shorten G. Postoperative changes in the full-field electroretinogram following sevoflurane anaesthesia. Eur J Anaesthesiol. 2004;21(4):272–8.

53. Sasaki T, Itakura T, Suzuki K, Kasuya H, Munakata R, Muramatsu H, et al. Intraoperative monitoring of visual evoked potential: introduction of a clinically useful method. J Neurosurg. 2010;112(2):273–84.

54. Logginidou HG, Li B-H, Li D-P, Lohmann JS, Schuler HG, DiVittore NA, et al. Propofol suppresses the cortical somatosensory evoked potential in rats. Anesth Analg. 2003;97(6):1784–8.

55. *Kawaguchi M, Sakamoto T, Ohnishi H, Shimizu K, Karasawa J, Furuya H. Intraoperative myogenic motor evoked potentials induced by direct electrical stimulation of the exposed motor cortex under isoflurane and sevoflurane. Anesth Analg. 1996;82(3):593–9.

56. Pechstein U, Nadstawek J, Zentner J, Schramm J. Isoflurane plus nitrous oxide versus propofol for recording of motor evoked potentials after high frequency repetitive electrical stimulation. Electroencephalogr Clin Neurophysiol. 1998;108(2):175–81.

57. Ubags LH, Kalkman CJ, Been HD. Influence of isoflurane on myogenic motor evoked potentials to single and multiple transcranial stimuli during nitrous oxide/opioid anesthesia. Neurosurgery. 1998;43(1):90–4; discussion 4–5.

58. Kammer T, Rehberg B, Menne D, Wartenberg H-C, Wenningmann I, Urban BW. Propofol and sevoflurane in subanesthetic concentrations act preferen-

tially on the spinal cord: evidence from multimodal electrophysiological assessment. Anesthesiology. 2002;97(6):1416–25.

59. Pereon Y, Bernard JM, Nguyen The Tich S, Genet R, Petitfaux F, Guiheneuc P. The effects of desflurane on the nervous system: from spinal cord to muscles. Anesth Analg. 1999;89(2):490–5.

60. Zhou HH, Zhu C. Comparison of isoflurane effects on motor evoked potential and F wave. Anesthesiology. 2000;93(1):32–8.

61. Holdefer RN, Anderson C, Furman M, Sangare Y, Slimp JC. A comparison of the effects of desflurane versus propofol on transcranial motor-evoked potentials in pediatric patients. Childs Nerv Syst. 2014;30(12):2103–8.

62. Chong CT, Manninen P, Sivanaser V, Subramanyam R, Lu N, Venkatraghavan L. Direct comparison of the effect of desflurane and sevoflurane on intraoperative motor-evoked potentials monitoring. J Neurosurg Anesthesiol. 2014;26(4):306–12.

63. Sloan TB, Toleikis JR, Toleikis SC, Koht A. Intraoperative neurophysiological monitoring during spine surgery with total intravenous anesthesia or balanced anesthesia with 3% desflurane. J Clin Monit Comput. 2015;29(1):77–85.

64. *Malcharek MJ, Loeffler S, Schiefer D, Manceur MA, Sablotzki A, Gille J, et al. Transcranial motor evoked potentials during anesthesia with desflurane versus propofol: A prospective randomized trial. Clin Neurophysiol. 2015;126(9):1825–32.

65. Ohara A, Mashimo T, Zhang P, Inagaki Y, Shibuta S, Yoshiya I. A comparative study of the antinociceptive action of xenon and nitrous oxide in rats. Anesth Analg. 1997;85(4):931–6.

66. Houston HG, McClelland RJ, Fenwick PB. Effects of nitrous oxide on auditory cortical evoked potentials and subjective thresholds. Br J Anaesth. 1988;61(5):606–10.

67. Zentner J, Ebner A. Nitrous oxide suppresses the electromyographic response evoked by electrical stimulation of the motor cortex. Neurosurgery. 1989;24(1):60–2.

68. Thornton C, Creagh-Barry P, Jordan C, Luff NP, Dore CJ, Henley M, et al. Somatosensory and auditory evoked responses recorded simultaneously: differential effects of nitrous oxide and isoflurane [see comment]. Br J Anaesth. 1992;68(5):508–14.

69. Sloan TB, Rogers J, Rogers J, Sloan H. MAC fractions of nitrous oxide and isoflurane are not electrophysiologically additive in the ketamine anesthetized baboon. J Neurosurg Anesthesiol. 1995;7:314.

70. Schubert A, Licina MG, Lineberry PJ. The effect of ketamine on human somatosensory evoked potentials and its modification by nitrous oxide [erratum appears in Anesthesiology 1990 Jun;72(6):1104]. Anesthesiology. 1990;72(1):33–9.

71. Sloan TB, Koht A. Depression of cortical somatosensory evoked potentials by nitrous oxide. Br J Anaesth. 1985;57(9):849–52.

72. Zentner J, Kiss I, Ebner A. Influence of anesthetics—nitrous oxide in particular—on electromyographic response evoked by transcranial electrical stimulation of the cortex. Neurosurgery. 1989;24(2):253–6.

73. Firsching R, Heinen-Lauten M, Loeschke G. [The effects of halothane and nitrous oxide on transcranial magnetic evoked potentials] [article in German]. Anasthesiol Intensivmed Notfallmed Schmerzther. 1991;26(7):381–3.

74. Jellinek D, Platt M, Jewkes D, Symon L. Effects of nitrous oxide on motor evoked potentials recorded from skeletal muscle in patients under total anesthesia with intravenously administered propofol. Neurosurgery. 1991;29(4):558–62.

75. Sloan TB. Evoked potentials. In: Albin MA, editor. Textbook of neuroanesthesia with neurosurgical and neuroscience perspectives. New York: McGraw-Hill; 1997. p. 221–76.

76. van Dongen EP, ter Beek HT, Schepens MA, Morshuis WJ, de Boer A, Aarts LP, et al. Effect of nitrous oxide on myogenic motor potentials evoked by a six pulse train of transcranial electrical stimuli: a possible monitor for aortic surgery. Br J Anaesth. 1999;82(3):323–8.

77. Sakamoto T, Kawaguchi M, Inoue S, Furuya H. Suppressive effect of nitrous oxide on motor evoked potentials can be reversed by train stimulation in rabbits under ketamine/fentanyl anaesthesia, but not with additional propofol. Br J Anaesth. 2001;86(3):395–402.

78. Scheepstra GL, de Lange JJ, Booij LH, Ros HH. Median nerve evoked potentials during propofol anaesthesia. Br J Anaesth. 1989;62(1):92–4.

79. Freye E, Hartung E, Schenk GK. Somatosensory-evoked potentials during block of surgical stimulation with propofol. Br J Anaesth. 1989;63(3):357–9.

80. Rudolph U, Antkowiak B. Molecular and neuronal substrates for general anaesthetics. Nat Rev Neurosci. 2004;5(9):709–20.

81. Kalkman CJ, Drummond JC, Ribberink AA, Patel PM, Sano T, Bickford RG. Effects of propofol, etomidate, midazolam, and fentanyl on motor evoked responses to transcranial electrical or magnetic stimulation in humans. Anesthesiology. 1992;76(4):502–9.

82. Taniguchi M, Nadstawek J, Langenbach U, Bremer F, Schramm J. Effects of four intravenous anesthetic agents on motor evoked potentials elicited by magnetic transcranial stimulation. Neurosurgery. 1993;33(3):407–15; discussion 15.

83. Keller BP, Haghighi SS, Oro JJ, Eggers Jr GW. The effects of propofol anesthesia on transcortical electric evoked potentials in the rat. Neurosurgery. 1992;30(4):557–60.

84. MacDonald DB, Al Zayed Z, Stigsby B. Tibial somatosensory evoked potential intraoperative monitoring: recommendations based on signal to noise ratio analysis of popliteal fossa, optimized P37, standard P37, and P31 potentials. Clin Neurophysiol. 2005;116(8):1858–69.

85. Kakinohana M, Nakamura S, Miyata Y, Sugahara K. Emergence from propofol anesthesia in a nonagenarian at a Bispectral Index of 52. Anesth Analg. 2005;101(1):169–70.

86. Kawaguchi M, Furuya H. Intraoperative spinal cord monitoring of motor function with myogenic motor evoked potentials: a consideration in anesthesia. J Anesthesia. 2004;18(1):18–28.

87. Vinclair M, Broux C, Faure P, Brun J, Genty C, Jacquot C, et al. Duration of adrenal inhibition following a single dose of etomidate in critically ill patients. Intensive Care Med. 2008;34(4):714–9.

88. Cuthbertson BH, Sprung CL, Annane D, Chevret S, Garfield M, Goodman S, et al. The effects of etomidate on adrenal responsiveness and mortality in patients with septic shock. Intensive Care Med. 2009;35(11):1868–76.

89. Kochs E, Treede RD, Schulte am Esch J. [Increase in somatosensory evoked potentials during anesthesia induction with etomidate]. Anaesthesist. 1986;35(6):359–64.

90. Sloan TB, Ronai AK, Toleikis JR, Koht A. Improvement of intraoperative somatosensory evoked potentials by etomidate. Anesth Analg. 1988;67(6):582–5.

91. McPherson RW, Sell B, Traystman RJ. Effects of thiopental, fentanyl, and etomidate on upper extremity somatosensory evoked potentials in humans. Anesthesiology. 1986;65(6):584–9.

92. Russ W, Thiel A, Schwandt HJ, Hempelmann G. [Somatosensory evoked potentials under thiopental and etomidate] [article in German]. Anaesthesist. 1986;35(11):679–85.

93. Koht A, Schutz W, Schmidt G, Schramm J, Watanabe E. Effects of etomidate, midazolam, and thiopental on median nerve somatosensory evoked potentials and the additive effects of fentanyl and nitrous oxide. Anesth Analg. 1988;67(5):435–41.

94. Langeron O, Lille F, Zerhouni O, Orliaguet G, Saillant G, Riou B, et al. Comparison of the effects of ketamine-midazolam with those of fentanyl-midazolam on cortical somatosensory evoked potentials during major spine surgery. Br J Anaesth. 1997;78(6):701–6.

95. Sloan TB, Fugina ML, Toleikis JR. Effects of midazolam on median nerve somatosensory evoked potentials. Br J Anaesth. 1990;64(5):590–3.

96. Samra SK, Sorkin LS. Enhancement of somatosensory evoked potentials by etomidate in cats: an investigation of its site of action. Anesthesiology. 1991;74(3):499–503.

97. Glassman SD, Shields CB, Linden RD, Zhang YP, Nixon AR, Johnson JR. Anesthetic effects on motor evoked potentials in dogs. Spine. 1993;18(8):1083–9.

98. Yang LH, Lin SM, Lee WY, Liu CC. Intraoperative transcranial electrical motor evoked potential monitoring during spinal surgery under intravenous ketamine or etomidate anaesthesia. Acta Neurochir (Wien). 1994;127(3–4):191–8.

99. Lumenta CB. Effect of etomidate on motor evoked potentials in monkeys [see comment]. Neurosurgery. 1991;29(3):480–2.

100. Sloan TB, Levin D. Etomidate amplifies and depresses transcranial motor evoked potentials in the monkey. J Neurosurg Anesthesiol. 1993;5:299.

101. Kano T, Shimoji K. The effects of ketamine and neuroleptanalgesia on the evoked electrospinogram and electromyogram in man. Anesthesiology. 1974;40(3):241–6.

102. Scheufler K-M, Zentner J. Total intravenous anesthesia for intraoperative monitoring of the motor pathways: an integral view combining clinical and experimental data. J Neurosurg. 2002;96(3): 571–9.

103. Zentner J. Motor evoked potential monitoring in operations of the brainstem and posterior fossa. In: Schramm J, Moller AR, editors. Intraop neurophysiol monitoring. Berlin: Springer; 1991. p. 95–105.

104. Ghaly RF, Stone JL, Levy WJ, Kartha R, Adlrete A, Brunner EB, et al. The effect of an anesthetic induction dose of midazolam on motor potentials evoked by transcranial magnetic stimulation in the monkey. J Neurosurg Anesthesiol. 1991;3:20–5.

105. Schonle PW, Isenberg C, Crozier TA, Dressler D, Machetanz J, Conrad B. Changes of transcranially evoked motor responses in man by midazolam, a short acting benzodiazepine. Neurosci Lett. 1989;101(3):321–4.

106. Crawford ME, Molkejensen F, Toftdahl DB, Madsen JB. Direct spinal effect of intrathecal and extradural midazolam on visceral noxius stimulation in rabbits. Br J Anaesth. 1993;70:642–6.

107. Faull RL, Villiger JW. Benzodiazepine receptors in the human spinal cord: a detailed anatomical and pharmacological study. Neuroscience. 1986;17(3): 791–802.

108. Tobias JD, Goble TJ, Bates G, Anderson JT, Hoernschemeyer DG. Effects of dexmedetomidine on intraoperative motor and somatosensory evoked potential monitoring during spinal surgery in adolescents. Paediatr Anaesth. 2008;18(11): 1082–8.

109. Bloom M, Beric A, Bekker A. Dexmedetomidine infusion and somatosensory evoked potentials. J Neurosurg Anesthesiol. 2001;13:320–2.

110. Yamamoto Y, Kawaguchi M, Kakimoto M, Inoue S, Furuya H. The effects of dexmedetomidine on myogenic motor evoked potentials in rabbits. Anesth Analg. 2007;104(6):1488–92.

111. Mahmoud M, Sadhasivam S, Salisbury S, Nick TG, Schnell B, Sestokas AK, et al. Susceptibility of transcranial electric motor-evoked potentials to varying targeted blood levels of dexmedetomidine during spine surgery. Anesthesiology. 2010; 112(6):1364–73.

112. Rozet I, Metzner J, Brown M, Treggiari MM, Slimp JC, Kinney G, et al. Dexmedetomidine does not affect evoked potentials during spine surgery. Anesth Analg. 2015;121(2):492–501.

113. Newlon PG, Greenberg RP, Enas GG, Becker DP. Effects of therapeutic pentobarbital coma on multimodality evoked potentials recorded from severely head-injured patients. Neurosurgery. 1983;12(6):613–9.

114. Drummond JC, Todd MM, U HS. The effect of high dose sodium thiopental on brainstem auditory and median somatosensory evoked responses in humans. Anesthesiology. 1985;63:249–54.

115. Sloan TB, Vasquez J, Burger E. Methohexital in total intravenous anesthesia during intraoperative neurophysiological monitoring. J Clin Monit Comput. 2013;27(6):697–702.

116. Ghaly RF, Stone JL, Levy WJ, Krinsky L, Asokan A. The effect of neuroleptanalgesia (droperidolfentanyl) on motor potentials evoked by transcranial magnetic stimulation in the monkey. J Neurosurg Anesthesiol. 1991;3:117–9.

117. Kalkman CJ, Drummond JC, Patel PM, Sano T, Chesnut RM. Effects of droperidol, pentobarbital, and ketamine on myogenic transcranial magnetic motor-evoked responses in humans. Neurosurgery. 1994;35(6):1066–71.

118. Lang EW, Beutler AS, Chesnut RM, Patel PM, Kennelly NA, Kalkman CJ, et al. Myogenic motorevoked potential monitoring using partial neuromuscular blockade in surgery of the spine. Spine. 1996;21(14):1676–86.

119. Jones SJ, Harrison R, Koh KF, Mendoza N, Crockard HA. Motor evoked potential monitoring during spinal surgery: responses of distal limb muscles to transcranial cortical stimulation with pulse trains. Electroencephalogr Clin Neurophysiol. 1996;100(5):375–83.

120. Schmid UD, Boll J, Liechti S, Schmid J, Hess CW. Influence of some anesthetic agents on muscle responses to transcranial magnetic cortex stimulation: a pilot study in humans. Neurosurgery. 1992;30(1):85–92.

121. Pechstein U, Cedzich C, Nadstawek J, Schramm J. Transcranial high-frequency repetitive electrical stimulation for recording myogenic motor evoked potentials with the patient under general anesthesia. Neurosurgery. 1996;39(2):335–43; discussion 43–4.

122. Owen JH. Applications of neurophysiological measures during surgery of the spine. In: Frymoyer JW, editor. The adult spine: principles and practice. Philadelphia: Lippincott-Raven Publishers; 1997. p. 673–702.

123. Kalkman CJ, Been HD, Ongerboer de Visser BW. Intraoperative monitoring of spinal cord function. A review. Acta Orthop Scand. 1993;64(1):114–23.

124. Ubags LH, Kalkman CJ, Been HD, Drummond JC. The use of a circumferential cathode improves amplitude of intraoperative electrical transcranial myogenic motor evoked responses. Anesth Analg. 1996;82(5):1011–4.

125. Zentner J. Noninvasive motor evoked potential monitoring during neurosurgical operations on the spinal cord. Neurosurgery. 1989;24(5):709–12.

126. Glassman SD, Zhang YP, Shields CB, Johnson JR, Linden RD. Transcranial magnetic motor-evoked potentials in scoliosis surgery. Orthopedics. 1995;18(10):1017–23.

127. Zentner J. Motor evoked potential monitoring during neurosurgical operations on the spinal cord. Neurosurg Rev. 1991;14(1):29–36.

128. Shields CB, Paloheimo MPJ, Backman MH, Edmonds HLJ, Johnson JR. Intraoperative use of transcranial magnetic motor evoked potentials. In: Chokroverty S, editor. Magnetic stimulation in clinical neurophysiol-

ogy. London: Butterworths; 1990. p. 173–84.

129. Calancie B, Harris W, Broton JG. "Threshold-level" multipulse transcranial electrical stimulation of motor cortex for intraoperative monitoring of spinal motor tracts: description of method and comparison to somatosensory evoked potential monitoring. J Neurosurg. 1998;88:457–70.

130. Herdmann J, Lumenta CB, Huse KO. Magnetic stimulation for monitoring of motor pathways in spinal procedures. Spine. 1993;18(5):551–9.

131. Levy WJ, McCaffrey M, York DH, Tanzer F. Motor evoked potentials from transcranial stimulation of the motor cortex in cats. Neurosurgery. 1984;15(2):214–27.

132. Watt JW, Fraser MH, Soni BM, Sett PK, Clay R. Total i.v. anaesthesia for transcranial magnetic evoked potential spinal cord monitoring. Br J Anaesth. 1996;76(6):870–1.

133. Stinson Jr LW, Murray MJ, Jones KA, Assef SJ, Burke MJ, Behrens TL, et al. A computer-controlled, closed-loop infusion system for infusing muscle relaxants: its use during motor-evoked potential monitoring. J Cardiothorac Vasc Anesth. 1994;8(1):40–4.

134. Nagle KJ, Emerson RG, Adams DC, Heyer EJ, Roye DP, Schwab FJ, et al. Intraoperative monitoring of motor evoked potentials: a review of 116 cases. Neurology. 1996;47(4):999–1004.

135. Morota N, Deletis V, Constantini S, Kofler M, Cohen H, Epstein FJ. The role of motor evoked potentials during surgery for intramedullary spinal cord tumors. Neurosurgery. 1997;41(6):1327–36.

136. Lee VC. Spinal and cortical evoked potential studies in the ketamine-anesthetized rabbit: fentanyl exerts component-specific, naloxone-reversible changes dependent on stimulus intensity. Anesth Analg. 1994;78(2):280–6.

137. Chi OZ, McCoy CL, Field C. Effects of fentanyl anesthesia on visual evoked potentials in humans. Anesthesiology. 1987;67:827–30.

138. Asouhido I, Katsardis V, Vaidis G, Ioannou P, Givissis P, Christodoulou A, et al. Somatosensory evoked potentials suppression due to remifentanil during spinal operations; a prospective clinical study. Scoliosis. 2010;5:8–13.

139. Sloan T. Anesthesia and intraoperative neurophysiological monitoring in children. Childs Nerv Syst. 2010;26(2):227–35.

140. Schwender D, Klasing S, Madler C, Poppel E, Peter K. Mid-latency auditory evoked potentials during ketamine anaesthesia in humans. Br J Anaesth. 1993;71(5):629–32.

141. Shimoji K, Kano T. Evoked electrospinogram: interpretation of origin and effects of anesthetics. In: Phillips MI, editor. Brain unit activity during behavior. Springfield: Charles C. Thomas; 1973. p. 171–90.

142. Ghaly RF, Stone JL, Aldrete JA, Levy WL. Effects of incremental ketamine hydrochloride dose on motor evoked potentials (MEPs) F3 following transcranial magnetic stimulation: a primate study. J Neurosurg Anesthiol. 1990;2:79–85.

143. Kothbauer K, Schmid UD, Liechti S, Rosler KM. The effect of ketamine anesthetic induction on muscle

responses to transcranial magnetic cortex stimulation studied in man. Neurosci Lett. 1993;154(1–2):105–8.

144. Ubags LH, Kalkman CJ, Been HD, Porsius M, Drummond JC. The use of ketamine or etomidate to supplement sufentanil/N2O anesthesia does not disrupt monitoring of myogenic transcranial motor evoked responses. J Neurosurg Anesthiol. 1997;9(3):228–33.

145. Inoue S, Kawaguchi M, Kakimoto M, Sakamoto T, Kitaguchi K, Furuya H, et al. Amplitudes and intra-patient variability of myogenic motor evoked potentials to transcranial electrical stimulation during ketamine/N2O- and propofol/N2O-based anesthesia. J Neurosurg Anesthiol. 2002;14(3):213–7.

146. Iida H, Dohi S, Tanahashi T, Watanabe Y, Takenaka M. Spinal conduction block by intrathecal ketamine in dogs. Anesth Analg. 1997;85(1):106–10.

147. Kissin I, Bright CA, Bradley Jr EL. The effect of ket-amine on opioid-induced acute tolerance: can it explain reduction of opioid consumption with ketamine-opioid analgesic combinations? Anesth Analg. 2000;91(6):1483–8.

148. Sloan TB, Mongan P, Lyda C, Koht A. Lidocaine infusion adjunct to total intravenous anesthesia reduces the total dose of propofol during intraoperative neurophysiological monitoring. J Clin Monit Comput. 2014;28(2):139–47.

149. Telci L, Esen F, Akcora D, Erden T, Canbolat AT, Akpir K. Evaluation of effects of magnesium sulphate in reducing intraoperative anaesthetic requirements. Br J Anaesth. 2002;89(4):594–8.

150. Loughman BA, Fennelly ME, Henley M, Hall GM. The effects of differing concentrations of bupivacaine on the epidural somatosensory evoked potential after posterior tibial nerve stimulation. Anesth Analg. 1995;81(1):147–51.

151. Dahl JB, Rosenberg J, Lund C, Kehlet H. Effect of thoracic epidural bupivacaine 0.75% on somatosensory evoked potentials after dermatomal stimulation. Reg Anesth. 1990;15:73–5.

152. Loughnan BA, Murdoch LJ, Hetreed MA, Howard LA, Hall GM. Effects of 2% lignocaine on somatosensory evoked potentials recorded in the extradural space. Br J Anaesth. 1990;65(5):643–7.

153. Lang E, Erdmann K, Gerbershagen HU. Median nerve blockade during diagnostic intravenous regional anesthesia as measured by somatosensory evoked potentials [see comment]. Anesth Analg. 1993;76(1):118–22.

154. Benzon HT, Toleikis JR, Shanks C, Ramseur A, Sloan T. Somatosensory evoked potential quantification of ulnar nerve blockade. Anesth Analg. 1986;65(8):843–8.

155. Richardson J, Jones J, Atkinson R. The effect of thoracic paravertebral blockade on intercostal somatosensory evoked potentials. Anesth Analg. 1998;87(2):373–6.

156. Svensson P, Arendt-Nielsen L, Bjerring P, Kaaber S. Oral mucosal analgesia quantitatively assessed by argon laser-induced thresholds and single-evoked vertex potentials. Anesth Pain Control Dent. 1993;2(3):154–61.

157. Yamamoto Y, Kawaguchi M, Hayashi H, Horiuchi T, Inoue S, Nakase H, et al. The effects of the neuro-muscular blockade levels on amplitudes of posttetanic motor-evoked potentials and movement in response to transcranial stimulation in patients receiving propofol and fentanyl anesthesia. Anesth Analg. 2008;106(3):930–4.

158. Sloan TB. Nondepolarizing neuromuscular blockade does not alter sensory evoked potentials. J Clin Monit. 1994;10(1):4–10.

159. Sloan TB. Evoked potential monitoring. Int Anesthesiol Clin. 1996;34(3):109–36.

160. Sloan TB, Erian R. Effect of atracurium-induced neuromuscular block on cortical motor-evoked potentials. Anesth Analg. 1993;76(5):979–84.

161. Sloan TB, Erian R. Effect of vecuronium-induced neuromuscular blockade on cortical motor evoked potentials. Anesthesiology. 1993;78(5):966–73.

162. Kalkman CJ, Drummond JC, Kennelly NA, Patel PM, Partridge BL. Intraoperative monitoring of tibialis anterior muscle motor evoked responses to transcranial electrical stimulation during partial neuromuscular blockade. Anesth Analg. 1992;75(4):584–9.

163. Day BL, Rothwell JC, Thompson PD, Dick JPR, Cowan JMA, Berardelli A, et al. Motor cortex stimulation in intact man. Multiple descending volleys. Brain. 1987;110:1191–209.

164. Paton WD, Waud DR. The margin of safety of neuromuscular transmission. J Physiol. 1967;191(1):59–90.

165. van Dongen EP, ter Beek HT, Schepens MA, Morshuis WJ, Langemeijer HJ, de Boer A, et al. Within-patient variability of myogenic motor-evoked potentials to multipulse transcranial electrical stimulation during two levels of partial neuromuscular blockade in aortic surgery. Anesth Analg. 1999;88(1):22–7.

166. Hargreaves SJ, Watt JWH. Intravenous anaesthesia and repetitive transcranial magnetic stimulation monitoring in spinal column surgery. Br J Anaesth. 2005;94(1):70–3.

167. de Haan P, Kalkman CJ, de Mol BA, Ubags LH, Veldman DJ, Jacobs MJ. Efficacy of transcranial motor-evoked myogenic potentials to detect spinal cord ischemia during operations for thoracoabdominal aneurysms. J Thorac Cardiovasc Surg. 1997;113(1):87–100; discussion, 1011.

168. Lee WY, Hou WY, Yang LH, Lin SM. Intraoperative monitoring of motor function by magnetic motor evoked potentials. Neurosurgery. 1995;36(3):493–500.

169. Sekimoto K, Nishikawa K, Ishizeki J, Kubo K, Saito S, Goto F. The effects of volatile anesthetics on intra-operative monitoring of myogenic motor-evoked potentials to transcranial electrical stimulation and on partial neuromuscular blockade during propofol/fentanyl/nitrous oxide anesthesia in humans. J Neurosurg Anesthiol. 2006;18(2):106–11.

170. Guo L, Gelb AW. False negatives, muscle relaxants, and motor-evoked potentials. J Neurosurg Anesthiol. 2011;23(1):64.

171. Burke D, Hicks RG, Stephen JP. Corticospinal volleys evoked by anodal and cathodal stimula-

tion of the human motor cortex. J Physiol. 1990;425:283–99.

172. Kakimoto M, Kawaguchi M, Yamamoto Y, Inoue S, Horiuchi T, Nakase H, et al. Tetanic stimulation of the peripheral nerve before transcranial electrical stimulation can enlarge amplitudes of myogenic motor evoked potentials during general anesthesia with neuromuscular blockade. Anesthesiology. 2005;102(4):733–8.

173. Taniguchi M, Schram J, Cedzich C. Recording of myogenic motor evoked potential (mMEP) under general anesthesia. In: Schramm J, Moller AR, editors. Intraoperative neurophysiological monitoring. Berlin: Springer; 1991. p. 72–87.

174. Kaelin-Lang A, Luft AR, Sawaki L, Burstein AH, Sohn YH, Cohen LG. Modulation of human corticomotor excitability by somatosensory input. J Physiol. 2002;540:623–33.

175. Sloan TB. Evoked potentials. anesthesia and motor evoked-potentials monitoring. In: Deletis V, Shills J, editors. Neurophysiology in neurosurgery. San Diego: Academic Press; 2002. p. 451–64.

176. Cai YR, Xu J, Chen LH, Chi FL, Cai Y-R, Xu J, et al. Electromyographic monitoring of facial nerve under different levels of neuromuscular blockade during middle ear microsurgery. Clin Med J (Engl). 2009;122(3):311–4.

177. Kizilay A, Aladag I, Cokkeser Y, Miman MC, Ozturan O, Giulhas N. Effects of partial neuromuscular blockade on facial nerve monitorization in otologic surgery. Acta Otolaryngol. 2003;123:321–4.

178. Blair EA, Teeple Jr E, Sutherland RM, Shih T, Chen D. Effect of neuromuscular blockade on facial nerve monitoring. Am J Otol. 1994;15(2):161–7.

179. Marusch F, Hussock J, Haring G, Hachenberg T, Gastinger I. Influence of muscle relaxation on neuromonitoring of the recurrent laryngeal nerve during thyroid surgery. Br J Anaesth. 2005;94(5):596–600.

180. Chu KS, Wu SH, Lu IC, Tsai CJ, Wu CW, Kuo WR, et al. Feasibility of intraoperative neuromonitoring during thyroid surgery after administration of nondepolarizing neuromuscular blocking agents. World J Surg. 2009;33(7):1408–13.

181. Minahan RE, Riley 3rd LH, Lukaczyk T, Cohen DB, Kostuik JP. The effect of neuromuscular blockade on pedicle screw stimulation thresholds. Spine. 2000;25(19):2526–30.

182. Holland NR, Lukaczyk TA, Riley LH, 3rd, Kostuik JP. Higher electrical stimulus intensities are required to activate chronically compressed nerve roots. Implications for intraoperative electromyographic pedicle screw testing. Spine (Phila Pa 1976). 1998;23(2):224–7.

183. Sloan TB. Muscle relaxant use during intraoperative neurophysiologic monitoring. J Clin Monit Comput. 2013;27(1):35–46. Epub 2012/09/28.

184. Schwartz DM, Sestokas AK, Dormans JP, Vaccaro AR, Hilibrand AS, Flynn JM, et al. Transcranial electric motor evoked potential monitoring during spine surgery: is it safe? Spine (Phila Pa 1976). 2011;36(13):1046–9.

185. Altermatt FR, Bugedo DA, Delfino AE, Solari S, Guerra I, Munoz HR, et al. Evaluation of the effect of intravenous lidocaine on propofol requirements during total intravenous anaesthesia as measured by bispectral index. Br J Anaesth. 2012;108(6):979–83.

186. *Lyon R, Feiner J, Lieberman JA. Progressive suppression of motor evoked potentials during general anesthesia: the phenomenon of "anesthetic fade". J Neurosurg Anesthiol. 2005;17(1):13–9.

187. Lee JY, Schwartz DM, Anderson DG, Hilibrand AS. Epidural hematoma causing dense paralysis after anterior cervical corpectomy. A report of two cases. J Bone Joint Surg Am. 2006;88(1):198–201.

188. May DM, Jones SJ, Crockard HA. Somatosensory evoked potential monitoring in cervical surgery: identification of pre- and intraoperative risk factors associated with neurological deterioration. J Neurosurg. 1996;85(4):566–73.

189. Drummond JC. The lower limit of autoregulation: time to revise our thinking? Anesthesiology. 1997;86(6):1431–3.

190. Seyal M, Mull B. Mechanisms of signal change during intraoperative somatosensory evoked potential monitoring of the spinal cord. J Clin Neurophysiol. 2002;19(5):409–15.

191. Wiedemayer H, Fauser B, Sandalcioglu IE, Schafer H, Stolke D. The impact of neurophysiological intraoperative monitoring on surgical decisions: a critical analysis of 423 cases. J Neurosurg. 2002;96(2):255–62.

192. Dolan EJ, Transfeld EE, Tator CH, Simmons EH, Hughes KF. The effect of spinal distraction on regional blood flow in cats. J Neurosurg. 1980;53:756–64.

193. Klee MR, Pierau FK, Faber DS. Temperature effects on resting potential and spike parameters of cat motoneurons. Exp Brain Res. 1974;19(5):478–92.

194. Desmedt JE. Somatosensory evoked potentials in neuromonitoring. In: Desmedt JE, editor. Neuromonitoring for surgery. Amsterdam: Elsevier; 1989. p. 1–22.

195. Weight FF, Erulkar SD. Synaptic transmission and effects of temperature at the squid giant synapse. Nature. 1976;261(5562):720–2.

196. Dolman J, Silvay G, Zappulla R, Toth C, Erickson N, Mindich BP, et al. The effect of temperature, mean arterial pressure, and cardiopulmonary bypass flows on somatosensory evoked potential latency in man. Thorac Cardiovasc Surg. 1986;34:217–22.

197. Hill R, Sebel PS, de Bruijn N, Neville W. Alterations in somatosensory evoked potentials associated with inadequate venous return during cardiopulmonary bypass. J Cardiothorac Anesth. 1987;1(1):48–50.

198. Deutsch E, Sohmer H, Weidenfeld J, Zelig S, Chowers I. Auditory nerve brain-stem evoked potentials and EEG during severe hypoglycemia. Electroencephalogr Clin Neurophysiol. 1983;55:714–6.

问题

1. 下述哪项是大脑皮质中主要的抑制性神经突触？
   A. GABA
   B. NMDA
   C. 甘氨酸
   D. 神经元乙酰胆碱
   E. mu

2. 下述哪项是脊髓内主要的抑制性神经突触？
   A. GABA
   B. NMDA
   C. 甘氨酸
   D. 神经元乙酰胆碱
   E. mu

3. 下述哪项药物最不可能与癫痫相关？
   A. 依托咪酯
   B. 美索比妥
   C. 七氟烷
   D. 氯胺酮
   E. 地氟烷

4. 下述哪项监测技术在麻醉状态下最难记录？
   A. 皮质 SSEP
   B. 脑神经 EMG 反应
   C. 硬膜外 MEP D 波
   D. 肌肉 MEP 反应
   E. 听觉脑干反应

5. 阻止全身麻醉下运动的麻醉作用包括以下，除外
   A. 肌松药
   B. 抗伤害性刺激
   C. 抑制脊髓反射通路
   D. 阻断丘脑处感觉刺激
   E. 以上均不对

6. 下述哪项生理学异常最不可能引起皮质 SSEP 改变？
   A. 低体温
   B. 低二氧化碳
   C. 高二氧化碳
   D. 缺氧
   E. 低血压

答案

1. A
2. C
3. E
4. D
5. D
6. C

第三部分
病例分析

神经生理监测的应用与电信号异常评估

20

Antoun Koht，Tod B. Sloan，J. Richard Toleikis

（王 朔 译 菅敏钰 校）

此后几章会介绍一些术中监测方法的实例，每例先就患者的病例特点进行讨论，然后介绍神经生理监测在该病例中的应用。作者提供了一些术中监测（intraoperative monitoring，IOM）信号变化的病例，一旦出现监测信号的改变，可能提示神经生理状态异常，应立即查找原因并及时纠正，本章将对上述内容作以概述。

术中监测（intraoperative monitoring，IOM）电生理信号发生变化提示可能存在神经损伤时，要提醒术者，但不能只归咎于手术操作，因为有时术者确实没有特殊操作，电信号变化也不是手术引起的。如果怀疑某个因素可能影响监测结果，所有小组成员都应检查各自负责范围，查找可能的原因。以下五个方面中的一种或几种发生变化，均有可能引起监测信号异常，包括手术、麻醉、生理、体位及监测操作。

图 20.1 列出了一些可以帮助麻醉医生及其他成员查找电生理信号异常变化原因的基本步骤。但这尚不够清晰详尽，还需要整个手术团队通力合作，认真排查，找出可能出现问题的环节，并做出相应的改进。

麻醉医生在查找电信号异常原因中也扮演着重要角色，主要负责评估麻醉、生理以及体位因素。一般来说，认真观察电信号变化的细节特点有助于确定可能的原因，例如，麻醉因素常常引起广泛而非局灶性信号改变。尽管某些监测项目的确对麻醉药物比较敏感［如皮质躯体感觉诱发电位（somatosensory evoked potential，SSEP）或运动诱发电位（motion evoked potential，MEP）］（见第 19 章 "麻醉管理与术中电生理监测"），但麻醉药物很少只引起身体一侧或单一肢体的信号改变。其他监测项目则基本不会受麻醉因素的影响［如短潜伏期脑干听觉诱发电位（auditory brainstem-evoked potential，ABR）、皮质下 SSEP，EEG 反应（除肌肉剂的影响外），以及脊髓记录到的 SSEP 和 MEP］。因此，如果 IOM 改变是由麻醉药物引起的，需要及时纠正。稳定的麻醉维持一般不会引起异常信号，用药的变化可能会导致血药水平改变，也是可能是信号变化的可能原因。有一种电生理信号波幅变化称为"衰减"，多被认为是由麻醉药物引起，但是具体机制尚不清楚[1]。一般来讲，麻醉药物引起的广泛性信号改变多发生于麻醉用药改变后的很短时间内（1～15 min）。

除了麻醉药物以外，另一项需要麻醉医生重点检查的是生理因素。这些因素在很多

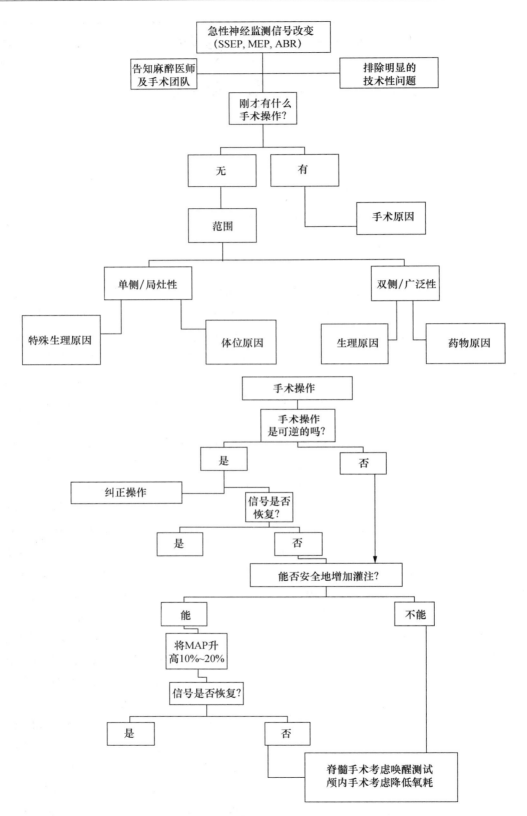

图 20.1 （a～g）麻醉医生及监测团队其他成员查找术中信号变化原因的基本步骤

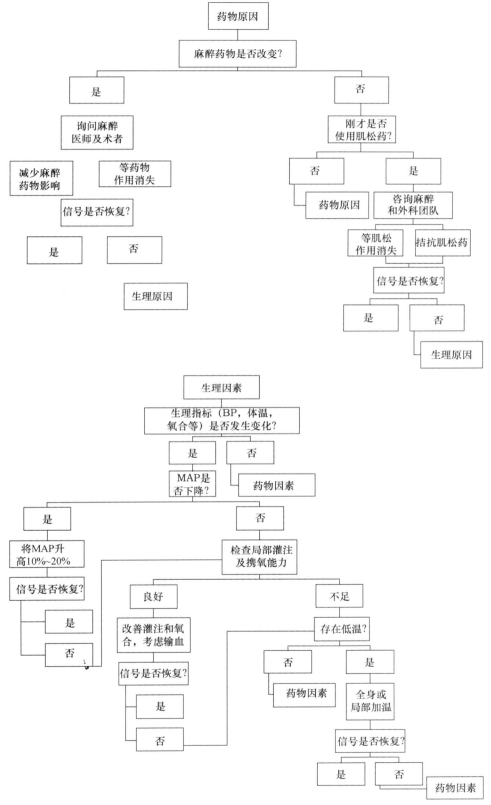

图 20.1　（续）

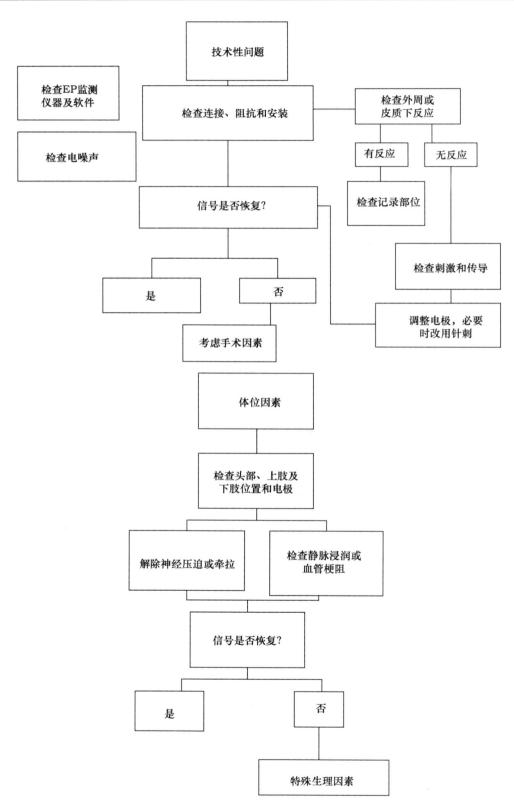

图 20.1 （续）

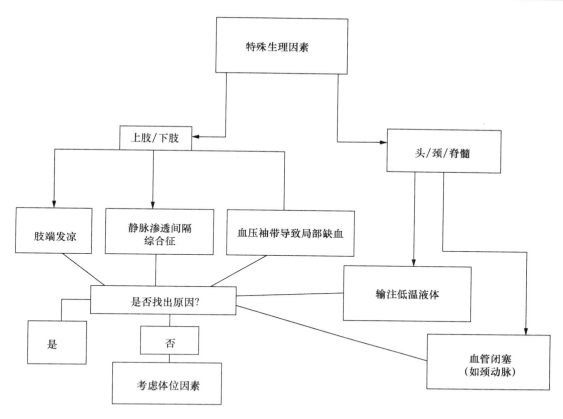

图 20.1 （续）

章节中都有提及。与麻醉因素一样，生理因素引起的电信号改变也是广泛性的，会影响到双侧肢体，对皮质反应的影响大于皮质下，在脊髓中则对灰质的影响大于白质（见第 40 章，"胸腹主动脉瘤手术的电生理监测"）。针对这一点，可以快速检查一下血压、心率、通气/氧合等生理参数。以上因素对电生理信号的影响也可能是局灶性的。例如，颈动脉闭塞可导致脑血流减少，快速输注低温液体引起的体温降低可能会率先影响一侧上肢的监测信号。如果出现这种情况，首先应该根据 IOM 反应判断相应区域的解剖定位，分析可能影响神经通路的生理因素是什么。

一般来说，生理因素变化是缺血的常见原因，比较容易纠正从而改善神经系统血供。此外，一些手术操作也可能造成缺血，但常常是多种因素共同作用最终导致供血不足。例如使用脑组织或血管牵拉器、动脉夹放置不当、髂动脉内置管、髓内填塞纱布止血等均可能导致血压灌注相对不足。因此，无法明确引起 IOM 变化具体原因时，许多麻醉医生可能会选择提高平均动脉压来改善血供。

除此之外，麻醉医生还要考虑体位因素。体位改变引起的诱发电位（evoked potential，EP）变化与局部解剖有关。一些体位因素改变是由于初始体位不当有关，如上头钉时；还有一些信号改变是肢体运动引起的。有些体位变化显而易见（例如一侧上肢被放射设备推挤，发生移位），但也有些改变不易察觉（如椎间韧带松弛后发生脊髓轻微移位）。这时，具备扎实的神经血管解剖知识，仔细查看患者体位（以及颈部或上肢等可能出现的挪动），可以帮助查找信号不良的原因。与麻醉和生理因素类似，如果考虑患者可能存在体位不当，可以根据电信号变化的特点对相应神经通路进行定位，找出受影响的区域。上肢和肩部是经常需要考虑的部位，而颈椎和皮质手术时则需重点检查颈部。

最后，由于 IOM 电极和设备是"共享区域"，因此需要各科人员共同检查排查技术性问题。尽管 IOM 技师常需负责排查技术问题，但是麻醉医师也需要寻找电极和设备的改变（如经颅多普勒超声探头），此外还需要注意，同时使用的其他设备是否改变了 IOM 设备的位置，或产生信号干扰。

麻醉医师可以协助 IOM 技师查找的技术性问题有两类。第一类是电噪音，可能会干扰或削弱 IOM 信号。电干扰会通过电源插座或电磁波影响监测信号，一般是新增加使用了其他设备（如输血加热器）或其电源线过于靠近 IOM 记录电极或记录放大器产生的。抗血栓泵有时也会产生很强的电磁干扰，这时可以把连接患者导联移开，尽量远离流浆箱或放大器，可以有助于减少电噪音的干扰。一旦确定存在这种信号干扰，换一个电源插座、旋转设备的方向，或移至远离记录电极的位置（辐射信号的降低与距辐射源的距离平方成正比）。如果某个机器持续干扰监测信号，则需要生物工程部门检查其背景噪声。另外，任意记录电极（尤其是地线）贴附不良均可能产生噪音信号。此外，

刺激电极移位也可影响 IOM 信号。因此，需要仔细检查靠近患者的电极或 IOM 设备。最后，有一些用于检查各项监测连接是否良好的仪器，也会产生电噪声，可以换用其他有相似作用的设备，目前已发现脑电图（electroencephalographic，EEG）的记录仪（检查电极电阻）和电刀（检查负极板）存在这个问题。更多电信号问题及优化内容，见第 16 章"术中监测设备和电干扰"和第 17 章"术中神经监测信号的优化"。

技术性问题引起的电信号改变一般是单侧的，但如果累及总导联线时也会出现双侧信号变化。与麻醉、生理及体位因素一样，技术性问题也与"解剖"有关，但这里的"解剖"指的是 IOM 设备及刺激和记录仪/电极。

整个手术过程中，各科人员应该通力合作，以达到最好的监测效果。出现监测电信号不良时，需要整个团队一起查找可能的原因，并尽力纠正存在的问题，保护神经功能，提高患者的安全性，尽可能改善预后。

致谢　感谢 Carine Zeeni、Dhanesh Gupta、Laura Hemmer 及 John Bebawy 对步骤流程图绘制所作出的贡献。

参考文献

1. Lyon R, Feiner J, Lieberman JA. Progressive suppression of motor evoked potentials during general anesthesia: the phenomenon of "anesthetic fade". J Neurosurg Anesthiol. 2005;17(1):13–9.

颅内动脉瘤夹闭术中神经生理监测

21

Laura B. Hemmer，Carine Zeeni，Bernard R. Bendok，
Antoun Koht

（李姝译　菅敏钰　校）

学习要点

- 颅内动脉瘤夹闭术中神经生理监测可作为一种可以实时检测脑缺血的方法，既可有效提示缺血风险，又可辅助外科进行手术决策。
- 运动诱发电位（MEP）与躯体感觉诱发电位（SSEP）相比，对检测位于运动传导通路、具有感觉传导通路血供区域的缺血更有益（例如由穿支动脉供血的皮质下区域/深层结构）。由于皮质下通路可能对血流中断特别敏感，MEP 可比 SSEP 更早警示潜在损伤。
- 由于在颅内神经血管操作过程中多个血管供血区域都会受到影响，因此应常规采用 SSEP 和运动诱发电位（TCMEP）监测上下肢功能。但是，根据动脉瘤位置监测相应区域也同样重要（如颈内动脉和大脑中动脉动脉瘤监测对侧上肢，前动脉动脉瘤监测对侧下肢）。

简介

原发性颅内动脉瘤（非感染或创伤导致）的患病率约为 1%～3%，其中女性、吸烟和遗传易感性［如常染色体显性遗传的多囊肾病或家族中有人发生蛛网膜下腔出血（subarachnoid hemorrhage，SAH）］是危险因素[1-3]。颅内动脉瘤的自然病程主要取决于发现此病时动脉瘤的位置和形态（直径，长宽比，载瘤动脉等）[4-6]，其他可能影响自然病程的因素包括既往 SAH 病史、家族 SAH 病史、合并结缔组织病、可卡因滥用以及严重酗酒[7]。此外，患者吸烟、高血压以及其他引起全身性炎症的因素会增加动脉瘤破裂的风险[8]。据估计，每年动脉瘤破裂的发生率约为 0.05%～6%，取决于患者的个体情况和肿瘤的解剖特点及形状[1-7,9]。

动脉瘤性 SAH 是严重的神经系统疾病，需要入院治疗，除了治疗动脉瘤以外，还需治疗心、脑、肺并发症等增加围术期并发症和死亡率的疾病[1]。由于迟发性脑缺血引起神经系统疾病的风险很高，术后约有 10%～15% 的患者可能发生猝死，仅有 20%～30% 的患者神经功能能够恢复至术前水平。4% 的患者在第一个 24 h 内发生动脉瘤再次出血，在之后的 2 个星期，再次出血的概率每天会增加 1.5%，死亡率高达 70%。术前神经功能状态［根据 Hunt&Hess 临床分级或

307

世界神经外科医师协会分级（World Federa-tion of Neurological Surgeons Grade，WFNS 分级）进行评估］是决定神经功能预后和死亡率的主要因素。事实上，神经功能评分和 Fisher 评分是评估发生迟发性神经元损伤（DNID）的风险以及继发的神经系统患病率和死亡率的有效依据[1]。上诉所提及的分级评分，不管是 Hunt&Hess 临床分级还是 WFNS 分级，均基于患者临床症状，并根据患者意识是否清醒，运动功能缺失等进行分级。而 Fisher 评分则是基于首次 CT 扫描显示的出血模式进行评分。

大部分动脉瘤在破裂前都是没有症状的。通过筛选高危患者或对动脉瘤相关的神经症状（头疼，脑神经病变，抽搐等）进行评估，从而在破裂之前发现动脉瘤，治疗方案取决于破裂的风险大小或神经症状的进展。对于 60 岁以下未破裂且动脉瘤较小的（<7 mm）患者，显微外科夹闭治疗效果确切，且不改变术后 30 天和 1 年内的神经与认知功能的发病率及死亡率[3]。相比而言，对于显微外科夹闭术和血管内介入都可治疗的动脉瘤，后一种方法死亡率较低，且神经损伤和认知损害的风险也较小；但是与显微外科夹闭术相比，介入治疗动脉瘤复发和继发性出血的概率也更大[2,10]。大部分破裂动脉瘤均需要尽早手术夹闭或者介入治疗，以降低再出血的风险。应由脑血管外科医师及血管介入医师多学科合作，根据患者及动脉瘤特点，共同决定治疗模式[11]。

不幸的是，破裂动脉瘤的治疗并不能降低迟发性脑缺血损伤的发生率。但是早期治疗确实可以通过现有治疗模式，包括血液稀释、血管内成形术或经动脉扩血管治疗等各种措施显著降低动脉瘤再出血的可能性[1]。需要注意，"3H 治疗"（包括高血压、高血容量和血液稀释）长期以来都是这类患者重症管理的主要方法，但其有效性的证据仍不足，且越来越多的临床研究及指南着重强调血液稀释维持稍高容量，导致高血压从而避免迟发性脑缺血[11-12]。

脑血管手术可能会由于临时阻断动脉、动脉瘤夹放置不佳导致供血动脉或穿支动脉意外闭塞、分离组织所致创伤，以及长时间脑组织牵拉造成局部损伤，从而引起脑缺血，导致神经功能损伤和认知损害。术前和术中动脉瘤破裂（或者再破裂）很有可能造成神经和认知损害，死亡率也很高。由于动脉瘤壁的跨壁压骤增或在手术分离操作时直接损伤动脉瘤，可能导致术中动脉瘤破裂，其中跨壁压增加可见于动脉高压（如气管插管，Mayfield 头架固定/切皮等操作时麻醉深度不足）以及颅内低压（如大量脑脊液引流）。任何能够及早提示围术期脑缺血的手段都可能减少神经和认知功能损伤，并降低死亡率。

尽管某些动脉瘤采取血管内治疗的死亡率可能较低，神经损伤和认知损害的风险也较小，但这种方法也有一系列潜在的问题。除了导管所致的动脉瘤意外破裂以外，血管内治疗的另一个严重事件是远端动脉栓塞。神经生理监测在某些神经外科中心已经被广泛采用，可用于早期发现再出血、出血或栓塞性缺血事件，也可能因此减少并发症（详见第 42 章 "神经介入放射学"）。

大动脉瘤（10～25 mm）和巨大动脉瘤（>25 mm）需要特殊的围术期管理。由于这类动脉瘤可能钙化，或已形成部分血栓，或者瘤颈复杂，因而很难用手术的方法解决。且这类动脉瘤常位于后循环，包括基底动脉尖处。由于肿瘤位置深在、穿支动脉很多且邻近脑神经，所以这类动脉瘤手术路径非常复杂，手术难度也很大，而这类动脉瘤血管内治疗复发率也是最高的，因此选择显微外科手术处理此类病灶更合理[13-14]。如果血管内治疗较大或巨大动脉瘤不可行，常需要采用腺苷阻断血流、血管内球囊吸引闭塞载瘤动脉等复杂的外科手段，以及深低温停循环和颅内-外动脉搭桥等措施[15-16]。每种方法都可能导致神经系统疾病甚至造成死亡，但如果应用神经生理监测，并采取其他一些措施来延长大脑对短暂缺血的耐受性，可以减轻某些治疗方法的副作用[17-18]。

病例一：大脑中动脉（middle cerebral artery，MCA）动脉瘤

女性患者，45 岁，身高 165 cm，体重 70 kg，择期行右侧大脑中动脉 M1 段结合处动脉瘤夹闭术。患者车祸轻伤后行头部 MRI 检查发现动脉瘤 8 mm×5 mm。

对于动脉瘤夹闭术应考虑哪些监测？

应采用美国麻醉医师协会（American Society of Anesthesiologists，ASA）标准监测，包括呼气末二氧化碳监测及体温监测。由于常在紧急状态下使用降低动脉瘤破裂风险的血流动力学措施，需通过血管活性药物调节体循环压力，因此也须有创动脉压力监测。血管活性药物输注和循环血容量状态确定可能需要中心静脉通路及压力监测，特别是复杂或破裂动脉瘤。此时应考虑采用多模态神经生理监测，即脑电图（electroencephalography，EEG）、躯体感觉诱发电位（somatosensory－evoked potential，SSEP）和运动诱发电位（motor－evoked potential，TCMEP）监测，辅助识别脑缺血。

该类手术我们期望所选择的神经监测模式监测包括哪些？

EEG 对脑灌注改变敏感，并可用于证实药物导致的爆发抑制。SSEP 则可对感觉系统整体功能的改变进行实时监测，同时由于感觉系统和运动皮质共享血流供应，SSEP 亦可对运动功能有所提示[19]。TC-MEP 可检测到运动传导通路上的因感觉通路颅内供血改变而导致的缺血（如由穿支动脉供血的皮质下区域/深层结构）。由于皮质下传导通路对血流中断尤为名感，因此 TC-MEP 也可对潜在损伤进行早期预警[20-21]。详见第 10 章"脑电图监测"，第 1 章"躯体感觉诱发电位"以及第 2 章"经颅运动诱发电位"中神经监测技术的相关技术细节。

虽然目前在拒绝其潜在益处和忽视神经系统损伤警示之间仍存在伦理问题（实施前瞻、随机、盲法的颅内动脉瘤夹闭术神经监测模式临床研究不现实），越来越多的文献支持神经监测[22]。SSEP 和 TCMEP 共同监测使 20% 动脉瘤夹闭术手术策略改变，其中 16% 为 TCMEP，4% 为 SSEP[21,23]。在一项比较医院运用 TCMEP 前后，单中心、未破裂前循环动脉瘤夹闭术后运动神经功能结局的研究中，Yeon 等[24] 总结提出运用 SSEP 和 TCMEP 监测，患者术后运动功能缺失可降至 1% 以下，这种发生率已可以与血管内治疗术相提并论，甚至更低。对于诸如本病例患者的 MCA 动脉瘤夹闭术，一项由 Yue 等主持的前瞻性队列研究发现未进行术中 TCMEP 监测的患者与采用了 TC-MEP 监测患者相比，其术后发生运动功能降低的可能性增加了 4 倍（Odd ratio，4.77；$P = 0.042$）[25]。Guo 等[26] 对病例系列进行回顾发现术中 TCMEP 信号缺失的阳性预测值为 1.0。而暂时性信号缺失或信号降低则与多种术后临床表现相关，其阳性预测值为 0.31。而 Holdefer 等[27] 撰写的因果关系指南指出，动脉瘤夹闭手术与诱发电位改变生物之间的强相关性及其可信度在不同情况下均存在。

对于该类手术上述监测的缺点是什么？

如术者要求在动脉瘤夹闭关键步骤中产生爆发抑制，此时 EEG 则无法对脑缺血进行监测[19]。SSEP 则可能忽略动脉瘤手术最可怕的并发症——新发运动功能障碍。事实上，大于 25% 的术后发生新运动功能障碍的病例中并未发生 SSEP 改变[21]。TCMEP 的应用则在微创手术中技术层面较复杂，特别是需要注意 TCMEP 诱发患者体动[28-29]。另需值得关注的是 TCMEP 引起的体动人群有可能被夸大（虽然术中体动可能造成严重后果），一项回顾性研究回顾 220 例动脉瘤开颅夹闭术 99.5% 监测率的患者中，发现 3.2% 的患者在术中进行 TCMEP 刺激时出现严重体动，除了一例患者，其余患者均可通过加深麻醉深度或减轻刺激强度恢复 TCMEP 监测（见第 22 章 "颅内动静脉畸形手术" 中 TCMEP 信号获取相关体动相关讨论）。采用最小必要刺激强度，可以在视频 21.1 中看到显微手术体动。最重要的是，如第 22 章中所述，过高的刺激强度可能导致 TCMEP 结果出现假阳性。

患者进入手术间后，按照 ASA 标准进行监护，输注瑞芬太尼 $[0.1\ \mu g/(kg \cdot min)]$ 和丙泊酚 $[50\ \mu g/(kg \cdot min)]$ 后，单剂量给利多卡因 1.5 mg/kg，丙泊酚 2 mg/kg，间断给非去极化肌松药罗库溴铵 0.7 mg/kg。采用神经刺激器确认神经肌肉足够松弛后进行气管插管，机械通气，吸入氧浓度 50%，吸入地氟烷维持呼气末肺泡浓度 3.3% 维持 0.5 MAC。采用地氟烷（0.5 MAC）复合瑞芬太尼 $0.1 \sim 0.5\ \mu g/(kg \cdot min)$ 和丙泊酚 $50 \sim 150\ \mu g/(kg \cdot min)$ 维持麻醉，不再给肌松药。右侧桡动脉穿刺置管监测有创动脉压，开放至少 2 条大孔径外周静脉通路输

液，其中一条通路行静脉麻醉药输注。由于动脉瘤未破裂，患者血压正常既往也无高血压病史，可认为正常袖带压可信，可以在插管后再行动脉置管。留置导尿后，将患者的头部放在 Mayfield 头部固定器上，仰卧位，右上肢放在托手板上麻醉医生可及之处。手术切皮之前，神经监测技师将刺激和记录电极置于头皮和四肢，监测 EEG、正中神经 SSEP 和 TCMEP，麻醉医生还需放置脑电双频谱指数（bispectral index，BIS）电极。目前没有数据可推荐一种麻醉方案（上述为作者所在机构所采取的麻醉方案），但是术中必须维持血流动力学稳定，最小化动脉瘤破裂风险，并应该考虑保护脑组织避免缺血的麻醉策略，例如避免过度通气[11]。

手术区域铺巾的时候，监测技师获取各项监测的基础数值，记录显示：EEG 显著减慢出现爆发抑制，SSEP 显示刺激左侧正中神经，皮质波幅减小而右侧正常，四肢 MEP 波幅对称减小。

如何解释这些神经生理监测波形？

手术开始前，观察到的异常波形显然与手术无关。因此，需要考虑其他原因，包括信号获取的技术性因素，生理性干扰对外周和中枢神经系统（central nervous system，CNS）功能的影响，以及体位和药物因素等，都可能造成波形异常，但是任何一种单独因素都不能解释所有的异常，应逐个进行分析。

由于 EEG 减慢并出现爆发抑制是全脑性的，一般与头部摆放位置造成的脑血流异常（颈部扭转或歪曲造成颈静脉阻塞）无关，而最有可能是药物引起的[31-34]。但是头部过高（坐位）引起低血压也可能出现这种情况。就这个病例而言，患者处于仰卧位，术中血压维持在正常范围内，所

以最大的可能是地氟烷（0.5 MAC）复合丙泊酚［100 μg/（kg·min）］导致麻醉过深[35]，且术中 BIS 值只有 22。将丙泊酚输注速度降低至 25 μg/（kg·min）持续 10 min 后，BIS 值升高至 35，爆发抑制也消失了。

术中 TCMEP 信号全面降低很可能是插管时应用肌松药的残余作用[36]。由于吸入麻醉药对 MEP 信号的影响呈剂量相关性，如果没有残余肌松作用的话，较低浓度吸入麻醉药不会影响 TCMEP 信号[37]。尽管已经找出了引起全脑 TCMEP 信号异常的原因，但是仍应认真全面考虑，以免遗漏其他可能。快速查看动脉压可以排除其他可能的原因（常为致命性），如果考虑是低血压引起全脑低灌注造成的，可以在不改变其他条件的情况下，短暂升高平均动脉压来检查患者是否已经达到血压自动调节的低限[38]。针对这个病例，我们通过神经生理监测（或四个成串刺激）发现肌松药残余作用。之后的 30 min TCMEP 信号也增强证明运动阻滞解除。

与 EEG 全面改变以及 TCMEP 信号改变不同，SSEP 信号改变为局部改变。皮质 SSEP 受麻醉药物或生理性因素影响发生的改变一般是双侧的，所以这个病例中的 SSEP 异常并不是手术、麻醉或生理性原因造成的[39-40]。这样针对这种局部异常，应考虑体位因素和技术原因。过度扭曲和（或）颈部弯曲造成颈静脉引流不畅是一种可能，但是由于 EEG 呈全脑性改变，排除了单侧颈静脉阻塞造成的同侧大脑低灌注，所以也就排除了这个可能。检查左上肢没有发现压迫正中神经或牵拉臂丛神经，排除体位相关的单侧肢体信号异常[41]。最后一种可能是信号获取时在刺激部位（左侧正中神经）或者记录部位（右侧感觉皮质）出现技术问题。正中神经刺激较弱的时候会发生这种情况，可能是刺激电极和正中神经之间距离太远（如肥胖，水肿，刺激电极过远）所致，或者刺激向患者传输的环节出了问题，记录 Erb 点和颈部导联皮质下信号可以验证刺激是否正确传输（也可以用于确认四肢体位放置是否合适）[42]，Erb 点正常而颈部记录信号降低或缺失提示右侧颈动脉血流受阻。在此病例中可以触及颞浅动脉，所以排除了这个可能。一个罕见但可能的原因是麻醉诱导和放置针刺电极时血压突然升高导致动脉瘤破裂。但此患者这段时间内血压正常，双侧瞳孔等大、反射正常，所以动脉瘤破裂的可能性很小。进一步检查记录电极发现 C4′号头皮针位置不当，纠正后信号即正常。术中开颅期如果牵拉脑组织离开颅骨，导致大脑和记录电极之间有空气的话，也会产生相似的问题（图 21.1）。

手术开始，各项神经生理指标都处于正常范围。剪开硬脑膜后进行显微镜下操作。手术进展顺利，外科医师对术野进行适当调整以充分暴露动脉瘤。神经监测技师发现左手的 TCMEP 信号单个波形振幅出现显著降低（图 21.2）

为什么会出现这个现象？

术中出现信号减低必须及时准确地找出手术的原因——手术原因虽然不常见，但立即纠正可以避免永久性损伤。由于手术操作应用牵开器扩大术野，所以手术牵引很有可能是信号异常的原因。牵开器的压力会改变豆纹动脉和大脑前中动脉分支的血流，影响深部皮质与皮质下运动和感觉通路以及运动和感觉束的血供[43]。

如上所述，对于缺血改变，TCMEP 更敏感，并且先于 SSEP 出现变化[21.29.44]。SSEP 监测有助于保证预后，而 TCMEP 可作为缺血损伤的早期预警[45]。本病例中，撤去牵开器后 TCMEP 迅速恢复至正常。为了确保

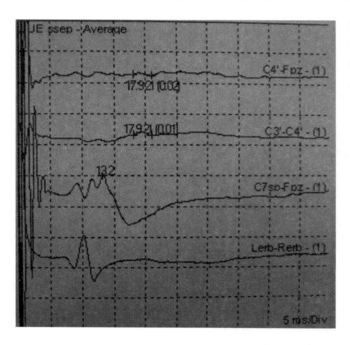

图 21.1 描记左上肢躯体感觉诱发电位（SSEP），Erb 点和颈部反应正常，但皮质电极信号异常。异常的信号是 C4 皮质电极位置不当引起的，纠正后恢复正常

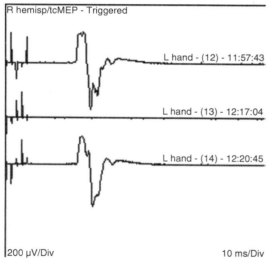

图 21.2 牵开器的压力引起手部 TCMEP 信号缺失，撤去牵开器后立刻恢复正常

没有遗漏其他改变 TCMEP 的原因，应当逐个排查其他造成单侧 TCMEP 变化的可能原因。麻醉和生理因素不会引起监测的单一改变，由于体位不变，如果左侧上肢没有其他外力压迫，即可排除以上 3 种可能。快速检查刺激模式和刺激电极阻抗，与基础水平无异，可以排除技术原因。

术野暴露进行顺利，术者要求给药引起爆发抑制，从理论上来讲，延长大脑的缺血耐受性，为可能的临时阻断做准备[18,46-48]（需要注意的是，目前缺乏明确临床证据证明通过药物诱导爆发抑制在动脉瘤夹闭术患者中的有效性）[11,18]。丙泊酚输注速度调至 150 μg/(kg·min) 后出现爆发抑制。由于大剂量的静脉麻醉药物可能会影响诱发电位信号，应在外科关键操作之前获得神经生理监测信号新"基线"[49]。术者最后观察一下，先后放置 2 枚动脉夹并调整 2 次，完成动脉瘤永久性夹闭。2 min 后，左手 MEP 信号减弱，左侧正中神经 SSEP 信号也随后出现变化。

为什么出现上述变化？

手术操作后出现单侧改变，因此手术操作引起神经生理信号改变的可能性最大，应当立即检查并纠正[21,29,45]。各科人员应当通力合作，技师检查机器确保系统无误，排除技术原因。麻醉医师应升高血压（我们通常升高血压约 20%），通过间接循环（软脑膜血管-血管吻合）增加脑灌注。术者需查看术野检查血管状态，应用多普勒检测血流，或使用吲哚菁绿（indocyanine green，ICG）做无创血管造影（见第 22 章）。本例患者 ICG 造影显示动脉夹已夹闭血管[50-51]。外科医生调整动脉夹后，TCMEP 立即恢复，随后 SSEP 也恢复至正常（图 21.3）（视频 21.2）。

　　放置动脉夹时，常常夹闭穿支动脉、缩小供血动脉或引起严重的血管痉挛。TC-MEP/SSEP 信号变化有助于发现缺血，指导医师迅速调整和改善治疗措施，避免术后出现神经功能障碍[21,29]。调整动脉夹后，信号恢复，应用 ICG 和多普勒确认血流良好。此后手术一直顺利进行，术毕继续输注瑞芬太尼 0.05 μg/(kg·min)，然后手术室内平稳拔管，患者清醒后无神经症状，送至恢复室监测生命体征，必要时给予芬太尼进行术后镇痛，之后转至 ICU。

病例二：颈内动脉/眼动脉段动脉瘤

　　女性患者，57 岁，右侧颈内动脉瘤位

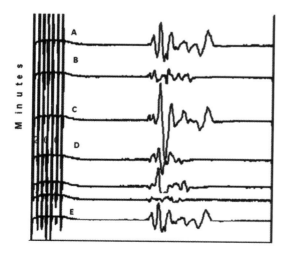

图 21.3　基底动脉段动脉瘤：A，基线；B，夹闭；C，松夹；D，再次夹闭；E，调整夹闭

于眼动脉远端，12 mm 大小且未曾破裂，现择期行开颅动脉瘤夹闭术。

　　麻醉方法如病例 1。术中可能需要在右颈内动脉中放置球囊减压，以安全夹闭动脉瘤[52]。开颅前需腹股沟和右颈部备皮消毒。

术中是否仅监测上肢 SSEP 和 TC-MEP，或仅下肢 SSEP 和 TCMEP，或上下肢 SSEP 和 TCMEP 均监测？

　　对于颅内血管手术，需要熟悉可能发生缺血的血管结构[53]。颈内动脉（例如此病例）或大脑中动脉上的动脉瘤，或后循环动脉瘤，最容易发生大脑中动脉支配区域缺血，包括上肢感觉皮质供血区[44]，所以应监测正中神经 SSEP 和上肢 TCMEP。如果动脉瘤位于大脑前动脉或前交通动脉，对侧下肢受损可能性大[44]。本例手术中前循环也可能受损，因此应监测下肢 SSEP 和 TC-MEP。在实际工作中，有对多个血管供血区域均会受神经外科血管操作影响，因此应常规监测上下肢 SSEP 和 TCMEP[54]。

　　各项神经生理监测指标（EEG、MEP 和 SSEP）基础信号的波幅和形态正常。手术暴露动脉瘤过程顺利，术者决定从右股动脉穿刺进针，在颈内动脉近动脉瘤处放置血管内球囊。放置过程顺利，然后计划扩张球囊，缩小动脉瘤，在动脉瘤远端放置临时动脉夹进行阻断。

　　孤立动脉瘤是指临时阻断来自上游动脉和载瘤动脉的血流，以及远端和侧枝动脉的血流，降低动脉瘤颈张力便于夹闭和载瘤动脉重建。前交通动脉和大脑中动脉的动脉瘤需要 3～4 个夹子；但对于颈内动脉床突旁动脉瘤，需要颈部切开暴露并临时夹闭颈内动脉的颅外部分，或者靠近动脉瘤放置血管内球囊导管，并扩张球囊阻断顺行血流（图 21.4），还需临时夹闭颈内动脉的颅内段远

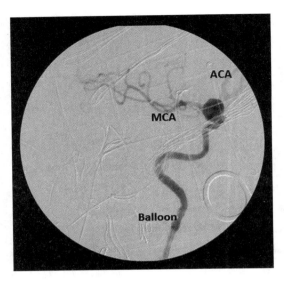

图 21.4 造影显示球囊位于颈内动脉、动脉瘤，以及 MCA 和 ACA

端，阻断逆行血流进入动脉瘤，此时可以通过血管内导管进行吸引，降低动脉瘤内压力，但仍有逆行血流[52]。这样操作可以安全夹闭动脉瘤，但会有造成上述动脉供血区域缺血的风险（如旷置前交通动脉瘤可累及 Huebner 返动脉，旷置颈动脉床突旁动脉瘤可累及眼动脉）。如果 Willis 环和（或）软脑膜纹动脉侧枝血流代偿不足，也可能发生载瘤动脉的供血区域缺血。

虽然传统上认为爆发抑制和低体温均可在此类手术中应用，但缺乏文献支持此类操作。理论上，降低脑氧耗和增加侧枝动脉血流或许可以延长大脑耐受缺血的时间[18,47-48]。使用静脉镇静药或吸入麻醉药可以通过减少神经元组织的电活动来降低脑氧耗。然而，一旦 EEG 的爆发抑制率达到 0.8（EEG 中 80% 活动静止，仅 20% 有爆发活动），脑代谢率和脑血流将不再降低[55]。低体温也可以降低脑氧耗，还能通过减少电活动降低细胞代谢，并减少细胞非电活动的能量需求[56]，因此当体温降低至电活动静止时，可以进一步延长脑缺血的耐受时间[57]。但是，在一项大规模的国际性多中心随机双

盲对照研究（Intraoperative Hypothermia for Aneurysm Surgery Trial，IHAST）中，世界神经外科医师分级 Ⅰ 或 Ⅱ 级的 SAH 患者，与术中正常体温相比，术中轻度体温（33.5℃）并不会改变患者的神经及认知功能预后[58]。除了在旷置动脉瘤时延长对缺血的耐受时间，调整血流动力学参数增加侧枝动脉血流（如使平均动脉压增加 20%，减少脑体积，增加大脑过度灌注等）可能会有利于预防脑缺血[18]。本病例中，我们采取了引起爆发抑制和增加血压的措施。

术中血管内球囊膨胀，EEG 爆发抑制率为 0.8，TCMEP 和 SSEP 信号稳定，但动脉瘤夹闭困难，手术需要更长的时间。孤立动脉瘤 12 min 后，左上肢和左下肢的 TCMEP 信号减退，15 min 时 SSEP 信号也随之减弱，可能与手术引起脑缺血有关。尽管通知了术者，但是已经切开动脉瘤，不能进行再灌注（视频 21.3）。平均动脉压较诱导前升高 20%。TCMEP 和 SSEP 信号完全消失 2 min，手术仍在进行。完成动脉瘤夹闭以及载瘤动脉重建后，球囊减压并移除远端的临时阻断夹，TCMEP 和 SSEP 信号逐渐恢复至基础形态。肉眼观察、多普勒检查以及 ICG 造影均显示载瘤动脉重建满意，所有区域均显影良好，无异常染色区域。术毕患者清醒，左侧肢体肌力稍有下降，上肢为著，但 30 min 内均有所改善。

本病例中，TCMEP 和 SSEP 信号分别在 12 min 和 15 min 时出现变化，比在临时动脉阻断或动脉瘤旷置后 4 min 内就出现信号改变的情况要好一点[21,29,44]。TCMEP 和 SSEP 的改变均是由动脉瘤旷置的手术操作造成的。一般来讲，应考虑并逐个排除其他可能的原因，但是就这个病例来讲，监测指标的变化与手术有直接关系，所以我们主要关注手术原因。另外，手术进行到此时应当保证麻醉和循环的稳定，不要改变监测参

数，避免造成信号减退出现假阳性的情况。

麻醉清醒后 30 min，患者出现的肢体无力可能与局部脑血流波动引起局灶性缺血有关。灌注减少会造成麻醉药物洗出减慢，从而延长麻醉苏醒时间[59]。

病例 3：基底动脉尖动脉瘤

女性患者，64 岁，未破裂基底动脉尖动脉瘤，大小 15 mm，拟行眶颧翼点入路开颅显微镜下动脉瘤夹闭术。

此位置的动脉瘤如何选择神经生理监测方法？

手术治疗基底动脉尖和后循环动脉瘤的并发症和死亡率很高，部分原因是由于动脉瘤靠近多条脑干和皮质下穿支动脉，而且手术入路受限，不易暴露术野[17]。虽然 SSEP 和 TCMEP 能够反映直接神经损伤或继发于缺血的损伤对皮质下和脑干通路的影响，但脑干听觉诱发电位（brainstem auditory-evoked response，ABR）特定反映脑干的完整性，且不受麻醉药物的影响，因此 ABR 常用于为手术入路提供信息，避免创伤或缺血造成永久性的神经损害。由于后循环手术中基底动脉尖动脉瘤难以完全暴露，且穿支动脉易受损，应用这些监测可以

协助判断是否伤及穿支动脉（图 21.5）。后循环动脉瘤也可对易损伤含有运动成分的脑神经行肌电图（electrimyography，EMG）监测（详见第 7 章 "肌电图"）。

分离动脉瘤后，术者发现动脉瘤颈张力很高，不便放置临时阻断夹降低动脉瘤颈张力，因此术者要求诱发爆发抑制来降低脑代谢率。爆发抑制率达到 0.8 以上后，术者试图夹闭时不慎弄破了动脉瘤，术野出血且无法辨认解剖结构止血。麻醉医师立即静脉给予 0.4 mg/kg 腺苷，引起 15 s 窦性停搏以及 45 s 持续低血压（收缩压 < 60 mmHg），术者迅速清理术野并永久性夹闭动脉瘤[15]（视频 21.4 和 21.5）。

在此期间所有神经生理监测信号稳定，术者检查动脉瘤夹位置满意，冲洗术野准备关闭硬脑膜，此时左上肢 MEP 信号减弱。

引起信号改变的原因可能是什么？

手术团队协作共同行系统检查寻找局灶诱发电位改变的原因。首先排除生理性和麻醉因素的可能，技术性原因也排除在外。由于手术操作很有可能引起神经损伤（放置永久性动脉瘤夹），且几分钟后即发生了信号改变，所以手术操作影响的可能性最大。与术者沟通后，进行 ICG 血管造影，显示动脉瘤颈深部的一根小的穿支动脉被夹闭。再次

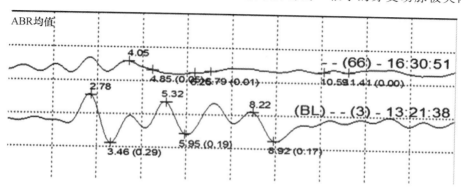

图 21.5　听觉诱发电位（ABR）描记显示 IV 和 V 波的改变

给予腺苷，术者调整动脉瘤夹的位置。在首次 ICG 造影剂淬灭后再次行 ICG 血管造影，此时穿支动脉显影，夹闭 2 min 后 MEP 信号逐渐恢复，硬脑膜关闭前即达到基础水平[21,29,44-45]。

参考文献

1. Bederson JB, Connolly Jr ES, Batjer HH, Dacey RG, Dion JE, Diringer MN, et al. Guidelines for the management of aneurysmal subarachnoid hemorrhage: a statement for healthcare professionals from a special writing group of the Stroke Council, American Heart Association. Stroke. 2009;40(3): 994–1025.
2. Molyneux A, Kerr R, Stratton I, Sandercock P, Clarke M, Shrimpton J, et al. International Subarachnoid Aneurysm Trial (ISAT) of neurosurgical clipping versus endovascular coiling in 2143 patients with ruptured intracranial aneurysms: a randomised trial. Lancet. 2002;360(9342):1267–74.
3. Wiebers DO, Whisnant JP, Huston 3rd J, Meissner I, Brown Jr RD, Piepgras DG, et al. Unruptured intracranial aneurysms: natural history, clinical outcome, and risks of surgical and endovascular treatment. Lancet. 2003;362(9378):103–10.
4. Chang HS. Simulation of the natural history of cerebral aneurysms based on data from the International Study of Unruptured Intracranial Aneurysms. J Neurosurg. 2006;104(2):188–94.
5. Rahman M, Smietana J, Hauck E, Hoh B, Hopkins N, Siddiqui A, et al. Size ratio correlates with intracranial aneurysm rupture status: a prospective study. Stroke. 2010;41(5):916–20.
6. Yoshimoto Y. A mathematical model of the natural history of intracranial aneurysms: quantification of the benefit of prophylactic treatment. J Neurosurg. 2006;104(2):195–200.
7. Lall RR, Eddleman CS, Bendok BR, Batjer HH. Unruptured intracranial aneurysms and the assessment of rupture risk based on anatomical and morphological factors: sifting through the sands of data. Neurosurg Focus. 2009;26(5):E2.
8. Shi C, Awad IA, Jafari N, Lin S, Du P, Hage ZA, et al. Genomics of human intracranial aneurysm wall. Stroke. 2009;40(4):1252–61.
9. Mira JM, Costa FA, Horta BL, Fabiao OM. Risk of rupture in unruptured anterior communicating artery aneurysms: meta-analysis of natural history studies. Surg Neurol. 2006;66 Suppl 3:S12–9. discussion S9.
10. Scott RB, Eccles F, Molyneux AJ, Kerr RS, Rothwell PM, Carpenter K. Improved cognitive outcomes with endovascular coiling of ruptured intracranial aneurysms. Neuropsychological outcomes from the international subarachnoid aneurysm trial (ISAT). Stroke. 2010;41(8):1743–7.
11. Connolly Jr ES, Rabinstein AA, Carhuapoma JR, Derdeyn CP, Dion J, Higashida RT, et al. Guidelines for the management of aneurysmal subarachnoid hemorrhage: a guideline for Healthcare Professionals from the American Heart Association/American Stroke Association. Stroke. 2012;43(6):1711–37.
12. Dankbaar JW, Slooter AJ, Rinkel GJ, Schaaf IC. Effect of different components of triple-H therapy on cerebral perfusion in patients with aneurysmal subarachnoid haemorrhage: a systematic review. Crit Care. 2010;14(1):R23.
13. Mitchell P, Kerr R, Mendelow AD, Molyneux A. Could late rebleeding overturn the superiority of cranial aneurysm coil embolization over clip ligation seen in the International Subarachnoid Aneurysm Trial? J Neurosurg. 2008;108(3):437–42.
14. Ausman JI. The International Subarachnoid Aneurysm Trial II: comparison of clipping vs coiling: key questions. Are the results of the study generalizable? Should clipping be done for patients less than 40 years of age? Surg Neurol. 2008;70(1):104–7.
15. Bebawy JF, Gupta DK, Bendok BR, Hemmer LB, Zeeni C, Avram MJ, et al. Adenosine-induced flow arrest to facilitate intracranial aneurysm clip ligation: dose–response data and safety profile. Anesth Analg. 2010;110(5):1406–11.
16. Young WL, Lawton MT, Gupta DK, Hashimoto T. Anesthetic management of deep hypothermic circulatory arrest for cerebral aneurysm clipping. Anesthesiology. 2002;96(2):497–503.
17. Quinones-Hinojosa A, Alam M, Lyon R, Yingling CD, Lawton MT. Transcranial motor evoked potentials during basilar artery aneurysm surgery: technique application for 30 consecutive patients. Neurosurgery. 2004;54(4):916–24. discussion: 24.
18. Warner DS. Perioperative neuroprotection: are we asking the right questions? Anesth Analg. 2004;98(3):563–5.
19. Holland NR. Subcortical strokes from intracranial aneurysm surgery: implications for intraoperative neuromonitoring. J Clin Neurophysiol. 1998;15(5): 439–46.
20. Horiuchi K, Suzuki K, Sasaki T, Matsumoto M, Sakuma J, Konno Y, et al. Intraoperative monitoring of blood flow insufficiency during surgery of middle cerebral artery aneurysms. J Neurosurg. 2005;103(2): 275–83.
21. Neuloh G, Schramm J. Monitoring of motor evoked potentials compared with somatosensory evoked potentials and microvascular Doppler ultrasonography in cerebral aneurysm surgery. J Neurosurg. 2004;100(3):389–99.
22. Bacigaluppi S, Fontanella M, Manninen P, Ducati A, Tredici G, Gentili F. Monitoring techniques for prevention of procedure-related ischemic damage in aneurysm surgery. World Neurosurg. 2012;78(3–4): 276–88.
23. *Neuloh G, Schramm J. Evoked potential monitoring during surgery for intracranial aneurysms. In: Handbook of clinical neurophysiology. vol. 8. New York: Elsevier; 2008. p. 801–14.
24. Yeon JY, Seo DW, Hong SC, Kim JS. Transcranial motor evoked potential monitoring during the surgical

clipping of unruptured intracranial aneurysms. J Neurol Sci. 2010;293(1–2):29–34.

25. *Yue Q, Zhu W, Gu Y, Xu B, Lang L, Song J, et al. Motor evoked potential monitoring during surgery of middle cerebral artery aneurysms: a cohort study. World Neurosurg. 2014;82(6):1091–9.

26. Guo L, Gelb AW. The use of motor evoked potential monitoring during cerebral aneurysm surgery to predict pure motor deficits due to subcortical ischemia. Clin Neurophysiol. 2011;122(4):648–55.

27. Holdefer RN, MacDonald DB, Skinner SA. Somatosensory and motor evoked potentials as biomarkers for post-operative neurological status. Clin Neurophysiol. 2015;126(5):857–65.

28. Sloan TB, Janik D, Jameson L. Multimodality monitoring of the central nervous system using motor-evoked potentials. Curr Opin Anaesthesiol. 2008;21(5):560–4.

29. Szelenyi A, Langer D, Kothbauer K, De Camargo AB, Flamm ES, Deletis V. Monitoring of muscle motor evoked potentials during cerebral aneurysm surgery: intraoperative changes and postoperative outcome. J Neurosurg. 2006;105(5):675–81.

30. Hemmer LB, Zeeni C, Bebawy JF, Bendok BR, Cotton MA, Shah NB, et al. The incidence of unacceptable movement with motor evoked potentials during craniotomy for aneurysm clipping. World Neurosurg. 2014;81(1):99–104.

31. Billard V, Gambus PL, Chamoun N, Stanski DR, Shafer SL. A comparison of spectral edge, delta power, and bispectral index as EEG measures of alfentanil, propofol, and midazolam drug effect. Clin Pharmacol Ther. 1997;61(1):45–58.

32. Egan TD, Minto CF, Hermann DJ, Barr J, Muir KT, Shafer SL. Remifentanil versus alfentanil: comparative pharmacokinetics and pharmacodynamics in healthy adult male volunteers. Anesthesiology. 1996;84(4):821–33.

33. Rampil IJ, Laster M, Dwyer RC, Taheri S, Eger II EI. No EEG evidence of acute tolerance to desflurane in swine. Anesthesiology. 1991;74(5):889–92.

34. Scott JC, Ponganis KV, Stanski DR. EEG quantitation of narcotic effect: the comparative pharmacodynamics of fentanyl and alfentanil. Anesthesiology. 1985;62(3):234–41.

35. Short TG. Using response surfaces to expand the utility of MAC. Anesth Analg. 2010;111(2):249–51.

36. Kalkman CJ, Drummond JC, Kennelly NA, Patel PM, Partridge BL. Intraoperative monitoring of tibialis anterior muscle motor evoked responses to transcranial electrical stimulation during partial neuromuscular blockade. Anesth Analg. 1992;75(4):584–9.

37. Reinacher PC, Priebe HJ, Blumrich W, Zentner J, Scheufler KM. The effects of stimulation pattern and sevoflurane concentration on intraoperative motor-evoked potentials. Anesth Analg. 2006;102(3):888–95.

38. Drummond JC. The lower limit of autoregulation: time to revise our thinking? Anesthesiology. 1997;86(6):1431–3.

39. Peterson DO, Drummond JC, Todd MM. Effects of halothane, enflurane, isoflurane, and nitrous oxide on somatosensory evoked potentials in humans.

Anesthesiology. 1986;65(1):35–40.

40. Liu EH, Wong HK, Chia CP, Lim HJ, Chen ZY, Lee TL. Effects of isoflurane and propofol on cortical somatosensory evoked potentials during comparable depth of anaesthesia as guided by bispectral index. Br J Anaesth. 2005;94(2):193–7.

41. Anastasian ZH, Ramnath B, Komotar RJ, Bruce JN, Sisti MB, Gallo EJ, et al. Evoked potential monitoring identifies possible neurological injury during positioning for craniotomy. Anesth Analg. 2009;109(3):817–21.

42. Benzon HT, Toleikis JR, Meagher LL, Shapiro BA, Ts'ao CH, Avram MJ. Changes in venous blood lactate, venous blood gases, and somatosensory evoked potentials after tourniquet application. Anesthesiology. 1988;69(5):67–82.

43. Andrews RJ, Bringas JR. A review of brain retraction and recommendations for minimizing intraoperative brain injury. Neurosurgery. 1993;33(6):1052–63. discussion 63–4.

44. Szelenyi A, Kothbauer K, Bueno de Camargo A, Langer D, Flamm ES, Deletis V. Motor evoked potential monitoring during cerebral aneurysm surgery: technical aspects and comparison of transcranial and direct cortical stimulation. Neurosurgery. 2005;57(ONS Suppl 4):331–8.

45. Neuloh G, Schramm J. What the surgeon wins, and what the surgeon loses from intraoperative neurophysiologic monitoring? Acta Neurochir. 2005;147(8):811–3.

46. Hoffman WE, Charbel FT, Edelman G, Ausman JI. Thiopental and desflurane treatment for brain protection. Neurosurgery. 1998;43(5):1050–3.

47. Newman MF, Croughwell ND, White WD, Sanderson I, Spillane W, Reves JG. Pharmacologic electroencephalographic suppression during cardiopulmonary bypass: a comparison of thiopental and isoflurane. Anesth Analg. 1998;86(2):246–51.

48. Newman MF, Murkin JM, Roach G, Croughwell ND, White WD, Clements FM, et al. Cerebral physiologic effects of burst suppression doses of propofol during nonpulsatile cardiopulmonary bypass. CNS Subgroup of McSPI. Anesth Analg. 1995;81(3):452–7.

49. Banoub M, Tetzlaff JE, Schubert A. Pharmacologic and physiologic influences affecting sensory evoked potentials: implications for perioperative monitoring. Anesthesiology. 2003;99(3):716–37.

50. Raabe A, Nakaji P, Beck J, Kim LJ, Hsu FP, Kamerman JD, et al. Prospective evaluation of surgical microscope-integrated intraoperative near-infrared indocyanine green videoangiography during aneurysm surgery. J Neurosurg. 2005;103(6):982–9.

51. de Oliveira JG, Beck J, Seifert V, Teixeira MJ, Raabe A. Assessment of flow in perforating arteries during intracranial aneurysm surgery using intraoperative near-infrared indocyanine green videoangiography. Neurosurgery. 2008;62(6 Suppl 3):1300–10.

52. Parkinson RJ, Bendok BR, Getch CC, Yashar P, Shaibani A, Ankenbrandt W, et al. Retrograde suction decompression of giant paraclinoid aneurysms using a No. 7 French balloon-containing guide catheter. Technical note. J Neurosurg. 2006;105(3):479–81.

53. Bloom MJ, Kofke WA, Nemoto E, Whitehurst S. Monitoring for cerebrovascular surgery. Int

Anesthesiol Clin. 1996;34(3):137–47.

54. Jameson LC, Janik DJ, Sloan TB. Electrophysiologic monitoring in neurosurgery. Anesthesiol Clin. 2007; 25(3):605–30. x.

55. Warner DS, Takaoka S, Wu B, Ludwig PS, Pearlstein RD, Brinkhous AD, et al. Electroencephalographic burst suppression is not required to elicit maximal neuroprotection from pentobarbital in a rat model of focal cerebral ischemia. Anesthesiology. 1996;84(6):1475–84.

56. Nakashima K, Todd MM, Warner DS. The relation between cerebral metabolic rate and ischemic depolarization. A comparison of the effects of hypothermia, pentobarbital, and isoflurane. Anesthesiology. 1995;82(5):1199–208.

57. Todd MM, Warner DS. A comfortable hypothesis reevaluated. Cerebral metabolic depression and brain protection during ischemia. Anesthesiology. 1992;76(2):161–4.

58. Todd MM, Hindman BJ, Clarke WR, Torner JC. Mild intraoperative hypothermia during surgery for intracranial aneurysm. N Engl J Med. 2005;352(2):135–45.

59. Wang M, Joshi S. Electrocerebral silence after intracarotid propofol injection is a function of transit time. Anesth Analg. 2007;104(6):1498–503.

问题

1. 判断题：术中运动诱发电位信号消失，给予干预措施后恢复，提示患者在术后苏醒后仍会出现神经功能缺失。

2. 判断题：对于动脉瘤夹闭术术中监测，与 EEG 和 SSEP 相比，MEP 提供的信息较少。

3. 判断题：对于前动脉动脉瘤，EEG 和双侧下肢 SSEP 及 MEP 监测是重要神经结构监测组成部分。

答案

1. 错。术中给予干预后，消失的信号恢复，术后可能有多种临床表现。可能为无神经功能缺失，短暂性神经功能缺失，或轻度永久性神经功能缺失。如同前文所诉，Guo 等[26] 发现暂时性信号消失或信号改变的阳性预测值仅为 0.3。

2. 错。MEP 可监测部分来自不同供血的运动传导通路，而不是感觉传导通路。MEP 对于无法用 EEG 和 SSEP 监测的穿支动脉损伤尤为重要，否则患者可能会出现肢体偏瘫。另外，MEP 对损伤的预警常早于 SSEP。

3. 正确。术中至少要监测最易受损区域。对于前交通动脉瘤，对侧下肢最易受损。对于颈内动脉、大脑中动脉、后循环动脉瘤，缺血损伤最易出现在对侧上肢感觉皮质。

颅内动静脉畸形手术 22

Laura B. Hemmer，Carine Zeeni

（李 姝 译 菅敏钰 校）

学习要点

- 现在对于成人和儿童患者病例系列均有证据证明术中神经监测可有助于降低脑动静脉畸形外科手术和血管内介入治疗并发症发病率。
- 尤其对于外科手术，经颅运动诱发电位，低剂量刺激强度准确性更高。如刺激强度过高，即便是皮质甚至皮质下发生缺血，对侧肢体也可监测到肌源性MEP，导致出现假阳性。
- 随着神经影像学，神经监测以及微创手术的技术发展，越来越多位于或接近语言区的动静脉畸形可以进行手术治疗，而不是既往的保守治疗。神经监测技术的进步，该类手术全麻下中可进行脑电图（EEG），躯体感觉诱发电位（SSEP），运动诱发电位（MEP）以及功能定位等监测。近期清醒麻醉也逐渐增加，也可以在语言区动静脉畸形（AVM）切除时采用术中功能定位。

前言

　　动静脉畸形（arteriovenous malformation，AVM）是以动静脉瘘为中心的杂乱血管团（即供血动脉直接和扩张的引流静脉直接连接）[1-2]，是最常见的血管畸形类型，尸检显示总体发病率为1%～4%[3]，其中只有12%的AVM是全身多发[1]。发病的平均年龄是35岁，最常见的表现是颅内出血（通常是脑出血）[1,4]，首次出血发生率每年约为2%～4%。第二常见的症状是癫痫，其次是头痛和局灶性神经功能缺损[1]，儿童患者也可出现充血性心力衰竭和脑积水[3]。

　　最常用的AVM分级是Spetzler-Martin AVM分级量表，综合考虑AVM的大小、静脉引流类型和位置[5]，一共分为5级。其他影响治疗的重要因素包括手术难度、供血动脉数量、病灶血流量、窃血情况以及是否并发动脉瘤[3,5]。根据Spetzler-Martin AVM分级，级别越高，治疗相关发病率就越高[5]。

　　血管造影术是确定AVM动静脉解剖的"金标准"（图22.1），MRI或造影也可帮助AVM的诊断和定位[3]。高流量、造影可识别且大于6 cm的AVM可认为是巨大畸形[6]。

　　目前AVM治疗方法包括保守监测、显微神经外科手术、介入手术或放射治疗。手术或放疗前可以通过栓塞显著降低血流、缩小病灶、阻断深部动脉以及消除相关动脉瘤。血管内栓塞也可用于不适合手术AVM姑息治疗。放射治疗通常用于小AVM，尤其

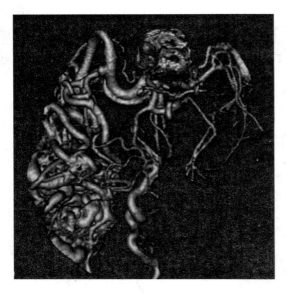

图 22.1 AVM 血管造影

是那些手术困难或位于特殊部位的血管畸形[3]。患者放射治疗失败后，由于深部较细的小动脉逐渐纤维化，可以考虑手术[7]。手术治疗 AVM 通常先常规显微结扎供血动脉，然后切除病灶和引流静脉[1,3]（图 22.2）。

　　动静脉畸形在进行治疗之前，必要时应行颈内 Wada 试验或在干预侧特定动脉行超选 Wada 试验。采用短效的巴比妥类药物抑制灰质结构功能，局部使用利多卡因抑制白质结构功能，检测通过语言区脑组织的 AVM 供血动脉情况，从而更好地保留患者功能[8]。而血管内介入治疗所采用的材料包

括 Gelfoam（可吸收明胶海绵，由皮肤明胶提纯而来）、聚乙烯醇微粒、氰基丙烯酸丁酯、Onyx（一种无黏性的液体聚合物）以及其他各种各样的弹簧圈等[9]。虽然患者在行 Wada 试验时为清醒状态，大部分的神经外科中心更倾向于在全身麻醉下行 AVM 栓塞术，以保证术中影像清晰，避免患者体动。麻醉管理根据术中不同材料使用而不同。例如，一过性深度降压可辅助栓塞胶准确到位，而暂时性停止通气可改善造影质量[10]（见第 20、21 章及本章后续关于神经监测对生理的可能影响的讨论）。

　　颅内病变切除术的常规麻醉管理也适用于 AVM 手术。由于 AVM 切除通常是择期手术，患者术前应做好充分准备。术中可能会快速大量出血，所以应开放足够的静脉并且备血[3,11]。麻醉诱导时 AVM 破裂的风险很小，但是 AVM 合并颅内动脉瘤的概率约为 10%，因此应维持患者血压在正常范围内[1,3,11]，麻醉必须维持血流动力学稳定，迅速达到镇静遗忘、防止体动的效果，但是目前尚缺乏证明用于颅内手术绝对安全的麻醉方案[12-13]。通常选用降低脑代谢率的麻醉药物和不引起脑血管扩张的血管活性药物，尽量维持正常体温，全身麻醉引起的体温轻度下降也可以接受，做好迅速复温的准备[3,11,14]。

病例报告

　　女性患者，35 岁，既往史无特殊。头痛，MRI 示 AVM，择期行开颅 AVM 切除术。AVM 位于大脑中动脉，最大直径 4 cm。

为了减少术中出血，术前应予以何种治疗？

　　通过血管内栓塞减少畸形血供常用于缩小动静脉瘘[3,6]（有关介入神经放疗的神经监测内容，参见第 42 章"神经介入放射治

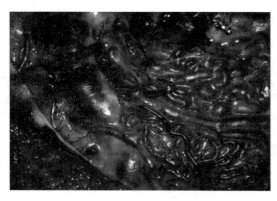

图 22.2 临时阻断并显微切除 AVM

疗")。为了避免侧枝血流形成，应在终末供血动脉栓塞后几天内切除 AVM[3]。

术中应采用何种监测手段？

脑血管手术需监测所有影响脑血流（cerebral blood flow，CBF）的生理因素[15]，包括呼气末二氧化碳和体温等 ASA 标准监测。由于常常需要应用血管活性药物调控血压，应监测有创动脉压；中心静脉压可用于监测容量状态；应用渗透性利尿剂时，需要监测尿量；如果手术部位高于心脏水平，还需在心前区应用多普勒探头（还应考虑放置多孔导管）监测气体。最后，如果计划阻断供血动脉，应当考虑应用多模式神经生理监测——脑电图（electroencephalography，EEG）、躯体感觉诱发电位（somatosensory-evoked potential，SSEP）和运动诱发电位（motor-evoked potential，MEP），协助诊断脑缺血（从而确认经过语言区的供血动脉）[16]。（见第 10 章"脑电图监测"，第 1 章"躯体感觉诱发电位"，第 2 章"经颅运动诱发电位"中相关的神经监测技术内容）。

联合监测 SSEP 和 MEP 的好处是什么？

目前仍缺乏关于开颅手术神经生理监测的前瞻性和随机临床研究，但有研究证明，术中神经监测可以预防手术和介入治疗大脑 AVM 的并发症[17-20]。SSEP 和 MEP 监测可以提供神经系统的其他信息，将两者联合应用可以更好地反映患者真实的神经系统状态[21]。事实上，25% 的患者术后会出现新的神经功能缺损，而术中 SSEP 并未发生改变，这是因为运动皮质下和皮质通路以及感觉皮质通路可以由多条不同的动脉供应（例如皮质下区域）[22]。与 SSEP 相比，MEP 对早期缺血性损伤更敏感，可作为早期预警手段[23]。最后，如果难以获取某一种监测信号，联合 SSEP 和 MEP 可以应用于更多的患者[21]。当然，如同第 21 章（"颅内动脉瘤

夹闭术"）中所讨论，应根据不同的手术，监测不同最易受损解剖区域。

虽然大部分 AVM 位于幕上，如果 AVM 累及后颅窝/椎基底动脉循环，还需采用其他什么神经监测方法？

后循环和脑干缺血监测可以采用 SSEP、MEP 和听觉脑干诱发电位（auditory brain-stem-evoked potential，ABR）[17,24]（详见第 3 章"听觉诱发电位"）。任意解剖结构易受损、含有运动成分的脑神经肌电图监测亦可作为神经监测的一部分内容（详见第 7 章"肌电图"）。

本病例中何时开始神经监测？

麻醉诱导后即开始监测，手术开始前的麻醉维持期作为基础水平，这样可以及时解决技术问题，还能发现并调整患者体位不当造成的信号改变。监测过程中无论是否有神经损伤，都应规律获取并记录信号，每次记录时需注意麻醉状态、生理指标（平均动脉压和体温）以及手术情况。由于大多数麻醉药物剂量较大时都会影响诱发电位，如果出现爆发抑制，应在手术操作前重新获取基线[25]。手术进行至关键步骤时，需要持续神经监测。

经颅 MEP 刺激会引起患者体动，如何将运动降至最小？

将经颅 MEP 的刺激强度在有效范围内尽可能降至最小，可以减弱体动[26]。为了避免关键操作时的运动影响，可以在 MEP 刺激时暂停手术。通常麻醉医生提示手术暂停，此时电生理监测医师和外科医师可以进行沟通，从而进行 MEP 刺激，获得有效的 MEP。大部分 MEP 可以在外科医师交换器械时进行。也有一些刺激区域很少引起运动。（在 SSEP/MEP 探针和手术切口相互交叉的情况下，可以在外科医师的辅助下放置

无菌探针，从而获得理想的探针放置。）术中视频转播也可帮助神经电生理监测团队在手术停止间隙进行电刺激。

全麻下肌肉松弛不足的患者在 MEP 刺激时可能出现自发体动，这种情况可以通过加深麻醉予以避免。麻醉维持我们常规应用中等剂量阿片类药物［瑞芬太尼 0.1 μg/（kg·min），吸入麻醉药 0.5 MAC，丙泊酚 0～5 μg/（kg·min）］。术中我们严密观察患者的容量状态，必要时给予去氧肾上腺素 10～50 μg/min 维持血流动力学稳定。由于很多麻醉药物是静脉输注，需经常检查给药系统是否良好，避免药物渗出，或者输液管路机械性堵塞等情况（患者麻醉减浅发生体动）。

记录 MEP 基线后，可以获取双侧上下肢的监测信号。但是对侧和同侧的波形源自同一个半球的刺激，这是为什么呢？如何纠正？

应该减弱刺激强度，否则术中监测可能漏掉脑缺血的情况，出现假阴性结果。这是由于刺激过强会激活深部皮质下运动通路，绕过较高的缺血皮质导致对侧肢体产生肌源性 MEP[17,27]。如果皮质脊髓束在锥体交叉尾端激活，可能也会漏掉深部皮质下运动通路的缺血[26,28]。也就是说，随着刺激强度增加，皮质脊髓纤维的活化位点会转移至大脑，这种活化位点的转移也有一定限制，与在脑干水平激活的位点相似（很可能在锥体交叉处）[29]。提高刺激强度是为了克服肌松作用，因此应避免插管后继续使用肌松药，从而使刺激强度最小化[30-31]。总之，减弱刺激强度可以提高经颅 MEP 的准确性[27]。

降低刺激强度至仅能获取对侧肢体波形，但出现下肢信号缺失。此时尚未开始手术，在不引起双侧肢体刺激的前提下如何提高改善信号呢？

首先可以增加刺激频率。通常下肢比上肢需要更多的脉冲刺激[28]，由于 MEP 的阈值强度取决于脉冲次数、每次的持续时间以及刺激和记录电极的位置，因此可以通过增加刺激频率、延长刺激时间、增加刺激强度、调整电极位置来加强肌肉反应[32]（但需要考虑到增加刺激强度可能有上述引起双侧肢体反应的副作用）。对于这个病例中的患者，增加刺激频率后，双侧刺激时四肢均能获取信号。

术中手术医师分离 AVM 时，可以采用何种非放射技术帮助确定血管结构？

尽管数字减影血管造影是 AVM 术中评估血流的"金标准"，也可以采用其他非放射方法识别血管，包括超声多普勒成像和荧光血管造影技术[33-34]。吲哚菁绿（indocyanine green，ICG）造影是一种荧光技术，根据不同血管发出荧光的时间不同来显影。静脉注射 ICG 后，动脉首先出现荧光（3～12 s），然后是动脉化静脉，接着是非动脉化皮质静脉。应用近红外视频显微镜观察显影，光源包括 ICG 激发波长，通过只显示荧光的光纤来成像。ICG 血管造影的推荐剂量是 0.2～0.5 mg/kg，通过肝代谢，半衰期为 3～4 min。需要注意的是，由于 ICG 荧光受血液影响，若有血肿存在，应在注射 ICG 前尽量清除干净[34]。ICG 造影不仅可用于识别 AVM 血管结构，还可以在病灶切除过程中多次使用，显影供血动脉评估血管团内灌注，还可以用于确定切除是否完全[35]。我们医院常规采用的低剂量 ICG（约 0.1～0.2 mg/kg）造影，其显影效果较好，造影剂"洗脱"时间更短，这样在必要条件下可快速多次造影。见第 21 章"颅内动脉瘤夹闭术中神经生理监测"中颅内动脉瘤术中使用 ICG 造影的录像。

电生理监测技师发现一侧下肢的 MEP 波幅明显降低，术者此时并没有在大脑前动脉供血区域操作，不会影响下肢的 MEP 信号，且大脑张力较高，于是调节呼吸机对患者进行过度通气。应如何确定 MEP 变化的原因并处理神经系统的异常反应？

由于是单侧信号改变，需考虑技术、体位或者手术方面的原因（生理性或药物性因素一般引起双侧信号改变）。电生理技师需要再次进行 MEP 刺激，如果问题仍然存在，则应检查电极阻抗和刺激参数以排除技术问题，同时麻醉医生需检查患者体位和该侧肢体的监测及静脉输液系统。在这个病例中，如果没有发现技术或体位的异常，还需考虑手术的因素，尤其是患者在进行过度通气，可能存在牵拉器引起局部脑皮质损伤的问题[36]。牵拉器所致的脑损伤会引起该区域的脑血流下降进而发生脑缺血，直接的局部组织创伤也会累及神经元、纤维以及胶质细胞，损伤程度取决于牵拉器的数量和形状，以及牵拉的力度和压力[37]。针对以上问题，术者调整了牵拉器，同时麻醉医生升高血压、减轻过度通气（过度通气会减少脑血流）来缓解局部脑组织缺血[36,37]。采取以上措施后 15 min，MEP 信号恢复正常。需要注意，虽然在如创伤性脑损伤等情况下持续过度通气有不利影响，然而术中过度通气已被证实可以改善手术条件，因此术中轻度过度通气是合理的，并且至今也常规使用[13,38]。

什么因素会影响 MEP 监测脑缺血的速度？

MEP 监测脑缺血的速度取决于相应区域的侧支循环数量。例如，皮质下运动通路对血流变化尤为敏感，豆纹动脉血流中断后，60 s 内即发生 MEP 信号的改变；而大脑中动脉供应运动皮质的分支如果发生缺血，常常 10 min 后才出现 MEP 信号变化[23]。

AVM 切除过程中，发现 EEG 减慢，继而出现全脑 MEP 波幅下降，然后全脑 SSEP 潜伏期增加超过 10%，立即告知外科医师以上变化。可能的原因是什么？如何解决？

全脑信号变化一般是由药物性或是生理性因素引起的。确保镇静药物等麻醉方案没有问题后，应考虑生理因素的改变，包括血压、红细胞比容、体温、酸碱平衡以及氧分压和二氧化碳分压[25]。迅速检查供氧和通气正常后，检查平均动脉压（MAP）发现比患者基础水平下降 20%。开始升高血压的同时，检测血红蛋白和红细胞比容，结果显示患者贫血，此时术野出血较多，因此神经监测信号的改变很可能是低血压以及血液携氧能力低下共同作用的结果[39]。

鉴于此，可以输注红细胞提高携氧能力，同时升高血压保证脑灌注。通过积极的容量治疗，患者的神经监测信号恢复正常。

脑血流量如何变化时会引起神经监测信号的改变？

脑缺血后 EEG 会迅速发生变化，因此 EEG 减慢首先反映了脑缺血，随着缺血加重，电压开始降低[40,41]。全身麻醉下，脑血流量（CBF）在 10~25 ml（100 g·min）时即可出现 EEG 的变化，CBF 降至 10 ml（100 g·min）以下时，EEG 显著改变[17,40]。皮质血流降至 20 ml（100 g·min）以下时，SSEP 才会变化，血流降至 15~18 ml（100 g·min）时 SSEP 信号逐渐消失[36]。脑血流处于以上水平时，脑缺血损伤在改善 CBF 后是可逆的，实验显示脑梗死时的 CBF 为 10~12 ml（100 g·min）[17]。

此病例中，监测 MEP 可以实时对初级运动系统的完整性进行评估。如 AVM 位于或十分接近初级运动皮质和（或）皮质脊髓束，除了 MEP 还可以采取其他何种监测措施？

随着神经影像学，神经监测以及显微手术技术进步，使得既往只能保守治疗或放射性治疗的接近运动皮质区域或接近运动投射系统的 AVM 患者可进行手术治疗[20]。由于占位性病变可使正常解剖结构发生变化，难以完全通过解剖结构定位特定的功能区域，因此术中应行皮质或皮质下单极或双极功能区定位，从而定位运动神经元集。手术刚开始时，常使用神经导航系统，通过术前影像，针对开颅手术入路，再硬膜剪开前定位病变。随着手术操作接近病变和运动功能脑组织交界处，可重复使用脑功能定位确定手术切除安全平面。此时，低运动刺激阈提示已接近功能区。如前所诉，过高的刺激强度可导致经颅 MEP 假阳性，而过高的定位强度也会因电流扩散而使 MEP 结果假阳性[19]。EEG 监测可在定位时进行从而检测癫痫发作。

对于位于或接近运动/语言区皮质的 AVM，还有其他麻醉方法吗？

与肿瘤切除术相比，AVM 切除术是一个技术上相对较难，过程较慢，大出血风险相对较高的操作，因此清醒开颅术并不适用于 AVM 切除。但是，在本医院，我们与神经外科医生紧密合作，神经麻醉医师以及神经生理技师等其他人员已发展技术比较超前的 AVM 清醒开颅切除术体系（数据未发表）[42]。癫痫发作作为 AVM 患者临床表现之一，也可在行脑功能定位的时候发生，此时外科医师可首先快速在术野灌注无菌冰盐水，如仍不能控制，可由麻醉医生给予丙泊酚和（或）苯二氮䓬类药物静脉输注。

术后患者精神状况恶化，应考虑何种可能造成 AVM 闭塞的原因呢？这种情况下还需采用什么神经监测方法呢？

即便 AVM 切除干净，术后脑干水肿和出血也会影响预后[1]。关于引起术中或术后脑干水肿的假说主要有 2 个——正常灌注压突破（normal perfusion pressure breakthrough，NPPB）和闭塞性充血（occlusive hyperemia）。

根据 NPPB 理论，由于 AVM 内部的供血动脉压力较低，因此利于血液从正常脑组织流向 AVM，临近脑组织通过扩张动脉减少脑血流来适应这种低血压。AVM 切除后血管中的血流增加，尽管仍处于正常范围，也会由于慢性扩张自动调节功能失调引起周围脑水肿和出血[6,43]。而闭塞性充血理论认为，AVM 切除后动脉闭塞和静脉流出受阻导致水肿和出血[44-45]。目前对这些在 AVM 切除后出现的临床症状恶化事件的病理学基础尚不清楚[46]。为了帮助对患者进行评估和管理，可考虑行颅内压监测。（关于 ICP 监测类型及技术内容见第 15 章"颅内压监测"。）

应采取何种措施预防 NPPB？

水肿和出血可以通过以下措施进行预防：术后严格控制血压，巨大 AVM 进行分期手术切除以及术前栓塞和/或放疗以缩小动静脉分流的体积[6,43]。此外，由于 AVM 切除或栓塞后可能会有静脉血栓形成的风险，术后尽量维持血容量正常[6,45]。

孕妇 AVM 患者应如何管理，还需考虑其他什么监测方法？

研究表明孕期 AVM 出血的风险与非孕期相比没有明显差异[47]，而且做 Valsalva 动作增加静脉压不会直接影响 AVM 病灶，大多数情况下经阴道分娩出血的风险并不比剖宫产高[3,48]（尽管有时仍需产钳助产）[49]。

因此如果已诊断 AVM 的患者准备怀孕，应提前治疗。一旦怀孕，则应推迟择期手术至分娩后[3]。但是，若在孕期发生 AVM 出血，再次出血的风险较非孕期患者有所增加[47]，应尽早治疗[3]。如果做手术时胎儿可成活（超过 24 孕周），神经外科及妇产科医师有三种选择：神经外科医师维持胎儿安存宫内，剖宫产完成后立刻行神经外科治疗，或者剖宫产后一段时间再行神经外科手术。

除了上述监测方法以外，还需产科医生进行胎心监测[47]。需要注意的是，目前 SSEP 和 MEP 监测用于孕妇的安全性尚不清楚，此前虽有这两种监测方法用于孕晚期患者的报道，但是经颅 MEP 的较高电流可能引起宫缩等问题仍需进一步研究[50]。最后，如果剖宫产后立刻进行神经外科手术，需要做好术中检查子宫张力和出血的准备[47]。

参考文献

1. Group TAMS. Arteriovenous malformations of the brain in adults. N Engl J Med. 1999;340(23):1812–8.
2. Doppman JL. The nidus concept of spinal cord arteriovenous malformations. A surgical recommendation based upon angiographic observations. Br J Radiol. 1971;44(526):758–63.
3. Ogilvy CS, Stieg PE, Awad I, Brown Jr RD, Kondziolka D, Rosenwasser R, et al. AHA Scientific Statement: recommendations for the management of intracranial arteriovenous malformations: a statement for healthcare professionals from a special writing group of the Stroke Council, American Stroke Association. Stroke. 2001;32(6):1458–71.
4. Al-Shahi R, Warlow C. A systematic review of the frequency and prognosis of arteriovenous malformations of the brain in adults. Brain. 2001;124(Pt 10):1900–26.
5. Spetzler RF, Martin NA. A proposed grading system for arteriovenous malformations. J Neurosurg. 1986;65(4):476–83.
6. Chang SD, Marcellus ML, Marks MP, Levy RP, Do HM, Steinberg GK. Multimodality treatment of giant intracranial arteriovenous malformations. Neurosurgery. 2003;53(1):1–11. discussion 3.
7. Batjer HH, Duckworth EA. Selected drake teachings: an affectionate look back and a look forward—the Charles G. Drake lecture: 2006. Neurosurgery. 2009;65(2):360–9. discussion 70–1.
8. Fitzsimmons BF, Marshall RS, Pile-Spellman J, Lazar RM. Neurobehavioral differences in superselective Wada testing with amobarbital versus lidocaine. AJNR Am J Neuroradiol. 2003;24(7):1456–60.
9. Vaidya S, Tozer KR, Chen J. An overview of embolic agents. Semin Intervent Radiol. 2008;25(3):204–15.
10. Varma MK, Price K, Jayakrishnan V, Manickam B, Kessell G. Anaesthetic considerations for interventional neuroradiology. Br J Anaesth. 2007;99(1):75–85.
11. Drummond JC, Patel PM. Neurosurgical anesthesia. In: Miller RD, Eriksson LI, Fleisher LA, Weiner-Kronish JP, Young WL, editors. Miller's anesthesia. 7th ed. Philadelphia: Churchill Livingston; 2009. p. 2048–9, 66–7.
12. Cole CD, Gottfried ON, Gupta DK, Couldwell WT. Total intravenous anesthesia: advantages for intracranial surgery. Neurosurgery. 2007;61(5 Suppl 2):369–77. discussion 77–8.
13. *Miller C, Mirski M. Anesthesia considerations and intraoperative monitoring during surgery for arteriovenous malformations and dural arteriovenous fistulas. Neurosurg Clin N Am. 2012;23(1):153–64.
14. Zeeni C, Bebawy JF, Gupta DK, Koht A. Anesthesia considerations in neurovascular surgery. In: Bendok BR, Batjer HH, Naidech AM, Walker MT, editors. Hemorrhagic and ischemic stroke: medical, imaging, surgical, and interventional approaches. 1st ed. New York: Thieme Medical; 2011. p. 171–81.
15. Bloom MJ, Kofke WA, Nemoto E, Whitehurst S. Monitoring for cerebrovascular surgery. Int Anesthesiol Clin. 1996;34(3):137–47.
16. Jameson LC, Sloan TB. Neurophysiologic monitoring in neurosurgery. Anesthesiol Clin. 2012;30(2):311-31.
17. Lopez JR. Neurophysiologic intraoperative monitoring of pediatric cerebrovascular surgery. J Clin Neurophysiol. 2009;26(2):85–94.
18. Chang SD, Lopez JR, Steinberg GK. The usefulness of electrophysiological monitoring during resection of central nervous system vascular malformations. J Stroke Cerebrovasc Dis. 1999;8(6):412–22.
19. Schucht P, Seidel K, Murek M, Stieglitz LH, Urwyler N, Wiest R, et al. Low-threshold monopolar motor mapping for resection of lesions in motor eloquent areas in children and adolescents. J Neurosurg Pediatr. 2014;13(5):572–8.
20. Lepski G, Honegger J, Liebsch M, Soria MG, Narischat P, Ramina KF, et al. Safe resection of arteriovenous malformations in eloquent motor areas aided by functional imaging and intraoperative monitoring. Neurosurgery. 2012;70(2 Suppl Operative):276–88. discussion 88–9.
21. Weinzierl MR, Reinacher P, Gilsbach JM, Rohde V. Combined motor and somatosensory evoked potentials for intraoperative monitoring: intra- and postoperative data in a series of 69 operations. Neurosurg Rev. 2007;30(2):109–16. discussion 16.
22. Neuloh G, Schramm J. Monitoring of motor evoked

potentials compared with somatosensory evoked potentials and microvascular Doppler ultrasonography in cerebral aneurysm surgery. J Neurosurg. 2004;100(3):389–99.

23. Horiuchi K, Suzuki K, Sasaki T, Matsumoto M, Sakuma J, Konno Y, et al. Intraoperative monitoring of blood flow insufficiency during surgery of middle cerebral artery aneurysms. J Neurosurg. 2005;103(2):275–83.

24. Manninen PH, Patterson S, Lam AM, Gelb AW, Nantau WE. Evoked potential monitoring during posterior fossa aneurysm surgery: a comparison of two modalities. Can J Anaesth. 1994;41(2):92–7.

25. Banoub M, Tetzlaff JE, Schubert A. Pharmacologic and physiologic influences affecting sensory evoked potentials: implications for perioperative monitoring. Anesthesiology. 2003;99(3):716–37.

26. Szelenyi A, Kothbauer K, de Camargo AB, Langer D, Flamm ES, Deletis V. Motor evoked potential monitoring during cerebral aneurysm surgery: technical aspects and comparison of transcranial and direct cortical stimulation. Neurosurgery. 2005;57(4 Suppl):331–8. discussion 8.

27. Tanaka S, Takanashi J, Fujii K, Ujiie H, Hori T. Motor evoked potential mapping and monitoring by direct brainstem stimulation. Technical note. J Neurosurg. 2007;107(5):1053–7.

28. Macdonald DB. Intraoperative motor evoked potential monitoring: overview and update. J Clin Monit Comput. 2006;20(5):347–77.

29. Rothwell J, Burke D, Hicks R, Stephen J, Woodforth I, Crawford M. Transcranial electrical stimulation of the motor cortex in man: further evidence for the site of activation. J Physiol. 1994;481(Pt 1):243–50.

30. Guo L, Gelb AW. The use of motor evoked potential monitoring during cerebral aneurysm surgery to predict pure motor deficits due to subcortical ischemia. Clin Neurophysiol. 2011;122(4):648–55.

31. Guo L, Gelb AW. False negatives, muscle relaxants, and motor-evoked potentials. J Neurosurg Anesthesiol. 2011;23(1):64.

32. Taniguchi M, Cedzich C, Schramm J. Modification of cortical stimulation for motor evoked potentials under general anesthesia: technical description. Neurosurgery. 1993;32(2):219–26.

33. Takagi Y, Kikuta K, Nozaki K, Sawamura K, Hashimoto N. Detection of a residual nidus by surgical microscope-integrated intraoperative near-infrared indocyanine green videoangiography in a child with a cerebral arteriovenous malformation. J Neurosurg. 2007;107(5 Suppl):416–8.

34. Killory BD, Nakaji P, Gonzales LF, Ponce FA, Wait SD, Spetzler RF. Prospective evaluation of surgical microscope-integrated intraoperative near-infrared indocyanine green angiography during cerebral arteriovenous malformation surgery. Neurosurgery. 2009;65(3):456–62. discussion 62.

35. Ng YP, King NK, Wan KR, Wang E, Ng I. Uses and limitations of indocyanine green videoangiography for flow analysis in arteriovenous malformation sur-gery. J Clin Neurosci. 2013;20(2):224–32.

36. Jameson LC, Sloan TB. Monitoring of the brain and spinal cord. Anesthesiol Clin. 2006;24(4):777–91.

37. Andrews RJ, Bringas JR. A review of brain retraction and recommendations for minimizing intraoperative brain injury. [see comment]. Neurosurgery. 1993;33(6): 1052–63. discussion 63–4.

38. Gelb AW, Craen RA, Rao GS, Reddy KR, Megyesi J, Mohanty B, et al. Does hyperventilation improve operating condition during supratentorial craniotomy? A multicenter randomized crossover trial. Anesth Analg. 2008;106(2):585–94. table of contents.

39. Lyon R, Lieberman JA, Grabovac MT, Hu S, Lyon R, Lieberman JA, et al. Strategies for managing decreased motor evoked potential signals while distracting the spine during correction of scoliosis. J Neurosurg Anesthesiol. 2004;16(2):167–70.

40. Jameson LC, Janik DJ, Sloan TB. Electrophysiologic monitoring in neurosurgery. Anesthesiol Clin. 2007;25(3):605–30. x.

41. Seubert CN, Mahla ME. Neurologic monitoring. In: Miller RD, Eriksson LI, Fleisher LA, Wiener-Kronish JP, Young WL, editors. Miller's anesthesia. 7th ed. Philadelphia: Churchill Livingston; 2009. p. 1483.

42. Gabarros A, Young WL, McDermott MW, Lawton MT. Language and motor mapping during resection of brain arteriovenous malformations: indications, feasibility, and utility. Neurosurgery. 2011;68(3):744–52.

43. Souter MJ, Lam AM. Neurocritical care. In: Miller RD, Eriksson LI, Fleisher LA, Wiener-Kronish JP, Young WL, editors. Miller's anesthesia. 7th ed. Philadelphia: Churchill Livingston; 2009. p. 2899–900.

44. Al-Rodhan NR, Sundt Jr TM, Piepgras DG, Nichols DA, Rufenacht D, Stevens LN. Occlusive hyperemia: a theory for the hemodynamic complications following resection of intracerebral arteriovenous malformations. J Neurosurg. 1993;78(2):167–75.

45. Wilson CB, Hieshima G. Occlusive hyperemia: a new way to think about an old problem. J Neurosurg. 1993;78(2):165–6.

46. Arikan F, Vilalta J, Noguer M, Olive M, Vidal-Jorge M, Sahuquillo J. Intraoperative monitoring of brain tissue oxygenation during arteriovenous malformation resection. J Neurosurg Anesthesiol. 2014;26(4):328–41.

47. Wang LP, Paech MJ. Neuroanesthesia for the pregnant woman. Anesth Analg. 2008;107(1):193–200.

48. Young WL, Kader A, Pile-Spellman J, Ornstein E, Stein BM. Arteriovenous malformation draining vein physiology and determinants of transnidal pressure gradients. The Columbia University AVM Study Project. Neurosurgery. 1994;35(3):389–95. discussion 95–6.

49. Finnerty JJ, Chisholm CA, Chapple H, Login IS, Pinkerton JV. Cerebral arteriovenous malformation in pregnancy: presentation and neurologic, obstetric, and ethical significance. Am J Obstet Gynecol. 1999;181(2):296–303.

50. Pastor J, Pulido P, Lopez A, Sola RG. Monitoring of motor and somatosensory systems in a 26-week pregnant woman. Acta Neurochir (Wien). 2010;152(7):1231–4.

问题

1. 判断题：目前认为诱发电位监测为颅内 AVM 切除术标准监测项。

2. 判断题：如果在插管后即刻监测 MEP，发现双侧上下肢基线数据获取困难，考虑 AVM 在插管过程中破裂可能性大。

3. 判断题：只要出现可重复 MEP 反应，则刺激强度既然在推荐范围内，则刺激强度无足轻重。

答案

1. 错。目前无关于颅内手术神经生理监测的前瞻性集随机临床研究，而诱发电位并非此类手术"标准监测"项。但是，越来越多来自病例系列的证据表明术中神经生理监测有助于避免脑 AVM 治疗中并发症发生。

2. 错。AVM 在诱导期发生破裂的风险低。但考虑到 AVM 可能合并动脉瘤，应保证将患者血压控制在正常水平。加入在诱导期间患者血流动力学平稳，主要生命体征平稳，则 AVM 破裂不应考虑为 MEP 不佳的原因。（颅内出血时应出现窦性心动过缓、高血压等 Cushing 反应体征。）全身 MEP 不佳应考虑为插管时肌肉松弛剂的残余作用。

3. 错。应该使用最低刺激强度。过高的刺激强度可导致术中监测出线假阳性，而如刺激出现在缺血区域深部，则患者术中体动的风险增高，最终导致如咬伤等不良事件发生风险增加。

23 幕上肿瘤手术的术中神经生理监测

Georg Neuloh，Antoun Koht，Matthew C. Tate

（董佳 译 菅敏钰 校）

学习要点

- 脑肿瘤切除术后神经功能损伤的原因包括直接牵拉神经造成的损伤或近端和远端动脉缺血导致的损伤。
- 在脑肿瘤手术切除期间应用感觉诱发电位，可以用于识别中央沟位置并可监测脑缺血。
- 运动诱发电位对局部脑缺血的监测较感觉诱发电位敏感，并且可以监测运动功能区中血供情况。
- 术中神经生理监测可以用于大多数全麻切除脑肿瘤的手术。只有当术中需要监测语言功能的手术，术中唤醒更为合适。

幕上腔隙由两侧大脑半球组成，与幕下腔隙以小脑幕为界（见第 24 章，"幕下肿瘤手术"）。2/3 成人颅脑肿瘤[1]及 1/3 儿童颅脑肿瘤生长于此。常见的成人原发肿瘤有神经胶质瘤（45％～50％）、脑膜瘤、垂体腺瘤、原发中枢神经系统淋巴瘤，髓母细胞瘤和室管膜瘤。然而最常见的脑肿瘤为转移瘤，如我们所了解的肺癌、乳腺癌及恶性黑色素瘤，50％转移瘤患者伴发多个病变，近50％以上的癌症会发生脑转移。然而只有少数患者需要神经外科手术治疗。原发脑肿瘤很少转移到中枢神经系统以外。

幕上肿瘤可发生于邻近或者接触重要皮质功能区和皮质下神经通路上。术后新发神经损伤主要包括以下两种情况，即直接切除了功能区或邻近部位或者间接失误损伤功能区远端血供。为最大限度地切除肿瘤并保护脑功能的完整性，需要间断识别并且描记功能区界限（定位），持续进行脑功能监测[4-6]。术中监测语言和认知功能需要术中唤醒（参见第 18 章"神经外科唤醒麻醉"）。而全麻患者的术中运动和感觉功能可以通过神经电生理学方法进行监测，并有相关研究支持其临床应用[7-11]。神经电生理监测可应用于脑肿瘤以及脑血管和癫痫手术。以下将结合病例讨论如何在罗尔化脑岛胶质瘤切除术中保留神经功能，阐明颅脑手术中神经电生理监测的典型条件和方法。

病例：岛叶脑胶质瘤切除

患者，男性，50 岁，既往部分性癫痫发作病史，右侧肢体轻度感觉及运动障碍。磁共振成像（MRI）显示左侧岛叶增强信号，未侵犯相邻组织（岛状胶质瘤 Yasargil

3b 型)[12]。肿瘤切除依照下文详述的运动皮质定位和神经电生理监测进行。组织病理学结果为胶质母细胞瘤。术后患者出现短暂的偏瘫加重，但出院时已经得到改善。术后早期 MRI 显示放射冠缺血灶形成。术后患者接受了周期性放化疗及后续替莫唑胺治疗[13]。

岛叶及其他幕上肿瘤的手术风险

对于岛叶胶质瘤（约占幕上肿瘤的10%）及其他深部肿瘤来说，最主要的手术风险是新发的偏瘫。这些肿瘤主要通过两个途径累及运动系统。一方面，肿瘤背侧接近放射冠[14]；另一方面，岛叶及其他幕上肿瘤被各种血管包绕，这些血管大多为大脑中动脉的分支，并沿幕上走行供给运动功能区[14-16]。外侧分支主要供给运动皮质，邻近的穿支血管供给基底神经节和内囊，外周岛叶和鳃盖穿支血管供给放射冠。监测和保护原始的运动通路至关重要，因为皮质脊髓束对部分语言和感觉神经网络的投射功能是不可替代的。损伤次要的运动功能区（辅助运动区，运动前区皮质）及其投射部位通常只影响单侧功能，并不会引起永久性后遗症。

总之，不论深部还是表浅的幕上肿瘤手术均有相当的风险。这些肿瘤经常位于皮质脊髓束附近。也可能毗邻供给皮质脊髓束的动脉以及我们不太了解的鳃盖穿支血管[17]。例如，颞内侧肿瘤可能侵犯至小脑角和环池血管。

脑皮质功能区描记及监测技术在非运动功能保护中的应用

非运动功能系统也需要功能区描记和监测，这取决于肿瘤部位和手术入路（详见第9章，"脑及脊髓功能定位"）。第18章已经讨论了术中唤醒过程中皮质刺激及描记技术

功能监测在保护语言和其他功能中的应用[18]。SSEP 可以持续监测感觉传导通路，并能可靠地反映脑皮质的灌注情况。部分切除感觉皮质及其传入通路不一定会导致永久性神经损伤。听觉诱发电位（auditory evoked potential，ABR）可以监测幕上听觉传导通路。然而，听觉系统的双侧交叉特异性增加了监测的难度。相比之下，视觉通路损伤导致的视野缺损很容易发现。但是，全麻下实施术中视觉诱发电位（visual-evoked potential，VEP）监测具有很大的技术难度，尽管近来有一定的进展，其临床价值仍备受质疑（详见第4章"视觉诱发电位"）[19-20]。弥散张量成像（diffusion-tensor imaging，DTI）对于保护视觉通路可能具有一定意义，尤其是当其被反馈至神经导航系统或用于无框架立体定向术时。DTI 也可显示其他传导通路，包括锥体束。但是这种方式有技术上的不稳定性，特别是当肿瘤巨大，挤压周围组织（脑组织移位）及瘤周水肿的情况下。同理，功能磁共振成像（functional magnetic resonance imaging，fMRI）只能粗略地定位功能区，不能指导手术切除范围。近期基于唤醒刺激的定位已经显示可靠地识别视辐射，因此可以达到手术的肿瘤学切除目标和保留功能目标[21]。目前，电生理监测仍然是定位及监测神经功能的金标准。

运动功能区定位及传导通路监测

为了安全地切除颅内肿瘤，需要在手术开始时就定位主要的皮质运动区。然而对于岛叶和其他深部肿瘤，术中持续监测运动传导通路功能，运动皮质描记是正确放置刺激电极的必要条件。运动区的神经生理学描记主要有两种方法：①刺激描记法（同第18章所述参数[22]或下述运动诱发电位激发参

数[23]）以直接确定皮质运动区和皮质脊髓束，但是此法耗时且可能误导至运动前区或中央后皮质脊髓投射区。有趣的是，最近的数据表明，根据临床情况，人们可以使用低频或高频刺激来制定运动皮质和皮质脊髓束的映射方法[24]；②在大部分病例中，SSEP 相位反转图可以快速准确地间接定位运动功能区。例如，正中神经 SSEP 是由垂直于中央沟的电极记录到的，而手部运动区定位于中央沟。中央后回记录到的 SSFP 反应极性反转镜像在中央前回相对的位置可明确识别中央沟及初级运动皮质[25]。在某些情况下，直接刺激描记运动皮质可以辅助 SSEP 反转定位[26]。对于一些深部肿瘤手术则没必要进行运动皮质定位，根据解剖标志就可以确定经颅运动诱发电位刺激位点[27]。

确定运动皮质区域后，肿瘤切除过程中每 5～10 s 就应当刺激一次皮质表面电极以获取 MEP。在脊柱手术中通常使用 2 Hz 的高频电刺激。但是输出波幅的稳定性较差。另一方面，连续 MEP 记录的长间歇也无法进行持续运动功能评估。每个刺激由强度为 200 mA 的 4～7 个短阵正极脉冲（300～1000 ms）组成，负极（皮下针状电极）位于额中线，这些脉冲刺激串可以引发一系列动作电位，并沿皮质脊髓束下行。兴奋性突触后电位在 α 运动神经元瞬时爆发的总和克服了全身麻醉的抑制作用，从而引起可以通过目标肌肉（肌肉 MEP）的表面或皮下针电极记录的运动反应[28]。很明显这种情况要避免肌肉松弛药，尽管 4 个成串刺激中出现两个刺激就可以引发 MEP。丙泊酚复合阿片类药物（例如瑞芬太尼）的全凭静脉麻醉方法适合于 MEP 监测，低剂量（MAC≤0.5）的卤族类吸入麻醉药复合阿片类药物（例如瑞芬太尼）的平衡麻醉在多数病例中也是可接受的。MEP 的波幅是幕上肿瘤手术术中监测的目标参数。在临床中，波幅下

降 50％提示即将发生运动功能视伤，其他团队可能采信更加严格的预警标准（波幅下降 70％～80％），但是假阴性结果的风险也相应较高[29]，潜伏期延长而波幅不变的情况很少发生[30]。

监测结果及外科手术

此病例中，进行了上肢 MEP 监测（图 23.1）。三个记录点中的两个肌肉都可以记录到高度稳定的反应（Ⅰ）。当切除至肿瘤中部时，MEP 波幅显著下降（Ⅱ），一旦排除了与手术无关的因素。例如：体位、监测技术、生理变化和药理性因素后，必须告知外科医生 MEP 的变化。暂停手术，检查并冲洗术野：应用罂粟碱浸润的明胶海绵，放松并微调位于大脑外侧裂的自动牵开器（Ⅲ）。等 MEP 稳定后（Ⅳ），安全地切除肿瘤。

导致 MEP 变化的可能因素和外科干预的作用

首先，要避免不经意地单次给予麻醉药物或肌松药，防止血压和体温突然下降，因为这些因素都显著影响 MEP 波幅。尤其要注意血压和体温的缓慢下降。MEP 参数与脑灌注的关系为非线性，会阶梯性突然降低。MEP 的刺激阈值因人而异，波幅会突然发生不可预期的降低。目前缺乏绝对的血压临界值标准，但是当平均动脉压下降至 70 mmHg 时就很危险，因此术中必须避免血压突然降低，并在发生时及时告之术者。如有必要，需采用保温设备将体温维持在 36℃以上，检查非手术因素后须向术者发布预警信息。此时，通常需要暂停手术，同时纠正低血压或低体温并与手术医师保持良好的沟通。手术医师必须排除技术原因造成的 MEP 变化，例如刺激电极移位，电极接触

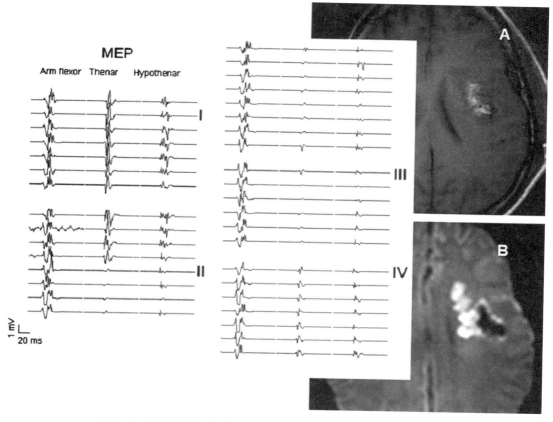

图 23.1　幕上肿瘤切除术中行 MEP 监测，术中 MEP 监测发生变化

不良导放的高阻抗（硬膜下灌注或用棉条湿化电极周围均可能改善高阻抗），硬膜下积气或肿瘤切除后运动皮质相对于刺激电极的移位。

　　由于手术操作导致 MEP 变化的可能，手术医师必须关注那些导致监测变化的特定手术因素。在神经导航和解剖学定位的运动通路或邻近组织内进行肿瘤切除和电凝是可以预知的明确因素。MEP 稳定后，可通过解剖学和其他外部条件确认进一步切除肿瘤安全时，手术才可以继续进行。通常 MEP 衰减并没有明确原因，但是暂停手术和调整脑组织牵拉程度往往可以使 MEP 恢复，并可以进一步安全地切除肿瘤。但是必须考虑到之前引起 MEP 变化的因素。解剖分离肿瘤时，针对运动通路远端供血管的操作可能

是难以解释 MEP 衰减的常见因素，在血管操作部位放置浸润罂粟碱或者尼莫地平的明胶海棉，或许可以缓解 MEP 衰减。

为什么神经电生理监测是必要的?

　　大量临床病例显示，在运动损伤即将发生但仍可逆时，MEP 会出现衰减。MEP 监测结果和运动功能的关系在监测过程中是不可评估的，除非在唤醒开颅术中。因此，术后的运动功能才是最好的参数。在大量病例中以下相关性被反复证实：如果外科干预使得 MEP 波幅完全恢复或部分恢复，术后不会发生或仅发生暂时微弱的新发运动障碍。幸运的是，在大多数病例中，MEP 恶化是可逆的，很多病例术后 MRI 中都发现了缺血病灶，但并没有影响皮质脊髓束功能而明

确诊断为脑卒中[15]。

　　如果出现了不可逆的 MEP 波幅下降，尤其是不可逆地消失，那么出现永久性偏瘫的可能性极高，通常与皮质脊髓束缺血有关。相反，稳定的 MEP 监测结果预示着良好的运动功能预后，并可以保证安全完成手术关键步骤。因此，运动功能监测被用于以下三个方面：①预防新的永久性损伤的出现；②安全完成关键手术操作，以期最大限度地切除肿瘤；③加速年轻医师的成长过程，不断提高手术技术。所以，监测不可以降低术后新发神经功能障碍的发生率，还可以更好地完成肿瘤切除，改善患者预后[15,31-32]。

结论

　　幕上肿瘤切除手术后神经功能缺陷发生率高；特别是当肿瘤位于血管周围或者运动皮质区。由于颅内运动系统范围广泛，而且缺乏可识别初级皮质脊髓束的明确定位，因此术后新发偏瘫备受关注。肿瘤切程中的功能缺陷通常由于缺血性损伤和不常发生的皮质及纤维传导束的切断。上述情况常发生于岛叶肿瘤及其他脑深部的肿瘤切除术中，与上文呈现的病例类似。因此，为了保留运动功能，需要同时行运动皮质描记（皮质刺激，SSEP 反转）和持续 MEP 监测，这些技术都可以在全麻患者中加以实施。其他功能例如语言、视觉、体感等的描记和监测可能需要唤醒技术或其他神经生理和成像术。导致 MEP 变化的因素可能包括非手术因素，如监测技术、生理学、药理学及体位等，这些因素都需要明确并加以排除。稳定的 MEP 监测可以确保安全完成手术，反之手术因素引起的 MEP 衰减则需要早期的外科干预。MEP 信号恢复可以预防永久性新发

神经功能障碍的发生。

参考文献

1. Rajaraman V, Jackson CH, Branch J, Petrozza PH. Supratentorial and pituitary surgery. In: Albin MS, editor. Textbook of neuroanesthesia with neuro-surgical and neuroscience perspectives. New York: McGraw-Hill; 1997. p. 931–70.
2. Ojemann RG. Meningiomas: clinical features and surgical management. In: Wilkins RH, Rengacharry SS, editors. Neurosurgery. New York: McGraw-Hill; 1985. p. 635–54.
3. Pollack IF. Pediatric brain tumors. Semin Surg Oncol. 1999;16:73–90.
4. Schucht P, Seidel K, Murek M, Stieglitz LH, Urwyler N, Wiest R, et al. Low-threshold monopolar motor mapping for resection of lesions in motor eloquent areas in children and adolescents. J Neurosurg Pediatr. 2014;13(5):572–8.
5. Schucht P, Seidel K, Beck J, Murek M, Jilch A, Wiest R, et al. Intraoperative monopolar mapping during 5-ALA-guided resections of glioblastomas adjacent to motor eloquent areas: evaluation of resection rates and neurological outcome. Neurosurg Focus. 2014;37(6):E16.
6. Landazuri P, Eccher M. Simultaneous direct cortical motor evoked potential monitoring and subcortical mapping for motor pathway preservation during brain tumor surgery: is it useful? J Clin Neurophysiol. 2013;30(6):623–5.
7. Obermueller T, Schaeffner M, Shiban E, Droese D, Negwer C, Meyer B, et al. Intraoperative neuromonitoring for function-guided resection differs for supra-tentorial motor eloquent gliomas and metastases. BMC Neurol. 2015;15:211.
8. Shiban E, Krieg SM, Obermueller T, Wostrack M, Meyer B, Ringel F. Continuous subcortical motor evoked potential stimulation using the tip of an ultrasonic aspirator for the resection of motor eloquent lesions. J Neurosurg. 2015;123(2):301–6.
9. Krieg SM, Schaffner M, Shiban E, Droese D, Obermuller T, Gempt J, et al. Reliability of intraoperative neurophysiological monitoring using motor evoked potentials during resection of metastases in motor-eloquent brain regions: clinical article. J Neurosurg. 2013;118(6):1269–78.
10. Gempt J, Krieg SM, Huttinger S, Buchmann N, Ryang YM, Shiban E, et al. Postoperative ischemic changes after glioma resection identified by diffusion-weighted magnetic resonance imaging and their association with intraoperative motor evoked potentials. J Neurosurg. 2013;119(4):829–36.
11. Krieg SM, Shiban E, Droese D, Gempt J, Buchmann N, Pape H, et al. Predictive value and safety of intraoperative neurophysiological monitoring with motor evoked potentials in glioma surgery. Neurosurgery. 2012;70(5):1060–70. discussion 70–1.
12. Yasargil MG, Reeves JD. Tumours of the limbic and

paralimbic system. Acta Neurochir (Wien). 1992;116(2–4):147–9.

13. Stupp R, Mason WP, van den Bent MJ, Weller M, Fisher B, Taphoorn MJ, et al. Radiotherapy plus concomitant and adjuvant temozolomide for glioblastoma. N Engl J Med. 2005;352(10):987–96.

14. Lang FF, Olansen NE, DeMonte F, Gokaslan ZL, Holland EC, Kalhorn C, et al. Surgical resection of intrinsic insular tumors: complication avoidance. J Neurosurg. 2001;95(4):638–50.

15. *Neuloh G, Pechstein U, Schramm J. Motor tract monitoring during insular glioma surgery. J Neurosurg. 2007;106(4):582–92.

16. Neuloh G, Simon M, Schramm J. Stroke prevention during surgery for deep-seated gliomas. Neurophysiol Clin. 2007;37(6):383–9.

17. Kumabe T, Higano S, Takahashi S, Tominaga T. Ischemic complications associated with resection of opercular glioma. J Neurosurg. 2007;106(2):263–9.

18. Ojemann G, Ojemann J, Lettich E, Berger M. Cortical language localization in left, dominant hemisphere. An electrical stimulation mapping investigation in 117 patients. J Neurosurg. 1989;71(3):316–26.

19. Neuloh G. Time to revisit VEP monitoring? Acta Neurochir (Wien). 2010;152(4):649–50.

20. Luo Y, Regli L, Bozinov O, Sarnthein J. Correction: clinical utility and limitations of intraoperative monitoring of visual evoked potentials. PLoS One. 2015;10(7):e0133819.

21. *Gras-Combe G, Moritz-Gasser S, Herbet G, Duffau H. Intraoperative subcortical electrical mapping of optic radiations in awake surgery for glioma involving visual pathways. J Neurosurg. 2012;117(3):466–73.

22. Szelenyi A, Bello L, Duffau H, Fava E, Feigl GC, Galanda M, et al. Intraoperative electrical stimulation in awake craniotomy: methodological aspects of current practice. Neurosurg Focus. 2010;28:E7.

23. Deletis V. Intraoperative neurophysiology and methodologies used to monitor the functional integrity of the motor system. In: Deletis V, Shils J, editors. Neurophysiology in neurosurgery. London: Academic; 2002. p. 25–51.

24. Bello L, Riva M, Fava E, Ferpozzi V, Castellano A, Raneri F, et al. Tailoring neurophysiological strategies with clinical context enhances resection and safety and expands indications in gliomas involving motor pathways. Neuro Oncol. 2014;16(8):1110–28.

25. Romstock J, Fahlbusch R, Ganslandt O, Nimsky C, Strauss C. Localisation of the sensorimotor cortex during surgery for brain tumours: feasibility and waveform patterns of somatosensory evoked potentials. J Neurol Neurosurg Psychiatry. 2002;72(2):221–9.

26. Cedzich C, Taniguchi M, Schafer S, Schramm J. Somatosensory evoked potential phase reversal and direct motor cortex stimulation during surgery in and around the central region. Neurosurgery. 1996;38(5):962–70.

27. Neuloh G, Schramm J. Motor evoked potential monitoring for the surgery of brain tumours and vascular malformations. Adv Tech Stand Neurosurg. 2004;29:171–228.

28. Taniguchi M, Cedzich C, Schramm J. Modification of cortical stimulation for motor evoked potentials under general anesthesia: technical description. Neurosurgery. 1993;32(2):219–26.

29. Kombos T, Suess O, Ciklatekerlio O, Brock M. Monitoring of intraoperative motor evoked potentials to increase the safety of surgery in and around the motor cortex. J Neurosurg. 2001;95(4):608–14.

30. *Neuloh G, Pechstein U, Cedzich C, Schramm J. Motor evoked potential monitoring with supratentorial surgery. Neurosurgery. 2004;54(5):1061–70. discussion 70–2.

31. Neuloh G, Bien CG, Clusmann H, von Lehe M, Schramm J. Continuous motor monitoring enhances functional preservation and seizure-free outcome in surgery for intractable focal epilepsy. Acta Neurochir (Wien). 2010;152(8):1307–14.

32. Ottenhausen M, Krieg SM, Meyer B, Ringel F. Functional preoperative and intraoperative mapping and monitoring: increasing safety and efficacy in glioma surgery. Neurosurg Focus. 2015;38(1):E3.

问题

1. 以下所有项目均可在全身麻醉下监测，除了：

   A. 运动功能

   B. 感觉功能

   C. 语言功能

2. 判断题：脑肿瘤非常容易转移至身体其他部位。

3. 术中 MEP 监测的改变可能是由于：

   A. 麻醉医师使用肌松药

   B. 技师的操作原因

   C. 手术医师手术的原因

   D. 手术医师引起的技术原因

   E. 以上全部都可能

答案

1. C

2. 错

3. E

24

幕下肿瘤手术

Michael J. Malcharek，Gerhard Schneider

（董 佳 译 菅敏钰 校）

学习要点

- 幕下肿瘤手术通常影响脑干和脑神经的功能。
- 监测通常包括可能受损的脑神经的肌电图（EMG），还有脑干听觉诱发电位（ABR）、躯体感觉诱发电位（SSEP）、运动诱发电位（MEP）来监测脑干功能的完整性。
- 面神经和听神经的损伤是促使监测 ABR 和 EMG 的原因。
- 最常见的肿瘤位于脑桥小脑角（CPA）区，通常为听神经瘤（前庭神经鞘瘤）。
- 美国国家卫生研究所（NIH）提示在听神经瘤手术中监测面神经功能可以改善预后。
- CPA 肿瘤手术的入路要依据肿瘤大小、部位以及是否需要保留听力。

简介

　　幕下空间是颅腔的一部分，由小脑幕下方的后颅凹组成。小脑幕是硬脑膜的延伸，可以将枕叶和颞叶的基底面与小脑、脑干分隔开。本区域包括除外中脑上部的脑干部分，这些脑干部分的开口一直延伸至小脑幕。小脑幕的结构比较固定，幕下空间体积的增大或减少会导致小脑幕疝，临床表现为动眼神经的压迫和患侧瞳孔扩大。

　　很多中枢神经系统的相关因素决定了手术的风险。例如，这一区域包含许多重要的神经结构和中枢神经系统传出通路。这一区域的血供来自幕上区域（由基底动脉分出两侧的椎动脉），当拉伸或转动颈部时容易导致血管闭塞。而且在小脑幕的返折处有很多大的静脉窦，容易引起空气栓塞（特别是在坐位手术中）。

　　在幕下区域可以进行很多的手术操作，包括三叉神经微血管减压术（见第 25 章），面神经痉挛松解术（见第 26 章），以及肿瘤和血管畸形的切除。幕上区域常见的血管异常在幕下区域也可以见到。此外也有可能发生自发性的出血，在所有高血压脑出血的患者中，20％的患者患有小脑出血[1]。

　　后颅凹进行的手术大部分是肿瘤切除术[1]。幕上和幕下不同位置成人与儿童的肿瘤发生率也不同。成人有 1/3 的肿瘤生长在幕下，而儿童这一比例则占到 2/3[1-3]。成人最常见的原发肿瘤是听神经瘤，也叫前庭神经鞘瘤，常伴随神经纤维瘤病Ⅱ型。来自肺部或者乳腺的肿瘤也常转移至幕下区域。小于 1 岁的儿童最常出现的是星形细胞瘤、小脑原始神经外胚层瘤、髓母细胞瘤、室管膜细胞瘤以及脑干胶质瘤。2 岁以下的儿童 70% 是髓母细胞瘤瘤和低级别的胶质瘤。

由于幕下空间狭小，肿瘤的生长（特别是血供丰富的转移瘤）会致使脑脊液（cerebrospinal fluid，CSF）循环受阻，引起脑积水、神经功能异常（如复视、气道保护反射的消失）、呼吸功能异常和意识不清，这时可能需要急诊手术来进行脑脊液的分流或减压，当幕下空间发生急性出血时也应该立即进行类似的手术。

大多数幕下肿瘤是良性的，但是局部重要的神经中枢密集，需要完善的术前评估以及良好的手术技术来避免脑干的损伤。小脑及脑桥间，即脑桥小脑角（CPA），是成人的后颅凹肿瘤的好发部位，约占颅内肿瘤的 5%～10%。85% 的 CPA 肿瘤是听神经瘤，这是一种在前庭听神经区的良性肿瘤（第 Ⅷ 对脑神经），通常从内听道开始向内生长，进入后颅凹侵入小脑及脑干。最先出现的症状有耳鸣、听力丧失、眩晕、平衡功能障碍等。CPA 听神经瘤和其他肿瘤还会引起邻近脑神经的压迫症状，尤其是邻近的第 Ⅴ 对和第 Ⅶ 对脑神经（面神经）[1]。

虽然面神经功能损伤并不常见，但是在听神经瘤手术中必须引起高度关注，因为除了受到肿瘤生长的压迫，面神经的辨别也会受到肿瘤的影响而界限不清。面神经麻痹是听神经瘤手术中常见的两个并发症之一（另一个是 CSF 漏）[1]。根据以往的经验，如果术中使用电生理监测面神经的完整性，即使术后出现了面神经功能受损，该损伤仍有可能在术后恢复。在应用术中电生理监测的患者中，60% 术中有神经损伤的患者，在术后几个月后神经功能至少部分恢复[4]。

由于术中面神经监测可以大大提高后颅凹手术患者的预后[5-6]，美国国家卫生研究院（NIH）达成共识："（前庭神经鞘瘤）术中常规监测面神经功能已经取得了良好的效果，这一技术在术中应成为常规监测项目"[7]。因此在美国听神经瘤及其他 CPA 区肿瘤切除术中，面神经监测成为了常规监测手段[7]。

面神经和皮质球束功能的完整性通过直接刺激面神经（定位）、自由肌电（监测）产生的肌电图（electromyography，EMG）和经颅刺激诱发的皮质球束运动诱发电位（corti-cobulbar motor-evoked potential，CoMEP）进行评估。EMG 可以用于监测可能出现损伤的颅内神经核及脑神经，并且分辨不同脑神经 EMG 反应与面神经 EMG 反应的区别。在从皮质延伸至深部的肿瘤进行脑地形图定位时，通过对脑干的刺激可以在术野中定位面神经，同样也可以定位其他神经核团，来确定手术的安全入路[8]。

除了面神经，还有很多结构在手术中也有可能受到损伤。如果术前听力没有受损，听力的丧失，可能由于损伤了第 Ⅷ 脑神经听觉纤维。因此，在手术及监测过程中对术侧或对侧使用脑干听觉诱发电位（ABR）监测可以保持听觉功能的完整。其他电生理监测方式的选择应该根据手术的种类、入路方式，包括患者的体位、牵开器的位置、肿瘤切除的方式以及需要保护的神经和血管。因此，CPA 肿瘤手术的电生理监测方法包括感觉（SSEP，ABR）和运动传导通路（MEP 和脑神经 EMG）。

神经电生理医师应该了解整个手术步骤并且在手术中与神经外科医师实时沟通，这对选择恰当的监测方式至关重要。后颅凹三种基本手术入路中每一种都有不同的监测考虑[1]。最常见的枕下后正中入路可以最大限度的暴露中线结构（包括椎动脉和基底动脉）和小脑。颅中凹的入路适用于需要保留听力且肿瘤较小的情况。还有其他多种入路可供选择，均为暴露特殊的结构。当肿瘤位于 CPA 区时，经常采取乙状窦后入路和经迷路入路方式[9]。与枕下后正中入路相比，乙状窦后入路可以更加灵活地达到中线及CPA区，并可以减轻对小脑的牵拉。经迷路入路的方式很容易暴露整个CPA区及听神经瘤（但是不易于暴露后颅凹底部的肿瘤）。另外，经迷路入路会损伤术侧的听觉，所以只用于直径3 cm以上或者不需要保留听力的较小的肿瘤。此入路方式可以降低合并症，尤其是头痛的发病率，并且在某种情况下能够最大程度的暴露面神经。

右侧脑桥小脑角区脑膜瘤切除术

患者女性，64岁，因行走困难、眩晕及右侧视力下降入院。拟行枕下开颅右侧CPA肿瘤切除术（图24.1）。手术拟在坐位下进行。

麻醉方案：持续泵注瑞芬太尼[0.4 μg/(kg·min)]，单次给予20 mg依托咪酯和35 mg罗库溴铵进行全身麻醉诱导。

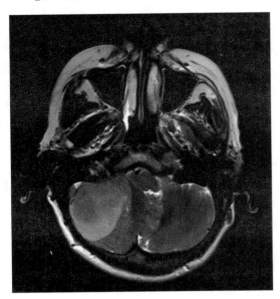

图24.1　64岁女性，MRI示：右侧CPA区巨大肿瘤。小脑向左侧半球移位，脑干受压

全麻维持持续泵注瑞芬太尼0.4 μg/(kg·min)，依托咪酯20 mg和维库溴铵35 mg。全凭静脉麻醉维持，持续泵注丙泊酚5 mg/(kg·h)[83 μg/(kg·min)]和瑞芬太尼0.4 μg/(kg·min)。术中不再额外追加肌松药，避免肌松药对皮质延髓（第Ⅶ对脑神经通路）监测的干扰。

麻醉深度应用双频谱指数（bispectral index，BIS）在左额进行监测。摆好体位后置入经食道超声探头监测空气栓塞。

潜在的问题和易损伤的结构

坐位开颅手术容易引发空气栓塞，因此必须维持足够的脑灌注压。

坐位手术有很多优点：手术视野暴露充分，CSF的引流增加，出血和组织损伤减少，ICP降低和脑神经损伤的概率减少。潜在的风险包括术后四肢麻痹，周围神经或脑神经损伤，术后颅腔积气，静脉或反常空气栓塞。

在后颅凹手术中，可能突然出现呼吸及循环系统的变化，发生在进行脑干操作时或者以后；这也可能是由于患者的病变处于空间狭小的位置。由于后颅凹的空间有限，微小的容量改变就可能引起脑干的压迫，导致急剧的生命体征及意识的改变。可以在没有任何预警（如意识改变）的情况下引起突然的呼吸暂停。后颅凹的单个病变很难导致瞳孔的扩大。后颅凹肿瘤在术前容易导致脑积水、脑神经损伤和脑干压迫。术中脑干区域的操作可以发生心率和血压的突然改变，心律不齐[刺激第Ⅴ脑神经（三叉神经），第Ⅸ脑神经（舌咽神经），第Ⅹ脑神经（迷走神经）]，心动过缓（刺激脑室周围的灰质或网状结构）。脑神经的损伤还可以导致术后的并发症。三叉神经（第Ⅴ脑神经）的损伤可能引起角膜的损伤，面神经（第Ⅶ脑神经）的损伤可能引起眼睛干涩。前庭神经（第Ⅷ脑神经）的损伤可能导致术后眩晕和听力障碍，第Ⅸ、Ⅹ、Ⅻ脑神经的损伤会影响吞咽功能，增加误吸的危险。

术后脑水肿或血肿也可以导致术后并发症，包括突发的呼吸暂停或精神状态改变。常见的术后并发症还有过度灌注或血管闭塞、脑脊液漏或脑脊液循环紊乱和颅腔积气。

监测

血流动力学监测的目的在于保证充足的中枢神经系统灌注，维持循环及呼吸的稳定，以及发现并处理空气栓塞。在头部水平测量血压用来维持脑灌注压充足，在心脏水平测量中心静脉压。经食管超声（transesophageal echo，TEE）是监测空气栓塞最敏感的方式，但是目前心前区超声的应用更为普遍。

电生理监测

A. 坐位手术：需要屈曲头部，导致颈椎灌注的下降。这是因为颈段和上胸段的脊柱后动脉灌注的区域不同。脊髓的背索主要由脊柱后动脉供血，所以 SSEP 可以反映感觉通路局部的缺血情况。图 24.2a 和 b 记录了摆体位过程中分别刺激左侧和右侧正中神经的 SSEP 的情况。屈颈短短几分钟后，双侧颈椎（C7）及其皮质反射的振幅就急剧降低。在矫正头位后，所有的 SSEP 都恢复至正常。还有一些医师利用 MEP 来评估摆体

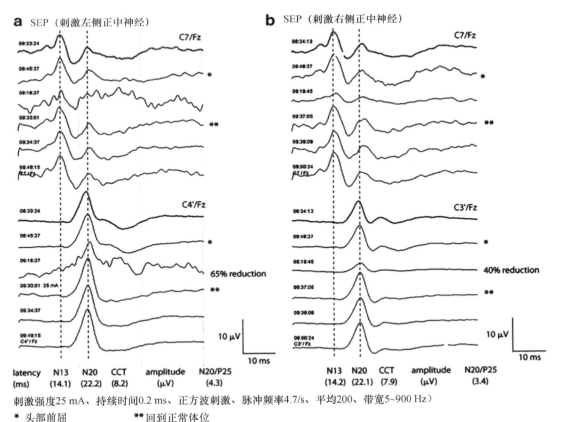

刺激强度25 mA、持续时间0.2 ms、正方波刺激、脉冲频率4.7/s、平均200、带宽5~900 Hz）

* 头部前屈　　　　**回到正常体位

图 24.2　记录了摆体位过程中分别刺激左侧和右侧正中神经的 SSEP 的情况。头部前屈（*）会导致其 SSEP 颈椎及皮质反射振幅下降。回到正常体位后（**）波幅恢复如初。未发现明显的潜伏期改变

位的过程中运动通路的缺血情况。

　　颈椎及皮质反射振幅全面下降的原因可能是由于患者生理状态的改变或系统性技术性的失误，应该将这些因素排除。在 Erb 点进行适当的刺激可以用来评估患者的反应状态，此时必须确定刺激位置合适、电极接触良好。应该维持平稳的全身麻醉状态以便将麻醉药物对振幅的影响减到最小。在这个病例中，由于没有记录 Erb 点的 MEP，因此无法排除技术性的失误（例如参考电极的干扰），所以电极需要重新检查。如果进行双侧刺激发生全身变化，可以认为刺激水平没有问题。同时时丙泊酚的输注速度没有改变，也没有单次追加给药。

　　B. 放置牵开器暴露肿瘤：可以使小脑移位，直接造成前庭神经（第Ⅷ脑神经）受压或者间接损伤脑干。脑干听觉反应（ABR）能够很好地提供听觉通路的完整情况，对脑干的缺血或组织损伤非常敏感。

　　图 24.3a 和 b 记录了放置牵开器前后两耳后同侧的 ABR。与左侧的 ABR 相比，右侧记录的初始波形Ⅰ～Ⅲ波不稳定。另外，右侧的Ⅳ/Ⅴ复合波潜伏期，Ⅰ～Ⅴ的峰间潜伏期也要比左侧延迟（表 24.1）。这表明较大的肿瘤以及对脑干的慢性压迫导致了不稳定的特殊波形和延长了传导时间。

　　全身低温和全身麻醉（TIVA 或者平衡麻醉）都可以导致Ⅲ～Ⅴ波的潜伏期增加，

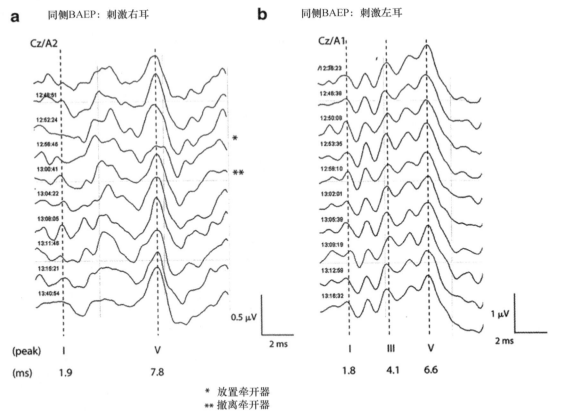

图 24.3　放置牵开器时刺激右耳（**a**）和左耳（**b**）记录同侧 ABRs 的波形。右耳（肿瘤侧）Ⅴ峰的潜伏期延长，Ⅰ峰和Ⅲ峰出现信号噪声比和不稳定记录。Ⅴ峰开始重复出现并趋于稳定。在放置牵开器即刻（*）Ⅴ峰（右侧）的振幅立即下降了 40%。神经电生理医生通知了神经外科医师，牵开器撤离后（**）波形恢复正常。相比而言，左侧波形无任何明显改变

表 24.1　同侧 ABR 记录

刺激侧	右侧			左侧		
峰值	I	III	V	I	III	V
潜伏期（ms）	1.9	n. r.	7.8（↑）	1.8	4.1	6.6
振幅（nV）			328			564
峰间期　I～III（ms）	n. r.			2.3		
峰间期　（I～V）（ms）	5.9（↑）			4.8		
峰间期　III～V（ms）			n. r.			2.5

上表列出了刺激双耳后同侧 ABR 的 I 波、III 波和 V 波的初始潜伏期，V 波的振幅以及 I～III、I～V、III～V 的峰间潜伏期（IPL）。右耳 V 波的潜伏期值和 I～V 的 IPL 延长。右耳 I～IV 波未出现。右耳 ABR 的 V 波振幅使是左耳的一半。

右耳 III 波、峰间期 I～III 和峰间期 III～V（n.r.）未出现

全身麻醉作用更小。但是这些原因引起的都是双侧潜伏期均增加，并且在牵开器定位时达到最大值。为了消除其对监测的影响，应该在剪开硬膜后进行二次基线定位。

如图 24.3a 所示，右侧 IV/V 复合波在初始阶段就一直保持稳定，直到牵开器定位时才出现改变。由于波幅已经下降了近 50%，虽然此时潜伏期还未改变，还是立即通知了神经外科医师。在牵开器撤离后，用温盐水冲洗术野，再次置入牵开器时，IV/V 波的振幅恢复如初。当 V 波潜伏期延长大于 0.5 ms 时，也需要通知外科医师。

如图 24.3 所示，与左耳的 ABR 相比，右耳的 ABR 通过视觉分析波形信噪比不佳。这种情况在体温改变以及小脑手术操作中十分常见。

C. 识别面神经：外科医生必须在手术前依据定位和肿瘤大小判断面神经的位置，这样在术中就可以获得很好的监测基线（图 24.4d）。有时面神经被肿瘤压迫至其后方，这就需要先切除肿瘤。巨大的肿瘤未移除前，神经组织的定位是很困难的。

D. 肿瘤切除时：手术风险最高，可能会导致前庭神经、三叉神经和面神经的损伤，尤其当面神经被肿瘤压迫分散时更有可能发生。在这些病例中，外科医生需要频繁地切换，从确定切除范围与定位面神经。图 24.4d 显示了 EMG 记录到的眼轮匝肌和口轮匝肌的反应。由于直接神经刺激（direct nerve stimulation，DNS）只能记录外周传导通路，所以面神经的监测可以通过 CoMEP 对皮质延髓束的记录来完成（图 24.4b 和 d）。图 24.4a 显示外科医生对于可疑损伤的神经纤维做出判断的情况。直接神经刺激在 1 mA 时并没有任何反应（使用双极刺激）。但是，CoMEP 没有变化表示神经传导通路完整，若其减弱，则表示面神经极有可能已经受损。必须认识到经颅刺激皮质球束也可能会直接刺激面神经颅外段，但是应用单次刺激可以区别颅外刺激，因为单次刺激不可能引起像多次刺激那种皮质球束的激活（图 24.5）。

使用肌松剂或麻醉程度过深时，EMG 和 coMEP 可能会发生相同的变化，因为两者都增加了神经肌肉阻滞（NMB）。另外，静脉麻醉药（如丙泊酚）和吸入麻醉药也会影响 CoMEP 的记录，特别是在大剂量单次注射时。

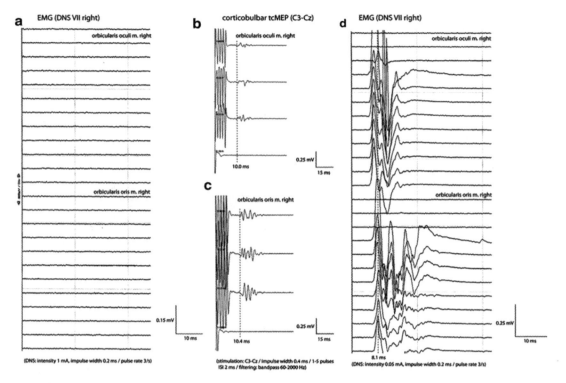

图 24.4 （**a**）记录了不同情况下鉴别面神经功能的结果。当外科医师怀疑损伤面神经时，对可疑组织进行电刺激（强度 1 mA，双极试探电极）。皮质延髓运动诱发电位（CoMEP）未改变可以认为皮质延髓通路及面神经未受损（**b**，**c**）。当肿瘤切除完毕后，再次进行电刺激（强度 0.05 mA）确保面神经未损伤（**d**）

对于不同的患者，如图 24.5a～d 所示，使用 NMB 后 DNS 刺激面神经和 CoMEP，肌电图的振幅会发生改变。这个结果表示肌松剂在 EMG 记录中的干扰是不可忽略的。也就是说当使用 EMG 或者 MEP 监测时，要避免神经肌肉阻滞剂的使用。然而有些文献报道面神经监测可以在部分神经肌肉阻滞时进行。在最近的病例中，我们用四个成串（TOF）刺激来控制神经肌肉阻滞的程度，并且将 TOF 维持在至少有两个反应的水平，在必要的时候持续输注短效肌松剂。

DNS 刺激面神经后 EMG 也会出现假阴性的结果，特别是当患者肿瘤巨大导致刺激到三叉神经运动支的时候。这会导致咬肌运动收缩和 EMG 播散，而被监测面神经运动的电极探测到。此时，EMG 的潜伏期可以帮助进行鉴别诊断。通常刺激三叉神经后 EMG 的峰值潜伏期一般小于 6 ms，而刺激面神经后的峰值潜伏期则大于 8 ms。

在肿瘤长期压迫三叉神经的病例中，我们发现三叉神经的 EMG 潜伏期比面神经的长。因此，除非三叉神经电活性单独监测（咬肌），否则假阴性结果无法仅仅通过潜伏期就能予以排除。

患者在手术结束拔除气管导管后，未发现第 V、第 Ⅶ 和第 Ⅷ 脑神经损伤的临床征象，也未发现躯体感觉和运动的损伤。

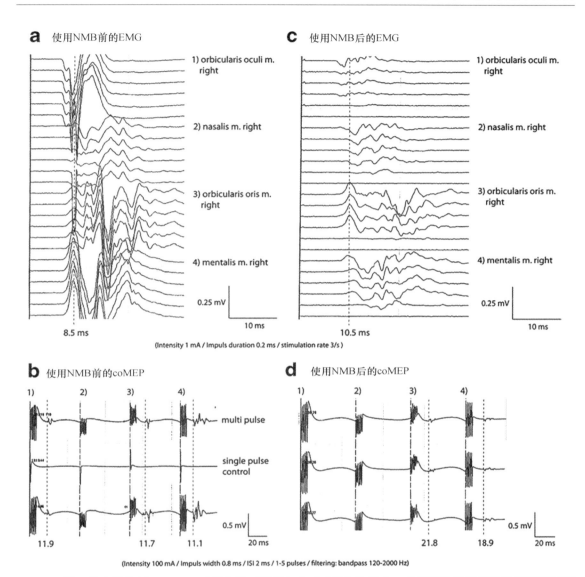

图 24.5　神经肌肉阻滞剂（NMB）对肌电图（EMG）和 CoMEP 的影响。未使用神经肌肉阻滞剂时不同面肌的 EMG 和 CoMEP 记录分别为 a 和 b。经颅电刺激后，可以记录所有 CoMEP 的反应［C3-Cz，脉冲持续时间为 1 ms（交替脉冲），脉冲与脉冲速率为 0.2/s］。没有任何关于鼻部肌肉的反应。为了评估浅表刺激面部肌肉的可能性，需采用单脉冲控制下多脉冲刺激。给予 40 mg 罗库溴铵后（TOF 值为 0/4），EMG 反应显著降低（c）。眼轮匝肌的 CoMEP 轨迹完全消失，口轮匝肌和颏肌也几乎没有反应（d）

参考文献

1. Porter SS, Sanan A, Rengachary SS. Surgery and anesthesia of the posterior fossa. In: Albin MS, editor. A textbook of neuroanesthesia with neurosurgical and neuroscience perspectives. New York: McGraw-Hill; 1997. p. 971–1008.
2. Ojemann RG. Meningiomas: clinical features and sur-gical management. In: Wilkins RH, Rengacharry SS, editors. Neurosurgery. New York: McGraw-Hill; 1985. p. 635–54.
3. Pollack IF. Pediatric brain tumors. Semin Surg Oncol. 1999;16:73–90.
4. Yingling CD. Intraoperative monitoring of cranial nerves in skull base surgery. In: Jackler RK, Brackman DE, editors. Neurotology. St. Louis: Mosby; 1994. p. 967–1002.
5. Cheek JC. Posterior fossa intraoperative monitoring. J Clin Neurophysiol. 1993;10:412–24.

6. Synopsis of a panel held at the annual meeting of the American Otological Society. Indications for cranial nerve monitoring during otologic and neurotologic surgery. Am J Otol. 1994;55:611–3.
7. National Institute of Health (NIH). Consensus development conference (held December 11–13, 1991). Consens Statement. 1991:9.
8. *Bricolo A, Sala F. Surgery of brainstem lesions. In: Deletis V, Shils JL, editors. Neurophysiology in neurosurgery. Boston: Academic; 2002. p. 267–89.
9. Jackler RK. Overview of surgical neurotology. In: Jackler RK, Brackman DE, editors. Neurotology. St. Louis: Mosby-Year Book; 1994. p. 651–84.

问题

1. 最常见的幕下手术监测方法包括刺激脑神经监测肌电图和

    A. 脑干听觉诱发电位

    B. 躯体感觉诱发电位

    C. 经颅运动诱发电位

    D. A 和 B

2. 应用肌电图监测面神经记录位置在

    A. 颞肌

    B. 眼轮匝肌

    C. 咬肌

    D. 口轮匝肌

    E. B 和 D

3. 脑干听觉诱发电位监测需要什么，除了

    A. 头皮电极

    B. Ⅷ脑神经记录

    C. 耳蜗核上的电极

    D. 皮质球束反应

4. 下列哪种入路切除 CPA 肿瘤可能导致听力丧失

    A. 乙状窦后入路

    B. 经迷路入路

    C. 枕下后正中入路

    D. 以上都不是

    E. 以上都是

答案

1. D
2. E
3. D
4. B

三叉神经痛的微血管解压术 25

Antoun Koht

（于 斌 译 张 炜 校）

学习要点

- 三叉神经痛是指一侧面部单个或多个三叉神经分布区域的突发、一过性、反复发作的严重锐痛，可以由微小的刺激触发。
- 女性，右侧面部和 V2、V3 支配的区域更常见。
- 在药物治疗失败时，微血管减压术是有效的。
- 手术相关的并发症可能与体位、牵开器、脑干缺血、第Ⅷ对脑神经和其他脑神经受损有关。
- 心动过缓，心搏骤停，三叉神经心脏反射与手术相关。
- 诱发电位的改变与技术故障、体位、药物、生理因素或手术因素相关。

简介

　　三叉神经痛是指一侧面部单个或多个三叉神经分布区域的突发、一过性、反复发作的严重锐痛，女性患者，右侧面部和 V2、V3 支配的区域更常见[1]，发病率约 5/10 万。进食、剃须等均可成为诱发因素。疼痛可能与三叉神经背侧神经根脊髓传入区受到

动静脉压迫有关，导致神经脱髓鞘，进而影响神经冲动传导。1929 年，Dandy 首次发现神经后根的脊髓传入区，之后 Dodd 提出这一区域脱髓鞘可导致疼痛，Gardner 将其描述为传入刺激短路。此外，King 提出了三叉神经分布区疼痛的中枢机制，Jannetta 进而提出将微血管解压（microvascular decompression，MVD）作为一种有效的治疗方法[2]。若不及时治疗，患者疼痛间歇会逐渐缩短，还会出现更为复杂的Ⅱ型疼痛综合征。药物治疗效果不佳或副作用严重的患者可以考虑手术治疗。术前患者需接受全面的影像学检查，例如三维（three-dimensional，3D）高分辨率磁共振成像（MRI），通过稳态相长干涉（constructive interference in steady state，CISS）或快速稳态进动序列成像（fast imaging employing steady state acquisition sequence，FIESTA）确定病变神经根位置及受压情况[3]。临床症状结合详细的影像学检查有助于更好地制订手术计划以及改善患者预后[4-6]。

　　早期手术倾向于部分或全部切除三叉神经，手术多采用俯卧位。随着医学的不断发展，后来手术一般采取侧卧位，通过枕骨下、乳突后入路切除部分颅骨，显微镜下解

除神经根压迫。近年来内镜技术逐渐开展起来[2,7-9]，具有切口小、组织损伤小，视野清晰，术后并发症少，术后疼痛轻，住院时间短等优势[10]。在三叉神经痛的治疗中，还增加了其他治疗方法，如立体定位放射手术、经皮球囊压迫、甘油射频神经切断术、经皮射频治疗以及目前仍处于试验阶段的半月神经节调节。本章我们重点探讨侧卧位下的 MVD，该手术的并发症主要包括切口感染（1.3%）、听力损伤（1.9%）、脑梗死及脑干梗死、脑脊液漏（1.6%）、面神经麻痹（2.9%）、面部麻木（9.1%），以及发生率较低的复视、共济失调、脑膜炎和脑积水[1,7]。上述并发症主要与术中操作损伤脑神经有关，尤其是耳蜗神经的损伤，这就使术中脑神经监测显得至关重要[11-12]。本章主要讨论如何应用术中神经监测以减少术后并发症的发生。

临床案例分析

良好的体位是手术成功的关键。患者麻醉诱导后改为侧卧位，受力点需铺褥疮垫防止压伤，两腿之间及腋下放置抱枕，还需使用软枕、长枕及其他器械固定患者，头部通过头架固定，并向手术对侧旋转 10°，使术野与地面平行，调整颈部保证下颌与胸骨保持 2 cm 以上距离。体位的摆放应由手术医师和麻醉医师共同完成，以保证后颅窝和第Ⅴ对脑神经分布区的充分暴露，同时又不影响颅内动脉血供、静脉回流或气道通畅。

摆放体位时需要注意双侧上肢的位置，承重侧上肢易因受压造成血供不良，需要妥善放置以便将脉搏血氧饱和度放置在这个手臂上，以监测血管是否受压。另一侧上肢侧更易因体位不当受到损伤。为保证术野充分暴露，应在保证不伤及臂丛神经的前提下小

心向前牵拉同侧肩膀。MVD 术中监测应包括美国麻醉医师协会（American Society of Anesthesiologists，ASA）标准监测以及神经生理监测，后者应着重于易损伤区域，最常用的是脑干听觉诱发电位（auditory brainstem response，ABR），以便监测听力受损（参见第 3 章，"听觉诱发电位"）。最近一篇有关 MVD 手术的回顾性研究发现，MVD 术后面神经麻痹的发生率为 2.9%（0.5% ~ 6.2%），面部麻木的发生率为 9.1%（1.3% ~ 19.6%），术后死亡率为 0.1%（0.02% ~ 0.2%）。因此，MVD 术中除了监测 ABR 之外，还可监测躯体感觉诱发电位（somatosensory-evoked potential，SSEP）和（或）运动诱发电位（motor-evoked potentials，MEP）和其他脑神经监测[1]。上述监测方法能有效地监测脑干血液循环情况，以及因体位而引起的功能改变。激光诱发电位和三叉神经诱发电位曾被用于研究，但不作常规应用[13-14]。在下面的 5 个 MVD 病例中，仅使用 ABR 监测，另一例（病例 2）同时进行了 ABR 和 MEP 监测。

病例一

女性患者，60 岁，80 kg，左侧难治性三叉神经痛，药物治疗效果不佳，遂接受 MVD。入室后 ASA 常规监测，麻醉诱导用药为利多卡因 100 mg，丙泊酚 1.5 mg/kg，以及罗库溴铵 0.7 mg/kg，同时开始持续输注瑞芬太尼 0.1 μg/(kg·min) 及丙泊酚 25 μg/(kg·min)。直接喉镜明视下置入 7.5 mm 气管导管并固定于右侧口角，放置软牙垫于左侧口角。全麻诱导后行桡动脉穿刺及开放第二条静脉通路，插尿管。患者固定于右侧卧位，行 ECG 监护、有创及无创动脉压监测，监测呼气末二氧化碳浓度、氧

饱和度及体温，应用脑电双频指数（bispec-tral index，BIS）监测 EEG 抑制，同时监测呼吸频率、潮气量、气道峰压及尿量。神经监测选用脑干听觉诱发电位（brainstem auditory evoked potential，ABR）（详见第 3 章），右上肢监测脉搏氧饱和度，BIS 用于监测麻醉深度并调整丙泊酚用量。维持平均动脉压波动不超过基础水平的20％，通过调整瑞芬太尼和肾上腺素用量来调节血压。麻醉维持选用持续静脉输注瑞芬太尼 0.1～0.5 μg/（kg·min）、丙泊酚25～150 μg/（kg·min），复合吸入地氟烷（≤0.5 MAC）。体位固定后获取 ABR 基础值，手术铺巾时获取第二组监测数据，此时左耳 ABR 反应异常（图 25.1）。

什么原因引起监测信号异常？是手术、药物、生理因素、体位，还是技术故障？

由于信号出现异常时手术还未开始，故可轻易排除手术因素。麻醉药物所致的信号变化往往是双侧的，而此信号异常仅限于单侧（右耳对刺激的反应是正常的），所以麻醉药物的可能性也不大。此外，麻醉药物对短潜伏期 ABR（刺激后第一个 10 ms 内获取）的影响是可逆的，而且吸入麻醉时 ABR 的延迟一般不超过 0.75 ms。麻醉药，丙泊酚与苯巴比妥对 ABR 影响很小，氧化亚氮的影响更是微乎其微[15]。中潜伏期的 ABR（50 ms 以上）易受麻醉药物影响，但本病例中并未监测。因此，目前可以基本排除麻醉因素。

术中低体温是生理因素改变的主要原因，低体温发生主要与术中脑组织暴露于相对低温的周围环境中以及使用低温液体进行术野冲洗有关。据报道，低体温可能会升高或降低 ABR 波幅。有报道显示，体温每降低 1℃，ABR 的 Ⅰ 波潜伏期延长 7％，体温低于 26℃ 时改变会加倍[15]。该病例并未发生上述情况。其他生理因素的影响诸如低血压、低血氧、低二氧化碳浓度等均会引起双侧变化，但上述情况在本例中均没有出现。少数情况下，当一侧听神经发生严重病变时，可能造成 ABR 双侧异常，以患侧为主。

图 25.1　ABR 因技术故障出现变化。最上面的曲线是 ABR 基础值，第二条曲线是硅胶耳塞管堵塞时描记的 ABR，最下面 3 条曲线是解除堵塞后的信号

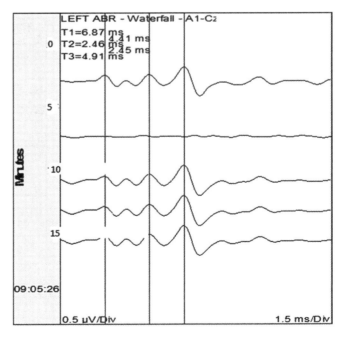

排除上述因素后，只剩下体位不当和技术故障两种可能了。在第一次获取正常基线图形时患者头部已处于固定状态，之后没有任何体位调整，体位因素也可以排除。

能够导致 ABR 异常的技术因素主要有刺激产生及传导异常和信号获取分析故障[15]。导线脱落和故障以及操作失误等是常见的技术原因。液体进入外耳道、电极硅胶套扭曲、耳部电极片部分或完全移位均可影响刺激强度，造成 ABR 波幅的下降甚至波形消失。用棉花、蜡或软膏保护耳部电极可预防上述问题。高阻抗、线路损坏、噪声干扰以及电刀的应用都会影响信号的收集。超声吸引器和单极电凝可能使放大器饱和，也会影响信号获取。另外，正常情况下信号接收系统可自动排除 60/50 Hz 的干扰，若刺激频率不当则可能导致系统锁定于该干扰频率，影响信号的接收（参见第 16 章，"术中监测设备和电干扰"）。

在本病例中，ABR 信号异常的原因是手术铺巾过程中电极线路发生扭转，整理线路后，在适当的刺激强度下，信号立即恢复正常。

病例二

与病例 1 相似，男性患者，58 岁，左侧病变行侧卧位手术。手术医师要求进行 IOM 监测，包括 ABR，第 V、第 Ⅶ 脑神经以及 MEP 监测。ABR 基线两侧正常，左手 MEP 基线消失，左脚、右手和右脚 MEP 信号正常。（图 25.2）

可能的原因是什么？

本例患者有正常的 ABR 反应，但左手的 MEP 未能引出。与病例 1 相似，发生信号异常时手术尚未开始，可以排除手术因素干扰。麻醉因素同样可以排除，因为麻醉药物及麻醉深度均无改变，而且麻醉药物对监测信号的影响通常是双侧的且较为轻微。此外，低血压、低体温、低二氧化碳、低氧等生理因素的影响也是双侧的，且患者的各项生理参数均无异常，可以除外生理因素所致。然而，由于止血带造成的左上臂局部缺血的可能性是存在的，但本病例并没有使用过止血带。技术原因造成 MEP 消失的可能

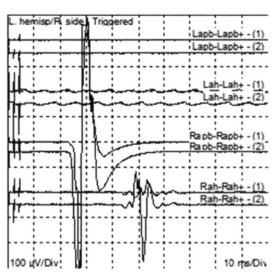

图 25. 2 左图是右大脑半球的 tc-MEP：左上肢 MEP 消失，左下肢正常。右图是左大脑半球的 tc-MEP：右上肢、下肢 MEP 均正常

性是存在的。技术原因可能包括刺激或记录时的失误。两个电极刺激针用于刺激产生MEP，但右侧和左侧下肢均可记录到正常的MEP信号，可以基本排除刺激因素的影响。另一种可能的影响因素是左手上的记录针出现问题，但检查一切完好。

由于右侧上肢可诱发出小幅度的MEP，表明刺激强度足够诱发双侧信号，因此，排除刺激强度不足的可能性。此外，因刺激强度弱，不足以诱发正常的MEP信号，通常表现为下肢MEP消失，而非上肢。体位因素不能排除。那么，因头部位置扭曲造成局部缺血的可能性存在吗？这种可能性可基本排除在外，因为双侧ABR是正常的，并且右脚、左脚MEP可正常引出。可能与局灶性缺血或脑卒中有关，仅仅根据现有的临床检查资料不能诊断。仔细查看左上臂，发现为保持手臂远离手术区域，手臂被约束带束缚处于过度牵拉后伸位。重新约束，将手臂向前稍微移动后立即恢复。MEP的消失可能与神经牵拉或体位不当有关。由于脉搏血氧饱和度放置在右侧手指上，而不是左手，因此无法利用血氧饱和度来佐证左侧存在缺

血的可能，我们无法判断是否因局部缺血引起MEP消失。信号快速恢复表明缺血导致了MEP的消失，而非牵拉。体位不当若得不到纠正，可能导致神经损伤。

Grundy等曾报道，头部位置不当会引起ABR异常[16]。侧卧位时头部的过伸及极度扭转可能改变颅内结构，导致颅内压（intracranial pressure，ICP）增加，脑血流减少，并影响第Ⅷ对脑神经和大脑其他区域的血供而导致ABR异常，通过调整体位、恢复正常血供后监测信号就可恢复。察看头部位置发现，患者头部仅有轻微的扭曲，但上臂处于严重牵拉。在将手臂重新安放到一个更合适的位置后，信号稳步恢复（图25.3）。MEP的变化可能与异常的解剖结构或特异的病理改变等少见的情况有关。在患者的体位固定后获取ABR、SSEP和MEP的基线图形，如果信号严重异常，提示需要调整头部和四肢的位置。

病例三

　　和病例一相似，于患者体位固定前后获

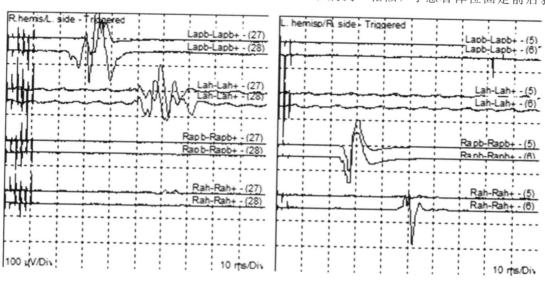

图 25.3　左图是调整手臂位置后，经颅刺激右侧大脑，左上肢恢复。右图是左侧大脑半球的 tc-MEP：右上肢、下肢 MEP 均正常

取正常、稳定的 ABR 基线图形。手术打开硬膜后开始显微镜下操作，放置牵开器暴露术野，并多次调整牵开器以充分显露术野，进行三叉神经减压。在此期间，同侧耳神经 ABR 信号的 V 波潜伏期逐渐延迟 5%～15%，波幅降低 40%（图 25.4）。

信号变化是否严重？

Polo 等曾提出 V 波潜伏期延长 0.4 ms（7%）时应作为早起预警信号，延长 0.6 ms（10%）时应及时通知术者，达到 1 ms（17%）时则需要处理，特别是当伴有波幅降低时更应如此[17]。此外，2006 年 Ramnarayan 和 Mackenzie 曾报道 V 波潜伏期延长 0.9 ms 伴有波幅下降 50% 可能与术后听力损伤密切相关[18]。我们采用的阶梯预警值分别是 V 波潜伏期延长 5%、10% 和 15%。一些学者只关注潜伏期延长，而 Hatayama 和 Moller 则认为 V 波波幅降低超过 40% 可以作为预警指标[19]。在这个病例中观测到的 V 波变化确实值得关注。

引起信号改变的可能原因是什么？

本例中患者体位固定，线路检查也没有异常，可以排除体位和技术方面的原因。环境温度和患者体温保持恒定，未使用低温液体进行冲洗，患者生命体征也较为平稳，因此生理因素也可排除。此外，由于仅出现单侧信号改变，可除外药物及麻醉因素，因此手术因素可能是潜在的病因。

引起 ABR 异常的手术原因主要有三大类[20]。第一种是指刺激术侧的耳部，术侧 ABR 缓慢变化，调整牵开器后可恢复，通常不会损伤听力。第二种是指患侧 ABR 除 I 波外其他波的突然消失，调整手术操作后不能恢复，术后常伴有听力受损。第三种则是手术对侧 I 波之后的所有 ABR 波形都消失，通常提示脑干损伤，术后可能出现严重的神经系统并发症，而不仅仅是听力损失。

手术因素影响 ABR 常常是通过机械刺激或体温变化损伤第 VIII 对脑神经或其血供，从而引起信号突然消失[15]。耳蜗周围供血

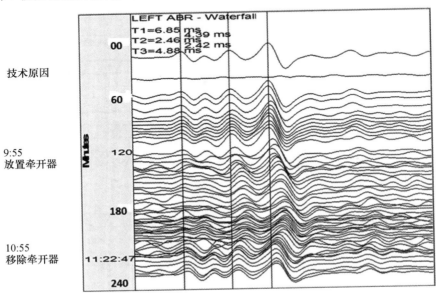

图 25.4　技术与手术因素（放置牵开器影响 ABR）。最上方曲线为基线，第二条为技术原因所致的曲线，分别于 9:55 和 10:55 放置或移除小脑牵开器，在此期间 I、III 和 V 波发生改变

小血管或脑干引流静脉发生凝血时，均可影响 ABR 信号。若信号变化缓慢且不完全消失，可能是直接压迫或牵拉神经所致，也可能是因为脑组织受牵拉或蛛网膜血管网受压间接引信号异常。压迫、凝血、痉挛及血管夹闭等因素均可影响耳蜗血供，从而间接导致 ABR 出现不同程度的改变。为暴露术野而牵拉脑组织可能会导致第Ⅷ对脑神经受损，造成 ABR 异常，相较于肿瘤切除术，这种情况在 MVD 中引起的损伤更为严重。肿瘤切除术中，神经基本可以耐受一段时间的牵拉或挤压，而 MVD 术中往往是骤然剧烈的损伤脑组织与神经。脑组织牵拉所致的异常可在解除压迫后数分钟内恢复，若持续异常，则应撤出牵开器，并检查第Ⅷ对脑神经有无受压，包括术中分离神经后放置的 Teflon 纱布等。

Ⅴ波延迟提示耳蜗受到机械性或低温损伤。Ⅰ波与Ⅲ波、Ⅴ波均出现相同的变化提示第Ⅷ对脑神经近端受损，可能的原因包括脑组织牵拉、神经受压或小血管痉挛等。Ⅰ波、Ⅲ波正常伴Ⅴ波延迟或消失则提示中上段神经受损。低位中脑近侧的听觉传导通路受损，以及后颅窝内血管损伤不侵及听觉通路时，ABR 均可能表现为正常。

值得注意的是，MVD 术中神经周围包绕的小血管可能发生痉挛，有效的解痉方法是罂粟碱浸润或罂粟碱浸润的纱布湿敷，这样可以立即改善血液循环，但同时可能会减少耳蜗血供，并在几分钟内 ABR 信号消失，具体原因尚不明确，目前认为可能与罂粟碱的弱酸性有关[21]。在本病例中，主要表现为同侧Ⅰ，Ⅲ，Ⅴ波逐渐发生变化，Ⅲ波与Ⅴ波延迟时间相同，原因可能是牵拉脑组织影响到了第Ⅷ对脑神经耳蜗段；而Ⅰ波的变化可能与内听动脉阻塞或痉挛导致血流减少有关。术者仔细检查术野后决定重置牵开器，之后 ABR 信号逐渐恢复到基线水平。因此，本病例中

导致信号变化的原因很可能是牵开器位置不当使脑组织受压，导致第Ⅷ对脑神经供血不足，可以通过撤去牵开器，分离神经与脑组织间的蛛网膜以及升高血压等方法解决。升高血压可以增加缺血区域的侧支循环血流，特别是在重置牵开器无效的情况下，可以作为一种改善监测信号的有效方法。

病例四

女性患者，45 岁，既往史无特殊，三叉神经痛药物治疗无效，计划行 MVD 手术。麻醉与手术流程同前，术中患者平稳，监测信号正常，手术顺利进行。术者分离第Ⅴ对脑神经与周围包绕的动脉时，发现动脉与三叉神经感觉部分粘连紧密，此时麻醉医师发现患者血压和心率轻度上升，于是单次给予 0.5 μg/kg 瑞芬太尼并将瑞芬太尼输注速度增至 0.2 μg/(kg·min)。此后 10 min 内循环稳定，然后血压开始出现波动，心率于基线 20%～30% 之间上下变化，BIS 监测维持稳定，手术缓慢进行。突然，患者心率降至 30 次/分，之后伴有 8 s 心脏骤停伴血压骤降（图 25.5）。

发生了什么？ 是由于瑞芬太尼输注、心脏意外、脑干操作，还是其他因素？

瑞芬太尼具有交感神经抑制作用，可能导致心动过缓和低血压。少数情况下，生命体征可能出现类似上述变化，症状一般发生在给药之后，并可在短时间内自行恢复。心脏意外可发生于既往有冠心病或其他并存疾病的患者。直接脑干操作可导致血压心率骤变超过基础值的 20%，这一变化应及时告知术者，以便术者及时调整。另一个可能的原因是三叉神经-心脏反射，这一现象可能在

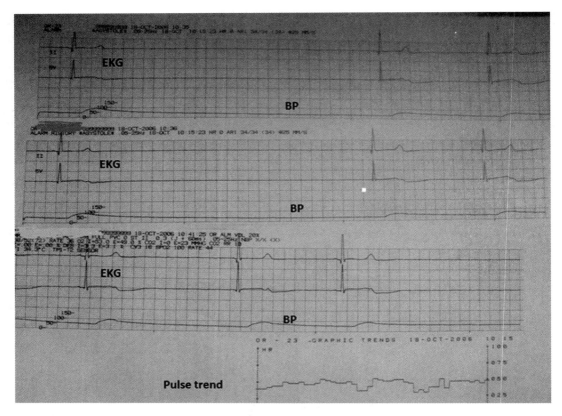

图 25.5 三叉神经-心反射。心电图（EKG）出现严重的心动过缓以及心搏骤停。每个条带中的上面 2 条曲线是心电图，最下面是相应的血压曲线。右下角显示了心率的变化趋势图。脉搏变化趋势

脑桥小脑角或颅底操作、MVD 手术以及对硬膜的骤然刺激时发生。此外，这一反射在眼科手术、上颌骨手术及其他涉及三叉神经分布区的手术中也可发生[22]，解除手术牵拉或中断刺激即可终止反射，生命体征也会自行恢复正常。但是，若刺激重新出现，反射也可能再次发生，若刺激过强，反射可能导致心率血压的剧烈变化而发生心搏骤停。这一机制于 1999 年《神经外科》杂志最早提出，这里我们对其加以总结[23]。三叉神经接受刺激后，信号传入脑干的感觉神经核，之后传入迷走神经运动神经核，最终经传出信号到达心脏、肺和胃导致心动过缓、呼吸暂停和胃液分泌，这可能是一种脑氧保护反射机制[24]。

在本例中，三叉神经-心脏反射可能是

发生异常的原因，提醒外科医生注意术中操作。虽然当时术者并没有直接在脑干操作，但正在分离三叉神经脑干附近黏附的血管，停止手术操作后，血压心率很快恢复正常。

病例五

这一病例在 MVD 中比较罕见，患者无明确既往史，药物治疗效果不佳。麻醉、体位和手术均与前几个病例相同，手术过程顺利，ABR 监测信号平稳。但是在缝合硬膜时，ABR 信号开始逐渐衰减，关颅完毕后信号完全消失。

可能的问题与处理措施

本病例中 ABR 信号表现为单侧异常，

应该不是麻醉、生理或体位因素造成的，有时关闭硬膜前用低温盐水冲洗术野也可能造成信号减退，但这种改变是迅速的。本例中，信号异常发生在缝合硬膜之后，最可能的两个原因是技术故障及手术因素，但经仔细检查后并无发现任何技术问题，而且关闭硬膜后可排除分离或牵拉导致血供不足等直接原因，但存在硬膜下解剖结构改变从而导致第Ⅷ对脑神经血供受损的间接因素。出血、血肿以及血栓均可能影响神经完整性，此前已有关于上述原因在硬膜关闭后引起ABR 信号变化和消失的报道[11,25-27]。

出血和脑血肿可能与麻醉过浅引起体动、高血压或术中止血不完善有关。某些患者还可能由于凝血或切断直径大于 2 mm 的岩静脉，造成脑干静脉引流不畅，从而导致静脉淤血、水肿、颅内压（ICP）升高，继而 ABR 信号异常。有研究报道静脉淤血引起脑干移位、水肿、高 ICP，导致对侧听力受损，并伴有 ABR 异常[28]。为避免这种情况发生，切断岩静脉前可先临时夹闭该静脉进行阻断测试，并同时监测 ABR 信号，若无异常再切断岩静脉[29]。

本病例中，发现监测信号异常后，外科医师决定再次打开硬膜探查术野，查找脑桥小脑角或小脑组织内有无出血，以及是否存在血管扭转或 Teflon 纱布移位造成血流减少。与此同时，麻醉医师升高血压以增加侧支循环。经仔细检查，术者发现第Ⅷ对脑神经周围小血管渗血，可能是术中切断岩静脉的残端所致，清除积血并充分止血后，ABR 信号恢复正常。

病例六

女性患者，46 岁，85 kg，因三叉神经

痛行右侧 MVD 手术治疗。与以往的病例一样，患者侧卧位，手术进行十分顺利，术中 ABR 无明显改变。在主要手术步骤完成后止血时，右侧 ABR 于 10:35 时有明显改变，于 10:39 时完全消失（图 25.6），在此期间，左侧 ABR 没有发生改变。

发生了什么？病因是什么？原因是什么？如果我们通过鉴别诊断，回顾一下引起 EP 变化的五个因素——技术故障、生理因素、药物影响、手术或体位——病因不难发现。由于 ABR 是单侧变化的，故可排除麻醉药物以及生理因素的影响。特殊的生理条件，如局部低温，虽然理论存在这种可能，但考虑到止血通常用温水冲洗可排除其影响。局部缺血严重可影响第Ⅷ对脑神经的走行，但手术当时并未使用夹子和牵开器。通常，ABR 发生局部改变和缺失时应首先排除技术故障，本例未发现相关异常。由于自手术开始后患者体位始终保持不变，体位因素可基本排除。ABR 变化时，手术医师正在止血，颅内主要操作已完成，没有使用牵开器，并且缝合硬膜时未使用过量的生理盐水进行冲洗[30]。表面上看，基本除外引起 EP 变化的五个因素，但本例 ABR 变化的具体病因又是什么呢？笔者走进手术室时恰好听到神经外科住院总医师决定使用罂粟碱来解除痉挛。手术团队意识到罂粟碱存在潜在影响的可能，故不再使用罂粟碱。在麻醉医师与外科医师沟通时，ABR 信号正在恢复。于是，指示住院总医师用温盐水冲洗术野以最大限度地减弱罂粟碱的作用，以尽量减少罂粟碱的影响。信号逐渐恢复，10:51 信号逐渐恢复至正常。这可能与罂粟碱的 pH 较低有关[21]，它可能损伤第Ⅷ对脑神经。如果需要使用罂粟碱，应该精准定位。

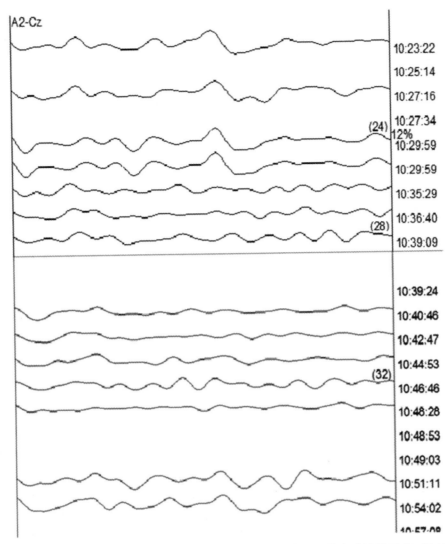

图 25.6 ABR 变化过程图。10:30 使用罂粟碱后右侧的 ABR 消失，温盐水冲洗后于 10:51ABR 恢复。无术后并发症

结论

在这 6 起病例中我们回顾了 MVD 术中 ABR 和 MEP 信号异常的不同临床情况。每一个病例，我们采用逐步分析的方法来分析、确定病因，并积极寻求解决方案。在处理问题的过程中，麻醉医师和外科医师需要通力合作，共同分析并寻找原因，积极改正可能影响监测信号的手术操作，以最大限度地改善患者预后。

参考文献

1. Xia ZJ, Zhu J, Wang YN, Dou NN, Liu MX, et al. Effectiveness and safety of microvascular decompression surgery for treatment of trigeminal neuralgia: a systematic review. J Craniofac Surg. 2014;25(4):1413–7.
2. Jannetta PJ. Arterial compression of the trigeminal nerve at the pons in patients with trigeminal neuralgia. J Neurosurg. 1967;26(1 Suppl):159–62.
3. Li GW, Zhang WC, Min Y, Ma QF, Zhong WX. Surgical skills of adhesions and transposition of trigeminal nerve for primary trigeminal neuralgia. J Craniofac Surg. 2014;25(4):1296–8.

4. Zacest AC, Magill ST, Miller J, Burchiel KJ. Preoperative magnetic resonance imaging in type 2 trigeminal neuralgia. J Neurosurg. 2010;113(3): 511–5.

5. Leal PR, Hermier M, Froment JC, Souza MA, Cristino-Filho G, Sindou M. Preoperative demonstration of the neurovascular compression characteristics with special emphasis on the degree of compression, using high-resolution magnetic resonance imaging: a prospective study, with comparison to surgical findings, in 100 consecutive patients who underwent microvascular decompression for trigeminal neuralgia. Acta Neurochir (Wien). 2010;152(5):817–25.

6. Ferroli P, Acerbi F, Broggi M, Broggi G. Arteriovenous micromalformation of the trigeminal root: intraoperative diagnosis with indocyanine green videoangiography: case report. Neurosurgery. 2010;67(3 Suppl Operative):onsE309–10; discussion onsE310.

7. McLaughlin MR, Jannetta PJ, Clyde BL, Subach BR, Comey CH, Resnick DK. Microvascular decompression of cranial nerves: lessons learned after 4400 operations. J Neurosurg. 1999;90(1):1–8.

8. Sekula Jr RF, Frederickson AM, Jannetta PJ, Bhatia S, Quigley MR. Microvascular decompression after failed gamma knife surgery for trigeminal neuralgia: a safe and effective rescue therapy? J Neurosurg. 2010;113(1):45–52.

9. Vaz-Guimaraes F, Gardner PA, Fernandez-Miranda JC. Fully endoscopic retrosigmoid approach for posterior petrous meningioma and trigeminal microvascular decompression. Acta Neurochir (Wien). 2015;157(4):611–5.

10. Artz GJ, Hux FJ, Larouere MJ, Bojrab DI, Babu S, Pieper DR. Endoscopic vascular decompression. Otol Neurotol. 2008;29(7):995–1000.

11. Moller AR, Moller MB. Does intraoperative monitoring of auditory evoked potentials reduce incidence of hearing loss as a complication of microvascular decompression of cranial nerves? Neurosurgery. 1989;24(2):257–63.

12. Brock S, Scaioli V, Ferroli P, Broggi G. Neurovascular decompression in trigeminal neuralgia: role of intraoperative neurophysiological monitoring in the learning period. Stereotact Funct Neurosurg. 2004;82(5–6):199–206.

13. Truini A, Cruccu G. Laser evoked potentials in patients with trigeminal disease: the absence of Adelta potentials does not unmask C-fibre potentials. Clin Neurophysiol. 2008;119(8):1905–8.

14. Dong CC, Macdonald DB, Akagami R, Westerberg B, Alkhani A, Kanaan I, Hassounah M. Intraoperative facial motor evoked potential monitoring with transcranial electrical stimulation during skull base surgery. Clin Neurophysiol. 2005;116(3):588–96.

15. Legatt AD. Mechanisms of intraoperative brainstem auditory evoked potential changes. J Clin Neurophysiol. 2002;19(5):396–408.

16. Grundy BL, Procopio PT, Jannetta PJ, Lina A, Doyle E. Evoked potential changes produced by positioning for retromastoid craniectomy. Neurosurgery. 1982;10(6 Pt 1):766–70.

17. Polo G, Fischer C, Sindou MP, Marnette V. Brainstem auditory evoked potential monitoring during microvascular decompression for hemifacial spasm: intraoperative brainstem auditory evoked potential changes and warning values to prevent hearing loss—prospective study in a consecutive series of 84 patients. Neurosurgery. 2004;54(1):97–104. discussion 104–6.

18. Ramnarayan R, Mackenzie I. Brain-stem auditory evoked responses during microvascular decompression for trigeminal neuralgia: predicting post-operative hearing loss. Neurol India. 2006;54(3):250–4.

19. Hatayama T, Moller AR. Correlation between latency and amplitude of peak V in the brainstem auditory evoked potentials: intraoperative recordings in microvascular decompression operations. Acta Neurochir (Wien). 1998;140(7):681–7.

20. Raudzens PA, Shetter AG. Intraoperative monitoring of brain-stem auditory evoked potentials. J Neurosurg. 1982;57(3):341–8.

21. *Chadwick GM, Asher AL, Van Der Veer CA, Pollard RJ. Adverse effects of topical papaverine on auditory nerve function. Acta Neurochir (Wien). 2008;150(9):901–9; discussion 909.

22. Schaller B. Trigemino-cardiac reflex during microvascular trigeminal decompression in cases of trigeminal neuralgia. J Neurosurg Anesth. 2005;17(1):45–8.

23. Schaller B, Probst R, Strebel S, Gratzl O. Trigeminocardiac reflex during surgery in the cerebellopontine angle. J Neurosurg. 1999;90(2):215–20.

24. Sandu N, Spiriev T, Lemaitre F, Filis A, Schaller B; Trigemino-Cardiac-Reflex-Examination-Group (T.C.R.E.G.). New molecular knowledge towards the trigemino-cardiac reflex as a cerebral oxygen-conserving reflex. ScientificWorldJournal. 2010;10: 811–7.

25. Wahlig JB, Kaufmann AM, Balzer J, Lovely TJ, Jannetta PJ. Intraoperative loss of auditory function relieved by microvascular decompression of the cochlear nerve. Can J Neurol Sci. 1999;26(1):44–7.

26. Neu M, Strauss C, Romstöck J, Bischoff B, Fahlbusch R. The prognostic value of intraoperative BAEP patterns in acoustic neurinoma surgery. Clin Neurophysiol. 1999;110(11):1935–41.

27. Grundy BL, Jannetta PJ, Procopio PT, Lina A, Boston JR, Doyle E. Intraoperative monitoring of brain-stem auditory evoked potentials. J Neurosurg. 1982;57(5):674–81.

28. Strauss C, Naraghi R, Bischoff B, Huk WJ, Romstöck J. Contralateral hearing loss as an effect of venous congestion at the ipsilateral inferior colliculus after microvascular decompression: report of a case. J Neurol Neurosurg Psychiatry. 2000;69(5):79–82.

29. Zhong J, Li ST, Xu SQ, Wan L, Wang X. Management of petrosal veins during microvascular decompression for trigeminal neuralgia. Neurol Res. 2008;30(7):697–700.

30. Jo KW, Kong DS, Park K. Microvascular decompression for hemifacial spasm: long-term outcome and prognostic factors, with emphasis on delayed cure. Neurosurg Rev. 2013;36(2):297–301. discussion 301–2.

问题

1. MVD 术中，下列哪项可能出现单侧诱发电位？
   A. 牵开器
   B. 罂粟碱
   C. 技术问题
   D. 以上皆是

2. 下列哪项会引起三叉神经心脏反射：
   A. 麻醉医师注射药物
   B. 刺激第 Ⅷ 对脑神经
   C. 刺激面神经
   D. 刺激三叉神经

3. 手术开始时诱发单侧 ABR 消失的原因
   A. 单次推注麻醉药品
   B. 低血压
   C. 手术操作
   D. 头位不当

答案

1. D
2. D
3. D

面肌痉挛手术

Raymond F. Sekula Jr. ，Jeffrey R. Balzer，
Jesse D. Lawrence，Penny P. Liu

（于 斌 译 张 炜 校）

学习要点

- 面肌痉挛（hemifacial spasm，HFS）是因一侧面神经过度放电引起的功能障碍，微血管解压（MVD）是通过对引起假突触传递的责任血管解除压迫来治疗 HFS 的针对性手术，对多数符合手术指征的患者来说是有效的治疗方法。

- 肌电图可用于鉴别面部肌肉组织的自发性及异常性电活动，另一方面，磁共振成像（MRI）是一项重要的鉴别诊断手段，通过 MRI 的检查来验证是否存在责任血管对面神经的压迫来判断手术的可行性。

- MVD 是针对中央有髓神经根的任一部分进行减压。通常情况下，减压是通过将 Teflon 切碎进行植入来实现；或者是对责任动脉进行悬吊使其远离神经。

- 有关 HFS 的 MVD 的特定麻醉管理主要包括摆放患者最佳体位，避免使用非去极化肌松药以及尽量减少液体输入，避免容量负荷过重。

- 术中应用异常的运动反应监测可作为指导面神经减压充分与否的参考，已证实监测有助于增加 MVD 术后症状缓解的可能性。

- 由于前庭蜗神经与面神经接近，听力损失是 MVD 治疗 HFS 可能出现的并发症，可考虑进行脑干听觉诱发电位的监测以降低听力损失的风险。

简介

面肌痉挛（HFS）是因单侧面神经过度放电引起的功能障碍，是一类严重的非致残性疾病，可严重影响患者的生活质量[1-4]。痉挛起初表现为眼轮匝肌的隐性发作，随着时间的进展不同程度地累及额肌和颈阔肌，最终导致所有受累面肌持续性痉挛，形成苦笑面容，表现为眼睑部分闭合，口角偏斜等特征，即所谓的紧张现象[5]。大多数患者还表现出反向 Babinski 征，被视为闭上眼睛时的反常提眉[6-7]。目前最可靠的数据显示，美国和挪威的面肌痉挛发生率大约是 10/100 000[8-9]。

HFS 的电生理及病理生理学特点

HFS 的诊断主要根据临床症状，而肌电图（electromyography，EMG）及 MRI 可用于辅助鉴别其他面部运动异常，例如睑痉挛、抽搐、局灶性癫痫、联动症、颅颈部

肌张力障碍、神经性肌强直、面部抽搐等[10-11]。HFS 的电生理学特点包括自发性、高频性（150 次/秒）、EMG 的同步性触发活动。此外，在电刺激面神经的一个分支时会引发异常运动反应（abnormal motor response，AMR），也被认为是"横向扩散反应"，并且会记录到受面神经其他分支支配肌肉的触发肌电图（triggered electromyographic，t-EMG）。具体来说，当 t-EMG 反应仅限于眼轮匝肌时，电刺激面神经的颞支会在颏肌记录到 AMR。

HFS 的发病机制仍然没有达成共识。一种假说认为在面神经与血管接触的部位产生假突触传递[12-13]。假突触传递是指轴突脱髓鞘引起的轴突纤维之间的"串扰"。同时，认为症状是继发于面神经核过度活跃的结果[14]。尽管，假突触传递假说流行多年。但在 MVD 术中进行电生理监测[15-16]及在临床研究中行眨眼反射测试的结果[17]均支持面运动神经核过度兴奋假说。眨眼反射是由眶上神经刺激引起的，包括沿三叉神经、面神经各自的传入和传出通路。对不伴有 HFS 的患者进行麻醉后，眨眼反射被抑制，而对 HFS 的患者进行麻醉后，同侧的面肌痉挛可激发眨眼反射[18]。该假说认为，面运动神经核过度兴奋可弥补全身麻醉引起的抑制作用。

第三种学说认为可能的机制是在眶周区域通过轴突-轴突突触刺激眶上神经引起面神经去极化，在面神经轴突末端通过轴突-轴突去极化把信号逆行传导到脱髓鞘的部位（血管受压处），然后在下部面肌产生神经元间接触反应[19]。"侧向传导"常常可于 AMR 互换使用，但由于侧向传导忽略了运动神经核过度兴奋理论，因而仅在神经元间接触性传导这一假说中用于描述 AMR。

上述三种机制都可能是引起异常反射产生的原因。在面神经根出口处进行血管减压时，AMR 常常会消失，提示假突触传递很可能是产生 AMR 的主要原因。除此以外，还有一部分 HFS 应用 MVD 治疗效果不好或表现为症状持续性严重，可以用面运动神经核过度兴奋来解释。

面神经解剖和面肌痉挛病因学

解剖学的讨论需要一致的词汇，本章使用的解剖学术语，是由 Tomii 等首先提出[20]，经 Compos-Benitez 和 Kaufmann[21]延伸扩展。面神经起于脑桥延髓交界处，走行于脑桥表面，穿行 8～10 mm 后在神经根出口处从脑干分离。之后神经鞘由中央型少突胶质细胞变成周围型施万细胞，这一过渡区域即为 Obersteiner-Redlich 区。Tomii 等人关于这一过渡区域的研究表明[20]：①从神经根附着点与过渡区的最接近部分的最大长度为 1.4 mm；②从过渡区最近端到最远端的最大长度为 2.1 mm。实践中，我们采用 4 mm 作为神经根附着点到过渡区终末的最大距离（图 26.1）。过渡区以外，第 Ⅶ 对脑神经与第 Ⅷ 对脑神经 CN 复合体在过渡区外的前喙区边界毗邻，继续前行进入内听道。在 Ⅶ/Ⅷ 复合体的前喙区，可见三叉神经根起自脑桥，最终进入岩骨尖的麦氏腔（Meckel's Cave）。在第 Ⅶ/Ⅷ 对脑神经共同走行段末段近延髓处，可见延髓侧面走行舌咽神经与迷走神经。我们的经验表明，HFS 的症状就是由于血管压迫中央有髓神经的任一部位造成的。该部分从神经根出口处延伸到远端过渡区。需要说明的是，我们并不十分赞成使用术语"根进入区"或"根出口区"，原因是：①它是不准确的定义，大约相当于根附着点和过渡区；②不包括神经根出口区或附着段，这段是神经压迫最常见的部位[22-23]。最常见的责任血管是小脑前下动

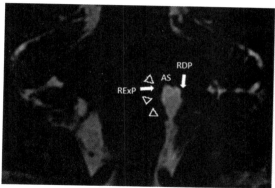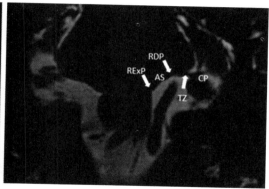

图 26.1 冠状 SSFP 图像显示面神经解剖学：根出口处（RExP），附着段（AS），根出口处（RDP），过渡区（TZ），池状部分（CP）

脉（anterior inferior cerebellar artery，AICA）和小脑后下动脉（posterior inferior cerebellar artery，PICA），有 50% 的患者都是因为椎-基底动脉异常造成的[24]。

HFS 影像学

对于拟行 MVD 的 HFS 患者进行影像学检查的目的是显示面神经与周围血管的关系。影像学检查应该包括薄层稳态自由进动（steady-state free precession，SSFP）多平面 MRI 成像序列，即重 T2 加权能够为 CSF 及邻近组织提供良好的对比[25]。已经由研究评估了 SSFP 成像在评估血管压迫综合征的作用[26-29]。最近我们的研究团队将其进一步完善[22-23]。在 1.5T 或 3T MRI 扫描（Optima and Discovery；GE Healthcare，Milwaukee，WI）进行研究，包括全脑矢状位 T1，轴向液体衰减反转恢复序列（fluid-attenuated inversion recovery，FLAIR）和弥散加权成像序列（diffusion weighted imaging，DWI）。对脑干进行薄层轴向，冠状位、矢状位及 SSFP 矢状面成像扫描。需要注意的是，影像学检查在 HFS 的作用是辅助诊断而不是诊断依据。我们的研究表明，影像学诊断的灵敏度为 75%～92.9%，特异

度为 28.6%～75%[30]。高灵敏度提示，对临床上宜手术，但薄层 T2 加权 MRI 上没有血管压迫的患者应谨慎对待。而较低的特异性则提示，即使影像学检查为阳性，但如果临床表现没有手术指征，也不能决定手术。

面神经微血管减压手术

药物治疗面肌痉挛的效果不佳[31-34]。面神经连续注射肉毒素仅有暂时的缓解作用，并不能彻底治愈，且长期注射肉毒素会导致面神经麻痹和瘫痪。因此，MVD 是唯一能够从病因学上治愈 HFS 的方法，也是首选的治疗方式[33,35]。

MVD 需全身麻醉，患者采取健侧卧位[彩图 26.2，监测脑干听觉诱发电位（auditory brainstem-evoked potential，ABR）]，监测面部 EMG 以及 AMR[35]。选择乳突发际线后做切口，进行小范围开颅，见到乙状窦边缘后剪开硬脑膜。引流适量脑脊液（cerebrospinal fluid，CSF）后，大脑处于较为松弛的状态，暴露面神经根出口处，检查血管受压情况，然后在神经监测的协助下，放置 Teflon® 纱布进行血管减压。小静脉一般结扎，也可以用双极电刀电凝止血，而直径近似 AICA 或者更大的血管则需使用

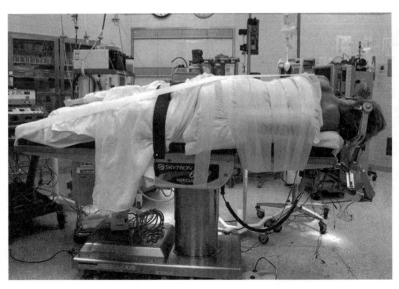

彩图 **26.2** 患者采取侧卧位，头部放置于手术台一端，给术者留出足够的手术空间。患者摆好侧卧体位后，头部采用头架固定。微调患者头部，使下颌与胸骨相距约两横指宽

Teflon® 纱布。所有手术都需要 ABR 和 EMG 监测，某些病例还需应用直接单极面神经刺激（视频 26.1 和 26.2）。

HFS 患者行 MVD 的麻醉管理

全身麻醉的诱导采用丙泊酚或依托咪酯，然后给予去极化肌松药进行气管插管。根据我们的经验，即便仅使用满足插管的最小量非去极化肌松药，也会在监测初期干扰 AMR 信号。术中的麻醉维持需选择制动但不使用肌松药的方法。有些患者仅需吸入性麻醉药，而部分患者则需要吸入麻醉药复合丙泊酚或瑞芬太尼等静脉麻醉药。术中还应注意患者体位是否合适，避免头颈部过度扭曲，还需在腋下、上下肢放置软垫，防止外周神经损伤，最后应当听诊双侧呼吸音是否对称，避免翻身造成气管插管移位。

HFS 术中神经监测的原则

所有 HFS 患者均会出现 AMR。非去极化肌松药可以掩盖结果。分别于眼轮匝肌和颏肌放置双极针刺电极，两电极间距约为 0.5～1 cm。双极刺激电极放置到位于外眦和耳屏中间的面神经颧支上。单相脉冲的强度为 1～20 mA，频率为 4.0 Hz，脉冲宽度为 0.2 ms。刺激电极的最终定位是基于引起眼轮匝肌最大限度收缩的部位，在颏肌记录 AMR。确定电极位置放置无误后，在整个过程中使用阈值刺激强度。然后用胶带将电极贴在皮肤的最佳位置上。

为防止神经疲劳，在打开硬脑膜之前约 5 min 记录一次 AMR；打开硬脑膜后，在整个解剖分离和减压过程中连续记录 AMR，然后在缝合过程中周期性地记录，以检测 AMR 再现的可能。偶尔的，脑脊液排干后，AMR 会消失，表面上是由于面神经血管压迫松弛所致。值得注意的是，在过去的 5 年里，我们的团队没有使用过大脑收缩的方法[36]。此时可通过增加刺激强度（达 20 mA）并增大刺激频率，最终将脉冲幅度增至 50 μs，以重新获取 AMR。对引起面神经痉挛的疑似动脉和静脉减压后，AMR 消失，进一步的尝试是通过增加频率到 30 Hz 来"驱动"或刺激 AMR。若至此仍不能获取 AMR，即可认为已经将其消除。

并发症的监测

MVD 术中若发生脑神经损伤，可引起面部肌肉无力、听力损伤、前庭功能紊乱、吞咽困难或者声音嘶哑。术后若出现这些症状，即便 HFS 完全缓解，也会影响患者对 MVD 的满意度。ABR 可用于术中监测耳蜗神经功能，此外术中还可以持续监测 AMR（图 26.3）以及间断监测单极面部 EMG。总之，MVD 术中应用神经监测不仅可以改善患者预后，缓解 HFS 等症状，还能降低术后听力受损及面神经损伤的发生率[37-39]。可以考虑进行躯体感觉诱发电位（somatosensory evoked potential，SSEP）监测用于探测继发于血管操作引起的脑干卒中的可能

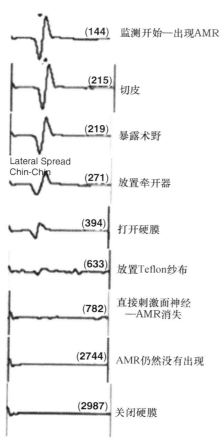

图 26.3 HFS 行 MVD 手术中 AMR 的变化

性，但这不是我们组常规的监测项目。对第 Ⅸ 和第 Ⅹ 对脑神经没有进行监测。

接下来我们将回顾 30 多年来行 MVD 手术治疗的 HFS，介绍几个典型病例。

病例介绍

病例一：理解面神经 MVD 术中的 AMR

女性患者，42 岁，右侧典型 HFS，既往连续注射肉毒素疗效不佳，行 MVD 治疗。术中可见 AICA 及 PICA 压迫面神经。解除 PICA 压迫的过程中，AMR 消失，激发后也不再出现（图 26.4）。患者术毕清醒后痉挛明显减轻，术后 HFS 症状逐渐缓解，并于 4 个月后完全治愈。

备注：即使面神经得到充分减压，多达一半的患者术后还会有持续的面肌痉挛，数周至 23 个月后才能够消失[35]。由于 MVD 术中解除血管对面神经的压迫后，AMR 常常会消失，因而可将其作为减压成功的标志[18,40-43]。然而，还有一部分患者尽管术中 AMR 持续存在，但术后 HFS 症状消失或逐渐缓解，因此许多专家质疑术中 EMG 的可靠性[44-47]。在一项包含 300 个病例的大样本研究中，Kong 等[43] 根据 MVD 术中 AMR 是否消失将患者分为 2 组，并对所有患者进行为期 1 年的随访，发现 2 组之间存在统计学差异[43]。这是目前唯一显示术中 AMR 持续存在时患者预后有统计学差异的报道。Sekula 等[35] 一项关于 MVD 术后 AMR 消失或持续出现与术后 HFS 症状消失或持续存在的关系的 meta 分析表明，MVD 术后，AMR 消失的患者，HFS 治愈的概率是 AMR 持续出现的 4.2 倍。Thirumala 等[48] 报道了 259 例 MVD 术中行面肌旁路传导反应（lateral spread response，LSR）监测的患者，发现术中 LSR 的消失可增加术后即

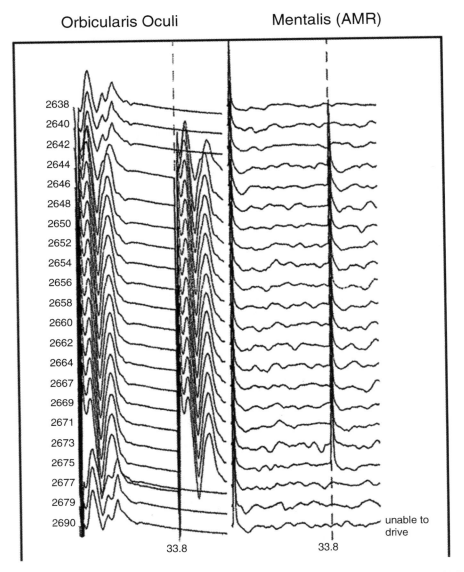

图 26.4 面神经成功减压后，AMR 消失（Y 轴代表面神经 MVD 后的时间，单位：秒）。当刺激支配眼轮匝肌的面神经分支时，记录颏肌的复合运动电位

刻及出院时的面肌痉挛缓解满意率。但是在后续随访的时间段内 LSR 消失组的面肌痉挛缓解率并不增加[48]。此外，再次手术和术前使用肉毒素进行治疗对术中 LSR 消失的发生率没有影响[49-50]。基于上述结果，我们支持在 MVD 术中应常规监测 AMR，将 AMR 消失或持续存在作为手术减压成功与否的指导标准。

病例二：侧卧位行 MVD 术后发生"肩关节冻结症"或肩周炎

女性患者，52 岁，右侧典型 HFS，既往肉毒素注射治疗效果不佳，遂行 MVD。术中可见 PICA 压迫右侧面神经，血管减压过程中 AMR 消失，且诱发后不再出现，术中 SSEP 监测无改变。患者术毕清醒，痉挛症状消失，但主诉左肩疼痛、僵硬以及活动受限。

外科医生建议术后 6 周内观察病情变化，加强左肩活动。在这 6 周中，患者自感疼痛加重，左肩及上肢活动障碍，且穿衣需要别人帮助。外科医生建议进行物理治疗，但仍未见改善。患者经骨科医生诊断为"肩周炎"，行左肩 MRI 检查得到确诊，遂在全麻下行手术治疗。术后患者疼痛减轻，活动度增加，数周后疼痛完全消失，肩关节活动恢复正常。

备注：肩周炎的病理生理特点目前尚不清楚。这一并发症虽然在侧卧位手术术后很少出现，但术后当患者主诉肩部疼痛且活动受限时应进行鉴别诊断。另外，术中牵拉非承重侧上肢时需格外小心，避免过度牵拉造成臂丛神经损伤。患者无论是仰卧位（例如颈前入路椎间盘切除及融合术）、俯卧位（如枕下减压术）或是本病例中的侧卧位，为暴露手术区域牵拉上肢（彩图 26.2）时都可能发生肩关节损伤。

病例三：容量负荷过重导致脑干暴露困难

男性患者，35 岁，右侧典型 HFS，行 MVD 手术。选择乳突后切口，开颅剪开硬膜后，外科医生发现切口处脑组织膨出，遂给予甘露醇并抬高头部，20 min 后脑组织回纳颅内，然后关闭硬脑膜。最终放弃手术，延期手术。

备注：外科医师和麻醉科医师充分沟通是手术顺利进入脑干及脑神经区域的保障。特别是年轻的患者，其颅腔一般被脑组织填充得很"饱满"，很难触及脑干。打开硬膜之前应尽量限制液体输入量，一般而言，围术期患者输入晶体液不应超过 1L。

病例四：耳塞脱落引起 ABR 信号改变

女性患者，57 岁，左侧典型 HFS，既往肉毒素注射治疗效果不佳，遂行 MVD。乳突后钻孔开颅时，监测技师发现左侧 ABR 波幅降低、潜伏期延长，此时患者血流动力学平稳。经仔细检查发现左侧耳塞脱落，重新放置耳塞后，ABR 恢复到基线水平。

备注：术中耳塞脱落的情况较少见，可以用胶带固定以减少耳塞移位。如果 ABR 波形异常但无其他原因时，往往需要重新放置耳塞并进行适当的点击刺激检查（图 26.5）。

病例五：HFS 患者行 MVD 术后听力丧失

女性患者，67 岁，右侧典型 HFS，肉毒素注射治疗后产生永久性面肌无力（House-Brackmann Ⅱ/Ⅵ 级）[51]，遂行 MVD。打开硬脑膜后，使用拉钩牵开小脑，暴露脑干面神经根出口区域。此时监测技师发现右侧 ABR 的 Ⅲ 及 Ⅴ 波潜伏期延长了 0.8 ms，几分钟后，ABR 信号的波幅也降低了 50%。

外科医师了解其情况后，立即撤走牵开器并暂停手术操作，同时麻醉医师将 MAP 提高 10 mmHg，使其达到 80 mmHg。2 min 后，Ⅲ 及 Ⅴ 波潜伏期开始改善，波幅也有所增加；5 min 后，ABR 信号完全恢复，术者开始继续手术操作，暴露面神经根出口区域。

备注：听力丧失是 MVD 治疗 HFS 的主要并发症，大约有 0.5%～9.5% 的患者术后发生部分听力丧失，0.7%～7.6% 的患者术后听力完全丧失[2,33,52-53]。Polo 等[53] 提供了一系列有关 MVD 术中监测 ABR 时的研究数据，表明 Ⅴ 波的潜伏期逐渐延长与术后听力丧失程度存在对应关系。这项研究选取了 84 名接受 MVD 手术的 HFS 患者，术后纯音测听丧失 20 dB 以上的患者中，术中 Ⅴ

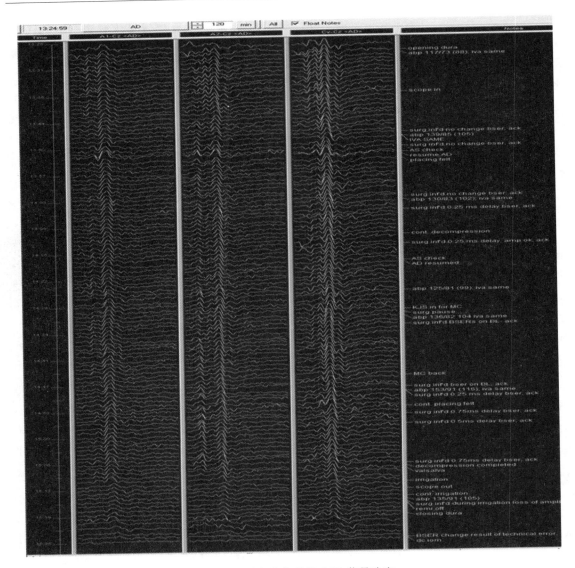

图 26.5　耳塞脱落引起 ABR 信号改变

波潜伏期平均延长 1 ms。目前我们的一项研究表明，术中 V 波消失会导致听力损失的概率明显增加[38]。最近，我们小组试图通过避免使用固定的小脑牵开器来保持其动态回缩来解决这一问题，并随后证明了同侧高频听力丧失（high-frequency hearing loss，HFHL）从 50% 降低到 7.4%[36]。

病例六：麻醉与 AMR

女性患者，54 岁，右侧典型 HFS 病史 10 年，行 MVD 手术。麻醉诱导后，将患者调整为左侧卧位，此时监测技师发现无法获取右侧面神经 AMR。

查阅病历，证实患者在 HFS 门诊已经检查到 AMR。所有成员经过讨论后，考虑是麻醉诱导时给予的非去极化肌松药影响了监测信号。30 min 后，待肌松药完全代谢，手术开始。

备注：尽管没有充分证据，但我们认为 MVD 术中应避免使用非去极化肌松药。根据以往的经验，麻醉诱导期应用肌松药后，其残余作用会影响最初的神经生理监测，且很难预测 AMR 的恢复时间。

病例七：MVD 术中卒中的发生

女性患者，35 岁，右侧典型 HFS，行 MVD 手术。术中暴露面神经根出口后，发现 AICA 及多条穿支动脉紧密包绕面神经。术前 MRI 提示右侧椎-基底动脉系统扩张压迫面神经。术中顺利解除面神经周围的血管压迫，AMR 消失，但术中未监测 SSEP。

术后患者清醒，HFS 症状消失，但是 1 h 后主诉对侧躯干及肢体痛觉减退、温度感觉缺失，同侧肢体出现霍纳综合征（Horner syndrome）以及汗腺分泌减少，且出现典型的瓦伦贝格综合征（Wallenberg syndrome）的共济失调步态[54-55]。考虑患者发生了 PICA、椎动脉或其他相关穿支动脉卒中[56]，术后大脑 MRI 发现延髓外侧下段及后颈髓区域有小的梗死灶。查阅手术录像，没有发现术中椎动脉及 PICA 减压时切断相关穿支动脉或主要血管，因而怀疑是穿支动脉压迫或血管痉挛造成的。尽管一些专家建议术中应用罂粟碱预防血管痉挛导致的局灶性缺血[44]，但考虑到可能会有前庭耳蜗毒性，因此我们术中并不常规应用罂粟碱[57]。患者术后即开始急性期康复治疗，13 天后运动功能改善，术后 10.3 个月，同侧汗腺功能及步态已经有了明显改善，对侧肢体温度觉也有所恢复，但是患者慢跑时仍存在不协调，且汗腺分泌较少。

备注：由于 MVD 手术后卒中发生率较低（小于 0.2%），近年来我们并未常规术中监测 SSEP。如果术中监测 SSEP，发生脑干缺血时可能会出现信号异常，若确实如此，术中罂粟碱扩张动脉、调整 Teflon 纱布位置或者升高血压（如使用高张盐水）等措施都可能改善本例患者的预后。

病例八：面部无力和面肌痉挛患者的 MVD

男性患者，42 岁，右侧典型 HFS，在其他医院行 MVD 手术。尽管术中记录显示 ABR 潜伏期明显延长，但是未详细说明。术后患者仍有面肌痉挛，且右耳听力丧失。由于 MVD 约一半的患者术后清醒可能仍存在面肌痉挛，但几周至 24 个月内痉挛会逐渐缓解直至消失。外科医生对该患者随访观察了 1 年，患者转入我院，但最终患者的症状仍没有任何改善。

患者在我院再次行 MVD 手术，术中可见有一静脉紧紧压迫面神经。应用小功率双极电刀电凝该血管前后，均用 0.2 mA 电流刺激面神经。电凝前，面神经反应较迟钝；电凝后，将刺激强度增至 0.5 mA 时，面神经出现反应。患者术后面肌无力（House-Brackmann V／VI 级），9 个月后完全缓解[51]。

备注：面肌无力可能在 HFS 患者行 MVD 术后即刻出现，也可能一段时间之后才发生。术后即刻的面肌无力可能与术中某些异常情况有关（如机械性脱位/压迫、热损伤、血管阻塞引起局部缺血、血管压迫或痉挛等），而迟发性面肌无力的发生原因尚不清楚。据报道，迟发性面肌麻痹的发生率为 2.8%～8.3%[3,58-60]。尽管 HFS 患者行 MVD 术后发生迟发性面瘫是众所周知的现象，但发生机制并不明确，研究证据也不确凿。有些假说认为这是由于潜伏于体内的休眠病毒活化导致，也有人认为是迟发性面神经水肿造成的[61-62]。但所幸的是，HFS 患者行 MVD 术后发生迟发性面肌无力的治疗基本一致[58-61]。与之相比，即刻性面肌无力的预后并不乐观，在 Huh 等进行的一项包括 1524 例手术的研究中，术后即刻发生面肌无力的患者约占 11.4％，其中，永久性面肌无力的发生率为 1％[52]。需要注意的是，对 HFS 进行术前评估发现很多患者由于肉毒素注射会引起周围肌肉无力，而未注射的患者（尤其存在肌紧张者）则很少出现这一症状。

多年来，我们已经了解到，在对面神经附近的血管进行切除时，最好是用微钩进行有目的的剥离而不是用双极电凝来实现。可选择病例进行面神经 EMG 的监测用于彻底识别面神经的中央有髓部分在动脉减压或静脉切除前后的变化。根据我们的经验，一条完整的面神经在 0.2 mA 刺激时会有反应。

病例九：前庭神经功能紊乱（HFS 患者行 MVD 术后）

女性患者，68 岁，非典型面肌痉挛，行 MVD 治疗。术中需要分离前庭耳蜗神经的前庭上段喙区部分，在暴露面神经前庭段时，ABR 潜伏期延长 1.2 ms。完成减压 10 min 后，ABR 才缓慢恢复到基线水平。患者清醒后，面肌痉挛症状消失，听力良好，但主诉眩晕，且行走时步态失衡。数月后，患者上述症状逐渐好转。

备注：HFS 行 MVD 治疗术后发生前庭功能紊乱的资料很少。由于面神经根出口段与前庭神经毗邻，所以减压术可能会造成前庭蜗神经的前庭段暂时或永久性损伤。Samii 等[2]报道了 MVD 术后暂时性与永久性前庭神经功能紊乱的发生率分别为 9.6％和 2.7％，他们认为这一现象可能是"术中直接机械损伤或者前庭神经短时血供不足"造成的[2]。我们的小组研究发现老年人出现短暂性前庭功能障碍的发生率为 2.7％，无永久性前庭功能障碍发生；而非老年患者的短暂性及永久性前庭功能障碍发生率分别为 3.7％和 1.9％[3]。在脑干处，由于前庭蜗神经与面神经的紧密相邻，因此两者伴行的喙区受压时会并发前庭功能紊乱以及非典型 HFS[63-64]。根据我们以往的经验，某些因素会增加 MVD 术后前庭神经功能紊乱的发生率，例如面神经受压临近前庭蜗神经前庭段，以及前庭蜗神经粘连严重需要二次手术等。ABR 监测可以间接反映前庭蜗神经前庭段的受损情况，当 ABR 潜伏期延长（尤其是超过 0.5 ms）时，需要考虑是否出现了过度牵拉、低血压、前庭蜗神经耳蜗段受压以及其他的情况。值得注意的是，在过去的 5 年里，我们的外科医师（RS）已经放弃了对前庭神经的减压，而不是积极的减压。

病例十：HFS 患者行 MVD 术后出现声音嘶哑及吞咽困难

女性患者，82 岁，右侧典型 HFS，行 MVD。术中发现椎-基底动脉系统延长扩张，压迫面神经、前庭蜗神经、舌咽神经和迷走神经等后组脑神经。解除相应动脉对上述神经的压迫，患者术毕清醒后面肌痉挛消失，但是出现明显的声音嘶哑及右侧吞咽功能障碍。体格检查示左侧悬雍垂偏移，左侧咽活动受限。纤支镜检查可见声带活动正常。经过数天的禁食和静脉补液治疗，患者吞咽功能得到改善，可以安全进食。

备注：患者 MVD 术后偶尔会出现声音嘶哑和（或）吞咽困难，可能是术中过度牵拉舌咽神经及迷走神经所致。神经源性的吞咽困难可以涉及三个时相中任意阶段的吞咽功能障碍[65]。在过去，部分患者 MVD 术后会出现明显的一过性吞咽困难和（或）声音嘶哑，老年患者尤为多见。面神经根出口段与舌咽神经和迷走神经毗邻，因此完全性面神经根减压可能会对周围这些神经造成暂时性或永久性损伤。

在我们医院行 MVD 手术的 131 位 HFS

患者中，老年患者术后发生一过性和永久性吞咽困难和/或声音嘶哑的比例为 14.8%，无永久性症状的发生。所有患者均无需胃管营养支持及声带治疗。与之相比，青年患者术后发生一过性和永久性吞咽困难和/或声音嘶哑的比例分别为 2.9% 和 1.9%，其中有一例患者需要声带治疗。一过性声音嘶哑和（或）吞咽困难的恢复时间较长，对这131 位患者进行统计，发现老年患者大约需要 1 至 10 个月，而青年患者则需要 2 周至 6 个月恢复吞咽和/或声带功能[3]。

参考文献

1. Heuser K, Kerty E, Eide PK, Cvancarova M, Dietrichs E. Microvascular decompression for hemifacial spasm: postoperative neurologic follow-up and evaluation of life quality. Eur J Neurol. 2007;14(3):335–40.
2. Samii M, Günther T, Iaconetta G, Muehling M, Vorkapic P, Samii A. Microvascular decompression to treat hemifacial spasm: long-term results for a consecutive series of 143 patients. Neurosurgery. 2002;50(4):712–8. discussion 718–9.
3. Sekula RF Jr., Frederickson AM, Arnone GD, Quigley MR, Hallett M. Microvascular decompression for hemifacial spasm in patients >65 years of age: an analysis of outcomes and complications. Muscle Nerve. 2013;48(5):770–6.
4. Miller LE, Miller VM. Safety and effectiveness of microvascular decompression for treatment of hemifacial spasm: a systematic review. Br J Neurosurg. 2012;26(4):438–44.
5. Jannetta P, Samii M. The cranial nerves. Berlin: Springer; 1981.
6. Babinski J. Hemipasme facial peripherique. Rev Neurol (Paris). 1905;13:443–50.
7. Stamey W, Jankovic J. The other Babinski sign in hemifacial spasm. Neurology. 2007;69(4):402–4.
8. Auger RG, Whisnant JP. Hemifacial spasm in Rochester and Olmsted County, Minnesota, 1960 to 1984. Arch Neurol. 1990;47(11):1233–4.
9. Nilsen B, Le KD, Dietrichs E. Prevalence of hemifacial spasm in Oslo, Norway. Neurology. 2004;63(8):1532–3.
10. Martí-Fàbregas J, Montero J, López-Villegas D, Quer M. Post-irradiation neuromyotonia in bilateral facial and trigeminal nerve distribution. Neurology. 1997;48(4):1107–9.
11. Valls-Sole J. Facial palsy, postparalytic facial syndrome, and hemifacial spasm. Mov Disord. 2002;17 Suppl 2:S49–52.
12. Gardner WJ. Cross talk—the paradoxical transmission of a nerve impulse. Arch Neurol. 1966;14(2):149–56.
13. Nielsen V. Pathophysiology of hemifacial spasm: II. Lateral spread of the supraorbital nerve reflex. Neurology. 1984;34(4):427–31.
14. Ferguson JH. Hemifacial spasm and the facial nucleus. Ann Neurol. 1978;4(2):97–103.
15. Moller A. Hemifacial spasm: ephaptic transmission or hyperexcitability of the facial motor nucleus? Exp Neurol. 1987;98(1):110–9.
16. Moller AR. Cranial nerve dysfunction syndromes: pathophysiology of microvascular compression. In: Barrow DL, editor. Neurosurgical Topics Book 13: surgery of cranial nerves of the posterior fossa. Park Ridge, IL: American Association of Neurologic Surgeons; 1993.
17. Esteban A, Molina-Negro P. Primary hemifacial spasm: a neurophysiological study. J Neurol Neurosurg Psychiatry. 1986;49(1):58–63.
18. Moller A, Jannetta P. Physiologic abnormalities in hemifacial spasm studied during microvascular decompression operations. Exp Neurol. 1986;93:584–600.
19. Montero J, Junyent J, Calopa M, Povedano M, Valls-Sole J. Electrophysiological study of ephaptic axono-axonal responses in hemifacial spasm. Muscle Nerve. 2007;35(2):184–8.
20. Tomii M, Onoue H, Yasue M, Tokudome S, Abe T. Microscopic measurement of the facial nerve root exit zone from central glial myelin to peripheral Schwann cell myelin. J Neurosurg. 2003;99(1):121–4.
21. Campos-Benitez M, Kaufmann AM. Neurovascular compression findings in hemifacial spasm. J Neurosurg. 2008;109(3):416–20.
22. *Hughes MA, Branstetter BF, Taylor CT, Fakhran S, Delfyett WT, Frederickson AM, Sekula RF Jr. MRI findings in patients with a history of failed prior microvascular decompression for hemifacial spasm: how to image and where to look. AJNR Am J Neuroradiol. 2015;36(4):768–73.
23. Hughes M, Branstetter BF, Frederickson AM, Oskin JE, Yankevich U, Sekula RF. Imaging hemifacial spasm. Neurographics. 2015;5(1):2–8.
24. Nagatani T, Inao S, Suzuki Y, Yoshida J. Perforating branches from offending arteries in hemifacial spasm: anatomical correlation with vertebrobasilar configuration. J Neurol Neurosurg Psychiatry. 1999;67(1):73–7.
25. Sheth S, Branstetter 4th BF, Escott EJ. Appearance of normal cranial nerves on steady-state free precession MR images. Radiographics. 2009;29(4):1045–55.
26. Borges A, Casselman J. Imaging the trigeminal nerve. Eur J Radiol. 2010;74(2):323–40.
27. Zeng Q, Zhou Q, Liu Z, Li C, Ni S, Xue F. Preoperative detection of the neurovascular relationship in trigeminal neuralgia using three-dimensional fast imaging employing steady-state acquisition (FIESTA) and magnetic resonance angiography (MRA). J Clin Neurosci. 2013;20(1):107–11.
28. Jo KW, Kong DS, Hong KS, Lee JA, Park K. Long-term prognostic factors for microvascular decompression for trigeminal neuralgia. J Clin Neurosci. 2013;20(3):440–5.
29. Garcia M, Naraghi R, Zumbrunn T, Rösch J, Hastreiter

P, Dörfler A. High-resolution 3D-constructive interference in steady-state MR imaging and 3D time-of-flight MR angiography in neurovascular compression: a comparison between 3T and 1.5T. AJNR Am J Neuroradiol. 2012;33(7):1251–6.

30. Sekula Jr RF, Frederickson AM, Branstetter 4th BF, Oskin JE, Stevens DR, Zwagerman NT, Grandhi R, Hughes MA. Thin-slice T2 MRI imaging predicts vascular pathology in hemifacial spasm: a case–control study. Mov Disord. 2014;29(10):1299–303.

31. Savino PJ, Sergott RC, Bosley TM, Schatz NJ. Hemifacial spasm treated with botulinum A toxin injection. Arch Ophthalmol. 1985;103(9):1305–6.

32. Kraft SP, Lang AE. Cranial dystonia, blepharospasm and hemifacial spasm: clinical features and treatment, including the use of botulinum toxin. CMAJ. 1988;139(9):837–44.

33. *Barker FG II, Jannetta PJ, Bissonette DJ, Shields PT, Larkins MV, Jho HD. Microvascular decompression for hemifacial spasm. J Neurosurg. 1995;82(2):201–10.

34. Wang A, Jankovic J. Hemifacial spasm: clinical findings and treatment. Muscle Nerve. 1998;21(12):1740–7.

35. Sekula Jr RF, Bhatia S, Frederickson AM, Jannetta PJ, Quigley MR, Small GA, Breisinger R. Utility of intraoperative electromyography in microvascular decompression for hemifacial spasm: a meta-analysis. Neurosurg Focus. 2009;27(4):E10.

36. Thirumala P, Frederickson AM, Balzer J, Crammond D, Habeych ME, Chang YF, Sekula RF, Jr. Reduction in high-frequency hearing loss following technical modifications to microvascular decompression for hemifacial spasm. J Neurosurg. 2015;123(4):1059–64.

37. Thirumala PD, Carnovale G, Habeych ME, Crammond DJ, Balzer JR. Diagnostic accuracy of brainstem auditory evoked potentials during microvascular decompression. Neurology. 2014;83(19):1747–52.

38. Thirumala PD. Hearing outcomes after loss of brainstem auditory evoked potentials during microvascular decompression. J Clin Neurosci. 2015;22(4):659–63.

39. Thirumala PD, Krishnaiah B, Habeych ME, Balzer JR, Crammond DJ. Clinical impact of residual lateral spread response after adequate microvascular decompression for hemifacial spasm: a retrospective analysis. Br J Neurosurg. 2015;29(6):818–22.

40. Moller AR, Jannetta PJ. On the origin of synkinesis in hemifacial spasm: results of intracranial recordings. J Neurosurg. 1984;61(3):569–76.

41. Moller AR, Jannetta PJ. Hemifacial spasm: results of electrophysiologic recording during microvascular decompression operations. Neurology. 1985;35(7):969–74.

42. Yamashita S, Kawaguchi T, Fukuda M, Watanabe M, Tanaka R, Kameyama S. Abnormal muscle response monitoring during microvascular decompression for hemifacial spasm. Acta Neurochir (Wien). 2005;147(9):933–7. discussion 937–8.

43. Kong DS, Park K, Shin BG, Lee JA, Eum DO. Prognostic value of the lateral spread response for intraoperative electromyography monitoring of the facial musculature during microvascular decompression for hemifacial spasm. J Neurosurg. 2007;106(3):384–7.

44. Sindou MP. Microvascular decompression for primary hemifacial spasm. Importance of intraoperative neurophysiological monitoring. Acta Neurochir (Wien). 2005;147(10):1019–26. discussion 1026.

45. Hatem J, Sindou M, Vial C. Intraoperative monitoring of facial EMG responses during microvascular decompression for hemifacial spasm. Prognostic value for long-term outcome: a study in a 33-patient series. Br J Neurosurg. 2001;15(6):496–9.

46. Kiya N, Bannur U, Yamauchi A, Yoshida K, Kato Y, Kanno T. Monitoring of facial evoked EMG for hemifacial spasm: a critical analysis of its prognostic value. Acta Neurochir (Wien). 2001;143(4):365–8.

47. Joo WI, Lee KJ, Park HK, Chough CK, Rha HK. Prognostic value of intra-operative lateral spread response monitoring during microvascular decompression in patients with hemifacial spasm. J Clin Neurosci. 2008;15(12):1335–9.

48. Thirumala PD, Shah AC, Nikonow TN, Habeych ME, Balzer JR, Crammond DJ, et al. Microvascular decompression for hemifacial spasm: evaluating outcome prognosticators including the value of intraoperative lateral spread response monitoring and clinical characteristics in 293 patients. J Clin Neurophysiol. 2011;28(1):56–66.

49. Wang X, Thirumala PD, Shah A, Gardner P, Habeych M, Crammond D, Balzer J, Burkhart L, Horowitz M. Microvascular decompression for hemifacial spasm: focus on late reoperation. Neurosurg Rev. 2013;36(4):637–43. discussion 643–4.

50. Wang X, Thirumala PD, Shah A, Gardner P, Habeych M, Crammond DJ, Balzer J, Horowitz M. Effect of previous botulinum neurotoxin treatment on microvascular decompression for hemifacial spasm. Neurosurg Focus. 2013;34(3):E3.

51. House JW, Brackmann DE. Facial nerve grading system. Otolaryngol Head Neck Surg. 1985;93(2):146–7.

52. Huh R, Han IB, Moon JY, Chang JW, Chung SS. Microvascular decompression for hemifacial spasm: analyses of operative complications in 1582 consecutive patients. Surg Neurol. 2008;69(2):153–7. discussion 157.

53. Polo G, Fischer C, Sindou MP, Marneffe V. Brainstem auditory evoked potential monitoring during microvascular decompression for hemifacial spasm: intraoperative brainstem auditory evoked potential changes and warning values to prevent hearing loss— prospective study in a consecutive series of 84 patients. Neurosurgery. 2004;54(1):97–104. discussion 104–6.

54. Currier RD, Dejong RN. The lateral medullary (Wallenberg's) syndrome. Med Bull (Ann Arbor). 1962;28:106–13.

55. Currier R, Dejong R. Some comments on Wallenberg's lateral medullary syndrome. Neurology. 1961;11:778–91.

56. Lister JR, Rhoton Jr AL, Matsushima T, Peace DA. Microsurgical anatomy of the posterior inferior cerebellar artery. Neurosurgery. 1982;10(2):170–99.

57. Chadwick GM, Asher AL, Van Der Veer CA, Pollard RJ. Adverse effects of topical papaverine on auditory nerve function. Acta Neurochir (Wien). 2008;150(9):901–9. discussion 909.

58. Kim B, Lee JA, Kong DS, Park K. Delayed facial palsy

following microvascular decompression in hemifacial spasm. J Korean Neurosurg Soc. 1999;28:1332–6.

59. Kuroki A, Itagaki S, Nagai A. Delayed facial palsy after microvascular decompression for hemifacial spasm. Facial Nerve Res. 1991;11:147–50.

60. Lovely TJ, Getch CC, Jannetta PJ. Delayed facial weakness after microvascular decompression of cranial nerve VII. Surg Neurol. 1998;50(5):449–52.

61. Rhee DJ, Kong DS, Park K, Lee JA. Frequency and prognosis of delayed facial palsy after microvascular decompression for hemifacial spasm. Acta Neurochir (Wien). 2006;148(8):839–43. discussion 843.

62. Furukawa K, Sakoh M, Kumon Y, Teraoka M, Ohta S, Ohue S, Hatoh N, Ohnishi T. Delayed facial palsy after microvascular decompression for hemifacial spasm due to reactivation of varicella-zoster virus. No Shinkei Geka. 2003;31(8):899–902.

63. Ryu H, Yamamoto S, Miyamoto T. Atypical hemifacial spasm. Acta Neurochir (Wien). 1998;140(11):1173–6.

64. Jannetta PJ. Surgical treatment of cranial rhizopathies. Paper presented at Congress of Neurological Surgeons, Montreal, QC, Canada; 1996.

65. Pollack IF, Pang D, Kocoshis S, Putnam P. Neurogenic dysphagia resulting from Chiari malformations. Neurosurgery. 1992;30(5):709–19.

问题

1. 哪种理论最好地解释了 HFS 的病因学，在麻醉的状态下，HFS 患者出现与面肌痉挛同侧的完整的眨眼反射现象？
   - A. 与血管接触部位的假突触传递
   - B. 面神经核的过度活动
   - C. 在眶周区域的轴突–轴突突触刺激眶上神经
   - D. 丘脑腹后外侧核异常兴奋

2. 什么样的成像模式最适合显示脑神经和邻近的血管系统？
   - A. 高分辨率光纤示踪的弥散加权成像
   - B. 薄层稳态自由进动 MRI 成像序列
   - C. 18F-FDG 正电子发射断层扫描
   - D. 快速液体衰减反转恢复序列 MRI

3. 下列哪一项无法解释 AMR 减弱/消失？
   - A. 避免使用双极电极分离眼轮匝肌和颏肌
   - B. 在器官插管中使用非去极化肌松药
   - C. 进入脑桥小脑角前，对面肌的过度刺激
   - D. 耳部插入耳塞

4. HFS 患者行 MVD，因间接手术操作引起的术后并发症中，以下哪一个是最不可能发生的？
   - A. 吞咽困难、声音嘶哑
   - B. 高频听力丧失
   - C. 同侧的面部疼痛、麻木
   - D. 瞳孔反射消失

答案

1. B. 解释：麻醉会抑制面部神经功能正常患者的眨眼反射。能够最好解释 HFS 患者能诱发出眨眼反射的理论基础是面神经核的过度活动。

2. B. 解释：SSFP MRI 成像序列是重 T2 加权成像，脑脊液与相邻神经和血管可形成良好的对比。

3. D. 解释：耳塞用于监测脑干听觉反应，测量听力，而不是用于监测异常的运动反应。

4. D. 解释：第 Ⅴ、第 Ⅷ、第 Ⅸ 和第 Ⅹ 对脑神经与第 Ⅶ 对脑神经毗邻，在 MVD 中通常可见。间接的手术操作不可能造成瞳孔反射消失，但可能是后颅窝水肿/出血需要立即手术干预的征象。

27 颅底手术

David E. Traul，Thomas N. Pajewski

（谢思宁 译 张炜 校）

学习要点

- 颅底手术术野暴露受限，并且临近重要的神经和血管，因此操作复杂。术中神经监测有助于手术的顺利进行，减少术后恢复时间，进而避免不必要的手术并发症。

- 多种术中神经监测技术，例如肌电图、诱发电位、脑电监测等，在颅底手术中具有重要应用价值，可以帮助辨认重要的神经解剖结构，并且避免机械、温度或缺血等因素导致的潜在神经功能损伤。

- 颅底手术对体位要求严格，可能导致患者出现周围神经损伤，利用术中神经监测技术，可及时发现并避免可能的周围神经损伤。

- 对于术中神经监测记录及其数据波动的恰当解读和评估，是非常必要的，对患者及医生均具有重要意义。

简介

在过去的几十年中，临床医学多个领域的进展都推动了颅底病变手术的发展与应用。颅底是由筛骨、蝶骨、枕骨、额骨、顶骨以及颞骨岩部所组成。传统意义上，将颅底解剖区域分为三个部分——前颅窝、中颅窝以及后颅窝。很多重要组织结构存在或者经过颅底，包括脑垂体、脑神经、海绵窦以及颈内动脉。颅底病变的损伤可以被定义为病变侵袭颅底骨组织或者为了手术暴露病变位置需要切除颅底骨组织。颅底手术必须考虑到手术操作对脑神经和血管结构可能造成的损伤。如今，随着手术技术的进步，手术器械的改良，还有现代神经成像技术，如 MRI 的出现，使更多曾经认为不能进行手术切除或者可能预后不佳的颅底病变可以考虑进行开颅手术或者姑息性介入治疗。随着颅底手术量和手术难度的增加，开颅手术中神经监测模式的应用被证实对医生和患者均具有重要意义。术中神经功能监测（intraoperative neuromonitoring，IONM）可以在术中帮助外科医生鉴别和探查神经解剖结构，早期发现肿瘤位置，并进行神经保护。此外，神经监测还能够缩短手术时间，更加精准和完整地切除肿瘤，并且避免神经系统并发症的发生。

围术期注意事项

对于需要进行手术的患者，除了常规麻醉相关注意事项以外，颅底手术还有一些需要麻醉医生特别关注的方面，包括患者的体位变化，静脉空气栓塞，出血量大，手术时间延长。根据手术的需要和手术入路的不同，患者可能需要不同体位。除了常规的仰卧位，患者可能需要坐位或"公园长凳"体位。后两种体位下，术野高于心脏水平，会增加静脉空气栓塞的风险。静脉空气栓塞的另一个原因是颅内肿瘤患者血容量减少导致中心静脉压下降，从而增加空气栓塞的风险。另外，颅底手术常涉及颈内静脉和海绵窦周围，这些手术操作部位均高于心脏水平。由于颅底手术复杂，对体位要求特殊以及手术时间较长，导致无论怎样精细的操作和精准手术定位，还是无法避免外周神经的损伤。术前应该预估颅底手术的出血量，对肿瘤位置、大小以及组织学分型的评估有助于判断术中可能的出血量。例如，血运丰富的脑膜瘤和血管球瘤常位于颅底，手术切除时易发生术中大量出血。此外，涉及海绵窦或者相关血管的手术同样容易发生大出血。正如我们所选择的病例一样，术前对病变血管进行栓塞可以减少术中的出血量。另外此类手术需要权衡实施控制性降压的程度，以免增加局部缺血的风险。

颅底手术术中神经监测的目的

颅底手术 IONM 的应用可以降低术后神经功能损伤的发生，这在以往此类手术中是一大障碍。首先，为了最大限度地保留临近的重要神经和血管组织，就需要减少术野暴露，这样会使手术进程受阻并延长手术时间。应用 IONM 可以使神经外科医生在术野范围很小的情况下定位组织结构，从而减小手术切口长度。进而达到既可减少对周围组织的创伤，又可降低并发症的发生率，减少术后恢复时间的目的。外科医生可以利用

IONM 实时发现诸如减压或电凝等机械刺激对周围组织的损伤。当错位的神经或脑组织影响到病灶切除时，IONM 还可以帮助外科医生鉴别神经解剖结构。另外，IONM 也有助于外科医生鉴别由于局部炎症或者肿瘤浸润而导致的形态异常的组织。在颅底手术中全身麻醉状态下，常规临床查体无法确定神经功能，IONM 可以起监测神经功能的作用。在 IONM 的辅助下，外科医生可以改变手术方式或入路来降低或逆转对所监测部位重要结构的损伤。

神经功能监测的方法

颅底病变来源于多种组织学结构组织的不均匀混杂，例如骨（骨软骨瘤、骨肉瘤），血管组织（血管瘤），神经组织（神经鞘瘤、神经纤维瘤、脑膜瘤），皮肤（表皮样囊肿）。由于颅底空间相对狭小，完整切除病灶无疑是很大的技术挑战。因此，为了使手术顺利进行，往往需要应用多模式神经监测。神经功能监测种类的选择不仅取决于病变的位置和涉及的组织结构，还与术中可能涉及的组织结构相关。此外，术中应用多模式监测手段有助于更加敏锐地监测手术过程中的全身及局部的病理生理学变化。

肌电图

通常，肌电图（electromyography，EMG）通过监测神经支配肌肉的电活动来判断脑神经损伤。EMG 基线是在麻醉状态下患者相对静止时 EMG 所描记的线。手术医生直接刺激或者机械操作，如手术牵拉或电灼刺激时，神经的损伤可以迅速从相对应肌肉的肌电图判断[1-3]。由于颅底手术位置接近脑干，

所以对脑神经进行直接或者间接的 EMG 监测是十分必要的。而 EMG 监测的神经是由脑神经与病变的位置关系以及损伤神经后可能导致的临床表现决定的。术中涉及的中颅凹结构，如眶下或海绵窦是第 Ⅱ、Ⅳ、Ⅵ 脑神经损伤的高危区域。需要对这些神经所支配的眼外肌进行 EMG 监测。后颅窝的病变，如小脑脑桥角（cerebellar pontine angle，CPA）的肿瘤或者听神经瘤需要对第 Ⅴ、Ⅶ～Ⅻ 对脑神经进行监测。另外，还需要考虑神经损伤后对患者的影响。例如，损伤第 Ⅴ、Ⅶ 和 Ⅹ 对脑神经时会导致严重的临床症状，而第 Ⅸ 对脑神经（舌咽神经）损伤的临床症状较轻，所以一般不常规进行舌咽神经监测。

听神经瘤手术中对面神经（Ⅶ）的监测最普遍。面神经相对于其他脑神经损伤后症状表现最明显。术中对面神经进行 EMG 监测，有益于保护面神经，并可预判术后面神经功能[1,4-7]。这是由于面神经监测可以定位面神经并监测其病理生理学变化，使其免于在肿瘤探查和切除时被损伤。因此，在 CPA 肿瘤切除术中单独应用 EMG 监测或同时行诱发电位监测面神经已成为常规步骤[8]。舌咽神经（Ⅸ）仅支配茎突咽肌，EMG 不宜对其进行直接监测。当需要监测舌咽神经时，需将电极放置至同侧软腭，间接记录茎突咽肌的肌电活动。迷走神经（Ⅹ）监测也需要使用这种方法。迷走神经功能障碍可以引起明显的声音嘶哑和吞咽困难。因此，涉及颅底颈静脉孔的手术通常需要肌电图监测迷走神经。迷走神经监测需要在喉镜暴露直视下直接将电极放置至声带肌，在气管导管声门水平处放置表面电极可以代替这种方法。虽然气管导管表面电极损伤小，但是其电极位置易发生改变，并且电极接触易受干扰。术中往往通过斜方肌来监测副神经（Ⅺ），

因为支配的肌肉活动通常间接反映毗邻神经的损伤。

诱发电位（SSEP，MEP，VEP，BAEP）

在颅底手术中，对于没有明显的运动神经分布的神经组织结构，或者运动神经支配的肌群难以通过 EMG 进行监测时，就需要采用其他监测手段。诱发电位，例如躯体感觉诱发电位（somatosensory-evoked potentials，SSEP）和运动诱发电位（motor-evoked potentials，MEP）可以用于评估神经和血管结构的功能[9-10]。例如，由潜在的局部缺血造成的神经功能改变可以通过相应感觉或运动皮质区的诱发电位衰减或者消失来判断。另外，周围神经组织的震荡（撞击）损伤或者周围神经组织受压迫也可以通过 SSEP 改变发现。另一种监测方式，脑干听觉诱发电位（brainstem auditory-evoked potentials，BAEP）在双侧同时监测时，可以发现病变同侧听神经和脑干的潜在损伤[11]。BAEP 监测还可以减少后颅窝手术术后并发症的发生[12]，BAEP 还可用于评估手术效果，如在面神经血管减压术中的应用。最后，颅底手术中的可逆的缺血性损伤可以用脑电图（electroencephalogram，EEG）监测，其可以监测大脑皮质代谢率的改变。

尽管颅底手术中神经监测至关重要，但我们也应该考虑其存在的局限性。大多数局限性不仅限于颅底手术，在其他应用神经监测的手术中也需要考虑。第一，神经监测技术需要额外的设备支出，而且需要可靠的专业技术人员。第二，许多监测技术都会受吸入和静脉麻醉药物的影响，导致其敏感性和特异性的降低[13]。第三，

神经监测记录的临床意义仍存在争论。

病例一

女性，42 岁，因头痛、眩晕和耳鸣入院，既往高血压，药物控制良好，有焦虑/抑郁病史。被诊断为左侧小脑脑桥角血管母细胞瘤，拟行外侧枕下入路肿瘤切除术。术前评估显示神经系统检查无异常，无脑神经损伤。麻醉诱导给予利多卡因、丙泊酚、罗库溴铵和芬太尼静注，随后进行气管插管。术中维持给予丙泊酚、利多卡因和瑞芬太尼持续静脉输注。右侧桡动脉穿刺置管监测有创动脉血压。放置尿管导尿，并进行体温监测。然后进行 EMG 监测，记录第 Ⅶ、Ⅹ 和 Ⅻ 对脑神经。另外，监测双侧的脑干 BAER 和四肢 SSEP。患者采取右侧卧位并且头位由 Mayfield 头架固定，使用保温毯保温。确定好手术区域后，EMG、SSEP 和 BAEP 的记录基线均正常。在切皮及开颅后，开始拉钩牵引和肿瘤切除。10 分钟后，牵拉增强，同侧的 BAEP 潜伏期波幅出现移位，约 0.4 ms（彩图 27.1）。EMG 也显示小波幅的面神经反应。而 SSEP 的波幅与基线相比较无偏差。

BAEP 监测结果的鉴别诊断

在 IONM 时，一些非生理性改变可能会引起 BAEP 变化[14]。与其他神经功能监测一样，BAEP 也会受机械故障和手术误差的影响，例如监测设备出现故障，刺激耳塞位置移动或连接至耳塞的通路出现障碍等，这些情况都可能人为地造成潜伏期的延长，波幅衰减甚至消失。另外，电刀和超声波吸引器的使用也是引起 BAEP 改变的非生理性因素。在本病例中，所有收集和记录的设备均被进行检测且可以正常

工作，电刀未被频繁使用且未使用超声波吸引器。因此，我们认为排除了非生理因素导致的 BAEP 改变。

相对而言，静脉和吸入麻醉药不易干扰短潜伏期 BAEP 的波形记录，即使同等麻醉深度下会影响其他种类的神经监测结果（如 EEG、SSEP 等）。然而，当患者低体温或者低血压时，BAEP 结果易受麻醉药物影响。在心脏外科手术中，体温过低会导致 BAEP 出现可逆的波峰潜伏期延长[15]。在长时间外科手术中，不易发现的较缓慢的体温下降，以及局部使用常温冲洗液引起的低体温都会导致 BAEP 潜伏期波峰不同程度的改变。在本病例中，患者的机体体温并未发现明显改变，并且术野冲洗均采用温盐水。因此，BAEP 潜伏期的改变并不是由低体温引起。通过有创血压监测我们未发现患者术中血压与其术前基础值相比明显下降，可以排除低血压对 BAEP 的影响。在监测过程中，如彩图 27.1 所示的变化，监测波形清晰可见，且任何反应造成的波幅改变都清晰可辨。我们可以看到波峰潜伏期逐渐延长，波峰间潜伏期也延长。这种改变需要与直接对听神经进行机械操作或剥离引起的损伤变化相鉴别，这种损伤可能会引起 BAEP 波形剧烈变化，如果损伤严重，往往会伴随波形消失。另外，小脑前下动脉或者内听动脉损伤导致的耳蜗缺血也可以造成 BAEP 波形改变和波峰消失。听神经神经纤维的伸展或者回缩会使波形潜伏期逐渐延长，这与本病例中我们观察到的结果一致。而脑干的缺血或者损伤也会造成 BAEP 的改变，但这种改变通常是双侧的。在进行性脑干或者皮质缺血时，如果听觉区没有缺血，BAEP 可能没有明显变化。我们的病例并未出现 SSEP 和 EEG 监测的基线改变，说明未发生更大范围的缺血。

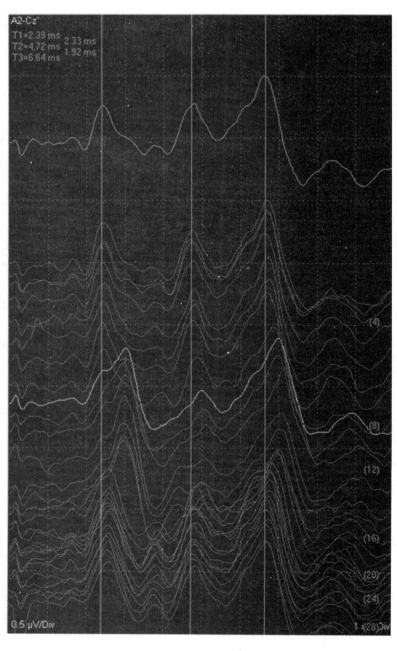

病例转归

手术医生被告知 ABR 的改变最有可能与听神经的牵拉相关。本例手术中，外科医生暂时松开牵拉器，然后再次牵拉，间断使用直至完成之后的手术。如彩图 27.1，手术结束时 ABR 的波峰潜伏期恢复，与其基础值接近。另外，面神经的 EMG 活动也趋于正常。患者术后拔除气管插管后回到神经重症监护治疗病房。术后评估未发现新的神经功能障碍发生。

病例二

男性，67 岁，因复视入院，既往冠心病、糖尿病、甲状腺功能低下，被诊断为右侧蝶骨嵴脑膜瘤。患者拟行额颞入路肿瘤切除术，术前一天行肿瘤血管栓塞，除了有轻度复视伴侧方凝视，术前各项神经功能评估均为正常。患者麻醉诱导给予利多卡因、丙泊酚、罗库溴铵和芬太尼静注，随后进行气管插管，术中静脉给予丙泊酚、利多卡因和瑞芬太尼麻醉维持。另外，左侧桡动脉穿刺置管进行有创血压监测，应用具有温度探头的导尿管导尿。IONM 应用 EMG 记录第Ⅲ、Ⅳ、Ⅵ及Ⅶ对脑神经，监测四肢 SSEP。患者术中呈仰卧位，轻微旋转躯体，头位由 Mayfield 头架固定，使用保温毯保温。确定手术区域后，EMG 和 SSEP 的基线均正常。开颅过程中无特殊情况发生，仅有少量出血。当开始肿瘤的切除时，右上肢的 SSEP 记录发生明显的波幅衰减（彩图 27.2）。脑神经监测与基线比较无变化。

SSEP 监测结果的鉴别诊断

我们需要鉴别右上肢 SSEP 记录中出现相比于基线的波幅衰减是生理性的还是非生理性因素造成的。其他的肢体 SSEP 未发生改变且监测右上肢的电极没有变化，可以排除技术问题的存在。麻醉维持过程中，患者麻醉方案没有改变，且血流动力学和体温也没有明显波动。由于术前患者进行了肿瘤栓塞治疗，所以术中出血量很少，因此可以排除贫血原因造成 SSEP 波幅的改变。另外，因为 SSEP 的改变是单侧上肢孤立发生的，所以可以排除系统故障，可认为是由于手术操作或者患者体位造成的。鉴于这一改变仅发生在手术区域同侧，所以最可能的原因是手术体位造成的。

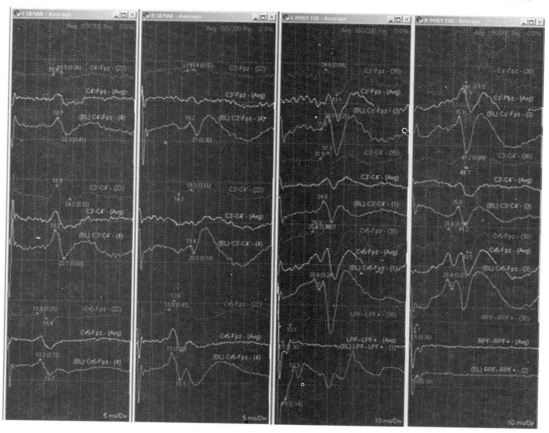

彩图 27.2　四肢的 SSEP 记录，其中右上肢 SSEP 有改变，且与手术体位相关

病例转归

手术医生在被告知右上肢 SSEP 变化后暂停手术，确认并检查 SSEP 变化的原因。检查患者的右上肢发现在术中 Mayo 手术单位置改变后右上肢位置也发生了变化，在适当调整 Mayo 单的位置后，SSEP 在 20 分钟后回到基线水平。手术结束后，在手术间拔除气管导管，然后转送至重症监护室。术后评估患者右上肢，无感觉和运动功能障碍。脑神经功能与术前相比无差异。

总结

在第一个病例中，正确解读了 ABR 基线变化，反馈给外科医生，外科医生及时恰当处理，有效解决了基线改变的原因。尽管术中 ABR 监测的敏感性和特异性仍被质疑[16-17]，我们的病例提供了应用 IONM 避免神经损伤的范例。这与以往研究发现的 ABR 在颅底手术中应用可改进患者预后的结果一致[18]。在第二个病例中，SSEP 的改变提示我们调整了患者的体位，避免了可能发生的周围神经损伤。体位不当引发的神经病变成为了较为普遍的神经并发症，然而不单单与手术部位有关，这可能与手术时间延长相关，多见于颅底手术。颅底手术中 IONM 的应用对患者和医生都有很重要的意义。正确地应用多模式神经监测手段并且恰当地解读记录结果可以帮助我们判断神经解剖结构，探查机械或温度导致的神经损伤，有利于手术顺利进行。

参考文献

1. Maurer J, Pelster H, Amedee RG, Mann WJ. Intraoperative monitoring of motor cranial nerves in skull base surgery. Skull Base Surg. 1995;5:169–75.
2. Schlake HP, Goldbrunner RH, Milewski C, Krauss J, Trautner H, Behr R, Sorensen N, Helms J, Roosen K. Intra-operative electromyographic monitoring of the lower cranial motor nerves (LCN IX–XII) in skull base surgery. Clin Neurol Neurosurg. 2001;103:72–82.
3. Topsakal C, Al-Mefty O, Bulsara KR, Williford VS. Intraoperative monitoring of lower cranial nerves in skull base surgery: technical report and review of 123 monitored cases. Neurosurg Rev. 2008;31:45–53.
4. Glasker S, Pechstein U, Vougiouka VIs, Van Velthoven V. Monitoring motor function during resection of tumours in the lower brain stem and fourth ventricle. Childs Nerv Syst. 2006;22:1288–95.
5. Jellinek DA, Tan TC, Symon C. The impact of continuous electrophysiological monitoring on preservation of the facial nerve during acoustic tumour surgery. Br J Neurosurg. 1991;5:19–24.
6. Sobottka SB, Schackert G, May SA, Wiegleb M, Reiss G. Intraoperative facial nerve monitoring (IFNM) predicts facial nerve outcome after resection of vestibular schwannoma. Acta Neurochir (Wien). 1988;140:235–42. discussion 42–3.
7. Torrens M, Maw R, Coakham H, Butler S, Morgan H. Facial and acoustic nerve preservation during excision of extracanalicular acoustic neuromas using the suboccipital approach. Br J Neurosurg. 1994;8:655–65.
8. Matthies C, Raslan F, Schweitzer T, Hagen R, Roosen K, Reiners K. Facial motor evoked potentials in cerebellopontine angle surgery: technique, pitfalls and predictive value. Clin Neurol Neurosurg. 2011;113:872–9.
9. McPherson RW, Szymanski J, Rogers MC. Somatosensory evoked potential changes in position-related brain stem ischemia. Anesthesiology. 1984;61:88–90.
10. *Neuloh G, Bogucki J, Schramm J. Intraoperative preservation of corticospinal function in the brainstem. J Neurol Neurosurg Psychiatry. 2009;80:417–22.
11. Schramm J, Watanabe E, Strauss C, Fahlbusch R. Neurophysiologic monitoring in posterior fossa surgery. I. Technical principles, applicability and limitations. Acta Neurochir (Wien). 1989;98:9–18.
12. Radtke RA, Erwin CW, Wilkins RH. Intraoperative brainstem auditory evoked potentials: significant decrease in postoperative morbidity. Neurology. 1989;39:187–91.
13. Banoub M, Tetzlaff JE, Schubert A. Pharmacologic and physiologic influences affecting sensory evoked potentials: implications for perioperative monitoring. Anesthesiology. 2003;99:716–37.
14. Legatt AD. Mechanisms of intraoperative brainstem auditory evoked potential changes. J Clin Neurophysiol. 2002;19:396–408.
15. Markand ON, Warren C, Mallik GS, Williams CJ. Temperature-dependent hysteresis in somatosensory and auditory evoked potentials. Electroencephalogr Clin Neurophysiol. 1990;77:425–35.
16. Friedman WA, Kaplan BJ, Gravenstein D, Rhoton Jr AL. Intraoperative brain-stem auditory evoked potentials during posterior fossa microvascular decompression. J Neurosurg. 1985;62:552–7.
17. Watanabe E, Schramm J, Strauss C, Fahlbusch

R. Neurophysiologic monitoring in posterior fossa surgery. II. BAEP-waves I and V and preservation of hearing. Acta Neurochir (Wien). 1998;98: 118–28.

18. Hatayama T, Moller AR. Correlation between latency and amplitude of peak V in the brainstem auditory evoked potentials: intraoperative recordings in microvascular decompression operations. Acta Neurochir (Wien). 1998;140:681–7.

问题

1. 颅底手术中，由于临近重要的血管和神经结构，发生手术并发症风险高。通过应用术中神经监测技术，能有效减少这些并发症的发生。以下哪些技术，已经证实在颅底手术中具有重要意义？
   A. 诱发电位（SSEP、MEP 和 ABR）监测
   B. 实时脑电监测（如 BIS）
   C. 肌电图监测
   D. 经颅多普勒超声

2. 颅底手术中，最常监测以下哪对脑神经？
   A. 舌咽神经（CN Ⅸ）
   B. 面神经（CN Ⅶ）
   C. 舌下神经（CN Ⅻ）
   D. 动眼神经（CN Ⅲ）

3. 以下哪种神经监测，对患者由于体位不当造成的神经损伤最为敏感？
   A. 躯体感觉诱发电位
   B. 脑干听觉诱发电位
   C. 肌电图监测
   D. 运动诱发电位

4. 以下哪种监测技术，最不容易受到麻醉药物因素的影响？
   A. 躯体感觉诱发电位
   B. 脑干听觉诱发反应
   C. 肌电图监测
   D. 运动诱发电位

5. 近年来，颅底手术术中神经监测的重要意义已经广为接受，然而，术中决定需要哪种或者哪几种神经监测技术，需要术前综合考虑；对于这些手术而言，统一的监测手段还没有完全达成一致共识，主要是由于以下哪些因素的影响？
   A. 对于特定手术操作而言，应用术中神经监测，需要很高的技术及管理要求。有时，很难做到所有这类手术均配备有经过恰当培训的技术人员
   B. 麻醉药物对患者的生理状态具有潜在影响，需要与麻醉药物对 IONM 的影响进行权衡，以便 IONM 能够准确地为术者提供参考
   C. 需要明确 IONM 术中监测变化的临床重要性与相关性。利用 IONM 做临床诊断，需要全面考虑患者的临床状态、术中记录下的监测变化，以及手术医生、麻醉医生和神经生理学家的技术与经验

答案

1. A 和 C。肌电图监测能够有效帮助发现并避免脑神经损伤，联合利用诱发电位监测，能够帮助评估受累神经结构和血管结构的各种功能变化。

2. B。颅底手术中最常监测的脑神经是面神经（CN Ⅶ）。

3. A。体位相关的神经病变，常常是由于颅底手术时间较长，且患者体位不当引起。

4. B。躯体感觉诱发电位受麻醉药物选择的影响，而运动诱发电位更易受麻醉药物影响。在一般临床状况下，肌电图监测不易受麻醉药物的影响，但对神经肌肉阻滞剂敏感。脑干听觉诱发电位监测在应用麻醉药物状态下相对稳定，且不受神经肌肉阻滞剂影响。

5. 所有均正确。从医疗相关各方面看，对于复杂临床状况的评估需要仔细分析其风险与益处，对于一些结果并不是一目了然，更需要全面评估。

28 小脑扁桃体下疝畸形Ⅰ型手术

Penny P. Liu，Chaim I. Nelson，Gregory D. Arnone，
Ashley Kane Palmer，Raymond F. Sekula Jr.

（菅敏钰 译 王云珍 校）

简介

与先天性后脑疝（现在称之为小脑扁桃体下疝畸形）相关的解剖特点和临床特征相关的报道在 19 世纪的文献中就有提到[1-2]。在 Chiari 医生提出小脑扁桃体下疝畸形这个观点之前就有医生发现了类似的病症，但是 Chiari 医生首次根据尸检解剖详细地提出了今天我们熟知的小脑扁桃体下疝畸形的分类系统[3]。尽管 Chiari 医生描述的病例不尽相同，他们共同的特点都是小脑组织疝入颈椎管。这种畸形被称为小脑扁桃体下疝畸形Ⅰ型（CM-Ⅰ）。Ⅱ型和Ⅲ型小脑扁桃体下疝畸形都是先天性疾病，分别与尾神经管和颅骨与颈椎管之间的畸形相关。Ⅱ型患者存在于小脑蚓部，脑干和第四脑室通过室间孔向下移位，颅骨存在骨质异常，并且常常与脊髓功能障碍相关。Ⅲ型比较罕见和严重，因为脑膨出所致的脑疝可能致残或致死。Ⅴ型小脑扁桃体下疝畸形也很罕见，可能存在发育不全或小脑的缺乏。小脑扁桃体下疝所有的分类其发病率大概是 1∶1000 活产儿，绝大多数患者就医是因为一系列不典型的症状如头痛或步态异常[4]。随着神经影像技术的发展，越来越多没有临床症状或没有典型症状的患者开始发现小脑扁桃体下疝畸形，所以现在的文献里小脑扁桃体下疝畸形的分类方式有了新的变化。因为其他原因需要进行手术的患者同时被发现患有小脑扁桃体下疝畸形的情况也越来越普遍，因此在围术期需要进行一些特殊的处理。本章将重点讲述小脑扁桃体下疝畸形的一个亚型：CMⅠ型。

解剖与病理生理学

CMⅠ型患者通常会出现后颅窝体积的减少，由于小脑扁桃体通过枕骨大孔进入颈椎管，可以引起对脑干的直接压迫。后颅窝骨质的异常和上颈椎的压迫可能加重对神经的压迫。此外它还改变了脑脊液的流动，导致颈椎脊髓空洞[5-6]。但是这种后颅窝对小脑组织的压迫是否会产生病理性的结果现在尚不清楚[7]。尽管所有 CMⅠ型的患者都会出现小脑扁桃体通过室间孔发生位移的解剖特点，但是导致神经嵴和体节活动异常的胚胎原因可能是多变和复杂的[8-9]。而且 CMⅠ型的患者还有可能并存有其他的中枢神经系统结构和功能异常，结缔组织病或外伤所

致的后天的 CM I 也是有可能发生的，与原发的 CM I 特点不同。

小脑扁桃体下疝畸形 I 型的临床症状

很多 CM I 型的患者都没有症状，就医是因为影像学检查异常。最常见的症状是头痛，Valsalva 式动作导致或是原发的枕部头痛。颅内压升高时可能加重。其他症状包括视觉症状、听觉和平衡障碍、吞咽困难、呼吸暂停、恶心、心悸、走路不稳以及其他非特异性的症状。与 CM II 型患者不同，CM II 型患者症状一般出现在婴儿时期，CM I 型患者往往没有症状，直至成年后引起脑干压迫才出现轻微的症状。症状随着时间的流逝逐渐加重，可能会导致成绩很好的学生由于头痛而学习成绩下降。CM I 型合并脊髓空洞的患者中，患者还可能有肢体感觉或运动功能障碍。

小脑扁桃体下疝畸形 I 型的诊断

CM I 型患者的诊断可以依靠磁共振成像（MRI）。矢状位 MRI 显示小脑扁桃体位置下移（如在枕骨大孔水平）。一般来说小脑扁桃体位置下移超过 5 mm 就认为是病理性的，如果位置下移 3～5 mm 并且伴有其他症状也可以考虑 CM I 型的诊断。其他症状包括神经功能缺损、结构压迫的症状或脊髓空洞的表现。此外还必须考虑患者的年龄，十岁以内的患者单纯的小脑扁桃体下疝小于 6 mm 是正常的[10]。在严重的病例中，

小脑扁桃体可能会下降至第二或第三颈椎水平。此时应该特别注意椎动脉和与小脑扁桃体毗邻的小脑后下动脉的位置。有时可以在脊髓的补充成像中发现脊髓空洞症。

尽管过去 20 年间影像技术取得了很大的进步，小脑扁桃体的移位仍然是诊断 CM I 型的唯一标准[11]。Barkovich 等认为，14％的正常人小脑扁桃体的位置低于枕骨大孔，200 名正常人中就有一名 MRI 成像小脑扁桃体的位置低于枕骨大孔 5 mm 或更多[12]。而且，小脑扁桃体下疝的程度与患者的症状并不相关。20 世纪 80 年代 MRI 成像成为了一种准确、迅速的非侵入性检查方法。在迄今为止最大规模的研究中，Elster 和 Chen 等回顾了 12 226 名患者的 MRI 结果，发现很大一部分（31％）小脑扁桃体低于枕骨大孔 5 mm 或更多的患者是无症状的[13]。直至今日，越来越多的使用脑脊液动力学定量分析来诊断 CM I 型的患者[14-16]。因此，CM I 型患者的诊断需要依靠全面分析影像学结果和临床症状。

小脑扁桃体下疝畸形 I 型的手术方式

CM I 型经典的手术方式①包括通过枕下开颅，寰椎椎板切开和伴或不伴有小脑扁桃体切除术的硬脑膜重建进行减压。患者的体位应该便于外科医生在后颅窝区进行操作，大多数医生喜欢俯卧位，侧卧位同样也可以进行手术。切口在颈后从颈椎至枕骨隆突。使用高速钻去除枕部骨瓣，必要时还可以行椎板切除术。从小脑至颈椎处剪开硬膜

---

① 有经验的医生更倾向于使用传统的手术方式，包括小的皮肤切口（1 英寸，2.54 cm）、枕下去骨瓣、颈椎椎板切除、硬脑膜重建和小脑扁桃体切除。

直至小脑扁桃体水平，根据外科医生的个人习惯使用各种方法（如软脑膜下抽吸、电灼、激光等）切除扁桃体，最好将扁桃体减少至闩部，然后进入第四脑室将其暴露，使用自体或人工合成的硬脑膜扩大后脑的结构，然后仔细关颅。

缺血和梗死，从而引起 Wallenberg 综合征。在闩部暴露第四脑室，第六、第七脑神经核位于第四脑室底，由于位置较深，损伤比较少见。最后，第十一脑神经通过枕骨大孔到达脊髓，这条神经可以控制斜方肌，但是它的损伤也十分罕见。

小脑扁桃体下疝畸形 I 型手术的风险

头颈连接处的暴露必须十分小心。彩图 28.1a、b 显示了可能引起风险的解剖结构。由于椎动脉起源自 C1 的椎板，在进入枕骨大孔前就穿入硬脑膜，因此十分容易受损。在进行颈椎椎板切除和去除骨瓣时必须十分小心，不要碰到这些血管。在切除小脑扁桃体的过程中，必须十分小心避免碰到小脑扁桃体背后的小脑后动脉（PICA）。PICA 向延髓的外侧、小脑后叶、小脑扁桃体及部分脉络丛供血，它的损伤可以导致上述部位的

小脑扁桃体下疝畸形 I 型手术期间患者体位

俯卧位的患者头部采用三点固定，颈部弯曲以增加头颈交界区的暴露面积。此时应该再次确认气管插管的位置，保证双侧呼吸音对称，因为头部位置改变所致的气管插管位置改变是可能发生的。使颈部适当的前屈，既有利于暴露术野，又不影响静脉回流。颈部过伸的定义可能因人而异，取决于患者的解剖结构和术前存在的压迫症状。如果动脉血流受压可能会引起缺血。如果静脉回流受到限制，可能会导致巨舌症或颅内压

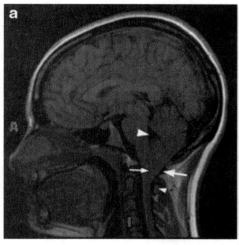
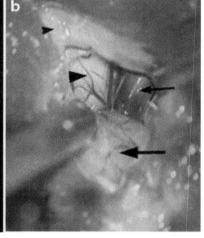

彩图 28.1 （**a**）小脑扁桃体下疝畸形后头颈交界处的解剖。CM I 型患者 MRI 矢状位非加强 T1 相示低于枕骨大孔的小脑扁桃体下疝（大长箭头）、第二颈椎椎板（小箭头）、闩部（小长箭头）、第四脑室（大箭头）。（**b**）小脑扁桃体下疝畸形手术术中录像（照片上方是马尾）。枕下去骨瓣和 C1 后弓切除后，分离硬脊膜后带（小箭头），在延颈髓交界处（大长箭头）暴露下降的小脑扁桃体（大箭头），左侧小脑后下动脉（小长箭头）

升高。一般来说，下颌骨与胸骨之间应该有两到三指的距离，将肩膀轻轻下拉固定，要注意牵引肩膀的力量，防止对臂丛神经的损伤。此时可以行躯体感觉诱发电位监测以保护臂丛神经。

小脑扁桃体下疝畸形Ⅰ型手术术中神经监测策略

CM Ⅰ型手术过程中应该进行电生理监测的证据目前尚缺乏。但是临床医生认为在摆放体位和手术减压过程中使用躯体感觉诱发电位（SSEP）和脑干听觉诱发电位（BAEP）监测仍然是必要的[17]。在获取 SSEP 的基线值后，SSEP 的变化可以提示脑干或颈椎压迫所致的异常，重新调整体位可以避免神经损伤。SSEP 可以监测脊髓和脑干感觉神经通路的情况。在手术过程中，直接的手术刺激或压迫导致的脑干缺血、PICA 的痉挛或损伤都可以引起 SSEP 的变化。调整手术操作、合理控制血压、使用皮质类固醇或者修复已发生的损伤都可以使 SSEP 的变化恢复正常。CM Ⅰ型手术过程中也经常进行 MEP 监测，但是其与 SSEP 和 BAEP 监测相比没有额外的优势。MEP 监测的使用主要是依据外科医生的习惯。

病例讨论
小脑扁桃体下疝畸形Ⅰ型手术术中脑卒中

患者女性，28 岁，后枕部头痛，Valsalva 式动作加重，上肢无力，行 MRI 检查诊断为小脑扁桃体下疝畸形Ⅰ型伴有颈髓空洞。小脑扁桃体位于枕骨大孔下方 7 mm，从 C2 至 C7 颈髓空洞。拟行枕下开颅，颈髓椎板切开，小脑扁桃体切除，硬脑膜修补术。患者俯卧位，头部及颈部固定于头架上。在切皮后两小时切除小脑扁桃体时，后脊髓神经根上的颈髓背侧动脉开始发白，外科医生认为与手术电灼有关。与此同时，神经电生理监测发现 SSEP 波幅有所下降。随即升高血压并局部注射罂粟碱，几分钟后发现血管扩张和颈髓背侧动脉开始再灌注，然而 SSEP 并没有回到基线。手术结束后患者清醒，但是下肢运动不协调。术后最初几个月内，患者的肌力和协调功能有所改善，术后的 36 个月进行了相关的康复治疗。

手术团队的记录

图 28.2a 显示了摆体位前 SSEP 的基线图形，图 28.2b 显示了基线记录 1 小时之后患者刚处于俯卧位、头架固定后的图形。在手术过程中，如果出现了波幅的下降或潜伏期的延长，可以提示手术牵拉、低血压、缺血或体位的损伤。手术结束后，应该回顾摆好体位（颈部弯曲）之后 SSEP 潜伏期延长和波幅下降的情况，尤其是下肢 SSEP 的变化情况。这些情况的出现提醒我们必须注意患者体位是否合适。这个病例提示我们应该仔细比较摆体位之前和之后的神经监测结果。如果患者患有糖尿病或年纪较大，活动的神经纤维较少，SSEP 波幅较小。在本病例中，摆好体位之后 SSEP 的变化更值得关注，有利于手术位置的调整。

原则上来说，外科医生和麻醉医师都应该检查颈部的弯曲程度，要保证术野暴露充分，同时不影响静脉回流、引发巨舌症和颅内压升高。下颌骨和胸骨切迹之间应该尽可能保持两到三指的距离。在本病例中，患者的颈部可能过度弯曲导致颈部牵拉和脊髓神经根动脉血管的痉挛。在手术操作的任何阶段都应该仔细观察神经监测的变化以期尽早纠正可能存在的神经损伤。

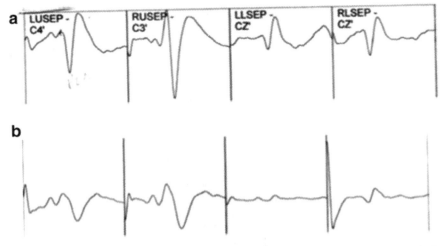

图 28.2 （a）摆体位之前 SSEP 的基线值。（b）摆好体位后一小时 SSEP 的波形

回顾一下之前关于躯体感觉诱发电位的第 1 章，对正中神经的刺激可以在臂丛神经产生诱发电位，在 Erb 点处进行记录（略高于锁骨中段）。P9 是由臂丛神经到进入脊髓的中间段神经产生的，Erb 点处记录到的数据可以显示臂丛神经的活动和对正中神经的适当的电刺激。P14 到 N20 峰值间隔的延长被称为中央传导时间，这个间隔代表躯体初级感觉传导系统的完整性，因此中央传导时间的延长代表缺血的发生。P14～P16 波是由靠近背柱的神经核团产生的，N20 波是由初级感觉皮质产生的。在长时间的手术中因为上肢的体温下降可能会导致正中神经的传导时间延长，而中枢传导时间则不受影响。影响中枢传导时间的因素包括手术牵拉、麻醉深度、低温（核心温度下降）和低血压，而后三者会影响双侧的 SSEP。

SSEP 波幅的下降和潜伏期的延长需要进行谨慎的鉴别诊断，原因可能包括生理因素的改变、技术原因、麻醉药物、手术操作和患者体位。生理因素如低血压和核心温度下降可以引起 SSEP 的改变。及时评估患者的生命体征可以确认低血压导致的缺血或体温的下降。低血压可以导致全面的波幅下降，而低体温则会导致外周神经传导速度下降和 SSEP 潜伏期延长[18]。怀疑低血压或低体温时必须测量平均动脉压，发现脊髓神经根动脉低灌注后，可以在使用升压药物的基础上局部使用罂粟碱扩血管。有趣的是，使用盐酸罂粟碱作为血管扩张剂治疗血管痉挛可能与短暂的脑神经功能障碍有关，据报道它的使用可以影响动眼神经、面神经和听神经[19]。

SSEP 改变的技术原因有时通过增加电极阻抗就可以探测到。电极位置、刺激强度和刺激频率都是手术过程中影响监测结果的重要因素。患者皮肤表面汗水或油脂也可以影响监测的结果，环境干扰（电干扰）也会影响监测波形的形态。

麻醉药物尤其是吸入性麻醉药，可以引起 SSEP 剂量依赖性的潜伏期延长和波幅下降。尽管 SSEP 对于这些因素并不及 MEP 敏感，术中最好保持平稳的麻醉状态，避免一次给太多麻醉药物。氧化亚氮也可以使皮质 SSEP 潜伏期延长和波幅下降。在前述病例中，没有给予氧化亚氮，麻醉维持使用异氟烷、丙泊酚和瑞芬太尼。异氟烷的浓度是 0.5 MAC 以减少药物对 SSEP 的影响。尽管吸入麻醉药可以引起 SSEP 剂量依赖性的改变，静脉麻醉药在低到中等剂量对 SSEP 的影响最小（详见第 19 章监测中全身麻醉的应用）。

　　小脑扁桃体下疝畸形减压手术小脑扁桃体切除过程中，SSEP 监测出现"干扰"的情况并不多见（图 28.3）。在干扰解除之后，必须马上确定基线是否有变化。如果 SSEP

的变化持续存在，手术团队必须及时分析原因，考虑到上述所有因素。

　　最后，后颅窝手术中患者体位导致的并发症非常常见（表 28.1）。在本病例中，SSEP 发生变化并且出血时必须维持患者的体温、血压和稳定的麻醉状态，使头部和颈部所致的 SSEP 变化表现得明显。

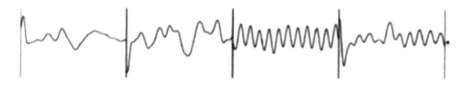

图 28.3　使用双极电凝器进行小脑扁桃体切除期间 SSEP 的干扰

表 28.1　后颅窝手术中与体位相关的并发症

并发症	坐位	俯卧位	侧俯卧位	侧卧位
神经系统				
脑缺血	＋＋	＋	0	＋
脑脊椎缺血	＋＋	＋	0	＋
麻痹				
脑神经	＋	＋＋	＋＋	
臂丛神经	＋		＋＋	＋＋
坐骨神经	＋	0	0	．0
腓总神经	＋	0	？	
气道				
脸、舌、颈部水肿	＋＋	＋＋	＋	0
气管插管移位	＋＋	＋＋	＋	＋
肺				
通气/血流比例异常	＋	＋＋	＋	＋
气道压增加	0	＋＋	0/＋	0
张力性气胸		＋	0	0
心血管系统				
低血压	＋＋	＋＋	0	＋
心律失常	＋＋	＋＋	±	＋＋
需要输血	＋	＋＋	±	＋
其他系统				
眼睛压迫	0	＋＋＋	＋＋	＋
静脉气栓	＋＋＋	＋＋	＋	＋＋
空气栓塞	＋＋	＋	？	？

Smith[20]，© Mosby Elsevier, 2010；with permission

0，＋，＋＋，＋＋＋代表危险性从无风险到高风险

参考文献

1. Cleland J. Contribution to the study of spina bifida, encephalocele, and anencephalus. J Anat Physiol. 1883;17:257–91.
2. Carmel PW, Markesbery WR. Early descriptions of the Arnold-Chiari malformation. The contribution of John Cleland. J Neurosurg. 1972;37(5): 543–7.
3. Chiari H. Uber veranderungen des kleinhirns infolge von hydrocephalie des grosshimns. Dtsch Med Wochenschr. 1891;17:1172–5.
4. National Institute of Neurological Disorders and Stroke. Chiari Malformation Fact Sheet. 2015; Publication No. 13-4839. http://www.ninds.nih.gov/ disorders/chiari/detail_chiari.htm
5. Ellenbogen RG, Armonda RA, Shaw DW, Winn HR. Toward a rational treatment of Chiari I malformation and syringomyelia. Neurosurg Focus. 2000;8(3):E6.
6. Milhorat TH, Chou MW, Trinidad EM, Kula RW, Mandell M, Wolpert C, et al. Chiari I malformation redefined: clinical and radiographic findings for 364 symptomatic patients. Neurosurgery. 1999;44(5): 1005–17.
7. Mohammadali MS, Tubbs SR, Oakes WJ. The Chiari malformations. New York: Springer Science+Business Media; 2013. Chapter 4.
8. Koentges G. Developmental systems biology: deciphering the molecular causes of Chiari I./II. Paper presented at UIC/Conquer Chiari Research Symposium. Chicago: University of Illinois; 2007.
9. Matsuoka T, Ahlberg PE, Kessaris N, Iannarelli P, Dennehy U, Richardson WD, et al. Neural crest origins of the neck and shoulder. Nature. 2005;436(7049):347–55.
10. Chiapparini L, Saletti V, Solero C, Bruzzone M, Valentini L. Neuroradiologic diagnosis of Chiari malformations. Neurol Sci. 2011;32:S283–6.
11. Sekula Jr RF, Jannetta PJ, Casey KF, Marchan EM, Sekula LK, McCrady CS. Dimensions of the posterior fossa in patients symptomatic for Chiari I malformation but without cerebellar tonsillar descent. Cerebrospinal Fluid Res. 2005;2:11.
12. Barkovich AJ, Wippold FJ, Sherman JL, Citrin CM. Significance of cerebellar tonsillar position on MR. AJNR Am J Neuroradiol. 1986;7(5):795–9.
13. Elster AD, Chen MY. Chiari I malformations: clinical and radiologic reappraisal. Radiology. 1992;183(2):347–53.
14. Loth F, Yardimci MA, Alperin N. Hydrodynamic modeling of cerebrospinal fluid motion within the spinal cavity. J Biomech Eng. 2001;123(1):71–9.
15. Raksin PB, Alperin N, Sivaramakrishnan A, Surapaneni S, Lichtor T. Noninvasive intracranial compliance and pressure based on dynamic magnetic resonance imaging of blood flow and cerebrospinal fluid flow: review of principles, implementation, and other noninvasive approaches. Neurosurg Focus. 2003;14(4):e4.
16. Sivaramakrishnan A, Alperin N, Surapaneni S, Lichtor T. Evaluating the effect of decompression surgery on cerebrospinal fluid flow and intracranial compliance in patients with Chiari malformation with magnetic resonance imaging flow studies. Neurosurgery. 2004;55(6): 1344–50. discussion 1350–1.
17. Sala F, Squintani G, Tramontano V, Coppola A, Gerosa M. Intraoperative neurophysiological monitoring during surgery for Chiari malformations. Neurophysioslogy. 2011;32:S317–9.
18. Moller AR. Intraoperativeneurophysiologicalmonit oring, vol. 2. Luxembourg: Harwood Academic; 2006.
19. Chadwick GM, Asher AL, Van Der Veer CA, Pollard RJ. Adverse effects of topical papaverine on auditory nerve function. Acta Neurochir (Wien). 2008;150(9): 901–9. discussion 909.
20. Smith DS. Anesthetic management for posterior fossa surgery. In: Cottrell JE, Young WL, editors. Cottrell and Young's Neuroanesthesia. 5th ed. Philadelphia: Mosby Elsevier; 2010. p. 206.

推荐阅读

Anderson RC, Dowling KC, Feldstein NA, Emerson RG. Chiari I malformation: potential role for intraoperative electrophysiologic monitoring. J Clin Neurophysiol. 2003;20(1):65–72.
Chiapparini L, Saletti V, Solero CL, Bruzzone MG, Valentini LG. Neuroradiological diagnosis of Chiari malformations. Neurol Sci. 2011;32 Suppl 3:S2863–6.
Loth R, Yardimci MA, Alperin N. Hydrodynamic modeling of cerebrospinal fluid motion within the spinal cavity. J Biomech Eng. 2001;123(1):71–9.
Tubbs RS, Oakes JW. The Chiari malformations. New York: Springer; 2013.

问题

1. 判断对错：CM Ⅰ型患者分娩时绝对禁忌使用硬膜外麻醉。

2. 7 岁女孩在父母陪同下至儿科医生处就医，证明为慢性枕下头痛急性加剧和学习困难，MRI 示小脑扁桃体下移 5 mm，穿过室间孔。

   以下哪项说法正确：

   A. 该患者小脑扁桃体下移 5 mm，可以确诊 CM Ⅰ型。

   B. CM Ⅰ型患者头痛的症状较少见。

   C. 单独的小脑扁桃体下移 5 mm，穿过室间孔，符合 CM Ⅱ型诊断。

   D. 小于 10 岁的 CM Ⅰ型诊断标准为小脑扁桃体下移 6 mm，鉴于该患者的症状，鉴别诊断中倾向于 CM Ⅰ型的诊断。

3. 患者女性，19 岁，体重 65 kg，行 CM I 型后颅窝减压术。麻醉诱导丙泊酚 150 mg，罗库溴铵 40 mg，芬太尼 100 μg，插管过程顺利。静脉置入 18 G 穿刺针，左桡动脉穿刺置管。患者采用俯卧位，头部固定于 Mayfield 头钉，监测 SSEP 基线值。切皮之前给予 2 g 头孢唑林，10 mg 罗库溴铵，50 μg 芬太尼。丙泊酚和瑞芬太尼维持麻醉。切皮 10 分钟后，神经监测医生发现 SSEP 潜伏期延长，波幅下降。此时应特别注意：

A. 肌松药的剂量，因为肌松药可以影响 SSEP 监测

B. 低体温对诱发电位的影响

C. 患者体位

D. 术野失血量

答案

1. 错误。尽管文献报道 CM I 型患者分娩的病例数很少，安全、成功地使用硬膜外麻醉和腰 - 硬联合阻滞麻醉仍有报道。使用硬膜外穿刺针进行硬膜穿刺对于颅内压升高的患者非常危险，但是对于有经验的操作者来说，穿破硬膜的风险很低。而且，早期行椎管内麻醉可以降低宫缩痛所致的颅内压升高。穿刺成功后，药物滴定应缓慢，避免血压和脑灌注压的剧烈波动。

2. D。尽管对于小于 10 岁的患者，CM I 型的诊断标准是小脑扁桃体下移 6 mm，随后发生 5 mm 的尾移位。CM I 型中单独发生小脑扁桃体移位作为诊断标准的敏感性很低。即使在小脑扁桃体移位 3～5 mm 的情况下，相关的神经症状和体征仍然是疾病诊断的重要依据。CM I 型的诊断是多模式的，临床表现的作用很关键。

3. C。尽管 SSEP 监测在后颅窝减压中常规应用，一些研究表明在患者摆放体位的过程中进行神经检测是有益的。SSEP 可以监测对神经结构的过度压迫所致的血管改变。鉴于此题中的情况，颈部的过度牵拉可能导致椎动脉血流不畅、肩膀过度牵引可能导致臂丛神经损伤，这些应该引起注意。肌松药对 SSEP 没有影响。低体温和大量失血都有可能导致 SSEP 波幅降低和潜伏期延长，但是在手术早期这些情况不太可能发生。

29 耳鼻喉和前颈部手术

W. Scott Jellish，Michail Avramov

（崔倩宇 译 张炜 校）

学习要点

- 耳鼻喉颈部手术的电生理监测受生理结构及外科手术入路的影响。
- 耳蜗电位具有优于其他听觉诱发电位的优点，因为其可更快速地获得波形，并且可以监测耳蜗血流量的变化。
- 面神经肌电图监测存在重要的局限性。仅当神经暴露完好时才具备可行性，如果神经被肿瘤覆盖时则难以准确监测。神经冲动表现不一，在神经受压或牵拉时也会受影响。
- 面神经诱发电位和肌电图可满足不同的神经监测需求。面神经运动诱发电位可提供关于整体神经完整性和功能状态相关性的信息，而肌电图最适于神经识别和定位。
- 喉返神经监测最好用配有不锈钢电极的 ET 管，当 ET 管正确定位时，可以与声带接触。术前使用干燥剂如格隆溴铵会减少唾液分泌和汇集，或者会影响信号效果。

简介

本章主要介绍耳、鼻、喉（ear、nose and throat，ENT）和前颈部手术中常用的电生理监测方法，可能累及的结构以及为避免医源性损伤而采取的监测方法。该类手术中并没有固定的电生理监测方法，需根据具体术式决定。

一位患有颞骨鳞状细胞癌并伴有左颈部转移的 51 岁白人男性患者，准备接受左侧颞骨截骨合并耳廓清除术。涉及中颅窝开颅术、腮腺切除术以及左侧淋巴结清扫术，之后需要进行人工硬膜修补。

术中可能用到多种监测方法以防止医源性损害的发生，由于部分脑神经自颅底发出，走行过程中穿过颈内侧肌群，分布于面及咽喉部，因此术中操作可能对此类神经造成损害。同样，颈部血管受侵或颈廓清扫时均可能造成颈部血管损伤。多模式联合监测能够更好地降低颅内外手术时损伤第 3～12 对脑神经的风险。监测神经功能的主要方法包括肌电图（electromyography，EMG）和复合动作电位（compound muscle action potential，CMAP）监测。该患者肿瘤已侵及颈内动脉，喉返神经可能同时受累，因此术中可能需要反复夹闭颈内动脉导致大脑低灌注，需进行脑电图监测，同时应用 EMG 及气管内 CMAP 监测喉返神经是否受损。

监测仪器的选择需要根据患者的具体情况及病变部位而定，例如第 8 脑神经本身受累较少见，但其近端受累则需进行脑干听觉诱发电位监测（auditory brainstem responses，ABR）（见第 3 章，"听觉诱发电位"）。

由于电信号与噪音的比值较低，特别是在手术室这样一个仪器杂音相对较多的环境下，因此一般监测长平均信号[1]。另外，由于患者患侧听力已部分降低，从而导致 ABR 波幅降低，可选择进行直接听神经监测，但电极片可能会与术野相互干扰，因此还可选择使用鼓膜电极片记录耳蜗听神经或使用耳蜗描记图（electrocochleography，ECochG），该方法可以获得信号相对较强的 ABR 波幅（5～10 mV），同时需要获取少数复合动作电位，使用无创电极片置于鼓膜外人造外耳道内或黏附于鼓膜即可获得听觉诱发电位。

由于肿瘤对血管或神经的压迫，对第 8 脑神经的监测通常会遇到困难。一旦发现病灶，应该立即调整参数以达到最佳反应状态，术前 ABR 检测对指导术中监测非常有利，可以最大程度减少术中信号骤降情况的出现。标准的基线确定对术中异常情况的监测至关重要，诱发耳蜗信号可用于评估耳蜗健康，评价耳蜗血供，以及鉴别因神经近端肿瘤导致的听力受损是来源于耳蜗还是听觉神经异常。第 8 脑神经监测仪器具有其自身的优缺点，同时还可能受到药物或术中生命体征变化的影响（表 29.1），其中最常见的是术中使用骨钻和吸引器可造成 ABR 的波形短暂异常[2]。ABR 是指脑干丘脑内膝状体受到听觉刺激所导致的远侧听神经应答，这是最常见的第 8 脑神经监测方式。对于肿瘤较大或听觉过敏的患者，一次完整的 ABR 平均需要 30～60 秒。术中 ABR 监测重点在于监测各波形之间的延迟关系，主要是Ⅰ波和Ⅱ波，Ⅰ波和Ⅲ波，Ⅲ波和Ⅴ波，以及Ⅰ波和Ⅴ波。其具体意义取决于监测目的，由于肿瘤并不直接侵及前庭器官，监测的重点还是观察Ⅰ波和Ⅲ波以及Ⅰ波和Ⅱ波间的延迟。由于其电极片往往放在更靠近发送器的位置，因此 ECoG 同步描记可以更好地反映外耳功能。耳蜗动作电位较其他听觉

表 29.1　麻醉药物和生理因素对术中神经电生理监测的影响

药物	影响
监测技术：耳蜗电位	无
监测技术：听觉脑干反应	
吸入麻醉药（安氟烷、氟烷、异氟烷）	Ⅴ波延长 0.5～1.0 ms； 呼气末药物浓度大于 1.5％时，Ⅰ～Ⅴ波双峰潜伏期延长
硫喷妥钠	≥20 mg/kg 时，Ⅴ波延长；加大药量，波幅减小
戊巴比妥	>9 mg/kg 时，潜伏期延长，波幅减小
监测技术：面神经肌电图	
局部麻醉药（利多卡因、布比卡因、可卡因、丁卡因）	诱发电位受损后复合肌动作电位（CMAP）延迟
神经肌肉阻滞药（琥珀胆碱、阿曲库铵、美维库铵、维库溴铵、哌库溴铵、杜什库铵、哌库溴铵）	自发或诱发 EMG 消失，药效消退或给予拮抗剂后恢复正常（时程长）
生理因素	
全身或局部低体温	ABR 绝对不应期和峰间潜伏期延长，波幅消失，EMG 示神经张力性刺激
组织受压、回缩	听觉反应下降甚至丧失
通气不足，血液稀释、全身性低血压、局部缺血	缺氧影响耳蜗电位

ABR，脑干听觉诱发电位；CMAP，复合肌动作电位；EMG，肌电图

电位优势明显，包括反应速度快，波形识别率高，同时还可以监测耳蜗血流。本例中的患者不适宜使用 ECoG，因为高阻抗电子片的应用不能放置在外耳道或中耳电子片，然而小型带蜡耳部探针可以更为简单快捷的获取信号。ECoG 诱发电位可以更好地表现术中中枢及外周神经系统的神经生理变化，主要是由于术中低血压，低氧血症，或脑及神经受到压迫或牵拉所致的。短暂的 ECoG 信号可表示耳蜗毛细胞及远端第 8 脑神经的早期诱发电位，但却并不能反映近端神经功能和手术对其的影响。

为了更好地监测 ECoG 数据，术前应先对患者进行外耳道及其他监测，术中应用 FZ 记录电极序列以描记 ECoG，FZ 应放置于鼻与头顶连线的中点。一个理想的信号表现包括 ECoG 累计电位（summating potential，SP）和动作电位（action potential，AP），以及 ABR 的 Ⅰ 波、Ⅱ 波、Ⅲ 波和 Ⅴ 波[3]。术中有意义的表现是出现 SP 和 AP，所有波形的潜伏期和波幅变化均应常规描记。潜伏期是指刺激完成到出现波峰的时间，以 ms 为单位，SP 与 AP 的幅度均自基线计算。术中监测 ECoG 可随时告知术者发生信号丢失的原因，无论是血管受压还是术中操作，这为术后保留听力提供了帮助。

腮腺切除术同样需要监测面神经（见第 7 章，"肌电图"）。临床症状未发现异常并不能说明不存在亚临床损伤。本例患者面神经被肿瘤纤维组织包绕，因此腮腺切除时进行持续面神经监测可避免术后面部麻痹或瘫痪。为明确面神经位置及其分支走行，同时避免术中损伤，可在额部、眼轮匝肌、口轮匝肌以及颏肌放置皮下电极，应用自主诱发 EMG 在术中对面神经的四个分支进行连续监测，连续监测 EMG 可提供完整的面神经走行通路以及准确定位截断前的分支神经。术中出现自发性 EMG 电位，须告知术者，并确实信号为一过性而非持续性，后者可能意味着永久性神经损伤。

大量研究证明，术中脑神经监测至关重要，面神经监测可以更好地保护神经，特别是当存在肿瘤、感染、创伤和解剖异位等危险因素时。术中同步面神经监测主要基于面部肌肉动作电位肌电图，术中记录肌肉诱发电位可以避免神经肌肉粘连造成的影响，这样可以更好地为术者提供神经定位和功能信息，同时避免术中损伤。

术中面神经 EMG 诱发监测的可重复性主要取决于给予特定应答后是否存在单一或重复性放电。不可重复性诱发主要发生于电力、机械、温度或化学刺激时[4]。手术操作也可诱发动作电位，不可重复性诱发的一大特点为刺激和应答间期颞叶延迟明显缺少。可重复性诱发发生于术中神经牵拉或温度变化时，术中诱发面神经 EMG 提示神经损伤或放电，并伴有典型的颞叶延迟，持续时间约 1 分钟左右，发生于刺激和重复发作之间，因此无法明确刺激源。

神经电刺激可为术中进行面神经定位提供帮助。单极刺激最有利于描记神经周围区域，明确肿瘤位置。由于即使切断神经时的微小创伤也可能造成严重的神经损伤，因此定位成功后仍需进行面神经监测。术中操作引起的面神经反应一般是由于快速神经变形导致离子去极化，神经牵拉导致多重非同步诱发电位，而直接的操作则导致了同步诱发电位。电钻在神经附近高速转动可能诱发机械和温度性诱发电位，即使不直接接触神经，电钻使用时的震动仍可能间接影响神经。温度刺激和输注低温溶液均可诱发非同步电位，提高液体温度后可得到改善。电钻摩擦引起的热量也可以诱发电位异常，因此使用骨钻时应注意避免温度过高，其他有助于减弱术中操作所致影响的方式如表 29.2。应尽量减少电干扰从而获得准确的基线值。

表 29.2 减少术中操作意外的方法[19]a

避免将电极贴于油脂旺盛或皮肤破损处

利用棉胶粘合电极片

若电极使用时间过长，应该手术室内更换并清理皮肤

保持电阻在 2000 Ω 左右

尽量缩短电极连线

尽量缩短成对电极片之间的距离

避免电极连线过于松散

室内备有备用电极及诱发器

输入线与输出线之间保持一定距离

避免电生理线路与其他线路混杂在一起

避免踩踏、扭曲、摇摆线路

保持低过滤器频率大于 1 Hz

拔出未使用的设备插头

避免使用双极插头（未接地）

放大器被屏蔽时停止记录

调节频率，排除伪迹

应用足量神经肌肉阻滞药

刺激后延迟数毫秒后记录

a 参见第 16 章

面神经肌电图监测虽然几乎是这些类型外科手术的常规标准，但其仍具有一些关键的局限性。该方法仅适用于暴露的神经部分，如果神经被肿瘤覆盖，则难以应用。此外，通过直接刺激面神经的方法尚不统一。由于肿瘤压迫，神经结构可能随神经丛的扩展而改变，并由于神经形状的平坦化或扩张而改变。肿瘤近端和远端的运动动作电位并不可靠，手术结束时复合肌肉动作电位振幅的预测值亦有限。已经引入经颅电刺激引起面神经诱发电位（FMEP）和迷走神经诱发电位（vagal MEP）以及其他脑神经的诱发电位（统称为"皮质延髓 MEP"），作为 EMG 的辅助监测[5]。使用 FMEP 允许激活靠近病变部位的运动通路，并能够在其可视化之前检查面神经的状况。尽管应用了积极的研究，但是 FMEP 和皮

质延髓 MEP 尚未成为神经外科或耳鼻喉科的常规工具。这可能是由于在信号的应用和解释中存在困难，例如与 CN MEP 存在相当大的伪像和干扰。可使用绝缘头支架和小于 2 ms 的短激励间隔来改善神器抑制。刺激电极位置可影响波形和响应延迟，一些研究报道了在 C3 或 C4 处的刺激电极的位置以及在 M3 或 M4 附近 1 cm 的位置[6]。此外，在肿瘤大小的程度和 MEP 反应的质量之间存在相关性，小肿瘤的 MEP 潜伏期较短，其与肿瘤的大小有显着相关性[7]。其可能由于肿瘤水肿或神经伸展引起。MEP 幅度随着对应于神经纤维的减少及肿瘤尺寸的增加而降低。使用 MEP，即使在手术开始之前，也可以评估面神经状态。面神经功能也可通过使用测量结束时相对于手术开始时的波形幅度的振幅比来预测。具有良好面神经功能的患者，House/Brackman（HB）分级为 1 或 2 级，比率为 85% 以上。HB 面神经分级系统是一种常用的、标准化的、可靠的评估面部功能的方法。1 级为正常，2 级为轻微的功能下降，且只有在仔细检查时才明显。3 级是存在明显的面部功能障碍。4 级更严重，为造成不对称、不完全闭合的口角不对称。5 级是严重的功能障碍，受影响的身体几乎没有感觉到运动，而 6 级指完全瘫痪。HB 3 的功能振幅比在 60%～70% 范围内，HB 4 更严重，其比例在 30%～35% 左右。HB 5 或 6 则对应严重面神经损伤，FMEP 表现为低于 15% 或完全丧失。在生理上，12 ms 延迟之前中枢介导的 FMEP 的出现是不现实的。在存在占位病变的情况下，预计会有更长的延迟。FMEP 的对侧功能也很重要。通过对侧刺激，神经生理学家可以验证刺激本身是否存在缺陷，空气积累是否阻止可靠的运动皮质激活，或者其是否与手术部位相关。

FMEP 和肌电图在神经监测中具有不同

的任务。FMEP 提供有关整体面神经完整性的信息，并与功能状态良好相关。肌电图和 CMAP 最适用于局灶性神经识别和测绘。任何一种方法都不会影响另一种方法，而是补充其各自的信息。FMEP 有助于识别神经完整性，克服使用肌电图时刺激强度可靠性的特殊限制。FMEP 潜伏期和幅度在开始和整个手术之前可提供关于 FN 的功能状态的相关信息，FMEP 起始比率高于 55% 可预测保持眼睛闭合。

切除肿瘤后，可刺激断端神经以确定神经完整性，若需加大刺激量方可诱发电位变化的神经术后可能出现功能减弱[8-9]。面神经电位的存在或消失需结合术中情况具体分析，信号抑制可能由于面神经刺激消失、去极化、神经横断和技术问题等导致的。术中受到较多刺激的神经术后可能出现反应减弱，切除肿瘤时使用超声刀也可能会导致轻度的电路抑制，单极电刀则会造成信号假阳性。严重的神经麻痹性损伤，如轴突损伤，可能防止神经去极化。多数情况下术者不会仅仅因为神经刺激不敏感而切除神经。术中可能出现的监测异常以及解决方案见表 29.3。

监测低位脑神经时也需要严格控制肌松药使用，并注意术中操作。虽然小剂量长效肌松药对刺激应答的影响不大，但它可能掩盖由于操作造成的小幅度电位信号，因此，小剂量肌松药应仅应用于气管插管时，而长效肌松药应该禁用。氧化亚氮、阿片类、巴比妥类和卤化剂的使用对电刺激的影响微乎其微[10]。一般的麻醉方法采用吸入麻醉，同时持续泵注阿片类药物泵，避免使用肌松药物，并配合标准吸入麻醉及血流动力学监护仪器，连续体温监测，保证术中体温正常，包括电热毯和温热液体输注等。维持患者基本生命体征平稳，包括血氧饱和度、通气功能、动脉血压和体温等，同时结合神经电生理监测，维持麻醉情况稳定。

表 29.3 术中面神经监测可能遇到的问题[20]

问题	解决方案
电流跃变	双极刺激器
电流并联	绝缘刺激器
烧灼噪音	静音化
烧灼干扰	改变记录方式，观察面部
激光热效应	监测基线幅度
低温盐水	应用温盐水
术中刺激	增加"刺激不应答"时间
静电放电	绝缘仪器
刺激无应答	断电
	电流强度过低
	获得的电流值太低
	电阻过高
	电极脱落
	并联
	阈值设定过高
	容量过低
	使用肌松药物
	"刺激不应期"过长
	未连接第 7 对脑神经
	其他颅内神经/组织
	面神经损伤

本病例中，由于肿瘤累及喉返神经，因此术中还需监测第 10 脑神经。可通过放置于肿瘤同侧喉返神经分布区的电极片进行监测。对于重要的迷走神经和喉返神经（recurrent laryngeal nerve，RLN）的术中神经监测有最佳的基本要求。术前喉镜检查对手术开始前双侧 RLN 的功能完整性进行评估是必要的，以获得准确的术前声门功能信息。确定迷走神经的阈上刺激可验证术中神经监测（intraoperative neural monitoring，IONM）系统功能，因此可准确地为 RLN 进行随后的神经测绘。术后迷走神经阈值刺激可应用最准确的术后声门功能预后测试。已经注意到，与 RLN 刺激相比，迷走神经刺激具有更高的灵敏度，且具有稍高的特异性和更高的阳性预测值来确定是否存在声带麻痹[11]。迷走神经可刺激测试整个神经回路，并避免刺激远端损伤部位受损的 RLN 的潜在假阴性情况。

可将电极放置在肿瘤侧来监测迷走神经，可借助诊断性喉镜完成。另一种监测方法是使用气管导管（endotracheal tube, ET）内电生理监测，该方法准确、无创，可以直接监测声带功能。ET 管是一根带有气囊的硅胶管，带有四个不锈钢电极，分布于管壁表面，距气囊约 30 mm，置入 ET 管可使电极片位于声带表面。视频喉镜是正确定位这些监测管的理想选择。插管之前应避免使用利多卡因喷雾或其他局部麻醉剂施用于气管，否则可能会干扰神经功能和监测。另外还可以通过放置包含成对电极的薄黏合剂衬垫将标准 ET 管制成监控管。这些电极的下端放置在 ET 管套的上边缘上方大约 7～10 mm 处。正确放置的气管内管电极将与双侧线的内侧表面接触，以便监测双侧甲杓肌/声带肌的表面去极化。

为了获得良好的信号，应正确放置气管导管，并且选择合适的尺寸以便与声带有最佳的接触。这种气管导管具有比标准 ET 管更大的外径，因此通常选择比正常小的尺寸。管径要尽量大，这样置入喉部后可与声带密切接触。另外，这种导管比标准的 ET 管软，所以插管时需管芯引导，但新款则硬度与标准管类似。术前使用格隆溴铵等干燥剂以减少唾液分泌和聚集，后者可在电极界面处形成盐桥，使信号降低。在插管过程中必须注意确保电极与声带对齐。插管期间导管的扭曲角度不能超过 30°，以防导管移位而使信号减弱[12]。可以在电极上缘处的 12 点钟位置做标记，以进行正确的电极对位。

患者的体位摆放好后，如果头部伸出肩胛骨外侧，则可能会发生监测管错位。当患者颈部完全伸直时，相对于正中位置，ET 管可向内错位达 21 mm 并向外错位近 33 mm。在患者摆完手术体位后，要确保 ET 管与声带接触。此时，神经生理学家会发现患者呼吸动作导致了监测基线变粗，这就提示监测

技术人员和麻醉医师，气管导管已正确定位。EMG 对第 10 脑神经刺激反应的潜伏期根据刺激部位而变化。迷走神经的监测尤其重要，因其功能损失将导致严重神经功能缺陷。由于第 10 脑神经具有广泛的内脏反射，手术刺激期间可能会导致自主神经功能紊乱；特别是反射性心动过缓或心脏骤停。术中牵拉所引起的电位反应较术中正常反应更为剧烈，术中出现该反应时，应给予抗胆碱能药物。

影响脑神经反应和 EMG 的因素较多，术者需首先确定肿瘤累及的神经走行和解剖结构，注意避免多种可导致术中面神经损伤的危险因素。切除肿瘤时，可以观察到如彩图 29.1 的图形，该图形是由于术中刺激造成的，表现为不可重复性非同步诱发电位，提示神经组织损伤或神经去极化。出现此种情况时应告知术者，注意术中操作，避免牵拉刺激。随后术者在乳突处进行钻孔，以便更好地暴露肿瘤受累神经，面神经监测观察到如彩图 29.2 的图形，术者认为可能是钻孔过程造成了神经损伤，因为在这之前并没有出现异常情况。患者麻醉状态平稳，血流动力学稳定，输注了低温液体，在输注了与患者体温相同的液体后异常波形消失。低温液体造成的异常与术中损伤相似，在术野温度恢复正常后，异常也随之消失。然而创伤所致的异常在调节术野温度后不会消失。本例中面神经和第 10 脑神经均位于肿瘤之上，术者开始使用超声刀切除肿瘤，随即出现了高频低幅电位（彩图 29.3）。

氧化亚氮及其他吸入麻醉剂和静脉注射麻醉剂不影响 EMG。然而，这些药物的麻醉深度必须足以抵消声带或面神经的自发活动。对于该例患者，观察到监测基线的增加，小波形通常在 30 mV 至 70 mV 范围内变化。该种情况可在非瘫痪患者移动之前立即发生，神经生理学家担心患者术中知

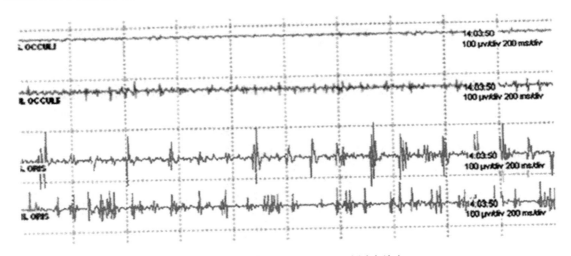

彩图 29.1 面神经肿瘤切除时的非同步放电

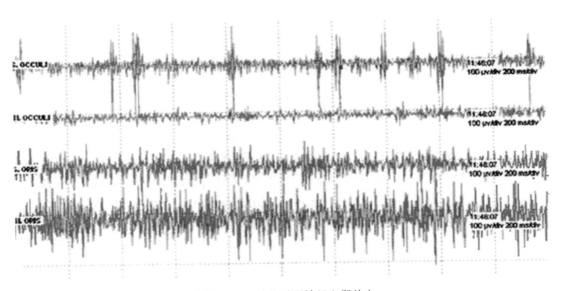

彩图 29.2 冲洗时面神经立即放电

晓[13]。此外，外科医生担心将难以区分神经的自发活动和诱发活动。

将吸入麻醉剂和阿片类物质浓度增加，但是仍然存在异常低电位，术者希望通过基线水平分析切除肿瘤过程中所造成的损伤。因此麻醉医生将吸入麻醉剂从七氟烷改为地氟烷，因为七氟烷可升高喉部以上结构的 EMG 基线值。此外，加大阿片类药物用量，应用 2 mg 咪达唑仑静脉输注（视频 29.1 和 29.2）。然而异常电位仍存在，但已转为为外周性，因此认定电位异常的原因是术中使用了超声刀，随后术者减小了超声刀力度，异常电位消失，手术顺利完成。

迷走神经 EMG 信号可以超过 100 mV，但随着手术进行和肿瘤逐渐减小，2 mA 刺激时该值降至 20 mV 以下。延迟信号不变，刺激引起的声门运动的结果不明确。外科医生开始评估神经功能，以观察操作是否伤及神经。麻醉医师没有追加额外的药量。检查并更换刺激探针，刺激电流调整为 1 mA，气管内 NIM 管阻抗亦正常。最后发现监测阈值设置得太高，不能产生刺激伪影抑制。

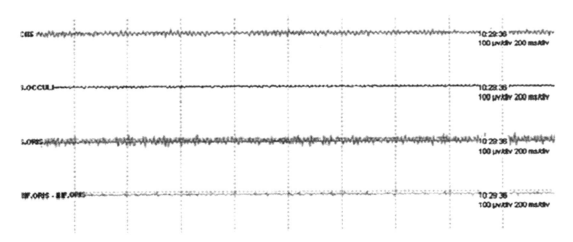

彩图 29.3 减压时的高频低幅电位

在刺激 RLN 的远端部分时，诱发反应发生在该刺激抑制伪影期内同时被错误地抑制。调整监视器以缩短刺激伪影抑制，信号恢复。这说明术中 RLN 刺激误差和信号丢失有很多原因。一旦出现该情况应立即进行评估，检查监视器是否正常工作，以免产生假阳性或假阴性的结果（图 29.4）。

EEG 通过八通道单极电极连接，监测麻醉深度及颈淋巴结清扫过程中的颅内血供。麻醉过程中 EEG 无异常。EEG 是过去的二三十年间不同监测设备发展的基础，如双频指数（bispectral index，BIS）、患者状态指数（patient state index，PSI）和谱熵（spectral entropy，SE）等。各种监测形式以单一数字表现，有利于临床麻醉医师观察。本例中 BIS 监测由 100 降至 0，提示麻醉的逐渐加深。BIS 的主要作用就是监测麻醉深度，防止麻醉深度过浅。由于 EEG 变化较快，同步原始 EEG 仍是公认的临床"金标准"，所以术中神经电生理监测必须是原始 EEG 和其他模式 EEG 的组合[14]。

长于 10～20 s 的大脑缺血可以通过 EEG 显示，然而 EEG 对于短暂或不完全性缺血并不敏感，因此对于此种情况下是否需要监测 EEG 的争论一直存在。值得注意的是，在颈动脉内膜切除术中，67% 的神经电生理监测使用了 EEG[15]。本例中，肿瘤侵及颈动脉，术中可能造成颈动脉损伤或有临时夹闭动脉造成大脑低灌注的可能，考虑颈动脉分流处理，但是术后可能出现颈动脉血栓、空气栓塞、人工分流处梗阻，以及术中血栓的并发症。EEG 对于动脉夹闭的反应可以为分流的选择提供依据，对于本例患者，还可同时降低手术风险。有报道显示，颈动脉内膜剥脱术中 EEG 的使用可降低术后卒中的风险[16]。其他监测脑神经功能的方式包括经颅多普勒观察大脑中动脉血流速度、颈静脉血氧饱和度，以及无创脑血流血氧饱和度等，但在颅底和颈部手术中上述方法均受到使用限制。

缺血发作时 EEG 主要表现为一个伴有快速激动的缓慢反应，高幅的 δ 波逐渐转为静止状态，这之前还可能出现多种 θ 波激动或抑制[17]。颈动脉内膜剥脱术中，EEG 的一个典型表现为 8～15 Hz 的快 α 或慢 β 波出现 50% 以上的波幅降低[18]。EEG 用于监测术中缺血及低灌注的关键是将术中操作与波形变化联系起来。

观察 EEG 图形变化的对称性同样重要，单一患侧频率与幅度的变化概率是双侧变化

术中信号缺失的评估标准

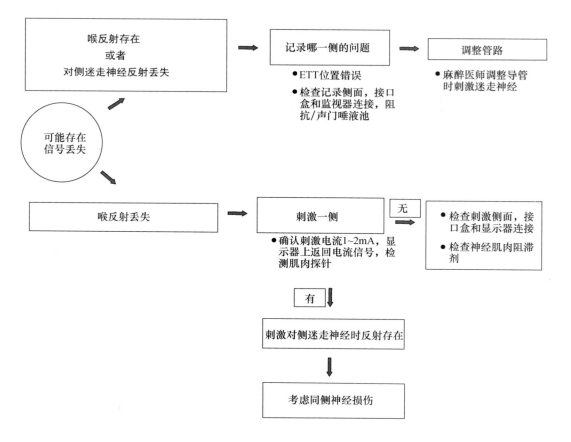

图 29.4 术中信号缺失的评估标准

信号丢失的定义：

    1. 初始满意的EMG基线值发生变化；

    2. 在1~2 mA刺激时，没有反应或低反应（即100 μV或更少）；

    3. 没有喉抽搐和（或）观察到声门抽搐

发生信号丢失时：

    1. 确定病变位置并确定Ⅰ型（节段）或Ⅱ型（整体）损伤；

    2. 评估对侧手术的时机

的2倍。同时使用 BIS 监测时，EEG 的减慢将伴有 BIS 数值的快速降低，恢复脑灌注后异常变化消失[19]。但是由于 BIS 只关注于半球变化，异常往往是单侧的，因此其结果需要综合分析。

本例中，在清扫颈内动脉附近淋巴结时，额部 EEG 显示患侧 δ 信号增强，变化呈不对称性，结合术中操作位置考虑为脑供血不足所致，同时颈动脉血压降至基线以下。通过补液恢复血压，同时术者注意轻柔操作，EEG 恢复至基线并保持对称。

在没有使用肌松药的情况下，EEG 中出现 EMG 波形同样提示术中刺激，需要调整麻醉深度。研究显示，面神经 EMG 比 BIS 更能准确反映患者情况[12]。在切除肿瘤时，EMG 信号出现增强，同时 EEG 波形中出现了高频 EMG 激动。考虑为麻醉过浅所致，在增加丙泊酚和阿片类药物输注量后，恢复正常。

预后

　　预后因手术而不同。创伤小，无人工植入物的患者可以当日出院，伴有面神经刺激或神经周围软组织切除的患者应观察一日，次日出院。本例患者术中进行了血管切除，同时使用了人工脑膜。患者术后在神经 ICU 监护数日，观察血流动力学及神经系统的恢复情况。颞骨肿物患者术后并发症发病率高，且恢复时间较长。本手术涉及迷走神经及部分喉返神经，因此患者可能出现吞咽及呼吸困难。患者接受了床旁喉镜检查声带及吞咽功能。一些患者可能需要声带成形术等补救措施。面神经与眼部的并发症术后即可出现，表现为眼睑角化，甚至失明。本例患者术后出现了暂时性面瘫，需要夜间使用润滑油涂擦并封闭双眼。术后面瘫一般行保守治疗，若数月后没有好转则需手术治疗。

　　生物传导材料及刺激器的改良使我们得以更安全地直接刺激神经，术中神经监测应满足以下特点：

- 能通过刺激鉴别神经、软组织以及肿瘤。
- 能判断肿瘤内有无神经组织，加速手术过程。
- 能为术中损伤提供预警。
- 能在手术结束时明确神经反射功能。
- 能为术中造成的神经损伤鉴定分级。
- 能确定听觉通路上的损伤部位，并尽可能保留听力。
- 能保证切除肿瘤后神经的完整性。

　　以往的经验显示术中刺激肿瘤附近的神经时，CMAP 应答减弱与术后功能不良关系不大，这仍需要进一步的研究确认。

　　对比术中有无监测对预后影响的研究少之又少，多数临床医师的经验显示，在颈后路及颅底的手术中，电生理监测对于保护患者神经功能至关重要。多数仪器仍存在不足，并且容易受到术中药物的影响，引起神经及肌肉信号增强，因此麻醉医师必须熟悉哪些异常是药物造成的，并和术者及监护团队密切合作，为患者提供最好的预后。

参考文献

1. Attias J, Nageris B, Ralph J, Vajda J, Rappaport ZH. Hearing preservation using combined monitoring of extra-tympanic electrocochleography and auditory brainstem responses during acoustic neuroma injury. Int J Audiol. 2008;47:178–84.
2. Legatt AD. Mechanisms of intraoperative brainstem auditory evoked potential changes. J Clin Neurophysiol. 2002;19(5):396–408.
3. Schwaber MK, Hall JW. Intraoperative electrocochleography. In: Kartush JM, Bouchard KR, editors. Neuromonitoring in otology and head and neck surgery. 1st ed. New York: Raven; 1992. p. 215–28.
4. Prass RL, Luders H. Acoustic (loudspeaker) facial electromyographic (EMG) monitoring II: use of evoked EMG activity during acoustic neuroma resection. Neurosurgery. 1986;19:392–400.
5. Akagami R, Dong CC, Westerberg BD. Localized transcranial electric motor evoked potentials for monitoring cranial nerves in cranial base surgery. Neurosurgery. 2005;57:78–85.
6. Dong CCJ, MacDonald DB, Akagami R, Westerberg B, Alkhani A, Kanaan I, Hassounah M. Intraoperative facial motor evoked potential monitoring with transcranial electric stimulation during skull base surgery. Clin Neurophysiol. 2005;116:588–96.
7. Matthies C, Raslan F, Schweitzer T, Hagen R, Roosen K, Reiners K. Facial motor evoked potentials in cerebellopontine angle surgery: technique, pitfalls and predictive value. Clin Neurol Neurosurg. 2011;113(10):872–9.
8. Nakao Y, Piccirillo E, Falcioni M, Taibah A, Kobayashi T, Sanna M. Electromyographic evaluation of facial nerve damage in acoustic neuroma surgery. Otol Neurotol. 2001;22(4):554–7.
9. Holland NR. Intraoperative electromyography. J Clin Neurophysiol. 2002;19(5):444–53.
10. Isley MR, Edmonds HL, Stecker M. Guidelines for intraoperative neuromonitoring using raw (analog or digital waveforms) and quantitative electroencephalography: a position statement by the American Society of Neurophysiological Monitoring. J Clin Monit Comput. 2008;23:369–90.
11. Dralle H, Sekulla C, Haerting J, Timmermann W, Neumann HJ, Kruse E, et al. Risk factors of paralysis and functional outcome after recurrent laryngeal nerve monitoring in thyroid surgery. Surgery. 2002;136:1310–22.

12. Randolph GW, Dralle H, International Intraoperative Monitoring Study Group, Abdullah H, Barczynski M, Bellantone R, et al. Electrophysiologic recurrent laryngeal nerve monitoring during thyroid and parathyroid surgery: international standards guideline statement. Laryngoscope. 2001;121:S1–16.

13. American Encephalographic Society. Statement on the clinical use of quantitative EEG. J Clin Neurophysiol. 1987;4:87.

14. Cheng MA, Theard MA, Templehoff R. Anesthesia for carotid endarterectomy: a survey. J Neurosurg Anesthesiol. 1997;9:211–6.

15. Nuwer MR. Intraoperative electroencephalography. J Clin Neurophysiol. 1993;10:437–44.

16. Clute HL, Levy WJ. Electroencephalographic changes during brief cardiac arrest in humans. Anesthesiology. 1990;73:821–5.

17. Craft RM, Losasso TJ, Perkins WJ, et al. EEG monitoring for cerebral ischemia during carotid endarterectomy (CEA): how much is enough? Anesthesiology. 1994;81:A213.

18. Morimoto Y, Monden Y, Ohtake K, Sakabe T, Hagihira S. The detection of cerebral hypoperfusion with bispectral index monitoring during general anesthesia. Anesth Analg. 2005;100:158–61.

19. Nuwer MR. Evoked potential monitoring in the operating room. New York: Raven; 1986. p. 5–48.

20. Kartush JM, Bouchard KR. Neuromonitoring in otology and head and neck surgery. New York: Raven; 1997. p. 114.

问题

1. 哪种术中神经生理监测方法受麻醉药物影响最小？

    A. 脑干听觉诱发电位

    B. 皮质运动诱发电位

    C. 耳蜗描记图

    D. 肌电图

    E. 躯体感觉诱发电位

2. 下列哪项不是神经功能监测的目标？

    A. 早期识别需手术处理的外伤

    B. 监测肿瘤切除后神经功能完整性

    C. 鉴别不含神经结构的肿瘤区域

    D. 评估术中冲洗液用量

    E. 确定神经通路中的病变部位

3. 在面神经肌电监测过程中是否可使用长效肌肉松弛剂？

    A. 可以使用

    B. 仅局部阻滞时可用

    C. 不可使用

    D. 仅全凭静脉麻醉时可用

    E. 仅用温水冲洗时可用

4. RLN 信号丢失后应评估以下哪两项？

    A. ET 管位置

    B. 1～2 mA 刺激电流

    C. 神经肌肉阻滞剂

    D. 上述都对

    E. 上述都不对

答案

1. C

2. D

3. C

4. D

颈动脉手术

Zirka H. Anastasian，Eugene Ornstein，Eric J. Heyer

（崔倩宇 译 张炜 校）

学习要点

- 在颈动脉内膜剥脱术期间监测脑灌注的方法包括术中临床检查、电生理监测、皮质脑血流监测和脑氧饱和度监测。
- 术中要求患者完全清醒，以准确检查精神状态。
- 在夹闭颈动脉之前，麻醉深度应维持不变，使得 TCD 脑血流速度和（或）EEG 发生的变化仅与脑血流量相关，且无药理或生理因素干扰。
- 血压稳定的前提下，夹闭颈动脉时脑电图仍可能有显著改变，应插入分流器以防止脑缺血。类似地，若 TCD 示脑血流速度降低超过 60% ，也应置入分流器。

简介

颈动脉手术最常见的原因是颈总动脉分叉至颈内动脉和颈内动脉的颅外段血管出现狭窄。如果患者存在症状，则应进行颈动脉手术以预防致命性或致残性脑卒中。在北美进行的颈动脉内膜剥脱术试验（North American Symptomatic Carotid End-arterectomy Trial，NASCET）和欧洲颈动脉外科试验（European Carotid Surgery Tri-al，ECST）表明，颈动脉内膜剥脱术（ca-rotid endarterectomy，CEA）对颈内动脉狭窄超过 70% 且有伴随症状的患者有效，术后 2～3 年致死性卒中风险降低 80%[1-3]。然而，对于中度狭窄（50%～69%）的患者，必须考虑到手术带来的认知风险。如果要行 CEA，对手术技术要求较高[4]。颈动脉狭窄程度小于 50% 的患者不推荐 CEA[4]。

对于无症状患者是否进行 CEA 手术的必要性仍存在争议。无症状颈动脉粥样硬化研究（Asymptomatic Carotid Atherosclero-sis Study，ACAS）建议，如果 CEA 围术期主要并发症发生率和死亡率低于 3%[3]，则可推荐行 CEA。美国心脏协会/美国心脏病学会/美国卒中协会/血管外科学会指南提出（Ⅱa 级，A 级证据），若围术期卒中、心肌梗死（myocardial infarction，MI）的死亡率较低[5]，则建议颈内动脉狭窄超过 70% 的无症状患者行 CEA 治疗。这些指南进一步建议对合并症、预期寿命及其他个体因素进行综合评估，并应尊重患者的选择[5]。明确的风险指标包括年龄、运动或休息时呼吸困难，周围血运重建史，截肢史，慢性阻塞性肺疾病（chronic obstructive pulmonary dis-ease，COPD）、近期心绞痛和机体的功能状态差等[6]。

自 2000 年以来，人们越来越多倾向于将颈动脉血管成形术和支架置入术作为 CEA 的替代治疗方法。然而，具体哪些患者适合这种治疗尚不清楚。最近的颈动脉和椎动脉腔内血管成形术研究（Carotid and Vertebral Artery Transluminal Angioplasty Study，CAVATAS）表明，与 CEA 相比，血管内治疗降低了脑神经损伤和血肿的风险[7]，但两组术后 30 天的卒中或死亡的风险均较高。关于颈动脉及椎动脉支架与内膜剥脱术（Stent-Supported Percutaneous Angioplasty of the Carotid Artery versus Endarterectomy，SPACE）的欧洲多中心研究表明，进行支架置入术后，患者术后 30 天同侧脑卒中发生率和死亡率更高[8]。有临床研究以狭窄严重且伴有临床症状（Symptomatic Severe Carotid Stenosis，EVA 3S）的患者为对象，比较内膜切除术与血管成形术的效果，结果显示，CEA 组的卒中和死亡发生率显著降低。然而出于安全考虑，该实验在早期即被终止[9]。

国际颈动脉支架研究（International Carotid Stenting Study，ICSS）是一项国际多中心随机对照试验，该试验比较了血管内治疗和 CEA 的安全性。结果显示血管内治疗组 120 天后卒中发生率、死亡或手术 MI 风险增加[10-11]。

颈动脉血运重建血管内膜剥除术与血管内支架置入试验（Carotid Revascularization Endarterectomy Versus Stenting Trial，CREST）为一项国际多中心（美国，加拿大）随机对照试验。与 ICSS 试验相比，该试验比较了有症状和无症状患者，其主要结局指标包括围术期卒中发生率、死亡率和心肌梗死的风险，以及术后 4 年的同侧卒中的风险[12]。该研究指出，CEA 和血管内治疗两种治疗方法具有相似的安全性和疗效。然而，血管内膜剥脱术围术期卒中的发生率更低，而血管内治疗的心肌梗死的发生率则更低。年轻患者宜行血管内治疗，而老年患者宜行 CEA，这可能是由于老年患者血管弯曲度更大且多伴有钙化，血管内治疗可行性差。在 SPACE 和 ICSS 试验中同样存在老年患者行血管内治疗的并发症风险增加[8,10]。

因此，迄今为止的试验表明，血管内支架治疗和血管内膜剥脱术治疗都是有效的治疗方法，只是每种手术可能对特定亚组的患者更为有益。

接下来，我们将介绍两例典型的 CEA，以及测量脑组织灌注的麻醉及神经电生理监测方法。然后将讨论在手术夹闭颈动脉期间发生的神经生理学变化，颈动脉夹闭时可能出现的两种神经监测变化，以及其间的术中管理。最后，我们将分析神经电生理监测出现变化的原因。

病例一

72 岁男性，左侧脑卒中 1 周，右臂受累较腿部严重。目前尽管肌力较前有所改善，但其右手肌力明显下降，右手写字时尤甚。既往冠状动脉疾病，1 年前行冠状动脉旁路移植手术。因外周血管疾病伴跛行曾行股腘血管吻合术。高血压病史，不规律服用氢氯噻嗪和氨氯地平。高胆固醇血症病史，不规律服用辛伐他汀。否认运动性呼吸困难、胸痛或阵发性夜间呼吸困难，吸烟史 60 年，每日一包。

体格检查示血压（双臂）160/90 mmHg，脉搏 80 次/分，吸入空气时血氧饱和度 97%，呼吸频率 16 次/分。体重 85 kg，身高 178 cm。胸部检查显示双侧呼吸音清，S1 和 S2 心音正常，无杂音或额外心音。除了命名障碍、右臂运动及右手精细运动障碍，其余神经检查正常。右侧上肢和下肢神经反射亢进，右侧 Babinski 征阳性，无感觉障碍。

在术前检查中，磁共振血管造影显示左侧颈内动脉狭窄程度超过80%，右侧颈内动脉狭窄程度为30%（图30.1）。磁共振成像和颅内多普勒超声支持以上血管病变的诊断。考虑到在血流动力学不稳定时，脑血管造影不能充分反映血管的生理特征[13]，故未行此项检查。此外，有研究已经证明行脑血管造影术与神经系统并发症（卒中或短暂性脑缺血发作）、永久性神经功能缺损甚至死亡率均存在相关性[14-17]。

神经病学家与患者讨论了两种治疗选择，CEA 和颈动脉血管成形术/支架置入术。考虑到围术期脑卒中的风险更低，患者选择行 CEA。

术前：麻醉和神经电生理监测注意事项

颈动脉内膜剥脱术麻醉管理的具体目标

行 CEA 的患者通常有血管病变，常常涉及心脏和周围循环系统[18]。考虑到存在一个或多个大血管共同向脑组织供血，维持正常血压，避免低血压，对于严重血管狭窄

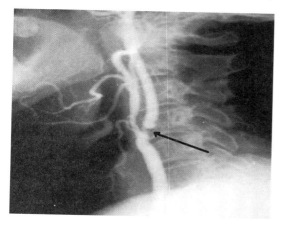

图 30.1 患者 MRI 血管造影，左颈动脉狭窄位于颈动脉分叉水平以上（箭头）

的患者，确保有足够的血液流向大脑尤其重要。这类患者近期血压常常为 200/120 mmHg 而不是 120/60 mmHg。因此，较高的血压对于患者维持生理学稳定更加重要。尽管避免低血压是普通外科手术中的基本麻醉目标，在麻醉药物及手术操作影响下，维持足够的脑灌注尤其重要。"血压宁高勿低"的原则特别适用于行 CEA 的患者。

评估脑血流的监测技术

脑组织灌注监测的方法有四种，两种是功能性的，两种与脑血流相关。功能性方法包括：①术中唤醒患者的临床检查（见第18章"神经外科唤醒麻醉"），②通过诱发电位进行电生理检查（见第1章"躯体感觉诱发电位"）或监测皮质自发电活动（见第10章"脑电图监测"）。通过脑电图监测自发性电活动（electroencephalography，EEG）监测皮质产生的活动（见第19章"麻醉管理与术中电生理监测"）。诱发电位监测，如躯体感觉诱发电位（somatosensory evoked potential，SSEP）评估皮质下区域和皮质区域。运动诱发电位监测（motor evoked potential，MEP）还可以监测运动区皮质下的血供。两种脑血流相关方法包括①皮质脑血流量测量和②皮质氧饱和度。皮质脑血流量测量可以直接利用氙气来确定，但是要清除周围环境中的氙气就比较麻烦。临床上更常使用经颅多普勒（transcranial doppler，TCD）超声来检查脑血流量，评价皮质下主要脑动脉的血流速度（参见第13章"经颅超声多普勒监测"）。皮质氧饱和度是基于充足的脑血流量而测定的，并使用近红外光谱仪（near-infrared spectroscopy，NIRS）测量皮质的氧饱和度（见第12章"近红外光谱在中枢神经系统监测的应用"）。

术中唤醒临床检查要求患者完全清醒，以对精神状态进行精确检查，包括语言、运

动和感觉功能，其余技术可以在患者全身麻醉下进行。通常，患者需要颈丛阻滞手术区域。患者必须了解并同意接受术中唤醒操作，并可根据要求完成神经学检查。另外，必须考虑突发气道梗阻的可能性。唤醒后行神经学测试的主要优点在于简单易行。

在我们医院，EEG 和 TCD 监测是最常用的监测方法，而其他医疗机构也行 SSEP 和 MEP 监测。颈动脉夹闭期间正中神经 SSEP 变化值是评估大脑中动脉（middle cerebral artery，MCA）区域是否缺血的敏感指标。这种监测技术的局限性在于假阴性率可高达 3.5%[19]。然而，为了识别大脑前动脉和皮质下区域的缺血，建议使用胫神经 SSEP 和 MEP，从而降低假阴性率[20]。三重监测（EEG、SSEP 和 MEP）可增加颈动脉夹闭期间发现缺血的敏感性和特异性。然而，针对这个问题的研究很有限，文献中亦没有证据支持[21-22]。NIRS 通过测量皮质氧饱和度来评估脑血流量。虽然这种测量方法与脑电图、术中唤醒测试的结果相关性好，但阳性预测值很低[23-24]。

全身麻醉药物可以不同的方式影响监测。例如，当应用氧化亚氮时，SSEP 将显著降低，而 EEG 测量的皮质自发电生理活动则因氧化亚氮的拟交感效应而增强[25]。

术中管理

患者入室后，诱导前行左桡动脉有创血压监测，并进行常规监护。全身麻醉时术中低血压最常发生的时间是诱导后，因此，诱导时可通过有创血压进行快速血压监测和控制。此外，放置两个神经检测仪：将经颅多普勒超声放置在左颞区监测左 MCA（图 30.1），将 EEG 帽（Electro-cap International Inc.，伊顿，OH）的 16 个电极放置于国际 10-20 电极放置位置（图 30.2）。EEG 剪辑是一个双极的"双香蕉"剪辑（图 30.3）。

给予芬太尼 100 μg 和咪达唑仑 3 mg 镇静。在诱导前 3 分钟，给予罗库溴铵 10 mg，依托咪酯 20 mg，琥珀胆碱 140 mg。使用 Macintosh 3 号喉镜插管，声带暴露良好，成功置入 8.0 号气管导管。麻醉维持量为 0.7% 异氟烷和 50% N2O。由于诱导后血压降低，以 30 ml/h 的速度滴注去氧肾上腺素（40 μg/ml），使其血压维持在 150/90 mmHg。夹闭颈动脉 5 分钟前静脉内给予 6500 mg 肝素（0.08 μg/kg），活化凝血时间（activated clotting time，ACT）为 254 秒。去氧肾上腺素滴注速率增加至 60 ml/h，在此间隔期内动脉血压升高至 185/100 mmHg。

随后依次夹闭甲状腺上动脉、颈总动脉、颈内动脉和颈外动脉。

经颅多普勒超声检查

在整个手术中应用 TCD 监测。监测温度、血压和呼吸末二氧化碳（end-tidal carbon dioxide，PeCO2）以及 TCD 指标（表 30.1）（MCA 峰流速和平均流速）、搏动指数（pulsatility index，PI）和变化值百分数，后者与基线相比平均脑血流速度的变化，在术中特定时间获得上述数据作为研究方案的一部分。这些时间点包括：

- 基线（诱导前）
- 夹闭前（肝素注射）
- 夹闭、分流（必要时）
- 夹闭后（夹闭后 15 分钟）
- 松夹
- 松夹后 5 分钟
- 松夹后 10 分钟

在每个时间点外科医生将被告知相关的 TCD 信息。

为了测量 MCA 流速，将 2 MHz 多普勒探针置于与术侧颞骨上（左）；深度为 50 mm

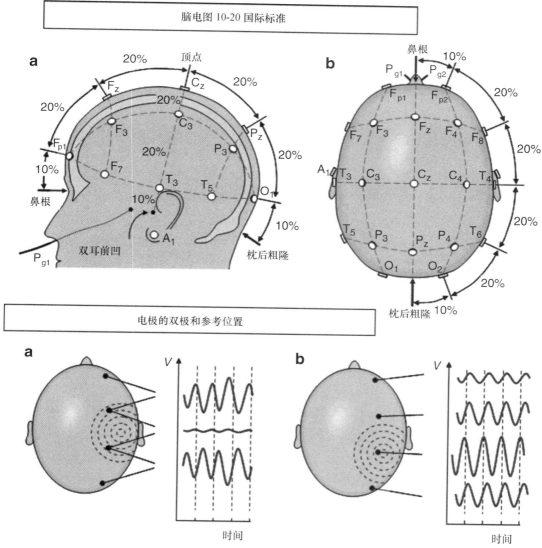

图 30. 2 脑电图。上图示头部上方自左 a）向右（b）的国际 10-20 系统。这是基于头部标志和距离放置并命名电极的标准方式：前后距离是从鼻根到枕骨隆突，以及从左耳前点到右耳前点的横向距离。"10-20"指放置电极的距离的百分比。所有偶数电极都在右侧，奇数号的电极位于左侧。"F""C""T""P""O"和"A"分别是前、中、颞、顶、枕和耳叶。下标是指 F_P，"Z"是中线。"双香蕉"剪辑是一个双极剪辑，其中两串电极排列在平行于中线的后方。从上方观察，电极形成看起来像两个香蕉的形状。底图描绘剪辑：双极和参考位置。所有电位都有电位差，由差分放大器来记录，通过比较左侧所示的双极剪辑对的相邻电极，或者以右侧所示的同一配置为参考来比较电极对

的 MCA 是主要的检测目标。在铺单前放置头架（600 型，Spencer Technologies，Seattle，WA），在整个手术过程中将多普勒探头传感器固定在适当的位置。

在基线时，患者的 MCA 速度和 PI 均在正常范围内，分别为 $57 \sim 63$ cm/s（正常值 $35 \sim 100$ cm/s）和 $0.90 \sim 1.05$（彩图 30.4a，表 30.1）。脑血流量与年龄、二氧化碳分压和脑代谢有关[17]。夹闭颈动脉后，MCA 速度与夹闭前相比快速下降了 64%，导致定时

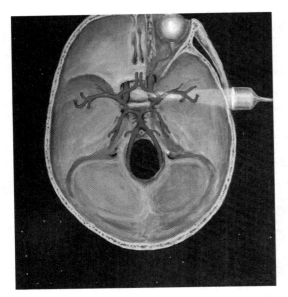

图30.3 经颅多普勒超声检查。该图为头部的水平视图，左颞区的 TCD 探针在同侧大脑中动脉和前动脉上产生信号。TCD 的位置如下所示。This figure was made available at http://en.wikipedia.org/wiki/File: Transcranial_doppler.jpg under the terms of GNU Free Documentation License, Version 1.3 by Rune Aaslid

平均速度（timed average mean velocity, TAMV）为 21 cm/s，PI 为 0.5（彩图 30.4b, c）。与 TAMV 相比，PI 是更灵敏的测量指标，用于检测夹闭引起的脑血管阻力变化。MCA 速度的显著降低表明患者的侧支循环不良。尽管流速从基线下降了 50% 以上，但并不使用分流器。通过平均速度 MCA%（mean velocity，mv MCA%）的方程来评估对颈动脉夹闭的脑耐受性：

（夹闭时 mv MCA/夹闭前 mv MCA）×100

通常 mvMCA% 小于或等于 15% 时，将会放置分流器[13]。本例中算得的 mvMCA% 为 33%，因此未放置分流器。

夹钳释放后，MCA 速度迅速提高并超过夹闭前基线值（TAMV，60 cm/s；PI，1.32），随后回落（松夹 5 min 后 TAMV=44 cm/s；PI=1.39；松夹 15 分钟后 TAMV=56 cm/s；PI=1.17）（彩图 30.4d）。

病例二

磁共振血管造影显示患者左颈内动脉狭窄 80%。手术期间的 TCD 监测（表 30.2）显示出与第一例患者相似的 MCA 速度和 PI 变化趋势。与病例一相比，他的 MCA 基线峰值和平均速度较低（峰值 52 cm/s；平均值 34 cm/s）（彩图 30.4e，表 30.2）。夹闭颈动脉后，瞬间急剧下降到 19 cm/s 和 30 cm/s（彩图 30.4f）。虽然使用上述公式计算的 mvMCA% 仅减少 35%（高于推荐的分流临界值 15%），但由于侧支循环代偿不足，术中仍然放置了分流器。随后问题很快得到解决，数值接近其基线值（彩图 30.4g）。松夹后 MCA 速度高于松夹前（TAMV=52 cm/s），然后回落到基线值（TAMV=40 cm/s，PI=1.01；松夹 5 分钟后 TAMV=41 cm/s，PI=0.98）（彩图 30.4 h）。这与病例一的表现类似。

脑电图监测

行 CEA 手术时可通过头皮上的皮下电极或皮肤表面电极进行脑电图监测，也可以使用标准的监测帽，像泳帽一样套到患者头部，并将表面电极片用胶棉黏合剂固定在头皮上。针电极的电阻非常低，有利于记录数据，主要缺点是疼痛，故需要诱导后放置。此外，针电极还有针刺或导致局部少量出血的风险。监测帽的主要优点是应用方便，还可进行预感应，主要缺点是电极位于头顶部且通过导电凝胶（Electro-Gel，Electro-Cap International, Inc., Eaton, Ohio）连接头皮，可造成高电阻，此外术后取下胶棉时易损伤头发。

根据 10-20 国际标准（图 30.2），将 16 个电极放置于脑电图监测帽（Electro-cap International Inc., Eaton, OH）上。脑电图电极为双极"双香蕉"电极（图 30.2）。

麻醉药物会影响脑电图。氧化亚氮是拟

交感神经药物，可增加脑电活动频率，造成脑缺血并减慢脑电活动[25]。本例中未使用高浓度挥发性麻醉药如异氟烷，从而避免了剂量依赖性脑电波减慢[26]。最为重要的是，在夹闭动脉期间应保持稳定的麻醉深度，以避免由于麻醉药物变化引起的脑血流量改变。

在夹闭颈动脉后，TCD 观察到了血流速度的变化，同时 EEG 未出现异常，及时将结果告知外科医生。手术中并没有没有放置分流器。

为了便于比较，我们在此还介绍了另外一名患者，TCD 类似病例二，脑电图显示单侧频率减慢（彩图 30.5）。在告知外科医生后，放置了分流器。

表 30.1　病例一的 TCD 监测数据，没有放置分流器[*]

	最大速度 （cm/s）	平均速度 （cm/s）	搏动指数
基线	86	60	0.90
夹闭即刻	28	21	0.50
分流后	N/A	N/A	N/A
夹闭后	33	25	0.54
松夹即刻	113	60	1.32
松夹后 5 分钟	74	44	1.39
松夹后 10 分钟	96	56	1.17

[*] 夹闭后记录 MCA 流速和搏动指数

表 30.2　病例二的 TCD 监测数据，放置了分流器[*]

	最大速度 （cm/s）	平均速度 （cm/s）	搏动指数
基线	52	34	0.90
夹闭即刻	19	12	0.52
分流后	42	30	0.72
夹闭后	N/A	N/A	N/A
松夹即刻	80	52	0.84
松夹后 5 分钟	67	40	1.01
松夹后 10 分钟	66	41	0.98

[*] 分流后的流速和 PI 指数替代了夹闭后的相应值

术中神经监测变化的原因分析

颈动脉夹闭时脑电图和 TCD 发生的变化有各种可能的解释。这些包括生理变化，如低体温；药理学改变，如利多卡因的应用，诱导药或挥发性麻醉药的增加；以及夹闭颈动脉后血流量减少引起的缺血性变化。如前所述，夹闭颈动脉之前麻醉深度不应改变，其原因是方便将 TCD 脑血流速度变化和（或）EEG 变化归因于脑血流量变化，而排除药理或机体变化的干扰。

考虑到大脑具有丰富的血流供应，脑血流量减少60％以上方出现脑电图的变化，提示术后新发神经病变的概率大大增加[27]。

脑组织血流灌注的变化常伴有脑血管阻力的代偿性改变。反映在 TCD 中表现为脑血流速度在最初几分钟大大降低。脑血管阻力的变化也可从 PI 中看出，PI 是收缩期脑血流速度减去舒张期脑血流速度除以平均脑血流速度[28]，它反映了外周脑血管阻力的变化，其正常值为 0.6～1.1。脑血流速度变化可从 TCD 即刻观察到，这与 EEG 的变化不同，后者可能在颈动脉夹闭后有一定的时间延迟。脑血流速度的降低反映了脑血流量的减少，但在血管径保持恒定时无法反映脑血流量的实际值。除了监测脑血流量的下降外，TCD 在临床上可用于确定已进行血液分流的患者血管是否通畅。一些外科医生仍然习惯在术野放置分流器并利用 TCD 监测其运行情况[29-30,53]。

虽然脑血流量减少时可在 10 秒内出现明显的 δ 波，但夹闭颈动脉不能完全阻断脑血流[31]。因此，脑血流量不足的情况可能需要一分钟以上才能发现。通过侧支代偿循环，脑血流量减少到 20 ml/（100 g·min），将导致快速 EEG 波（＞5 Hz）的同侧或双侧下降，并且高幅慢频波小于 4 Hz[32-35]。

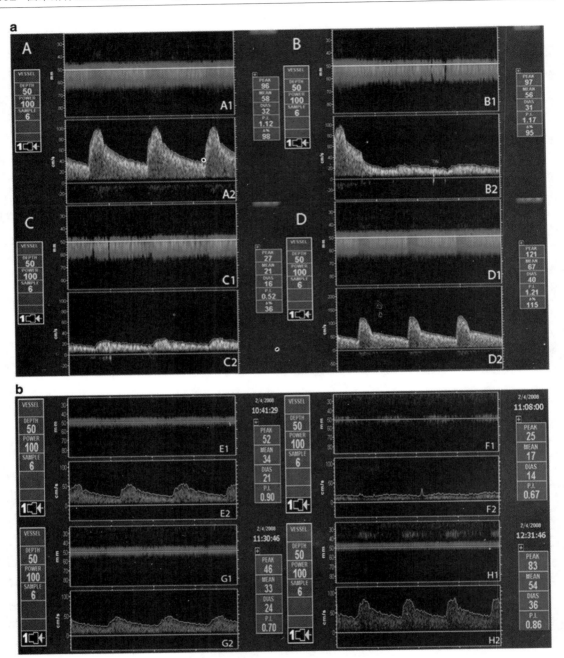

彩图 30.4 经颅多普勒超声检查。病例一，颈动脉夹闭的四个不同时间点 TCD：（**a**）夹闭前，（**b**）夹闭即刻，（**c**）夹闭期间和（**d**）夹闭后。每项记录由两个"1"和"2"组成。"1"是"y轴"上的功率 M 模式（类似于超声波模式），以毫米为单位，可以从头皮表面进入 30～80 mm。"2"是在功率 M 模式中黄线所示距离处的"y轴"上的以 cm/s 为单位的多普勒速度。时间标记的"x轴"以秒为单位。每次超声左侧的方格数字以毫米记录，功率和样品量显示深度。每次超声右侧的方格数字显示峰值、平均值、舒张速度、搏动指数（PI）和平均脑血流速度基线百分比变化。病例二，颈动脉夹闭的四个不同时间点 TCD：（**e**）夹闭前，（**f**）夹闭即刻，（**g**）分流后，（**h**）撤分流器和松开颈动脉之后。每项记录由两个"1"和"2"组成。"1"是"y轴"上的功率 M 模式（类似于超声波模式），以毫米为单位，可以从头皮表面进入 30～80 mm。"2"是在功率 M 模式中黄线所示距离处的"y轴"上的以 cm/s 为单位的多普勒速度。时间标记之间的"x轴"以秒为单位。每次超声左侧的方格数字以毫米、功率和样品量显示深度。每次超声右侧的方格数字显示峰值、平均值、舒张速度和搏动指数（PI）

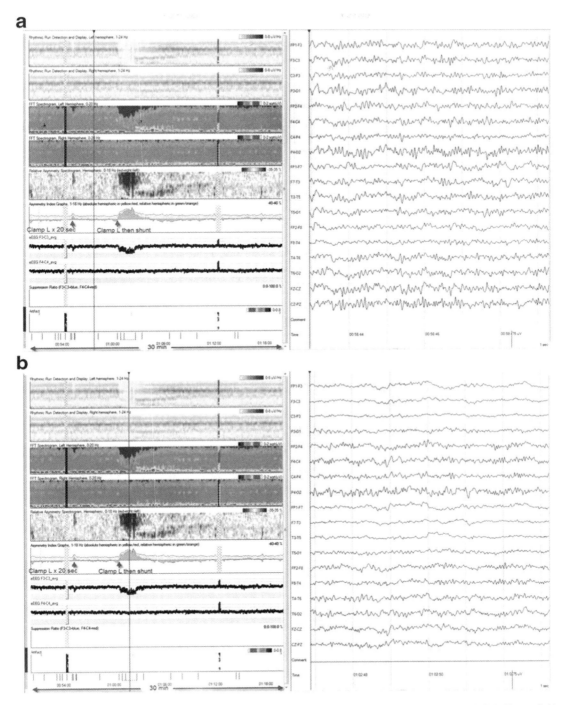

彩图 30.5 脑电图与脑电图处理。患者的脑电图显示在左侧图（a）和（b）中，夹闭颈动脉之前 30 分钟，夹闭期间和夹闭后的处理后脑电图。"原始"脑电图显示在右侧面板上，（a）中没有 EEG 变化，而（b）中有脑电图改变。（a）和（b）均由处理的 EEG 上的垂直线表示。使用 Persyst Development Corporation 软件（Prescott，AZ，http://www.persyst.com）处理 EEG。"原始"脑电图显示在左侧的奇数电极和右侧的偶数电极上，参见图 30.3

虽然有人倾向认为其中一个监测工具比另一个监测更准确，但 TCD 和脑电图均可解决颈动脉夹闭时侧支循环是否充足的问题。Rampil 博士证实，在手术前具有正常基线脑电图的患者，经历大于 9.5 分钟的脑缺血（由脑电图指示）将出现新的神经功能缺损[36]。然而，大多数在 CEA 后出现新的神经功能缺损的患者多由于栓塞导致[37]。栓塞所造成的影响不能由脑电图确定，但 TCD 可以检测出栓塞的存在。Gaunt 提出了大多数栓塞是气体的证据，大于 10 个颗粒栓塞与 CEA 初期血栓形成和主要神经功能缺损的发生相关[4]。

异常改变后的处理

无论哪种方法显示脑血流量减少，在告知外科医生后，应当增加动脉血压[38]。理论上应该以平均动脉压为参考，但该值由计算所得，而且反映了收缩压的变化，因此我们更习惯于将收缩压作为变量。几乎所有老年患者的收缩压都高于 200 mmHg 而非 120 mmHg。在外科医生置入分流器的同时要进行升压。去氧肾上腺素可用于增加外周血管阻力，升高全身动脉压而不会收缩脑血管[39]。

当夹闭颈动脉时，EEG 可出现显著变化，应置入分流器以防止脑缺血。类似地，如 TCD 所示，脑血流速度降低大于 60% 也应该置入分流器。在临床上发现没有显著脑电图改变的患者，脑血流速度亦可显著下降，患者术后出现短暂的神经心理学改变[40]。这两种监测方法从不同方面关注脑灌注情况。TCD 可以清楚地看到颈动脉及其分叉处的栓子，当颈内动脉松夹时尤为明显[29]。

结局

在松开夹闭的颈动脉之前，特别是颈内动脉，应将机体血压降低至正常水平或正常水平 20% 以下。通常通过停止输注去氧肾上腺素来实现。如果颈动脉闭塞时 TCD 或脑电图出现脑缺血表现，那么在颈动脉再次夹闭以去除分流器时，将再次看到脑缺血表现。研究表明 10%～15% 再灌注损伤的患者颈动脉被释放后，许多患者会出现显著的神经认知改变[41-48]。以两倍于基线值的脑血流量来定义再灌注损伤未免过于严格，因为脑血流量的少量增加也会产生神经功能损伤。

幸运的是，CEA 手术后神经功能缺损的发生率低于 5%[1,49]。我们的一些研究人员已能够更为专业地发现认知方面的微小变化[50-52]。然而，在大多数患者中，这些功能的恢复需要 6 个月的时间[50]。

在本章描述的两个病例中，患者均在手术结束时迅速醒来，没有任何新的神经功能缺陷。

结论

在 CEA 术中，神经监测对于确保患者具备足够的脑组织灌注至关重要。当颈动脉夹闭时，可使用神经监测设备来确定是否需要分流以增加脑组织灌注。或者，如果外科医生常规使用分流器，则可使用神经监测器来确定分流器是否正常工作。预防脑组织缺血的主要观察指标是血流量，应当将其维持在正常水平或更高的水平。记住黄金法则：血压宁高勿低。

参考文献

1. North American Symptomatic Carotid Endarterectomy Trial Collaborators. Beneficial effect of carotid endarterectomy in symptomatic patients with high-grade carotid stenosis. N Engl J Med. 1991;325:445–53.
2. Ferguson GG, Eliasziw M, Barr HW, Clagett GP, Barnes RW, Wallace MC, Taylor DW, et al. The North American Symptomatic Carotid Endarterectomy

Trial: surgical results in 1415 patients. Stroke. 1999;30:1751–8.

3. Executive Committee for the Asymptomatic Carotid Atherosclerosis Study. Endarterectomy for asymptomatic carotid artery stenosis. JAMA. 1995;273:1421–8.

4. Barnett HJM, Taylor DW, Eliasziw M, Fox AJ, Ferguson GG, Haynes RB, Rankin RN, et al. Collaborators NASCET. Benefit of carotid endarterectomy in patients with symptomatic moderate or severe stenosis. N Engl J Med. 1998;339:1415–25.

5. Brott TG, Halperin JL, Abbara S, Bacharach JM, Barr JD, Bush RL, Cates CU, et al. 2011 ASA/ACCF/AHA/AANN/AANS/ACR/ASNR/CNS/SAIP/SCAI/SIR/SNIS/SVM/SVS guideline on the management of patients with extracranial carotid and vertebral artery disease. A report of the American College of Cardiology Foundation/American Heart Association Task Force on Practice Guidelines, and the American Stroke Association, American Association of Neuroscience Nurses, American Association of Neurological Surgeons, American College of Radiology, American Society of Neuroradiology, Congress of Neurological Surgeons, Society of Atherosclerosis Imaging and Prevention, Society for Cardiovascular Angiography and Interventions, Society of Interventional Radiology, Society of NeuroInterventional Surgery, Society for Vascular Medicine, and Society for Vascular Surgery. Circulation. 2011;124:e54–130.

6. Gupta PK, Ramanan B, Mactaggart JN, Sundaram A, Fang X, Gupta H, Johanning JM, Pipinos II. Risk index for predicting perioperative stroke, myocardial infarction, or death risk in asymptomatic patients undergoing carotid endarterectomy. J Vasc Surg. 2013;57:318–26.

7. Ederle J, Bonati LH, Dobson J, Featherstone RL, Gaines PA, Beard JD, Venables GS, et al. Endovascular treatment with angioplasty or stenting versus endarterectomy in patients with carotid artery stenosis in the Carotid and Vertebral Artery Transluminal Angioplasty Study (CAVATAS): long-term follow-up of a randomised trial. Lancet Neurol. 2009;8:898–907.

8. Jansen O, Fiehler J, Hartmann M, Bruckmann H. Protection or nonprotection in carotid stent angioplasty: the influence of interventional techniques on outcome data From the SPACE trial. Stroke. 2009;40:841–6.

9. Ricotta II JJ, Malgor RD. A review of the trials comparing carotid endarterectomy and carotid angioplasty and stenting. Perspect Vasc Surg Endovasc Ther. 2008;20:299–308.

10. International Carotid Stenting Study Investigators, Ederle J, Dobson J, Featherstone RL, Bonati LH, van der Worp HB, de Borst GJ, Lo TH, Gaines P, Dorman PJ, Macdonald S, Lyrer PA, Hendriks JM, McCollum C, Nederkoorn PJ, Brown MM. Carotid artery stenting compared with endarterectomy in patients with symptomatic carotid stenosis (International Carotid Stenting Study): an interim analysis of a randomised controlled trial. Lancet. 2010;375:985–97.

11. Bonati LH, Jongen LM, Haller S, Flach HZ, Dobson J, Nederkoorn PJ, et al. New ischaemic brain lesions on MRI after stenting or endarterectomy for symptomatic carotid stenosis: a substudy of the International Carotid Stenting Study (ICSS). Lancet Neurol. 2010;9:353–62.

12. Brott TG, Hobson II RW, Howard G, Roubin GS, Clark WM, Brooks W, et al. Stenting versus endarterectomy for treatment of carotid artery stenosis. N Engl J Med. 2010;363(1):11–23.

13. Lucertini G, Cariati P, Ermirio D, Viacava A, Misuri A, Grana A, Belardi P. Can cerebral vasoreactivity predict cerebral tolerance to carotid clamping during carotid endarterectomy? Cardiovasc Surg. 2002;10:123–7.

14. Hankey GJ, Warlow CP, Sellar RJ. Cerebral angiographic risk in mild cerebrovascular disease. Stroke. 1990;21:209–22.

15. Davies KN, Humphrey PR. Complications of cerebral angiography in patients with symptomatic carotid territory ischaemia screened by carotid ultrasound. J Neurol Neurosurg Psychiatry. 1993;56:967–72.

16. Newell DW, Aaslid R. Transcranial Doppler: clinical and experimental uses. Cerebrovasc Brain Metab Rev. 1992;4:122–43.

17. Newell DW, Aaslid R. Transcranial doppler. New York: Raven; 1992.

18. Hertzer NR, O'Hara PJ, Mascha EJ, Krajewski LP, Sullivan TM, Beven EG. Early outcome assessment for 2228 consecutive carotid endarterectomy procedures: the Cleveland Clinic experience from 1989 to 1995. J Vasc Surg. 1997;26:1–10.

19. Schweiger H, Kamp HD, Dinkel M. Somatosensory-evoked potentials during carotid artery surgery: experience in 400 operations. Surgery. 1991;109:602–9.

20. Malcharek MJ, Kulpok A, Deletis V, Ulkatan S, Sablotzki A, Hennig G, et al. Intraoperative multimodal evoked potential monitoring during carotid endarterectomy: a retrospective study of 264 patients. Anesth Analg. 2015;120:1352–60.

21. Lam AM, Kianpour D. Monitoring for carotid endarterectomy: more or less? Anesth Analg. 2015;120:1186–8.

22. Alcantara SD, Wuamett JC, Lantis II JC, Ulkatan S, Bamberger P, Mendes D, et al. Outcomes of combined somatosensory evoked potential, motor evoked potential, and electroencephalography monitoring during carotid endarterectomy. Ann Vasc Surg. 2014;28:665–72.

23. Mauermann WJ, Crepeau AZ, Pulido JN, Lynch JJ, Lobbestael A, Oderich GS, Worrell GA. Comparison of electroencephalography and cerebral oximetry to determine the need for in-line arterial shunting in patients undergoing carotid endarterectomy. J Cardiothorac Vasc Anesth. 2013;27:1253–9.

24. Stilo F, Spinelli F, Martelli E, Pipito N, Barilla D, De Caridi G, et al. The sensibility and specificity of cerebral oximetry, measured by INVOS - 4100, in patients undergoing carotid endarterectomy compared with awake testing. Minerva Anesthesiol. 2012;78:1126–35.

25. Ebert T, Kampine J. Nitrous oxide augments sympathetic outflow: direct evidence from human peroneal nerve recordings. Anesth Analg. 1989;64:444–9.

26. Hoffman WE, Edelman G. Comparison of isoflurane and desflurane anesthetic depth using burst suppression of the electroencephalogram in neurosurgical patients. Anesth Analg. 1995;81:811–6.

27. Halsey Jr JH. Risks and benefits of shunting in carotid endarterectomy. The International Transcranial Doppler Collaborators. Stroke. 1992;23:1583–7.

28. Aleksic M, Heckenkamp J, Gawenda M, Brunkwall J. Pulsatility index determination by flowmeter measurement: a new indicator for vascular resistance? Eur Surg Res. 2004;36:345–9.

29. Smith JL, Evans DH, Gaunt ME, London NJ, Bell PR, Naylor AR. Experience with transcranial Doppler monitoring reduces the incidence of particulate embolization during carotid endarterectomy. Br J Surg. 1998;85:56–9.

30. Heyer E, Winfree C, Mack W, Connolly E. Transcranial Doppler monitoring during carotid endarterectomy: a technical case report. J Neurosurg Anesthesiol. 2000;12:233–9.

31. Adams DC, Heyer EJ, Emerson RG, Spotnitz HM, Delphin E, Turner C, Berman MF. Implantable cardioverter defibrillator: evaluation of clinical neurologic outcome and electroencephalographic changes during implantation. J Thorac Cardiovasc Surg. 1995;109:565–73.

32. Michenfelder JD, Sundt TM, Fode N, Sharbrough FW. Isoflurane when compared to enflurane and halothane decreases the frequency of cerebral ischemia during carotid endarterectomy. Anesthesiology. 1987;67:336–40.

33. Sundt Jr TM, Sharbrough FW, Piepgras DG, Kearns TP, Messick Jr J, O'Fallon WM. Correlation of cerebral blood flow and electroencephalographic changes during carotid endarterectomy: with results of surgery and hemodynamics of cerebral ischemia. Mayo Clin Proc. 1981;56:533–43.

34. Nuwer MR. Intraoperative electroencephalography. J Clin Neurophysiol. 1993;10:437–44.

35. Sharbrough FW, Messick JM, Sundt TMJ. Correlation of continuous electroencephalograms with cerebral blood flow measurements during carotid endarterectomy. Stroke. 1973;4:674–83.

36. Rampil IJ, Holzer JA, Quest DO, Rosenbaum SH, Correll JW. Prognostic value of computerized EEG analysis during carotid endarterectomy. Anesth Analg. 1983;62:186–92.

37. Krul JM, van Gijn J, Ackerstaff RG, Eikelboom BC, Theodorides T, Vermeulen FE. Site and pathogenesis of infarcts associated with carotid endarterectomy. Stroke. 1989;20:324–8.

38. Heyer EJ, Mergeche JL, Anastasian ZH, Kim M, Mallon KA, Connolly ES. Arterial blood pressure management during carotid endarterectomy and early cognitive dysfunction. Neurosurgery. 2014;74:245–51. discussion 51–3.

39. Drummond JC, Oh YS, Cole DJ, Shapiro HM. Phenylephrine-induced hypertension reduces ischemia following middle cerebral artery occlusion in rats. Stroke. 1989;20:1538–44.

40. Costin M, Rampersad A, Solomon RA, Connolly ES, Heyer EJ. Cerebral injury predicted by transcranial Doppler ultrasonography but not electroencephalography during carotid endarterectomy. J Neurosurg Anesthesiol. 2002;14:287–92.

41. Chida K, Ogasawara K, Suga Y, Saito H, Kobayashi M, Yoshida K, et al. Postoperative cortical neural loss associated with cerebral hyperperfusion and cognitive impairment after carotid endarterectomy: 123I-iomazenil SPECT Study. Stroke. 2009;40:448–53.

42. Hirooka R, Ogasawara K, Sasaki M, Yamadate K, Kobayashi M, Suga Y, et al. Magnetic resonance imaging in patients with cerebral hyperperfusion and cognitive impairment after carotid endarterectomy. J Neurosurg. 2008;108:1178–83.

43. Karapanayiotides T, Meuli R, Devuyst G, Piechowski-Jozwiak B, Dewarrat A, Ruchat P, et al. Postcarotid endarterectomy hyperperfusion or reperfusion syndrome. Stroke. 2005;36:21–6.

44. Matsubara S, Moroi J, Suzuki A, Sasaki M, Nagata K, Kanno I, Miura S. Analysis of cerebral perfusion and metabolism assessed with positron emission tomography before and after carotid artery stenting. J Neurosurg. 2009;111:28–36.

45. Matsumoto S, Nakahara I, Higashi T, Iwamuro Y, Watanabe Y, Takahashi K, et al. Near-infrared spectroscopy in carotid artery stenting predicts cerebral hyperperfusion syndrome. Neurology. 2009;72:1512–8.

46. Ogasawara K, Yamadate K, Kobayashi M, Endo H, Fukuda T, Yoshida K, et al. Postoperative cerebral hyperperfusion associated with impaired cognitive function in patients undergoing carotid endarterectomy. J Neurosurg. 2005;102:38–44.

47. van Mook WN, Rennenberg RJ, Schurink GW, van Oostenbrugge RJ, Mess WH, Hofman PA, de Leeuw PW. Cerebral hyperperfusion syndrome. Lancet Neurol. 2005;4:877–88.

48. Zachrisson H, Blomstrand C, Holm J, Mattsson E, Volkmann R. Changes in middle cerebral artery blood flow after carotid endarterectomy as monitored by transcranial Doppler. J Vasc Surg. 2002;36:285–90.

49. Young B, Moore WS, Robertson JT, Toole JF, Ernst CB, Cohen SN, et al. An analysis of perioperative surgical mortality and morbidity in the asymptomatic carotid atherosclerosis study. Stroke. 1996;27:2216–24.

50. Heyer E, Adams D, Todd G, Solomon R, Quest D, Steneck S, Connolly E. Neuropsychometric changes in patients after carotid endarterectomy. Stroke. 1998;29:1110–5.

51. Heyer EJ, Gold M, Mitchell E, Zurica J, Connolly ES. Cognitive dysfunction in patients having carotid endarterectomy performed with regional anesthesia. Anesthesiology. 2006;105:A201.

52. Heyer EJ, Sharma R, Rampersad A, Winfree CJ, Mack WJ, Solomon RA, Todd GJ, et al. A controlled prospective study of neuropsychological dysfunction following carotid endarterectomy. Arch Neurol. 2002;59:217–22.

53. Gaunt ME, Martin PJ, Smith JL, Rimmer T, Cherryman G, Ratliff DA, Bell PRF, Naylor AR. Clinical relevance of intraoperative embolization detected by transcranial Doppler ultrasonography during carotid endarterectomy: a prospective study of 100 patients. Br J Surg. 1994;81:1435–9.

问题

1. 在颈动脉内膜剥脱术中，下列哪些改变提示缺血？

    A. 同侧脑电图频率增加

    B. 同侧脑电图频率下降

    C. 经颅多普勒超声示大脑中动脉血流速度增加

    D. 患者继续说话并可活动健侧手

2. 在颈内动脉夹闭期间，脑电图频率降低，MCA 流速降低 60%。恰当的处理是？

    A. 告知外科医生

    B. 平均动脉压升高基线值的 20% 以上

    C. 外科医生放置分流器

    D. 上述都对

答案

1. B

2. B

31 颈椎前入路手术

John F. Bebawy，Antoun Koht，Srdjan Mirkovic

（崔倩宇 译 张炜 校）

学习要点

- 颈部神经根病患者无论是否接受神经生理学监测，行颈椎前路椎间融合术的安全性非常高，临时或永久性神经系统后遗症的发生率较低。

- 对于存在脊髓型颈椎病症状且需要进行椎体切除术、椎板切除术或椎间孔切开术的患者，颈椎前路椎间融合术神经损伤的风险虽然未知，但高于单独出现神经根型症状的患者。对于这些情况，多模态神经生理监测（SSEP、MEP、EMG）可能在检测神经损伤中起重要作用。

- 虽然肌电图监测有助于监测神经根或脊髓的机械损伤，但缺乏检测与缺血相关变化的能力。

简介

颈椎前入路减压融合术（anterior cervical discectomy and fusion，ACDF）的手术目的是为缓解椎管狭窄、切除压迫神经组织的椎间盘和骨质，同时在切除这些组织后保持颈椎的结构稳定。椎管内或椎间孔内椎间盘突出或骨赘形成分别会引起脊髓或神经根压迫。这些压迫可导致神经根病变或脊髓病变或两者都有，症状表现突出，如疼痛、麻木、感觉异常、无力或瘫痪。

依据神经组织受压程度，可以实施一个或多个颈椎节段ACDF。一般情况下手术都涉及多个颈椎节段。若手术范围广泛，需要实施颈椎后入路固定融合术（posterior cervical stabilization and fusion，PCSF）来稳固颈椎（见第32章）。神经根型颈椎病的患者实施ACDF手术，无论是否进行术中神经生理监测，其安全性都非常高，发生暂时或永久性神经功能损伤的概率极低[1]，但是C5麻痹发生率高达5.9%。虽然不清楚为什么C5神经根比其他神经根具有更高的医源性风险，但这种并发症似乎与更严重的脊髓压迫和潜在的缺血性轴突损伤相关，常继发于微血管创伤[2]。其他罕见的损伤形式包括舌下神经损伤，由于交感神经链损伤导致霍纳综合征的C6损伤，以及由于过度的颈部扩张引起的基底动脉缺血。

相比之下，对于脊髓型颈椎病的患者需要椎板切除、椎体切除或椎间孔切开时实施ACDF发生神经损伤的风险高于单纯神经根型颈椎病患者[3]。同样，颈椎上段手术的风险高于颈椎下段手术[4]。对于这些患者，特别是需要复杂颈椎重建的患者，多模式的神经生理监测在发现及避免神经损伤方面起着极其重要的作用[5-7]。这些患者术中最常用的神经生理监测项目包括躯体感觉诱发电位（somatosensory evoked potentials，SSEP）、自发肌电图（electromyography，EMG）和经颅刺激运动诱发电位（motor evoked potentials，MEP）[8-9]。较少使用经皮感觉诱发电位和直接硬膜外（D 波）MEP 记录。由于 SSEP 单独记录可能得出的假阳性结果以及经颅 MEP 可能难以进行，故推荐经皮感觉诱发电位 D 波记录[10]。

虽然神经生理监测已广泛用于脊柱侧凸手术，但在颈椎手术，如 ACDF，还未被普遍接受[11-12]。这些患者单独应用 SSEP 的价值受到质疑，推荐联合应用 SSEP、EMG 和 MEP[13-14]。当 SSEP 用于 ACDF，在较高的颈椎水平（C3～C6）进行手术操作时，通常认为中位神经反应更有帮助，而当较低颈椎水平（C6～T1）进行手术操作时，尺神经反应则更有帮助[15]。

由于 SSEP 特异性地作为脊髓后部元件（即背侧柱）的监测方法，并且可非特异性地对整个脊髓进行监测，它们在检测前脊髓和（或）神经根损伤时容易出现假阴性（如皮质脊髓束）[3,12]。因此，这些手术提倡自发性 EMG 监测，联合 SSEP 和 MEP 作为专门监测神经根的运动成分的方法[4]。肌肉特异性 EMG 放电将是对神经根机械刺激最有效的指标，而 SSEP 和 MEP 的变化更可能反映缺血性损伤。

EMG 监测有利于发现神经根或脊髓的机械损伤，但不能发现缺血损伤的相关性变化[16]。因此，对于因机械压迫所致术中缺血风险高的患者（例如椎管狭窄导致严重神经根病，严重的脊椎滑脱），许多学者推荐常规应用 MEP[13,17]。因为脊髓前角（运动）在颈椎前入路手术中受损风险较大，SSEP 在这方面不如 MEP 敏感。在所有已报道的病例，实施 MEP 联合 SSEP 监测可以提高神经生理监测的敏感性和特异性。大多数已

发表的报告，SSEP 假阳性率较低（Taunt 等[12]报道为 1.8%），假阴性率更低[1]。MEP 和 EMG 在这些病例中有确定的作用。

Cole 等[5]进行的一项研究表明，对于单节段脊柱手术，神经监测仅有助于降低腰椎间盘切除术的神经并发症发生率，但对于腰椎间盘切除术、腰椎融合术或 ACDF 无益。此外，Helseth 等[6]进行的一项大型前瞻性研究发现，门诊显微外科颈椎减压术在没有神经监测的情况下是可行的，并且总体并发症发生率很低。然而，其他人则倡导多模态神经监测，即使在单一节段 ACDF 中也是如此。Epstein 认为，由于四肢麻痹是单节段 ACDF 后诉讼的常见原因之一，因此在这些情况下应采用神经监测（特别是 MEP 监测）。

ACDF 术中还需避免喉返神经（recurrent laryngeal nerve，RLN）损伤，这和甲状腺和甲状旁腺手术风险相似。造成喉返神经损伤原因包括：手术操作引起的直接损伤，手术牵开器压迫，气管导管套囊压力过高，或者以上原因的综合作用的结果[18]。RLN 损伤通常发生于手术入路一侧。当选择左侧手术入路，最低节段在 T1，牵开器打开超过 3 cm，既往同一部位手术史者，颈椎手术节段数量增加时神经损伤的发生率增高[19-20]。术后声带功能不全的发生率为 2%～5%，大多数声带损伤在数月内消退。

通过 EMG 监测 RLN，需要使用特制气管导管，导管附有可接触声带的表面电极。明视下看到声带，插入气管导管，确保导管电极正确位置。一种用于监测 RLN 功能的新方法是使用来自声带记录的皮质螺旋状轨道运动诱发电位[21]。很多医师使用琥珀胆碱，而不是中长效肌松药用于气管内插管，肌松作用快速消除以便术中监测（鉴于声带对适量中效肌松药相对不敏感，该方法并不常用）[22]。存在琥珀胆碱禁忌证的患者的另一种诱导方法是使用麻黄碱 15 mg，瑞芬太

尼 4 μg/kg 和丙泊酚 2 mg/kg。Dimopoulos[23]等进一步描述了一种方法，通过 EMG 活动客观量化 ACDF 中 RLN 刺激的量，并确定更长时间手术、多层次手术、以前的外科手术和使用自固定牵引器都与更多的 RLN 刺激有关。此外，重要的是在声带上或附近使用局部利多卡因，如在清醒插管时，其可能影响对 RLN 的准确监测[24]。RLN 监测多用于甲状腺和甲状旁腺手术，在已使用其他监测手段的 ACDF 中应用较少。另一种长期使用减少喉部神经刺激的方法是缩小气管插管的套囊，然而会出现漏气的可能性。

病例一

男性患者，68 岁，85 kg，ASA Ⅲ级，既往糖尿病和高血压病史，血糖及血压控制不佳，伴有严重的神经根型症状和脊髓型症状，拟行 C4～C7（右侧入路）ACDF。患者主诉双侧上肢无力、麻木和双侧下肢感觉异常。颈部 MRI 检查提示 C5 和 C6 严重椎管狭窄，伴广泛的骨赘增生。

患者术中行 ASA 标准监测，多模式神经生理监测，包括 SSEP、MEP 和 EMG。由于患者伴有脊髓型症状，采用清醒纤维气管镜插管，在插管后进行临床检查。气管插管过程顺利，神经生理检查显示同插管前状态没有明显变化。麻醉诱导药物包括丙泊酚、瑞芬太尼和罗库溴铵。使用罗库溴铵利于摆放手术体位，摆放体位前不需要进行监测。罗库溴铵代谢迅速，可以很快满足 MEP 和 EMG 要求。如果需要在颈部摆放体位前监测（如不稳定性颈椎损伤），则应避免使用肌松药。桡动脉穿刺置管严密监测循环状态。麻醉维持药物包括丙泊酚 50～150 μg/(kg·min)，瑞芬太尼 0.05～

0.5 μg/(kg·min)，地氟烷呼气末浓度 3.3%（0.5 MAC），吸入空氧混合气体（FiO_2 0.5），插管后不再使用肌松药。按照神经监测方案安放刺激电极和记录电极，患者两侧肢体辅以衬垫，覆盖被单。在麻醉平稳后获取 SSEP 和 MEP 基线值，发现上肢 SSEP 波幅轻度下降，下肢 SSEPs 波幅下降较大和潜伏期延长，四肢 MEP 轻度下降。

这个患者 SSEP 和 MEP 信号的基线值下降的可能原因是什么？

SSEP 和 MEP 基线值反应下降，不是由于手术操作引起的，因为手术还未实施。另外，所有的信号均下降，但并非完全消失，也不可能是体位或者技术原因。生理原因如低体温和低血压会导致这些变化；但是两个指标均在正常范围内，也不应该是变化的原因。血压处于临界低值可引起信号的整体下降。由于低血压是这些患者 SSEP 变化的常见原因[25]，麻醉医师通常将血压提升 20%同时寻找原因。在这个患者，升高血压不能显著改善较低的信号参数。

此时，我们考虑是否麻醉因素影响，潜在的病理原因或上述两种原因并存引起的信号下降。MEP 信号下降可能与插管时使用肌松药后的残余作用有部分关系。四个成串刺激（train-of-four，TOF）有助于鉴别这个原因。这个患者实施了这些监测，显示 TOF 恢复为 80%。增加刺激强度到 50 V 使所有 MEP 信号改善。其他的麻醉药物也可能影响，尤其是吸入性麻醉药。除非大剂量使用，一般镇静药/麻醉性镇痛药（如丙泊酚）和阿片类药物对 SSEP 和 MEP 的影响很小。吸入性麻醉药对诱发电位抑制作用更强；在平衡麻醉技术中给予 0.5 MAC 或更小的吸入麻醉药，通常能保证充分的诱发电位，除非患者有着显著的神经功能障碍（如脊髓病变）。为了鉴别吸入性麻醉药是否为该患者 SSEP 和 MEP 信号下降原因，关闭了地氟烷，增加丙泊酚输注速率来维持麻醉。停止吸入药一段时间后，SSEP 或 MEP 的波幅均没有明显改善。在接下来的 20 分钟，SSEP 信号保持稳定，同时 MEP 信号轻度改善；此时肌松药接近完全恢复。

这个患者出现 SSEP 和 MEP 基线值反应下降最大的可能原因是严重的颈部椎管狭窄合并继发于控制不良的糖尿病引起严重的外周神经病变。

手术开始，术野完全暴露。在深部术野操作期间，发现左手臂 SSEP 波幅轻度下降。重复测试，证实 SSEP 进一步恶化，左手和左腿 SSEP 波幅下降超过 50%，左侧 Erb 点波形没有改变（图 31.1）。右侧没有发现改变。EMG 活动也是阴性。告知手术医师，测试 MEP，显示左手和左腿的信号完全丧失，右侧反应正常。

此时左侧 SSEP 和 MEP 信号下降的原因可能是什么？

这个变化是局部的（不是整体），不太可能是麻醉药物和生理原因引起的信号下降。因此，应重点讨论手术操作、监测技术或手术体位原因。这个病例，麻醉医师在现有水平上将血压提高了 20%，同时寻找其他原因。检查手臂的位置，同时神经监测技师评估了信号的技术真实性。没有发现明显的

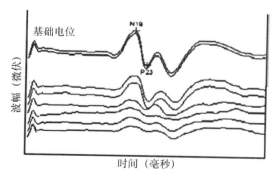

图 31.1 牵开器位置不正导致单侧颈内动脉闭塞，引起皮质 SSEP 产生典型的变化

技术或体位问题，剩下仅有潜在的手术操作原因。信号改变的原因可能跟机械性应激、电灼热损伤、手术损伤或者缺血相关。机械性操作通常跟 EMG 电位相关，并与神经根刺激或硬膜损伤相联系。这次未使用任何仪器或热灼设备。左手臂缺血也许可解释 MEP 的变化，但不能解释下肢或上肢的 SSEP 的改变（因为 Erb 点反应正常）。实际上，右侧大脑血流减少很可能引起这些变化。右侧颈内动脉脉粥样硬化引起右侧大脑半球缺血或出血性卒中是一种可能原因，更可能的是右侧颈内动脉受压阻塞导致的大脑缺血，颈内动脉最接近手术区域，可能受手术牵开器挤压狭窄。

麻醉医师通过触摸右侧颞浅动脉证实右侧颈内动脉无血流（这也是经颅多普勒的应用指征）。告知手术医师，重新放置牵开器，右侧颞浅动脉迅速恢复搏动，MEP 和 SSEP 也迅速恢复。

病例二

女性患者，36 岁，ASA I 级，既往无特殊病史，由于椎间盘突出拟行 C5～C7 ACDF 并去除骨赘。麻醉医师行常规 ASA 监测和神经生理监测，包括记录上下肢来自三角肌、二头肌和三头肌的 EMG，上下肢的 SSEP 和 MEP。术前获得所有监测项目正常的基础参数。切除 C4～5、C5～6、C6～7 椎间隙的椎间盘以及去除椎弓根骨质过度增生。在 C5 椎弓根处刮除时，从二头肌记录到自发 EMG 活动的一个爆发电位（图 31.2）。

这个 EMG 变化的原因可能是什么？

在这类手术，EMG 用于持续监测脊髓或神经根的机械刺激，会受到不同手术器械的影响。EMG 电位与导致去极化的机械性

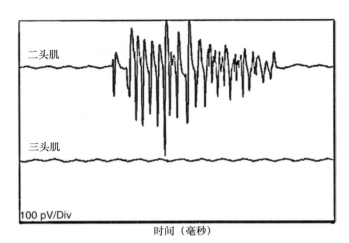

图 31.2　二头肌的自发 EMG 兴奋，其他肌肉反应较小

刺激有关，与缺血无关。使用 EMG 监测的目的在于发生永久神经损伤之前提醒手术医师，这些变化同机械刺激有关。众所周知，"浅"麻醉是异常 EMG 电位变化的原因之一，此电位变化与手术无关（浅麻醉通常使得多块肌肉产生活动，而不是本例提到的单独肱二头肌）。其他用电设备的使用，如烧灼也可导致"假性"EMG 电位。EMG 电位按照强度分级为四个等级系统[16]。这个病例为轻度电位变化，告知手术医师，此后电位迅速消失。手术医师继续操作，几分钟后，重新出现一个重度电位［可能预示一个较强的机械刺激和（或）缺血作用］。再次告知手术医师暂停手术，同时获取 MEP 及监测 SSEP。这些方法用于确认 EMG 改变，检测机械刺激引起的脊髓缺血损伤。

MEPs 监测显示没有变化，SSEPs 测试也稳定。下一步该如何进行？

由于神经生理监测的唯一变化是在 C5 或 C6 的 EMG 活动增加，原因很可能是手术操作引起。这个病例，最大的可能是在尝试解压期间从椎间孔出来的 C5 或 C6 神经根受到机械性刺激。EMG 提供了实时预警，机械性刺激引起的神经功能障碍可能发生。这种机械性操作不太可能影响 SSEP 和 MEP 波形，因为它们主要通过外周神经传递，记录信号起源于多个神经根，因此掩盖了单一神经根受到机械性刺激或损伤。

跟 MEP 监测相比，EMG 监测的缺点是特异性不高；EMG 信号会受到各种原因的干扰，包括患者体动、电刀干扰等，同时这个病例不需要较高的刺激诱发 MEP。跟 MEP 监测相比，在这个病例已能看到 EMG 的潜在优势，即能获取持续性信号。在发现神经受压/损伤方面 EMG 敏感性高于诱发的 MEP，后者需要在神经受刺激时或后期进行有目的的信号获取。最重要的是，当面对这个病例中的困惑时，EMG 具备发现单一神经机械性损伤的优势，SSEP 或 MEP 主要针对混合的感觉/运动神经，不具备这一优势。

手术医师在 C5～C6 神经根区域停止操作，EMG 记录恢复到静止状态。术者继续手术，神经监测信号没有进一步的变化。术后患者清醒，拔除气管导管，进行神经功能检查，与术前状态相比较没有改变。

病例三

女性患者，47 岁，140 kg，ASA Ⅱ级，既往病态肥胖病史，伴左上臂间断性神经根型症状，拟行 C3～C5 ACDF（右侧入路）。

临床检查没有发现任何脊髓型症状，颈部 MRI 也无脊髓损伤表现。体格检查患者 Mallampati 气道分级 Ⅳ 级，甲颏间距为 4 cm。既往麻醉记录提示面罩通气容易但有插管困难，需要纤维气管镜插管。

这个患者如何实施气道保护？需要使用清醒镇静技术吗？在诱导后插管前行神经生理监测对这个患者有何价值？这个患者应当采用什么监测方案？

基于患者的既往困难气道病史，应考虑采用清醒或镇静下纤维气管镜插管。清醒下纤维气管镜插管的优势除了保留患者自主呼吸，也可以在插管期间及之后能够进行神经电生理检查，从而发现新的神经根型/脊髓型症状。也可行镇静下纤维气管镜插管，插管前和插管后（麻醉平稳状态下）获取的 SSEP 和 EMG，能证实气管内插管后未发生神经损伤。无论是清醒还是镇静下插管，与直接喉镜相比，使用纤维气管镜能减少颈部的活动，避免颈椎半脱位。

对于这个手术操作，可联合应用上述任何监测手段，取决于对脊髓、神经根或外周神经损伤的关注程度。

由于此患者没有可疑的脊髓型症状，且已知既往能够面罩通气，为了保护气道，选择镇静下经口纤维气管镜插管。监测正中神经和胫后神经的 SSEP，同时监测三角肌、二头肌和三头肌的 EMG。所有这些监测手段在插管前后麻醉"平稳状态"下均保持不变。为了便于插管，给予琥珀胆碱，并认真记录肌松作用消除后的信号（例如对 EMG 无残余效应）。在摆体位和暴露手术区域时给辅以小量的罗库溴铵（20 mg）。麻醉维持为丙泊酚 $100 \sim 150\ \mu g/(kg \cdot min)$ 和芬太尼 $1 \sim 5\ \mu g/(kg \cdot h)$（TIVA），药物通过左手上的一条专用静脉（intravenous，IV）管路输注。通过右手的静脉通路输液和单次药物

注射。获取四肢的 SSEP 基线值。手术切皮前，监测技师报告，从右手臂记录到 SSEP 信号波幅下降超过 50%，且潜伏期延长（图 31.3）。

右臂 SSEP 变化的原因是什么？应当如何去纠正和避免这些变化和避免损伤？

由于手术还未开始，首先排除手术原因。因为是单侧信号变化，也不可能是麻醉药物和生理原因。监测技术原因可能存在（如刺激电极脱落导致的刺激强度降低）。检查所有刺激和记录电极的放置位置，所有的技术参数在正常范围内。进一步检查右肩位置，发现肩部约束太紧致过度牵拉位。适当放松约束带后 SSEP 信号恢复至基线水平。如果这些变化与臂丛神经牵拉相关，上肢位置摆放不当可导致永久的臂丛神经麻痹。使用约束带将腕关节保持伸展位，能提高脊椎 X 线检查的可视度，但也会引起类似问题。引起上肢 SSEP 变化的其他可能原因也被排除（如无创血压袖带或固定手臂的约束带的止血带作用，或静脉输注低温液体使手臂发凉）。

随着手术进行，患者出现反复的血压和心率突然升高，并伴随脑电双频指数（bispectral index，BIS）升高，似乎提示"浅"麻醉。静脉单次给予麻醉药物处理。三次发作后，麻醉医师增加地氟烷呼气末浓度到 6.6%（1 MAC）来控制这些发作。患者的生命体征和 BIS 值迅速恢复到正常的麻醉状态，并维持稳定。手术医师在脊髓附近连续

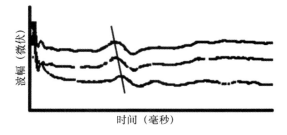

图 31.3　肩部约束过紧导致过度牵拉引起颈椎水平的 SSEP 变化

操作，几分钟后，监测技师发现所有皮质SSEP波幅下降，颈椎Erb点的SSEP波形没有出现任何变化，EMG波形消失。

单侧皮质SSEP变化的原因是什么？

这是一个整体性变化，局限于皮质导联，而Erb点和颈髓信号均正常，技术原因、体位和手术原因不可能导致全部皮质信号变化。也许是生理因素，当血压和体温在正常范围内时难以鉴别。麻醉方面吸入药物增加到1 MAC，似乎是监测变化发生的最主要原因。大多数患者使用低于0.5 MAC的吸入药物可获得好的SSEP信号。高于这个水平在一些患者可能是有问题的；特别是那些已存在SSEP基线值下降的患者。这个病例吸入药物减少到0.5 MAC，所有导联的SSEP信号恢复到基线值。

接近手术完成时，左手臂皮质、颈部和Erb点的SSEP信号开始恶化，右手臂信号保持稳定（图31.4）。

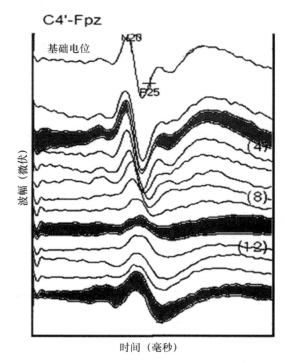

图31.4 肢体静脉渗液时SSEP变化

SSEP变化可能有哪些原因？

因为出现单侧SSEP变化，可以排除麻醉因素或全身生理指标改变导致（除外手臂局部低温导致）。有可能是体位原因，但此短时间并未改变患者体位，SSEP变化时机不太支持。神经监测技师检查并排除了监测技术原因。另外，似乎也不支持手术操作原因，因为此时正在关闭手术切口，没有直接接触脊髓，也没有见到脊髓及术野出血或血肿。

该患者左上肢SSEP波形消失似乎与麻醉减浅变化特点相一致，此前血流动力学体征可以支持，因此需要增加麻醉药物浓度。为了保持最佳药物输注速度，麻醉医师应当迅速检查静脉通路、药物输注泵等。如果药物或液体经一个肢体快速输注或渗漏，此肢体的SSEP信号可能受到影响而下降。因为皮下组织扩张后，刺激电极和受刺激的外周神经间距离更远。

为了解决这个问题，应增强外周神经刺激点的刺激强度。另一个方法是改换经皮刺激电极为针状刺激电极。这一方法对于皮下脂肪组织较厚或皮下水肿（或过量的液体）导致神经距离皮肤增加患者有效。

术中检查左上肢，发现位置很好，没有过度的伸展、外展或外部压力。但肢体前臂有些紧张，怀疑液体渗漏。脉搏血氧放置于左手，信号强，受影响一侧的桡动脉和尺动脉搏动正常。拔除左手的静脉通路，麻醉药转移到右手静脉通。受影响一侧的经皮刺激电极换成针状电极，SSEP信号明显改善，随后手术过程进行顺利。

总结

ACDF是一种常见的外科手术，一般情况下神经系统损伤发生率较低且损伤类型有限。术中神经生理监测用于这些患者，特别是复杂手术可以预警神经损伤。因为这些患者可能发生中枢或外周神经损伤，需要综合分析神经生理监测信号变化，特别注意不同监测手段间的相互关联，及时掌握神经系统的整体功能状态。

参考文献

1. Smith PN, Balzer JR, Khan MH, Davis RA, Crammond D, Welch WC, et al. Intraoperative somatosensory evoked potential monitoring during anterior cervical discectomy and fusion in nonmyelopathic patients—a review of 1,039 cases. Spine J. 2007;7(1):83–7.
2. Bose B, Sestokas AK, Schwartz DM. Neurophysiological detection of iatrogenic C-5 nerve deficit during anterior cervical spinal surgery. J Neurosurg Spine. 2007;6(5):381–5.
3. Bose B, Sestokas AK, Schwartz DM. Neurophysiological monitoring of spinal cord function during instrumented anterior cervical fusion. Spine J. 2004;4(2):202–7.
4. Mobbs RJ, Rao P, Chandran NK. Anterior cervical discectomy and fusion: analysis of surgical outcome with and without plating. J Clin Neurosci. 2007;14(7):639–42.
5. Cole T, Veeravagu A, Zhang M, Li A, Ratliff JK. Intraoperative neuromonitoring in single-level spinal procedures: a retrospective propensity score-matched analysis in a national longitudinal database. Spine (Phila Pa 1976). 2014;39(23):1950–9.
6. Helseth O, Lied B, Halvorsen CM, Ekseth K, Helseth E. Outpatient cervical and lumbar spine surgery is feasible and safe: a consecutive single center series of 1449 patients. Neurosurgery. 2015;76(6):728–37; discussion 37–8.
7. Epstein NE. The need to add motor evoked potential monitoring to somatosensory and electromyographic monitoring in cervical spine surgery. Surg Neurol Int. 2013;4 Suppl 5:S383–91.
8. Kombos T, Suess O, Da Silva C, Ciklatekerlio O, Nobis V, Brock M. Impact of somatosensory evoked potential monitoring on cervical surgery. J Clin Neurophysiol. 2003;20(2):122–8.
9. Cruccu G, Aminoff MJ, Curio G, Guerit JM, Kakigi R, Mauguiere F, et al. Recommendations for the clinical use of somatosensory-evoked potentials. Clin Neurophysiol. 2008;119(8):1705–19.
10. Gokaslan ZL, Samudrala S, Deletis V, Wildrick DM, Cooper PR. Intraoperative monitoring of spinal cord function using motor evoked potentials via transcutaneous epidural electrode during anterior cervical spinal surgery. J Spinal Disord. 1997;10(4):299–303.
11. Khan MH, Smith PN, Balzer JR, Crammond D, Welch WC, Gerszten P, et al. Intraoperative somatosensory evoked potential monitoring during cervical spine corpectomy surgery: experience with 508 cases. Spine (Phila Pa 1976). 2006;31(4):E105–13.
12. Taunt Jr CJ, Sidhu KS, Andrew SA. Somatosensory evoked potential monitoring during anterior cervical discectomy and fusion. Spine (Phila Pa 1976). 2005;30(17):1970–2.
13. Eggspuehler A, Sutter MA, Grob D, Jeszenszky D, Dvorak J. Multimodal intraoperative monitoring during surgery of spinal deformities in 217 patients. Eur Spine J. 2007;16 Suppl 2:S188–96.
14. Jones SJ, Buonamassa S, Crockard HA. Two cases of quadriparesis following anterior cervical discectomy, with normal perioperative somatosensory evoked potentials. J Neurol Neurosurg Psychiatry. 2003;74(2):273–6.
15. Curt A, Dietz V. Traumatic cervical spinal cord injury: relation between somatosensory evoked potentials, neurological deficit, and hand function. Arch Phys Med Rehabil. 1996;77(1):48–53.
16. Skinner SA, Transfeldt EE, Mehbod AA, Mullan JC, Perra JH. Electromyography detects mechanically-induced suprasegmental spinal motor tract injury: review of decompression at spinal cord level. Clin Neurophysiol. 2009;120(4):754–64.
17. Hilibrand AS, Schwartz DM, Sethuraman V, Vaccaro AR, Albert TJ. Comparison of transcranial electric motor and somatosensory evoked potential monitoring during cervical spine surgery. J Bone Joint Surg Am. 2004;86-A(6):1248–53.
18. Apfelbaum RI, Kriskovich MD, Haller JR. On the incidence, cause, and prevention of recurrent laryngeal nerve palsies during anterior cervical spine surgery. Spine (Phila Pa 1976). 2000;25(22):2906–12.
19. Kriskovich MD, Apfelbaum RI, Haller JR. Vocal fold paralysis after anterior cervical spine surgery: incidence, mechanism, and prevention of injury. Laryngoscope. 2000;110(9):1467–73.
20. Muzumdar DP, Deopujari CE, Bhojraj SY. Bilateral vocal cord paralysis after anterior cervical discoidectomy and fusion in a case of whiplash cervical spine injury: a case report. Surg Neurol. 2000;53(6):586–8.
21. Deletis V, Fernández-Conejero I, Ulkatan S, Rogić M, Carbó EL, Hiltzik D. Methodology for intraoperative recording of the corticobulbar motor evoked potentials from cricothyroid muscles. Clin Neurophysiol. 2011;122(9):1883–9.
22. Marusch F, Hussock J, Haring G, Hachenberg T, Gastinger I. Influence of muscle relaxation on neuromonitoring of the recurrent laryngeal nerve during thyroid surgery. Br J Anaesth. 2005;94(5):596–600.
23. Dimopoulos VG, Chung I, Lee GP, Johnston KW, Kapsalakis IZ, Smisson III HF, et al. Quantitative estimation of the recurrent laryngeal nerve irritation by employing spontaneous intraoperative electromyographic monitoring during anterior cervical discectomy and fusion. J Spinal Disord Tech. 2009;22(1):1–7.
24. Randolph GW, Dralle H, Abdullah H, Barczynski M, Bellantone R, Brauckhoff M, et al. Electrophysiologic recurrent laryngeal nerve monitoring during thyroid

and parathyroid surgery: international standards guideline statement. Laryngoscope. 2011;121 Suppl 1:S1–16.

25. May DM, Jones SJ, Crockard HA. Somatosensory evoked potential monitoring in cervical surgery: identification of pre- and intraoperative risk factors associated with neurological deterioration. J Neurosurg. 1996;85(4):566–73.

问题

1. 在颈椎前路椎间融合术中，在躯体感觉诱发电位上记录 Erb 点波形的意义是什么？

2. 为什么在颈椎前路椎间融合术中，除了 SSEP 和 EMG，还有必要监测 MEP？

3. 单独使用 SSEP，与联合使用 SSEP 和 MEP 时，麻醉方案可以有什么不同？

答案

1. 在皮质或皮质下信号没有变化的情况下，Erb 点波形的改变（潜伏期延长或波幅减低）可提示局部因素导致上肢传导障碍。

2. MEP 监测前外侧脊髓（皮质脊髓束）缺血，后者发生率较后侧脊髓（背侧柱）更高。

3. MEP 禁止或严格限制使用肌松药，而仅监测 SSEP 时，肌松药实际上可以改善信号获取条件。在这两种情况下，均可使用低于或等于 0.5 MAC 的挥发性麻醉剂。

后入路颈椎手术

32

Paul D. Mongan，Vikas V. Patel

（崔倩宇　译　张炜　校）

学习要点

- 颈椎病
  A. 50 岁以上人群进行性神经功能衰退的最常见原因。
  B. 主要累及 C5～7。
  C. 较轻微的颈部损伤即可导致脊髓损伤。
  D. MRI T2 加权像显示高信号，提示脊髓缺血、水肿或受压。
  E. 脊髓减压术可改善神经功能，并阻止神经功能进一步恶化。
- 后入路脊髓减压术的长期并发症包括
  A. 纤维性瘢痕导致脊髓压迫。
  B. 颈椎后凸减压后无三轴稳定。
- 侧块和椎弓根螺钉固定已成为后入路颈椎手术的首选技术，因为：
  A. 畸形矫正效果好。
  B. 短期和长期的三轴稳定性好。
  C. 适用范围广。
- 对于具有完整颈椎结构、由于颈椎退行性变出现疼痛的椎管狭窄患者，椎管成形减压及融合术可作为替代治疗方案。
- 神经功能监测、躯体感觉诱发电位、运动诱发电位和肌电图监测有助于预防术中神经损伤。
  A. 摆放手术体位前进行基线检测，有助于发现手术体位出现的问题。
  B. 神经检测技术、患者生理变化、手术操作、麻醉因素均可导致术中电生理信号的减弱。
  C. 沟通和快速反应是减少并发症的必要条件。

简介

后入路颈椎手术通常应用于多节段颈椎病、颈椎骨折、椎间盘退行性改变或肿瘤转移。此外，还适用于具有严重脊髓压迫和神经功能减退的患者，包括：

- 上肢或下肢肌力减退
- 手部麻木
- 精细运动困难
- 肢体不平衡
- 步态改变

常见的颈椎后入路手术包括椎板成形术、合并/不合并融合的椎板切除术和椎板切断术。

椎板成形术将椎板的一侧完全切割，减轻对脊髓的压迫，然后用钛间隔物或骨移植物将其保持开放。

颈椎后入路椎板切除术、合并/不合并融合的减压术通常用于脊柱畸形、脊柱不稳

417

定、脊髓压迫和其他脊柱病症，如肿瘤和感染的患者。该手术去除了骨融合时对脊髓和神经根施加压力的椎板、增厚的韧带和（或）骨刺，并且恢复了三轴稳定性。

颈椎间盘切除术是为了减轻脊髓神经压迫，仅切除一部分椎板以减轻神经根的压迫。

术中神经系统监测常用于椎板成形术和多层椎板切除术。监测方式主要包括躯体感觉诱发电位、经颅运动诱发电位和肌电图监测。

对于颈椎骨折和（或）脱位的患者而言，最常用手术方式是减压或非减压的后入路颈椎固定和融合术，该手术用以纠正脊柱畸形，或解除由多方面原因引起的对脊髓和（或）神经根的压迫（肿瘤，感染，畸形和狭窄）。骨折内固定和神经根减压通常只限于一到两个节段，而髓内肿瘤、感染和颈椎椎管狭窄的减压手术多涉及多个脊髓节段（图 32.1）。

术前应通过影像学平扫（颈椎前位，侧位，屈曲和伸展），CT 和 MRI 对患者的骨骼和韧带情况进行详尽的评估，以确定手术的入路和采用的方法。

术前准备应当对骨和韧带解剖结构进行全面评估，以便指导手术方式。该评估通过标准放射学评估（颈椎前，外侧，屈曲和延伸视图），计算机断层扫描（CT）和磁共振成像（MRI）进行。

X 线和 CT 主要用于评估骨骼的异常，而 MRI 可以评估椎间盘韧带性损伤并且可以清晰地观察到病变对脊髓的侵袭或压迫。通过 MRI 的 T2 加权像和反转恢复序列（short tau inversion recovery，STIR）可以观察到严重的脊髓损伤：T2 加权像中的脊髓增强可以反映脊髓因感染、水肿、缺血、神经胶质过多症或脊髓软化[1-2]而导致的病理性改变（图 32.2）。MRI 的增强像可以用来帮助评估血流和确定肿瘤的边界。

针对 C1 或 C2 骨折，C3～C7 的侧块/椎板骨折，或椎管大面积狭窄，可以有多种手术方式，包括棘突间或椎板下钢丝、椎板夹、侧块和椎弓根螺钉内固定术[3]。目前的研究表明，侧块和椎弓根螺钉内固定术的三轴稳定性最强。因为该技术具备：①正畸效果良好；②中长期稳定性好；③几乎可以用于任何需要进行后路固定或枕颈椎重建以及中段颈椎或颈胸椎连接[4-5]的患者（图 32.3）。表 32.1 列出了应用椎弓根/侧块螺钉的主要适应证。

和侧块螺钉相比，椎弓根螺钉具有更高的拔出力，并且可以在纠正枕寰枢复合体部

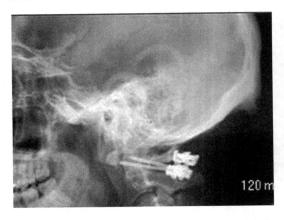

图 32.1 C1 寰椎骨折后入路颈椎内固定和融合术

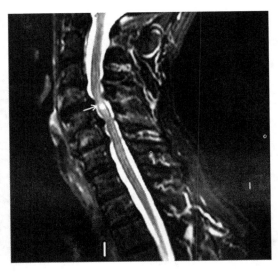

图 32.2 C5 后方的脊髓病变（箭头）在 MRI 的 T2 加权像中出现增强

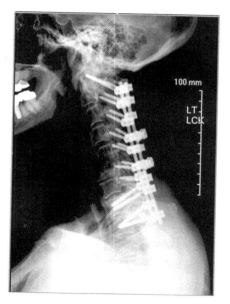

图 32.3　后入路椎板切除术和融合术。C1，T1～T2 使用椎弓根螺钉，C2、C3、C4、C5、C6 和 C7 使用侧块螺钉

表 32.1　颈椎椎弓根/侧块螺钉应用适应证
椎体后方或前方/后方破坏，但受损不严重
非创伤性病变（转移癌，风湿性关节炎和破坏性感染性疾病）导致的颈椎稳定性丧失
颈椎矢状位排列不齐，包括后侧椎板切除术和外伤后的脊柱关节病变造成的脊柱弯曲
后方减压致节段不稳定
颈胸交界处的后路复位内固定术
对之前的前路手术进行纠正
颅颈固定术

位排列不齐[6-8]后更好地使颈椎的矢状位对位恢复正常。然而椎弓根螺钉的大小和椎弓根以及轨道的狭窄程度相关，很有可能造成神经根或脊椎动脉的损伤。由于不能完全避免放置颈椎椎弓根螺钉而引起的神经血管并发症，经常只在高颈段和颈胸水平放置螺钉，该部位有足够的螺钉放置空间[9-14]。

脊髓型颈椎病（cervical spinal myelopathy，CSM）是另一类经常采用后入路手术术式的疾病。和颈椎骨折相比，后者常见于 40 岁以下的男性，而 CSM 则常见于 50 岁以上的人群，由神经的退行性变引起[15-16]。在绝大多数的病例中，关节的退行性变（骨赘），后纵韧带骨化（ossification of the posterior longitudinal ligament，OPLL）或黄韧带肥大而引起的脊髓压迫病变过程都非常缓慢。通常患者的下肢最先受影响，由于脊髓小脑和脊髓皮质束受压而引起患者步态紊乱。进一步的压迫或急性损伤会影响上肢，丧失协调性，无法完成精细动作[15]。

CSM 一般累及 C5～C7 节段，临床表现多种多样。多数患者会有颈痛和颈部僵硬，也可以表现为深部疼痛或上肢的烧灼痛（臂丛神经痛）。运动和感觉的功能不全可能是单侧的或是双侧，这取决于病变的范围和脊髓局部的受压程度。

有轻微症状和体征的 CSM 患者仅需要临床随诊。中到重度的神经功能损伤的患者是经前或后入路手术减压的指征。目前对于 CSM 患者手术策略的选择（前路、后路或前后联合入路）仍然存在争议，还没有明确的证据表明哪一种手术入路对于压缩性颈髓病的预后更有利[3,14,17]（图 32.4）。手术目的是减轻脊髓受到的持续或间断的压迫，恢复矢状对位，增强脊柱的稳定性并且避免脊柱弯曲。手术本身并不能改善颈髓病的症状，仅可以预防远期的神经功能退化[18-19]。因此，很多情况下是为了预防脊髓的进行性损伤和功能缺失。

大部分造成脊髓受压的解剖异常都局限于脊髓前方，手术方式多选择前路颈椎减压融合术（见第 31 章，"颈椎前入路手术"）。在多节段受压和（或）进行性损伤时，使用器械进行脊髓后方手术减压的患者采取前后联合入路。过去单纯的后入路减压经常会导致进行性脊柱弯曲。随着现代内固定技术的发展和颈椎器械和融合技术应用的增加，该并发症已经非常罕见[4]（图 32.5）。

在过去 10 年间，随着后入路器械（螺钉

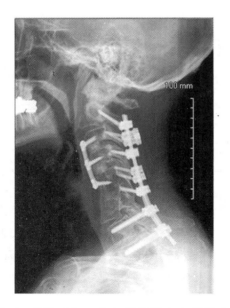

图 32.4 前路（C3～C5）后路联合入路融合术，C2、C3、C4、C5、C7 使用侧块螺钉，T1 和 T2 使用双侧的椎弓根螺钉

和钢板内固定）的发展，后入路减压和内固定术越来越多地用于治疗颈髓广泛性退行性变。椎板扩大切除术的并发症之一是在手术部位形成厚纤维瘢痕，对脊椎产生新的压迫，并在术后长期恢复过程中发展成脊柱弯曲，

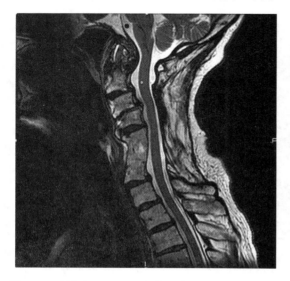

图 32.5 既往行 C4～C5 前路融合术和 C3～C4 后入路椎板切除术。目前在 C2～4 发生脊柱前移和进行性脊柱弯曲

既而又出现术前的临床症状。椎板成形术在椎板切除术基础上进行了改进，该技术通过椎体后部重建增加神经的走行空间同时保留了椎体后弓，从而解除对脊髓的压迫[20]。肌肉重新附着也可能会帮助维持脊椎后部张力并减少术后脊柱弯曲的发生。椎板成形术包括切除椎体一侧的椎板，而在另外一侧仅切一个凹槽，形成一个可以活动的骨性游离瓣以减轻脊髓所受的压力。在这个过程中棘突可能被切除。一个小的楔形骨头使骨瓣游离，这样可以使椎间孔扩大[3,21-22]（图 32.6）。微型垫片也用于开放椎管管腔并且增加其稳定性。

CSM 临床表现多样，相对轻微的脊髓损伤可以引起神经系统性损伤，可以表现为四大临床综合征 [脊髓中央损伤综合征，前脊髓损伤综合征，脊髓半断综合征（Brown-Sequard syndrome）和脊髓横断综合征]。在外伤中脊髓最常受损伤的部位是颈椎活动度最大的节段（例如 C4～C5）。脊髓的中央管部位最容易损伤，随受伤程度加剧，会很快进展到整个脊髓（脊髓横断综合征）。脊髓通路综合征的解剖学特点是后入路颈椎减压术中神经电生理监测的理论基础（表 32.2）。

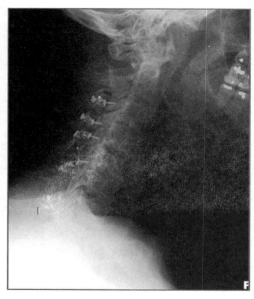

图 32.6 C3～C6 后入路颈椎椎板成形术

表 32.2　颈髓损伤综合征：临床表现和解剖的关系

综合征	临床表现	解剖
脊髓中央损伤综合征	中央灰质（前角细胞）或侧柱损伤，和下肢相比上肢出现无力、痛觉和温度觉缺失更显著 通常保留轻触觉和本体感觉	
脊髓半断综合征	由皮质脊髓束、背柱脊髓丘脑束损伤导致 病变以下身体同侧无力或麻痹 同侧本体感觉和轻触觉缺失 对侧痛觉，温度觉缺失	
前脊髓损伤综合征	运动、痛觉和温度觉缺失，精细触觉和本体感觉存在	
脊髓横断综合征	损伤部位以下全部功能丧失	

在后入路颈椎手术中常应用 SSEP 和 MEP 监测来评估术中手术操作和患者体位对脊髓的损害。在术中应用神经电生理监测和 X 线透视技术可以指导椎弓根螺钉的放置，但是仍有 20%～25% 的概率发生皮质穿孔[11,14]。近期的一个小样本的研究（n＝26）评估了椎弓根/侧块螺钉造成皮质穿孔激发阈值的敏感性和特异性[23]。侧块或椎弓根螺钉的刺激阈值为 15 mA 时具有 99% 的阳性预测值（敏感性 89%，特异性 87%）。而刺激阈值在 10～15 mA 时具有中等程度的敏感性和特异性（分别为 66% 和 90%）；刺激值小于 10 mA 时则可以高度预测螺钉发生错位（敏感性 70%，特异性 100%）。因此，在术中当刺激阈值小于 10 mA 时可以联合应用诱发 EMG 监测来评估侧块和椎弓根螺钉的位置，判断是否需要重新放置还是应该移除椎弓根螺钉。

病例报告

32 岁男性，从楼梯上跌落造成 C3/C4 损伤。出现严重的脊髓中央损伤的临床症状，双上肢肌力和感觉丧失。患者不能握拳。上肢肌力 1 级，下肢肌力 4 级。下肢感觉未受损伤。CT 显示 C3 右侧椎板和 C3 左侧后方椎体/椎弓根连接处连续骨折，MRI 的 T2 加权像中出现和撞伤部位相一致的 C3/C4 水平的灰质和白质处的异常高信号。C3 的小平面有轻微半脱位到 C4，前后纵韧带完整，脊髓前有 5 mm 间隙（图 32.7）。综合各种手术和解剖的风险和优势决定为该患者行后入路内固定和融合术。

患者被送入手术室。对鼻腔、口腔和咽喉黏膜进行局部表面麻醉后，给予少量的镇静药，经鼻在纤支镜引导下行气管插管，以保证头颈部相对固定。全麻诱导应用丙泊酚，术中用丙泊酚和舒芬太尼泵注维持。放置神经监测电极，并记录躯体感觉和运动诱发电位的基线潜伏值。所有波形的潜伏期都显著地延长。其波幅虽然很小，但还可以从背景的干扰中分辨出来，这些表现和脊髓中央损伤综合征相一致。患者上 Mayfield 头架，取俯卧位，颈部稍微屈曲。在摆好体位后即刻躯体感觉和运动诱发电位的潜伏期都出现了明显的减小（图 32.8）。血压较基础值上升 20%，体位用荧光镜来评估。重新摆放体位后，使头部向后稍屈曲，改善了 C3 和 C4 的对位关系，使其成为一条直线。诱发电位反应

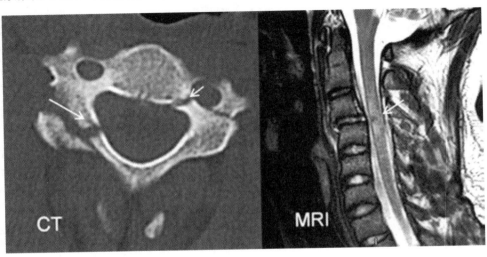

图 32.7 CT 扫描显示一个连续的 C3 右侧椎板（长箭头）和 C3 左侧后方椎体/椎弓根连接处（短箭头）骨折。MRI T2 加权像中 C3/C4 水平的脊髓灰质和白质（箭头）出现异常高信号

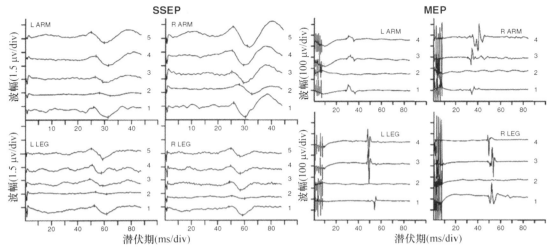

图 32.8　躯体感觉（SSEP）和经颅运动诱发（MEP）电位。波形 1 是麻醉诱导插管后，俯卧位之前的描图。在翻身摆放体位即刻 SSEP 出现明显的减弱，MEP 测不出（波形 2）。在荧光镜引导下摆放好体位后，SSEP 和 MEP 都恢复到原有水平（波形 3），并且持续整个手术操作过程（波形 4 和 5）。L，左；R，右；ARM，臂；LEG，小腿

在 15 分钟内恢复，于是决定继续进行手术。

手术暴露后，侧块螺钉上在 C2、C3 和 C4 的左侧，C2 和 C4 的右侧。C3 的右侧没有放置螺钉，因为 C3 的小平面有骨折，螺钉也并不能使其稳定。侧块螺钉的 EMG 反应的刺激值都大于 15 mA。钢板使侧块螺钉加固并可以减轻 C3～C4 的小平面半脱位。在手术过程中诱发电位没有明显的改变，患者清醒后也没有出现新的神经系统功能缺失。

讨论

当患者存在颈椎不稳定骨折时，在气管内插管和摆放体位时，稍有闪失就会给患者造成神经系统损伤。气道的开放十分重要，可能会影响到脊髓的灌注。目前并没有客观的证据证明哪种方法最为安全。重要的是避免颈椎过度活动。术前评估气道正常但可能不合作的患者，应选择保持轴线固定的直接喉镜插管。马里兰大学的休克和创伤中心进行了大样本（n = 3000）回顾性队列研究，结果显示存在颈椎骨折的患者在保持轴线固

定进行直接喉镜插管安全概率是 10%[24]。然而，这个方法仅限于喉镜直视下评估 1 级的患者[25-26]。因此，对于可疑存在困难气道的患者，直接喉镜插管可能不是最好的选择。可以在诱导后使用其他直视下插管的方法（可视喉镜或镇静下纤维支气管镜引导下插管）[27-29]。在这个病例中，选择了表面麻醉后镇静下纤维支气管镜引导下气管内插管。这项技术的优势在于插管后可以进行即时的神经系统评估。然而，咽喉和气管的表面麻醉不完善会导致患者明显的不适感，使血压升高，心率增快，当气管导管进入气管后还会引起患者剧烈的呛咳，造成颈部的运动。

其次要考虑的问题是在插管后摆放手术体位前要记录 SSEP 和 MEP 的基线值。即使是行前入路手术，全麻诱导后导致的棘突旁痉挛肌肉的松弛或小关节连接处的"解锁"效应会在摆体位时出现问题。这也可能发生在清醒患者和俯卧位的临床试验中。因此对于存在颈椎不稳定性或明显狭窄的患者，都应该在摆放体位前记录基础的诱发电位值以对摆放体位后的颈椎进行轴位评估。

应该避免应用长效肌肉松弛药和挥发性麻醉药，从而不影响诱发电位基线值。该病例于诱导后摆放体位前记录基线值。当患者取俯卧位后，电位信号消失，需要查明具体原因。快速评估血流动力学参数和氧合情况。将血压升高基础值的 20% 以保证足够的脊髓血供。不再使用任何的肌肉松弛药和挥发性麻醉药。同时反复确认在翻身过程中神经监测的刺激和记录电极的位置没有改变，电极没有脱落，以保证刺激脉冲可以到达相应部位并可以被记录电极接收到。同时，术者也应该根据颈椎病理解剖使其最大程度地保持轴位。该病例中，患者的前后纵韧带是完整的，而两边后方的骨性结构不稳定，包括小关节处。尽管 MRI 发现后纵韧带完整，C3 向前朝向 C4 有轻微的半脱位提示韧带还是有些松弛。荧光镜对颈椎轴位的评估有助于避免摆体位时造成 C3～C4 小平面关节骨折后进一步的半脱位或不正当的旋转。此处荧光镜显示在脊柱前凸完好的情况下轻微增加了向前的半脱位。据此，决定采取后入路 C3 成形术，并且轻微地减少脊柱前曲，从而使颈髓和颈椎的对位更接近生理状态。随后，MEP 迅速恢复（小于 5 分钟），SSEP 也在 15 分钟恢复到了正常。

参考文献

1. Harrop JS, Naroji S, Maltenfort M, Anderson DG, Albert T, Ratliff JK, et al. Cervical myelopathy: a clinical and radiographic evaluation and correlation to cervical spondylotic myelopathy. Spine (Phila Pa 1976). 2010;35(6):620–4.

2. Mummaneni PV, Kaiser MG, Matz PG, Anderson PA, Groff M, Heary R, et al. Preoperative patient selection with magnetic resonance imaging, computed tomography, and electroencephalography: does the test predict outcome after cervical surgery? J Neurosurg Spine. 2009;11:119–29.

3. Mummaneni PV, Kaiser MG, Matz PG, Anderson PA, Groff MW, Heary RF, et al. Cervical surgical techniques for the treatment of cervical spondylotic myelopathy. J Neurosurg Spine. 2009;11:130–41.

4. Anderson PA, Matz PG, Groff MW, Heary RF, Holly LT, Kaiser MG, et al. Laminectomy and fusion for the treatment of cervical degenerative myelopathy. J Neurosurg Spine. 2009;11:150–6.

5. Houten JK, Cooper PR. Laminectomy and posterior cervical plating for multilevel cervical spondylotic myelopathy and ossification of the posterior longitudinal ligament: effects on cervical alignment, spinal cord compression, and neurological outcome. Neurosurgery. 2003;52:1081–7; discussion 1087–8.

6. Zhou F, Zou J, Gan M, Zhu R, Yang H. Management of fracture-dislocation of the lower cervical spine with the cervical pedicle screw system. Ann R Coll Surg Engl. 2010;92:406–10.

7. Rhee JM, Kraiwattanapong C, Hutton WC. A comparison of pedicle and lateral mass screw construct stiffnesses at the cervicothoracic junction: a biomechanical study. Spine (Phila Pa 1976). 2005;30:E636–40.

8. Kothe R, Ruther W, Schneider E, Linke B. Biomechanical analysis of transpedicular screw fixation in the subaxial cervical spine. Spine (Phila Pa 1976). 2004;29:1869–75.

9. *Yukawa Y, Kato F, Ito K, Horie Y, Hida T, Nakashima H, et al. Placement and complications of cervical pedicle screws in 144 cervical trauma patients using pedicle axis view techniques by fluoroscope. Eur Spine J. 2009;18:1293–9.

10. Lee GY, Massicotte EM, Rampersaud YR. Clinical accuracy of cervicothoracic pedicle screw placement: a comparison of the "open" lamino-foraminotomy and computer-assisted techniques. J Spinal Disord Tech. 2007;20:25–32.

11. Kast E, Mohr K, Richter HP, Borm W. Complications of transpedicular screw fixation in the cervical spine. Eur Spine J. 2006;15:327–34.

12. Richter M, Mattes T, Cakir B. Computer-assisted posterior instrumentation of the cervical and cervicothoracic spine. Eur Spine J. 2004;13:50–9.

13. Ludwig SC, Kramer DL, Balderston RA, Vaccaro AR, Foley KF, Albert TJ. Placement of pedicle screws in the human cadaveric cervical spine: comparative accuracy of three techniques. Spine (Phila Pa 1976). 2000;25:1655–67.

14. Abumi K, Shono Y, Ito M, Taneichi H, Kotani Y, Kaneda K. Complications of pedicle screw fixation in reconstructive surgery of the cervical spine. Spine (Phila Pa 1976). 2000;25:962–9.

15. Tracy JA, Bartleson JD. Cervical spondylotic myelopathy. Neurologist. 2010;16:176–87.

16. Klineberg E. Cervical spondylotic myelopathy: a review of the evidence. Orthop Clin North Am. 2010;41:193–202.

17. Bapat MR, Chaudhary K, Sharma A, Laheri V. Surgical approach to cervical spondylotic myelopathy on the basis of radiological patterns of compression: prospective analysis of 129 cases. Eur Spine J. 2008;17:1651–63.

18. Shin JJ, Jin BH, Kim KS, Cho YE, Cho WH. Intramedullary high signal intensity and neurological status as prognostic factors in cervical spondylotic myelopathy. Acta Neurochir (Wien). 2010;152:1687–94.

19. Avadhani A, Rajasekaran S, Shetty AP. Comparison of prognostic value of different MRI classifications of signal intensity change in cervical spondylotic myelopathy. Spine J. 2010;10:475–85.

20. Matz PG, Anderson PA, Groff MW, Heary RF, Holly LT, Kaiser MG, et al. Cervical laminoplasty for the treatment of cervical degenerative myelopathy. J Neurosurg Spine. 2009;11:157–69.

21. Petraglia AL, Srinivasan V, Coriddi M, Whitbeck MG, Maxwell JT, Silberstein HJ. Cervical laminoplasty as a management option for patients with cervical spondylotic myelopathy: a series of 40 patients. Neurosurgery. 2010;67:272–7.

22. Hale JJ, Gruson KI, Spivak JM. Laminoplasty: a review of its role in compressive cervical myelopathy. Spine J. 2006;6:289S–98.

23. Djurasovic M, Dimar JR, Glassman SD, Edmonds HL, Carreon LY. A prospective analysis of intraoperative electromyographic monitoring of posterior cervical screw fixation. J Spinal Disord Tech. 2005;18:515–8.

24. Grande CM, Barton CR, Stene JK. Appropriate techniques for airway management of emergency patients with suspected spinal cord injury. Anesth Analg. 1988;67:714–5.

25. Santoni BG, Hindman BJ, Puttlitz CM, Weeks JB, Johnson N, Maktabi MA, et al. Manual in-line stabilization increases pressures applied by the laryngoscope blade during direct laryngoscopy and orotracheal intubation. Anesthesiology. 2009;110:24–31.

26. Thiboutot F, Nicole PC, Trepanier CA, Turgeon AF, Lessard MR. Effect of manual in-line stabilization of the cervical spine in adults on the rate of difficult orotracheal intubation by direct laryngoscopy: a randomized controlled trial. Can J Anaesth. 2009;56:412–8.

27. Ford P, Nolan J. Cervical spine injury and airway management. Curr Opin Anaesthesiol. 2002;15:193–201.

28. Crosby ET. Airway management in adults after cervical spine trauma. Anesthesiology. 2006;104:1293–318.

29. Fuchs G, Schwarz G, Baumgartner A, Kaltenbock F, Voit-Augustin H, Planinz W. Fiberoptic intubation in 327 neurosurgical patients with lesions of the cervical spine. J Neurosurg Anesthesiol. 1999;11:11–6.

问题

1. 56 岁男性车祸，颈部受伤，体检示 Brown-Sequard 脊髓损伤。以下哪一项为运动和感觉检查特点？

   A. 双侧上肢运动功能丧失和单侧下肢痛觉和温度感觉丧失

   B. 同侧疼痛和温度感觉丧失以及对侧运动功能丧失

   C. 同侧运动功能丧失以及对侧痛觉和温度感觉丧失

   D. 双侧疼痛和温度感觉丧失，单侧运动功能丧失

2. 52 岁女性因 C5～6 中央核突出伴颈髓病行 C2～7 颈椎后路融合术和 C5～6 后路椎间盘髓核摘除术。俯卧位，Mayfield 头架固定，立即出现下肢躯体感觉诱发电位（SSEP）下降 15%，下肢运动诱发电位（tcMEP）下降 90%。该如何处理？

   A. 按计划继续手术

   B. 进行 C 型臂图像扫描，调整颈部位置

   C. 观察 15 分钟，然后重复运动和感觉神经生理测试

   D. 取消手术并进行紧急 MRI 检查

3. 79 岁男性跌倒，颈部受到过度的拉伤。MRI 显示如下。在运动检查中，三角肌、肘关节和腕关节屈、伸肌肌力 2/5 级。髋屈肌、膝关节屈伸肌、足背屈肌和跖屈肌有 4/5 级肌力。上、下肢及骶部感觉正常。下列哪项对该患者运动功能障碍的影响最大？

   A. 背柱

   B. 脊髓小脑束

   C. 皮质脊髓前束

   D. 皮质脊髓侧束

   E. 脊髓丘脑侧束

4. 符合该 79 岁男性的脊髓损伤是？

   A. 中央脊髓综合征

   B. 不完全性脊髓损伤

   C. 完全性脊髓损伤

   D. Brown-Sequard 综合征

   E. 后脊髓损伤综合征

答案

1. A

2. B

3. B

4. A

33 脊柱侧弯矫正手术

Mary Ellen McCann，Robert M. Brustowicz，
Sulpicio G. Soriano

（菅敏钰 译 王云珍 校）

简介

脊柱侧弯是一种常见的疾病，在学龄期儿童其发病率约 0.47%～5.2%[1]。脊柱侧弯通常伴有脊柱的横向偏移和旋转。这些症状随着时间的推移逐渐加重，可能需要脊柱矫形手术来改善侧弯的角度和严重的侧弯所致的心肺功能异常[2]，包括限制性肺疾病、肺高压、肺心病、疼痛和神经损伤等并发症的发生，若不加以治疗，这些并发症在患者 50 岁之后可能致命。脊柱矫形手术通常涉及大部分的胸椎、腰椎的解压和融合，术中可能会发生大失血、静脉空气栓塞以及脊髓损伤（通常在脊柱矫形和拉伸的过程中会发生脊髓缺血）。手术的方法和矫形的工具十分多样，后入路手术方式包括：①Harrington 牵拉和 Wisconsin 或 Lugue 分段矫正，②联合牵拉和矫正（Cotrel-Dubousset），③使用椎弓根螺钉进行内固定。手术技术包括前路松解、需要开胸或胸腹联合的前路或后路固定（Dwyer，Weiss springs）（见第 34 章，"胸椎手术神经生理监测"）。脊柱畸形严重程度分类的依据是 Cobb 角，当 Cobb 角大于 50°时就有手术指征。

70%～80%的患有特发性脊柱侧弯的患者可能与遗传、多因素、性别有关[1]。这种疾病女孩较男孩常见，并不一定伴有其他的并发疾病，除外严重 Cobb 角所致的心肺功能异常。非特发性脊柱侧弯包括先天性、神经肌肉性和间叶细胞性脊柱侧弯。先天性脊柱侧弯可能伴有椎体形态异常，导致主动脉缩窄和发绀型心脏病。肌肉功能障碍包括肌肉萎缩症、大脑麻痹、脊柱裂、脊髓肌肉萎缩，可能随着原发病的严重而加重。此外，神经肌肉疾病还可能与横纹肌溶解、心律失常、心肌功能障碍相关，吸入麻醉药和琥珀胆碱所导致的恶性高热可能会导致心脏衰竭。严重的病例还会由心肌病、心律失常和肺心病导致心脏衰竭。间质性障碍包括马方综合征、结构异常（脊髓发育不良）、原发或继发脊柱恶性肿瘤，外伤有可能是神经肌肉脊柱侧弯的病因。婴儿期进行的胸外科手术与青春期发生的医源性脊柱侧凸有关。儿科患者背部疼痛可能意味着感染、肿瘤、创伤或脊柱后弯。这些并发症对于麻醉医师的挑战都高于普通的脊柱手术。

血流动力学的稳定和脊髓的完整性是脊柱侧弯术中麻醉医师面临的两大挑战。由于手术创伤较大，在暴露和椎体牵拉过程中可能发生大出血或静脉空气栓塞，可以迅速导致心血管功能恶化。因此整个手术过程中应

该保持正常的血容量。在儿童行脊柱侧弯矫正术中整体的心脏停搏发生率是 0.4%，神经肌肉型脊柱侧弯术中心脏停搏的发生率是特发性脊柱侧弯手术的 3 倍[3]。与心脏停搏发生相关的因素是融合的椎体数量和失血量。在脊柱侧弯研究协会和欧洲脊柱畸形协会进行评估之后，术中神经功能监测已经成为脊柱手术的常规监测手段。这项评估显示，使用神经功能监测之后术后瘫痪率由 4% 下降至 0.55%[4]。由于术中神经功能监测可以明显减低术后并发症的发生率，它已经成为儿童脊柱畸形手术的重要组成部分[5-6]。美国临床神经电生理监测协会（ACNS）近期发布的一项报告指出，术中电生理监测信号的改变与术后神经功能缺损相关[7]。我们将通过一个病例报告来讨论脊柱侧弯手术中的注意事项。

病例报告

患儿 13 岁，女性，T4~L4 后路脊柱融合。6 岁时因后背弯曲被儿科医生诊断为脊柱侧弯。骨科医生对她进行了体格检查，结果显示右胸 3°上弯，左腰 4°侧弯。X 线显示胸部 11°右弯，腰部 18°左弯。全脊柱 MRI 并没有发现其他的解剖异常如小脑扁桃体下疝畸形和（或）脊髓空洞。她的母亲和姨妈都有轻度的脊柱侧弯，结合她的病史、体格检查和影像学检查结果，患者的诊断是青少年特发性脊柱侧弯。

患儿每隔 6 个月都要去骨科进行一次检查，8 岁时腰部是 3°侧弯，使用 Boston Brace 保守治疗，患者对此治疗方法并不配合，接下来的 5 年中弯曲度越来越大。

患者 13 岁时胸腰椎脊柱 X 线显示胸部 50°右弯，腰部 70°左弯，月经初潮后 9 个月的骨龄是 15 岁，弯曲 X 线弹性中等。身高 165 cm，体重 87 kg，这增加了她胸椎和腰椎的弯曲，而且她的骨骼已经发育成熟，可以进行手术固定侧弯。

患者术前检查显示凝血功能正常，PT 12.0 秒，APTT 32 秒，血小板计数 325 000/L，血细胞比容 38%。体格检查：女性，肥胖，除了显著的胸部凸起，其他体格检查未见异常，基础血压 110/62 mmHg，麻醉要做好术中唤醒的准备。

麻醉

讨论

麻醉医师、骨科医生和神经功能监测医生共同制订了脊柱侧弯矫正手术的手术计划。神经功能监测医生要求麻醉较浅以保证术中监测，手术医生要求术中平均动脉压维持在 65 mmHg 以保证脊髓的血供和减少出血[8]。麻醉医师认为应该保持合适的麻醉深度以减少术中知晓的发生[9]。

患者血管内留置静脉针，静脉给予 4 mg 咪达唑仑抗焦虑，同时也可以减少围术期知晓，据报道接受较浅的吸入麻醉（异氟烷与氧化亚氮混合 1 MAC）或平衡麻醉的患者麻醉过程的 BIS 值可能在 60 到 70 之间[9]。这种高 BIS 值预示可能会发生术中知晓。鉴于术中可能发生知晓，考虑进行 BIS 监测。

讨论

BIS 监测可以减少高危患者术中知晓的发生率[10]。标准运动诱发电位监测和感觉诱发电位监测不会对 BIS 监测造成干扰。麻醉医师计划将患者俯卧位，头部置于保护头盔系统中（ProneView，Dupaco，Oceanside，CA）。这个保护系统的着力点是额部和颊，麻醉医师认为 BIS 的电极片可能会增加患者额头的压力（见图 33.1）。

麻醉诱导使用丙泊酚、芬太尼和并用低剂量维库溴铵（0.5 mg/kg）诱导插管。插

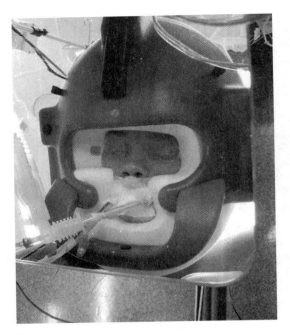

图 33.1 保护头盔系统（ProneView, Dupaco, Oceanside, CA）。着力点是额部和颏，必须确保头部的重量在各压力点之间平均分配

管时无损伤，插管后口腔内置入牙垫（由软纱布制成），防止 MEPs 监测时伤及舌头[11]。由于患者俯卧位长达 4～6 小时，气管插管的护理必须十分小心，同时还留置了几个粗的静脉针，并进行桡动脉穿刺置管。

麻醉维持使用 0.6％异氟烷和 70％氧化亚氮，为了维持合适的镇痛水平麻醉维持阶段间断给予芬太尼（50～100 μg）。

监测运动诱发电位使用头皮 C1、C2 区域进行刺激，不刺激 C3、C4。同时进行了 SSEP 和肌电图（EMG）监测。

讨论

尽管有些麻醉医师喜欢进行术中电生理监测时使用全凭静脉麻醉（TIVA），若使用吸入麻醉则尽量控制氧化亚氮的用量，报道表明吸入麻醉维持 1 MAC 或更低浓度完全可以保证 3～5 个 MEP（刺激间隔 2 ms）刺激的麻醉深度[12-14]。其他麻醉药物的组合包括其他吸入麻醉药（七氟烷或地氟烷）与氧

化亚氮混合维持 1 MAC（见第 19 章，"麻醉管理与术中电生理监测"）或全凭静脉麻醉，包括镇痛药、丙泊酚、美索比妥、氯胺酮和右美托咪定，混合或不混合氧化亚氮。本病例中混合氧化亚氮的原因是如果神经监测信号丢失或术中需要"唤醒实验"，使用吸入麻醉药的唤醒比较迅速[15]。监测运动诱发电位使用头皮 C1、C2 区域进行刺激，不刺激 C3、C4（见彩图 33.2）。

麻醉诱导后患者的血压是 88/50 mmHg，异氟烷的浓度减低至 0.2％后血压上升到 95/55 mmHg，将吸入麻醉药的浓度维持在较低的水平。将患者置于 Jackson 桌上，固定四肢，下肢放置保温毯（Bair hugger, Arizant Inc., Eden Prairie, MN），神经监测显示四肢的 SSEP 和 MEP 均正常。外科医生切皮时血压上升至 130/88 mmHg，麻醉医师将吸入麻醉药浓度增加至 1 MAC，追加芬太尼，诱导期间芬太尼总量为 15 μg/kg，平均动脉压上升至 66 mmHg。神经监测发现三肢的躯体感觉诱发电位波幅下降、潜伏期延长，右上肢的 SSEP 信号消失，患者此时的体温是 34.5℃。

讨论

手术团队分析了信号变化的原因，虽然刚开始手术时 1 MAC 不会对神经监测造成影响，但是记录基线值时麻醉深度是 0.7 MAC,

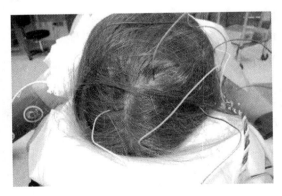

彩图 33.2 皮质上方神经监测电极所放置的位置

吸入麻醉药和氧化亚氮都可以引起 MEP 和
SSEP 的波幅下降和潜伏期延长，MEP 对吸
入麻醉药更敏感。虽然吸入麻醉药和氧化亚
氮混合 1 MAC 时也可以获得神经监测的数
据，但是在此病例中 1 MAC 导致麻醉加深，
可能引起了波幅和潜伏期的改变。所幸此时
外科医生刚刚切皮，因此信号的变化不是由
手术损伤脊髓和神经引起的。

　　麻醉医师决定减低异氟烷和氧化亚氮的浓
度，开始以 75 $\mu g/(kg \cdot min)$ 泵入丙泊酚维持
麻醉，保持患者的血压在 65 到 70 mmHg 之
间。由于吸入麻醉药的浓度增加很微弱，不
足以引起右手 SSEP 信号的丢失，神经监测
医生重新确认了监测电极的位置，发现并没
有错误。

　　在麻醉浓度到达 0.7 MAC 维持 5 分钟
后，除了右手以外的 SSEP 都恢复了基线
值，右手的 SSEP 仍然有潜伏期延长和波幅
下降。巧合的是，右手的血氧饱和度监测也
开始间断地显示信号弱。

讨论

　　右手 SSEP 信号丢失的原因包括电极的
丢失、电极与皮肤之间接触不良、脊髓损伤
和臂丛神经损伤。

　　技术人员检查了右手的电极的阻抗，结
果是正常的 5 kΩ，患者头部、手部、手臂和
肩膀的电极也完好无损，手臂的位置也是正
常的。麻醉医师通知手术医生信号丢失，询
问他们是否有任何操作损伤了下颈髓和上胸
髓，主刀医生认为手术区域包括 T4 到 L4
节段，并没有包括下颈髓和上胸髓。麻醉医
师再次检查患者体位，发现右手臂过度外
展，此时骨科医生承认他们过度外展了手臂
以便更好地协助主刀医生。麻醉医师重新摆
放了患者的手臂，使其处于中间位置，手臂
在患者身体前 90°屈曲，防止损伤臂丛神经。
麻醉医师还发现手术台上腋窝下的胸垫是空

的，纠正之后脉搏的血氧饱和度立刻恢复正
常。10 分钟之后，右侧的 SSEP 也恢复正
常[16]。在此病例中，脉氧饱和度和 SSEP 都
显示了患者体位的问题，避免了术后的神经
损伤。

　　脊柱融合过程中静脉出血会增加，因此外
科医生要求将血压控制在 55 mmHg 以下以减
少出血[17]。尽管麻醉医师认为降低血压可能
会增加脊髓和视神经缺血的风险，他们最后
同意使用拉贝洛尔将血压降至 55 mmHg[18]。
使用三倍体积的生理盐水迅速补充失血量。
患者此时的体温是 34.5℃，血细胞比容是
26%，动脉血气正常。麻醉医师打开了液体
加热器，在患者身体上部加盖了保温毯维持
体温。此时神经监测医生发现信号再次恶
化，麻醉医师要求神经检测技师检查了信号
的改变程度，发现虽然波幅和潜伏期都没有
变化，但是信号十分不稳定，与背景电噪声
无法区分。

讨论

　　晶体液快速复苏可能会导致面部肿胀，
可能会干扰器官的功能，引起俯卧位的患者
体温下降。体温和贫血都与 MEP 和 SSEP
的波幅下降和潜伏期延长有关，而且电子干
扰也可以引起信号不稳定。

　　手术室中常常会有对 MEP 和 SSEP 电
子干扰（图 33.3）。必须明确暖风机或身体
加热器等电子设备与电子干扰之间是否存在
联系，最有效的发现干扰的办法是关掉所有
的电子设备，看干扰是否解除。一旦确定了
设备的位置，将该设备搬离神经监测仪器就
可以减少电子干扰（见第 16 章，"术中监测
设备和电干扰"）。

　　麻醉医师关闭了暖风机和身体加热器，
将其搬离神经监测设备附近，虽然电子干扰
并没有完全解决，但是信号得到了明显
改善[18-19]。

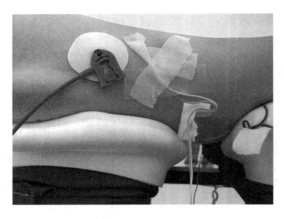

图 33.3 紧靠心电图导联和腹部换能器的监测导联

外科医生插入了双侧的椎弓根螺钉，他们要求进行肌电图监测以保证椎弓根的位置正确。外科医生在术野上方在组织置入了刺激探针、椎弓根和针状电极形成了一个电流环路（图 33.4）。外科医生对第一个螺钉给予 8 mA 的刺激，逐渐将其增至 20 mA，但是仍然没有探测到肌电图信号。

讨论

此时神经功能监测医生应该和外科医生和麻醉医师一同确认，肌电图信号的缺失原因包括过度肌松、电极线之间没有接触和（或）椎弓根螺钉绝缘。有一些螺钉是由羟基磷灰石制成的，不导电，这时应该将刺激探针置入螺钉孔内。在本病例中，螺钉是由导电材料制成的，但是医生忘记置入地线以

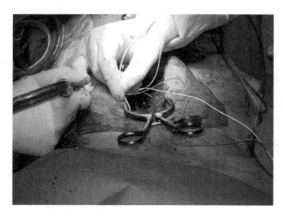

图 33.4 外科医生进行椎弓根螺钉测试

致没有信号。

电极导线正确插入后，外科医生先在右侧胸腔刺激螺钉，然后是腰椎的螺钉，然后在左侧再重复一次。T5 到 L5 所有的肌电图结果都是正常的，即肌电图的刺激阈都大于 8 mA，除了右侧 T5 和 T8 椎弓根的阈值小于 6 mA。

讨论

诱发肌电图判断螺钉的位置的测试方法十分准确，因为骨皮质是一种良好的绝缘体，因此必须采用大于 6 mA 的刺激才能诱发肌电图反应[20]。小于 6 mA 就能诱发肌电图意味着螺钉破坏了骨皮质，与胸椎神经根十分接近。由于血流的汇集也可以产生电流，因此当术野不干燥或电流分流或刺激神经根时，也有可能小于 8 mA 就能诱发肌电图，电流的分流也有可能导致螺钉的刺激阈值增高。一般来说腰椎螺钉测试的结果比胸椎螺钉测试的结果更可靠[20]。电流的分流也有可能导致螺钉刺激阈值升高[21]。

外科医生目测并触摸了螺钉的位置，发现并没有破坏骨皮质，因此他们认为螺钉并没有破坏椎弓根的内侧壁而接近脊髓和神经根。然而，这些螺钉附近都有血迹，因此外科医生擦干了这些血迹，随后发现 T5 和 T6 在 6 mA 时都没有诱发肌电图。

患者的血压一旦超过 55 mmHg，术野出血就会增多。麻醉医师减少了晶体液的输入，使外科医生手术更加顺利。尽管使用了很多方法，但是患者的体温还是持续下降至 33.9℃。

外科医生放入了第一个矫形器，开始拉伸脊椎。神经功能监测发现患者下肢 MEP 信号丢失，随后发现下肢 SSEP 信号也丢失，上肢的 SSEP 和 MEP 也发生波幅下降，潜伏期延长。

讨论

外科医生、麻醉医师和神经监测医生分

析了信号丢失的原因[5]。两种诱发电位均减小（双上肢信号差、双下肢信号丢失）提示了全身性的非手术原因。波幅减小潜伏期延长的原因包括低血压、低血容量、贫血、低体温、低碳酸血症和麻醉药物的增加。本例患者血 CO_2 分压正常，因此可以排除低碳酸血症的因素。患者此时低血压和低体温，为了进一步提高体温，手术室的温度升高到了 25℃，确保保温毯正常运行，所有液体都加热过再输入。同时迅速提高血压至术前水平。虽然低血压和低体温可能是下肢 SSEP 和 MEP 信号丢失的原因，但是并不是所有的因素。手术导致信号丢失的原因包括可能会引起胸腰椎血供减少的手术操作。当患者大出血时，外科医生可能会结扎脊髓动脉，对脊髓动脉的牵拉也可能导致脊髓缺血。同样，脊柱的牵引也可能会拉伸或扭曲脊髓动脉，造成血流减少和脊髓缺血。外科医生检查并放松了他们的拉钩，但是并没有看到任何搏动的血管，他们还放松了矫形器解除了对脊柱的牵拉。麻醉医师使用去氧肾上腺素将患者血压较基础值升高了 10%，以增加脊髓的血供。10 分钟之后，监测并没有好转，外科医生和麻醉医师决定进行唤醒实验[21-23]。

停止吸入麻醉药和氧化亚氮的吸入，在唤醒实验过程中护士掀开手术铺巾观察患者的脚，唤醒期间必须防止患者拔除自己的气管插管。麻醉医师轻轻地将手放在患者的头部，防止她在实验过程中抬头，他同时还将一只手放在患者的右手上，助理将手放在患者的左手上。这些动作都是为了防止患者拔除自己的气管插管或抬头。当呼末麻醉气体浓度只有 0.2 MAC 时，麻醉医师要求患者捏了捏自己的左手，以确定她能对口头指令做出反应。一旦患者照做，麻醉医师就要求她摆动自己的脚趾以确定脊髓的功能。患者在第二个指令后摆动了自己所有的脚趾，一

切进展都很顺利。麻醉医师重新给予患者小量的咪达唑仑和丙泊酚。患者的 MEP 和 SSEP 重新回到了基线，可能是由于血压的上升或麻醉药物的减少。

讨论

手术团队分析了两种最好的手术方式，随后决定调整以下可能影响神经功能监测的参数。手术室的温度调至 25℃，患者的体温升至 36℃。麻醉医师将血压维持在 65 到 70 mmHg，血细胞比容大于 25%，电解质和血气在正常范围[5]。值得注意的是，唤醒实验往往会导致血压升高，此时应该重新开始吸入异氟烷和氧化亚氮，如果再次信号丢失的话还可以再次进行唤醒实验。

外科医生仔细地拉钩和放置矫形器，在放入矫形器后轻轻牵拉椎骨使椎骨变直，这次没有信号丢失。他们放入了第二个矫形器，同时保持了正常的 MEP 和 SSEP。

外科医生开始关闭伤口，将患者置于仰卧位，便于麻醉苏醒。此时有人指出之前置于患者口腔内的牙垫脱落，浸满了鲜血。仔细检查发现患者舌头左侧有一个裂口，还在不停流血。

随后一位耳鼻喉科医生检查了患者并缝合了裂口，患者成功拔管，随后被转送到了麻醉后恢复室。

讨论

手术团队讨论了可能导致舌头裂口的原因，可能是由于患者在唤醒实验或者是在 MEP 监测的过程中咬伤了自己的舌头。目前并没有关于唤醒实验会引起舌头裂伤的报道，但是 MEP 监测中有此报道[11]。这种损伤并没有办法避免，即使是有牙垫时也有可能会发生舌头裂伤[24]。大多数麻醉医师使用纱布做成牙垫，插入患者的臼齿之间，必须将牙垫放到位，保证牙垫在术中不会掉落。高电压的 MEP 可能会增加咬肌的力量，

增加舌头受损的机会。所有的牙垫和海绵都必须放置妥善。

参考文献

1. Konieczny MR, Senyurt H, Krauspe R. Epidemiology of adolescent idiopathic scoliosis. J Child Orthop. 2013;7:3–9.

2. Huh S, Eun LY, Kim NK, Jung JW, Choi JY, Kim HS. Cardiopulmonary function and scoliosis severity in idiopathic scoliosis children. Korean J Pediatr. 2015;58(6):218–23.

3. Menga EN, Hirschfeld C, Jain A, Tran DP, Caine HD, Njoku DB, et al. Intraoperative cardiopulmonary arrest in children undergoing spinal deformity correction: causes and associated factors. Spine (Phila Pa 1976). 2015;40(22):1757–62.

4. Nuwer MR, Dawson EG, Carlson LG, Kanim LE, Sherman JE. Somatosensory evoked potential spinal cord monitoring reduces neurologic deficits after scoliosis surgery: results of a large multicenter survey. Electroencephalogr Clin Neurophysiol. 1995;96(1):6–11.

5. Sloan T. Anesthesia and intraoperative neurophysiological monitoring in children. Childs Nerv Syst. 2010;26(2):227–35.

6. Busso VO, McAuliffe JJ. Intraoperative neurophysiological monitoring in pediatric neurosurgery. Paediatr Anaesth. 2014;24(7):690–7.

7. Nuwer MR, Emerson RG, Galloway G, Legatt AD, Lopez J, Minahan R, et al. Evidence-based guideline update: intraoperative spinal monitoring with somatosensory and transcranial electrical motor evoked potentials: report of the Therapeutics and Technology Assessment Subcommittee of the American Academy of Neurology and the American Clinical Neurophysiology Society. Neurology. 2012;78(8):585–9.

8. Schwartz DM, Auerbach JD, Dormans JP, Flynn J, Drummond DS, Bowe JA, et al. Neurophysiological detection of impending spinal cord injury during scoliosis surgery. J Bone Joint Surg Am. 2007;89(11):2440–9.

9. McCann ME, Brustowicz RM, Bacsik J, Sullivan L, Auble SG, Laussen PC. The bispectral index and explicit recall during the intraoperative wake-up test for scoliosis surgery. Anesth Analg. 2002;94(6):1474–8.

10. Myles PS, Leslie K, McNeil J, Forbes A, Chan MT. Bispectral index monitoring to prevent awareness during anaesthesia: the B-Aware randomised controlled trial. Lancet. 2004;363(9423):1757–63.

11. Mahmoud M, Spaeth J, Sadhasivam S. Protection of tongue from injuries during transcranial motor-evoked potential monitoring. Paediatr Anaesth. 2008;18(9):902–3.

12. Kalkman CJ, Ubags LH, Been HD, Swaan A, Drummond JC. Improved amplitude of myogenic motor evoked responses after paired transcranial electrical stimulation during sufentanil/nitrous oxide anesthesia. Anesthesiology. 1995;83(2):270–6.

13. Pelosi L, Stevenson M, Hobbs GJ, Jardine A, Webb JK. Intraoperative motor evoked potentials to transcranial electrical stimulation during two anaesthetic regimens. Clin Neurophysiol. 2001;112(6):1076–87.

14. Ubags LH, Kalkman CJ, Been HD. Influence of isoflurane on myogenic motor evoked potentials to single and multiple transcranial stimuli during nitrous oxide/opioid anesthesia. Neurosurgery. 1998;43(1):90–4.

15. Ku AS, Hu Y, Irwin MG, Gunawardene S, Tan EE, Luk KD. Effect of sevoflurane/nitrous oxide versus propofol anaesthesia on somatosensory evoked potential monitoring of the spinal cord during surgery to correct scoliosis. Br J Anaesth. 2002;88(4):502–7.

16. Schwartz DM, Drummond DS, Hahn M, Ecker ML, Dormans JP. Prevention of positional brachial plexopathy during surgical correction of scoliosis. J Spinal Disord. 2000;13(2):178–82.

17. Patel NJ, Patel BS, Paskin S, Laufer S. Induced moderate hypotensive anesthesia for spinal fusion and Harrington-rod instrumentation. J Bone Joint Surg Am. 1985;67(9):1384–7.

18. Gibson PR. Anaesthesia for correction of scoliosis in children. Anaesth Intensive Care. 2004;32(4):548–59.

19. Gonzalez AA, Jeyanandarajan D, Hansen C, Zada G, Hsieh PC. Intraoperative neurophysiological monitoring during spine surgery: a review. Neurosurg Focus. 2009;27(4), E6.

20. Duffy MF, Phillips JH, Knapp DR, Herrera-Soto JA. Usefulness of electromyography compared to computed tomography scans in pedicle screw placement. Spine. 2010;35(2):E43–8.

21. Toleikis J. Neurophysiological monitoring during pedicle screw placement. In: Deletis V, Shils JL, editors. Neurophysiology in neurosurgery. New York: Academic; 2002. p. 231–64.

22. Noonan KJ, Walker T, Feinberg JR, Nagel M, Didelot W, Lindseth R. Factors related to false- versus true-positive neuromonitoring changes in adolescent idiopathic scoliosis surgery. Spine (Phila Pa 1976). 2002;27(8):825–30.

23. Brustowicz RM, Hall JE. In defense of the wake-up test. Anesth Analg. 1988;67(10):1019.

24. Legatt AD. Current practice of motor evoked potential monitoring: results of a survey. J Clin Neurophysiol. 2002;19:454–60.

胸椎手术神经生理监测 34

Tod B. Sloan，Evalina Burger，Christopher J. Kleck，
Anthony M. Oliva

（范议方 译 张炜 校）

学习要点

- 胸椎手术有前入路、后入路和前后复合入路。前路手术需胸廓切开或胸骨切开，也可能会累及偏侧膈。
- 正畸手术中以后路脊柱切除术（截骨术）风险最大。
- 胸椎放置椎弓根螺钉比腰椎困难得多，因为胸椎较窄小，形状、直径解剖变异大，且向前内侧和头侧成角各异。正中位螺钉置入除了有损伤神经根的风险，也可能直接损伤脊髓。这可能是椎管容积小于脊髓的缘故。
- 胸椎椎弓根螺钉正中置入可能撕裂硬膜导致脑脊液漏出和低颅压。若 IOM 出现不可逆改变，提示新发神经功能损害。
- 在先天性脊柱后凸、多发性神经纤维瘤、骨发育不良、术前有不对称的神经功能损害、感觉异常、肠或膀胱功能异常或有严重颈部或后背痛的患者中出现神经相关并发症的风险增加。
- 外伤可直接引起脊髓受损，但肌肉麻痹的最主要原因是脊髓前部和中央区的缺血。
- 前路经胸脊柱手术常常结扎脊髓的部分血管，进行单侧并且在凸面、脊柱中部位置结扎通常较安全。

- 监测不能有效预防俯卧位手术引起的视力丧失，这可能与后方视神经缺血有关。

简介

胸段脊柱畸形手术的适应证与颈段和腰段相似，不同之处在于需要重点考虑小平面关节和椎弓根的解剖对位。另外，胸段手术有多种入路，也可以从后路切断肋骨经胸腔或胸膜外进入。

发育异常、退行性变、先天畸形和医源性损伤均可以导致脊柱畸形（如脊柱侧弯和脊柱后凸）[1]。通常情况下手术可以纠正，防止病情进一步发展。特发性脊柱侧弯在儿童中的发病率可达到 2%～3%，并且可以同时伴有其他并发症，如马方综合征或成骨不全症[2]，麻醉管理需要特别注意[2]。小于10% 的脊柱侧弯儿童需要外科手术干预以防止侧弯进一步发展影响呼吸功能（女性患儿的发病率比男性高 10 倍，所以手术患儿多见于女性）[2]。80% 脊柱侧弯患者的主诉是背痛[2]。脊柱矢状面畸形可为先天性、Scheuermann 脊柱后凸、外伤、肿瘤以及医源性损伤所致。这些手术常常麻醉时间长、出血多，对术中神经功能监测（intraoperative neuromonitoring，IOM）带来困难。

近一个世纪以来，脊柱融合术一直是脊柱侧弯手术治疗的主要方式，包括多节段椎间盘切除，植骨融合，椎弓根固定[3-4]。胸段脊柱畸形的手术适应证包括：①先天性的脊柱弯度大于 40°；②发育中的青少年脊柱严重畸形导致不对称；③骨骼发育成熟后脊柱弯度大于 50°，进一步进展的可能性很大；④胸段脊柱前凸，很容易造成肺功能受损；⑤Scheuermann 脊柱后凸超过 75°；⑥脑性瘫痪患者胸腰段神经肌肉弯曲；⑦脊髓性肌萎缩；⑧脊髓脊膜膨出或预防脊髓灰质炎进一步恶化和疼痛；⑨成年脊柱侧弯患者伴有顽固性疼痛、神经功能障碍、肺功能障碍或有正畸的需求；⑩因外伤或肿瘤所致成年脊柱后凸患者常出现严重前矢状面失衡、神经功能障碍或有恶化风险；⑪既往行脊柱手术患者有进行性关节部位疾病以及脊柱后凸所致顽固性疼痛、神经功能障碍或有恶化风险[1]。

脊柱后凸比脊柱侧弯发生率低，进行性的结构改变损害脊柱前面或前侧面的纵向生长。有人推断脊髓血供也会由此发生异常改变[5]。畸形通常发生在胸椎和腰椎椎体连接的部位。这类患者多伴有其他异常，如半侧面部肢体发育不良、Alagille、Jarcho-Levin、Klippel-Feil、Goldenhar、Joubert 综合征、VACTERL、18 三体染色体异常和糖尿病胚胎病[5]。这类患者术中神经损伤的风险较高，特别是大龄儿童比低龄儿童风险更高，因此术中监测神经功能很重要[5]。

Scheuermann 脊柱后凸常伴有至少 3 个胸椎体超过 5°的前楔入、终板畸形（Schmorl 结节），以及进行性胸椎后凸。出于青春期的青少年比较常见，影像学检查可比较容易检出。手术适应证与其他脊柱手术适应证类似，包括难治性疼痛、神经损害、进行性畸形、心肺损害以及需要矫正的畸形。

胸段脊柱融合术的其他并发症还包括外伤、感染、肿瘤、椎间盘退变性疾病。感染导致脊柱畸形的外科治疗主要是清除脊柱的感染灶[1]。脊柱肿瘤的外科治疗有助于确诊，纠正病理性破坏，治疗顽固性疼痛，切除原发肿瘤，切除孤立性的转移灶或者复发的肿瘤。恶性肿瘤围术期死亡率最高，而感染性手术的并发症发生率最高，住院时间最长[3]。大部分椎间盘突出采用椎间盘切除术（切除椎间盘）和自身植骨或人工笼状结构植入，也可采取单纯椎体次全切（切除椎体）或椎体次全切除合并椎间盘切除术[3]。

手术入路

胸段脊柱手术可采用前入路、后入路或联合入路[1]。每种入路都各有利弊，对于联合入路尚存在争议[6]。

在 20 世纪早期，脊柱前入路最早用于治疗 Pott 病[3]。近来（自 1969 年始），具有便于正畸和减少远端融合特点的前入路手术广泛应用于外伤和肿瘤的治疗[4,7]。脊椎肿瘤切除手术可以明确诊断，纠正病理性骨折，治疗顽固性疼痛，治疗原发肿瘤、单一转移灶或复发肿瘤[1]。前入路非常适用于成人脊柱侧弯矫形手术，也可用于先天性脊柱畸形和脊椎外伤[7]。同时也适用于脊椎炎需要病变椎体切除脊柱重建术的患者[8]。

脊柱节段不同前入路的方式也不同，通常分为三个节段（T1～T5、T6～T9 和 T10～L1）[9]。脊柱上段（T6 以上）前入路需右侧开胸，更高节段（C7～T2）甚至需要切开胸骨[3,7]。T6 以下的前入路需要开胸，中段（T6～T12）通常采用左后侧开胸。

开胸的位置大约高于病变椎体或椎间盘两个节段，脊柱侧弯时，开胸的位置于侧弯的凸面[3]。对于 T11～T12 的手术，胸腰入路通常需要切掉第十肋骨，部分分离后外侧同侧膈肌和病变的椎旁间隙如腰大肌等[3]。胸椎下段或胸腰段（L1～L2）采用左侧入路，减少膈肌的牵拉（避免肝损伤）[7]。

一般来说，脊柱前融合优于脊柱后融合，由于脊柱前融合的融合节段较少，避免曲轴现象，（脊柱后端融合而前端生长导致脊柱前弯及融合物的弯曲变形[10]），并且可以改善轻度脊柱后凸[1,6,11]。脊柱前路手术视野暴露清晰，便于椎管减压，利于改善脊椎骨折后的神经功能预后[1,7]。另外，前入路可以最大限度减少后侧韧带、脊髓和神经根的损伤[3]。前路手术的优势在于出血较少，防止竖脊肌神经支配受损，也适用于没有合适植入物的手术[6]。

前路手术并发症高于后路手术[7]。50%患者并发肺部并发症[3]。常见的原因有肺不张、持续胸膜漏气、出血、感染和开胸后疼痛[8]。另外，前路手术会有意或无意结扎部分血管，导致脊髓缺血或相对缺血，使脊髓在面对其他不良事件的时候变得非常脆弱[4]。最严重的并发症是分离 Adamkiewicz 大动脉导致脊髓缺血，尤其常见于左侧 T9～T12 水平[3]。由于先天血管异常，前根动脉的缺失，常导致脊柱畸形[5]。

前路手术中，胸段任何器官都可能受损，包括乳糜胸，以右侧低位胸段操作风险最大[3]。也有关于延迟的主动脉破裂导致假性动脉瘤[8-9]的报道。需要注意的是，由于恶性肿瘤的死亡率很高，一些专家建议对于神经功能缺失的患者采取保守治疗[3]。

由于大部分前路手术的并发症都源于开胸，因此研发出新的视频辅助胸科手术（video assited thorascopic surgery，VATS）。VATS 已经成功用于胸段和胸腰段脊柱手术。开胸和 VATS 均需要双腔气管插管或支气管阻塞器及侧卧位，通常采用右侧入路[9]。

所有开胸手术都可以使用 VATS，包括脊柱侧凸、Scheuermanns 病、半椎体、曲轴异常、肿瘤切除、继发于骨折的脊髓压缩、继发于脊柱退行性变的神经根受压和脊柱矫形。禁忌证包括不能耐受单肺通气、高气道压、肺气肿、严重的呼吸功能不全及开胸手术史[9]。

VATS 在脊柱矫形和充分暴露 T2～L1 方面可与开胸或后路手术相媲美，但比标准的开胸手术伤口更美观、并发症的发生率低，出血少，感染率低，术野光线好脊髓结构更清晰（特别是硬膜和神经根的发出点），相邻组织、肺组织、肌肉层损伤小，疼痛刺激小。VATS 增加手术时间及在重症监护室的时间，需要髂骨移植，但由于对肺功能影响较小可以缩短总的恢复时间和住院时间[9,11]。

VATS 常见并发症包括胸腔积液、肋间神经痛和同侧气胸[12]。VATS 术中止血很困难，所以尽量保留血管[9]。由于恶性肿瘤死亡率很高，胸腔镜入路更适合这类患者[3]。

目前，后路手术可以达到前路的手术效果。在肿瘤或外伤患者中，可以经关节突入路离断椎体。后路手术需要切除双侧肋骨，到达后角水平。虽然后路手术不破坏胸膜，但是也有损害胸腔内脏器的风险。并且与开胸术相似，亦有减少脊髓前角血供的风险。

与前入路相比，脊柱后路手术保留了胸壁肌肉避免肋间神经损伤，适用于需要做多节段融合的患者[6]。支持者认为后入路并发症发生率低且减少脊柱后凸畸形及对线畸形[1]。

后路手术的第二个优点是可以截骨。截除至少两节椎体可治疗胸椎矢状面畸形。Smith-Peterson 截骨术（Smith-Peterson osteotomy，SPO）最初用于强直性脊柱炎患者的手术治疗，目前也用于矫正其他的后凸畸形。这种方法主要是去除后侧椎体、关节突、棘突和黄韧带。这缩短了脊柱，增加了椎间盘之间的张力。经椎弓根楔形截骨术（pedicle subtraction osteotomies，PSO）是改良术式，楔形切除椎体的前三分之一（包括椎弓根和椎体后部结构的全部切除）。后路全椎体切除术（posterior vertebral column resection，PVCR）切除了全部椎体结构。上述术式均会出现神经并发症。最新文献报道有 3.7% 的患者出现新的神经功能损害。截除椎体数目越多，风险越大。而 PSO 术式的风险达 7%。PVCR 术式会出现全脊髓损伤，并且神经功能损害发生率更高，但是发生率的具体数值尚未明确。有 22% 的患者出现术中神经功能监测的改变[1]。

目前认为这种神经相关并发症可能与牵拉损害脊髓前部血管有关[13]。截骨术中，若神经功能监测出现异常，需要检查椎管内是否残留骨渣、凝胶或骨蜡[4]。若在截骨时出现 IOM 异常，需要减少矫形力度或更改手术计划。

后入路行脊柱侧凸或后凸矫形是否为最佳手术方式尚存争议。后路手术从椎弓根入，选用椎弓根螺钉，从三个最佳方向固定，更有力地纠正冠状面的畸形[14]。尤其适用于脊柱侧弯弧度大于 100°脊柱后凸或矢状面超过 120°的患者[15]。

椎弓根螺钉已成功用于腰骶段脊柱矫形，其矫形的强度大于钩线技术。然而，由于胸段脊柱椎弓根相对较窄小，形状、直径解剖变异大，且更向头部倾斜成角，因此胸段脊柱置入椎弓根螺钉比腰段更困难[16-18]。有作者认为 T4~T8 椎弓根的宽度不适合置入螺钉[19]。然而，随着新技术（如计算机导航）的应用，可成功进行胸椎甚至更困难部位的手术，并能够降低患者的风险。

胸段椎弓根螺钉错位的发生率高于腰椎，可能是由于胸段椎弓根较小，且女性要小于男性[20]。胸椎手术应用椎弓根螺钉的并发症发生率与其他方法比较接近[21]。另

外，正中置入螺钉可能会直接损伤脊髓或者使椎管变得狭窄[17]。这在脊柱侧弯的凹面（尤其是尖端），当脊髓直接与椎弓根的中间壁接触[16,22-25]时更为危险。

椎弓根螺钉可由于侧入不正而刺激或损伤神经根、大血管（如主动脉）、胸膜、脊髓节段动脉以及内脏。由于比较接近神经根，经常应用肌电图来鉴别椎弓根螺钉是否错位。这种方法已经成功地用于腰骶段脊柱手术，而在 T10 以上胸段手术中的报道结果不一[26]。胸段螺钉错位很难被发现，可能是由于胸段缺少强健的肌肉组织（腹直肌和肋间肌）的神经支配[27]。这种情况下，监测骶棘肌[28]和放置腋下电极[22]往往会有效。

螺钉超出 2 mm 并压迫脊髓时会有错位的风险[22]。可以通过类似经颅 MEP 的四个脉冲刺激螺钉定位孔来判断螺钉是否错位[17,20,22]。这是经刺激皮质脊髓束传导，并由腿部肌肉（胫骨前肌、腓肠肌、姆展肌、股四头肌）肌电图反映出来。在放置螺钉前（因为螺钉的材料是钛，其氧化涂层的导电力很弱）；用尖端圆球形的探针刺激定位孔，可以成功进行监测[20]，进而显著降低螺钉错位的发生率[20]。

值得注意的是，胸段椎弓根靠近内侧的螺钉有时可能刺破硬脑膜导致脑脊液外漏和低颅压[29]。IOM 不可逆改变伴有脑脊液外漏可引起神经功能损伤，相关监测有助于外科医生判断是否需要修补漏口[30]。

胸段脊柱手术神经系统并发症

总的来说，胸段脊柱手术的神经系统并发症与患者自身病理生理改变和手术操作有关。脊柱侧弯手术脊髓损伤的发生率在 0.3%~1.4%。脊柱侧弯研究会 2006 年发表的最新数据显示在应用术中神经电生理监

测下，脊髓损伤的发生率为 0.5%[4]。先天性脊柱后凸、多发神经纤维瘤或者骨骼发育不良的患者、不对称神经损伤、术前感觉异常、肠道或膀胱功能障碍或严重的颈背部疼痛的患者，神经系统并发症发生率较高[4]。

手术操作导致神经损伤的可能机制包括直接损伤（勾伤、电烧和螺钉损伤）、硬膜外血肿、矫形时牵拉和挤压脊髓、牵拉血管张力过高导致缺血、低血压导致脊髓缺血、贫血和结扎前动脉等[4]。

最理想的手术状态是尽可能地矫正畸形，尽量减少融合节段。目前骨科器械已经从 Harrington 牵引发展为内固定棒和螺钉[6]，可以做到脊柱多点融合。复杂的脊柱矫形手术日渐增加，手术因多点固定而导致神经损伤的发生率也随之增加[4]。金属器械坚硬，如果力度过大有可能切断骨骼[6]。手术的每个步骤都有可能导致神经损伤，因此实时评估或监测，及时发现神经系统的变化十分重要。椎体次全切和骨折前融合或肿瘤切除会增加神经系统并发症的发生率，直接结扎血管会进一步导致脊髓缺血[3]。另外，收缩或压迫脊髓前部血管也会导致神经功能改变。

除了直接的创伤外，脊髓前部和中央部的缺血也很有可能导致麻痹，因此控制血压也非常重要[31]。通常早期发现可以及时纠正改善血流和灌注压，降低神经系统的损伤。血流减少主要影响脊髓内小血管而对大血管的影响较小。

脊柱手术中大血管的损伤取决于手术部位。例如，颈后入路可能损伤颈内动脉和椎动脉[32]。胸腰段脊柱前路手术可能伤及主动脉、下腔静脉和奇静脉[32]。胸椎椎弓根螺钉可能损伤主动脉造成畸形或导致假性动脉瘤[32]。

胸段脊柱前路手术常规结扎肋间血管，在畸形凸面脊髓中段结扎单侧肋间血管通常是比较安全的[32]。然而，有报道脊柱后凸的患者术后出现脊髓前动脉综合征[32]。另有报道，位于主动脉和十二指肠之间的肠系膜上动脉受压，造成脊柱矫形术后一周，患者出现恶心、呕吐、腹痛和腹胀[32]。此外，前入路腰椎手术可造成髂静脉或髂动脉（少见）撕裂，这在 L4~L5 最为常见[32]。

复杂手术加之患者病理生理情况恶化会增加手术缺血的风险，更应该注重术中血压的管理[33]。尽管一些年轻健康患者可以采用控制性低血压完成简单手术，但老年患者伴神经系统高风险或接受复杂手术时，建议将血压维持在正常的生理状态。例如，平均血压（blood pressure，BP）<55 mmHg 会增加神经系统并发症的发生率[4]。如果需要控制血压以减少术中出血，建议维持平均压在 65~75 mmHg，脊柱矫形后平均压维持 >70 mmHg[4]。对于可能出现缺血的患者（如 IOM 提示可能存在神经损伤），应适当升高血压。另外，前路手术结扎肋间血管后，也可以静脉给予利多卡因（2 mg/kg）来扩张血管，缓解缺血[34]。

最后，如果怀疑脊髓受损，建议术后维持平均动脉压（mean arterial pressure，MAP）>80 mmHg，同时应用甲泼尼龙（尽管是否有效尚存争议）[35]。血压控制应个体化，应根据患者术前的基础血压和血管条件而定。临床评估和电生理监测可以帮助寻找最适宜的血压低限。

胸段脊柱手术的监测

尽管有些地方仍在使用术中唤醒，但目前已经大部分被术中神经电生理监测所取代[36]。神经电生理监测常用运动诱发电位（motor-evoked potential，MEP）和躯体感觉诱发电位（somatosensory-evoked potential，

SSEP）来监测术中变化。SSEP 由 Nash 在 1977 年首次提出，而自从 1995 年通过美国食品和药品管理局（Food and Drug Administration，FDA）认证后，MEP 也被广泛应用[27]。值得注意的是，有报道指出，低血压时 MEP 可出现变化，因此推荐平均压＞80 mmHg 或高于基础血压 20%[4]。

可用于胸段脊柱手术的监测：

1. 术中唤醒可用于术中评估运动功能[38]。但由于术中很多步骤都易造成脊髓损伤，除非明确的某个手术步骤会导致电生理改变，否则很难明确需要唤醒的时间。

2. 清醒时肌阵挛实验，存在选择时机的问题，这与术中唤醒类似。

3. 监测术野神经根支配肌肉的自发肌电图，如前文所述。但肌电图监测在颈段及腰段比胸段更有效。自发肌电图还可预测浅麻醉状态。

4. 皮质感觉诱发电位可用于评估通过术野的脊髓白质通路，同时也能监测上肢、颈部、脑干和皮质。若下肢皮质出现变化，可以观察上肢皮质的反应，以区别是全身反应（如麻醉，低体温）亦或手术部位的问题。

5. 脊髓感觉诱发电位通过放置于手术部位上端或下端硬膜外的电极记录，可用于监测脊髓通路的完整性，特别适用于监测脊髓尤其是颈髓。还可通过硬膜外或棘突旁电极刺激并记录手术区域上下的诱发电位。

6. 运动诱发电位记录复合肌肉动作电位（compound muscle action potential responses，CMAP）可用于评估脊髓白质运动通路。也可作为术中评估低位脊髓灰质的方法（L4～S2 神经根）。与 SSEP 合用，上肢反应可以作为参考。

7. 脊髓运动诱发电位 MEP 也通过硬膜外电极记录，作用与 SSEP 相似，评估脊髓运动功能。脊柱侧弯患者行脊柱扭转术会由于脊髓翻转出现 D 波[39]。

8. H-反射可以与 MEP 合用或作为 MEP 的替代来评价外周神经和脊髓灰质通路。H-反射主要用于监测腰骶神经功能反射（L4～S2 胫后神经）。

9. 脊柱手术很少出现脑缺血，因此术中应用脑电图（处理图或原始图）监测可以反映麻醉情况。

然而，俯卧位脊柱手术行 IOM 监测时并未监测到视力的缺失。术后视力丧失在俯卧位手术中比较罕见，发生率为 0.017%～0.1%，但对患者却是致命性的打击。这可能是由枕叶梗死、视网膜梗死或后部缺血性视神经病变所致。一项病例对照研究揭示了相关的危险因素，包括男性、肥胖、头低位（威尔逊脊柱架）、长时间麻醉状态、出血量大、贫血以及晶体液量等[40-41]，均与静脉淤血和缺血有关。截至目前，已经有了降低这一风险的专家建议，但是全方位闪光诱发视网膜电流图、视觉诱发电位以及眼内压监测等技术均不能有效地进行预防[40-42]（参见第 4 章，"视觉诱发电位"）。

病例一

33 岁女性患者，70 kg，先天性脊柱侧弯，T6～T8 椎体融合手术史，放置了人工笼、侧板和螺钉。术后症状缓解，近 3 年出现慢性疼痛伴有背部运动时的声响。CT 和 MRI 显示病变临近节段（T4～T5 和 T5～T6）与融合部位连接不良（图 34.1）。患者有抑郁病史。第一次脊柱融合手术后出现肺栓塞，考虑栓子来源于左上肢。四肢浅触觉、肌力和感觉正常，手术区域有轻微的触觉敏感。

保守治疗及脊柱关节注射治疗无效后，拟行 T6～T8 探查术、T4～T8 自身植骨及

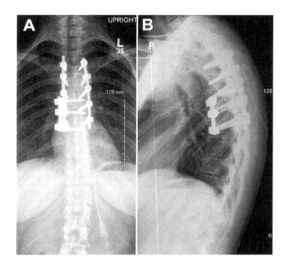

图 34.1　患者术前胸片显示的脊柱植入物

骨形成蛋白融合手术。术前评估无特殊。麻醉选择气管插管全身麻醉（全麻），诱导前给予咪达唑仑（2 mg）镇静，诱导给予丙泊酚（200 mg）、利多卡因（40 mg）、芬太尼（100 μg）、罗库溴铵（50 mg）和万古霉素（1 g）。麻醉维持以丙泊酚 160～170 μg/(kg·min)、舒芬太尼 0.5～0.6 μg/(kg·h) 持续输注，吸入地氟烷（2%～3%），术中不再追加肌松剂。另外术中 5 h 内给予氯胺酮（50 mg）、地塞米松（4 mg）。患者俯卧位，头部位于头固定器正中，手臂放置在托手架上，保持肩部和肘部均弯曲 90°，手臂位置略超过胸部。

除了常规的生理监测，还监测了脑电图和直接动脉压（平均动脉压维持在 75～90 mmHg 之间）。食管温维持在 35.9～37.2℃。术中神经电生理监测应用 SSEP（正中神经和胫后神经），经颅电刺激运动诱发电位记录拇短展肌（abductor pollicis brevis，APB）和踇展肌（abductor hallucis，AH）。从拇短展肌和 T4～T8 肋间肌记录自发肌电图。刺激强度大于 20 mA 时均可引出正常反应。手术进行很顺利，由于椎弓根较窄，螺钉放置有些困难。术中应用 CT 扫描

和计算机辅助导航以增加准确性。去除棘突皮质，放置螺钉后，缝合伤口。术中监测正常，没有明显损伤。然而在缝合伤口的时候发现左上肢皮质躯体感觉诱发电位波幅和左侧拇短展肌记录到的运动诱发电位明显降低。随之调整左上肢体位，升高血压。波形见图 34.2。患者清醒后无神经系统并发症，术后 3 天出院，背部症状改善，术后随访患者症状继续改善。

讨论

导致神经电生理变化的原因可归纳为以下四点：手术因素、麻醉因素、技术因素、组织学/体位和生理学因素。分析此病例，手术因素造成损伤的可能性不大，因为手术部位较低，不会涉及左上肢神经通路。当发现神经电生理改变后，外科医生认为与手术无关。

分析麻醉因素似乎也不是造成本例患者损伤的原因，一般来说，麻醉造成的影响应该是双侧的或是全身的（如影响四肢），但本例患者只是单侧肢体发生变化。另一方面，对麻醉比较敏感的监测（如 MEP），下肢反应比上肢反应更敏感。另外，麻醉药物应该对本身波幅较低的肢体影响更大。

如果左上肢电生理监测反应的消失与局麻药反应有关，那么可以认为是麻醉因素导致。即便是局部神经阻滞（如臂丛神经阻滞或 Bier 阻滞），所用局部麻醉药需要注射到上肢并且影响 SSEP 和 MEP 的神经传导或 MEP 的产生。大部分静脉麻醉药均影响突触递质的转运，唯一可能有影响的药物就是肌松药，但肌松药不会引起 SSEP 的消失。如果注射了局部麻醉药（如利多卡因），而血压袖带过紧使其没有扩散，则可能引起电生理监测的反应下降。

麻醉医师的分析和讨论认为与麻醉因素

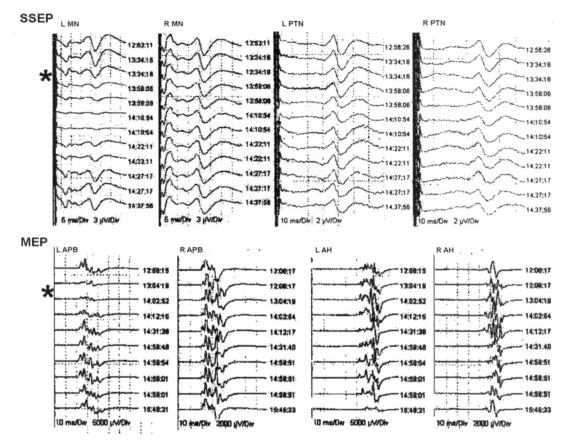

图 34.2 节选术中监测图形。皮质躯体感觉诱发电位记录不同时间点左侧（L）、右侧（R）正中神经（MN）和胫神经（PTN）。下图为运动诱发电位分别记录左侧右侧拇短展肌（APB）和踇展肌（AH）。星号显示左上肢体感和运动诱发电位显著降低

无关。那么是否考虑与技术因素有关呢。监测所用的程序、刺激和记录放大器都正常工作，应该与技术因素无关。可能与解剖和体位因素有关。支配上肢的神经根包括 C8 和 T1（正中神经 C6～T1，APB C8～T1），患者有颈髓髓核肿胀，从这个角度考虑认为可能存在颈部体位不当。但是并没有证据证明最初的体位不当或颈部体位发生过改变。因此最可能的原因是上臂受压或体位造成臂丛神经受压。检查后发现上臂体位没有因为外科医生或放射仪器而变动。

前臂有肿胀，可能为同侧静脉输液渗漏所致，与动脉穿刺血肿无关。患肢手指监测脉搏血氧饱和度显示波形不佳。回过头来分析，麻醉医生又注意到患侧桡动脉置管的一些问题。SSEP 和 MEP 刺激和记录电极显示正中神经明显水肿。另外，可能由于上臂肿胀导致血压袖带略紧。

上臂的肿胀可通过机械或生理的作用导致电生理信号丢失。肿胀可能使 SSEP 记录针远离正中神经，降低刺激的有效性，手部局部缺血影响 MEP 的记录结果。上臂张力高加重筋膜室综合征导致神经肌肉缺血，影响 SSEP 和 MEP 监测。另外，血压袖带的压力加重缺血。输入未加温的液体也是可能的原因之一。其他的生理因素，如相对的低血压、低碳酸血症、低体温与本例神经电生理监测信号降低无关。一方面麻醉过程中并

未发现这些生理指标的异常，另一方面，本案例患者只有一侧肢体受累。

监测到变化后，改善患者体位以降低臂丛神经和肘部的损伤。将平均动脉压升高 10 mmHg，无创血压袖带换到另一只手臂，停止患肢静脉点滴。加热垫用于患肢保温及促进渗漏液体吸收。避免上肢抬高，否则有可能加重臂丛神经损伤。通过动脉波形和脉搏血氧观察患肢脉搏，确保筋膜室综合征不会进一步恶化。经过一系列处理，诱发电位逐渐恢复，手术最终顺利完成。所幸上臂诱发电位信号的降低并没有影响到手术操作的监测。术后上臂的肿胀明显改善，没有神经功能损伤。

病例二

35 岁女性患者，外伤后感染致 T7、T8 椎体融合，严重后凸达 137°。多年来未行手术治疗，物理治疗、药物治疗以及其他治疗方法并未获得缓解。后凸畸形发展到已不能持续直视前方。经过内分泌以及麻醉科的全面术前评估，拟行 T7 后入路 PVCR 和 T2～L2 内固定术（图 34.3）。

全麻诱导应用丙泊酚，维持采用全凭静脉麻醉。全程不用吸入麻醉药。术中持续输注丙泊酚、舒芬太尼、氯胺酮和利多卡因。患者俯卧位，头部位于头固定器正中，手臂放置在托手架上，保持肩部和肘部均弯曲 90°，手臂位置略超过胸部。

除了常规的生理监测，还监测了脑电图和直接动脉压。术中间断应用血管活性药维持平均动脉压在 85～110 mmHg 之间。食管温维持在 35.9～37.2℃。术中神经电生理监测应用 SSEP（正中神经和胫后神经），经颅电刺激运动诱发电位记录 APB、胫前肌（tibialis anterior，TA）和 AH。从双侧腹

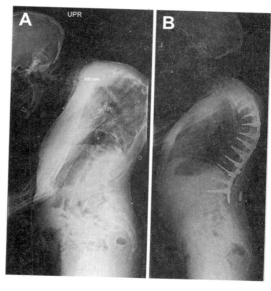

图 34.3　病例二的侧位平片，显示术前（a）和术后（b）的胸椎畸形程度

直肌和髂腰肌记录自发肌电图。

手术过程顺利。但值得注意的是，在暴露术野过程中，左下肢皮质 SSEP 波幅减弱，较基础值下降超过 50%（图 34.4），而 MEP 没有变化（图 34.5）。其余肢体的皮质信号亦无变化。另外，左下肢皮质下 SSEP 信号也与基础值一致，因此并未告知术者上述变化。而接下来的手术过程中左下肢 SSEP 信号在 50% 基础值上下波动。

由于椎弓根较窄，螺钉放置有些困难。术中应用 CT 扫描和计算机辅助导航以增加准确性。术中没有发现 IOM 异常。之后去除棘突皮质，行截骨术（Smith-Peterson osteotomy，SPO）。这一过程出现急性出血和贫血并输注了 2U 的浓缩红细胞。上肢波幅下降，但尚未达到预警值（降低超过 50%）。此时，外科医生要求给予 10 mg 地塞米松。波幅下降缓解，未出现急性下肢波幅改变和 MEP 消失。最终完成部分器械植入和畸形矫正。截骨和脊柱矫形过程中，监测 MEP 以避免血管损害。这一手术过程中亦无 IOM

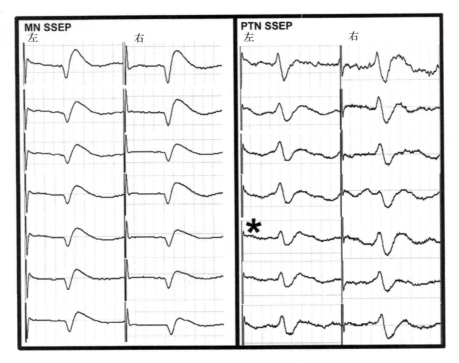

图 34.4 病例二，多个时间点的左侧、右侧正中神经（MN）和胫后神经（PTN）的皮质 SSEP 监测记录。星号代表左上肢 SSEP 和 MEP 消失

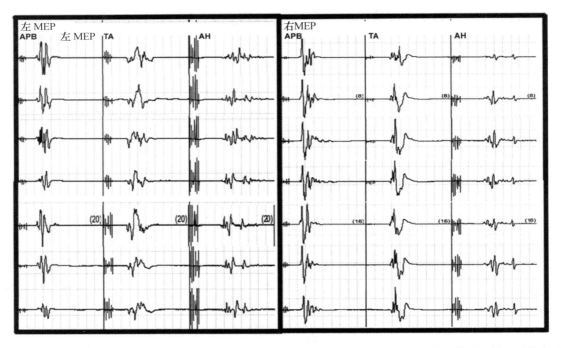

图 34.5 病例二，左右侧 APB、TA 和 AH 的 MEP 监测记录。最上面的监测图形为基线图，最下面的为手术结束时的图形

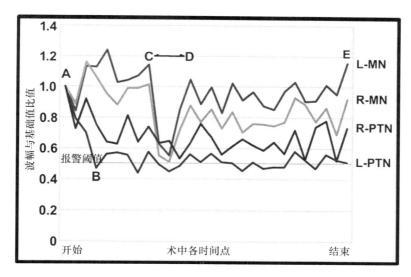

图 34.6　左侧（L）、右侧（R）正中神经（MN）和胫后神经（PTN）的皮质 SSEP 波幅图。图中描记的为开始（A）至结束（E）的波幅值与基础值的比值。在 B 时间点左侧 PTN 的波幅值低于 50％ 的报警阈值。截骨术（时间点 C 到 D）中左右侧 MN 的波幅均下降但未达到 50％ 的报警阈值

异常。之后迅速缝合切口。术后未有新发神经功能损害。

讨论

　　通过波形图可以很清楚地观察术中 SSEP 波幅的改变（图 34.6）。从图中可以看到，上肢正中神经 SSEP（MN）的波幅较基础值增高，可能是由于测量基础值时残余诱导麻醉药的影响。"基线漂移"降低了监测的敏感性，若 SPO 术中出现急性失血，而 MN 波幅可能尚未达到报警阈值。因此，监测应考虑到诸如截骨术（时间点 C 到 D）等操作中可能会出现的紧急事件。例如，手术开始前拍 X 线时重新设置较高的基线值，波幅会低于 50％ 的报警阈值［例如，波幅会将至新设基线值的 45％～44％（左，右）］。所幸术中通过纠正贫血和补充低血容量避免了波幅的降低。术中应监测 MEP，因为其对脊髓缺血更为敏感，能够更好地指导输血并进行围术期管理。

　　与上肢不同，下肢在记录基础值后出现波幅下降。目前原因仍不明确，但可能与下肢温度降低有关。食管温度降低 1.4℃，潜伏期延长 6％～7％，这与体温下降，导致腿部信号传导速度降低有关。若在手术开始前拍 X 线时重新设置 PTN 基础波幅值［初始值的 47％～74％（左，右）］，则随后的波幅不会下降到新设基线值的 70％ 以下。本例中波幅持续缓慢下降排除了手术原因，并且 MEP 也未出现异常，术者可以安心进行手术。

　　这种基线漂移的现象在之前的病例中也出现过。术语"麻醉消退"用于术中增加 MEP 的刺激电压[43]。本例术中既有波幅的降低又有波幅的增高。如上述，麻醉相关因素与波幅增高有关，而与下肢 SSEP 波幅降低无关，因为麻醉的影响应该是全身性的。因此，"麻醉消退"应更好地被诠释为"基线漂移"，因为原因是多方面的。记录基线漂移以便重置预警值并注意急性波幅下降，这提高了监测的精准度。

总结

脊柱畸形矫正术常规进行神经电生理监测。最早在脊柱侧弯矫正术中发现其可以改善预后。脊柱侧弯研究协会（Scoliosis Research Society，SRS）和欧洲脊柱畸形协会（European Spinal Deformities Society）观察了173名手术医生的51 263例脊柱畸形（脊柱侧弯、后凸、骨折和脊椎前移）矫正术，发现术中监测可以降低肌无力的发生率[44]。术中行SSEP监测的总体神经功能损害的发生率为0.55%（1/182例），远低于以往无监测时的0.7%~4.0%。SRS于1992年发表了一篇重要文章，认为"对于脊柱手术患者，神经功能监测能够早期发现并发症并且可以预防术后功能障碍"[44]。随后英国的一篇文章也认为"脊柱手术发生神经功能损害的危险很大，术中应常规进行神经功能监测"[45]。据此，脊柱手术实现了真正意义上的常规监测[46]。

最近，美国神经病学协会联合美国临床神经生理学会发布了一篇循证指南，对脊柱术中SSEP和MEP监测进行了更新[47-48]。IOM改变可以明显降低下肢轻瘫、截瘫和四肢瘫痪的发生率，此证据等级为1级和2级。所有出现新发神经改变的患者术中均有IOM的变化。很多研究证实了这一发现，而且在脊柱侧弯术中IOM也经济有效[44,46,49-60]。

实时持续的IOM，如MEP和SSEP，对于保护和降低手术直接或间接神经损伤有重要意义。现在的脊柱手术越来越复杂，手术体位不当，手术时间过长，都会增加患者神经功能的损伤。轻者可能造成外周神经损伤，重者则有可能造成脊髓完全损伤。选择适合的术中监测模式有助于早期发现、预防和纠正这些并发症。

参考文献

1. Abraham DJ, Herkowitz HN, Katz JN. Indications for thoracic and lumbar spine fusion and trends in use. Orthop Clin North Am. 1998;29(4):803.
2. Miller NH. Cause and natural history of adolescent idiopathic scoliosis. Orthop Clin North Am. 1999;30(3):343–52.
3. Pettiford BL, Schuchert MJ, Jeyabalan G, Landreneau JR, Kilic A, Landreneau JP, et al. Technical challenges and utility of anterior exposure for thoracic spine pathology. Ann Thorax Surg. 2008;86(6):1762–8.
4. Pahys JM, Guille JT, D'Andrea LP, Samdani AF, Beck J, Betz RR. Neurologic injury in the surgical treatment of idiopathic scoliosis: guidelines for assessment and management. J Am Acad Orthop Surg. 2009;17(7):426–34.
5. Noordeen MHH, Garrido E, Tucker SK, Elsebaie HB. The surgical treatment of congenital kyphosis. Spine. 2009;34(17):1808–14.
6. Cheng JS, Lebow RL, Schmidt MH, Spooner J. Rod derotation techniques for thoracolumbar spinal deformity. Neurosurgery. 2008;63(3 Suppl):149–56.
7. Nadir A, Sahin E, Ozum U, Karadag O, Tezeren G, Kaptanoglu M. Thoracotomy in spine surgery. Thorac Cardiovasc Surg. 2008;56(8):482–4.
8. Borm W, Hubner F, Haffke T, Richter HP, Kast E, Rath SA. Approach-related complications of transthoracic spinal reconstruction procedures. Zentralbl Neurochir. 2004;65(1):1–6.
9. Longo UG, Papapietro N, Maffulli N, Denaro V. Thoracoscopy for minimally invasive thoracic spine surgery. Orthop Clin North Am. 2009;40(4):459–64.
10. Dubousset J, Herring JA, Shufflebarger H. The crankshaft phenomenon. J Pediatr Orthop. 1989;9(5):541–50.
11. Reddi V, Clarke Jr DV, Arlet V. Anterior thoracoscopic instrumentation in adolescent idiopathic scoliosis: a systematic review. Spine. 2008;33(18):1986–94.
12. Garcia P, Pizanis A, Massmann A, Reischmann B, Burkhardt M, Tosounidis G, et al. Bilateral pneumothoraces, pneumomediastinum, pneumoperitoneum, pneumoretroperitoneum, and subcutaneous emphysema after thoracoscopic anterior fracture stabilization. Spine. 2009;34(10):E371–5.
13. La Marca F, Brumblay H. Smith-Petersen osteotomy in thoracolumbar deformity surgery. Neurosurgery. 2008;63(3 Suppl):163–70.
14. Lonner BS, Auerbach JD, Boachie-Adjei O, Shah SA, Hosogane N, Newton PO. Treatment of thoracic scoliosis: are monoaxial thoracic pedicle screws the best form of fixation for correction? Spine. 2009;34(8):845–51.
15. Bridwell KH, Anderson PA, Boden SD, Vaccaro AR, Wang JC. What's new in spine surgery. J Bone Joint Surg Am. 2008;90(7):1609–19.
16. Isley MR, Zhang XF, Balzer JR, Leppanen RE. Current trends in pedicle screw stimulation techniques: lumbosacral, thoracic, and cervical levels. Neurodiagn J. 2012;52(2):100–75.
17. Calancie B, Donohue ML, Harris CB, Canute GW,

Singla A, Wilcoxen KG, et al. Neuromonitoring with pulse-train stimulation for implantation of thoracic pedicle screws: a blinded and randomized clinical study. Part 1. Methods and alarm criteria. J Neurosurg Spine. 2014;20(6):675–91.

18. Danesh-Clough T, Taylor P, Hodgson B, Walton M. The use of evoked EMG in detecting misplaced thoracolumbar pedicle screws. Spine. 2001;26(12):1313–6.

19. Cinotti G, Gumina S, Ripani M, Postacchini F. Pedicle instrumentation in the thoracic spine. A morphometric and cadaveric study for placement of screws. Spine. 1999;24(2):114–9.

20. *Donohue ML, Murtagh-Schaffer C, Basta J, Moquin RR, Bashir A, Calancie B. Pulse-train stimulation for detecting medial malpositioning of thoracic pedicle screws. Spine. 2008;33(12):E378–85.

21. Li G, Lv G, Passias P, Kozanek M, Metkar US, Liu Z, et al. Complications associated with thoracic pedicle screws in spinal deformity. Eur Spine J. 2010;19(9):1576–84.

22. Hicks JM, Singla A, Shen FH, Arlet V. Complications of pedicle screw fixation in scoliosis surgery: a systematic review. Spine (Phila Pa 1976). 2010;35(11):E465–70.

23. Calancie B, Donohue ML, Moquin RR. Neuromonitoring with pulse-train stimulation for implantation of thoracic pedicle screws: a blinded and randomized clinical study. Part 2. The role of feedback. J Neurosurg Spine. 2014;20(6):692–704.

24. Sarlak AY, Buluc L, Sarisoy HT, Memisoglu K, Tosun B. Placement of pedicle screws in thoracic idiopathic scoliosis: a magnetic resonance imaging analysis of screw placement relative to structures at risk. Eur Spine J. 2008;17(5):657–62.

25. de Blas G, Barrios C, Regidor I, Montes E, Burgos J, Piza-Vallespir G, et al. Safe pedicle screw placement in thoracic scoliotic curves using t-EMG: stimulation threshold variability at concavity and convexity in apex segments. Spine (Phila Pa 1976). 2012;37(6):E387–95.

26. Samdani AF, Tantorski M, Cahill PJ, Ranade A, Koch S, Clements DH, et al. Triggered electromyography for placement of thoracic pedicle screws: is it reliable? Eur Spine J. 2011;20(6):869–74.

27. Toleikis JR. Neurophysiological monitoring during pedicle screw placement. In: Deletis V, Shils JL, editors. Neurophysiology in neurosurgery. New York: Academic; 2002. p. 231–64.

28. Silverstein JW, Mermelstein LE. Utilization of paraspinal muscles for triggered EMG during thoracic pedicle screw placement. Am J Electroneurodiagnostic Technol. 2010;50(1):37–49.

29. Albayram S, Ulu MO, Hanimoglu H, Kaynar MY, Hanci M. Intracranial hypotension following scoliosis surgery: dural penetration of a thoracic pedicle screw. Eur Spine J. 2008;17 Suppl 2:S347–50.

30. Feng B, Shen J, Zhang J, Zhou X, Liang J, Qui G. How to deal with cerebrospinal fluid leak during pedicle screw fixation in spinal deformities surgery with Intraoperative neuromonitoring change. Spine. 2012;39(1):E20–5.

31. Vitale MG, Moore DW, Matsumoto H, Emerson RG, Booker WA, Gomez JA, et al. Risk factors for spinal cord injury during surgery for spinal deformity. J Bone Joint Surg Am. 2010;92(1):64–71.

32. Inamasu J, Guiot BH. Vascular injury and complication in neurosurgical spine surgery. Acta Neurochir (Wien). 2006;148(4):375–87.

33. Drummond JC. The lower limit of autoregulation: time to revise our thinking? Anesthesiology. 1997;86(6):1431–3.

34. Klemme WR, Burkhalter W, Polly Jr DW, Dahl LF, Davis DA. Reversible ischemic myelopathy during scoliosis surgery: a possible role for intravenous lidocaine. J Pediatr Orthop. 1999;19(6):763–5.

35. Bracken MB, Shepard MJ, Holford TR, Leo-Summers L, Aldrich EF, Fazl M, et al. Administration of methylprednisolone for 24 or 48 hours or tirilazad mesylate for 48 hours in the treatment of acute spinal cord injury. Results of the Third National Acute Spinal Cord Injury Randomized Controlled Trial. National Acute Spinal Cord Injury Study. JAMA. 1997;277(20):1597–604.

36. Schwartz DM, Auerbach JD, Dormans JP, Flynn J, Drummond DS, Bowe JA, et al. Neurophysiological detection of impending spinal cord injury during scoliosis surgery. J Bone Joint Surg Am. 2007;89(11):2440–9.

37. Nash Jr CL, Lorig RA, Schatzinger LA, Brown RH. Spinal cord monitoring during operative treatment of the spine. Clin Orthop. 1977;126:100–5.

38. Vauzelle C, Stagnara P, Jouvinroux P. Functional monitoring of spinal cord activity during spinal surgery. Clin Orthop. 1973;93:173–8.

39. Ulkatan S, Neuwirth M, Bitan F, Minardi C, Kokoszka A, Deletis V. Monitoring of scoliosis surgery with epidurally recorded motor evoked potentials (D wave) revealed false results. Clin Neurophysiol. 2006;117(9):2093–101.

40. Postoperative Visual Loss Study Group. Risk factors associated with ischemic optic neuropathy after spinal fusion surgery. Anesthesiology. 2012;116(1):15–24.

41. *Lee LA. Perioperative visual loss and anesthetic management. Curr Opin Anaesthesiol. 2013;26(3):375–81.

42. Nickels TJ, Manlapaz MR, Farag E. Perioperative visual loss after spine surgery. World J Orthop. 2014;5(2):100–6.

43. Lyon R, Feiner J, Lieberman JA. Progressive suppression of motor evoked potentials during general anesthesia: the phenomenon of "anesthetic fade". J Neurosurg Anesthesiol. 2005;17(1):13–9.

44. Nuwer MR, Dawson EG, Carlson LG, Kanim LE, Sherman JE. Somatosensory evoked potential spinal cord monitoring reduces neurologic deficits after scoliosis surgery: results of a large multicenter survey. Electroencephalogr Clin Neurophysiol. 1995;96(1):6–11.

45. Loughman BA, Fennelly ME, Henley M, Hall GM. The effects of differing concentrations of bupivacaine on the epidural somatosensory evoked potential after posterior tibial nerve stimulation. Anesth Analg. 1995;81(1):147–51.

46. Anonymous. Scoliosis Research Society: position

statement on somatosensory evoked potential monitoring of neurologic spinal cord function during surgery. Park Ridge, IL; 1992.

47. Nuwer MR, Emerson RG, Galloway G, Legatt AD, Lopez J, Minahan R, et al. Evidence-based guideline update: intraoperative spinal monitoring with somatosensory and transcranial electrical motor evoked potentials˚. J Clin Neurophysiol. 2012;29(1):101–8.

48. Nuwer MR, Emerson RG, Galloway G, Legatt AD, Lopez J, Minahan R, et al. Evidence-based guideline update: intraoperative spinal monitoring with somatosensory and transcranial electrical motor evoked potentials: report of the Therapeutics and Technology Assessment Subcommittee of the American Academy of Neurology and the American Clinical Neurophysiology Society. Neurology. 2012;78(8):585–9.

49. Wilber RG, Thompson GH, Shaffer JW, Brown RH, Nash Jr CL. Postoperative neurological deficits in segmental spinal instrumentation. A study using spinal cord monitoring. J Bone Joint Surg Am. 1984;66(8):1178–87.

50. Ben-David B. Spinal cord monitoring. Orthop Clin North Am. 1988;19(2):427–48.

51. Owen JH. The application of intraoperative monitoring during surgery for spinal deformity. Spine (Phila Pa 1976). 1999;24(24):2649–62.

52. Schwartz DM, Sestokas AK, Hilibrand AS, Vaccaro AR, Bose B, Li M, et al. Neurophysiological identification of position-induced neurologic injury during anterior cervical spine surgery. J Clin Monit Comput. 2006;20(6):437–44.

53. Padberg AM, Thuet ED. Intraoperative electrophysiologic monitoring: considerations for complex spinal surgery. Neurosurg Clin N Am. 2006;17(3):205–26.

54. Slimp JC, Slimp JC. Electrophysiologic intraoperative monitoring for spine procedures. Phys Med Rehabil Clin N Am. 2004;15(1):85–105.

55. Pajewski TN, Arlet V, Phillips LH, Pajewski TN, Arlet V, Phillips LH. Current approach on spinal cord monitoring: the point of view of the neurologist, the anesthesiologist and the spine surgeon. Eur Spine J. 2007;16 Suppl 2:S115–29.

56. Padberg AM, Bridwell KH. Spinal cord monitoring: current state of the art. Orthop Clin North Am. 1999;30(3):407–33.

57. Meyer Jr PR, Cotler HB, Gireesan GT. Operative neurological complications resulting from thoracic and lumbar spine internal fixation. Clin Orthop Relat Res. 1988;237:125–31.

58. MacDonald DB, Al Zayed Z, Khoudeir I, Stigsby B. Monitoring scoliosis surgery with combined multiple pulse transcranial electric motor and cortical somatosensory-evoked potentials from the lower and upper extremities. Spine (Phila Pa 1976). 2003;28(2):194–203.

59. Owen J. Cost efficacy of intraoperative monitoring. Semin Spine Surg. 1997;9(4):348–52.

60. Nuwer MR. Spinal cord monitoring with somatosensory techniques. J Clin Neurophysiol. 1998;15(3):183–93.

问题

1. 关于胸部脊柱手术皮质 SSEP 的监测
   A. 若已监测 MEP 则不需要再行皮质 SSEP 监测
   B. 可能损伤臂丛时需要监测
   C. 较 H 反射能更好地反映运动损伤
   D. 可以监测脊髓前动脉缺血
   E. 可以监测直肠或膀胱功能损害

2. 脊柱矫正手术应用硬膜外电极进行 MEP 监测
   A. 可能出现假阳性
   B. 可发现单侧脊髓损伤
   C. 若已监测 SSEP 则不需要再监测 MEP
   D. I 波可评估皮质脊髓纤维的数量
   E. 因为需要肌松所以没有用

3. 前路胸椎手术的并发症包括
   A. 膈受损
   B. 肺部并发症
   C. 节段神经根动脉闭塞
   D. 主动脉受损
   E. 以上都是

4. Peterson-Smith 截骨术去除了
   A. 后柱
   B. 关节突和棘突
   C. 脊椎喙部薄板下方
   D. 黄韧带
   E. 以上都是

5. 下述哪项不是脊柱矫正手术中运动损伤的主要机制
   A. 器械直接损伤
   B. 控制性低血压
   C. 硬膜外血肿
   D. 硬膜撕裂
   E. 脊髓后动脉结扎

6. 下述哪项不是应用胸椎椎弓根螺钉的并发症
   A. 直接脊髓损伤

B. 神经根受损

C. 主动脉损伤

D. 胸膜损伤

E. 椎动脉受损

7. 下述哪项不能降低术后失明风险

　A. 容量复苏应用胶体液而不仅仅是晶体液

　B. 保持头低位保证眼部血流灌注

　C. 避免低血压

　D. 避免重度贫血

E. 应用除 Wilson 以外的手术台

答案

1. B

2. A

3. E

4. E

5. E

6. E

7. B

35 腰骶椎手术神经生理监测

Deborah A. Rusy，Corey Amlong，Aimee Becker

（范议方 译 张炜 校）

学习要点

- 多模式监测（SSEP＋TcMEP＋EMG）可为外科医生提供关于神经系统功能状态的最佳信息，并提高了敏感性和特异性。
- 诸多研究证实，腰椎椎弓根螺钉置入时应用 EMG 监测可有效预防神经根和神经损害。
- 触发 EMG 可有效判定腰椎椎弓根螺钉置入位置是否正确，但在其他部位（胸椎，颈椎）则可能有用。
- 单独的 SSEP 可能检测不到所有的医源性神经根损害，在腰骶段的手术中尤其如此。SSEP 联合同一水平的 EMG 监测可以有效检测并预防神经损害。
- 神经监测在腰椎间盘切除术中的优势尚不明确。

腰椎疾病是 45 岁以下劳动能力丧失患者最常见的病因，每年直接或间接的花费多达数十亿美元[1]。年均有 50 多万例腰骶椎手术治疗这类疾病，手术指征包括脊柱侧凸、椎管狭窄、椎间盘退行性病变、椎间盘髓核突出、椎关节强直、脊椎前突、椎骨脱位、马尾综合征、脊髓肿瘤、脊髓栓系综合征和外伤性腰骶椎骨折。手术方法有椎板减压术、椎间孔切开术、前入路脊椎融合术、后外侧腰椎融合术、后入路腰椎椎体融合术（posterior lumbar interbody fusion，PLIF）、椎间孔入路腰椎椎体融合（transforaminal lumbar interbody fusion，TLIF）、前入路腰椎椎体融合术（anterior lumbar interbody fusion，ALIF）、远外侧腰椎椎体融合术（extreme lateral interbody fusion，ELIF）、腰椎间盘摘除术或微切除术、腰椎椎体切除术、脊髓栓系松解、神经根切断术和腰椎置换术。

为了选择最合适的术中电生理监测方法，进而评估手术相关的脊髓和神经损伤，需要对腰骶椎和脊髓的解剖、患者疾病和手术方法有充分了解。腰骶椎由 5 节腰椎和 5 节骶椎组成。它们紧密排列并由椎间盘、后关节突、棘上韧带、棘间韧带、黄韧带、后纵韧带和前纵韧带固定在一起。5 个骶椎融合成骶骨。正常成人的脊髓终止于脊髓圆锥，相当于 L1～L2 水平。终丝是软脊膜的延伸，从脊髓圆锥下降至尾骨。马尾由腰骶椎的神经束组成，这些神经束从脊髓圆锥分出，走行于椎管内，并从相应的椎间孔穿出。

神经功能障碍是脊椎术后最严重的治疗相关并发症。对腰骶椎手术而言，L1～L2 水平以下只有神经根，因此保护神经功能是最首要的任务。但是对于合并脊髓栓系综合征或其他脊髓畸形的患者，在 L1～L2 水平以下仍有可能损伤脊髓。

　　神经电生理监测的目的是在术中操作累及神经时，及时发现并提醒术者，以免造成永久性的神经损伤。腰骶椎术中电生理监测通常用来保护神经、及时反馈操作相关的神经损伤信息和提示出现神经功能障碍的可能性。监测的类型包括 SSEP、Tc-MEP 或直接脊髓刺激（direct spinal cord recordings；D 波），诱发或自发 EMG，触发或刺激神经根或椎弓根的 EMG 和记录相应肌束的 CMAP。本书中有相关章节详细介绍了以上监测项目。SSEP 是脊柱外科手术中最常用的术中电生理监测，但是并不能监测到所有的神经功能损伤[2-4]，尤其是涉及腰骶椎水平的手术。因此 EMG 和 MEP 的应用越来越广泛。一些研究表明对于腰骶椎手术，联合应用 SSEP 和 EMG 对于保护神经组织功能是最合适的[4-5]。对于脊髓延伸至 L1～L2 以下的患者，MEP 也有助于监测脊髓缺血。

椎板减压术（有或无融合和固定术）

　　椎板减压术指切除椎板为神经组织减压。术者切除椎板，伴/不伴椎板融合或者间盘切除。对于脊椎不稳定的部分，会用金属器材如固定杆、板或螺丝固定，后路椎体融合术还会用到钢丝。钻骨或探查，固定器置入或减压和分离时，均会直接损伤脊髓或神经根。术中联合使用 SSEP 和 EMG、MEP 可以及时发现神经损伤，实时监测还可以提醒术者改变术式以免造成永久性神经损伤。

　　行椎板退行性变内固定术的患者，目前的文献尚未证明电生理监测可以改善预后[2-3]。但是目前一些研究已经表明在腰骶椎术中行多模式电生理监测（multimodal intraoperative neurophysiology monitoring，MIOM）是有效的[4-6]。Sutter 等对 409 例腰椎管狭窄拟行椎板减压术的患者进行了前瞻性研究[5]。409 例患者都进行了 MIOM 监测，包括皮质和脊髓的 SSEP、MEP 和持续的 EMG。其中 390 例患者 MIOM 没有改变，只有 2 例患者有假阴性结果。388 例患者是真阴性结果，只有一例是假阳性结果。18 例患者有真阳性 MIOM 改变，预示可能会出现术后的神经功能障碍。在 20 例术后障碍的患者中，18 例患者恢复了功能（12 例完全康复，6 例部分恢复）。MIOM 对于这类手术预测术后神经功能障碍的敏感性为 90％，特异性为 99.7％。作者推测，这些有轻微并发症的患者如果果术中没有电生理监测对术者的警示，后果可能会更严重。

　　Gunnarsson 等[4]对 213 例胸腰部手术的患者做了一项回顾性研究，术中同时应用 SSEP 和持续性 EMG 监测，主要分析两种方法对于测定术后新的运动功能障碍的特异性和敏感性。研究结果显示 SSEP 的敏感度是 28.6％，特异性是 94.7％，而 EMG 的相应数值分别是 100％和 23.7％。他们得出结论，联合应用两种监测对于预测潜在的神经损伤是最有效的。

　　Voulgaris 等[6]提出 MEP 对于预测术后也有价值。在一项 23 例腰椎管狭窄行腰椎板减压术的研究中，17/25 例 MEP 波幅升高大于 50％，6/17 例有轻微的增高或没变化。在随访中发现 17 例 MEP 波幅增高 50％以上的患者，其视觉模拟疼痛评分大大下降。

　　Cole 等[7]搜集了 2006 年至 2010 年期间 85 000 例的患者，进行回顾性倾向分值匹配分析。对比了行择期单一节段脊椎手术［前入路颈椎间盘融合术（anterior cervical disk fusion，ACDF）、腰椎融合术、腰椎椎板切除术和腰椎间盘摘除术〕术中有无 IOM（intraoperative neuromonitoring）所致的神经功能损害发生率和医疗费用的差别。该研究发现在所有应用 IOM 的手术中，仅腰椎椎板切除术的神经并发症明显减少（0.0% *vs.* 1.18%，$P = 0.002$）。在 ACDF、腰椎融合术和腰椎间盘摘除术中无显著差异。应用 IOM 的患者总体花费明显增多，ACDF、腰椎融合术、腰椎椎板切除术和腰椎间盘摘除术分别增加了 16.24%、7.84%、24.33% 和 22.54%。

椎弓根螺钉通常用于关节的固定。先在椎弓根的壁上打孔，然后把螺丝置入。如果打孔时出现椎弓根壁上意外的破口，就会暴露毗邻的神经根，可能会在随后的螺丝置入过程中刺激到或是损伤神经根。Gundanna 等[8]提到在腰椎手术中单独应用 SSEP 并非总能监测到椎弓根螺钉位置的错位，这样就会导致术后的神经根病[8]。

用单极电极刺激椎弓根孔处或是椎弓板螺钉，如果通过的电流可以引出相应肢体肌肉的 EMG 或是 CMAP 反应，则提示术者避免损伤该椎弓根壁破口处毗邻的神经根（图 35.1）。

很多研究证实了椎弓根螺钉置入过程中 EMG 监测可以保护神经根和神经组织[10-12]。

Bindal 等[13]在 TLIF 中刺激椎弓根入路的钉子而触发了 EMG。他们的发现纠正了 76.2% 手术中椎弓根螺钉置入位置，这样更安全。

Raynor 等[14]报道在 1078 例行椎弓根螺钉置入椎板手术的患者中用触发 EMG（triggered electromyogenic stimulation，TrgEMG）监测。应用持续电流刺激每一个螺钉，以获得下肢肌束的 CMAP 反应。得出结论，随着 EMG 阈值的降低，通过椎弓根螺钉测定内侧壁突破口的可能性也增加了。TrgEMG 的阈值超过 8 mA，内侧壁破口的可能性是 0.31%。TrgEMG 的阈值在 4～8 mA 时可能性为 17.4%，TrgEMG 的阈值低于 4 mA 时为 54.2%。TrgEMG 数值为 2.8 mA 时，特异性为 100%，敏感性仅为 8.4%。TrgEMG 在螺钉置入时有着很大的作用，但是仍需进行其他的一些监测。

大量研究表明，刺激阈值小于 4～6 mA 时获得来自于腰椎神经根所支配肌肉的诱发 CMAP，暗示存在椎弓根壁破口[15-17]。Parker 等[14]发现应用刺激阈值为 5 mA 的 TrgEMG，其特异性很高，而敏感性较低。增大刺激提高了敏感性却极大降低了特异性。尽管如此，如果只刺激多轴型螺钉松动的顶部，则可能出现假阴性结果。Anderson

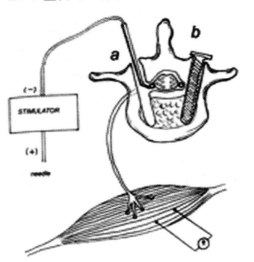

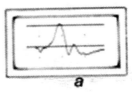

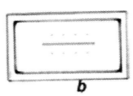

图 35.1 刺激触发 EMG 以检查椎弓根壁破口。通过低电流刺激 a 孔处激活毗邻的神经根，诱发 CMAP 反应，提示椎弓根壁有破口。在 b 口处刺激螺钉，由于电流通过骨头的皮质层而显示出高阻抗，不能引起 CMAP 反应，提示螺钉位置正确

等强调了刺激螺钉的六边形接口或是直接刺激螺钉轴部的重要性，以避免发生假阴性结果[17]。

Glassman 等[19] 提出在术后 CT 时需要用超过 15 mA 的刺激腰椎椎弓根螺钉才能获得一个 CMAP，对于确定螺钉在椎弓根的正确位置的精确性是 98%。

腰椎椎体融合术

腰椎椎体融合术是治疗椎间盘源性疼痛（继发于腰椎间盘退行性变、椎间盘突出或椎间盘发炎）和脊椎不稳的常用方法。这个手术有不同的式型，包括后入路腰椎椎体融合术（PLIF）、椎间孔入路腰椎椎体融合术（TLIF）、前入路腰椎椎体融合术（ALIF）和远外侧腰椎椎体融合术（ELIF）。

后入路腰椎椎体融合术（PLIF）

这个式型采用的是中线后切口，分离和拉开棘肌，移除脊椎椎板和位于神经根正上的一小部分关节面。移除受影响的椎间盘，进行骨移植、同种骨移植或是盒装的生化隔板置入椎间盘的空间，以促使相邻椎体的融合。脊椎随后会用额外的器材（如棒、螺钉、线）加以固定。Bose 等[20] 对 61 例 PLIF 术中行持续性 EMG 和触发的 CMAP 反应监测的患者进行了回顾性分析。21% 的患者存在持续的神经张力，或是在低于 7 mA 的电流刺激椎弓根螺钉时可诱发 CMAP，提示应该重新定位螺钉。研究者认为 MIOM 大大减少了术后神经缺陷的损伤。

椎间孔入路腰椎椎体融合术（TLIF）

这个手术中是通过椎管侧面到脊椎的后正中切口。这个改良的后正中入路减少了手术剥离肌肉的数量，减少了到达椎板、椎间

盘和神经根需要进行的神经操作。椎板切除、椎间盘切除、椎间融合和后外侧脊椎融合以及内固定都是常规操作。椎间盘从椎管的右侧、左侧或是同时进行移除，通常进行骨移植（骨块或是人工合成物）。脊柱的强度和稳定性可以通过螺钉或是金属棒固定而达到。往往需要牵拉神经根进行体内设备置入。通过持续 EMG 记录和对椎弓板螺钉或螺钉孔行电刺激诱发 CMAP 的阈值反应记录可以实现神经失用症的实时监测[13]。Bindal 等[13] 报道在 105 例椎弓根螺钉置入的微创 TLIF 手术中，为了安全置入螺钉，持续对椎弓根针进行强度为 7 mA 的电刺激。电流持续供给的同时将针从预定位置横断面的侧面经皮刺入，沿正中进入横截面和关节面的连接点处置入椎弓根。此时，正位透视技术也用于确定椎弓根针的位置，结果 76.2% 的患者在 7 mA 及其以下的电流刺激时引起 EMG，提示椎弓根螺钉邻近神经根，需调整位置（作者确实提到可能存在假阳性，但选择 7 mA 的刺激强度是为了使假阴性发生率降到最低）。通过这种方法经皮置入椎弓根螺钉，错位发生率为 0%。

前入路腰椎椎体融合术（ALIF）

ALIF 术中切口位于下腹部，需要剥离腹部的肌肉和血管，才能从前路进入脊柱。操作中，尤其是在 L4～L5 水平时，仍会有 5% 的患者出现急性或延迟性血管损伤，原因如腹主动脉、髂静脉或下腔静脉的撕裂或破损，或是为了充分暴露椎间盘而牵拉并损伤髂动脉的[21]。静脉的损伤比动脉多见，多由剥离大血管引起。腹腔镜下手术发生血管损伤的概率比 ALIF 高[21]。血管撕裂或是破口通常能够及时发现和修补。但是没有持续性术中监测的话，缺血性损伤或是血栓形成往往都发现不了。未监测到的损伤往往会

导致术后的感觉或运动功能损害、疼痛甚至致命[22-26]。监测技术可以识别下肢静脉血栓，如行下肢的触诊、脉氧饱和度或是脊髓的 SSEP 监测[24,26-27]。Nair 等[28]报道了一例用 MIOM 监测到 L3～S1 ALIF 术中发生髂动脉损伤的病例。在术中发生的三种不同情况下，随着使用牵拉器或是 L4～L5 间隔器压迫到髂动脉，表现为左腿脉搏搏动下降，胫神经的 SSEP 或踇展肌 MEP 发生变化，抑或二者兼有。及时告知术者后，压迫解除后，血供也重新恢复（如图 35.2）。与之类似，Yaylani 等[29]通过回顾性队列研究发现 ALIF 术中 SSEP 的改变与放置牵开器有关，随后告知手术医生并调整牵开器的放置。

Isley 等[22]提到了前路椎内融合术中 SSEP 监测后发生左侧髂总动脉血栓的病例。术中 SSEP 未变化，在椎间盘切除、部分截骨、分离和使用器械的过程中也没有发生 EMG 变化进而提示刺激到了神经根。但是在关腹过程中，SSEP 波形发生逐渐下降的变化，皮质下和皮质的 SSEP 波形消失。触诊和多普勒检查发现下肢的搏动消失。接下来行血管治疗，进行了血栓切除和补片修补髂总动脉和髂外动脉后，血供重新恢复，SSEP 波形也恢复正常。这个病例说明在这类手术中，监测应持续到术毕（图 35.3）。

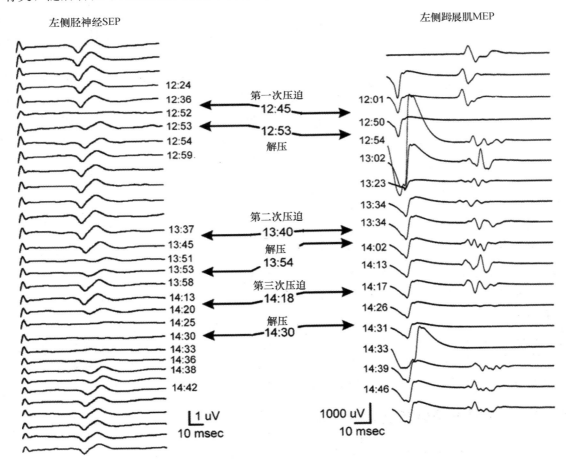

图 35.2 ALIF 术中发现的三次压迫事件，在第一次和第三次压迫时 SSEP 和 MEP 信号减弱，第二次压迫时仅 SSEP 减弱[28]

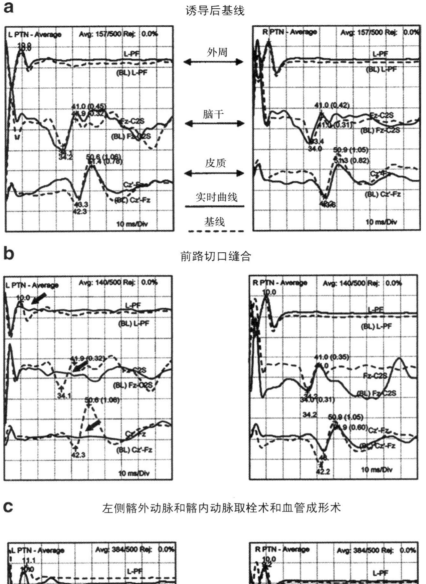

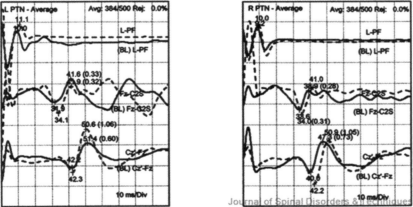

图 35.3 以上各图分别描述术中三个阶段对左、右腿 PTN 刺激（分别标记为 L PTN 和 R PTN）后 SSEP 的波形记录。三部分图中最上面一条线是腘窝区，中间的一条线代表脑干部分，最下面的线是感觉皮质区。**a** 图标明基线，**b** 图中 L PTN 刺激后由于左侧髂总动脉血栓的形成，出现各个记录位点波形波幅的消失。**c** 图为左侧髂总动脉血栓切除术后 SSEP 曲线的恢复情况[22]。Reproduced with permission from Isley et al.[22]

远外侧腰椎椎体融合术（ELIF /XLIF）

ELIF，也称之为 XLIF（Nuvasive，San Diego，CA）或 DLIF（Medtronic，Minneapolis，MI），切口相对较小且创伤也小。但有报道提到腰丛牵拉所致神经失用症的发生率还是挺高的[23]。患者呈侧卧位行侧腹部切口，通过钝性分离腰肌和穿过腰丛到达椎间盘间隙。一旦到达椎间盘间隙，便移除椎间盘，并置入替代物。在 ELIF 术中使用扩张器分离腰肌的过程中对腰丛的牵拉可能会造成生殖股神经的失用症，导致大腿或是腹股沟区的麻木。在术中通过监测腰椎神经根和腰丛神经所支配肌肉的 EMG 活动会降低神经损伤的发生率。以 EMG 为基础的神经影像公司（Nuvasive，San Diego，CA）生产一种手术切开工具，头端是小刺激电极，可以在术者分离腰大肌的过程中实时反馈刺激信息，以确认是否损伤到腰丛神经。

Bendersky 等[30]研发了一种 ELIF 术中进行 IOM 的新方法，包括 EMG 和经腰大肌刺激术。单极电针电极放置在股四头肌或股内侧肌（监测股神经）、股薄肌（监测闭孔神经）、髂前上棘前部表面下方（监测股外侧皮神经）以及男性提睾肌和女性大阴唇（监测生殖股神经）。有 107 例患者的腰丛终末支监测有反应，术中进行解剖分离时完好保存了这些神经的功能。无 1 例（0%）患者术后出现新发运动功能损害。19 例（17.75%）患者出现较轻而短暂的症状，持续不超过 1 个月，有 1 例（0.93%）患者长期存在感觉异常（3 个月）。因此，研究者认为 ELIF 术中行腰丛 IOM 可以很好地保护腰大肌内的神经。

骶尾骨固定术

还有一种微创技术已经用于固定 L4～L5 和 L5～S1 的脊柱节段。这个方法是在患者俯卧位时，在 X 线透视引导下经尾骨旁槽口置入引导钉。引导钉沿着 S2～S5 的腹侧面滑动，避开直肠，直到进入 S1～S2 连接点的椎体内。一个套针穿过引导针到达 L4～L5 或 L5～S1。通过套针可以将螺钉置入骨内。其他固定装置可以通过前入路或后入路放置。这项技术是 2004 年引入的，主要是为了减少肌肉的切开，神经根牵拉和环形损坏。它的生物力学优势在于保存了 L5～S1 水平的结构支撑[31]。该手术通常会用到 EMG 监测（包括会阴神经）。下腹部的 L2～L5 交感神经纤维和 S2～S4 的副交感神经纤维有损伤的风险。此外，还有可能累及骨盆后侧的直肠和血管结构以及直肠系膜（骶中动脉和静脉）。

腰椎间盘显微摘除术

Dimopoulos 等[32]把 112 例腰椎间盘突出行腰椎间盘显微摘除术的患者前瞻性随机分为术中持续 EMG 监测或无监测两组。他们得出结论，术中自发或诱发的 EMG 改变与术毕即刻的疼痛没有相关性。

据报道，有两例患者于单一节段术后发生马尾神经综合征，而且均在术中出现了皮质和皮质下的 SSEP 波幅骤降[33]，进而提示神经损伤。Cole 等[7]在一项回顾性倾向分值匹配分析中发现，腰椎间盘微切除术中使用 IOM 时的神经并发症与未使用时相比并无显著下降，但是应用 IOM 的总体花费明显增加。由此，椎间盘显微摘除术中进行监测的利弊还有待权衡。

参考文献

1. Chou R, Loeser J, Owens D, et al. Interventional therapies, surgery, and interdisciplinary rehabilitation for low back pain: an evidence-based clinical practice guideline from the American Pain Society. Spine (Phila Pa 1976). 2009;34(10):1066–77.

2. Resnick DK, Choudhri TF, Dailey AT, Groff MW, Khoo L, Matz PG, et al. Guidelines for the performance of fusion procedures for degenerative disease of the lumbar spine. Part 15: electrophysiological monitoring and lumbar fusion. J Neurosurg Spine. 2005;2:725–32.

3. Sharan A, Groff MW, Dailey AT, Groff MW, Khoo L, Matz PG, et al. Guideline update for the performance of fusion procedures for degenerative disease of the lumbar spine. Part 15: electrophysiological monitoring and lumbar fusion. J Neurosurg Spine. 2014;21:102–5.

4. Gunnarsson T, Krassioukov A, Sarieant R, Fehlings M. Real-time continuous intraoperative electromyographic and somatosensory evoked potential recordings in spinal surgery: correlation of clinical and electrophysiologic findings in a prospective, consecutive series of 213 cases. Spine (Phila Pa 1976). 2004;29(6):677–84.

5. Sutter MA, Eggspuehler A, Grob D, Porchet F, Jeszenszky D, Dvorak J. Multimodal intraoperative monitoring (MIOM) during 409 lumbosacral surgical procedures in 409 patients. Eur Spine J. 2007;16 Suppl 2:S221–8.

6. Voulgaris S, Karagiorgiadis D, Alexiou GA, Mihos E, Zigouris A, Fotakopoulos G, et al. Continuous intraoperative electromyographic and transcranial motor evoked potential recordings in spinal stenosis surgery. J Clin Neurosci. 2010;17:274–6.

7. Cole T, Veeravagu A, Zhang M, Li A, Ratliff JK. Intraoperative neuromonitoring in single-level spinal procedures: a retrospective propensity score-matched analysis in a national longitudinal database. Spine. 2014;39(23):1950–9.

8. Gundanna M, Eskenazi M, Bendo J, Spivak J, Moskovich R. Somatosensory evoked potential monitoring of lumbar pedicle screw placement for in situ posterior spinal fusion. Spine J. 2003;3(5):370–6.

9. Husain AM. A practical approach to neurophysiologic intraoperative monitoring. New York: Demos Medical; 2008.

10. Santiago-Perez S, Nevado-Estévez R, Aguirre-Arribas J, Pérez-Conde MC. Neurophysiological monitoring of lumbosacral spinal roots during spinal surgery: continuous intraoperative electromyography (EMG). Electromyogr Clin Neurophysiol. 2007; 47(7–8):361–7.

11. Calancie B, Madsen P, Lebwohl N. Stimulus-evoked EMG monitoring during transpedicular lumbosacral spine instrumentation. Initial clinical results. Spine (Phila Pa 1976). 1994;19:2780–6.

12. Toleikis JR, Skelly JP, Carlvin AO, Toleikis SC, Bernard TN, Burkus JK, et al. The usefulness of electrical stimulation for assessing pedicle screw placements. J Spinal Disord. 2000;13:283–9.

13. Bindal RK, Ghosh S. Intraoperative electromyography monitoring in minimally invasive transforaminal lumbar interbody fusion. J Neurosurg Spine. 2007;6:126–32.

14. Raynor B, Lenke L, Bridwell K, Taylor B, Padberg A. Correlation between low triggered electromyographic threshold and lumbar pedicle screw malposi-

tion: analysis of 4857 screws. Spine (Phila Pa 1976). 2007;32(24):2673–8.

15. Lenke LG, Padberg AM, Russo MH, Bridwell KH, Gelb DE. Triggered electromyographic threshold for accuracy of pedicle screw placement. An animal model and clinical correlation. Spine (Phila Pa 1976). 1995;20:1585–91.

16. Maguire J, Wallace S, Madiga R, Leppanen R, Draper V. Evaluation of intrapedicular screw position using intraoperative evoked electromyography. Spine (Phila Pa 1976). 1995;20:1068–74.

17. Anderson DG, Wierzbowski LR, Schwartz DM, Hilibrand AS, Vaccaro AR, Albert TJ. Pedicle screws with high electrical resistance: a potential source of error with stimulus-evoked EMG. Spine (Phila Pa 1976). 2002;27:1577–81.

18. Parker SL, Amin AG, Farber SH, McGirt MJ, Sciubba DM. Ability of electromyographic monitoring to determine the presence of malpositioned pedicle screws in the lumbosacral spine: analysis of 2450 consecutively placed screws. J Neurosurg Spine. 2011;15:13–5.

19. Glassman SD, Dimar JR, Puno RM, Johnson JR, Shields CB, Linden RD. A prospective analysis of intraoperative electromyographic monitoring of pedicle screw placement with computed tomographic scan confirmation. Spine (Phila Pa 1976). 1995;20: 1375–9.

20. Bose B, Wierzbowski LR, Sestokas AK. Neurophysiologic monitoring of spinal nerve root function during instrumented posterior lumbar spine surgery. Spine (Phila Pa 1976). 2002;27(13):1444–50.

21. Wood KB, Devine J, Fischer D, Dettori JR, Janssen M. Vascular injury in elective anterior lumbosacral surgery. Spine. 2010;35(9 Suppl):S66–75.

22. Isley M, Zhang XF, Smith R, Cohen M. Intraoperative neuromonitoring detects thrombotic occlusion of the left common iliac arterial bifurcation after anterior lumbar interbody fusion: case report. J Spinal Disord Tech. 2007;20(1):104–8.

23. Bergey DL, Villavicencio AT, Goldstein T, Regan JJ. Endoscopic lateral transpsoas approach to the lumbar spine. Spine (Phila Pa 1976). 2004;29:1681–8.

24. Krassioukov A, Sarjeant R, Arkia H, Fehlings MG. Multimodality intraoperative monitoring during complex lumbosacral procedures: indications, techniques, and long-term follow-up review of 61 consecutive cases. J Neurosurg Spine. 2004;1(3):243–53.

25. Chang YS, Guyer RD, Ohnmeiss DD, Moore S. Case report: intraoperative left common iliac occlusion in a scheduled 360-degree spinal fusion. Spine (Phila Pa 1976). 2003;28:E316–9.

26. Kulkarni S, Lowery GL, Ross RE, Ravi Sankar K, Lykomitros V. Arterial complications following anterior lumbar interbody fusion: report of eight cases. Eur Spine J. 2003;12(1):48–54.

27. Brau SA, Spoonamore MJ, Snyder L, Gilbert C, Rhonda G, Williams LA, Watkins RG. Nerve monitoring changes related to iliac artery compression during anterior lumbar spine surgery. Spine J. 2003;3:351–5.

28. Nair MN, Ramakrishna R, Slimp J, Kinney G, Chesnut RM. Left iliac artery injury during anterior

lumbar spine surgery diagnosed by intraoperative neurophysiological monitoring. Eur Spine J. 2010;19 Suppl 2:S203–5.

29. Yaylani I, Ju H, Yoo J, Ching A, Hart R. Intraoperative neurophysiologic monitoring in anterior lumbar interbody fusion surgery. J Clin Neurophys. 2014;31(4):352–5.

30. Bendersky M, Sola C, Muntadas J, Gruenberg M. Monitoring lumbar plexus integrity in extreme lateral transpsoas approaches to the lumbar spine; a new protocol with anatomical bases. Eur Spine J. 2015;24(5):1051–7.

31. Akesan B, Wu C, Mehbod AA, Transfeldt EE. Biomechanical evaluation of paracoccygeal transsacral fixation. J Spinal Disord Tech. 2008;21(1):39–44.

32. Dimopoulos VG, Feltes CH, Fountas KN, Kapsalakis IZ, Vogel RL, Fuhrmann B, et al. Does intraoperative electromyographic monitoring in lumbar microdiscectomy correlate with postoperative pain? South Med J. 2004;97:724–8.

33. Dimopoulos V, Fountas KN, Machinis TG, Feltes C, Chung I, Johnston K, et al. Postoperative cauda equina syndrome in patients undergoing single-level lumbar microdiscectomy. Report of two cases. Neurosurg Focus. 2005;19(2):E11.

问题

1. 下述哪种监测能够最有效地预防腰椎间盘显微摘除术中损伤？

   A. SSEP

   B. 触发 EMG

   C. NAP

   D. 以上都不是

2. 置入椎弓根螺钉时降低触发 EMG 的阈值有下述哪项优点？

   A. 提高敏感性和特异性

   B. 提高敏感性，降低特异性

   C. 提高特异性，降低敏感性

   D. 降低内侧壁破口的发生率

3. 关于腰骶部解剖下述哪项是错误的？

   A. 成人终丝一般止于 L1～L2 水平

   B. 有 5 块腰椎和 5 块骶椎

   C. 马尾神经是从脊髓圆锥发出的神经根，在椎管内走行，并在相应的椎间孔穿出

   D. 骶椎椎体是融合的

答案

1. D
2. C
3. A

髓内手术

36

Beate Poblete，Karl F. Kothbauer

（范议方 译 张炜 校）

学习要点

- 脊髓手术中常引起 SSEP 消失或减弱，但不会影响运动功能。
- 术中存在 MEP 时就不会发生显著的运动功能障碍。
- 短暂下肢轻瘫的患者术中神经电生理监测的特点为单侧或双侧肌肉 MEP 消失伴持续的 D 波。

简介

硬膜内脊髓肿瘤较颅内肿瘤少见，占原发性中枢神经系统（central nervous system，CNS）肿瘤的 2%～4%。位于脊髓外的肿瘤会压迫脊髓，可为脑膜瘤和神经鞘膜瘤（神经鞘瘤和神经纤维瘤），常见于成人。另一种更为少见的类型为髓内肿瘤，位于脊髓实质内，多发于儿童。成人最常见的髓内肿瘤是室管膜瘤，儿童为毛细胞性星形细胞瘤。大多数肿瘤均为良性，WHO 分级为 1 级或 2 级。高级别肿瘤比较罕见。恶性胶质瘤极其罕见。

硬膜内和髓内肿瘤的典型症状和体征是疼痛，仰卧位加剧。疼痛会波及单侧或双侧颈肩部和上下肢，还会合并有麻木和感觉异常等症状，这常常影响患者的睡眠。疼痛常在白天缓解或消失。神经功能障碍表现为手部精细动作退化，步态和平衡失调或轻瘫。绝大多数患者的症状进展缓慢。若进展迅速则预示可能为罕见的高级别肿瘤。

近些年，随着临床肿瘤学的极大发展，越来越多的患者有髓内转移，术中可进行转移灶的切除。

脊髓肿瘤也可能是血管性的，血管母细胞瘤是最常见的类型，可见于 von Hippel-Lindau 病，伴或不伴遗传倾向。亦可为海绵状血管瘤和动静脉畸形，而后者极其罕见。

另一种与脊髓肿瘤相关的遗传性疾病为多发性神经纤维瘤病。1 型常为神经鞘瘤，2 型合并室管膜瘤。

椎管内存在一种特殊类型的室管膜瘤，以其组织学特点命名为黏液乳头状室管膜瘤。常位于或包绕脊髓圆锥和马尾。事实上，其可能同时位于髓内和髓外，切除较为困难。根据其内部结构，髓内肿瘤可为固态或囊性并有多种这两种内容物的组合方式。囊肿可能会引起脊柱畸形，尤其是脊柱侧弯。另外，囊肿有利于切除肿瘤，因为打开囊肿后可以直达肿瘤，而不用一直在脊髓-肿瘤交界处操作。

依据诸多经验和一些研究证据认为，髓内肿瘤应行显微外科手术切除。大多数肿瘤为良性，故患者存活期长。而罕见的恶性肿瘤预后较差。仅在不能手术、顽固复发或高级别（WHO 3 或 4 级）罕见肿瘤的情况下进行放化疗等辅助治疗措施。

髓内肿瘤的预后好，很少会缩短预期寿命。术后可见运动障碍。显著运动功能损害的发生率小于 5%。感觉功能丧失的发生率很高，可达 50% 以上。这可引起共济失调、体表感觉障碍，严重者可致关节位置觉丧失。

术中神经功能监测有利于切除脊髓肿瘤。同时，研究认为 SSEP、D 波和 MEP 可以评估脊髓感觉和运动通路的功能完整。监测技术对于脊髓肿瘤切除术整体预后的影响，目前尚存争论。

切除程度、生存期和神经功能预后取决于许多重要因素。明确肿瘤边界以达到完全切除，再复发率几乎为零（室管膜瘤、血管母细胞瘤）。星形细胞瘤形态多样，至少有一部分表面扩散至正常脊髓，难以切除。影响术后神经功能预后的最重要的神经学因素是术前神经功能状态。术前神经功能完整或仅有轻微症状的患者较术前几乎无功能的患者，其手术所致神经功能恶化的风险更低。因此术前已经截瘫的患者即便肿瘤全切也不可能恢复神经功能。

有经验的神经外科医生认为，神经功能监测对肿瘤的成功切除至关重要。当然，外科医生的经验也是必要条件。此外，术中外科医生和监测人员针对监测数据的沟通交流也是必不可少的。

骨科医师而非神经外科医师最先在脊髓手术中应用感觉诱发电位，以期降低神经系统并发症[1]。目前该技术与其早期相比已不可同日而语，但由于 SSEP 监测脊髓功能反应较慢且可信度差[2]。20 世纪 80 年代人们提出了直接监测运动传导通路的概念[3-9]，并于 90 年代开始付诸于临床实践[10-14]，经不断发展已广泛应用于临床[15]。

神经生理学

运动电位通过经颅电刺激运动皮质诱发。刺激部位有 C3、C4、C1、C2、Cz 及其前 6 cm（国际 10/20 脑电极系统）。盘状电极固定头皮效果最佳，也可使用针状电极和体表电极。

刺激参数设置：使用持续 0.5 ms 的矩形连续电流脉冲，电流强度设置为 15～220 mA。

D 波由单次刺激诱发[3]，因此被称为"单次刺激技术"。D 波具有传导性并可通过置于脊髓上（通常在脊髓硬膜外腔）的电极直接记录。在手术开始期记录基线值，经整合后会提高记录信号质量，但通常不需整合。使用 0.5～2 Hz 的频率重复刺激可达到实时反馈。D 波的相关参数是其波峰至波谷的波幅，若波幅较基线降低超过 50% 时提示损伤严重，往往伴随运动障碍[12]。D 波潜伏期的变化通常由非手术因素如体温变化等引起[16]。提高经颅电刺激的强度可缩短 D 波的潜伏期[8]，可能是由于脑白质深部的皮质脊髓束纤维激动引起。

使用 D 波头皮电极经颅电刺激可诱发肌肉 MEP。一般使用 5～7 个间隔 4 ms 的成串刺激[17-18]，称为"多次脉冲技术"[13]或"成串刺激技术"[9]。通过插入四肢肌肉（大鱼际肌、胫骨前肌和姆展肌）的针状电极记录复合肌肉动作电位。包括脑神经支配的肌肉在内，几乎所有肌肉甚至膈肌和肛门外括约肌都可作为记录点。肌肉 MEP 同样无需整合，可以 0.5～2 Hz 的频率重复刺激。额部阳极作为刺激电极，使用 C1/2（阳极置于 C1，阴极置于 C2）或 C2/1 来诱发四肢的 MEP。在某些情况下，可选择 C3/4、C4/3 或 Cz/6 作为替代刺激点[19]。

理解诱发肌肉反应的原则首先要明确 D 波的概念，即运动区皮质的每个独立电刺激，无论是皮质直接刺激还是经颅刺激，都可在皮质脊髓束诱发出 D 波[6]。一个频率为 250 Hz 的快速成串刺激可以诱发出 5 个连续的 D 波，并以 4 ms 的间隔沿皮质脊髓束下行。即使在全身麻醉下，脊髓 α-运动神经元接收到这些 D 波后膜电位升高并达到阈值[4]。监测指标是在 15～220 mA 的刺激强度下是否出现 MEP。由于 MEP 的波幅变异性极大[10,20-21]，并且只有运动反应完全消失时才会出现运动障碍[7,10,14,21]，这种全或无的概念已获得认可。

随着 MEP 监测在全世界应用日益广泛，深入研究神经电刺激生物效应安全性问题显得十分必要。尽管到目前为止 MEP 引起组织损伤[22-23]或惊厥等并发症方面的报道十分有限，但安全性也应引起足够重视[21]。

神经生理监测的麻醉

持续输注丙泊酚 100～150 $\mu g/(kg \cdot min)$ 和芬太尼 1 $\mu g/(kg \cdot h)$ 行全凭静脉麻醉对 MEP 监测最为理想。报道称丙泊酚可用于 MEP 监测的多种刺激技术[25-30]。单次静脉注射丙泊酚和阿片类药物可以短暂影响 MEP 记录，在手术切除脊髓肿瘤的关键时期尤其应该加以避免。

我们发现上述麻醉方法复合氯胺酮 0.25 $mg/(kg \cdot min)$ 对麻醉管理也很有帮助[31]。

虽然可以使用较低浓度的卤素类吸入麻醉药，但是不推荐使用[23]，它们会提高肌肉 MEP 的刺激阈值并剂量依赖性地阻碍肌肉 MEP[32]。使用这类药物并不能改善麻醉效果反而增加了一项不可控的变量。

为了不影响监测效果，需选用短效肌肉松弛药，并且只在气管内插管时使用一次。神经外科医师和麻醉医师可能不愿意由于高强度经颅运动皮质电刺激引起某些患者在手术中出现体动反应。为解决这一问题，有人提出"部分"肌肉松弛的想法[21]，但尚存争议。因为应用肌松药便于麻醉管理，但是降低了监测数据的可信度。肌肉 MEP 数据的特异性也存在争议，因为不能完全避免由于电刺激而引发的体动。因此应结合肌松效果考虑监测结果。

病例一

病史、临床评估和影像学检查

男性，55 岁，主诉轻微神经功能障碍数年，如夜间背部疼痛、运动耐力降低、轻度排尿障碍和性功能障碍。近来症状显著加重，步态异常并且行走距离缩短至 100 米左右。MRI 示下胸段脊髓内占位，伴有上胸段脊髓广泛水肿和圆锥附近静脉扩张（图 36.1）。肿瘤矩阵在 T2 相显示为黑色，提示中等以上级别的纤维组织。由于近期神经功能障碍明显加重，而且术前神经功能障碍程度与围术期神经功能恶化相关[12,33]，故建议尽快手术。

手术和术中监测

脊髓内肿瘤切除术中需常规监测上、下肢的 MEP 和 SSEP。同时监测双侧大鱼际肌、胫骨前肌和拇短屈肌。皮质 SSEP 由正中神经和胫神经刺激诱发。对于胸髓肿瘤手术，上肢监测常作为与手术相关的下肢监测的对照。另外，可尝试监测球海绵体肌反射、阴部神经 SSEP 和肛门 MEP。

术中患者取俯卧位，头部置于配有镜板的软垫上。在手术中右侧正中神经波幅突然降低（图 36.2）。立即评估后发现左侧的监

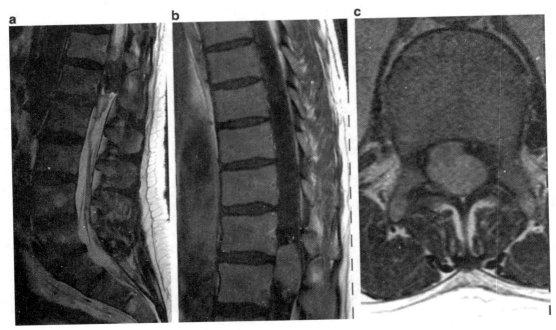

图 36.1 MRI 显示下胸段脊髓内肿瘤伴脊髓腔完全阻塞（**a**），显著增强（**b**），T2 相颜色暗提示纤维组织（**c**）。肿瘤巨大，难以鉴别是在髓内还是椎管内

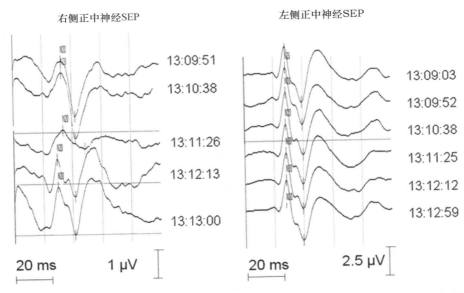

图 36.2 右侧正中神经 SSEP 波幅突然降低，经过迅速评估发现患者右臂摆放不当，立即予以纠正，监测数据随即恢复正常。在此过程中对侧反应无任何变化，说明非全身性因素引起

测指标正常，故可排除全身性因素如麻醉药物的影响。由于手术部位在下胸段，不会影响到正中神经 SSEP，也可排除手术因素。通过核查电极、电缆和体位，最终发现患者右臂摆放不当。纠正后监测数据迅速恢复正常。

术中发现肿瘤组织十分坚硬，不易钳夹，改用显微激光进行内减压待肿瘤体积减小后从水肿的脊髓中完整切除[34]。肿瘤切除过程中感觉和运动诱发电位均无进一步变化。

患者苏醒后未发现运动功能障碍，术后 MRI 显示肿瘤完全切除。

病例总结和讨论

男性，55 岁，由于进行性下肢轻瘫行脊髓内肿瘤切除术，最终诊断为孤立性纤维瘤（图 36.1）[35]。术中一侧正中神经 SSEP 波幅突然降低（图 36.2），结果发现是由于右上肢摆放不当引起，调整体位后随即改善。这属于与手术操作无关的机械问题，归因于由于患者体位不当，及时纠正后迅速缓解。

这个病例说明在颈髓下方的手术中常规监测上、下肢诱发电位也是有益处的。上肢监测可作为下肢记录的对照，有助于发现核心体温变化和麻醉药物等全身性影响。鉴于

这些因素的影响，分析结果时必须排除非手术因素（变化出现在距手术区头侧较远部位）、非技术因素（无干扰、电极位置无误）和非全身性因素（对侧和下肢的记录无变化）。较复杂的手术中体位不当可压迫神经[36]，而诱发电位变化有助于发现这一问题[37]。这个病例证实即使是需要整合的 SEP 也可快速发现潜在危险并予以纠正。

病例二

病史、临床评估和影像学

男孩，4 岁，主诉夜间背痛和右手进行性功能障碍，诊断为颈髓肿瘤。MRI 示异物，实体肿瘤和囊性组织压迫脊髓（图 36.3）。建

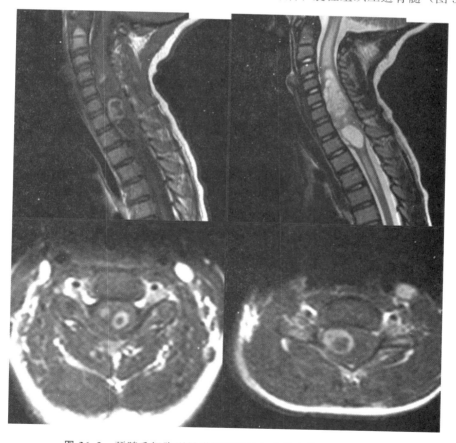

图 36.3 颈髓毛细胞型星形细胞瘤的矢状位和轴位 MRI 影像

议手术治疗以明确组织学诊断和治疗。

手术和术中监测

　　颈髓肿瘤切除术中常规监测包括四肢的 MEP 和 SSEP，涉及双侧大鱼际肌、胫骨前肌和拇短屈肌。上、下肢皮质 SSEP 分别由尺神经和胫神经刺激诱发。如条件允许可于硬膜外腔记录 D-波。

　　患者取俯卧位，使用四管 Sugita 头架将头部固定于正中位。打开 C3 至 T3 椎板后切开背侧脊髓，使用 Cavitron 超声手术吸引器（Cavitron ultrasonic aspirator，CUSA）、常规吸引器和激光逐次切除肿瘤组织。当切除右侧部分肿瘤时发现右侧 MEP 和 SSEP 信号完全消失（图 36.4）。暂停操作、冲洗、升压和追加糖皮质激素等方法均不能使监测指标恢复。最终实施了肿瘤部分切除术，没有继续尝试切除与脊髓左侧粘连的肿瘤组织。术后患者左侧肢体运动功能恢复，并练习走路和跑步，但仍遗留严重的右手功能障碍和异常步态。

图 36.4　右侧和左侧小鱼际肌（下）与右侧胫前肌和踇展肌（上）的 MEP。在一个明确时间点下肢记录消失。右侧小鱼际肌记录逐渐消失而左侧表现稳定

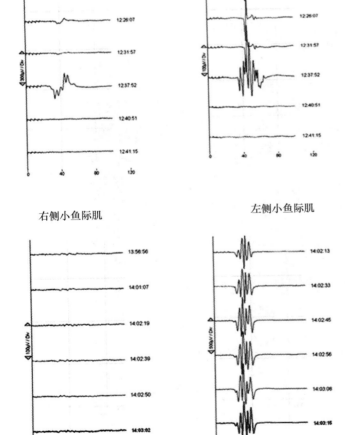

右侧MEP消失

病例总结和讨论

4 岁男孩，因颈髓内毛细胞型星形细胞瘤实施手术切除。在肿瘤切除的关键时期右侧上下肢的 MEP 显著改变，右侧 MEP 和 SSEP 信号完全消失。肿瘤没能完全切除，术后患者出现右侧轻偏瘫，后来下肢部分恢复，而上肢仍严重受损。

在此病例中，手术中一侧肢体 MEP 消失，术后出现上下肢神经功能障碍。通常情况下下肢较上肢更容易恢复，若只出现单侧下肢的 MEP 改变，术后多可完全恢复[14]。若上下肢 MEP 同时消失时往往后果严重。此患儿上肢的大体运动功能恢复但右手的运动能力恢复不良，其康复的目标为将左手锻炼成为优势手，患儿的行走能力提高迅速但步态明显异常。

术前评估右侧肢体受损的风险极大所以应绝对保留左侧肢体功能。在手术中右侧肢体损伤的情况下左侧肢体功能得以保留，保证了患者的社会独立能力，若完全切除肿瘤则很可能造成双侧肢体的运动功能完全丧失。

病例三

病史、临床评估和影像学

女性，54 岁，主诉进行性夜间背部疼痛一年，MRI 示 T9 水平椎管内髓外肿瘤（图 36.5）。

手术和术中监测

椎管内髓外肿瘤切除术的常规监测与髓内肿瘤一致，即同时记录四肢的 MEP 和 SSEP。监测双侧大鱼际肌、胫骨前肌和拇短屈肌。

患者取俯卧位，切开椎板时记录基线，打开硬膜时在肿瘤周围和硬膜外腔广泛出血，在暴露肿瘤和止血过程中左侧胫骨前肌

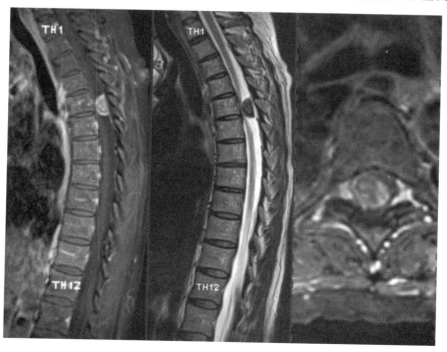

图 36.5 矢状位和轴位 MRI，肿瘤与软脊膜粘连紧密，术后诊断为脊膜瘤

MEP 消失。通过快速补液及时地纠正了失血造成的低血容量，未出现明显的低血压，MEP 在大约 40 分钟后再次出现（图 36.6）。

总结、解读和讨论

女性，54 岁，实施 T9 水平椎板切开硬膜下脊膜瘤切除术。此病例与髓内肿瘤切除术有所不同，打开硬膜后发生大量出血，立即进行有效的液体复苏后没有出现明显的低血压，然而在此期间左侧胫骨前肌 MEP 短暂性消失。这种情况由全身和局部因素共同促成。在止血和肿瘤切除过程中对肿瘤和脊髓的局部压迫导致 MEP 短暂消失。另外，通过补液虽然可以维持血压稳定，但肿瘤压迫造成的局部和全身皮质脊髓系统的易损性仍可引起 MEP 消失。我们认为麻醉医师应积极地维持循环稳定，避免持久的神经功能障碍。不能等到血压下降后才开始补液，若未及时纠正容量缺失很可能会增加缺血性损伤的风险。

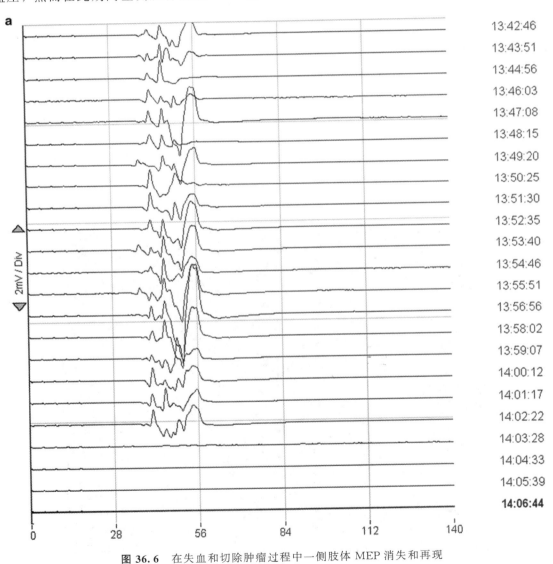

图 36.6 在失血和切除肿瘤过程中一侧肢体 MEP 消失和再现

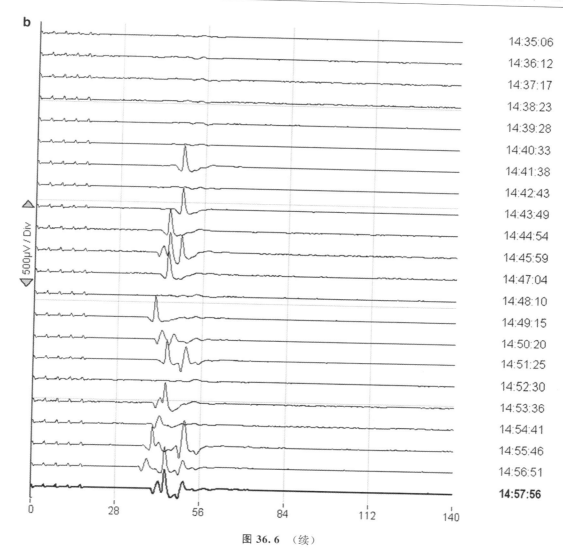

14:35:06
14:36:12
14:37:17
14:38:23
14:39:28
14:40:33
14:41:38
14:42:43
14:43:49
14:44:54
14:45:59
14:47:04
14:48:10
14:49:15
14:50:20
14:51:25
14:52:30
14:53:36
14:54:41
14:55:46
14:56:51
14:57:56

图 36.6　（续）

讨论

MEP 数据，包括 D 波和肌肉 MEP，在全球日益壮大的神经生理监测专家队伍中得到广泛认可和实践。髓内和髓外肿瘤（如病例三）基本上使用相同的监测技术、参数设置和解读标准，即肌肉 MEP 存在时，运动功能也往往可以保留，而肌肉 MEP 消失时若仍有 D 波很可能提示暂时性运动功能丧失，如果肌肉 MEP 和 D 波均消失则提示不可逆的运动功能丧失。还有一种情况，D 波消失或不可辨别但可记录到肌肉 MEP，认为是 D 波非同步引起，可见于髓内外沟通肿瘤和接受过放射治疗的患者。

脊髓手术的开展需要神经外科学、神经生理学和神经外科麻醉学各团队的共同协作，本文的 3 个病例充分诠释了这一理念。神经外科麻醉医师不应该仅作为一个被动的"麻醉提供者"，而应像在第 3 个病例中做的那样，做个积极的参与者，竭尽全力地管理、控制、影响并维持神经系统的平衡和重要神经结构的完整性。

参考文献

1. Nash CL, Lorig RA, Schatzinger L, Brown RH. Spinal cord monitoring during operative treatment of the spine. Clin Orthop Rel Res. 1977;126:100–5.
2. Lesser RP, Raudzens P, Lüders H, Nuwer MR, Goldie WD, Morris III HH, et al. Postoperative neurological deficits may occur despite unchanged intraoperative somatosensory evoked potentials. Ann Neurol. 1986;19:22–5.
3. Patton HD, Amassian VE. Single-and multiple unit analysis of cortical stage of pyramidal tract activation. J Neurophysiol. 1954;17:345–63.
4. Philips CG, Porter R. The pyramidal projection to motoneurones of some muscle groups of the baboon's forelimb. In: Eccles JC, Schadé JP, editors. Progress in brain research, vol. 12. Amsterdam: Elsevier; 1964. p. 222–43.
5. Merton PA, Morton HB. Stimulation of the cerebral cortex in the intact human subject. Nature. 1980;285:227.
6. Katayama Y, Tsubokawa T, Maemjima S, Hirayama T, Yamamoto T. Corticospinal direct response in humans: identification of the motor cortex during intracranial surgery under general anesthesia. J Neurol Neurosurg Psychiatr. 1988;51:50–9.
7. Zentner J. Noninvasive motor evoked potential monitoring during neurosurgical operations in the spinal cord. Neurosurgery. 1989;24(5):709–12.
8. Burke D, Hicks RG, Stephen JPH. Corticospinal volleys evoked by anodal and cathodal stimulation of the human motor cortex. J Physiol. 1990;425:283–99.
9. Taniguchi M, Schramm J, Cedzich C. Recording of myogenic motor evoked potentials under general anesthesia. In: Schramm J, Møller ÅR, editors. Intraoperative neurophysiologic monitoring in neurosurgery. Berlin: Springer; 1991. p. 72–87.
10. Jones SJ, Harrison R, Koh KF, Mendoza N, Crockard HA. Motor evoked potential monitoring during spinal surgery: responses of distal limb muscles to transcortical stimulation with pulse trains. Electroencephalogr Clin Neurophysiol. 1996;100:375–83.
11. Pechstein U, Cedzich C, Nadstawek J, Schramm J. Transcranial high-frequency repetitive electrical stimulation for recording myogenic motor evoked potentials with the patient under general anesthesia. Neurosurgery. 1996;39(2):335–44.
12. Morota N, Deletis V, Constantini S, Kofler M, Cohen H, Epstein FJ. The role of motor evoked potentials during surgery for intramedullary spinal cord tumors. Neurosurgery. 1997;41(6):1327–36.
13. Calancie B, Harris W, Broton JG, Alexeeva N, Green BA. "Threshold-level" multipulse transcranial electrical stimulation of motor cortex for intraoperative monitoring of spinal motor tracts: description of method and comparison to somatosensory evoked potential monitoring. J Neurosurg. 1998;88(1):457–70.
14. Kothbauer KF, Deletis V, Epstein FJ. Motor evoked potential monitoring for intramedullary spinal cord tumor surgery: correlation of clinical and neurophysiological data in a series of 100 consecutive procedures. Neurosurg Focus. 1998;4(5). Article 1. http://www.aans.org/journals/online_j/may98/94-95-91.
15. Sala F, Palandri G, Basso E, Lanteri P, Deletis V, Faccioli F, Bricolo A, et al. Motor evoked potential monitoring improves outcome during surgery for intramedullary spinal cord tumor: a historical control study in 50 patients. Neurosurgery. 2006;58(6):1129–43.
16. Deletis V. Intraoperative monitoring of the functional integrity of the motor pathways. In: Devinsky O, Beric A, Dogali M, editors. Electrical and magnetic stimulation of the brain and spinal cord. New York: Raven; 1993. p. 201–14.
17. Deletis V, Rodi Z, Amassian VE. Neurophysiological mechanisms underlying motor evoked potentials in anesthetized humans. Part 2. Relationship between epidurally and muscle recorded MEPs in man. Clin Neurophysiol. 2001;112:445–52.
18. Deletis V, Isgum V, Amassian VE. Neurophysiological mechanisms underlying motor evoked potentials in anesthetized humans. Part 1. Recovery time of corticospinal tract direct waves elicited by pairs of transcranial electrical stimuli. Clin Neurophysiol. 2001;112:438–44.
19. Szelenyi A, Kothbauer KF, Deletis V. Transcranial electric stimulation for intraoperative motor evoked potential monitoring: stimulation parameters and electrode montages. Clin Neurophysiol. 2007;118:1586–95.
20. Woodforth IJ, Hicks RG, Crawford MR, Stephen JP, Burke DJ. Variability of motor-evoked potentials recorded during nitrous oxide anesthesia from the tibialis anterior muscle after transcranial electrical stimulation. Anesth Analg. 1996;82:744–9.
21. Lang EW, Beutler AS, Chesnut FM, Patel PM, Kennelly NA, Kalkman CJ, et al. Myogenic motor-evoked potential monitoring using partial neuromuscular blockade in surgery of the spine. Spine. 1996;21(14):1676–86.
22. Agnew WF, McCreery DB. Considerations for safety in the use of extracranial stimulation for motor evoked potentials. Neurosurgery. 1987;20(1):143–7.
23. Taniguchi M, Cedzich C, Schramm J. Modification of cortical stimulation for motor evoked potentials under general anesthesia: technical description. Neurosurgery. 1993;32(2):219–26.
24. MacDonald DB. Safety of intraoperative transcranial electrical stimulation motor evoked potential monitoring. J Clin Neurophysiol. 2002;19(5):416–29.
25. Sloan TB. Intraoperative neurophysiology and anesthesia management. In: Deletis V, Shils J, editors. Neurophysiology in neurosurgery. Vol 1. Amsterdam: Academic, Elsevier; 2002. p. 451–74.
26. Jellinek D, Jewkes D, Symon L. Noninvasive intraoperative monitoring of motor evoked potentials under propofol anesthesia: effect of spinal surgery on the amplitude and latency of motor evoked potentials. Neurosurgery. 1991;29:551–7.
27. Kalkman CJ, Drummond JC, Ribberink AA, Patel PM, Sano T, Bickford RG. Effects of propofol, etomidate, midazolam and fentanyl on motor evoked responses to

transcranial electrical or magnetic stimulation in humans. Anesthesiology. 1992;76:502–9.

28. Schmid UD, Boll J, Liechti S, Schmid J, Hess CW. Influence of some anesthetic agents on muscle responses to transcranial magnetic cortex stimulation: a pilot study in man. Neurosurgery. 1992;30(1):85–92.

29. Taniguchi M, Nadstawek J, Langenbach U, Bremer F, Schramm J. Effects of four intravenous anesthetic agents on motor evoked potentials elicited by magnetic transcranial stimulation. Neurosurgery. 1993;33(3):407–15.

30. Fennelly ME, Taylor BA, Hetreed M. Anaesthesia and the motor evoked potential. In: Jones SJ, Boyd S, Hetreed M, Smith NJ, editors. Handbook of spinal cord monitoring 1992, vol. 1. Dordrecht: Kluwer Academic; 1993. p. 272–6.

31. Kothbauer K, Schmid UD, Liechti S, Rösler KM. The effect of ketamine anesthetic induction on muscle responses to transcranial magnetic cortex stimulation studied in man. Neurosci Lett. 1993;154:105–8.

32. Ubags LH, Kalkman CJ, Been HD. Influence of isoflurane on myogenic motor evoked potentials to single and multiple transcranial stimuli during nitrous oxide/opioid anesthesia. Neurosurgery. 1998;43(1):90–4.

33. Woodworth GF, Chaichana KL, McGirt MJ, Sciubba DM, Jallo GI, Gokaslan Z, et al. Predictors of ambulatory function after surgical resection of intramedullary spinal cord tumors. Neurosurgery. 2007;61(1):99–105; discussion 105–6.

34. Jallo GI, Kothbauer KF, Epstein FJ. Contact laser microsurgery. Child's Nerv Syst. 2002;18:333–6.

35. Jallo GI, Roonprapunt C, Kothbauer K, Freed D, Allen J, Epstein F. Spinal solitary fibrous tumors: a series of four patients: case report. Neurosurgery. 2005;57(1), E195.

36. Warner MA, Warner ME, Martin JT. Ulnar neuropathy. Incidence, outcome, and risk factors in sedated or anesthetized patients. Anesthesiology. 1994;81(6):1332–40.

37. Labrom RD, Hoskins M, Reilly CW, Tredwell SJ, Wong PK. Clinical usefulness of somatosensory evoked potentials for detection of brachial plexopathy secondary to malpositioning in scoliosis surgery. Spine (Phila Pa 1976). 2005;30(18):2089–93.

推荐阅读

Brotchi J. Intrinsic spinal cord tumor resection. Neurosurgery. 2002;50:1059–63.

Jallo G, Kothbauer K, Epstein FJ. Intrinsic spinal cord tumor resection: operative nuances. Neurosurgery. 2001;49:1124–8.

Kothbauer KF. Intraoperative neurophysiologic monitoring for intramedullary spinal-cord tumor surgery. Neurophysiol Clin. 2007;37:407–14.

Sala F, Kothbauer K. Intraoperative neurophysiological monitoring during surgery for intramedullary spinal cord tumors. In: Nuwer M, editor. Intraoperative monitoring of neural function. Amsterdam: Elsevier; 2008. p. 632–50.

问题

1. 2 岁儿童行俯卧位脊髓肿瘤切除术，头部严重侧偏并固定在头圈里，右侧上下肢 MEP 需要较高的刺激强度方可引出，在测得基础值后信号随即消失，手术开始前仍未恢复。可能原因为：

   A. 麻醉准备和监测时没有盖好单子造成低体温

   B. 失血引起低血压

   C. 颈胸连接水平压迫脊髓

   D. 体位不当所致一过性脊髓受压

2. 14 岁女童行 T2～T11 髓内神经节胶质瘤切除时，右侧胫骨前肌 MEP 消失。同侧踇外展肌应用最大刺激强度也监测不到。D 波振幅较基础值降低 30％。双侧鱼际肌 MEP 完整并且无变化。接下来应做什么？

   A. 告知手术医生这一情况并建议暂停手术并冲洗术野

   B. 提醒麻醉医生可能有低灌注

   C. 询问麻醉医生是否麻醉过浅

   D. 进一步增大刺激强度和脉冲量，再次进行记录

3. C2～C7 节段不对称生长的髓内星形细胞瘤，患者右利手，主诉左前臂尺神经夜间痛。手术选择从左侧（有症状侧，辅手侧）脊髓入路。术中必须监测：

   A. 右下肢 SSEP，左上肢 MEP 和 D 波

   B. D 波

   C. 右侧上下肢 SSEP，D 波，双上肢 MEP 和右下肢 MEP

   D. 胫前肌和踇外展肌的 MEP

4. 5 岁男童行 T11～L5 脊髓圆锥和马尾神经的黏液乳头型室管膜瘤切除术。关于 D 波正确的是？

   A. 记录 D 波较监测 MEP 和球海绵体肌

　　反射重要

B. 不能记录到 D 波

C. 必须使用碰撞技术记录 D 波

D. D 波振幅必须保持高于基础值的 50%
　　以确保括约肌功能

答案

1. D
2. A
3. B
4. B

脊髓栓系手术术中监测 37

Daniel J. Janik，Claudia F. Clavijo

（范议方　译　张炜　校）

学习要点

- 脊髓发育过程出现异常会导致包括脊髓栓系综合征（TCS）在内的脊柱裂畸形。虽然大部分患者在儿童时期即被诊断，但是到成人时期临床表现更为明显。早期脊髓粘连和牵拉时，临床症状可能不明显，随着时间的推移，在脊柱弯曲、外伤或椎管退行性狭窄时，圆锥反复受牵拉可导致症状加重。

- 患者的临床表现有下肢和下腹部感觉运动异常，包括疼痛（腰腿部），乏力，感觉异常，直肠/膀胱功能障碍以及性功能障碍。

- 约90%的患者术后症状会改善或不再进展。

- 在手术切除导致栓系的终丝或其他纤维粘连之前，应辨认和保护马尾神经根和运动及感觉传导束。术中监测有利于功能性神经结构的辨认和保护；同时有利于辨别无功能神经组织，以达到完全松解栓系。

- 术中应采用多种方法来监测神经结构，神经电生理监测是必需的，可以保护神经结构并防止神经损伤。因此，多模态监测应包括胫后神经及正中神经躯体感觉诱发电位（somatosensory-evoked potentials，

SEEP），阴部及个体化的脊神经根感觉诱发电位，经颅运动诱发电位（motor evoked potentials，MEP）、L2～S4节段内肌肉的自发和诱发肌电图（electromyography，EMG）、球海绵体反射（bulbocavernosus reflex，BCR）和膀胱压力测定。

- 关于多种方法监测的效果，EMG敏感性为100%，SEEP在许多研究中特异性亦达到100%。

- 完全解除栓系后，运动诱发电位可得到改善。这与术后临床症状的缓解密切相关。

- 有些作者认为应用诱发肌电监测肛管括约肌可以满足阴部神经功能的监测，并保护自主排便和排尿功能。

- T11～L2节段的交感神经节前纤维调节逼尿肌舒张功能，其在肠系膜和骶丛与节后神经有突触联系，最后通过下腹神经至膀胱。在两项以上研究中，研究人员通过测定膀胱压力成功地评估了逼尿肌收缩功能，刺激S2～S4自主神经可使膀胱压力增高。

- BCR可以用来评估脊髓S2～S4节段解剖结构/路径的情况。BCR的传入通路是阴部神经的感觉纤维，传出通路是阴部神经的运动纤维，效应器包括肛门外括约肌在内的盆底部肌肉。电刺激阴茎背部或者阴蒂，并将针状电极插入肛门括约肌以监测

运动反应。球海绵体反射与术后肛门外括约肌功能及性功能的保护是否相关还存在争议。

简介

脊髓栓系综合征（tethered cord syndrome，TCS）是由于脊髓异常固定和移动受限而引起的一系列临床表现。脊髓附着于非弹性组织时均可导致脊髓栓系，例如终丝增粗，先天性发育异常或手术后粘连，脂肪脊髓脊膜膨出，硬膜腔内脂肪瘤或蛛网膜炎症等[1]。脊髓存在双重的胚胎起源：脊索诱导外胚层形成神经板，然后卷曲、闭合形成神经管，其头尾两端分别是前神经孔和后神经孔。后神经孔的远端存在不同于远端神经管的尾部细胞团，其末端是终室。尾部细胞团最终分化成脊髓圆锥、终丝和马尾。胚胎期间，脊髓圆锥相对于椎体逐渐上升，终室尾部组织形成终丝。脊柱与脊髓的生长速度不同步引起终丝延长以及脊髓圆锥升高，于产后三个月到达L1~L2椎体水平[2]。这个过程如果发生异常会导致包括TCS在内的脊柱裂畸形。虽然大部分患者在儿童时期即被诊断，但到成人时临床表现更为明显，可由外伤或脊柱手术导致。早期的附着和粘连可能不会引起临床表现，但是随着时间的推移，当脊柱屈曲、外伤或椎管变性狭窄时，脊髓圆锥被反复被牵拉，病情加重。动物实验表明，持续的牵拉可引起脊髓白质和灰质发生病理性改变，这与牵拉的张力和长度呈正比。神经电生理包括躯体感觉诱发电位和运动诱发电位的变化与所产生的病理学结果亦相关[3]。患者下肢、腹部可以出现多种感觉和运动改变，包括腰背部和腿部疼痛、无力、感觉异常、膀胱和（或）直肠功能障碍及性功能障碍等，如表37.1所示[4]。在一项24

表 37.1　TCS 患者的临床表现

临床表现	患者人数（%）
肌无力	46（78）
背部疼痛	43（73）
膀胱功能障碍	42（71）
感觉异常	40（68）
腿部疼痛、坐骨神经痛	33（56）
皮肤红斑	15（25）
足畸形	13（22）
肌肉萎缩	13（22）
下肢短缩	5（8）
脊柱畸形	5（8）
大便失禁	4（7）
性功能障碍	2（3）

Adapted from Lee et al[4]

例成人TCS研究中，脊柱侧弯和先天性马蹄内翻足的发生率分别为45.8%和12.5%[5]。TCS在成人主要表现为疼痛，而儿童因不能及时清楚地表达感觉变化或尿急、尿不尽等异常，TCS主要表现为肢体力弱及张力和反射异常[6]。

脊髓的机械性栓系使脊髓下段尤其是圆锥的血供减少，引起细胞色素a、a3系统还原/氧化率受损，脊髓灰质有氧代谢发生紊乱，最终引起能量代谢障碍。在人类和实验动物中，分光光度法及多普勒血流研究显示，手术松解脊髓可以改善血液供应，恢复正常的氧化还原状态[5,7]。神经系统症状也会得到相应的改善。对于有症状患者，建议手术治疗，对于脊髓栓系受影响而无临床症状患者是否手术目前还有争议[5-6]。手术治疗的宗旨是利用显微外科手术技术最大限度地释放和松解脊髓，以减轻和稳定症状，避免神经功能的进一步恶化。有数据显示，最佳的手术适应证是背部或腿部的疼痛（改善率达83%），其次是肢体力弱（改善率达

69%）。病史不超过 1 年的背部神经根性疼痛，术后病情缓解的情况较好[8]。

诸多研究表明，术后症状改善或稳定的患者可占总人数的 90%（表 37.1）[4]。

病例介绍

患者，男，47 岁，因胸背正中部非放射性疼痛就诊于神经外科。患者左侧臀部及大腿后侧酸痛，伴左侧腿部和足部进行性无力，左腿麻木、刺痛，间歇性的排尿困难。患者既往患有原发性高血压，服用赖诺普利，血压控制良好，偶于聚会时饮酒，运动耐力为 4～5 MET（metabolic equivalent of task）。体格检查：左腿前外侧、足背、踇趾触觉减退，上肢及右腿肌力 5/5 级，左脚背屈跖屈的肌力为 3/5～4/5 级。影像学检查包括胸部、腰骶部脊柱 X 线片和全脊柱 MRI。MRI 显示 T6～T7 胸椎水平单发囊性病变，终丝增粗、变短（图 37.1）。拟行胸椎椎板切除、囊肿切除及腰椎探查、脊髓栓系松解术。

监测方法

鉴于脊髓囊肿的位置，在栓系松解过程中胸段脊髓（皮质脊髓束和后柱）以及马尾等神经结构存在危险。血管病变（手术损伤、血管痉挛、低血压、贫血和低氧血症）、手术拉钩压迫、电灼过热、牵拉位置和手术操作不合理等多种原因会破坏以上结构[9]。手术最重要的目的是保留下肢、直肠、膀胱的运动和感觉功能以及性功能。这就需要在手术切除终丝或者其他导致栓系现象的纤维时，准确识别和保护椎管尾部的众多神经根，保护运动和感觉传导束。术中监测有利于功能性神经结构的辨认和保护，同时有利于辨别无功能神经组织，以达到完全松解栓系。在一些患者由于解剖结构紊乱，仅仅依靠解剖关系和形态观察来辨认神经结构是非常困难的。另一方面，对于有些已经丧失功

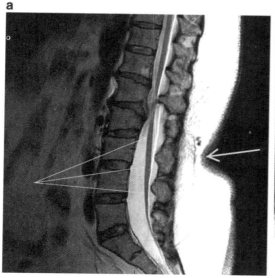
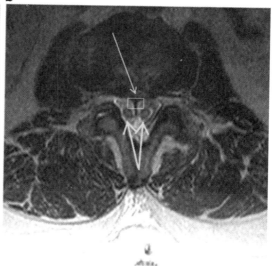

图 37.1　腰骶椎 MRI。（**a**）矢状面：终丝增粗，与圆锥下段难以区分（细箭头），并且与椎管末端后部组织相连。背部皮肤凹陷伴毛发生长（粗箭头），该表现对脊髓功能障碍有诊断意义。（**b**）横断面：圆锥分隔（细箭头和方框）及分支（粗箭头）

能的神经结构，术中只能依靠电生理来确认。最近的一项研究中，Jackson 等对 18 个月至 5 岁患儿的脊髓脊膜膨出修补术进行了术中神经电生理监测[10]。

手术过程中实施电生理监测有两个作用。第一，鉴别、分离有功能与无功能的神经束及终丝。第二，持续监测评估神经束功能的完整性。当手术医生接触到手术区域中的任何神经结构时，监测系统会立即对即将发生的损伤发出警告，这就可以减少和避免很多永久性神经损伤。神经电生理监测不仅能预测而且能防止神经损伤，未达到该目的，可行胫后神经和正中神经躯体感觉诱发电位（somatosensory evoked potentials，SSEP）、阴部和个体化脊神经根感觉诱发电位、经颅运动诱发电位（motor evoked potentials，MEP）、L2～S4 节段内肌肉的自发和诱发肌电图（electromyography，EMG）、球海绵体反射（bulbocavernosus reflex，BCR）和膀胱压力测定。

麻醉管理

为了获得更好的手术效果，应该调整麻醉技术，尽量减少对 SSEP、MEP、EMG 等监测的影响，以更好提示手术医生可能发生的神经损伤。选用全凭静脉麻醉（total intravenous anesthesia，TIVA），并适当地配合使用神经肌肉阻滞剂。术前给患者静脉注射 2 mg 咪达唑仑，连接好心电图、无创血压、脑电双频指数（bispectral index，BIS）、脉搏血氧饱和度、面罩 10L O_2 3 分钟。然后静脉注射 1.5～2.0 mg/kg 丙泊酚和 15 μg 舒芬太尼诱导麻醉，确认患者能够通过面罩通气后，静脉输注 50 mg 罗库溴铵。待肌肉充分松弛以后，使用内径为 8 mm 的气管内导管进行气管插管，固定在 23 cm 深度。这个过程中不再额外给予肌松

药。静脉给予 1 mg/kg 氯胺酮。麻醉维持阶段，10 mg/ml 丙泊酚复合 0.5 mg/ml 氯胺酮，丙泊酚以 100～300 $\mu g/(kg \cdot min)$ 的速度维持输注。舒芬太尼可以用于止痛，在确保平均动脉压（mean arterial pressure，MAP）大于 70 mmHg 的情况下，再次静脉滴注 45 μg 以达到 1 $\mu g/kg$ 的负荷剂量，然后开始用 0.3 $\mu g/(kg \cdot h)$ 的速度连续静脉给药。注射过程中不断调整丙泊酚、氯胺酮和舒芬太尼的用量，以确保脑电双频指数维持在 40～60 之间，MABP 在 70～90 mmHg 之间。桡动脉插管连续监测血压，安置好术中神经监测（intraoperative neuromonitoring，IONM）的电极和肢体衬垫后，嘱患者俯卧位双臂收拢置于两侧。

术中神经监测

为了达到上述的定位、监测、警告等多种目标，很多学者提倡使用多模式方法来监测神经结构所存在的危险[11-21]。Krassioukov 等进行了一项囊括 61 例复杂腰骶部手术的研究，其中 15 位是脊髓栓系患者[14]。对所有患者都采用诱发和自发 EMG 与胫后神经 SSEP 综合监测。在 3 例醒后出现新的神经损伤的患者中，只有 1 例患者 SSEP 上出现了显著改变。另外有 24 例（42%）患者因诱发 EMG 出现或缺失而改变了术式。对于多模式监测的效果，Gunnarsson 等对 213 例行胸腰椎手术治疗的患者进行了回顾性研究，其中 3 例是行脊髓栓系手术的患者[15]。术中联合监测 EMG 和 SSEP，结果表明，在 14 例出现新的神经损伤的患者中，EMG 全部发生显著改变，但只有 4 例 SSEP 发生了明显变化。该研究得出 EMG 的敏感性为 100%，SSEP 的特异性为 94.5%。这就使多模式监测更具临床意义。一项针对 44 例成年行脊髓栓系手

术的研究中，Paradiso 等发现联合使用 EMG 和 SSEP 可以减少神经损伤的发生率[16]。术后各有 1 例患者出现了暂时性神经损坏和永久性神经损坏。1 例患者因 SSEP 监测出现了显著变化而改变了术式。他们得出 EMG 的敏感性为 100%，SSEP 的特异性为 100%，这与 Gunnarsson 的研究结果非常相似。Beyazova 等建议术中应直接电刺激神经根，因为在 10 例患者中有 3 例对该刺激有反应，进而有助于区分功能性和无功能性神经组织，而 SSEP 或 MEP 在整个过程没有反应[22]。Sala 等最近在 47 例患者中证明，多模式神经监测技术，包括肛管括约肌 MEP 和 BCR，发现可以减少致残率[23]。这项研究显示，对认为是无功能的组织进行刺激，发现有 12% 的患者呈现肌肉反应[19]。Garg 等回顾性分析了 24 例脊髓栓系手术患者，由于条件所限，所有患者均未行神经监测[5]。有 1 例患者由于意外切除了功能性神经结构导致肢体力弱较术前加重，这种情况在有术中神经监测的条件下本是可以预防的。Sala 等[23]（64 例患者）和 Valentini 等[21]（149 例患者）报道了应用多种方法监测复杂脊髓栓系松解手术及隐性脊柱裂手术。二者均认为多模式监测有利于在解除栓系的同时降低致残率[20-21]。罕见的闭合不全畸形，如髓索存留，是一种严重的栓系损害，单纯靠解剖外观不足以安全切除，应用监测是必不可少的[23]。

术中监测包括 SSEP、MEP、诱发和自发 EMG、BCR 和膀胱压力测定。其中胫后神经 SSEP 用来评价手术平面以下脊髓后柱功能的完整性，正中神经 SSEP 可用作上肢手术平面以上的对照，并判断体位是否合适。诱发和自发 EMG 监测中，选择特定的肌肉以覆盖 L2～S4 水平内尽可能多的肌节。膀胱压力测试是将导尿管连接到压力传感系统上，监测膀胱逼尿肌的功能。

躯体感觉诱发电位

胫后神经 SSEP 可以通过监测 L4～S1，特别是 L5～S1 节段的感觉传入情况来连续评价脊髓后柱的功能。该患者需行胸部和腰骶部脊柱两个手术，胫后神经 SSEP 监测可以提供关于脊髓后柱结构损伤的重要信息，尤其是胸部及其以下水平的感觉神经。将记录电极置于腘窝以确定产生了足够强度的神经刺激动作电位，置于颈椎上的电极可以记录皮质下诱发电位，头皮上的电极可以记录皮质诱发电位。其中颈椎记录的皮质下电位可以帮助区分皮质反应的变化是由于麻醉作用还是由于前面章节所提到的那些不会被麻醉药物所影响的其他原因。

正中神经是由 C6～T1 及部分 C5 的神经根纤维组成的，因此正中神经 SSEP 用来监测该患者胸椎囊肿水平以上的后柱功能的完整性。与上述胫后神经 SSEP 相同，将电极分别置于臂丛神经分布区、颈椎和头皮。这样既不会受到胸椎、腰骶椎手术操作的影响，还能及时提示和鉴别术中发生的变化，同时也可以被用来作为胫后肌反应的质控。此外，正中神经 SSEP 还可以监测和预防患者仰卧位时可能发生的臂丛神经和正中神经损伤。

虽然胫后神经 SSEP 可以提供 L4～S1 水平的情况，但是在栓系松解过程中整个尾部都存在损伤的风险。为了给手术团队提供更多的信息，可以刺激阴部神经可以获得 S2～S4 水平的 SSEP。这个可以通过刺激阴茎背部或阴蒂来完成。但是由于该方法获得的诱发电位大多振幅较低，并且需要大量重复才能获得可信的结果，这就使结果采集变得非常困难。因此这项技术的实用性受到质疑，该患者并没有采用[13,17-18,24]。

经颅运动诱发电位

胸椎囊肿手术可能会通过多种机制伤及皮质脊髓束，其中包括生理紊乱，如低血压等。而 SSEP 不能监测运动传导功能，而且其监测范围只局限在一个独立血液供应的解剖结构区域，所以单独使用 SSEP 监测是不够的。因此在脊髓栓系手术中配合使用 MEP 监测运动束功能完整性非常重要。肌肉运动诱发电位存在与否，可以反映肌肉控制能力的保留情况，预测术后是否会出现运动功能障碍[18]。有研究表明，完全成功的栓系松解可改善术中运动诱发电位。这可以改善术后早期的临床症状[25]。同时进行上下肢电位监测的原因与 SSEP 相同，即质控和损伤定位。应用经颅电刺激运动皮质区记录复合肌肉动作电位（compound muscle action potential，CMAP），监测拇短展肌（abductor pollucis brevis，APB）、跗展肌（abductor hallucis，AH）和胫骨前肌（tibialis Anterior，TA）的运动诱发电位。由于脊髓圆锥水平以下记录不到 D 波，腰椎的脊髓栓系手术通常不用其作为监测指标。将电极置于肛门外括约肌内，可以监测到阴部神经运动支（S2～S4）的情况。

肌电图

该患者应用诱发和自发 EMG 进行监测主要有两个目的。第一，帮助手术医生识别分散的神经根，并且与无功能的组织，如纤维束、终丝等相区别。Quinones-Hinojosa 等认为应用诱发 EMG 区分有功能的神经组织与无功能的终丝、确定松解部位时，如果终丝的运动根刺激阈值达到 100：1，足以证明这部分组织中没有神经成分[26]。第二，当手术器械触碰到神经时，肌电图监测能迅速反馈提醒手术医生及时调整手术操作，从而避免造成神经的永久损伤。有学者认为，脊髓栓系手术过程中，肌电图是最重要的监测方式[19-20,23]，对判断预后非常有价值[27]。在这个研究中，研究者刺激脊髓骶尾部，并记录能够引出腿部和会阴部肌肉运动反应的刺激阈值。患者的刺激阈值越高，松解手术后神经功能进一步恶化的可能性越大。L2～S4 节段内常用的腿部和盆腔肌肉和对应脊髓阶段见表 37.2。

然而，在分离支配肛门和尿道括约肌的主要运动神经根时，是否可以通过监测每一块肌肉来区分神经，目前尚存在争议。同时，选择一个既能连接导尿管又能在尿道括约肌附近合理安置的电极也非常困难。部分学者建议使用肛门括约肌的诱发 EMG 来监测阴部神经功能，保护大小便的自制能力。对于这名患者，电极置于患者的股内侧肌（股四头肌）、胫骨前肌、腓肠肌外侧头、跗展肌和肛门外括约肌，使用双极刺激电极以尽量减少电流向邻近组织扩散。

表 37.2　脊髓栓系术中监测的肌肉

肌肉	脊髓（神经）
股内侧肌（股四头肌）	L2，L3，L4（股神经）
胫骨前肌	L4，L5（腓深神经）
跗长伸肌	L4，L5（腓深神经）
跗展肌	L5，S1，S2（足底内侧支，胫神经）
臀大肌	L5，S1，S2（臀下神经）
腓肠肌外侧头	L5，S1，S2（胫神经）
腓肠肌内侧头	S1，S2（胫神经）
比目鱼肌	S2（胫神经）
肛门外括约肌	S2，S3，S4（直肠下支，阴部神经）
膀胱（尿道）括约肌	S2，S3，S4（深支，会阴神经）

躯体感觉诱发电位

偶尔的，有时手术操作过程中某一组织被刺激，但相应的监测肌肉却未产生运动电位。脊髓背侧感觉神经根就会出现这种情况。为了避免类似情况的发生，在松解手术前应该监测躯体感觉诱发电位。在该处应用手持钩状电极，刺激胫后神经，记录皮质下诱发电位和皮质诱发电位 SSEP 信号，用这种方式刺激神经根大约 20 ms（P20）以后，皮质诱发电位就会出现正偏转[13,17]。

膀胱压力测定

膀胱有两个功能：一个是储存尿液，受外括约肌控制（功能障碍时表现为尿失禁），另一个是排空尿液，由膀胱逼尿肌收缩发起。外括约肌受阴部神经运动支支配，但是逼尿肌有自律性。逼尿肌收缩是由盆神经中起自 S2～4 节段的副交感神经纤维支配的，其与节后神经的突触连接邻近膀胱壁。逼尿肌舒张由起自 T11～L2 节段的交感神经介

导，节前神经与节后神经的连接突触位于肠系膜和骶神经丛，其节后纤维最终加入腹下神经。直接获得逼尿肌肌纤维的 EMG 变化难度较大，而且存在膀胱壁穿孔风险。通过测量膀胱压力，监测逼尿肌收缩情况已经成功应用于至少两个案例研究[28-29]。该方法先置入导尿管，然后向膀胱内注入 250 cm³ 生理盐水，并将导管连接到标准压力换能器上，使监测器上出现膀胱压力波形图（图 37.2）。刺激 S2～S4 的自主神经纤维以后，膀胱压力会升高（通常升高 35～70 cm H_2O），从开始刺激到膀胱出现收缩，潜伏期大概是 2～10 s。刺激强度 4～5 mA，持续时间达 10～20 s 以上[16,28-29]。

球海绵体反射

BCR 可以用来评估脊髓 S2～S4 节段的感觉、运动和脊髓灰质的情况。BCR 的传入通路是阴部神经的感觉纤维，反射中枢位于脊髓 S2～S4 节段的脊髓灰质内，传出通路是阴部神经的运动纤维，效应器包括肛门

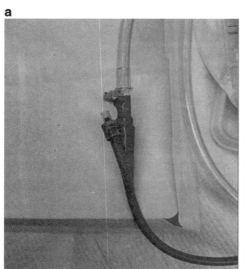
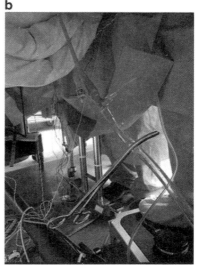

图 37.2　膀胱压力监测。这项监测需要置入导尿管（a）。导尿管有一个接口与传感器连接。置入导尿管后向膀胱内注入 250 cm³ 生理盐水并夹紧导管以防膀胱排空。将导管连接到标准压力换能器上（b）。监测器上出现膀胱压力波形图

外括约肌在内的盆底部肌肉。电刺激阴茎背部或者阴蒂，并将针状电极插入肛门括约肌以监测运动反应。另一种方法是刺激 S2～S4 后根，在肛门括约肌记录 CMAP[18]。尽管反射监测的是完整的反射弧，但是由于 BCR 是多突触反射，对挥发性麻醉药物非常敏感。这就使球海绵体反射在手术过程中难以持续存在[17,20]。而且球海绵体反射与肛门外括约肌的自控能力及术后性功能情况是否相关还存在争议[12,18]（参见第 8 章，"反射反应用于 IOM"）。

手术过程

手术开始前，使用前述方案维持麻醉，血压波动控制在术晨基础血压的 10% 以内。该患者术前收缩压 100 mmHg。术中监测内容包括：①胫后神经和正中神经 SSEP，记录电极按照国际标准导联 10-20 系统置于 C3'、C4'、FZ 和 Cs5（第 5 颈椎水平）；②监测左右两侧 APB、AH 和 TH 的 MEP；③左右两侧股内侧肌（股四头肌）、TA、AH、腓肠肌和肛门外括约肌的诱发和自发 EMG；④膀胱压力测定；⑤BCR 测试。手术首先是切除胸椎囊肿。确立 SSEP 反应基线后发现左下肢诱发电位波幅比双上肢和右下肢的诱发电位波幅低。在囊肿切除的整个过程中所有监测都很平稳。胸椎囊肿切除以后，手术暴露腰骶椎，准备行脊髓栓系松解术。胫后神经和正中神经 SSEP 持续监测显示情况稳定。于 TA 和 AH 监测 MEP，重复监测 L4～S2 节段脊髓功能的完整性。有趣的是，患者进行经颅电刺激以

后，在肛门括约肌记录到了诱发电位，而膀胱压力却未记录到改变。

虽然 SSEP 和 MEP 能够为手术医生提供运动通路和感觉通路功能的情况，但是他们既不能对损伤提供早期预警，也不能识别增粗终丝中是否包含神经成分。而诱发和自发 EMG 对上述的监测具有重要价值，并且能够进行定位描记。

分离马尾并放置牵开器后，肛门括约肌自发 EMG 记录到了低频、非同步电信号（图 37.3）。如果某侧腿部肌肉没有出现变化，就能够判断该侧低位骶神经根（S3～S4）受压，提示手术医生检查是否存在潜在的神经损伤。术中神经电生理监测仅能进行接触刺激。而神经牵拉放电又被称为 A-trains，与那些接触性电位不同，他们以高频放电形式提示神经损伤。重新安放拉钩后接触激活信号消失。

为了定位神经根，手术医生使用强度为 5 mA，频率为 1 Hz 的双极刺激电极，所有监测的肌肉上都记录到诱发电位。注意要去除下肢肌肉诱发电位的影响，识别单独的肛门括约肌诱发电位，以定位 S2～S4 神经根（图 37.4）。

在可以引出肛门括约肌诱发电位的节段上，以 4.6 Hz 的频率连续刺激约 10 s，或者直到引起膀胱压力显著增高后，停止刺激，压力重新回到基线。一旦确认神经根，就再次刺激终丝并特别注意肛门括约肌的反应。使用强度为 5 mA 的电流刺激终丝后，肛门括约肌产生低振幅诱发电位，且膀胱压升高约 15 mmHg。手术医生最初肉眼判断其为无神经组织，但是进一步分离、探查，

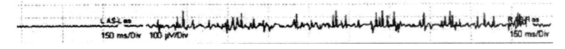

图 37.3 右侧肛门括约肌电极接触放电。分离马尾并放置牵开器后，右侧肛门括约肌电极记录到低频、非同步电信号

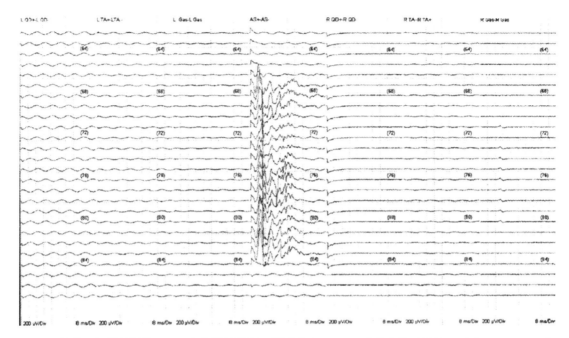

图 37.4 刺激肛门括约肌的 EMG 定位马尾神经。图示为在 S2～S4 节段定位马尾神经时的肌电反应。值得注意的是，应用双极刺激钳刺激神经根，在肛门括约肌（而不是其他肌肉）监测到 EMG 信号。图示为一系列的连续叠加记录

发现了有功能的神经组织。在经过多层组织分离、测试、切除以后，再次对其进行持续高频电刺激，膀胱压力升高了 50 mmHg 以上，同时肛门括约肌也出现了高振幅电位，这就证明该组织内存在支配膀胱括约肌的神经（图 37.5）。

为了保护神经束而停止了分离操作。在此之前，此处所有的神经组织皆被安全剥离。MEP 监测示肛门括约肌的诱发电位持续存在，提示低位骶神经根保留完好。此外，终丝离断后，BCR 被成功引出（图 37.6）。

术后转归

患者转运至麻醉后恢复室中（postanesthesia care unit，PACU）后，能够对指令做出反应，四肢可以活动。由于麻醉的残余作用，很难确定患者是否有肌力改变。粗略体检尚未发现感觉功能较术前有差异。术后两周，患者背痛和腰痛症状逐渐明显改善。最初还有腿部乏力症状，故接受了物理治疗。自觉膀胱排尿功能明显改善，肛门括约肌功能未出现恶化。

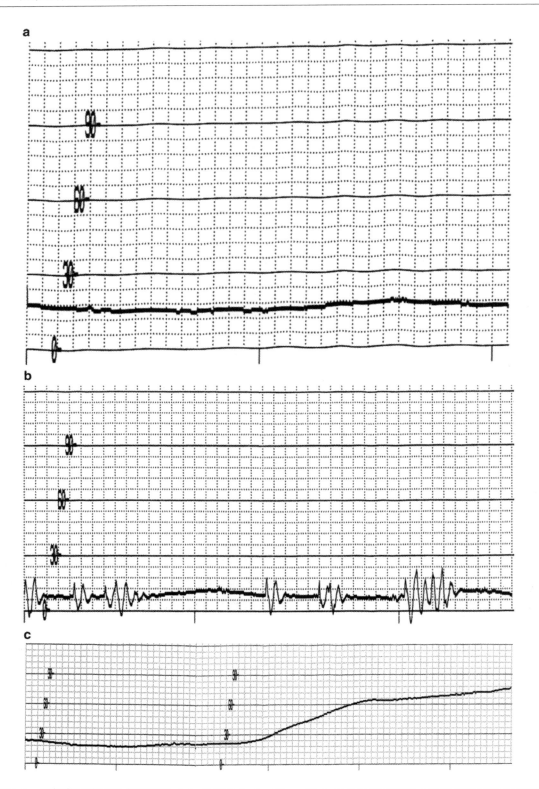

图 37.5 电刺激后膀胱压力的变化（a）基线压力（～17 mmHg）记录的是膀胱压力随呼吸运动而出现的变化。（b）手术引起腹内压升高导致基线改变。（c）持续刺激终丝内的神经束后，膀胱压力发生的变化。从基线开始升高，压力在 17～65 mmHg 之间变化。基线压力与膀胱内尿量相关

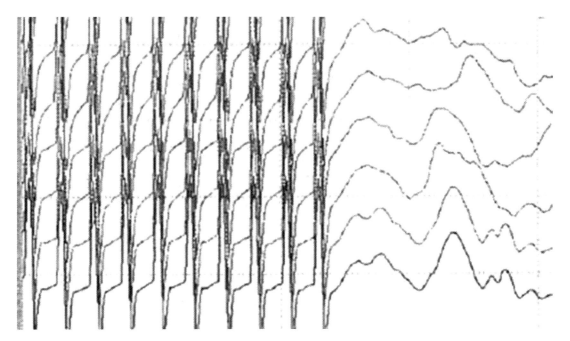

图 37.6　离断终丝后记录的球海绵体反射。在肛门肌肉组织监测 EMG 记录离断终丝后球海绵体反射以证实 S2～S4 神经根的完整性。应用 10 个成串刺激，记录 35～55 ms 间隔的肛门括约肌 EMG 反应并进行求和

参考文献

1. Aufschnaiter K, Fellner F, Wurm G. Surgery in adult tethered cord syndrome (ATCS): review of literature on occasion of an exceptional case. Neurosurg Rev. 2008;31:371–84.

2. Hertzler DA, DePowell JJ, Stevenson CB, Mangano FT. Tethered cord syndrome: a review of the literature from embryology to adult presentation. Neurosurg Focus. 2010;29(1):E1.

3. Huang SL, Peng J, Yuan GL, Ding XY, He XJ, Lan BS. A new model of tethered cord syndrome produced by slow traction. Sci Rep. 2015;5:9116.

4. Lee GY, Paradiso G, Tator CH, Gentili F, Massicotte EM, Fehlings MG. Surgical management of tethered cord syndrome in adults: indications, techniques, and long-term outcomes in 60 patients. J Neurosurg Spine. 2006;4:123–31.

5. Garg K, Tandon V, Kumar R, Sharma BS, Mahapatra AK. Management of adult tethered cord syndrome: our experience and review of literature. Neurol India. 2014;62:137–42.

6. Coung JB, Tubbs RS, Oakes WJ. Tethered cord syndrome in children: a review. Neurosurg Focus. 2007;23(2):E2.

7. Yamada S, Lonser RR. Adult tethered cord syndrome. J Spinal Disord. 2000;13(4):319–23.

8. Romagna A, Suchorska B, Schwartz C, Tonn JC, Zausinger S. Detethering of a congenital tethered cord in adult patients: an outcome analysis. Acta Neurochir. 2013;155:793–800.

9. Deletis V, Sala F. Intraoperative neurophysiological monitoring of the spinal cord during spinal cord and spine surgery: a review focus on the corticospinal tracts. Clin Neurophysiol. 2008;119:248–64.

10. Jackson EM, Schwartz DM, Sestokas AK, Zarnow DM, Adzick NS, Johnson MP, et al. Intraoperative neurophysiological monitoring in patients undergoing tethered cord surgery after myelomeningocele repair. J Neurosurg Pediatr. 2014;13:355–61.

11. Kothbauer K, Schmid UD, Seiler RW, Eisner W. Intraoperative motor and sensory monitoring of the cauda equina. Neurosurgery. 1994;34(4):702–7.

12. Sala F, Krzan MJ, Deletis V. Intraoperative neurophysiological monitoring in pediatric neurosurgery: why, when, how? Childs Nerv Syst. 2002;18:264–87.

13. Kothbauer KF, Novak K. Intraoperative monitoring for tethered cord surgery: an update. Neurosurg Focus. 2004;16(2):1–5.

14. Krassioukov AV, Sarjeant R, Arkia H, Fehlings MG. Multimodality intraoperative monitoring during complex lumbosacral procedures: indications, techniques, and long-term follow-up review of 61 consecutive cases. J Neurosurg Spine. 2004;3:243–53.

15. Gunnarsson T, Krassioukov AV, Sarjeant R, Fehlings MG. Real-time continuous intraoperative electromyographic and somatosensory evoked potential recordings in spinal surgery: correlation of clinical and electrophysiologic findings in a prospective, consecutive series of 213 cases. Spine. 2004;29(6):677–84.

16. Paradiso G, Lee GY, Sargeant R, et al. Multimodality intraoperative neurophysiologic monitoring findings

during surgery for adult tethered cord syndrome: analysis of a series of 44 patients with long-term follow-up. Spine. 2006;31(18):2095–102.

17. Khealani B, Husain AM. Neurophysiologic intraoperative monitoring during surgery for tethered cord syndrome. J Clin Neurophysiol. 2009;26(2):76–81.

18. Kothbauer KF, Deletis V. Intraoperative neurophysiology of the conus medullaris and cauda equina. Childs Nerv Syst. 2010;26:247–53.

19. Sala F, Squintani G, Tamontano V, Arcaro C, Faccioli F, Mazza C. Intraoperative neurophysiology in tethered cord surgery: techniques and results. Childs Nerv Syst. 2013;29:1611–24.

20. *Sala F, Tramontano V, Squintani G, Arcaro C, Tot E, Pinna G, Meglio M. Neurophysiology of complex spinal cord untethering. J Clin Neurophysiol. 2014; 31:326–36.

21. Valentini L, Selvaggio G, Erbetta A, et al. Occult spinal dysraphysm: lessons learned by retrospective analysis of 149 surgical cases about natural history, surgical indications, urodynamic testing and intraoperative neurophysiologic monitoring. Childs Nerv Syst. 2013;29:1657–69.

22. Beyazova M, Zinnuroglu M, Emmez H, Kaya K, Ozkose HZ, Baykaner MK, et al. Intraoperative neurophysiological monitoring during surgery for tethered cord syndrome. Turk Neurosurg. 2010;20(4):480–4.

23. Sala F, Barone G, Tramontano V, Gallo P, Ghimenton C. Retained medullary cord confirmed by neurophysiological mapping. Childs Nerv Syst. 2014; 30:1287–91.

24. Kothbauer K, Seiler RW. Tethered spinal cord syndrome in adults. Nervenarzt. 1997;68(4):285–91.

25. Pratheesh R, Babu KS, Rajshekhar V. Improvement in intraoperative transcranial electrical motor-evoked potentials in tethered cord surgery: an analysis of 45 cases. Acta Neurochir. 2014;156:723–31.

26. Quinones-Hinojosa A, Gadkary CA, Gulati M, von Koch CS, Lyon R, Weinstein PR, Yingling CD. Neurophysiological monitoring for safe surgical tethered cord syndrome release in adults. Surg Neurol. 2004;62:127–35.

27. Husain AM, Shah D. Prognostic value of neurophysiologic intraoperative monitoring in tethered cord syndrome surgery. J Clin Neurophysiol. 2009;26:244–7.

28. Shinomiya K, Fuchioka M, Matsuoka T, Okamoto A, Yoshida H, Mutoh N, et al. Intraoperative monitoring for tethered spinal cord syndrome. Spine. 1991;16(11):1290–4.

29. Schaan M, Boszczyk B, Jaksche H, Kramer G, Günther M, Stöhrer M. Intraoperative urodynamics in spinal cord surgery: a study of feasibility. Eur Spine J. 2004;13:39–43.

问题

1. 脊髓栓系术中最常见的损伤原因为血管收缩、压迫、过热和牵拉。

   A. 正确

   B. 错误

2. 脊髓栓系手术应用神经监测的主要目的是保护下肢、直肠、膀胱的运动和感觉功能以及性功能。

   A. 正确

   B. 错误

3. 脊髓栓系术中行神经监测，单独应用 SSEP 监测可以发现所有可能受损的神经结构。

   A. 正确

   B. 错误

4. 可以不用定位技术，因为可以肉眼识别相关神经结构。

   A. 正确

   B. 错误

5. 脊髓栓系手术建议行多模式神经监测技术，包括 SSEP、经颅 MEP、自发和诱发 EMG、BCR 和膀胱压力测定。

   A. 正确

   B. 错误

6. 膀胱压力测定应该代替 EMG 来监测逼尿肌的功能，因为后者操作起来比较困难并可能导致并发症。

   A. 正确

   B. 错误

答案

1. A

2. A

3. B

4. B

5. A

6. B

周围神经手术

38

Leo T. Happel，David G. Kline

（贾子普　译　张　炜　校）

学习要点

- 术中神经记录简单易行，可提供有价值的信息，帮助决策。
- 对麻醉的约束少。
- 信息有助于明确诊断。
- 术中神经记录可以改善结局。

目的

手术中行周围神经监测可基于多种原因，包括在可能损害神经的操作中对周围神经系统功能进行即时评估而使用的"监测"，此类操作如髋关节置换手术、甲状腺/甲状旁腺手术以及任何有可能出现周围神经支配区瘫痪的手术操作。这些记录与辅助神经系统疾病诊断的记录有诸多共同之处。对周围神经损伤的早期的修复手术往往基于相关的极少量信息[1]，正因如此，提供神经损伤相关的诊断信息，可能是我们对周围神经进行记录更为重要的原因。本章的目的正是强调这一问题的重要性。在这种情况下，手术中获得的外周神经的记录可为外科医生作出正确决策提供重要信息。对手术中发生的周围神经损伤做出准确的诊断，有助于外科医生选择最佳的治疗方案。

绝大部分周围神经损伤尚可保留神经某种程度上的连续性[2-3]。某一具体的神经病变，神经连续性仍然存在，但可能造成该神经内部损伤，使得常规 EMG 难以做出准确诊断[4-6]。对这类损伤的诊断困难进而影响实际操作中最佳治疗方案的制订，而如何对损伤进行处理却是病情转归的决定性因素。人体周围神经损伤后，在适当条件下有显著再生的能力，但再生速度比在低级哺乳动物身上观察到的要慢得多[7-8]。而外科医生凭主观感觉所作出的决策，很难为神经再生提供理想环境[6,9]。在相对简单的神经松解术和复杂的切开分离、切除病灶再缝合的病灶切除术间进行抉择，其决策结果将对病情转归产生巨大影响[10]。神经松解术涉及神经外鞘、神经外膜的分离（见图 38.1），神经束的暴露以及周围结缔组织的清除。对病变处连续部分的神经进行电刺激并记录复合神经动作电位（compound nerve action potential，CNAP）可对神经内纤维的功能情况提供准确信息。如图 38.1 所示，轴索断伤和轻度的神经断伤，可以随着时间的推移得以再生。这可以帮助外科医生选择最佳的神经修复方案。此外，如果选择让损伤的神经自行再生，那么也可通过同样的方法进行效果评估[11]。这就避免了外科医生对已在进行再生修复的神经产生进一步损伤。建议急性

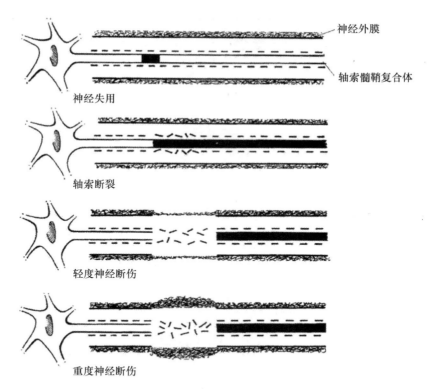

图 38.1 不同程度的神经损伤导致神经不同程度的分离。最轻微的损伤是神经失用，即一种极轻微的神经电活动缺失，伴或不伴解剖变化。其次为轴索背膜受损而结缔组织轻微受损的轴索断裂伤。轴突发生 Wallerian 变性。较严重的是轻度神经断裂伤（轻度结缔组织损伤），最严重为重度神经断裂损伤（重度结缔组织损伤和重度瘢痕）。后者通常需要完全的外科修复

神经损伤推迟 3～5 个月后再行手术。在此期间，如果条件适合，神经将开始自主再生。随后在手术中，可以对再生进行情况作出评定[2]。更严重的神经断伤几乎不会有再生，故此需要切断神经，移除阻碍轴索再生长的全部瘢痕组织，然后重新连接神经的近端和远端。

术中记录外周神经时对麻醉要求不高。全身麻醉对外周神经没有直接的影响，卤族类吸入麻醉药、氧化亚氮和静脉麻醉药几乎不会对 CNAP 产生影响。如果患者存在严重的低体温，可能会导致神经传导速度轻微降低，但对于 CNAP 的波幅不会有严重的影响。刺激电极和接收电极都位于外周神经，因此神经肌肉连接处的阻滞不会影响到 CNAP。虽然在某些情况下，刺激外周神经

可以观察到诱发电位，但并不建议使用诱发电位替代 CNAP 来评估神经功能。具体原因将在本章其他部分讨论。

刺激神经及记录 CNAP 的方法操作直观简易，无需太多经验即可熟练掌握[12]。由于 CNAP 波幅比术中监测记录到的脑电波大得多，所以可以不使用平均叠加技术。所需设备一般机构均可提供。手术监测设备或 EMG 仪器即可满足使用。而且麻醉因素几乎不影响对周围神经记录，但监测的肢体上安置止血带对结果有较大影响。如果需要止血带，在任何记录前必须松开止血带至少 20 分钟，从而保证充分的灌注时间以恢复正常神经功能。

通过直接连接电极刺激神经是安全有效的。刺激参数依神经大小而有所不同。例

如，当脉冲持续时间很短（小于 0.1 ms）时，正常健康的肘部尺神经需要大约 4～6 mA（8～10 V）。我们使用这种超短的脉冲刺激来间接检测运动相关的粗大的有髓鞘纤维，而细小的无髓纤维不会对该刺激产生反应[14]。但是，长期受压或有严重瘢痕的神经在同等脉冲持续时间下，则需要更强的刺激[11,13]。在此情况下，则可能需要用到约 30～40 mA（60～80 V），脉冲持续时间也更短（0.02 ms），从而使刺激能深入到瘢痕组织中[14]。值得注意的是，超短的脉冲刺激（0.02 ms）会优先激动粗大的有髓运动纤维。尽管有观点认为该强度的直接刺激可能损伤神经，但要指出的是，即使应用该水平高强度刺激，造成神经损伤的可能性也微乎其微。长时间的刺激可能产生一系列损伤神经的因素。但是，由于短时刺激引起的伤害主要是由电流或者电解产生的热能引起，即由盐分沉积造成的"电镀"效应，这二者都需要足够大的电功率。而由 30 mA 电流，脉冲时长 0.1 ms 和循环速度为 5 次每秒的脉冲产生的平均电功率（瓦特・秒，W-S）和热量均极小。（热能＝I^2RT＝电流^2×电阻×时间。假设电流为 30 mA，D 电阻为 2000 Ω，脉冲持续均为 0.1 ms，共 5 次，则传递到神经的平均电功率＝$0.03^2×2000×0.0005$＝0.0009 W-S）。Kilne 和 Hackett[11] 已经从组织学上研究了灵长类动物的周围神经，发现远大于以上强度的刺激对神经并未产生任何伤害。此外，人类手术的病例研究也从未将术后神经功能障碍归咎于这种刺激[11]。鉴于以上研究结果，电刺激仍然是对周围神经功能评估的一种较为安全的方法。

对正常周围神经进行 CNAP 的记录很简单，因为其反应幅度很大（0.2～1 mV）。正因为反应幅度大，我们不需要叠加技术来提高反应度。事实上也并不鼓励使用叠加技

术，因为这可能在反应幅度极小的情况下出现明显假阳性反应。为了获得明显清晰的 CNAP，至少需要 4000 支足够粗的神经纤维参与[15]。神经纤维的数量可以间接显示出神经的重要功能。因此，清晰的 CNAP 提示预后良好。

图 38.2 显示的是笔者曾用于刺激和记录周围神经功能的一种电极类型。不锈钢电极是实施电刺激中性价比较高的。

银质电极不能用来进行电刺激，这一点非常重要。因为使用银质电极有可能使有毒的银盐沉积。对完整的未受损的神经进行原位刺激呈现出一套不寻常的内环境[10]。使用不同电极在不同长度的神经上进行刺激可以产生两条电流路径。首先，两电极之间有

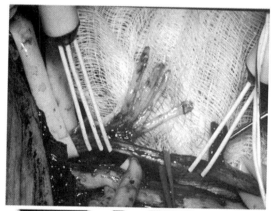

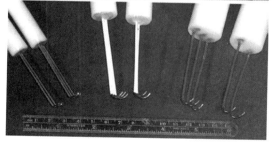

图 38.2 上图为刺激和记录周围神经时使用的电极，电极可直接应用于神经，刺激电极为三极电极，记录电极为双极电极（具体见正文）。需要注意的是电极仅能在神经上的一定距离内使用才有效。下图为适用于不同神经的各种型号的电极。两电极之间的距离随所研究的神经尺寸不同而变

电流，其次，从电极上有电流流出并通过神经，流过身体组织并流回另一个电极。后一条电流通路难以定位，因为整条神经纤维上的电流会和 CNAP 一起被记录下来。此过程中会产生人工伪迹，而且当被刺激部位与记录电极隔得很近时，可能掩盖动作电位。解决这个问题的方法是用一个三极电极的最末端与其相连。这样，电极的内部和外部可能存在的差异仍然会产生两股电流，且不涉及整根神经。这种方式减少了人为的伪迹，从而使得即使是受损神经或者正在再生的神经产生的极小的动作电位也能被观察到。三极电极的使用还可以限制刺激电流在整根神经纤维上的传导[10]。这种电流的传导并不是我们希望看到的，因为当足够的电流从被刺激点一直传导了几公分时，我们将会得到错误的观察结果。当在刺激点不存在有活力的轴突时，电流有可能直接跳跃到更远距离的有活力的轴突处，导致 CNAP 的产生。这种现象可能会让我们误认为在刺激点轴突产生了兴奋。曾有文献进一步揭示了该问题[10]。

我们使用一对双极来进行记录。记录电极的形态结构对于成功评估周围神经的电生理特性也很重要。沿着神经的两个不锈钢导丝电极距离至少 3～5 mm 时效果更好。如果距离过近，动作电位波幅会减小，因此建议两个电极之间距离最好大于 5 mm，神经较粗时更应如此。既往也有文献对记录电极特点进行进一步描述[10]。

图 38.3 展示了正常和异常的 CNAP，正常 CNAP 的波幅相对更大而且持续时间很短，后者说明神经纤维的传导速率相似。异常 CNAP 波幅较小，说明神经纤维更少，且由于传导速率的不同导致广泛而短暂的电流分散[16]。以上表现可供临床参考。

值得注意的是，周围神经手术的监测应密切联系病史。例如臂丛神经损伤时，近心端的外周神经牵拉更易伤及神经根。严重的撕脱伤时，神经根被从脊髓中牵拉出来，使背根神经节与脊髓分离，而与周围神经的感觉纤维相连。此时，周围神经的感觉纤维将仍保持正常，但已与脊髓断开。与之同根的运动神经则与其位于脊髓前角的胞体分离并发生华勒变性（Wallerian degeneration）。如图 38.5 所示，臂丛神经探查术中粗大的 CNAP 提示预后不良。患者临床表现为感觉纤维正常但运动能力丧失。这是臂丛撕脱伤的特点，在这种情况下，神经修复是无效的。

手术记录应用的实用病例

下面将用两个具体病例加以说明，可将其作为典范来反映总体的监测原则。

病例一

男性，34 岁，8 个月前发现左臂肱二头肌间沟处有一隆起物。无外伤史。肿块生长迅速且伴随正中神经及尺神经进行性功能丧失。手术前 3 周进行的 EMG 显示正中神经及尺神经分布区可能有广泛去神经电位。图 38.4a 中，MRI 示神经瘤。

手术暴露肱二头肌肌间沟处的正中神经和尺神经，约 12 cm，如图 38.4b 所示，可看到一个大的肿物。虽然缺乏神经生理学的有效证据，但综合肿物外观和术前 EMG 的资料，应予以切除并缝合断端以修复受损的正中神经和尺神经。这一过程需要很多年。但是，修复重建的神经功能与保守修复相比要弱得多。因此，术中的准确判断可显著影响病情的转归。

刺激和记录电极都应放置在肿瘤近端。为了确保能够刺激到所有神经纤维，常规将刺激电极放在记录电极的近端。否则，那些

图 38.3 臂丛神经 15 cm 长度
范围内记录到的正常 CNAP
（**a**）。注意与下方异常的图形相
比，CNAP 持续时间更短。校
准：200 μV/div，1 ms/div。臂
丛神经 7 cm 长度范围内记录到
的异常的 CNAP（**b**）。其波幅
较低提示神经纤维较少，其基底
部较宽提示纤维的传导速度弥
散。校准：200 μV/div，1 ms/div

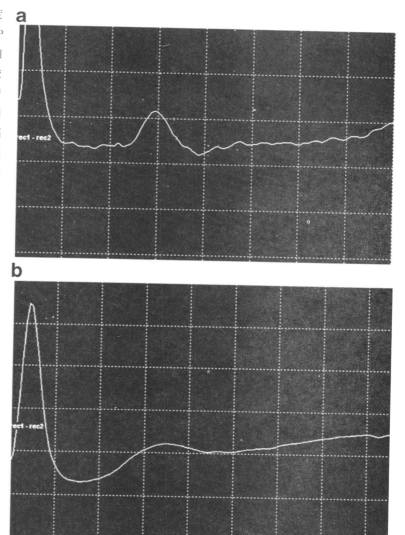

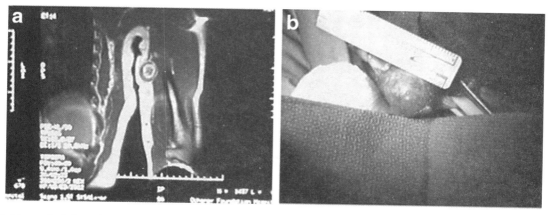

图 38.4 患者左上臂 MRI 可见其肌二头沟处有一巨大的、迅速生长的肿瘤（**a**）。暴露肱二头肌肌间沟处的
正中和尺神经可见肿瘤（**b**）

从刺激电极的近端加入该神经的纤维则不会产生兴奋，也不会出现 CNAP。本例中，刺激和记录电极都置于肿瘤近端的神经，记录下了一个正常且粗大的 CNAP，如图 38.5 所示。

接下来，记录电极被移至肿瘤远端，重复一次刺激并进行记录。结果为一个异常的"双峰"CNAP，如图 38.6。

这个双峰的第一个成分是由一小部分相对正常的纤维产生的。这些纤维可能参与调节正中和尺神经残存的功能。"双峰"的第二个成分则是由那些受肿瘤影响严重的纤维

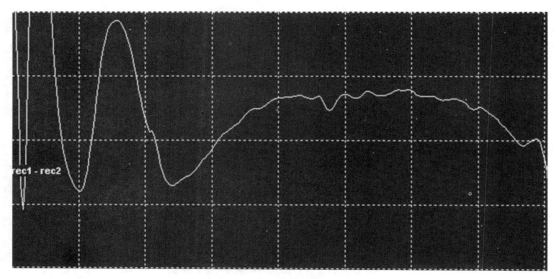

图 38.5 刺激肿瘤近端记录到正常的大 CNAP 波。刺激伪影和 CNAP 之间短暂的延迟提示刺激和记录电极之间距离较短

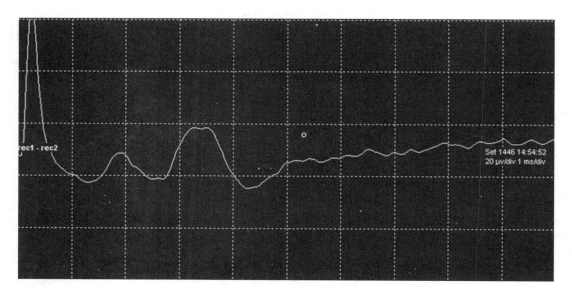

图 38.6 刺激电极置于肿瘤近端而记录电极置于肿瘤远端记录到的"双峰"CNAP。"双峰"的出现提示正中神经和尺神经内存在两组类型截然不同的轴突，其中大部分纤维（较大的电位）由于长期慢性受压脱髓鞘导致传导速度出现了明显的延迟

产生的。这些纤维已经严重脱髓鞘化，失去了功能。神经纤维传导一连串的冲动来引起随意运动。然而，严重脱髓鞘化的一个特点就是频率依赖性的传导阻滞，后者抑制了动作电位的产生[17]。刺激和记录过程会产生一个单独的动作电位，所以可以用来显示神经的连接功能。毫无疑问，患者的正中神经和尺神经中的很多神经纤维都已被肿瘤所损害，术前 EMG 已明显可见。这些受损的纤维对 CNAP 的产生没有任何作用。图中 CNAP 提示仍有大量功能尚存的神经纤维穿过肿瘤。因此想通过切除正中神经和尺神经来取瘤并非最佳治疗方案。因此，应该实施更加保守的神经松解术且送活检标本做冰冻切片。令人惊奇的是，病理学显示这个肿物甚至连神经瘤都不是。事实上，它只是一个由邻近肌肉侵袭到神经而形成的肌肉瘤。

术后第 8 周的随访显示，正中神经和尺神经分布区功能显著恢复。可能由受损神经纤维的髓鞘再生所致。很明显，该病例中应用神经生理学监测改善了预后，而单靠肉眼观察则有可能将肿物完全切除进而导致更大的损伤。

病例二

5 岁男童，先天性连枷臂综合征，右臂受累。影像学未显示脑脊膜膨出，提示神经根从脊髓上撕裂造成了撕脱伤。重复做 EMG 测试显示右臂所有肌肉严重去神经化，这提示广泛运动神经元轴突的缺失。因此决定行右臂丛神经探查术以证实受损部位，并在必要时行神经修补术。

术中充分暴露臂丛神经，在主干和分支上进行电刺激并记录数值。刺激上干、中干和下干时无 CNAP，但当上干被刺激时，患者手臂的肌肉有反应。刺激内侧束和外侧束时同样无 CNAP。手的运动提示轴突有再生

的现象，但 CNAP 缺失则无法给出任何轴突再生的证据。

要解释这些现象，必须结合患者的年龄和轴突再生的机制。患者臂丛受损后的 5 年中，确实存在一小部分轴突（8 根或 10 根）的再生。但是，这些轴突并未发育成熟来协调随意运动。因此，患者无法自主收缩肌肉。当使用刺激电极时，那 8～10 根再生的轴突受刺激产生冲动[18]，同步发生动作电位。当这些微小的运动单位同时传导冲动就可以产生明显的肌肉收缩，提示有神经支配。考虑到这些神经纤维在 5 年的时间内尚未发育成熟，所以它们不太可能继续生长到有能力支配随意运动。这说明运动并不是评估周围神经是否完整的有效手段，有时候反而会误导我们。

在臂丛上、中干和下干主干水平的近端可以看见明显的瘢痕，而神经根看上去则正常。因为神经根水平并没有足够长度的神经用来放置刺激和记录电极，所以直接刺激近端神经根并记录有对侧皮质感觉区的 SSEP。在这个过程中，C5 至 C8，以及 T1 神经根都产生了大幅度的 SSEP。这意味着近端神经根水平有功能神经，因此操作部位并不一定非要同时使用刺激和记录电极。刺激或者记录电极也可以置于术野之外。在明确近端神经根存在活力的情况下，术者决定用腓神经嫁接于臂丛的上、中、下干。

术后两年，患者三角肌、肱二头肌和肱三头肌随意运动恢复，右臂尚未完全恢复功能，但已经显示出巨大的康复潜力。患者的右臂借助假肢可以和左臂相支撑。

该病例说明幼儿的再生能力远大于成人，成人受伤 5 年后不会有这样巨大的再生能力。此外，该病例还表明，刺激周围神经可以准确定位功能神经组织，从而便于开展神经移植术，疾病转归远远好于单凭外科医生直觉做出的决定。

总结

　　术中记录周围神经的活性，能为诊断提供确切信息，从而影响神经修复的临床转归。本章病例中多重因素可应用于该类监测，有利于让我们得出一个更好的用来评估和监测周围神经运动功能的方法。为了鼓励应用这些技术，笔者总结了一个简化的流程图（图 38.7），包括了技术方面和周围神经生理学方面的问题，可作为实际操作的指南。借助周围神经相关的可靠数据，外科医生无需再依靠直觉进行决策。

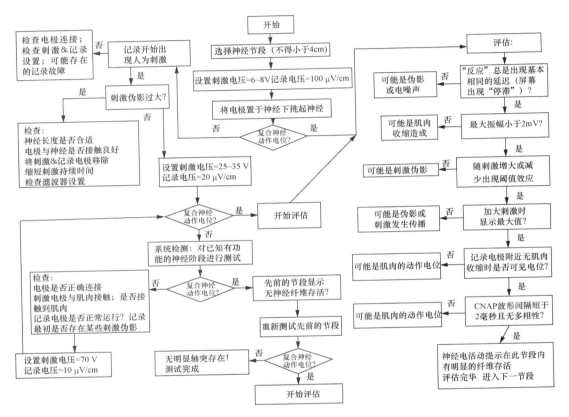

刺激并记录周围神经的流程表

图 38.7　简易流程表，便于术中诊断周围神经损伤

参考文献

1. Kline DG, Happel LT. Operative assessment of peripheral nerve. In: Loftus CM, Biller J, Baron EM, editors. Intraoperative neuromonitoring. New York: McGraw Hill; 2014.
2. Kline D. Evaluation of neuroma in continuity. In: Omer G, Spinner M, VanBeek A, editors. Management of peripheral nerve problems. Philadelphia: WB Saunders; 1998.
3. Sunderland S. Nerves and nerve injuries. 2nd ed. Edinburgh: Churchill-Livingstone; 1978.
4. Happel L, Kline D. Intraoperative neurophysiology of the peripheral nervous system. In: Deletis V, Shils J, editors. Neurophysiology in neurosurgery. New York: Academic; 2002. p. 169–94.
5. Nelson KR. Use of peripheral nerve action potentials for intraoperative monitoring. Neurol Clin. 1988;6:917–33.
6. Oberle J, Antoniadis G, Ruth S, Richter H. Value of nerve action potentials in surgical management of traumatic nerve lesions. Neurosurgery. 1997;41(6):1337–44.
7. Collins W, O'Leary J, Hunt W, Schwartz H. An electrophysiological study of nerve regeneration in the cat. J Neurosurg. 1955;12:39–46.

8. Kline DG, Happel LT. Penfield lecture. A quarter century's experience with intraoperative nerve action potential recording. Can J Neurol Sci. 1993;20(1):3–10.

9. Williams HB, Terzis JK. Single fascicular recordings: an intraoperative diagnostic tool for the management of peripheral nerve lesions. Plast Reconstr Surg. 1976;57:562–9.

10. *Happel L, Kline D. Nerve lesions in continuity. In: Gelberman R, editor. Operative nerve repair and reconstruction, vol. 1. Philadelphia: JB Lippincott; 1991. p. 601–16.

11. Kline DG, Hackett ER. Reappraisal of timing for exploration of civilian peripheral nerve injuries. Surgery. 1975;78:54–65.

12. Tiel R, Happel L, Kline D. Nerve action potential recording method and equipment. Neurosurgery. 1996;39(1):103–9.

13. Holland NR, Lukaczyk TA, Riley III LH, Kostuik JP. Higher electrical stimulus intensities are required to activate chronically compressed nerve roots. Spine. 1998;23(2):224–7.

14. *Kline D. Nerve action potential recordings. In: Kim DH, Midha R, Murovic JA, Spinner R, editors. Nerve injuries. 2nd ed. Philadelphia: WB Saunders; 2008.

15. Zhao S, Kim D, Kline D, Beuerman R, Thompson H. Somatosensory evoked potentials can be recorded despite severe loss of transmitting fibers. Muscle Nerve. 1993;16:1220–7.

16. Dorfman L, Cummins KL. Conduction velocity distributions: a population approach to electrophysiology of nerve. New York: WR Liss; 1981.

17. Kimura J. Clinical consequences of demyelination. In: Eloectrodiagnosis in diseases of nerve and muscle: principles and practice. 3rd ed. New York: Oxford Press; 2001. p. 82.

18. Happel LT. Operative neurophysiology of peripheral nerves. In: Yeoman's neurological surgery. 6th ed., vol. 3. Philadelphia: Elsevier; 2011. p. 2410–2.

问题

1. 在周围神经电生理监测中，清晰的 CNAP 提示
   A. 轻型失用型损伤，尚未累及神经结构
   B. 电刺激比运动评估更有效
   C. 此段外周神经至少包含 4000 个有功能的粗大轴突
   D. 至少有无髓鞘纤维在活动
   E. 也应该有运动诱发电位的存在

2. 麻醉对 CNAP 的影响
   A. 氧化亚氮最突出
   B. 卤代物最为突出
   C. 可以完全阻断 CNAP
   D. 选择性降低传导速度
   E. 当刺激和记录神经时影响很小

3. 一个持续时间很长的、低振幅的 CNAP 提示
   A. 该神经组织中神经纤维分布广泛
   B. 只有感觉神经被记录了下来
   C. 只有运动神经被记录了下来
   D. 必须切除和修复
   E. 刺激强度过高

答案

1. C
2. E
3. A

39 主动脉弓手术

K. Annette Mizuguchi，Linda S. Aglio，Laverne D. Gugino

（邹丽华 译 刘海洋 校）

学习要点

- 低温是减少停循环期间神经功能障碍的主要预防性治疗方法。
- 低温通过抑制电活动及抑制突触释放兴奋性氨基酸递质而发挥脑保护作用。
- 停循环时间的延长与神经系统组织学的凋亡改变相关，可能是低温导致的迟发性神经功能障碍的病理过程。
- 停循环时间大于 35～45 分钟伴随患者降温不充分可导致术后的神经功能障碍。
- 在快速温度改变期间，其他部位的温度变化均滞后于脑温的变化。由于患者个体及部位间的温度差异，目前尚无精确的预测脑温的最佳温度测量部位。

病例介绍

男性，62 岁，因"胸前区剧烈的撕裂样疼痛"急诊入院，既往合并高血压、高脂血症、冠心病和主动脉弓动脉瘤。动脉瘤直径 5.5 cm，原定于 7 日后行择期手术。曾行左侧颈动脉内膜剥脱术，术中夹闭颈动脉后放置转流管。体检显示双侧上肢血压相当，听诊心律齐，无杂音。ECG 与 2 周前手术常规检查结果相同。胸片显示纵隔影增宽。

目前用药有阿托伐他汀、美托洛尔、阿司匹林（81 mg）和赖诺普利。在镇静、镇痛及短效 β 受体阻滞剂对症处理后，患者血压稳定，胸痛缓解，遂急诊行 CT 血管造影，结果显示主动脉夹层破裂，裂口位于主动脉弓，夹层上达主动脉窦，下至降主动脉。

简介

累及降主动脉的主动脉夹层属 Stanford A 型，需急诊手术治疗[1]。发病后每延误 1 小时，死亡率增加 1%～2%[2]。药物保守治疗死亡率高达 56%，然而手术修补的死亡率为 6.3%～30%[2]。

本例患者夹层起于主动脉窦延至降主动脉，贯穿主动脉弓，故外科医生决定置换主动脉窦至降主动脉近段的血管。术中需要进行体外循环下低温停循环和选择性顺行脑灌注[2-3]。本章将详细介绍术中管理的相关问题。

停循环超过 35～45 分钟和降温不充分均可导致术后神经功能障碍，后者可细分为短暂型（transient neurological deficits, TND）、永久型或迟发型神经功能障碍。TND 表现为昏迷、谵妄、意识混乱、心理障碍（需药物控制）、癫痫或短暂的帕金森症状[4-13]，CT 或（和）MRI 常显示无异常，症状通常在出院前完全消失。但 Ergin 等进行更专业的测评后发现，该型患者在出院后数周或数月间可出现认知功能障碍，提示停循环期间脑组织可能受到轻微损伤[12-13]。TND 发病率与年龄、停循环时间及停循环温度有关。当机体核心温度在 10～15℃，停循环时间 40～80 分钟时，即深低温停循环（deep hyperthermic circulatory arrest，DHCA），TND 发生率高达 63%[4-13]。近期的报道表明选择性顺行性脑灌注技术的应用，可使 TND 发生率降至 4%[5,14-15]。

永久型神经功能障碍往往与栓塞有关，CT 或（和）MRI 可有异常征象[1-7]。危险因素包括年龄、主动脉和主动脉弓粥样硬化、主动脉内血栓、生命体征不平稳及术前已有神经功能病变[1,3,7,14-18]。近期报道称，DHCA 时永久性脑卒中的发生率为 6.5%，DHCA 联合颈动脉置管时为 9.8%，DHCA 联合右锁骨下动脉顺行脑灌注时为 1.1%[14-15]。

迟发型神经功能障碍见于术后数小时或数日内，为栓子形成或神经细胞凋亡所致[21-22]。其中，后者多继发于轻度缺血性应激后（如短暂的停循环或体温偏低等），但与缺血事件可能导致的神经功能损伤相比，其程度较轻[19,21-22]。

停循环期间的低温和脑保护

上文已经提及，主动脉弓夹层修补术需要停循环，为了减少停循环期间神经功能损伤，低温是主要的预防措施[23-28]。常温下脑组织耗氧量占全身的 20%，其中 60% 用于供应中枢神经系统电活动和突触活动，另外 40% 用于维持神经细胞正常的跨膜电-化学梯度[29-38]。

成年人脑血流（cerebral blood flow，CBF）平均为 50～60 ml/(min·100 g)[29-30,32,37]，脑内氧和葡萄糖仅供正常代谢需要，储备极少，因此可以利用葡萄糖或（和）氧的摄取量来计算脑代谢率[34]。由于脑组织能量底物储备有限，其在常温下耐受缺血的能力亦有限（如 37℃ 下约 3～5 分钟）。

CBF 和脑代谢在正常情况下是相互关联的，即代谢增加，CBF 随之增加[29-30,37-39]。同时，脑血流的变化还体现了血压的自主调节功能，即在一定代谢需求下，灌注压在一定范围波动时（50～150 mmHg）[29-30,37-39]，CBF 可保持不变。高血压患者的自主调节范围则相应上移[30,37]。

脑组织温度下降时，葡萄糖和氧的代谢率也随之降低[30,32,35]。动物实验证实，27℃ 时脑氧代谢率降低 50%；当温度降至 18℃ 时，代谢率进一步降低[31-32,35,37]。人体实验的结果类似[34]，伴随着温度下降，脑代谢和 CBF 均随之下降。

当脑组织温度降至 20℃ 以下时，CBF 与脑代谢的关联将受影响[37,39]，即脑代谢呈指数级下降，而脑血流则呈线性降低。37℃ 时脑血流与代谢率的比值为 20：1，而 18℃ 时则为 70：1，因此低温可致脑组织的"奢灌"[29-30,37-39]。

低温脑保护机制包括如下几点，首先，低于 17℃ 脑电活动明显受到抑制[40-42]，代谢率降低 50%～60%[29-31,34,36]。另外，低温时机体对用以维持细胞膜结构的高能磷酸化合物需求减少（如磷酸肌酸/ATP 比值升高）[31]。体温变量 Q_{10} 是指体温相差 10℃ 时脑氧代谢率的比值[34,38]，其中猪、狗和人的 Q_{10} 分别为 2.46、2.2 和 2.3[34,37-38]。另外，37℃ 下停循环时，中枢神经系统的耐受期为 5 分钟。McCullough 等结合以上 2 组数据，计算出了不同温度下停循环的安全时间（表 39.1），计算所得的安全停循环时间与研究脑灌注技术[62-75]。

表 39.1　低温停循环的安全耐受期

温度 （℃）	脑代谢率 （基础值的%）	HCA 安全耐受期 （min）
37	100	5
30	56 (53~60)	9 (8~10)
25	37 (33~42)	14 (12~15)
20	24 (21~29)	21 (17~24)
15	16 (13~20)	32 (25~38)
10	11 (8~14)	45 (36~62)

预先设定 37℃ 时低温耐受期为 5 min。括号内为 95℃ 置信区间。HCA，低温停循环
Printed with permission from McCullough et al.[34]

结果一致[34]。动物实验表明，停循环超过 30 分钟时，脑组织的缺血坏死灶增多[33]。另外，长时间停循环后，动物神经功能及行为学评分均会变差[31-33,43]。Reich 等证实，13℃ 下停循环时间超过 29 分钟，术后认知功能障碍的发生率增加[12]。同样，人体研究也证明，即使在 37℃ 时心脏骤停的患者，自主循环恢复后立即降温，也会有一定的治疗效果[26-28]。

其次，低温能抑制突触前释放兴奋性氨基酸（如谷氨酸和天冬氨酸），从而降低兴奋性毒性，减轻停循环后的神经元损伤[32,44-45]。

最后，在猪模型中的研究表明，降温至 19℃ 停循环 90 分钟，停循环后 1 小时至 1 周内不同时点进行组织学检测，发现停循环后 8~72 小时神经损伤最明显，凋亡因子 Caspace-3、8 表达增高，其中 Caspace-3 水平增高可持续 72 小时[19]。同时，细胞色素 C 和 fos 蛋白的活性也有所增加。神经元表现为凋亡的组织学改变。故作者认为，凋亡是低温停循环后迟发性神经功能障碍的病理过程之一。

除个例外，目前尚无证据表明药物对停循环后缺血损伤有保护作用（表 39.2）[46-61]。因此我们将深低温作为主要的脑保护措施之一。

然而深低温下停循环安全时间相对较短（表 39.1）[34]，故临床常辅以选择性顺行性

停循环后复温期间，CBF 和 $CMRO_2$ 均增加，在未行脑灌注时，脑血流增加以补偿停循环期堆积的氧债[29-30,35,37-38]。这也反映了深低温时脑组织同样具有代谢活动。短暂的充血期后，CBF 降低，但代谢需求反而增高，故复温期间 CBF 和代谢的关联再度消失[29-30,37-39]。有证据表明，在此期间内皮黏附因子增多（如水平上调），在脑的小血管内白细胞"聚集成簇"，导致白细胞激活堵塞血管，增加术后炎性反应[29-30,35,37]。Webster 等证明，全脑缺血期间低温可抑制 NF-Kappa B 的 DNA 结合端活性，后者是主要可通过调节炎性介质来削弱炎性反应[76]。

停循环还可导致脑水肿，继而升高颅内压[77]，多见于停循环再次启动体外循环时，新生儿或婴儿可表现为囟门饱满，经颅多普勒超声下可见舒张期脑血流速度减慢[78]。停循环后体外循环持续冷灌注 10~15 分钟可缓解颅内压升高[77]。

体温监测

基于深低温对中枢神经系统保护的重要性，许多外科医生依据体温来确定停循环前是否达到适当的目标脑温。常规心外科术中无法直接测量脑温，因此临床常依据其他部位的温度确定停循环开始的温度。Stone 等[79]首次比较了不同部位温度与脑温的关系，以拟行开颅巨大动脉瘤夹闭术且需心脏停循环的患者为研究对象，将温度探头放置在大脑皮质下 4 cm，分别在降温至 16℃ 和复温至 37℃ 时比较脑温与膀胱、直肠、肺动脉、鼓膜、鼻咽、食管、腋窝及下肢皮肤的温度。除足底外，降温前各部位温度相同；快速降温期，脑温变化均早于其他部位（图 39.1），其中与鼻咽温、食管温度差异最小。

表 39.2 药物在成人心脏手术中的神经保护作用（随机、安慰剂对照试验）

药物	主要机制	参考文献	n	外科手术	主要结果
硫喷妥钠	↓CMRO$_2$	Nussmeier 等[46]	182	瓣膜手术	↓术后10天认知损伤
		Zaidan 等[47]	300		与安慰剂组无差异
丙泊酚	↓CMRO$_2$	Roach 等[48]	300	CABG	与对照组相比，术后5～7天或50～70天认知功能无差异
尼莫地平	钙通道阻滞剂	Legault 等[49]	225	瓣膜手术	治疗组死亡率较高，故终止研究；认知功能无差异
前列环素	↓血小板聚集 ↓炎性反应	Fish 等[50]	150	瓣膜手术	治疗组和对照组在术后两周的认知功能无差异
抑蛋白酶肽	机制不明 可能↓↓心包积液	Levy 等[54]	287	CABG	高剂量或低剂量组均未发生脑卒中，而对照组发生了5例。仅出现一例炎性反应（$P=0.01$）
		Harmon 等[55]	36	CABG	术后2周的认知功能损伤较安慰剂组低（23% vs. 55%，$P<0.05$）
利多卡因	钠通道阻滞剂 膜稳定剂/↓EAA释放	Mitchell 等[56]	55	瓣膜手术	术后10天和10周时神经认知功能较安慰剂组有所改善，但术后6个月时无差异
		Wang 等[57]	42	CABG	术后9天神经认知功能较安慰剂组有所改善
氯美噻唑	GABA受体激动剂	Kong 等[58]	219	CABG	与安慰剂组相比，术后4～7周认知功能无差异
培克珠单抗	↓C5a和C5b-9	Mathew 等[59]	800	CABG	对整体认知功能无影响，但与安慰剂组相比，视空间能力的损伤有所减轻

CMRO$_2$，脑氧代谢率；CABG，冠状动脉旁路移植术；EAA，兴奋性氨基酸；GABA，γ-氨基丁酸

停循环前，各部位与脑组织相差±2.8℃，复温时亦如此，而且鼻温、食管温度与脑温最接近。需要注意的是，当鼻咽温度达37℃时，脑温将高出1～2℃，因此可能加重缺血性脑损伤[80-85]。患者的多样性及监测部位的差异决定了目前尚无一种最接近脑温的监测部位。Stone还指出，常温下切除脑肿瘤时，皮质下1cm监测到的温度比皮质下4cm低0.5～3℃。另外，冲洗液和环境的影响会增加皮质温度的变异，尤其在使用低温冲洗液时这种变异更加明显。

Crowder 等[86-88]随后也探讨了脑温与鼓膜、食管、膀胱、肺动脉和颈静脉球温度间的相关性。颈静脉球接受同侧大脑皮质60%～66%的静脉血，其中来自颅外的血流仅占1%，是最佳的体温监测点。将温度电极放置于硬膜外腔，并远离切口（如健侧颅骨下方，以尽量减弱室温的影响），脑表面降至32.3℃（中度低温）时获取数据，结论与Stone一致，表明冲洗液与室温导致脑表面温度大幅波动，因此无法准确地与颈静脉球温度比较。另外，复温时颈静脉球的温度要高

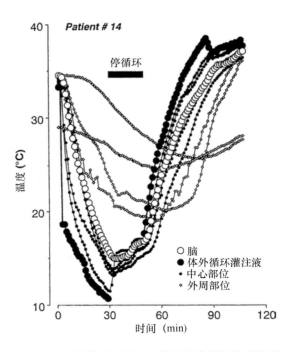

图 39.1 心肺转流（CPB）时快速降温期及复温期温度的变化。测温部位包括脑组织、CPB 灌注液、中心部位（如肺动脉、鼻咽、食管、鼓膜）和外周部位（膀胱、直肠、腋窝、足底）。除足底外，降温前各监测点温度相同。鼻咽与食管的温度与脑温最接近[79]

于其他部位。但随后又有文献主张在温度快速变化期间借助颈静脉球来反映脑温。Crocott 等[87]指出，鼻咽温低于颈静脉球部温度，复温时颈静脉球部比鼻咽温度高出 1～2℃（提示脑温可能高于鼻咽温度），但迅速降温时二者数值相当，这与其他研究结果相一致[88]。

综上所述，所有研究均证实，快速变温期各部位温度均滞后于脑温，其中复温期相差最大，脑温可高出其他部位温度 1～3℃[79]。此外，鉴于患者与监测部位的多样性，临床上尚无最佳指标来准确反映快速降温期及复温期的脑温。

神经电生理监测

上文已述及，停循环的温度下降足以减

少术后神经系统并发症（见本章上文"体温监测"），但过度降温亦可使神经元造成损伤（如低于 10℃）[40]。另外，为达到低温所需体外循环时间较长，同时复温时间也随之延长。因此，有人尝试利用脑电图（Electroencephalogram，EEG）和躯体感觉诱发电位（somatosensory evoked potentials，SSEP）等相关指标来确定停循环的温度[40-41]。

Stecker 等观察到降温过程中 EEG 呈现四种波形（图 39.2，见第 10 章），按出现先后分别为：降温前正常 EEG（图 39.2d）、周期性复合波（图 39.2e）、爆发抑制（图 39.2f）和脑电静默（图 39.2g）。随体温变化，各种波形在患者中的分布趋势如图 39.2a～c 所示。由此可见，各波形的出现是在某一范围，而非某个温度点上。以鼻咽温度为例，周期性复合波、爆发抑制和脑电静默分别在 29.6±3℃、24.4±4℃和 17.8±4℃时出现，因此 EEG 受抑后再降 2℃即达到停循环温度。

本书在第 1 章中对 SSEP 进行了详细介绍。图 39.3 呈现了大脑皮质（N20）、脊髓（N13）和 Erb 点（如臂丛）的潜伏期与体温的关系，即随体温降低，潜伏期不断延长[88]。部分原因在于低温改变了轴突膜上的钠通道，影响了轴突的传导速度[90-91]。例如无髓纤维和有髓纤维分别在 2.7℃和 7.2℃时失去传导功能[22]。Stecker 等证明，随着体温降低，SSEP 不应期延长，因此低温下若想监测到 SSEP，则需降低刺激频率，增大刺激强度[40,90-91]。

由图 39.4 可知，温度足够低时 SSEP 消失，因此除了 EEG 外，我们还可以通过 SSEP 来确定脑电活动受抑制时的温度。图 39.5 示随鼻咽温度降低，丘脑皮质（C）反应消失，继而颈髓反应（D，E）受抑制。图 39.5a、b 示皮质和颈髓反应消失时的体温分布状况。鼻咽温度降低到 21.4±4℃时

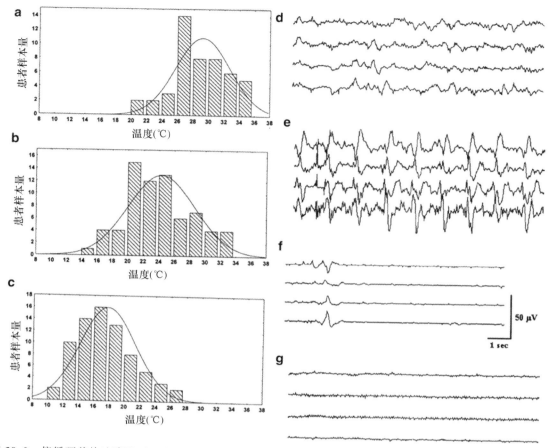

图 39.2　停循环前快速降温过程中出现周期性 EEG 复合波（**a**）、爆发抑制（**b**）和脑电静默（**c**）时鼻咽温度分布图。**d** 示降温前典型的 EEG 波形；**e**、**f**、**g** 分别示周期性复合波、爆发抑制和脑电静默。Reprinted with permission from Stecker[93]

刺激丘脑和皮质，N20-P22 复合波消失。当降至 17.8 ± 4℃ 时颈髓反应（N13）消失。以上结果与 Ghariani 等的结论一致[92]，降温过程中不能根据某个温度值来预测脑和脊髓的电活动是否受抑，这与 EEG 类似。本例在降温的同时监测 EEG 和皮质及皮质下 SSEP，从而确定最佳的停循环温度。

在停循环选择性脑灌注期间完成夹层修补后开始复温。EEG 和 SSEP 除了能评价中枢神经系统的复温效果外，还能预测停循环期间是否有新的神经损伤[93]。复温过程中，EEG 和 SSEP 反应有一个额外的明显变化，超出了复温对中枢神经系统的影响所引起的变化。本例患者 EEG 和 SSEP 的变化可能预示患者在心脏停搏阶段有新发的神经损伤。

Stecker 等向我们展示了停机前复温期间 EEG 和 SSEP 的变化。神经功能正常的患者，SSEP 和 EEG 重现的顺序是一致的，即 N13 SSEP 波和丘脑-皮质 SSEP 先后出现，随后是 EEG 爆发抑制，28.1 分钟后出现连续的 EEG 电活动。停循环期鼻咽温度为 14.4 ± 2℃，复温速度为每分钟 0.42 ± 0.19℃。通常情况下，停循环时间每延长 1 分钟，复温期 N20-P22 SSEP 恢复时间将延长 0.3~1.0 分钟。值得注意的是，术后有神经功能障碍者与正常者相比，连续性 EEG 和丘脑-皮质 SSEP（如 N20-P22）重现所需时间更长，而且鼻咽温度也更高（表

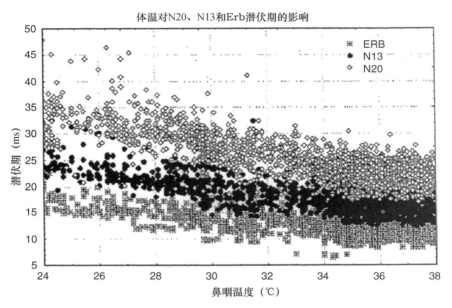

图 39.3 N20（感觉皮质反射）、N13（脊髓背节反射，近脑干区）和 ERB（臂丛反射）的潜伏期对温度的敏感性。随体温降低，N13 和 N20 的潜伏期延长，但 ERB 的变化有限（Reprinted with permission from Stecker et al.[91]）

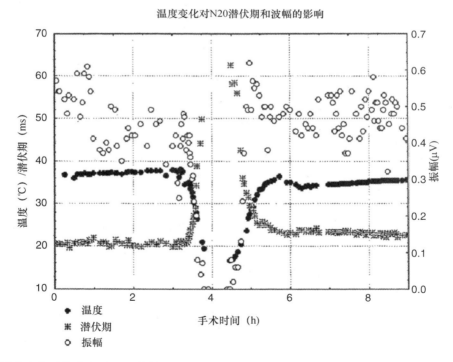

图 39.4 温度变化对体感皮质 N20 潜伏期和波幅的影响。N20 波幅的变化比潜伏期更明显，是较可靠的指标（Reprinted with permission from Stecker et al.[91]）

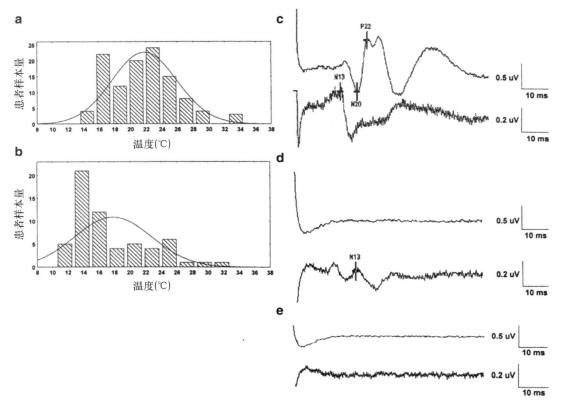

图 39.5　停循环前快速降温期 N20-P22（**a**）及 N13（**b**）消失时的鼻咽温度。**c** 示快速降温时典型的 SSEP；**d** 示 N13 潜伏期延长，皮质 SSEP 消失；**e** 示 N13 反射消失（Reprinted with permission from Stecker et al.[93]）

39.3 和 39.4）。基于以上结果，在一项多因素分析中，作者将连续性 EEG 和 N20-P22 SSEP 重现时的温度分别乘以 1.56 和 1.27，计算出停跳期和复温初期术后神经损伤的相对风险（表 39.5）。这一方法预测术后新的神经功能障碍的准确率为 89%。Ghariani 等[92]也发现，术后有神经功能障碍的患者，其中枢神经系统（CNS）电活动也恢复较迟。

　　此外，有人还证实，主动脉手术中降温前或停循环间 SSEP 的消失与新的损伤相关[92,94-95]。然而，Chang 等[94]指出，体外循环后转归正常的患者中，皮质 SSEP 波幅的

表 39.3　术后神经功能正常者在复温期各电生理指标出现的时间及相应温度[a]

指标描述	因素	人数	均数（标准差）	因素	均数（标准差）	因素	均数（标准差）
爆发抑制重新出现	T^R as	48	19.0（9）	NT^R as	21.2（5）	CT^R as	20.6（3）
持续 EEG 重新出现	T^R Cont	47	47.1（26）	NT^R Cont	30.1（5）	CT^R Cont	26.8（4）
N20-P22 重新出现	T^R N20	66	14/2（7）	T^R N20	18.6（3）	CT^R N20	20.0（3）
N13 重新出现	T^R N13	37	12.6（6）	NT^R N13	17.2（2）	CT^R N13	19.1（2）

该表以无短暂型或永久型功能缺损的患者为对象，观察的电生理指标有：EEG 爆发抑制，持续静默 EEG，上肢 N20-P22 和皮质下 N13。第四列为时间（min），以均数（标准差）表示，第 6 和第 8 列分别为鼻咽温度和核心温度（central temperature，CT，如膀胱、直肠），以均数（标准差）表示。第 2 列为患者人数。
[a] 仅包括无术前、术中卒中或术后意识混乱的患者。
EEG，脑电图；SSEP，躯体感觉诱发电位

表 39.4 术后神经功能缺损者在复温期各电生理指标出现的时间及相应温度[a]

指标描述	因素	人数	均数（标准差）	P[b]	因素	均数（标准差）	P	因素	均数（标准差）	P
爆发抑制重新出现	T^R as	9	26.2	0.02	NT^R as	24.8（6）	0.07	CT^R as	22.2（5）	0.23
持续 EEG 重新出现	T^R Cont	9	80.5（28）	0.0008	NT^R Cont	36.2（0.8）	0.0007	CT^R Cont	32.8（4）	0.0006
N20-P22 重新出现	T^R N20	16	20.3（9）	0.0004	NT^R N20	22.3（4）	0.0002	CT^R N20	20.0（2）	0.95
N13 重新出现	T^R N_{13}	10	16.5（9）	0.12	NT^R N_{13}	18.8（2）	0.07	CT^R N_{13}	19.7（3）	0.45

该表以短暂型或永久型功能缺损的患者为对象，观察的电生理指标有：EEG 爆发抑制，持续静默 EEG，上肢 N20-P22 和皮质下 N13。该表布局与表 39.3 类似。与神经功能正常患者相比，各生理指标恢复所需时间较长，温度也较高。

[a] 仅包括术中脑卒中或术后意识混乱的患者。

[b] 两组患者相关因素相同的概率（Student's test）。

Reprinted with permission from Stecker et al.[40]

表 39.5　术中脑卒中或术后意识混乱的多因素分析——多元逐步回归分析[a]

因素	相对风险 (/℃)	95%CI	P
NT^RCont	1.56	1.1～2.2	<0.001
NT^R N20	1.27	1.02～1.56	0.015

第二列为相对风险，第三列为 95% 置信区间，第四列为 P 值。复温期间 EEG 或 N20 重新出现时的鼻咽温度乘以相对风险即为术中脑卒中或术后 TNDs 的相对风险。

[a] 所有患者。

EEG，脑电图；SSEP，躯体感觉诱发电位；TND，短暂型功能缺损；CI，置信区间

变异极大。因此，有必要利用 N20-P22（如丘脑-皮质）的某些特殊指标来准确预测新的神经系统损伤[94]。

CPB 期间的酸碱平衡管理

水的 pH 为中性，但低温对其影响较大。降温过程中，CO_2 溶解度增加，平衡方程式右移，导致降温期 pH 升高。

$$H^+ + HCO_3^- \leftrightarrow H_2CO_3 \leftrightarrow H_2O + CO_2$$

目前有两种酸碱平衡管理方法。第一种为 pH 稳态方案，旨在温度变化时保持 pH 恒定。灌注医生需将 CO_2 注入血液中，或减少进入氧合器的气流量，以维持低温下血液的 pH 在 7.4。由于血中 CO_2 过量，故脑动脉扩张，脑自主调节受累，直至 21～22℃时完全消失[29,35,96-99]。脑皮质和脑干的血流量增多，使体温变化趋缓，而快速降温期间不使用 pH 稳态方案时，体温会骤变。

第二种是 α 稳态方案，旨在温度改变时保持细胞内电荷恒定。该方案无需纠正 pH 值，因此不用在血中加入 CO_2。降温过程中自主调节功能将长期存在，脑血流量减少。变温动物使用 α 稳态方案，而冬眠动物使用 pH 稳态方案[29,30,37]，原因可能是 pH 稳态使低温下体温相对稳定，有利于冬眠。

新生儿在停循环期间采用 α 稳态管理时，手足徐动症的发生率增加[96,98,100]，而 pH 稳态管理则会降低其发生率，这提示血管扩张更有助于脑干的低温保护。动物实验也证明，pH 稳态管理可增加对停循环耐受[100]。此外，α 稳态管理致 pH 升高，加之低温的影响，会使氧离曲线左移，血红蛋白与氧的结合力增加[96-100]。因此，降温期间 α 稳态管理静脉血氧饱和度的增高，原因可能并不是脑组织摄氧量减少，而是低温下血红蛋白释氧障碍[96,100]。pH 稳态会提高血液的酸度，故氧离曲线左移不明显[100]，这也就意味着停循环期脑组织会得到更多氧供，但停循环期脑组织主要消耗的是溶解在血中的氧[33,35,38]。最后再强调一下，使用 α 稳态管理方案时，低温期间静脉氧饱和度增加是氧摄取减少的反映，原因可能是低温降低了氧代谢的需求[98,100]。

α 稳态管理方案使低温下脑血流减少、酶的活性增强，有利于常规行体外循环而不停循环的患者[29-30,37,100]。成人采用该方案时脑血流减少，脑组织栓塞的风险相应降低，这一结果在动物实验中也得以证实[17-18,29-30,35,37]。

综上所述，新生儿在降温期更适用 pH 稳态管理方案，脑血流增加使降温过程更加均匀，而且新生儿本身栓塞发生率低。复温时可以考虑 α 稳态管理，既能增强各种酶的活性，又可减少栓子的转移，从而改善术后的神经功能。然而，成人栓塞致神经功能障碍的风险较大，目前临床常在降温及复温时均使用 α 稳态管理。

脑氧饱和度监测

无论是常温体外循环还是低温停循环或选择性顺行性脑灌注，脑氧饱和度监测均是一种有效的辅助监测手段。在第 14 章已提及，脑

氧饱和度反映脑静脉血氧饱和度。有人认为饱和度低于基础值的 20％ 即代表脑氧摄取量增加[36,101]。另有人认为饱和度低于 50％ 时提示过度摄氧，脑组织相对缺血[101-102]。同时监测左右半球氧合时，数值相差 10％～15％ 即提示单侧缺血（图 39.6）。氧饱和度还可以联合 EEG 和诱发电位来探测皮质缺血情况。

有研究者已经借助左右半球的氧饱和度差异成功地预测了术后神经功能障碍[103]。

在深低温和停循环期间，脑氧饱和度是唯一能提示安全停循环时间的监测手段[104]。停循环期间血氧饱和度以每分钟 1.2％～0.81％ 的速度稳步降低[105-106,108]，提示脑代谢明显降低，但仍存在代谢活动[105-107]。研

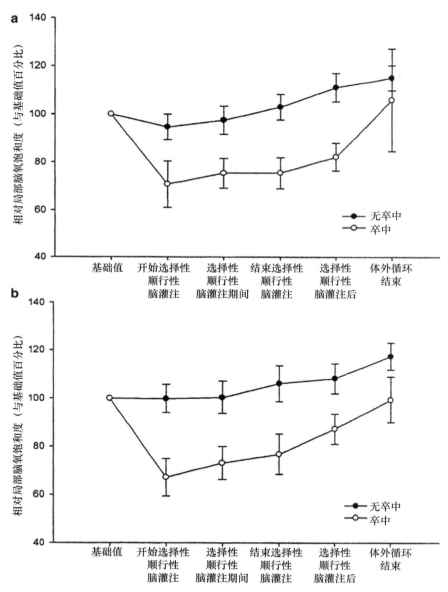

图 39.6 术后伴或不伴永久型神经功能缺损的患者（*n*＝6 *vs.* *n*＝40）在左（**a**）、右（**b**）大脑半球测得的局部脑氧饱和度，以基础值为参照。数据以均数±SEM 表示。SACP，选择性顺行性脑灌注；CPB，心肺转流术；rSO₂，脑氧饱和度；SEM，均数标准误

究证实，脑氧饱和度在停循环期间将经历一个平台期，若不低于 50% ，则可以继续延长停循环时间[102]。

然而，有人认为平台期即意味着脑氧摄取已达极限，此时应采取顺行性脑灌注（图 39.7）[104]。若平台期出现后继续延长停循环时间，则可能会加重神经功能障碍[104,107-108]。这些研究者将耐受期设定为开始停循环到脑氧合达平台期的时间。新生儿增加血细胞比容，可增强对停循环的耐受[108]。但成人血细胞比容增大反而会在停循环早期降低脑氧合[106]。另一方面，诸多研究证明，新生儿或成人体外循环和停循环期间极度血液稀释会使预后变差[109-111]。

脑氧饱和度监测是停循环期间唯一可用的监测手段，对中枢神经系统有重要意义[112-113]，然而这一说法并未得到所有人的支持[114]。

经颅多普勒超声

主动脉弓动脉瘤或夹层修补术中应用经颅多普勒超声（transcranial Doppler，TCD）有诸多益处（详见第 13 章）。首先，TCD 对 EEG 和 SSEP 有辅助作用。体外循环转机前暴露术野可使收缩压骤升，裂口瓣膜会阻碍主动脉弓上动脉分支的血流，从而影响上肢和（或）脑灌注。此时利用 TCD 监测双侧大脑中动脉血流流速，可以及时发现灌注异常。

术者根据氧饱和度的变化来确定安全的停循环时间，超过这一期限后便开始顺行脑灌注[62-75]。灌注初期压力宜偏大，以重新开放脑动脉。若 TCD 探测到大脑中动脉血流，则表明灌注压已足够，此外 TCD 还有助于发现灌注导管放置过程中遇到的问题[115-116]。

体外循环及选择性顺行性灌注过程中均有脑栓塞风险[16-18]，TCD 则是绝佳的脑栓塞监测手段[115-117]。气体或微栓经过脑动脉时，TCD 将出现特征性信号，即高强度短暂信号（high-intensity transient，HITS）。由于空气与血液的折光率差别较大，故 HITS 信号越强，表明空气栓塞的可能性越大[117]。Dexter 和 Hindman[118] 在计算栓子的吸收时间时，所参照的两个变量是栓子的

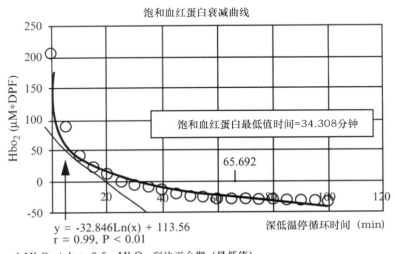

图 39.7　以仔猪为研究对象，在低温停循环开始后，使用脑氧饱和度监测测得的静脉脑氧饱和度随时间的变化曲线。饱和血红蛋白以 $\mu mol/L$ 表示，平台期时为最低值，此时血红蛋白饱和曲线的斜率 >-0.5 。（Reprinted with permission from Sakamoto et al.[104]）

体积、栓子和血液中的氮气分压。

直径在 $25\sim100~\mu m$ 的气栓可在 4 分钟内吸收，使血流恢复正常。体积大于 0.1 ml 气栓可堵塞血流长达 12 小时。理论上，如果气栓足够大，则可能引起中枢神经系统新的缺血性损伤。若探测到脑内栓子后，术者常选择短暂的逆行性脑灌注，以期在复温或体外循环停机前将气栓或固体微栓"冲出"脑血管[119]。停循环期间逆行性脑灌注通过上腔静脉插管逆行灌注[120]，保护脑组织，此时 TCD 有助于判断逆行灌注脑循环是否成功[116,121]。

此外，体外循环停机后搏动血流恢复，TCD 有助于探测停循环患者的血流减少。TCD 可探测到随脉率增快，脑血流阻力不断增加，甚至在舒张期根本探测不到血流，其中脑水肿导致的高颅压可能是舒张期血流速率消失的原因之一[78]。

脑氧饱和度与经颅多普勒的联合应用

近期研究表明，体外循环泵速与脑氧饱和度显著相关，顺行性脑灌注流量与大脑中动脉平均血流速率相关，并且确定了大脑中动脉血流停止的临界值。研究表明，顺行性脑灌注流量在 10 ml/(kg·min) 可以使脑氧饱和度大于 45%，因此监测技术的联合应用可以为深低温停循环提供个体化的参数。

主动脉夹层修补术

术者选择右腋动脉置管作为体外循环的动脉插管，原因有如下几点[63,69,71,75]。首先，与升主动脉、主动脉弓和降主动脉相比，右腋动脉粥样硬化及钙化的风险较低，操作时血管内斑块脱落导致卒中或其他器官栓塞的风险较小。其次，腋动脉插管避免了

选择股动脉插管行逆行动脉灌注，因后者可能会导致降主动脉的斑块脱落。最后，右腋动脉既可行全身灌注，也可行选择性脑灌注[3]（图 39.8）。

麻醉诱导前选择右桡动脉、左桡动脉或股动脉穿刺监测血压。左桡动脉或股动脉压力用于监测全身灌注状态。当选择腋动脉行顺行性脑灌注时，使用右侧动脉压来监测脑灌注。开放两条大静脉用于液体治疗。诱导前连接 BIS 和脑氧饱和度监测仪，此外安置刺激电极以记录 EEG 和上、下肢 SSEP。

以丙泊酚、芬太尼和琥珀胆碱行快速序贯诱导，应用艾司洛尔和硝酸甘油以维持插管时血流动力学稳定。麻醉维持以异氟烷为主，放置鼻咽温度探头、双侧 TCD 探头及经食管超声探头（transesophageal echo，TEE），后者可用来判断夹层的范围，并明确是否存在心包积液、积血或主动脉关闭不全。另外，还要在超声引导下行右颈内静脉穿刺置管。

右腋动脉置管后，术者沿胸骨正中开胸，然后置入双腔静脉管。开始体外循环，通过右腋动脉插管灌注 10℃ 的氧合血液开始降温。降温期间采用 pH 稳态管理。在 EEG 和 SSEP 完全丧失后，鼻咽温度继续下降 2℃，开始停循环。

TCD 显示，体外循环前左右大脑中动脉血流正常。但开始转机后，血流信号消失，可能的原因是右腋动脉灌注压不足，升高灌注压 5 mmHg 后血流重现。

降温期间头部置入冰帽中，以减轻停循环期间脑温上升。降温过程中，外科充分暴露升主动脉和主动脉弓上的血管。三分支人工血管用于与主动脉弓上的血管进行吻合（图 39.8）。停循环前尽量避免主动脉的操作，以减少栓子的脱落。联合使用右腋动脉灌注和三分支人工血管可以避免在选择性大脑前动脉灌注时出现左脑灌注不足。若患者

图 39.8　（a）深低温停循环期间，头臂血管在距离起始部位 1 cm 处分离，此处病变较少，再移植到具有三分支的人工血管。（b）三分支人工血管与头臂血管吻合完成。（c）夹闭三分支人工血管的主支，则可通过腋动脉行选择性顺行性脑灌注。选择性顺行性脑灌注期间，"象鼻"血管外翻与升主动脉远端吻合，三分支人工血管与重建的主动脉弓吻合，最终完成了主动脉弓的置换（Reprinted with permission from Spielvogel et al.[3]）

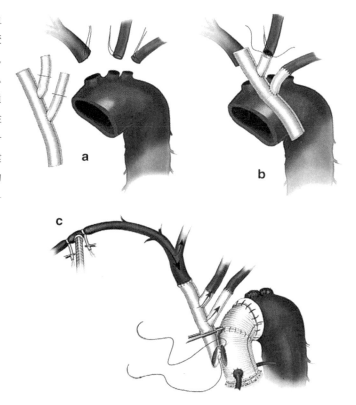

的前交通动脉和后交通动脉均缺失时，经右腋动脉行脑灌注则存在一定的问题，其中两支交通动脉均缺如的患者约占 17%[124]。回顾病史，本例中患者有左颈动脉内膜剥脱术病史，并且在 EEG 监测下放置了分流管[123-126]，因此即使 Willis 环结构异常，仍能保证两侧颈动脉的灌注。

在体外循环的心肌灌注液中加入 60 mg 氯化钾使心脏在舒张期时停搏。体温降至 16℃时，EEG、皮质及皮质下 SSEP 受抑制，左、右侧的脑氧合度分别从 60%、64% 升至 85%、90%。采用 pH 稳态管理，由于血红蛋白与氧的亲和力增加，静脉氧饱和度增加。同时，脑皮质及皮质下电活动受抑甚至消失，也使脑氧合度增加。降温期间，灌注医生应当确保血细胞比容在 25%～30%，血糖水平低于 130 mg/dl。

为防止发生气栓，患者呈头低脚高位。停循环期间夹闭三分支人工血管的近心端。

无名动脉在主动脉弓上的起始端血管粥样硬化的可能性低，于此处横断无名动脉，然后将其与人工血管的最大分支行"端端"吻合。随后以类似的方法吻合左颈总动脉与第二分支。

停循环早期，TCD 显示脑血流消失，脑氧饱和度监测示左右半球脑氧饱和度降低，提示脑代谢率下降，但仍有代谢活动。左、右侧前额测得的氧饱和度同时降低，分别于 42% 和 40% 时达平台期。当降至 50% 以下且达平台期时，提醒术者氧摄取量已达最大值，遂决定先行选择性顺行性脑灌注，再将锁骨下动脉与人工血管的第三个分支进行吻合。术者首先夹闭左锁骨下动脉的近心端，然后经右腋动脉灌注 16℃ 的氧合血。血液经右腋动脉、右锁骨下动脉、无名动脉流至吻合通路，上行至左侧脑动脉（图 39.8）。顺行性脑灌注过程中，TCD 重新探测到双侧大脑中动脉（middle cerebral artery，MCA）

血流，且脑氧饱和度也升至 80% 以上。随后，术者将人工血管的第三支与左锁骨下动脉吻合完毕。

除脑组织、右上肢和部分脊髓外，身体其他部位均无血流灌注。此时术者采用"象鼻技术"来处理主动脉弓的远心端。向降主动脉中置入人工血管（"象鼻"），然后将二者进行吻合。人工血管内层外翻作为主动脉近心端，远心端则游离在降主动脉内。若患者有机会接受二次修复手术，那么游离端将与降主动脉近心端进行吻合。由于患者的主动脉瓣膜完整无损，故部分结构可用以代替升主动脉。患者将左右冠状动脉在原主动脉瓣的上方与人工血管近心端进行了吻合。然后又将升主动脉和"象鼻"近心端进行了吻合。最后，三分支人工血管近心端吻合到新的主动脉上。

全部吻合完毕后，在主动脉弓上开一小口，将斑块、钙化栓子或（和）空气栓子全部清除，以减少体循环或脑循环栓塞的风险。随后开始复温，停循环时间和选择性顺行性脑灌注时间分别为 28 分钟和 80 分钟。顺行性脑灌注后，重新开始体外循环转机。当复温至 24℃ 时，EEG 和上肢皮质及皮质下 SSEP 恢复，但此时未能监测到下肢皮质、皮质下及腘窝的 SSEP，提示下肢缺血。原因可能是主动脉夹层累及降主动脉，或者重新开始转机时升主动脉或（和）主动脉弓发生栓塞。双侧 TCD 在 30 分钟内探测到 MCA 中 HITS 不超过 5 个，提示没有明显的脑栓塞。鼻咽温度升至 36℃ 时，左右脑氧饱和度从 80% 分别降至 64% 和 62%。为避免脑温过高，体温维持在 36℃。

TEE 检查发现夹层未累及胸主动脉，但多普勒示双侧股动脉和腘动脉无血流。请血管外科医生会诊，清除双下肢栓子，下肢循环恢复后，顺利停机，其间仅用了极少量的血管活性药物。双侧 TCD 示大脑中动脉搏动性血流，舒张期流速正常。停机 5 分钟后双下肢腘窝皮质 SSEP 恢复。拔除右腋动脉和右心房插管，中和肝素的抗凝作用。止血后关胸，患者转入心脏重症监护室，术后第二天拔除气管导管，神经功能各项检查均正常。术后 48 小时未出现迟发型神经功能障碍。术后第 7 天患者出院，开始康复锻炼。

总结

在主动脉手术中，神经电生理学、化学及血流动力学等方面的信息有助于我们尽早发现并及时纠正某些危险信号，从而改善术中管理，减少术后并发症。否则，我们只能在术后才能够觉察这些风险（如灌注早期大脑前动脉无血流，是否超过停循环的耐受期，本例中出现的下肢栓塞等）。以上各相关领域的不断发展，使我们能够在术后早期相应时间窗内开展一系列无创治疗，如颅内血栓清除术、血管成形术、支架植入术、局部溶栓术或药物治疗等，以期改善患者的预后。但需要提及的是，药物在停循环期间的保护或治疗作用尚未得到证实。相信随着临床经验的不断积累，监测技术的应用将会更加成熟[127]。

参考文献

1. 2010 ACCF/AHA/AATS/ACR/ASA/SCA/SCAI/SIR/STS/SVM guidelines for the diagnosis and management of patients with thoracic aortic disease: executive summary. A report of the American College of Cardiology Foundation/American Heart Association Task Force on Practice Guidelines, American Association for Thoracic Surgery, American College of Radiology, American Stroke Association, Society of Cardiovascular Anesthesiologists, Society for Cardiovascular Angiography and Interventions, Society of Interventional Radiology, Society of Thoracic Surgeons, and Society for Vascular Medicine. J Am Coll Cardiol. 2010;55:e27–e129.

2. Green GR, Kron IL. Aortic dissection. In: Cohn LH, Edmunds LH, editors. Cardiac surgery in the adult. 2nd ed. New York: McGraw Hill; 2003. p. 1095–122.

3. Spielvoegel D, Etz CD, Silovitz D, Lansman SL, Griepp RB. Aortic arch replacement with a trifurcated graft. Ann Thorac Surg. 2008;83:S791–5.

4. Czerny M, Fleck T, Ziimpler D, Dworschak M, Hofmann W, Hutschala D, et al. Risk factors of mortality and permanent neurologic injury in patients undergoing ascending aortic and arch repair. J Thorac Cardiovasc Surg. 2003;126:1296–301.

5. Hagl C, Ergin MA, Galla JD, Lansman SL, McCullough JN, Spielvogel D, et al. Neurologic outcome after ascending aorta-aortic arch operations: effect of brain protection technique in high-risk patients. J Thorac Cardiovasc Surg. 2001;121:1107–21.

6. Gega A, Rizzo JA, Johnson MH, Tranquilli M, Farkas EA, Elefteriades JA. Straight deep hypothermic arrest: experience in 394 patients supports its effectiveness as a sole means of brain preservation. Ann Thorac Surg. 2007;847:759–67.

7. Ehrlich M, Ergin A, McCullough JN, Lansman SL, Galla JD, Bodian CA, et al. Predictors of adverse outcome and transient neurological dysfunction after ascending aorta/hemiarch replacement. Ann Thorac Surg. 2000;69:1755–63.

8. Gaynor JW, Nicholson SC, Jarvik GP, Wernovsky G, Montenegro LM, Burnham NB, et al. Increasing duration of deep hypothermic circulatory arrest is associated with an increased incidence of postoperative electroencephalographic seizures. J Thorac Cardiovasc Surg. 2005;130:1278–86.

9. Immer FF, Barmettler H, Berdat PA, Immer-Bansi AS, Englberger L, Krähenbühl ES, Carrel TP. Effects of deep hypothermic circulatory arrest on outcome after resection of ascending aortic aneurysm. Ann Thorac Surg. 2002;74:422–5.

10. Fleck TM, Czerny M, Hutschala D, Koinig H, Wolner E, Grabenwoger M, et al. The incidence of transient neurologic dysfunction after ascending aortic replacement with circulatory arrest. Ann Thorac Surg. 2003;76:1198–202.

11. Ergin MA, Galla JD, Lansman SL, Quintana C, Bodian C, Griepp RB, et al. Hypothermic circulatory arrest in operations on the thoracic aorta determinants of operative mortality and neurologic outcome. J Thorac Cardiovasc Surg. 1994;107:788–99.

12. Reich DL, Uysal S, Silwinski M, Ergin MA, Kahn RA, Konstadt SN, et al. Neuropsychologic outcome after deep hypothermic circulatory arrest in adults. J Thorac Cardiovasc Surg. 1999;117:156–63.

13. Ergin MA, Uysal S, Reich DL, Apaydin A, Lansman SL, McCullough JN, Griepp RB. Temporary neurological dysfunction after deep hypothermic circulatory arrest: a clinical marker of long-term functional deficit. Ann Thorac Surg. 1999;67:1887–90.

14. Hagl C, Khaladj N, Karck M, Kallenbach K, Leyh R, Winterhalter M, Haverich A. Hypothermic circulatory arrest during ascending and aortic arch surgery: the theoretical impact of different cerebral perfusion techniques and other methods of cerebral protection. Eur J Cardiothorac Surg. 2003;24:371–8.

15. Kazui T, Washiyama N, Muhammend BAH, Terada H, Yamashita K, Takinami M. Improved results of atherosclerotic arch aneurysm operations with a refined technique. J Thorac Cardiovasc Surg. 2001;121:491–9.

16. Surner WQ, Mierzwiak DS, Daniel CR. Cerebral embolism with infarction and death from dislodged thrombus during retrograde femoral artery catheterization. J Forensic Sci. 1971;16:484–92.

17. Plőchl W, Cook DJ. Quantification and distribution of cerebral emboli during cardiopulmonary bypass in the swine. Anesthesiology. 1999;1:183–90.

18. Clark RE, Brillman J, Davis DA, Lovell MR, Price TR, Magovern GJ. Microemboli during coronary artery bypass grafting. Genesis and effect on outcome. J Thorac Cardiovasc Surg. 1995;109:249–57.

19. Ditsworth D, Priestley MA, Loepke AW, Ramamoorthy C, McCann J, Staple L, Kurth CD. Apoptotic neuronal death following deep hypothermic circulatory arrest in piglets. Anesthesiology. 2003;98:1119–27.

20. Hartley A, Stone JM, Heron C, Cooper JM, Schapira AH. Complex I inhibitors induce dose-dependent apoptosis in PC12 cells: relevance to Parkinson's disease. J Neurochem. 1994;63:1987–90.

21. Siesjő BK, Katsura K-I, Zhao Q, Folbergrová J, Pahlmark K, Siesjö P, Smith ML. Mechanisms of secondary brain damage in global and focal ischemia: a speculative synthesis. J Neurotrauma. 1995;12:943–56.

22. Siesjő BK, Siesjő P. Mechanisms of secondary brain injury. Eur J Anaesthesiol. 1996;13:247–68.

23. Bigelow WG, Callaghan J, Hopps JA. General hypothermia for experimental intracardiac surgery. Ann Surg. 1950;132:531–8.

24. Barone FC, Feuerstein GZ, White RF. Brain cooling during transient focal ischemia provides complete neuroprotection. Neurosci Biobehav Rev. 1997;21:31–44.

25. Bachet J, Guilmet D, Goudot B, Termignon JL, Teodori G, Dreyfus G, et al. Cold cerebroplegia. A new technique of cerebral protection during operations on the transverse aortic arch. J Thorac Cardiovasc Surg. 1991;102:85–94.

26. Bernard SA, Gray TW, Buist MD, Jones BM, Silvester W, Gutteridge G, Smith K. Treatment of comatose survivors of out-of-hospital cardiac arrest with induced hypothermia. N Engl J Med. 2002;346:557–63.

27. Hypothermia After Cardiac Arrest Study Group. Mild therapeutic hypothermia to improve the neurologic outcome after cardiac arrest. N Engl J Med. 2002;346:549–56.

28. Bernard SA, Buist M. Induced hypothermia in critical care medicine: a review. Crit Care Med. 2003;31:2041–51.

29. Prêtre R, Turina MI. Deep hypothermic circulatory arrest. In: Cohn LH, Edmunds LH, editors. Cardiac surgery in the adult. 2nd ed. New York: McGraw Hill; 2003. p. 431–42.

30. Griepp RB, Ergin MA, Lansman SL, Galla JD, Pogo G. The physiology of hypothermic circulatory arrest.

Semin Thorac Cardiovasc Surg. 1991;3:188–93.

31. Swain JA, McDonald TJ, Balaban RS, Robbins RC. Metabolism of the heart and brain during hypothermic cardiopulmonary bypass. Ann Thorac Surg. 1991;51:105–9.

32. Mault JR, Whitaker EG, Heinle JS, Lodge AJ, Greeley WJ, Ungerleider RM. Cerebral metabolic effects of sequential periods of hypothermic circulatory arrest. Ann Thorac Surg. 1994;57:96–101.

33. Ye J, Yang L, Del Bigio MR, Filgueiras CL, Ede M, Summers R, et al. Neuronal damage after hypothermic circulatory arrest and retrograde cerebral perfusion in the pig. Ann Thorac Surg. 1996;61:1316–22.

34. *McCullough JN, Zhang N, Reich DL, Juvonen TS, Klein JJ, Spielvogel D, et al. Cerebral metabolic suppression during hypothermic circulatory arrest in humans. Ann Thorac Surg. 1999;67:1895–9.

35. Amir G, Ramamoorthy C, Riemer K, Reddy VM, Hanley FL. Neonatal brain protection and deep hypothermic circulatory arrest: pathophysiology of ischemic neuronal injury and protective strategies. Ann Thorac Surg. 2005;80:1955–64.

36. Gugino LD, Aglio LS, Edmonds HL Jr. Neurophysiological monitoring in vascular surgery. In: Thomson DA, Gelman S, editors. Bailliere's clinical anaesthesiology, Chap 2, vol. 14, No. 1. London: Harcourt; 2000. p. 17–62.

37. Harrington DK, Fragomeni F, Bonser RS. Cerebral perfusion. Ann Thorac Surg. 2007;83:S799–804.

38. Ehrlich MP, McCullough JN, Zhang N, Weisz DJ, Juvonen T, Bodian CA, Griepp RB. Effect of hypothermia on cerebral blood flow and metabolism in the pig. Ann Thorac Surg. 2002;73:191–7.

39. Tanaka J, Shiki K, Asou T, Yasui H, Tokunaga K. Cerebral autoregulation during deep hypothermic nonpulsatile cardiopulmonary bypass with selective cerebral perfusion in dogs. J Thorac Cardiovasc Surg. 1988;95:124–32.

40. *Stecker MM, Cheung AT, Pochettino A, Kent GP, Patterson T, Weiss SJ, Bavaria JE. Deep hypothermic circulatory arrest: I. Effects of cooling on electroencephalogram and evoked potentials. Ann Thorac Surg. 2001;71:14–21.

41. *Mizrahi EM, Patel VM, Crawford ES, Coselli JS, Hess KR. Hypothermic-induced electrocerebral silence, prolonged circulatory arrest, and cerebral protection during cardiovascular surgery. Electroencephalogr Clin Neurophysiol. 1989;72:81–5.

42. Mezrow CK, Midulla PS, Sadeghi AM, Gandsas A, Wang W, Bodian C, et al. Quantitative electroencephalography: a method to assess cerebral injury after hypothermic circulatory arrest. J Thorac Cardiovasc Surg. 1995;109:925–34.

43. Langley SM, Chai PJ, Miller SE. Intermittent perfusion protects the brain during deep hypothermic circulatory arrest. Ann Thorac Surg. 1999;68:4–13.

44. Siesjö BK, Zhao Q, Pahlmark K, Siesjö P, Katsura K, Folbergrová J. Glutamate, calcium, and free radicals as mediators of ischemic brain damage. Ann Thorac Surg. 1995;59:1316–20.

45. Nakano S, Kato H, Kogure K. Neuronal damage in the rat hippocampus in a new model of repeated reversible transient cerebral ischemia. Brain Res. 1989;490:178–80.

46. Nussmeier NA, Arlund C, Slogoff S. Neuropsychiatric complications after cardiopulmonary bypass: cerebral protection by a barbiturate. Anesthesiology. 1986;64:165–70.

47. Zaidan JR, Klochany A, Martin WM, Ziegler JS, Harless DM, Andrews RB. Effect of thiopental on neurologic outcome following coronary artery bypass grafting. Anesthesiology. 1991;74:406–11.

48. Roach GW, Newman MF, Murkin JM, Martzke J, Ruskin A, Li J, et al. for the Multicenter Study of Perioperative Ischemia (McSPI) Research Group. Ineffectiveness of burst suppression therapy in mitigating perioperative cerebrovascular dysfunction. Anesthesiology. 1999;90:1255–64.

49. Legault C, Furberg CD, Wagenknecht LE, Rogers AT, Stump DA, Coker L, et al. Nimodipine neuroprotection in cardiac valve replacement: report of an early terminated trial. Stroke. 1996;27:593–8.

50. Fish KJ, Sarnquist FH, van Steenis C, Mitchell RS, Hilberman M, Jamieson SW, et al. A prospective, randomized study of the effects of prostacylin on platelets and blood loss during coronary bypass operation. J Thorac Cardiovasc Surg. 1986;91:436–42.

51. Grieco G, d'Hollosy M, Culliford AT, Jonas S. Evaluating neuroprotective agents for clinical anti-ischemic benefit using neurological and neuropsychological changes after cardiac surgery under cardiopulmonary bypass: methodological strategies and results of a double-blind, placebo-controlled trial of GM1 ganglioside. Stroke. 1996;27:858–74.

52. Arrowsmith JE, Harrison MJ, Newman SP, et al. Neuroprotection of the brain during cardiopulmonary bypass: a randomized trial of remacemide during cardiopulmonary bypass. Stroke. 1998;29:2357–62.

53. Butterworth J, Legault C, Stump DA, Stygall J, Timberlake N, Pugsley WB. A randomized blinded trial of the antioxidant pegorgotein: no reduction in neuropsychological deficits, inotropic drug support, or myocardial ischemia after coronary artery bypass surgery. J Cardiothorac Vasc Anesth. 1999;13:690–4.

54. Levy J, Pifarre R, Schaff H, Horrow JC, Albus R, Spiess B, et al. A multicenter, double-blind, placebo-controlled trial of aprotinin for reducing blood loss and the requirement for donor-blood transfusion in patients undergoing repeat coronary artery bypass grafting. Circulation. 1995;92:2236–44.

55. Harmon DC, Ghori KG, Eustace NP, O'Callaghan SJ, O'Donnell AP, Shorten GD. Aprotinin decreases the incidence of cognitive deficit following CABG and cardiopulmonary bypass: a pilot randomized controlled study. Can J Anaesth. 2004;51:1002–9.

56. Mitchell SJ, Pellet O, Gorman DF. Cerebral protection by lidocaine during cardiac operations. Ann Thorac Surg. 1999;67:1117–24.

57. Wang D, Wu X, Li J, Xiao F, Liu X, Meng M. The effect of lidocaine on early postoperative cognitive dysfunction after coronary artery bypass surgery. Anesth Analg. 2002;95:1134–41.

58. Kong RS, Butterworth J, Aveling W, Stump DA,

Harrison MJ, Hammon J, et al. Clinical trial of the neuroprotectant clomethiazole in coronary artery bypass graft surgery. Anesthesiology. 2002;97:585–91.

59. Mathew JP, Shernan SK, White WD, Fitch JC, Chen JC, Bell L, Newman MF. Preliminary report of the effects of complement suppression with pexelizumab on neurocognitive decline after coronary artery bypass graft surgery. Stroke. 2004;35:2335–9.

60. Galandiuk S, Raque G, Appel S, Polk Jr HC. The two-edged sword of large-dose steroids for spinal cord trauma. Ann Surg. 1993;218:419–27.

61. Dewhurst AT, Moore SJ, Liban JB. Pharmacological agents as cerebral protectants during deep hypothermic circulatory arrest in adult thoracic aortic surgery. Anaesthesiology. 2002;57:1016–21.

62. Immer FF, Moser B, Krähenbühl ES, Englberger L, Stalder M, Eckstein FS, Carrel T. Arterial access through the right subclavian artery in surgery of the aortic arch improves neurologic outcome and mid-term quality of life. Ann Thorac Surg. 2008;85:1614–8.

63. Khaladj N, Shrestha M, Meck S, Peterss S, Kamiya H, Kallenbach K, et al. Hypothermic circulatory arrest with selective antegrade cerebral perfusion in ascending aortic and aortic arch surgery: a risk factor analysis for adverse outcome in 501 patients. J Thorac Cardiovasc Surg. 2008;135:908–14.

64. Di Eusanio M, Schepens MAAM, Morshuis WJ, Dossche KM, Di Bartolomeo R, Pacini D, et al. Brain protection using antegrade selective cerebral perfusion: a multicenter study. Ann Thorac Surg. 2003;76:1181–9.

65. Washiyama N, Kazui T, Takinami M, Yamashita K, Fujita S, Terada H, et al. Experimental study on the effect of antegrade cerebral perfusion on brains with old cerebral infarction. J Thorac Cardiovasc Surg. 2001;122:734–40.

66. Pigula FA, Siewers RD, Nemoto EM. Regional perfusion of the brain during neonatal aortic arch reconstruction. J Thorac Cardiovasc Surg. 1999;117:1023–4.

67. Hagl C, Khaladj N, Peterss S, Hoeffler K, Winterhalter M, Karck M, Haverich A. Hypothermic circulatory arrest with and without cold selective antegrade cerebral perfusion: impact on neurological recovery and tissue metabolism in an acute porcine model. Eur J Cardiothorac Surg. 2004;26:73–80.

68. McKenzie ED, Andropoulos DB, DiBardino D, Fraser Jr CD. Congenital heart surgery 2005: the brain: it's the heart of the matter. Am J Surg. 2005;190:289–94.

69. Strauch JT, Spielvogel D, Lauten A, Lansman SL, McMurtry K, Bodian CA, Griepp RB. Axillary artery cannulation: routine use in ascending aorta and aortic arch replacement. Ann Thorac Surg. 2004;78:103–8.

70. Svensson LG. Antegrade perfusion during suspended animation? J Thorac Cardiovasc Surg. 2002;124:1068–70.

71. Numata S, Ogino H, Sasaki H, Hanafusa Y, Hirata M, Ando M, Kitamura S. Total arch replacement using antegrade selective cerebral perfusion with right axillary artery perfusion. Eur J Cardiothorac Surg. 2003;23:771–5.

72. Harrington DK, Walker AS, Kaukuntla H, Bracewell

RM, Clutton-Brock TH, Faroqui M, et al. Selective antegrade cerebral perfusion attenuates brain metabolic deficit in aortic arch surgery. A prospective randomized trial. Circulation. 2004;110(Suppl II):II-231–36.

73. Strauch JT, Spielvogel D, Haldenwang PL, Lauten A, Zhang N, Weisz D, et al. Cerebral physiology and outcome after hypothermic circulatory arrest followed by selective cerebral perfusion. Ann Thorac Surg. 2003;76:1972–81.

74. Urbanski PP. Carotid artery cannulation in acute aortic dissection with malperfusion. J Thorac Cardiovasc Surg. 2006;131:1398–9.

75. Moizumi Y, Motoyoshi N, Sakuma K, Yoshida S. Axillary artery cannulation improves operative results for acute type A aortic dissection. Ann Thorac Surg. 2005;80:77–83.

76. Webster CM, Kelly S, Koike MA, Chock VY, Giffard RG, Yenari MA. Inflammation and NfkappaB activation is decreased by hypothermia following global cerebral ischemia. Neurobiol Dis. 2009;33:301–12.

77. Ehrlich MP, McCullough J, Wolfe D, Zhang N, Shiang H, Weisz D, et al. Cerebral effects of cold reperfusion after hypothermic circulatory arrest. J Thorac Cardiovasc Surg. 2001;121:923–31.

78. Astudillo R, van der Linden J, Ekroth R, Wesslén O, Hallhagen S, Scallan M, et al. Absent diastolic cerebral blood flow velocity after circulatory arrest but not after low flow in infants. Ann Thorac Surg. 1993;56:515–9.

79. Stone JG, Young WL, Smith CR, Solomon RA, Wald A, Ostapkovich N, Shrebnick DB. Do standard monitoring sites reflect true brain temperature when profound hypothermia is rapidly induced and reversed? Anesthesiology. 1995;82:344–51.

80. Grocott HP, Mackensen GB, Grigore AM, Mathew J, Reves JG, Phillips-Bute B, et al. and the Neurologic Outcome Research Group (NORG) and Cardiothoracic Anesthesiology Research Endeavors (CARE) Investigators of the Duke Heart Center. Postoperative hyperthermia is associated with cognitive dysfunction after coronary artery bypass graft surgery. Stroke. 2002;33:537–41.

81. Shum-Tim D, Nagashima M, Shinoka T, Bucerius J, Nollert G, Lidov HG, et al. Postischemic hyperthermia exacerbates neurologic injury after deep hypothermic circulatory arrest. J Thorac Cardiovasc Surg. 1998;116:780–92.

82. Grigore AM, Grocott HP, Mathew JP, Phillips-Bute B, Stanley TO, Butler A, et al., and the Neurologic Outcome Research Group of the Duke Heart Center. The rewarming rate and increased peak temperature alter neurocognitive outcome after cardiac surgery. Anesth Analg. 2002;94:4–10.

83. Thong WY, Strickler AG, Li S, Stewart EE, Collier CL, Vaughn WK, Nussmeier NA. Hyperthermia in the forty-eight hours after cardiopulmonary bypass. Anesth Analg. 2002;95:1489–95.

84. Kaukuntla H, Harrington D, Bilkoo I, Clutton-Brock T, Jones T, Bonser RS. Temperature monitoring during cardiopulmonary bypass—do we undercool or overheat the brain? Eur J Cardiothorac Surg. 2004;26:580–5.

85. Bissonnette B, Holtby HM, Davis AJ, Pua H, Gilder FJ,

Black M. Cerebral hyperthermia in children after cardiopulmonary bypass. Anesthesiology. 2000;93:611–8.

86. Crowder CM, Tempelhoff R, Theard A, Cheng MA, Todorov A, Dacey Jr RG. Jugular bulb temperature: comparison with brain surface and core temperatures in neurosurgical patients during mild hypothermia. J Neurosurg. 1996;85:98–103.

87. Grocott HP, Newman MF, Croughwell ND, White WD, Lowry E, Reves JG. Continuous jugular venous versus nasopharyngeal temperature monitoring during hypothermic cardiopulmonary bypass for cardiac surgery. J Clin Anesth. 1997;9:312–6.

88. Nussmeier NA, Cheng W, Marino MR, Spata T, Li S, Daniels G, et al. Temperature during cardiopulmonary bypass: the discrepancies between monitored sites. Anesth Analg. 2006;103:1373–9.

89. Hodgkin AL, Huxley AF. A quantitative description of membrane current and it application to conduction and excitation in nerve. J Physiol. 1952;117:500–44.

90. Stecker MM, Kent G, Escherick A, Patterson T, Cheung AT. Anesthesia and temperature effects on somatosensory evoked potentials produced by train stimuli. Int J Neurosci. 2002;112:349–69.

91. Stecker MM. Evoked potentials during cardiac and major vascular operations. Semin Cardiothorac Vasc Anesth. 2004;8:101–11.

92. Ghariani S, Liard L, Spaey J, Noirhomme PH, El Khoury GA, de Tourtchaninoff M, et al. Retrospective study of somatosensory evoked potential monitoring in deep hypothermic circulatory arrest. Ann Thorac Surg. 1999;67:1915–8.

93. *Stecker MM, Cheung AT, Pochettino A, Kent GP, Patterson T, Weiss SJ, Bavaria JE. Deep hypothermic circulatory arrest: II. Changes in electroencephalogram and evoked potentials during rewarming. Ann Thorac Surg. 2001;71:22–8.

94. Cheung AT, Bavaria JE, Weiss SJ, Patterson T, Stecker MM. Neurophysiologic effects of retrograde cerebral perfusion used for aortic reconstruction. J Cardiothorac Vasc Anesth. 1998;12:252–9.

95. Stecker MM, Cheung AT, Patterson T, Savino JS, Weiss SJ, Richards RM, et al. Detection of stroke during cardiac operations with somatosensory evoked responses. J Thorac Cardiovasc Surg. 1996;112:962–72.

96. Ohkura K, Kazui T, Yamamoto S, Yamashita K, Terada H, Washiyama N, et al. Comparison of pH management during antegrade selective cerebral perfusion in canine models with old cerebral infarction. J Thorac Cardiovasc Surg. 2004;128:378–85.

97. Halstead JC, Spielvogel D, Meier DM, Weisz D, Bodian C, Zhang N, Griepp RB. Optimal pH strategy for selective cerebral perfusion. Eur J Cardiothorac Surg. 2005;28:266–73.

98. Jonas RA, Bellinger DC, Rappaport LA, Wernovsky G, Hickey PR, Farrell DM, Newburger JW. Relation of pH strategy and developmental outcome after hypothermic circulatory arrest. J Thorac Cardiovasc Surg. 1993;106:362–8.

99. Priestley MA, Golden JA, O'Hara IB, McCann J, Kurth CD. Comparison of neurologic outcome after deep hypothermic circulatory arrest with alpha-stat and pH-stat cardiopulmonary bypass in newborn pigs. J Thorac Cardiovasc Surg. 2001;121:336–43.

100. Jonas RA. Hypothermia, circulatory arrest and the pediatric brain. J Cardiothorac Vasc Anesth. 1996;10:66–74.

101. Edmonds Jr HL, Ganzel BL, Austin III EH. Cerebral oximetry for cardiac and vascular surgery. Semin Cardiothorac Vasc Anesth. 2004;8:147–66.

102. Orihashi K, Sueda T, Okada K, Imai K. Near-infrared spectroscopy for monitoring cerebral ischemia during selective cerebral perfusion. Eur J Cardiothorac Surg. 2004;26:907–11.

103. Olsson C, Thelin S. Regional cerebral saturation monitoring with near-infrared spectroscopy during selective antegrade cerebral perfusion: diagnostic performance and relationship to postoperative stroke. J Thorac Cardiovasc Surg. 2006;131:371–9.

104. Sakamoto T, Hatsuoka S, Stock UA, Duebener LF, Lidov HG, Holmes GL, et al. Prediction of safe duration of hypothermic circulatory arrest by near-infrared spectroscopy. J Thorac Cardiovasc Surg. 2001;122:339–50.

105. Lilly KJ, Balaguer JM, Pirundini PA, et al. Early results of a comprehensive operative and perfusion strategy to attenuate the incidence of adverse neurological outcomes in on-pump coronary artery bypass grafting (CABG) patients. Perfusion. 2006;21:311–7.

106. Connelly G, Campbell LJ. Cerebral oximetry during hypothermic circulatory arrest. Anesthesiology. 2004;101:165.

107. Duebener LF, Sakamoto T, Hatsuoka S, Smith MA, Connelly G, Campbell LJ, et al. Effects of hematocrit on cerebral microcirculation and tissue oxygenation during deep hypothermic bypass. Circulation. 2001;104(Suppl I):I-260–4.

108. Sakamoto T, Zurakowski D, Duebener LF, et al. Combination of alpha-stat strategy and hemodilution exacerbates neurologic injury in a survival piglet model with deep hypothermic circulatory arrest. Ann Thorac Surg. 2002;73:180–90.

109. Jonas RA, Wypij D, Roth SJ, Hatsuoka S, Lidov HG, Holmes GL, et al. The influence of hemodilution on outcome after hypothermic cardiopulmonary bypass: results of a randomized trial in infants. J Thorac Cardiovasc Surg. 2003;126:1765–74.

110. Matthew JP, Mackensen GB, Phillips-Bute B, Stafford-Smith M, Podgoreanu MV, Grocott HP, et al. for the Neurologic Outcome Research Group (NORG) of the Duke Heart Center. Effects of extreme hemodilution during cardiac surgery on cognitive function in the elderly. Anesthesiology. 2007;107:577–84.

111. Wypij D, Jonas RA, Bellinger DC, Del Nido PJ, Mayer Jr JE, Bacha EA, et al. The effect of hematocrit during hypothermic cardiopulmonary bypass in infant heart surgery: results from the combined Boston hematocrit trials. J Thorac Cardiovasc Surg. 2008;135:355–60.

112. Shin'oka T, Nollert G, Shum-Tim D, du Plessis A, Jonas RA. Utility of near-infrared spectroscopic measurements during deep hypothermic circulatory arrest. Ann Thorac Surg. 2000;69:578–83.

113. Hofer A, Haizinger B, Geiselseder G, Mair R, Rehak P, Gombotz H. Monitoring of selective antegrade cerebral perfusion using near infrared spectroscopy in neonatal aortic arch surgery. Eur J Anaesth. 2005;22:293–8.

114. Taillefer M-C, Denault AY. Cerebral near-infrared spectroscopy in adult heart surgery: systematic review of its clinical efficacy. Can J Anesth. 2005;52:79–87.

115. Karadeniz U, Erdemli O, Ozatik MA, Yamak B, Demirci A, Küçüker SA, et al. Assessment of cerebral blood flow with transcranial Doppler in right brachial artery perfusion patients. Ann Thorac Surg. 2005;79:139–46.

116. Doblar DD. Intraoperative transcranial ultrasonic monitoring for cardiac and vascular surgery. Semin Cardiothorac Vasc Anesth. 2004;8:127–45.

117. Kamiya H, Klima U, Hagl C, Logemann F, Winterhalter M, Shrestha ML, et al. Cerebral micro-embolization during antegrade selective cerebral perfusion. Ann Thorac Surg. 2006;81:519–21.

118. Dexter F, Hindman BJ. Recommendations for hyperbaric oxygen therapy of cerebral air embolism based on a mathematical model of bubble absorption. Anesth Analg. 1997;84:1203–7.

119. Mills NL, Oschner JL. Massive air embolism during cardiopulmonary bypass: causes, prevention and management. J Thorac Cardiovasc Surg. 1980;80:708–17.

120. Ueda Y, Miki S, Kusuhara K, Okita Y, Tahata T, Yamanaka K. Surgical treatment of aneurysm or dissection involving the ascending aorta and aortic arch, utilizing circulatory arrest and retrograde cerebral perfusion. J Thorac Cardiovasc Surg. 1990;31:553–8.

121. Estrera AL, Garami Z, Miller III CC, Sheinbaum R, Huynh TT, Porat EE, et al. Determination of cerebral blood flow dynamics during retrograde cerebral perfusion using power M-mode transcranial Doppler. Ann Thorac Surg. 2003;76:704–10.

122. Wang X, Ji B, Yang B, Liu G, Miao N, Yang J, Liu J, Long C. Real-time continuous neuromonitoring combines transcranial cerebral Doppler with near-infrared spectroscopy cerebral oxygen saturation during total aortic arch replacement procedure: a pilot study. ASAIO J. 2012;58:122–6.

123. Gugino LD, Aglio LS, Yli-Hankala A. Monitoring the electroencephalogram during bypass procedures. Semin Cardiothorac Vasc Anesth. 2004;8:61–83.

124. *Merkkola P, Tulla H, Ronkainen A, Soppi V, Oksala A, Koivisto T, Hippeläinen M. Incomplete circle of Willis and right axillary artery perfusion. Ann Thorac Surg. 2006;82:74–80.

125. Schwartz RB, Jones KM, LeClercq GT, Ahn SS, Chabot R, Whittemore A, et al. The value of cerebral angiography in predicting cerebral ischemia during carotid endarterectomy. Am J Roentgenol. 1992;159:1057–61.

126. Gugino LD, Kraus KH, Heino R, Aglio LS, Levy WJ, Cohn L, Maddi R. Peripheral ischemia as a complicating factor during somatosensory and motor evoked potential monitoring of aortic surgery. J Cardiothorac Vasc Anesth. 1992;6:715–9.

127. Moazami N, Smedira NG, McCarthy PM, Katzan I, Sila CA, Lytle BW, Cosgrove 3rd DM. Safety and efficacy of intraarterial thrombolysis for perioperative stroke after cardiac operation. Ann Thorac Surg. 2001;72:1933–9.

128. Hogue CW, Palin CA, Arrowsmith JE. Cardiopulmonary bypass management and neurologic outcomes: an evidence-based appraisal of current practices. Anesth Analg. 2006;103:21–37.

问题

1. 关于主动脉弓手术深低温停循环期间低温的描述下列哪项是正确的？
   - A. 低温是停循环期间减轻神经功能障碍的主要治疗及预防措施
   - B. 所有患者能安全耐受停循环大于 60 min
   - C. 很少需要采取深低温延长停循环时间和选择性顺行性脑灌注以提供保护作用
   - D. 目标温度低于 10°C 可以获得最佳的脑保护

2. 主动脉手术停循环期间，下列哪项神经监测技术可提供持续有用的数据？
   - A. 躯体感觉诱发电位
   - B. 脑电双频指数
   - C. 经颅多普勒
   - D. 脑氧饱和度
   - E. 颈静脉球氧饱和度
   - F. 脑电图

3. 下列哪项描述是正确的？
   - A. 脑氧饱和度下降到基线的 50％时的温度是开始停循环的合适温度
   - B. 经颅多普勒监测可防止脑栓塞事件的发生
   - C. 停循环结束后，持续的脑电图及丘脑皮质 SSEP 重现耗时越长，且其重现时鼻咽温越高，则发生术后神经功能障碍的风险越大
   - D. 由于存在降温的不均匀，因此温度监测位点不如实际所获得的温度重要

答案

1. A。低温是停循环期间减轻神经功能障碍

的主要治疗及预防措施，因为脑组织缺乏能量底物的存储，常温下脑仅能耐受短时间的缺血（例如 37℃ 3～5 min）。停循环时间超过 35～45 min 的患者若存在降温不充分，则会导致术后神经功能障碍。深低温提供的脑保护限制在较短的时间（参见表 39.1），因此实施选择性顺行性脑灌注可以提供手术操作期间的保护作用。尽管低温具有神经保护作用，但过度的降温可能导致的不良结果，仅次于神经细胞内冰晶形成所致的损伤（例如预期的温度低于 10℃）。

2. D。以上列出的所有监测均可用于主动脉弓手术的患者，然而停循环期间无血流，因此脑氧饱和度是唯一能提供有意义数据的监测，脑电图和 SSEP 随着温度的降低将消失。

3. C。神经功能正常的患者研究中，SSEP 和脑电图的重现是一致的，复温后 N13 SSEP 波形首先重现，随后是丘脑皮质 SSEP 出现反应（例如 N20-P22）。而脑电图和 SSEP 重现的时间及重现时的鼻咽温也十分重要（例如 N20-P22）。与术后神经功能正常的患者相比，术后神经功能障碍的患者重现耗时越长且鼻咽温越高。经颅多普勒可以良好地监测术中脑栓塞的发生，但不能预防。

胸腹主动脉瘤手术的电生理监测

40

Tod B. Sloan，Leslie C. Jameson，Claudia F. Clavijo

（邹丽华　译　刘海洋　校）

学习要点

- 术中监测（intraoperative monitoring，IOM）可以确定脊髓缺血，有助于改变管理策略，改善脊髓功能，减少永久脊髓损伤事件的发生。
- 神经损伤的概率与缺血时间正相关，与残余的血流量负相关。
- 脊髓前动脉供给运动神经束的血供，SSEP则由脊髓后动脉后供血。
- 脊髓前动脉的血液来自于由主动脉和腰动脉发出的椎动脉及 2～8 根动脉（最大的动脉为根大动脉）。
- 脊髓的血供主要依赖于椎动脉、骶髂动脉末梢形成的血管网，以及肋间动脉发出的根动脉。
- 脑脊液压力升高会引起脊髓血供减少。
- 手术切开可以进行完全修补，但也具有较高的手术并发症，尤其是开胸手术。血管内技术具有较低的并发症但可能存在器官灌注不良，尤其是内脏器官。两种技术的远期截瘫风险相似。

简介

在胸腹主动脉瘤外科修复过程中神经损伤发生率高，因此需要密切关注中枢神经系统的术中监测（intraoperative monitoring，IOM）。术中供应大脑和脊髓的血管受到影响将导致相应部位出现缺血。其中尤其需要关注的是，在胸腹部大动脉的手术中，不同手术报道的截瘫发病率各异：主动脉缩窄手术时间短且患者常有良好侧支循环形成，截瘫发病率为 0.5%；而胸腹部血管广泛性退行性病变的急诊手术截瘫率则高达 48%[1-2]。导致围术期瘫痪发生率差异的因素包括手术操作区血管因素、患者特定解剖结构和疾病状况，以及手术操作本身。

胸腹主动脉瘤的定义为动脉夹层导致动脉直径超过正常直径的 50%[3]。病因包括血管中膜弹性纤维的丢失、血管平滑肌细胞的丢失以及蛋白多糖的沉积。中膜退行性病变的病理基础包括高血压、嗜铬细胞瘤、可卡因的使用、动脉缩窄导致血管壁压力增加[3]，生理性损伤包括举重和机动车事故或坠落中的减速损伤，这些因素均可增加血管壁的压力，引起动脉夹层。吸烟也是夹层的危险因素[3]。遗传因素也可以引起夹层，比如马方综合征，Loeys-Dietz 综合征，Ehlers-Danlos 综合征中的血管形成，主动脉炎性病变，Turner 综合征，二叶式主动脉瓣，家族性胸主动脉瘤和夹层综合征。

术中监测（IOM）的作用是确定脊髓缺血，改变管理策略，从而改善脊髓功能及减少脊髓永久性损伤的发生。截瘫由多种引起脊髓灌注不足的因素引起，包括广泛性缺血，远端灌注压不足以及重要根动脉的缺失。此外，脊髓脑脊液压力（cerebrospinal fluid pressure，CSFP）的升高会降低脊髓的有效动脉灌注压。IOM 则可早期发现缺血的出现，评价纠正缺血措施的有效性，延长手术操作的安全时间。

术中监测、时间和神经损伤

手术过程涉及主动脉的修补，因此难以避免脊髓血流的减少，与此同时需要尽快完成外科手术以防缺血引起的不可逆性神经损伤。因此，需要权衡延长缺血时间可能获得的受益。基于这些考虑，IOM 有助于确定是否需要增加手术时间改善缺血（如移植重要的动脉）或不增加时间以将缺血时间控制在最短。

这种情况与颈动脉内膜剥脱术极为相似（见第 30 章"颈动脉手术"）。图 40.1 描绘了脑血流、术中皮质电活动监测与不可逆性脑损伤的相关性。尽管脊髓的数据并不像脑组织中描述的那样广为人所知，但这些变量间的相关性是相似的。

如图所示，22 cm³/(min·100 g) 是脑血流充分的指标，脑血流低于此值时皮质电活动异常，低于脑血流缺失界值 15 cm³/(min·100 g) 时皮质脑电活动消失[4]。一定时间的缺血最终会导致细胞死亡，这一缺血时间长短与低灌注程度相关。脑损伤严重程度与血流呈负相关，血流减少、缺血时间的延长均可增加损伤的严重程度。缺血时间延长，脑损伤严重程度增加。因此，脑电活动信号的下降提示脑血流减少，此时需延长手术时间改善血流，以防不可逆损伤的发生。

如后文所述，胸腹主动脉瘤修补术时，血流可以通过增加血压、移植脊髓灌注血管，或降低脑脊液压力而得以改善。但这些操作通常需要增加手术操作时间（例如肋间动脉的移植），缺血时间可能增加，术中监测有助于判断这些操作的必要性及有效性。

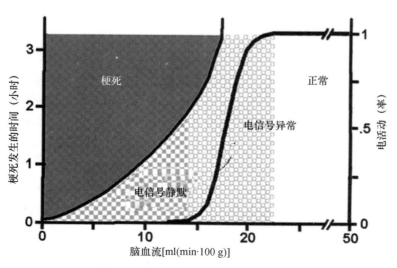

图 40.1 当脑血流从正常值 [50 cm³/(min·100 g)] 下降时，脑电活动及细胞不可逆性死亡的相关性描述。如图所示，当脑血流低于 22 cm³/(min·100 g) 时，EEG 异常，当脑血流到达 15 cm³/(min·100 g) 时，EEG 消失。17～18 cm³/(min·100 g) 持续 3～4 小时后发生梗死，且随着血流的下降，时间缩短

脊髓的血供

　　基于脊髓血流的重要作用，接下来首先复习脊髓的血供。脊髓前动脉供应脊髓前2/3到4/5的区域，包括脊髓白质运动纤维和灰质前角细胞。脊髓前动脉对运动纤维束的灌注以及获取运动诱发电位都至关重要。两条脊髓后动脉供应脊髓剩余区域，包括脊髓后角白质和小部分的后索。脊髓后动脉对传导躯体感觉诱发电位（SSEP）各神经通路的血供至关重要。脊髓后动脉贯穿脊髓的全长，从某种程度上来说脊髓前动脉也贯穿脊髓全长，但是脊髓前动脉并不连贯，尤其在颈段中部、胸段上部和脊髓的腰骶膨大接近头端的狭窄区域。脊髓前后动脉之间形成侧支血管环绕着脊髓，为脊髓提供血供。

　　与脑血流相似，脊髓血流也有自身调节机制[5]。正因为如此，正常情况下脊髓血流维持在较宽的灌注压范围内。某些个体，自身调节灌注压在 50～150 mmHg，远高于正常脑脊液压力。然而，与脑相似，不同人存在巨大差异，某些个体存在相对低的自身调节低限，即实际上比大部分人的调节范围更宽[6]。若灌注压低于自身调节下限，其血供将会呈现灌注压依赖性，而当灌注压低于50 mmHg 时将难以避免地发生缺血。

　　脊髓前、后动脉由主动脉沿着脊柱从不同水平分出来的血管供血。在脊髓的头侧区域由椎动脉供血，沿脊髓下行，接受来自主动脉分出的根动脉供血，成对的脊髓后动脉则由靠近每块椎骨处的小根动脉供血。脊髓前动脉则仅由主动脉分支出的第 2 至 8 根动脉供血[7]。在脊髓的颈段，颈动脉或锁骨下动脉分支出两到三根段动脉。脊髓胸段只有 1 到 3 根由主动脉分支的段动脉供血，这使得胸段脊髓对缺血异常敏感。此外，由于胸段脊髓的主要供应血管之间的距离过长而使

得血流在此逐级下降，从而影响到此段脊髓的血供。T4 至 T7 之间是脊髓供血最差的区域，尤其容易发生缺血。因此，有胸主动脉疾病的患者发生截瘫的风险率较高。

　　前段动脉中有一支血管比其他前段动脉都粗，负责供应脊髓前动脉 75% 的血流。这条动脉被称为"根大动脉"（ARM 或腰膨大动脉），供应脊髓腰骶膨大区域的血流。根大动脉的解剖位置变异较大，75% 的根大动脉由 T9 至 T12 处的左肋间动脉分支出来。

　　胸腹主动脉瘤的患者血管解剖位置有着高度变异性，机体有可能在血栓或斑块堵塞的动脉周围建立侧支循环。大约 1/4 的患者脊髓的主要血供来自腰动脉（L3～L5）和盆腔循环建立的侧支循环网[8-9]。这就解释了为什么部分根动脉的缺失可能与正常人的结果不同，这也解释了在主动脉钳闭期间主动脉远端灌注极其重要的原因。

　　对于某些患者来说，由于脊髓前动脉的血管间距较大，由脊髓后动脉发出的根动脉对于脊髓灌注是至关重要的，这会使其中间的某些区域血流中断或灌注不足。这些重要的动脉常见于 T8 和 L4 之间[7-8,10]。对于依靠这些血管为脊髓供血的患者来说，我们必须及时发现并且再植入血管以减少其发生术中截瘫的概率。由于根大动脉提供 75% 的脊髓的血供，对于确实存在其他主要供血动脉缺失风险的患者来说，再植入根大动脉尤为重要[8,11-13]。当主动脉处分支的根大动脉缺失且在手术中也没有重新吻合时，逆行的血液可能会造成脊髓前动脉的血流发生再分布[14]。

　　总之，脊髓的血供主要依赖于血管网，头侧为椎动脉系供血，尾端由骶动脉和髂动脉分支供血，中间节段由肋间动脉发出的根动脉网（包括根大动脉）供血。此外，血管分布和脊髓血供特点存在个体差异。例如，部分患者头段血供可以供应整个脊髓，因此

主动脉全段对脊髓的血供均阻断（且无需肋间血管植入）而不出现术后截瘫。部分患者以盆腔循环为主要血供，且需要心房-股静脉或股静脉-心房旁路提供重要的远端逆行灌注。还有部分患者则主要依赖特定的肋间血管供血。然而这些血管无法通过动脉造影显示，IOM 有助于发现个体特定的缺血危险因素并指导治疗以减少神经损伤风险。

胸腹主动脉瘤修补术

由于存在脊髓、脏器、肢体缺血的风险及肾衰竭及呼吸衰竭的风险，胸腹主动脉瘤（TAA）可以引起术后早期的并发症及死亡。最近美国心脏病学会（ACC）/美国心脏病协会（AHA）指南表明，推荐胸主动脉疾病患者的诊断和处理基于胸主动脉瘤大小进行[15]。基于这一指南，推荐 TAA 大于 6 cm 和小于 6 cm 但合并结缔组织疾病的患者行手术治疗（I 级，证据等级 C）[16]。存在终末器官缺血或明显的腹腔动脉、上肠系膜动脉、肾动脉的粥样硬化则推荐手术修补（Class I，证据等级 B）[3]。尽管个别患者使用杂交手术或血管内治疗，但大部分情况下升主动脉急性夹层均需要快速手术修补[3,17]。有症状的动脉瘤无论多大均需要手术切除[18]。

胸腹主动脉手术的监测方案

为了了解 IOM 的作用，我们必须从手术进展到不同阶段和实施电生理监测方案以减少截瘫风险这两方面来考虑[19]。首先，如果主动脉近端被阻断，则脊髓所有血供都依赖椎动脉。阻断主动脉会使得阻断的近端血压明显上升，同时脑部和脊髓的脑脊液压力也会升高。而脑脊液压力的增加会进一步降低脊髓灌注压（SCPP）［SCPP＝脊髓动脉压－脊髓脑脊液压力］，从而减少脊髓的

血流[2]。为减少脊髓灌注不足的发生，许多外科医生尽可能把主动脉钳闭时间限制在 30～40 分钟之内。

由于脊髓常常出现灌注不足的情况，外科医生可以在主动脉近端和远端间放置一个分流器或旁路泵来延长手术的安全耐受时间。放置旁路血管可以改善近端的高血压及相关的脑脊液压力的上升，还可以为依赖尾动脉供血的患者提供更好的远端脊髓灌注[8]。虽然通常认为旁路的灌注压 60～70 mmHg 就已足够，但在没有 IOM 监测的情况下难以确定有效的灌注压。有研究指出在血管钳闭前，充分的灌注压高达 90～110 mmHg[20-21]。远端灌注技术可以使主动脉夹闭导致的截瘫率从 30%～50% 下降到 10%[14]。

部分患者单纯远端灌注便足以提供脊髓的灌注，而另一部分患者还需要根大动脉提供血供才能防止截瘫的发生。超过半数的动脉瘤患者，即使肋间动脉损伤，脊髓周围丰富的侧支循环即可以防止缺血的发生[22]。部分患者可能存在侧支循环网络形成不充分，此时肋间动脉的移植可能在脊髓充分的灌注中起着重要作用。IOM 监测有助于我们在部分主动脉夹闭期间确定这类患者。

只要对主要血供作出判断，维持其灌注有多种方法。一种方法是在肋间动脉发出处保留动脉瘤后壁用于主动脉重建，以恢复主要供血动脉的灌注[2]。由于该方法可行性不高，现已采用其他的方法来确定主动脉修补段移植血管的血供。由于判断血供尤为重要，部分术者尝试在术前明确根大动脉以确保其术中植入主动脉移植区内。根大血管的再植为脊髓提供了远端灌注，使截瘫发生率由 10% 减少到 5%～6%[14,23]。如果无法明确根大血管，则需再植 T8 至 T12 节段所有肋间血管[2]。

术中监测还有助于评估某些降低脊髓缺

血风险的技术是否有效。尤其需要注意的是，脑脊液引流术可以降低脑脊液压力（CSFP）并且改善脑脊液脉搏压（CSFPP）。而术中监测则有助于判断脑脊液压力（CS-FP），对了解脊髓灌注改善尤为重要[24-25]。

简而言之，以上外科技术均是为了改善脊髓灌注，减少脊髓缺血的总时间，因此外科医生必须尽量缩短主动脉的钳闭时间。IOM 的价值在于它可以在缺血还未造成不可逆性损伤前就迅速辨别出脊髓缺血区域，并指导我们给予适当的干预措施以减少缺血，降低术中截瘫的发生风险。

全身低温和深低温可能因延长体外循环时间导致全身的不良反应，如凝血功能障碍、内皮功能紊乱、全身炎症反应，因此并不作为胸腹主动脉瘤修补术延长缺血时间的常用方法[26]。然而，深低温（14.1～20℃）可以有效地保护脊髓防止缺血损伤，因此可采用区域性深低温技术。在早期的报道中，关于区域性脊髓深低温下的胸腹主动脉瘤修补术，多采用专门设计的硬膜外导管，获得良好的效果[26-27]。遗憾的是，理想的神经保护药物至今尚未被发现[27]。

TAA 手术术中监测的应用

自从 20 世纪 80 年代开始，躯体感觉诱发电位（SSEP）监测便得以应用，目前已成为最广泛应用的监测手段之一。在主动脉手术中，监测 SSEP 可以发现周围神经系统中神经束，脊髓背角处的白质，脑干和大脑皮质的缺血情况。

缓慢变化的皮质 SSEP（＞15 分钟）通常预示着周围神经系统缺血。独立事件是周围神经缺血和躯体感觉诱发电位单向性丢失最常见的原因，例如体外循环股动脉插管阻碍了下肢的血供。如果 15 分钟内 SSEP 发生双向性改变则可能是主动脉远心端灌注不足或关键肋间动脉缺失造成的脊髓缺血。因此，临床医生利用躯体感觉诱发电位可以判断是否有必要建立旁路，旁路灌注压是否足够高，以及阻断特定根动脉血流是否安全。

Cunningham 和 Laschinger 是最早使用躯体感觉诱发电位作为监测工具来进行人体研究的学者[28]。他们观察到因为缺血发生的 SSEP 改变有四种类型。Ⅰ型在主动脉近端钳闭后 3～4 分钟内发生，SSEP 会出现 8～9 分钟的完全缺失性改变。这种改变被认为是供应脊髓的远端动脉灌注不足的预兆。这也强调了旁路灌注的重要性[29]。Ⅱ型是主动脉钳闭后 SSEP 并不发生变化，提示头端血管为脊髓提供了充足的血流。

Ⅲ型为脊髓血供基本上完全依赖于根动脉。当根动脉受阻时我们可以观察到 SSEP 发生改变。这些发现都支持主动脉钳闭时使用 SSEP 以定位重要肋间动脉。有显示当再植或松开关键肋间血管时 SSEP 会恢复到正常水平。其他研究也有类似发现，例如，对关键肋间血管迅速进行再灌注会使得皮质 SSEP 恢复到原值并减少截瘫发生率[28,30-31]。Ⅳ型为 SSEP 的波幅逐渐减小，时间超过 30～50 分钟，但潜伏期并无变化。这种变化被当做是末梢灌注极度不足和特征性表现[32]，这提示我们也许应该放置旁路灌注套管。

SSEPs 在作为预测截瘫的手段时也并非完全可信。因为还受到脊髓后路传递本体感觉和振动觉的通路的调节[20]。某些病例 SSEP 的缺失与运动损伤有关。这多见于钳闭 3～5 分钟内迅速出现的 SSEP 缺失或 SSEP 缺失时间段延长到 40～60 分钟这两种情况[29,33-35]。

随着 MEP 监测可靠性提高，经颅 MEP 监测临床应用越来越广泛。MEP 与 SSEP 不同之处在于它可以发现脊髓前角白质束、脊髓灰质、周围神经和肌肉的缺血。狗主动脉阻断模型显示，脊髓缺血损伤主要是灰质部分发生坏死[36-37]，因此 MEP 监测显得尤为重要。

虽然 MEP 也存在一定的误诊率（例如，术中 MEP 保持不变但术后立即发生了截瘫），但大多数研究显示术后转归与 MEP 之间仍有很好的关联性[8,13,20-21,25,32,38]。无论是临床还是基础研究均已报道过缺血时 MEP 会发生快速改变（2～4 分钟之内）。无论是临床还是实验室研究都已报道过缺血时 MEP 会发生快速改变（2～4 分钟之内）。这种对缺血的及时反应为临床医师提供了重要的反馈信息，并决定着患者病情的转归。这些临床研究提示我们 MEP 比 SSEP 监测缺血更敏感，而且 MEP 在降低截瘫发生率方面还提供了其他重要的信息。

主动脉手术中 SSEP 和 MEP 的比较

临床研究比较 SSEP 和 MEP 用于缺血监测时发现，SSEP 波形消失有一个较长的时间延迟（7～30 分钟），而 MEP 一般只延迟 2～5 分钟[21,32,39-41]，而且，SSEP 的改变并非和 MEP 的改变一起出现。

SSEP、MEP 和硬膜外电极记录的差异性以及监测的有效性与它们监测的神经束和这些神经对缺血的敏感性有关。根据现有资料，缺血后不同神经组织电活动停止的时间如表 40.1 所示。皮质对缺血最敏感，灌

表 40.1 特定脊髓神经组织发生电生理信号消失的时间

组织	电生理信号消失时间
皮质	20 秒
脊髓灰质	1～2 分钟
白质（感觉）	7～8 分钟
白质（运动）	11～17 分钟
周围神经	20～45 分钟

参考文献［2，20，24，28，39，43，59，60］

注不足 20 秒后就会出现 EEG 活动的缺失。脊髓中灰质对缺血最敏感，其突触活动在缺血发生的 1～2 分钟后开始出现缺失。感觉和运动白质束（轴索）的传导活动分别在缺血后 3～6 分钟内（SSEP）和 11 分钟内（MEP）出现变化，且分别于 7～18 分钟（SSEP）和 11～17 分钟（MEP）出现传导停止。因此，脊髓白质感觉和运动神经束对于缺血的敏感性基本一致[20,32,42-43]。独立发生的周围神经系统缺血会导致 SSEP 和 MEP 传导在缺血 20～30 分钟后出现缺失。

比较 SSEP 和 MEP 时，还存在诱发电位预测病情转归时的差异。评价运动神经的转归时，MEP 预测效能更高，因为其本身就是评估皮质脊髓束（CST）功能的一种方式。但由于仅有 5% 的皮质脊髓束纤维参与了诱发电位反应，故与实际情况相关性并不确切[44]。因此，即使 CST 运动神经细胞功能正常，相关下行纤维功能的异常缺失也可能影响运动功能[44]。SSEP 也有缺陷，脊髓前角含有运动纤维，如果发生缺血，定位于后角的 SSEP 并不能反映。因此，脊髓前动脉或脊髓后动脉血供的差异使得脊髓对缺血的敏感性也不同。因此 SSEP 和 MEP 的消失与否可作为全脊髓功能状况的评价指标。

IOM 可在不可逆损伤发生前快速确定脊髓缺血损伤，防止 TAA 后脊髓缺血的进一步发展[27]。脊髓功能的恢复依赖于早期监测和多种方式的及时干预，以便脊髓获得最多的氧供。尽管许多手术团队成功将 IOM 引进到他们的临床实践当中，但 TAA 中 IOM 的常规应用仍存在争议[15]。部分研究表明在 TAA 修补术期间 MEP 具有重要的意义，可以指导手术决策以维持或恢复脊髓功能，明显减少了截瘫的发生率[45]。最近美国心脏病学会（ACC）/美国心脏协会（AHA）指南涉及了胸主动脉疾病患者的诊断和管理，指出运动和躯体感觉诱发电位监

测有助于指导治疗（Ⅱa 级，证据等级B)[16]。指导治疗的策略包括以上提及的CSF 引流、升高平均动脉压和远端主动脉压力以及肋间动脉的移植等[45]。

主动脉支架置入术中监测的应用

外科修复主动脉病变的疗效比较长久，是一种较好的治疗主动脉疾病的方法。胸主动脉瘤腔内修补术（thoracic endovascular aneurysm repair，TEVAR）创伤性较低，可明显降低存在合并症患者的死亡率和发病率[46]。TEVAR 为我们提供了另一种优于血管切开修复手术的治疗方法，对于合并其他疾病使得切开修复手术死亡率明显增高的患者来说尤其适合[16]。ACC/AHA 指南指出对于胸主动脉瘤，进行性或创伤性降主动脉瘤超过 5.5 cm，囊状动脉瘤或术后假性动脉瘤，均推荐使用血管内支架置入术（Ⅰ级，证据等级：B)[3,16]。

血管内支架治疗的优势在于不需开胸，避免了部分或全程体外循环支持和主动脉的阻断，缩短了远端组织缺血时间。此外，还可以增加围术期脊髓血流，具体因素包括：①增加心脏输出量，②升高血压，③避免低氧血症和贫血的发生，④保护重要的肋间动脉，⑤降低脑脊液压力[21,47]。

血管内支架置入术的临床优势还在于缩短 ICU 时间和住院时间，降低 30 天死亡率，减少肺部并发症的发生、减轻患者疼痛和减少输液量[46,48]。例如，50％患有主动脉疾病的患者同时还患有慢性阻塞性肺疾病，支架置入术减少了肺部并发症[46]。

然而，由于在动脉瘤切除的同时需要吻合脏器的动脉，因此增加了 TAA 的血管内支架置入术的复杂程度。介入治疗技术的主要问题在于无法从支架置入的区域分流出足够血液。需要带分支或开口的支架来解决这个问题，例如在肾动脉或肠系膜动脉处使用这种支架可以从主动脉中分流出足够血流[46]。目前还没有开发出可以很好地为根大血管或其他重要的根血管供血的支架。这些血管是脊髓的重要供血血管，支架选择不当可能会引起脊髓缺血。这些支架的起效时间在 4～6 周，因此限制了其在急诊手术中的使用[15]。

限制 TEVAR 在个别患者中使用的因素包括：在动脉瘤上方和下方缺乏合适的"着陆区"（通常主动脉正常直径 2～3 cm，没有用于支架附着的血栓），着陆区的主动脉宽度超过血管内移植物可用的最大推荐宽度（通常比主动脉宽度大 10％～15％），缺乏血管通路部位以及严重的主动脉粥样硬化[3,16]。

血管支架置入术会引起一些迟发型并发症，这些并发症在开胸手术修补时很少发生，例如支架置入后移位、支架断裂、血管损伤以及由于支架置入术失败而再实施外科手术等[48]。此外，TEVAR 与动脉栓子引起的卒中和 A 型夹层的风险增加相关，尤其在主动脉壁薄弱的患者中更为常见[49]。

有证据表明胸腹主动脉瘤血管内支架置入术与外科手术具有相同的风险，这些风险包括截瘫、肾衰竭、卒中、死亡[15]。主动脉血管内支架置入术的脊髓损伤高风险因素包括：①范围累及左锁骨下动脉；②胸主动脉广泛累及；③既往下游主动脉弓修补术；④损伤重要的肋间（T8～L1）、椎骨、盆腔、下腹部的侧支循环；⑤主动脉粥样硬化斑块形成[47]。

与开放式手术相比，使用血管内介入技术引起的截瘫率较低[50-52]，这与治疗选择的患者有关，也与介入手术并不需要钳闭或暴露大动脉有关，而且使用支架可以让血液通过夹层从支架流入重要的根血管[50,52]。

随着支架的置入，因为很难评估重要根

血管内血流是否充足，也不可能再移植这些血管，手术后缺血损伤变得难以发现和治疗。因此，截瘫仍被认为是支架置入术的并发症之一[53]。在放置永久性支架前进行阻断测试有利于调整患者的治疗方案[54-55]。TEVAR 时肋间动脉损伤是难以避免的，与外科手术相比，许多脊髓损伤病例具有不完全性迟发并发症[47,56]。

包括迟发性的脊髓损伤在内，TEVAR 脊髓损伤的发病率平均在 3%～5%左右[47]。目前没有结论性的数据表明血管内支架置入术较外科手术的脊髓损伤发生率低[16]。研究显示介入治疗过程中使用 IOM 监测是发现脊髓缺血的有效手段[40]。

TEVAR 的主要优点与手术相关风险相关[48]。遗憾的是，最近的评估表明血管内支架置入可能有效性不高[18]。进一步说，血管内支架置入术根本的问题是支架的目的是防止血管壁塌陷和粥样硬化斑块阻塞血管，然而，随着血管的夹层和动脉瘤的形成，血管内的支架可能无法有效地阻止血管壁扩张。这一问题仍需要更多研究和长期随访来进行充分评估。

杂交手术

如前所述，血管内支架置入术的主要问题是为膈肌以下的各器官提供充分的血供，而杂交手术是在血管内支架置入术后进行外科手术，避免了外科手术的缺点同时充分利用了血管内支架置入术的优点。根据动脉瘤的形态学，杂交手术由三个步骤组成：选择性的肾动脉修补，内脏血管的解剖分支和支架置入[57]。

尽管杂交手术很少需要开胸和胸主动脉的阻断，但是外科手术操作阶段的发病率仍较高，因此高风险的外科手术患者仍需要开胸手术[15,57-58]。截至目前，仍未有足够的数据评价杂效手术的神经损伤风险。

胸主动脉瘤手术的 IOM 技术

多种有效监测手段已用于胸主动脉瘤修补手术：

1. 皮质 SSEP 用于评估脊髓后索白质的传导功能以发现脊髓缺血，还可以发现皮质缺血灶、四肢皮质定位和下肢灌注的情况（当远端血管受阻时）。

2. MEP 由经颅电刺激引出，从上下肢肌肉群中记录到复合肌肉动作电位（CAMP）即 MEP，可以用来评估脊髓前角白质运动纤维束和脊髓灰质的传导功能，还可以发现下肢远端血管置换术后继发的周围性缺血。

3. H 反射和 MEP 的联用（如果获得 MEP 困难时 H 反射也可以代替 MEP），可以对周围神经和脊髓灰质反应通路进行功能性评估，对参与反应通路的灰质头侧发生的脊髓损伤敏感。

4. 脑电图（EEG）用于评估麻醉药对脑皮质的作用和发现脑缺血。

病例介绍一

患者，女，67 岁，欲行胸主动脉内支架置入术。肥胖（120 kg），既往有吸烟史（累计吸烟量为 40 包/年）和高血压病史。目前服用美托洛尔和氨氯地平。患者运动耐量受限（爬一层楼时出现呼吸短促），有血管造影剂过敏史。目前患者自述胸廓下部尖锐刺痛，为胸主动脉下端穿透性溃疡所致。此外，主动脉近端直径扩张到 5 cm。

患者逐被送至介入手术室，全麻诱导用药为丙泊酚（200 mg）、芬太尼（200 μg）、琥珀胆碱（100 μg）。使用双腔气管内插管，麻醉维持用药为丙泊酚 [150～175 μg/(kg·min)] 和

舒芬太尼输注 [0.3～0.8 µg/(kg·h)]。

使用血管活性药物（去氧肾上腺素、肼屈嗪和硝酸甘油）和调整麻醉药用量以维持平均动脉压在 75 到 80 mmHg 之间，心率 50～55 次/分。神经电生理监测包括脑电图（EEG），刺激正中神经和胫后神经引发的皮质 SSEP，从手部肌肉（拇短收肌）、腿部肌肉（胫骨前肌）和足部肌肉（踇展肌）记录到的经颅 MEP。

初期盆腔造影示患者股动脉直径仅 7 mm，难以置入直径为 9 mm 的支架，因此行左髂总动脉切开术。为了使术野暴露更充分，给予肌松弛药维库溴铵 10 mg。给药后，

患者所有肢体末端的 MEP 消失，SSEP 则保持不变（图 40.2a）。随着肌松药作用的逐渐消退，MEP 逐渐恢复。当套管置入髂动脉时，左腿 MEP 消失，同时无法测到左腿动脉搏动。在接下来的 20 分钟内，左腿的 SSEP 也出现明显的消减（图 40.2b）。通过髂动脉向主动脉置入两枚支架以覆盖扩张的动脉和溃疡区域。平均动脉压下降至 64 mmHg 时，检测支架能否撑起动脉壁。为了便于髂动脉切口区域的缝合，又追加了两次小剂量肌松药（维库溴铵，每次 2 mg）。手术顺利完成，将切开的动脉缝合后，血液供应恢复，左腿脉搏恢复，SSEP 和 MEP 基本恢

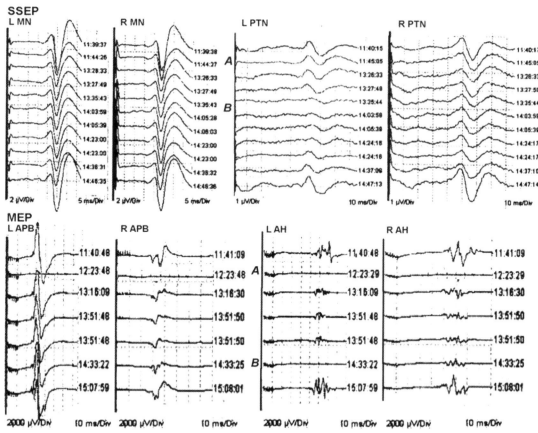

图 40.2　图中所示为该病例的 SSEP（上图）及 MEP（下图）谱线。上图为不同时段刺激左侧（L）及右侧（R）胫中（MN）、胫后（PTN）神经记录的部分 SSEP 数据。下图为不同时段经颅刺激左侧（L）及右侧（R）手拇短收肌（APB）、下肢踇外展肌（AH）记录的部分 MEP 数据。**A** 表示神经肌肉瘫痪后不久出现的记录。**B** 表示手术操作中左腿血流中断的时点

复正常。患者麻醉苏醒后未出现任何神经功能障碍，并且在术后第 5 天出院。

讨论

髂动脉暴露过程中，MEP 消失主要由于麻醉药引起的广泛肌松导致。当然，MEP 消失也可以由其他麻醉药引起（例如吸入麻醉药或者大剂量丙泊酚），但此例中并未给予丙泊酚和吸入麻醉药。在本例患者中，麻醉药持续输注且未更改剂量。MEP 的全部消失也可由监测技术问题导致，例如未刺激、刺激电极松动或刺激失败，但是，MEP 中刺激伪迹的存在和头皮和仪器测试显示均不是由以上原因导致。患者并没有任何生理学的改变，例如体温和血压，因此这也不是反应消失的原因。最后，此时介入手术尚未开始，表明介入手段也不太可能是其原因，除非患者随后发生了对造影剂的过敏反应（但这种情况下 SSEP 可能也会消失）。因此，MEP 的缺失应该就是肌松药所致，且之后随着肌松作用逐渐消退及神经肌肉接头阻滞拮抗剂的使用（新斯的明或舒更葡糖），MEP 反应也逐渐恢复。需要强调的是，在手上和面部测定的 TOF 反应并不能反映腿部肌松弛的程度，因为同等剂量的肌松药对不同肌肉群的影响程度不同，鉴于此，腿部血流变化可改变腿部药代动力学。因此，监测团队应监测所需监测肌群的 TOF。需要提及的是，MEP 并不是在缝合时追加小剂量肌松药后才消失的，当反应较强时这与下肢瘫痪者获得的 MEP 相似，但确实降低了其对缺血的敏感性。（本例中因为支架置入已有一段时间，不太可能发生这种情况。）

造成髂动脉置管时发生左腿 SSEP 和 MEP 缺失的原因最可能是流向左腿的血流减少，这与左脚趾脉搏血氧消失和左腿末端脉搏消失得出的结论一致。麻醉相关因素不太可能造成这种改变，因为麻醉造成的改变通常是全身性的，且这种情况下 MEP 通常会比 SSEP 更容易受影响。由于获取 SSEP 和 MEP 需要大量电极，因此也不太可能是技术问题造成这种缺失。生理原因例如腿部体温过低也不太可能造成这种改变，因为体温是逐渐降低的而不是突然发生的。至于手术操作，当时所做的唯一操作是股动脉置管，因此不可能为其他手术操作导致。最后，其他的生理学改变，如由于当腿部血流恢复时 SSEP 和 MEP 一起恢复，这说明正是由于套管阻塞髂动脉所致。当时这种改变阻碍了支架置入过程中左腿 SSEP 和 MEP 的监测，仅右腿可以监测这些指标。

病例介绍二

患者，女，56 岁，欲行 TEVAR，高血压病史，高脂血症，BMI 20。19 岁时行主动脉缩窄手术，患者两周前发生急性心力衰竭和远端灌注不足。影像学表明主动脉移植物的假性动脉瘤，甲状颈干的假性动脉瘤。在准备 TEVAR 手术的 3 天前行颈动脉-锁骨下动脉旁路移植术。手术当天患者意识清醒，定向力正常，存在活动受限，上下肢运动和感觉均存在。

患者被送至介入手术室，以丙泊酚（120 mg）、芬太尼（200 μg）、罗库溴铵（30 mg）行全麻诱导，插管完成后，丙泊酚 [125～150 μg/(kg·min)]、舒芬太尼 [0.2～0.6 μg/(kg·h)] 麻醉维持。使用麻醉药物和血管活性药物维持平均动脉压在 70～80 mmHg，心率在 50～60 次/分。采用神经生理学监测，包括 EEG 和胫骨中部和后部神经刺激诱发的皮质 SSEP，以及手（拇短内收肌）、小腿（前胫骨肌）、足部肌肉（踇展肌）的经颅 MEP 记录。手术开始时，神经生理学监测反应良好，在置入血管内支架期间，假性动脉瘤的近心端突然破裂，在数分钟内，患者心脏骤停，EEG 消失，SSEP 和 MEP 信号快速消失。在快速

复苏和手术修补后，患者病情稳定，神经生理监测信号再次出现（图 40.3a、b）。术后一周，患者的神经检查正常，未发现运动和

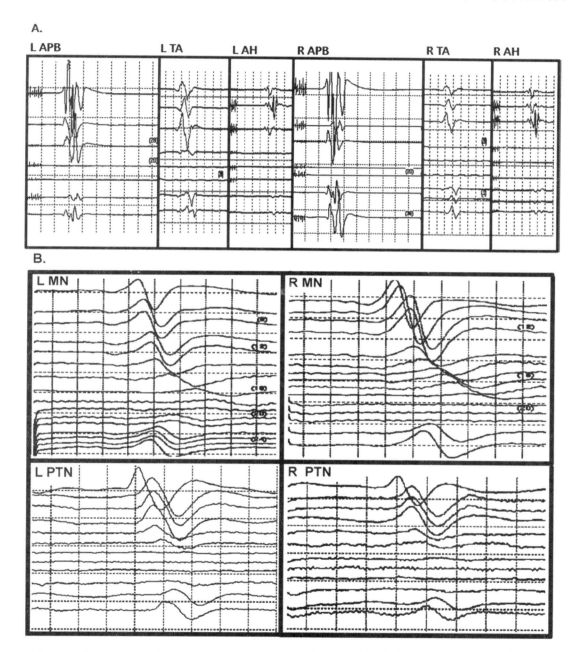

图 40.3　描记病例二的 MEP 和 SSEP。（**a**）描记经颅刺激后在腿部胫前肌（TA），脚部姆展肌及左（L）和右（R）拇短内收肌（APB）记录的运动诱发电位。红色信号（译者注：原文如此，图为黑白）显示基线。从上到下，描记显示病例从充分的神经生理学反应到心脏骤停时的信号消失和手术后的信号恢复。（**b**）刺激左（L）和右（R）上肢正中神经（MN）和下肢胫后神经（PTN）后监测到的躯体感觉诱发电位。基线显示充分的神经生理信号（顶部红色描记；译者注：原文如此），心脏骤停期间信号消失。在每幅图的底部，可以看到信号的恢复

感觉功能障碍。

讨论

　　此例患者术前具有完整的神经检查，预期的基线运动和感觉诱发电位信号是充分的，若患者预期的反应不能完全获得，则需要采用精良的方法以确定未出现预期反应的原因。例如，气管插管时神经肌肉接头阻滞剂的应用可以使得运动诱发电位消失或减弱，TOF 有助于这种情况的理解分析。麻醉团队使用吸入性麻醉药和血压等生理性的改变均可能影响躯体感觉和运动诱发的反应，其中运动诱发电位更为敏感。技术问题如刺激失败或摆体位和准备期间的电极松动也可能是原因之一。

　　本例患者动脉瘤近心端破裂出血后，观察到神经生理学反应快速下降，且在心脏停搏后完全消失。神经电生理信号的完全缺失与停搏期间包括脑和脊髓在内的不同器官的灌注缺失有关。感觉、运动诱发电位及 EEG 的快速减弱和消失同时出现指出，这种改变并不是因为麻醉药物或温度改变导致，而是直接由相关的手术操作造成。需要指出的是，MEP 下降速度明显比 SSEP 快。而监测信号的恢复表明复苏有效。

　　在外科手术和血管内支架手术中，IOM 可以在脊髓区域不可逆损伤出现之前确定有无缺血，有助于指导不同的干预手段来纠正缺血。在这种特殊的情况下，IOM 有助于在干预前检测神经系统的完整性，通过监测感觉和运动诱发电位可提供不同器官灌注的恢复情况，同时还可以在患者病情稳定后监测脑的活动。各信号对称性的恢复表明患者恢复，若各信号双侧恢复不一致，如一侧无感觉或运动反应或左右 EEG 信号不对称，则暗示脑组织可能发生了缺血事件。

参考文献

1. Crawford ES, Crawford JL, Safi HJ, Coselli JS, Hess KR, Brooks B, et al. Thoracoabdominal aortic aneurysms: preoperative and intraoperative factors determining immediate and long-term results of operations in 605 patients. J Vasc Surg. 1986;3(3):389–404.
2. Connolly JE. Hume Memorial lecture. Prevention of spinal cord complications in aortic surgery. Am J Surg. 1998;176(2):92–101.
3. Goldfinger JZ, Halperin JL, Marin ML, Stewart AS, Eagle KA, Fuster V. Thoracic aortic aneurysm and dissection. J Am Coll Cardiol. 2014;64(16):1725–39.
4. Jones TH, Morawetz RB, Crowell RM, Marcoux FW, FitzGibbon SJ, DeGirolami U, et al. Thresholds of focal cerebral ischemia in awake monkeys. J Neurosurg. 1981;54(6):773–82.
5. Hickey R, Sloan TB, Rogers JN. Functional organization and physiology of the spinal cord. In: Porter SS, editor. Anesthesia for surgery of the spine. New York: McGraw-Hill; 1995. p. 15–39.
6. Drummond JC. The lower limit of autoregulation: time to revise our thinking? Anesthesiology. 1997;86(6):1431–3.
7. Djindjian R, Hurth M, Houdart R. Arterial supply of the spinal cord. In: Djindjian R, editor. Angiography of the spinal cord. Baltimore: University Park Press; 1970. p. 3–13.
8. Jacobs MJ, de Mol BA, Elenbaas T, Mess WH, Kalkman CJ, Schurink GW, et al. Spinal cord blood supply in patients with thoracoabdominal aortic aneurysms. J Vasc Surg. 2002;35(1):30–7.
9. Jacobs MJ, Elenbaas TW, Schurink GWH, Mess WH, Mochtar B. Assessment of spinal cord integrity during thoracoabdominal aortic aneurysm repair. Ann Thorac Surg. 2002;74(5):S1864–6; discussion S92–8.
10. Adams HD, Van Geertruyden HH. Neurologic complications of aortic surgery. Ann Surg. 1956;144:574–610.
11. Kuniyoshi Y, Koja K, Miyagi K, Shimoji M, Uezu T, Arakaki K, et al. Prevention of postoperative paraplegia during thoracoabdominal aortic surgery. Ann Thorac Surg. 2003;76(5):1477–84.
12. Ogino H, Sasaki H, Minatoya K, Matsuda H, Yamada N, Kitamura S, et al. Combined use of adamkiewicz artery demonstration and motor-evoked potentials in descending and thoracoabdominal repair. Ann Thorac Surg. 2006;82(2):592–6.
13. van Dongen EP, Schepens MA, Morshuis WJ, ter Beek HT, Aarts LP, de Boer A, et al. Thoracic and thoracoabdominal aortic aneurysm repair: use of evoked potential monitoring in 118 patients. J Vasc Surg. 2001;34(6):1035–40.
14. Wan IY, Angelini GD, Bryan AJ, Ryder I, Underwood MJ. Prevention of spinal cord ischaemia during descending thoracic and thoracoabdominal aortic surgery. Eur J Cardiothorac Surg. 2001;19(2):203–13.
15. Ziganshin BA, Elefteriades JA. Surgical management of thoracoabdominal aneurysms. Heart. 2014;100(20):1577–82.
16. Hiratzka LF, Bakris GL, Beckman JA, Bersin RM,

Carr VF, Casey DE, Jr, et al. 2010 ACCF/AHA/AATS/ACR/ASA/SCA/SCAI/SIR/STS/SVM Guidelines for the diagnosis and management of patients with thoracic aortic disease. A report of the American College of Cardiology Foundation/American Heart Association Task Force on Practice Guidelines, American Association for Thoracic Surgery, American College of Radiology, American Stroke Association, Society of Cardiovascular Anesthesiologists, Society for Cardiovascular Angiography and Interventions, Society of Interventional Radiology, Society of Thoracic Surgeons, and Society for Vascular Medicine. J Am Coll Cardiol. 2010;55(14):e27–129.

17. Nienaber CA, Clough RE. Management of acute aortic dissection. Lancet. 2015;385(9970):800–11.

18. Elefteriades JA, Farkas EA. Thoracic aortic aneurysm clinically pertinent controversies and uncertainties. J Am Coll Cardiol. 2010;55(9):841–57.

19. Gloviczki P. Surgical repair of thoracoabdominal aneurysms: patient selection, techniques and results. Cardiovasc Surg. 2002;10(4):434–41.

20. de Haan P, Kalkman CJ. Spinal cord monitoring: somatosensory- and motor-evoked potentials. Anesthesiol Clin North Am. 2001;19(4):923–45.

21. Dong CC, MacDonald DB, Janusz MT, Dong CCJ, MacDonald DB, Janusz MT. Intraoperative spinal cord monitoring during descending thoracic and thoracoabdominal aneurysm surgery. Ann Thorac Surg. 2002;74(5):S1873–6; discussion S92–8.

22. Pillai JB, Pellet Y, Panagopoulos G, Sadek MA, Abjigitova D, Weiss D, et al. Somatosensory-evoked potential-guided intercostal artery reimplantation in thoracoabdominal aortic aneurysm surgery. Innovations (Phila). 2013;8(4):302–6.

23. Svensson LG, Hess KR, Coselli JS, Safi HJ. Influence of segmental arteries, extent, and atriofemoral bypass on postoperative paraplegia after thoracoabdominal aortic operations. J Vasc Surg. 1994;20(2):255–62.

24. Jacobs MJ, Meylaerts SA, de Haan P, de Mol BA, Kalkman CJ. Assessment of spinal cord ischemia by means of evoked potential monitoring during thoracoabdominal aortic surgery. Semin Vasc Surg. 2000;13(4):299–307.

25. Jacobs MJ, Meylaerts SA, de Haan P, de Mol BA, Kalkman CJ. Strategies to prevent neurologic deficit based on motor-evoked potentials in type I and II thoracoabdominal aortic aneurysm repair. J Vasc Surg. 1999;29(1):48–57; discussion 57–9.

26. Shimizu H, Mori A, Yoshitake A, Yamada T, Morisaki H, Okano H, et al. Thoracic and thoracoabdominal aortic repair under regional spinal cord hypothermia. Eur J Cardiothorac Surg. 2014;46(1):40–3.

27. Augoustides JG, Stone ME, Drenger B. Novel approaches to spinal cord protection during thoracoabdominal aortic interventions. Curr Opin Anaesthesiol. 2014;27(1):98–105.

28. Cunningham Jr JN, Laschinger JC, Merkin HA, Nathan IM, Colvin S, Ransohoff J, et al. Measurement of spinal cord ischemia during operations upon the thoracic aorta: initial clinical experience. Ann Surg. 1982;196(3):285–96.

29. Robertazzi RR, Cunningham Jr JN. Monitoring of somatosensory evoked potentials: a primer on the intraoperative detection of spinal cord ischemia during aortic reconstructive surgery. Semin Thorac Cardiovasc Surg. 1998;10(1):11–7.

30. Laschinger JC, Cunningham Jr JN, Isom OW, Nathan IM, Spencer FC. Definition of the safe lower limits of aortic resection during surgical procedures on the thoracoabdominal aorta: use of somatosensory evoked potentials. J Am Coll Cardiol. 1983;2(5):959–65.

31. Laschinger JC, Cunningham Jr JN, Catinella FP, Nathan IM, Knopp EA, Spencer FC. Detection and prevention of intraoperative spinal cord ischemia after cross-clamping of the thoracic aorta: use of somatosensory evoked potentials. Surgery. 1982;92(6):1109–17.

32. Meylaerts SA, Jacobs MJ, van Iterson V, De Haan P, Kalkman CJ. Comparison of transcranial motor evoked potentials and somatosensory evoked potentials during thoracoabdominal aortic aneurysm repair. Ann Surg. 1999;230(6):742–9.

33. Elmore JR, Gloviczki P, Harper Jr CM, Murray MJ, Wu QH, Bower TC, et al. Spinal cord injury in experimental thoracic aortic occlusion: investigation of combined methods of protection. J Vasc Surg. 1992;15(5):789–98; discussion 98–9.

34. Laschinger JC, Cunningham Jr JN, Baumann FG, Cooper MM, Krieger KH, Spencer FC. Monitoring of somatosensory evoked potentials during surgical procedures on the thoracoabdominal aorta. III. Intraoperative identification of vessels critical to spinal cord blood supply. J Thorac Cardiovasc Surg. 1987;94(2):271–4.

35. Cunningham JN, Lim KH, Rose DM. Use of somatosensory evoked potentials to monitor spinal cord ischemia during surgery on the thoracic and thoraco-abdominal aorta. In: Ducker TBBR, editor. Neurophysiology and standards of spinal cord monitoring. New York: Springer; 1998. p. 328–40.

36. Reuter DG, Tacker Jr WA, Badylak SF, Voorhees III WD, Konrad PE. Correlation of motor-evoked potential response to ischemic spinal cord damage. J Thorac Cardiovasc Surg. 1992;104(2):262–72.

37. Crawford ES, Svensson LG, Hess KR, Shenaq SS, Coselli JS, Safi HJ, et al. A prospective randomized study of cerebrospinal fluid drainage to prevent paraplegia after high-risk surgery on the thoracoabdominal aorta. J Vasc Surg. 1991;13(1):36–45; discussion 45–6.

38. de Haan P, Kalkman CJ, de Mol BA, Ubags LH, Veldman DJ, Jacobs MJ. Efficacy of transcranial motor-evoked myogenic potentials to detect spinal cord ischemia during operations for thoracoabdominal aneurysms. J Thorac Cardiovasc Surg. 1997;113(1):87–100; discussion 100–1.

39. de Haan P, Kalkman CJ, Jacobs MJ. Spinal cord monitoring with myogenic motor evoked potentials: early detection of spinal cord ischemia as an integral part of spinal cord protective strategies during thoracoabdominal aneurysm surgery. Semin Thorac Cardiovasc Surg. 1998;10(1):19–24.

40. Weigang E, Hartert M, Siegenthaler MP, Pitzer-Hartert K, Luehr M, Sircar R, et al. Neurophysiological monitoring during thoracoabdominal aortic endovas-

cular stent graft implantation. Eur J Cardiothoracic Surg. 2006;29(3):392–6.

41. Weigang E, Hartert M, Sircar R, V Samson P, Pitzer K, Genstorfer J, et al. Setup of neurophysiological monitoring with tcMEP/SSEP during thoracoabdominal aneurysm repair. Thorac Cardiovasc Surg. 2005;53(1):28–32.

42. Kobrine AI, Evans DE, Rizzoli HV. The effects of ischemia on long-tract neural conduction in the spinal cord. J Neurosurg. 1979;50(5):639–44.

43. Guerit JM, Verhelst R, Rubay J, Khoury G, Matta A, Dion R. Multilevel somatosensory evoked potentials (SEPs) for spinal cord monitoring in descending thoracic and thoraco-abdominal aortic surgery. Eur J Cardiothorac Surg. 1996;10(2):93–103; discussion 103–4.

44. Sala F, Lanteri P, Bricolo A, Sala F, Lanteri P, Bricolo A. Motor evoked potential monitoring for spinal cord and brain stem surgery. Adv Tech Stand Neurosurg. 2004;29:133–69.

45. Greiner A, Mess WH, Schmidli J, Debus ES, Grommes J, Dick F, et al. Cyber medicine enables remote neuromonitoring during aortic surgery. J Vasc Surg. 2012;55(5):1227–32; discussion 32–3.

46. Greenberg RK, Lytle B. Endovascular repair of thoracoabdominal aneurysms. Circulation. 2008;117(17):2288–96.

47. Uchida N. How to prevent spinal cord injury during endovascular repair of thoracic aortic disease. Gen Thorac Cardiovasc Surg. 2014;62(7):391–7.

48. Abraha I, Romagnoli C, Montedori A, Cirocchi R. Thoracic stent graft versus surgery for thoracic aneurysm. Cochrane Database Syst Rev. 2009;1:1–12.

49. Canaud L, Ozdemir BA, Patterson BO, Holt PJ, Loftus IM, Thompson MM. Retrograde aortic dissection after thoracic endovascular aortic repair. Ann Surg. 2014;260(2):389–95.

50. Bicknell CD, Riga CV, Wolfe JHN. Prevention of paraplegia during thoracoabdominal aortic aneurysm repair. Eur J Vasc Endovasc Surg. 2009;37(6):654–60.

51. Sinha AC, Cheung AT. Spinal cord protection and thoracic aortic surgery. Curr Opin Anaesthesiol. 2010;23(1):95–102.

52. Schurink GWH, Nijenhuis RJ, Backes WH, Mess W, de Haan MW, Mochtar B, et al. Assessment of spinal cord circulation and function in endovascular treatment of thoracic aortic aneurysms. Ann Thorac Surg. 2007;83(2):S877–81; discussion S90–2.

53. Mitchell RS, Miller DC, Dake MD, Semba CP, Moore KA, Sakai T. Thoracic aortic aneurysm repair with an endovascular stent graft: the "first generation". Ann Thorac Surg. 1999;67(6):1971–4; discussion 9–80.

54. Bafort C, Astarci P, Goffette P, El Khoury G, Guerit J-M, de Tourtchaninoff M, et al. Predicting spinal cord ischemia before endovascular thoracoabdominal aneurysm repair: monitoring somatosensory evoked potentials. J Endovasc Ther. 2002;9(3):289–94.

55. Ishimaru S, Kawaguchi S, Koizumi N, Obitsu Y, Ishikawa M. Preliminary report on prediction of spinal cord ischemia in endovascular stent graft repair of thoracic aortic aneurysm by retrievable stent graft. J Thorac Cardiovasc Surg. 1998;115(4):811–8.

56. Maeda T, Yoshitani K, Sato S, Matsuda H, Inatomi Y, Tomita Y, et al. Spinal cord ischemia after endovascular aortic repair versus open surgical repair for descending thoracic and thoracoabdominal aortic aneurism. J Anesth. 2012;26(6):805–11.

57. Gkremoutis A, Schmandra T, Meyn M, Schmitz-Rixen T, Keese M. Hybrid approach to emergent and urgent treatment of complex thoracoabdominal aortic pathology. Eur J Vasc Endovasc Surg. 2014;48(4):407–13.

58. Zhang Y, Lu Q, Pei Y, Wu M, Zhang S, Hong Y, et al. Total endovascular repair of thoracoabdominal aortic aneurysms with non-customized stent grafts. Ann Thorac Surg. 2014;98(5):1606–12.

59. Czermak BV, Fraedrich G, Perkmann R, Mallouhi A, Steingruber IE, Waldenberger P, et al. Endovascular repair of thoracic aortic disease: what we have learned. Curr Probl Diagn Radiol. 2004;33(6):269–82.

60. Cunningham Jr JN, Laschinger JC, Spencer FC. Monitoring of somatosensory evoked potentials during surgical procedures on the thoracoabdominal aorta. IV. Clinical observations and results. J Thorac Cardiovasc Surg. 1987;94(2):275–85.

问题

1. 导致截瘫的机制包括

   A. 高脑脊液压力

   B. 广泛的缺血

   C. 远端灌注压力不足

   D. 重要根动脉的缺失

   E. 以上均是

2. 主动脉以网络血管进行血液供应，以下哪项不是其必要组成部分

   A. 脊髓动脉

   B. 锁骨下动脉

   C. 发自主动脉分段的动脉

   D. Adamkiewicz 动脉

   E. 腰椎动脉

3. 当 MEP 受损时，以下措施除哪项外均是有利的

   A. 提高近端平均血压

   B. 提高体外循环泵远端的平均压力

   C. 重要根动脉的再植

   D. 降低脑脊液压力

   E. 大剂量的甲泼尼龙

4. 多种手术方法用于胸腹主动脉瘤的修补，其中最低截瘫风险的是

A. 切开修补术

B. 血管内修补

C. 杂交手术

D. 以上均是

5. 脊髓缺血时电信号最快缺失的是

A. 脑电图

B. 皮质的躯体感觉诱发电位

C. 脊髓记录的躯体感觉诱发电位

D. MEP 的 D 波

E. 肌肉记录的 MEPs

答案

1. E

2. B

3. E

4. D

5. E

41 心肺转流术期间的监测

Harvey L. Edmonds Jr.

（邹丽华　译　刘海洋　校）

学习要点

- 由于心肺转流术期间脑损伤是由多个因素造成的，因此多模态神经监测有助于获得最佳的神经保护。
- 多模态神经监测允许患者的个体化管理，而不是按照常规流程进行指导。
- 体外循环插管的失误可通过低灌注、高灌注或栓塞导致神经损伤。
- 体外循环的非生理性特性如血液稀释、非搏动血流灌注、降温、复温均可引起神经损伤。

简介

尽管心脏手术期间心肌保护已取得重大进展，但脑损伤仍然是常见的严重并发症[1]。虽然目前可实现心脏不停跳下的血管重建，但绝大多数心脏手术仍需在心肺转流术（cardiopulmonary bypass, CPB；又称体外循环）辅助下完成。脑损伤表现为局灶性或弥散性，可引起轻微认知功能减退、人格分裂改变甚至脑病或卒中[1-2]等程度类型各异的并发症。最常见的脑损伤机制为脑栓塞、脑灌注不足、高灌注、全身炎症反应、体温过高[1]。两种以上的机制常共同存在，例如

灌注不足可引起局部脑组织微循环代谢产物及气体堆积，进一步加重脑栓塞损伤[2]。

术中心肺血液循环暂时的阻断及进行体外循环、氧合的过程均增加手术意外发生的风险。而一般情况下，术中灌注及氧合管理主要以全身监测水平上、规范化监测指标及标准化管理方案为基础，因此普通生理监测所反映的是全身血液循环的平均值。而体内所有血管总长度可能超过 50 000 英里（8046.72 km）[3]，因而普通生理监测确实难以发现脑特定区域出现的灌注不足或者氧合障碍。以下病例通过反映这一问题，并阐明多模态神经监测在及时发现脑灌注不足并指导治疗等方面的重要价值。

体外循环期间脑损伤原因与易损神经结构

在体外循环开始前即可能存在中枢神经系统损伤。体外循环通过动脉及静脉插管建立，体外循环转机前或转机后，插管的位置不正将可能造成严重的脑、脊髓及周围神经系统血液循环障碍[4]，且体外循环过程中动脉插管的异位可引起泵入体内的血液未进入脑血管循环，引起局灶性或全脑缺血性损伤[5]，或者出现泵入血液进入某支脑内动

脉，导致出血性高灌注。

体外循环插管及心脏排气均可增加脑栓塞损伤风险。存在粥样硬化的动脉进行插管可能导致斑块物质脱落进入脑循环。高流量体外循环期间，主动脉切开处易形成主动脉内负压，插管处荷包缝合欠佳可引起的脑循环内空气栓塞。此外负压吸引、静脉内的负压及体外循环中药品及液体的输注均可引起体外循环管路中出现气栓[6]。

循环管路中的预充液为血液制品或晶体溶液。尤其在应用无血预充或和小儿心脏手术时，显著的血液稀释可能导致脑组织氧供不足而全身氧合仍在可接受范围内。在使用储存的全血或红细胞进行预充时，尽管血细胞比容和血红蛋白浓度接近正常水平，仍可能出现脑组织氧供不足，原因是长时间的储存可引起红细胞功能障碍[7]。

体外循环非搏动灌注可引起脑皮质分水岭区和中脑结构的潜在损伤，以上区域由迂长纤细的豆纹动脉穿支动脉供血[8]。且由于血液为非牛顿液体，具有宾汉流体运动特点（例如其黏滞性与血液流速成反比），使脑损伤风险进一步增加[9]。即使维持全身平均灌注压不变，非搏动时峰值血速的下降可能引起以上区域脑氧供不足，磁共振成像（MRI）刚可将体外循环相关的多发性脑缺氧区域进行可视化[10]。

在多模态神经监测应用以前，麻醉医生和灌注医生一般根据全身灌注压来判断脑灌注是否充分，由此衍生出"脑安全灌注压"的概念。此概念基于以下普遍认同的假设：①最低有效脑灌注压（脑血流自调节下限）是 50 mmHg；②一般情况下，体外循环中所有患者维持脑灌注压自体调节。需要提及的是，必须认识到脑血流自体调节正常仅表示脑灌注和氧合是非压力依赖性调节，但不能保证足够的脑灌注以防止氧供不足。在中度低碳酸血症时，可维持较低水平的脑血流自体调节，但无法满足局部脑组织的氧供[11]。

体外循环期间药物因素也可影响血压管理不当引起的医源性脑损伤。由于体循环血压和脑灌注压间的相关性不明确，因此，在无神经监测的情况下，血管活性药物对脑灌注和氧合的影响难以确定[12]。

伴随着血压改变，脑相关指标的改变是在预料之中的。血压在个体的自调节范围内的增加将不引起脑氧饱和度的改变[13]，相反，当基础血压低于自体调节低限时，脑氧饱和度则会呈现血压依赖性。当脑血管阻力增加大于循环阻力时，血压的增加将伴随着脑氧饱和度的下降，目前仅有神经监测可辨别以上差异[13]。

体外循环期间医源性的脑损伤可能由深低温脑保护时降温不充分造成。不同患者间脑组织出现低温脑电静止的颅内温度差异可达 $10℃$，说明脑组织对低温反应存在显著的个体差异[14]。脑动脉对 CO_2 敏感者，降温期间使用 α 稳态管理可引起脑组织降温不全、降温不均及脑部氧供不足[11]。而采用 pH 稳态血气管理法使脑血流量更高，脑组织降温均匀并且脑组织氧供充足[15]。目前已有的随机临床试验证明了 pH 稳态法在深低温降温期间的优越性[16]。虽然多个心血管中心在复温过程中使用 α 稳态法来加快脑血流自体调节的恢复，但这种方法目前尚未得到随机临床的证据支持。

病例介绍

患儿 3 岁，体重 15 kg，ASA Ⅲ级，正中开胸行室间隔缺损及主动脉瓣下狭窄修补术。采用七氟烷诱导麻醉，七氟烷联合芬太尼/咪达唑仑维持。升主动脉插管作为动脉灌注，上、下腔静脉分别插管进行静脉引流，行常温体外循环。红细胞预充以减轻血液稀释。

体外循环前及体外循环期间手术进展顺利，体外循环停机即刻，突然出现神经各监测模式整体抑制，提示出现明显脑损伤。此时吸入气体、挥发性麻醉药浓度、全身灌注压、动脉血及混合静脉血氧饱和度、颅内温度及血红蛋白浓度均未发生明显改变。神经监测及时鉴别脑损伤原因，并指导及时纠正，从而使脑皮质灌注、氧合及突触功能得以迅速恢复。

生理指标监测

经右桡动脉持续监测体循环动脉压，右颈内静脉置入 5Fr 三腔漂浮管持续监测中心静脉压及肺动脉压并间断监测心输出量。在搏动血流灌注期间，通过右足趾脉搏血氧测定法持续监测动脉血氧饱和度。机械通气期间，持续监测吸气和呼气末 O_2、CO_2 和挥发性麻醉药浓度。体外循环非搏动灌注期间，间断采血测定血红蛋白、血细胞比容、动脉血及混合静脉血血气。

脑神经监测包括：①双侧额部脑电双频指数（BIS）的四通道脑电图，由金属电极传导（FP1-T7，FP2-T8，C3-O1，C4-O2）（Aspect A-1000，Norwood，MA）；②双额局部脑氧饱和度（INVOS4100 脑氧饱和度监测仪，Medtronic-Covidien 公司，Boulder，CO，配备小儿专用传感器）；③ TCD 监测右大脑中动脉血流流速（NeuroGard TCD 超声仪，Medasonics 公司，Fremont，CA）。颅内温度通过鼻咽部置入温度探头进行监测。

监测主要变化

体外循环停机 2 分钟后，EEG 波形突然呈现完全抑制形态（即平波）。EEG 曲线

光谱密度（11:10，图 41.1）显示突发全高频脑电活动弥散丢失以及总能量振幅下降。此外，双侧 BIS 值也迅速由 65 单位下降到 30 单位（图 41.2，上方谱线）。

双侧 rSO_2 迅速下降反映了显著的皮质突触抑制同时伴随相应皮质区微循环氧供不足。（图 41.2，中间谱线）。

TCD 心脏收缩期、舒张期血流速率分别由 100、40 cm/s 下降到 50、0 cm/s（图 41.2，左下角波形）。神经监测异常变化的原因被发现并及时纠正后，所有监测指标迅速恢复至变化前的水平（图 41.2）。

鉴别诊断

技术原因

多模态神经监测最重要的优势在于其最大程度地降低了因监测中技术性问题误判为神经系统损伤的可能性。因为单一技术性问题不可能同时导致明显脑电抑制、脑组织氧饱和度下降及血流速度下降。例如，EEG 和 TCD 信号可能会受电刀及其他射频设备干扰而发生变化或被抑制（图 41.1）。相比之下，rSO_2 基于近红外线光谱，一般不受上述因素干扰。TCD 易受周围环境声音影响，且 TCD 和 EEG 均受患者体位变化影响，而 rSO_2 则不受以上因素干扰。可见频率或近红外光谱频率的强烈机电辐射可能会干扰 rSO_2 监测，但并不影响其他模式监测。而均影响以上三种模式监测的技术性问题（即电能波动）则几乎对患者其他的监测和生命支持设备也会产生干扰。

生理原因

EEG 抑制提示明确的皮质突触活动减少，但常无法确定其原因。EEG 抑制可能反映相对较好的原因，如过度镇静或体温过低，也可能反映不良的原因，如缺血、缺氧。由于 EEG 抑制原因的不确定性，必须对其

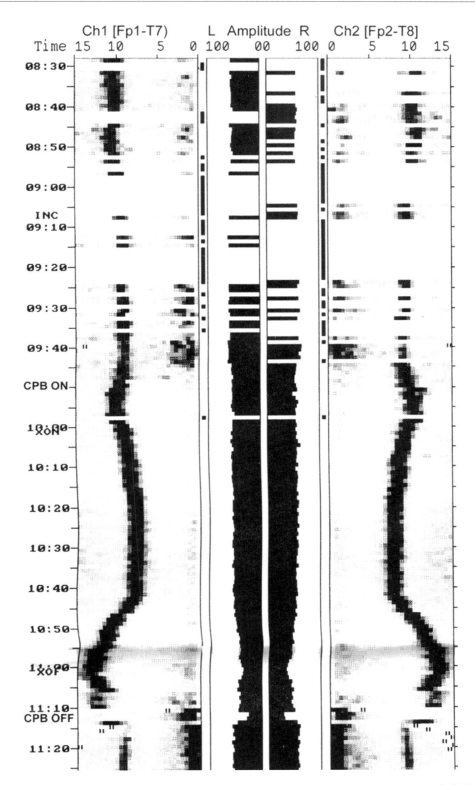

图 41.1　EEG 监测记录为左侧（1 通道）和右侧（2 通道）额颞叶光谱密度阵列（DSA）频率曲线及总能量幅度曲线。监测从麻醉诱导开始持续到体外循环停止后 15 分钟。从 8:55 至 9:25 时点间的单发谱线脱失系电凝设备干扰所致。注意 11:10 时点体外循环停止后突发的双侧 EEG 高频电活动消失及总能量衰减。同时注意潜在损伤性生理异常纠正后监测数据迅速恢复

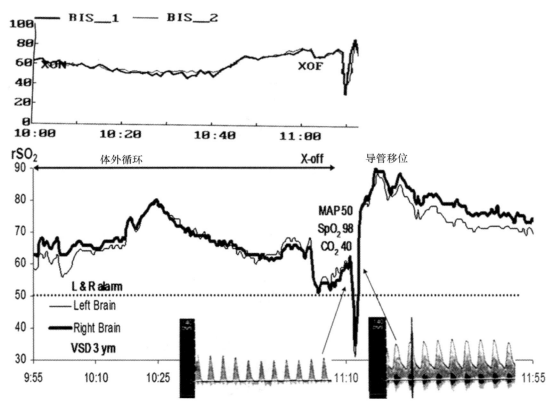

图 41.2 图中所示为出现生理异常时及即时纠正后多模态神经监测的变化。图中上方曲线提示突发双侧 EEG 脑电双频指数（BIS）迅速抑制，表示某种原因导致的明显弥漫性脑皮质突触活动抑制。显著的双侧局灶性脑氧饱和度（rSO2）下降提示 EEG 抑制出现脑氧供不足。左下方图示的 TCD 抑制波形提示动脉灌注不足为脑氧供不足的原因。动脉灌注管重置后上述监测异常迅速恢复

作出及时判断。

基于这一观点，我们曾经在一项队列研究中，观察 600 例体外循环下心脏手术的成年患者的 EEG 抑制[14]。脑电图抑制定义为 19 通道中至少 1 个通道出现的脑电总能量下降 50% 以上，持续时间＞10 分钟，且与降温或过度镇静无关。22 例苏醒后新发神经功能损伤者中 20 例术中 EEG 曾出现显著抑制。但也有 10 例术中明显 EEG 抑制的患者，无术后神经功能损伤。术中出现 EEG 抑制相对于术中无 EEG 抑制，术后出现神经功能缺失的比值比为 568：1（$P<0.001$）。神经损伤相关的 EEG 异常分布较广，涉及至少一侧大脑半球的额颞叶皮质。该结果提示绝大部分缺血相关 EEG 改变可通过双通道或四通道电极

组合的简易脑电图进行识别。

局部脑血氧饱和度突发明显下降提示出现脑部供氧不足，但仍需其他信息以分析其病因及产生的功能异常。研究表明在成人及儿童患者中，较低的局部脑血氧饱和度与脑损伤相关[17-18]，但无降温或过度镇静时，rSO2 下降伴随 EEG 抑制则明确提示具有潜在神经功能损伤的脑部氧供需失衡存在[19]。

TCD 监测的是血流速度而不是血流[20]。血液流变学改变（例如血液稀释、血液浓缩、低温）可能会在整体红细胞血流不变的情况下影响血流速度。此外，收缩期和舒张期大脑中动脉血流速度的突然下降表明可能确实存在血流下降或由未察觉的超声探头位置的细微移动造成。但如果排除超声探头移

动，突发流速下降则通常与灌注不足高度相关[20]。与 rSO_2 改变一样，流速下降引起的神经功能异常需要皮质突触活动相关信息进行分析（例如 EEG）。

TCD 有助于 EEG 抑制伴随脑血氧饱和度下降的原因鉴定，因为超声波是唯一检测脑微栓或气栓的方法[21]。在本例患者中，未发现栓子的高密度影且 TCD 流速不变，表明既无栓塞亦无低灌注发生，因此重点应聚焦在氧供不足这一原因上。

在体外循环前后的搏动灌注期间，全身体循环灌注压和心输出量稳定，TCD 波形改变可鉴别脑动脉灌注和静脉引流异常。前一病例收缩期和舒张期脑血管血流速度都出现下降[22]，而后一个病例中仅仅只是舒张期血流速度出现下降，波形变成高搏动的形态[23]。突发高搏动提示静脉引流管异位，而渐进出现的高搏动则是脑水肿和颅内高压逐渐加重的特点[22]。

严重低碳酸血症引起的脑动脉显著收缩可解释该病例中观察到的所有神经监测改变。但如果存在低碳酸血症，应该会出现呼气末 CO_2 值降低，但事实并非如此，因此该解释不成立。

药理原因

仅仅只有强烈脑血管收缩才有可能导致 EEG 全面抑制、脑灌注不足及氧供不足。但心脏手术中常用的缩血管药物对全身循环和脑循环都有作用。所以，可引起脑内小动脉收缩的缩血管药剂量将导致高血压，而药物不会选择性地只引起脑灌注不足和氧合障碍，因此排除药物因素。

手术原因

突发严重弥散性脑缺血且无全身灌注不足的临床表现，应立即考虑动脉灌注或静脉引流异常的可能。根据作者经验，在成人体外循环中灌注插管的异位导致脑缺血的并不常见[24]，但其发生的可能性与患者身高成反比[14]。我们观察到儿童体外循环中明显神经监测异常者 1/4 与灌注管异位、血管钳、结扎线或排气孔有关[25]。

患者管理和预后

由于 TCD 波形减少主要与脑血流灌注下降相符合，因此术中调整了动脉插管的位置。轻微移动插管位置后 TCD 波形和 EEG 立即恢复正常、rSO_2 也开始上升。手术后续操作及术后恢复均顺利。

总结

临床研究已证实多模态神经监测可以改善患者预后，且费用更低[26]。全面整合各模式监测信息有助于克服单个模式监测的不足。

参考文献

1. Seco M, Edelman JJB, Van Boxtel B, et al. Neurologic injury and protection in adult cardiac and aortic surgery. J Cardiothorac Vasc Anesth. 2015;29:185–95.
2. Caplan LR, Hennerici M. Impaired clearance of emboli (washout) is an important link between hypoperfusion, embolism and ischemic stroke. Arch Neurol. 1998;55:1475–82.
3. Vogel S. Vital circuits: on pumps, pipes and the workings of circulatory systems. New York: Oxford University Press; 1992. p. 15.
4. Cordisco M, Newberger J, Shann KG, Mellas NB. Diagnosis of inadvertent cannulation of the azygos vein during cardiopulmonary bypass. J Extra Corpor Technol. 2010;42:235–7.
5. Crumpstone T, Martin TD, Yang JJ, Peng YG. Misplacement of LVAD inflow cannula leads to insufficient output and tissue hyperperfusion. J Artif Organs. 2010;13:255–7.
6. Fischer GW, Stone ME. Cerebral air embolism recognized by cerebral oximetry. Semin Cardiothorac Vasc Anesth. 2009;12:56–9.
7. Koch CG, Li L, Sessler DI, Figueroa P, Hoeltge GA, Mihaljevic T, Blackstone EH. Duration of red-cell storage and complications after cardiac surgery. N Engl J Med. 2008;358:1229–39.
8. Moody DM, Bell MA, Challa VR. Features of the

cerebral vascular pattern that predict vulnerability to perfusion or oxygenation deficiency: an anatomic study. Am J Neuroradiol. 1990;11:431–40.

9. Urzua J, Meneses G, Fajardo C, Lema G, Canessa R, Sacco CM, et al. Arterial pressure-flow relationship in patients undergoing cardiopulmonary bypass. Anesth Analg. 1997;84:958–63.

10. Mutch WA, Ryner LN, Kozlowski P, Scarth G, Warrian RK, Lefevre GR, et al. Cerebral hypoxia during cardiopulmonary bypass: a magnetic resonance imaging study. Ann Thorac Surg. 1997;64:695–701.

11. Baraka A, Naufal M, El-Khatib M. Correlation between cerebral and mixed venous oxygen saturation during moderate versus tepid hypothermic hemodiluted cardiopulmonary bypass. J Cardiothorac Vasc Anesth. 2006;20:819–25.

12. Sørensen H, Rasmussen P, Siebenmann C, Zaar M, Hvidtfeldt M, Ogoh S, et al. Extra-cerebral oxygenation influence on near-infrared-spectroscopy-determined frontal lobe oxygenation in healthy volunteers: a comparison between INVOS-4100 and NIRO-200NX. Clin Physiol Funct Imag. 2015;35:177–84.

13. Scott JP, Hoffman GM. Near-infrared spectroscopy: exposing the dark (venous) side of the circulation. Paediatr Anaesth. 2014;24:74–88.

14. Edmonds Jr HL, Pollock Jr SB, Ganzel BL, et al. Monitoring: EEG and cerebral blood flow. In: Newman SP, Harrison MJG, editors. The brain and cardiac surgery. Amsterdam: Harwood Academic; 2000. p. 143–64.

15. Perl JM, Thomas DW, Grist G, Duffy JY, Manning PB. Hyperoxia for management of acid-base status during deep hypothermia with circulatory arrest. Ann Thorac Surg. 2000;70:751–5.

16. du Plessis AJ, Jonas RA, Wypij D, Hickey PR, Riviello J, Wessel DL, et al. Perioperative effects of alpha-stat vs. pH-stat strategies for deep hypothermic cardiopulmonary bypass in infants. J Thorac Cardiovasc Surg. 1997;114:991–1001.

17. Mohandas BS, Jagadeesh AM, Vikram SB. Impact of monitoring cerebral oxygen saturation on the outcome of patients undergoing open heart surgery. Ann Card Anaesth. 2013;16:102–6.

18. Hoffman GM, Brosig CL, Mussatto KA, Tweddell JS, Ghanayem NS. Perioperative cerebral oxygen saturation in neonates with hypoplastic left heart syndrome and childhood neurodevelopmental outcome. J Thorac Cardiovasc Surg. 2013;146:1153–64.

19. Edmonds Jr HL, Singer I, Sehic A, Strickland TJ. Multimodality neuromonitoring for neurocardiology. J Interven Cardiol. 1998;11:197–205.

20. Edmonds Jr HL, Isley MR, Sloan TB, Alexandrov AV, Razumovsky AY. American Society of Neurophysiologic Monitoring and American Society of Neuroimaging joint guidelines for transcranial Doppler ultrasonic monitoring. J Neuroimaging. 2011;21(2):177–83.

21. Purkayastha S, Sorond F. Transcranial Doppler ultrasound: technique and application. Semin Neurol. 2012;32:411–20.

22. Edmonds Jr HL. Monitoring of cerebral perfusion with transcranial Doppler ultrasound. In: Nuwer MR, editor. Intraoperative monitoring of neural function. Handbook of clinical neurophysiology, vol. 8. Amsterdam: Elsevier B.V; 2008. p. 909–23.

23. Rodriguez RA, Cornel G, Semelhago L, Splinter WM, Weerasena NA. Cerebral effects in superior vena caval cannula obstruction: the role of brain monitoring. Ann Thorac Surg. 1997;64:1820–4.

24. Edmonds Jr HL. Protective effect of neuromonitoring during cardiac surgery. Ann N Y Acad Sci. 2005;1053:12–9.

25. Austin EH III, Edmonds HL Jr, Auden SM, Seremet V, Niznik G, Sehic A, et al. Benefit of neurophysiologic monitoring for pediatric cardiac surgery. J Thorac Cardiovasc Surg. 1997;114:707–17.

26. Zanatta P, Benvenuti SM, Bosco E, Bosco E, Baldanzi F, Palomba D, Valfrè C. Multimodal brain monitoring reduced major neurologic complications in cardiac surgery. J Cardiothorac Vasc Anesth. 2011;25:1076–85.

问题

判断以下问题的描述是正确还是错误

1. 在心脏手术期间，脑损伤机制可能包括栓塞、低灌注、高灌注、全身炎性反应及温度过高

   A. 正确

   B. 错误

2. 主动脉插管的位置异常将可能导致潜在的脑灌注过低或过高损伤

   A. 正确

   B. 错误

3. 平均动脉压维持在正常范围内以确保足够的皮质下灌注

   A. 正确

   B. 错误

4. 脑温降至 20℃ 以下可使停循环期间脑保护最大化

   A. 正确

   B. 错误

答案

1. A

2. A

3. B

4. B

神经介入放射学

Anthony K. Sestokas，Daniel M. Schwartz

（贾子普 译 张炜 校）

学习要点

- 术中血管造影可在神经介入手术操作中对血管通畅性进行反复评估，但并不能评价血供区相应神经功能的完整性。

- 血管造影成像分辨率有限，不同神经组织对缺血的耐受性也不明确或存在差异。

- 术中神经生理监测（IONM）可提供关于高危神经的实时功能信息，早期预警进展中的医源性神经系统损伤，以及及时干预以避免或减轻新发的术后缺血的概率，是对血管造影成像的补充。

- 多模式综合评估方法，一方面拓展了介入手术中对局部缺血性改变的监测范围，另一方面可为常见血供受损区重复提供神经电生理监测。

简介

自血管内介入手术用于治疗颅内动静脉畸形首次报道以来[1]，神经介入手术经过五十余年发展，使得中枢神经系统血管疾病诊断水平明显提高，为既往不能手术的脑和脊髓病变患者提供了治疗可能，同时也为众多开颅手术治疗的患者提供了微创治疗的选择[2-4]。

尽管神经介入手术较很多开颅神经外科手术来说，在手术安全性方面有所改善，但仍有其治疗风险。术中引导动脉导管到达脑内血管，气囊、支架、线圈撑开以及治疗性栓塞过程中都有可能出现意外事件，影响重要血液供应从而引起短暂性或者永久性神经功能障碍。在神经血管介入手术中，继发于出血或血管闭塞的神经损伤虽较少，然而术后神经功能障碍同样导致多重严重问题。

虽然术中血管造影可在神经介入手术操作中对血管通畅性进行反复评估，但并不能评价血供区相应神经功能的完整性。此外，血管造影成像分辨率有限，且即使造影提示部分血供中断，可能影响神经功能，但不同神经组织对缺血的耐受性也不明确或存在差异。术中神经生理监测（IONM）可弥补单纯血管造影成像的缺陷，为操作中可能受损的神经结构提供实时功能评估。术中电生理对相关神经损伤的监测，便于术者对意外事件及时处理，减少或避免神经功能并发症，从而进一步为神经介入手术提供安全保障。

介入手术术中神经电生理监测是根据神经电生理监测基本原理和中枢神经系统血管性疾病开颅手术术中生理监测方法演化而来[4-12]。IONM不仅能够早期发现相关神经的医源性损伤，还可在重要血供的诱发实验（通过血管暂时阻断、注射异戊巴比妥钠或利多卡因等方法进行）中起到重要作用[4]。

与传统开颅手术术中生理监测一样，神经介入手术的术中生理监测也需要根据神经功能潜在损伤风险进行详细的术前评估，拟定监测策略，评估方法参考脊髓及神经根电生理监测术前评估[13]。根据术前评估可指导监测模式的选择，而电生理监测的顺利实施同时要求良好的麻醉管理和对实时监测结果的熟练解读。

神经生理监测策略

术前风险评估的第一步，需要了解患者病理生理状态及其当前诊疗计划。血管内介入治疗的适应证包括颅内动脉瘤、脑、脊髓及硬膜动静脉畸形、颈动脉狭窄、脑血管痉挛、中枢神经系统肿瘤、难治性鼻出血、脑梗死[14]等疾病。而进行线圈填塞、栓塞、血管成形、支架置入及溶栓等介入操作时，可能出现局部血管栓塞、低血压、血管痉挛甚至出血，影响局部组织氧供及能量物质供应，进而造成中枢神经功能损伤。此类手术意外事件对神经功能的影响一般与相应血供解剖有关，因此了解各神经监测模式对不同解剖功能区监测的特异性和敏感性，是术中通过多模式综合监测方法从而保证监测完整性的基础。例如，多通道脑电监测（electroencephalography，EEG）对颈动脉阻塞所致的脑皮质缺血变化高度敏感，但是对皮质下缺血却极不敏感[10,15]。故而在 EEG 的基础上增加感觉和运动诱发电位，可分别反映所监测节段上下行神经通路传导功能，提供皮质下神经电生理监测。

经颅电刺激运动诱发电位（transcranial electric motor-evoked potentials，tceMEP），可通过皮质脊髓束传导[16-17]，专门对内囊、脑干和脊髓的下行运动神经纤维以及相关的脊髓中间神经元神经元、α 运动神经元和周围运动神经功能进行监测（参见第 3 章，"经颅运动诱发电位"）。

同样，躯体感觉诱发电位（somatosensory-evoked potentials，SSEPs）可通过上行纤维束传导，监测躯体周围神经纤维、后索-内侧丘系通路神经核、丘脑躯体感觉纤维中继核，内囊上行纤维和躯体感觉主要支配皮质区神经元的功能[18]（参见第 1 章，"躯体感觉诱发电位"）。由听神经、耳蜗神经核、上橄榄体及外侧丘系传导的脑干听觉诱发电位，则可用于大脑后循环介入手术中脑干功能的特异性监测[19]（参见第 3 章，"听觉诱发电位"）。

采用多模式综合评估方法，一方面拓展了介入手术中对局部缺血性改变的监测范围，另一方面也可为常见血供受损区重复提供神经电生理监测。

除监测术中中枢神经系统功能损伤，IONM 在预防周围神经损伤和肢体缺血方面尚有不可替代的重要作用。患者术中体位可能压迫或牵拉尺神经，造成尺神经损伤。研究证实尺神经躯体感觉诱发电位和经颅电刺激上肢运动诱发电位可敏感监测到脊髓手术中尺神经损伤[20-21]，且在介入手术中也是重要的辅助监测手段。与此相似，下肢 tceMEP 和 SSEP 可监测股动脉阻塞相关的下肢缺血及周围神经压迫[22-23]（参见第 41 章，"心肺转流术期间的监测"）。

麻醉管理

适当的麻醉管理对神经电生理监测的实施极为关键，但常被忽视。挥发性麻醉剂和氧化亚氮可明显抑制脑电波幅，增加经颅电刺激运动诱发电位和皮质躯体感觉诱发电位的变异性，从而导致监测结果可靠性下降，甚至无法记录相关指标的变化[24-26]。因此，麻醉管理不当可能影响 IONM 的价值。

静脉注射丙泊酚联合阿片类药物（如瑞芬太尼）的全凭静脉麻醉，辅以间断低剂量（1～2 mg）苯二氮䓬类药物（如咪达唑仑）快速注射，是神经电生理监测的理想麻醉方法[24]。其他药品如氯胺酮和依托咪酯，在丙泊酚禁忌证者或者药品短缺时[27-28]，可替代丙泊酚或与其联合静脉使用。

插管后不再使用肌松药的情况下，上述各全静脉麻醉方法均可达到和维持理想的麻醉深度及肌松状态。需要强调的是，介入手术中使用部分肌松可能导致经颅电刺激运动诱发电位幅度降低并出现明显变异，从而影响皮质脊髓束功能监测[29]（参见第 19 章，"全身麻醉下的电生理监测"）。

监测数据判读

神经电生理监测需要综合手术术中操作情况及患者整体生理/麻醉状态，对神经电生理监测指标进行精确、及时的解读。神经功能改变可在血管阻塞后即刻出现，一旦发现须立即与外科医生及麻醉医师沟通，以便及时采取有效干预措施。因此，判读数据的神经生理学医师必须在介入手术操作中提供现场指导，而非仅仅通过远程网络分析数据。当神经电生理功能出现异常时，手术室中的电生理医师可对术中神经损伤的严重程度与手术团队进行有效沟通，讨论损伤的可能原因并采取补救干预措施。

病例资料

我们选取既往 56 个月中由同一神经电生理学家完成的 135 例血管介入术中电生理监测资料进行回顾，以了解神经电生理监测异常的发生情况及种类、评价监测的有效性。研究涉及的手术中，74% 为前循环动脉瘤线圈填塞术，16% 为后循环动脉瘤线圈填塞术，其余主要为动静脉瘘或者其他血管畸形的手术。

135 例手术中 8 例（5.9%）出现神经电生理监测异常情况，其中 4 例（50%）与医源性血管损伤有关。2 例为介入导管放置过程中动脉瘤破裂，1 例出现 tceMEP 单侧缺失，另 1 例出现 SSEP 和 tceMEP 双侧缺失。随后 2 例手术均通过快速注射丙泊酚，迅速增加麻醉深度，以 EEG 快速深度抑制为控制目标，从而降低大脑代谢水平以便紧急止血。

第 3 例为颈动脉瘘栓塞术，在对右侧颈内动脉行球囊栓塞时，出现左尺神经及左胫后神经刺激下皮质 SSEP 单侧缺失，以及双侧下肢 tceMEP 降低。如图 42.1。术中立刻采取球囊放气并将平均动脉压由 78 mmHg 升高至 102 mmHg，以充分重建脑灌注。相关干预后数分钟，所有神经电生理监测指标均恢复正常，手术最终继续完成。

第 4 例为前交通动脉动脉瘤线圈填塞术中血管损伤。术中置入线圈后突然出现右上下肢 tceMEP 缺失，如图 42.2。左上、下肢经颅电刺激运动诱发电位未出现任何改变，双侧尺神经交替刺激下皮质 SSEP 也均未出现改变。右胫后神经刺激皮质 SSEP，仅提示临床上不明显的减退，程度相当于基线水平的 25%，而刺激左侧胫后神经 SSEP 并无改变。术中暂时停止线圈置入，并进行动脉造影。动脉造影未见栓塞导致血管闭塞及明显血管痉挛；然而，并不能排除动脉造影尚未提示的进行性血管痉挛引起早期神经功能改变、导致急性右侧上、下肢肌肉 tceMEP 缺失的可能。手术操作短暂停顿后，右侧胫后神经 tceMEP 恢复至基线水平。线圈置入继续进行并成功完成，期间未再次出现 tce-

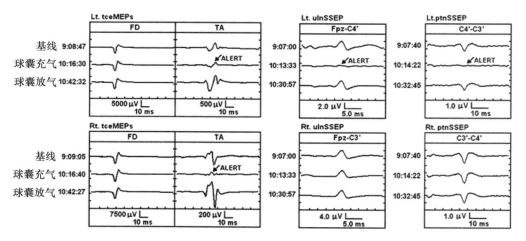

图 42.1 图示为颈动脉瘘栓塞介入手术，术中经颅电刺激运动诱发电位、尺神经躯体感觉诱发电位（SSEP）及胫后神经 SSEP 监测记录。各组第一列为手术初始阶段诱发电位基线水平监测记录。中间一列为球囊栓塞右侧颈内动脉操作中诱发电位监测记录。箭头所示提示左侧胫前肌群 tcMEP 波幅显著下降、左尺神经及胫后神经刺激下皮质 SSEP 消失。各组中最下一列监测结果表明球囊放气后异常电位完全恢复。Uln，尺神经；ptn，胫后神经；FD，第一背侧骨间肌；TA，胫前肌群；Fpz、C3′、C4′，国际 10-20 监测系统用于头皮记录电极定位

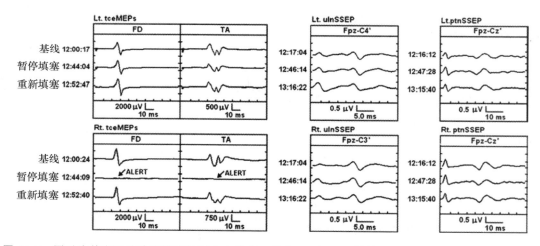

图 42.2 图示为前交通动脉瘤线圈填塞介入手术，术中 tceMEPs、尺神经 SSEPs 及胫后神经 SSEPs 监测记录。各组第一列为手术初始阶段诱发电位基线水平监测记录。中间一列为术中部分线圈置入后诱发电位监测记录。箭头所示提示右侧第一背侧骨间肌及胫前肌群 tceMEPs 消失。各组中最下一列监测结果表明暂停手术并行术中造影排除血管阻塞后异常电位完全恢复

MEP 幅度降低。

135 例血管内介入治疗中 5 例（3.7%）出现上肢体位性异常改变，主要是尺神经受压。各组病例在改变受累手臂体位后均使神经电生理异常得以及时纠正，如图 42.3。在监测指标出现异常初期，左手第一背侧指骨间肌肉 tceMEP 和左尺神经刺激下皮质 SSEP 的波幅降低程度在基线水平的 60% 以上。但并未并发包括左侧桡伸肌在内其他神经肌肉刺激下 tceMEP 的改变。左侧桡伸肌与背侧骨间肌不同，由桡神经而非尺神经支配。

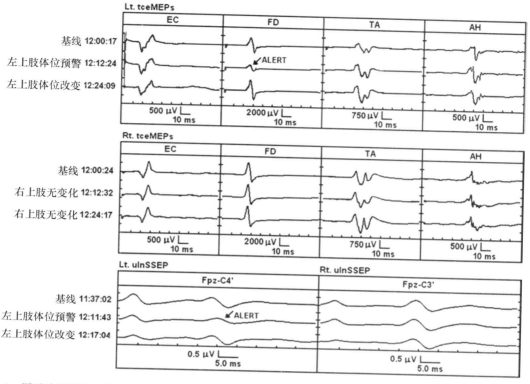

图 42.3　图示为前交通动脉瘤线圈填塞介入手术，术中 tceMEP、尺神经 SSEP 及胫后神经 SSEP 监测记录。各组第一列为手术初始阶段诱发电位基线水平监测记录。中间一列为左上肢体位不当所致异常诱发电位。箭头所示提示左侧第一背侧骨间肌 tceMEP 及左尺神经刺激下皮质 SSEP 波幅减低。各组最下一列监测结果表明左上肢体位改变后异常电位完全恢复。LUE，左上肢；RUE，右上肢

由于运动及感觉监测指标的异常局限于左尺神经，故首先考虑左上肢局部问题。改变左上肢体位后，SSEP 和 tceMEP 波幅均恢复到基线水平。

总结

神经电生理监测有助于发现介入手术中神经损伤和便于及时采取干预措施。在已报道的病例中，脑血管和体位相关性神经电生理改变的发病率分别为 3% 和 3.7%。该研究结果提示，尽管介入手术术中神经电生理监测主要作用为发现和治疗血管损伤继发性医源损伤，但不应忽视和低估其发现可逆的体位性周围神经受压的重要作用。此外，介入手术中神经电生理监测的高度特异性[6]对介入术中阻塞部分血管时，确定有无充分脑侧支循环供血也具有重要价值。

神经血管介入手术术中神经电生理监测的成功实施，不仅取决于神经电生理监测团队对重要神经电生理功能改变的诊断水平，同时取决于术中神经电生理学、麻醉学和血管介入治疗专家在病因诊断和治疗方面的密切配合。

参考文献

1. Luessenhop AJ, Spence WT. Artificial embolization of cerebral arteries. Report of use in a case of arteriovenous malformation. JAMA. 1960;172:1153.
2. Hopkins LN, Higashida RT, Piepgras DG. Perspectives on training standards in neuroendovascular therapeu-

tics. Neurosurg Clin N Am. 2000;11(1):187–90.

3. Molyneux A, Kerr R, Stratton I, Sandercock P, Clarke M, Shrimpton J, et al. International subarachnoid aneurysm trial (ISAT) of neurosurgical clipping versus endovascular coiling in 2143 patients with ruptured intracranial aneurysms: a randomized trial. Lancet. 2002;360:1267–74.

4. Sala F, Niimi Y, Berenstein A, Deletis V. Neuroprotective role of neurophysiological monitoring during endovascular procedures in the spinal cord. Ann N Y Acad Sci. 2001;939:126–36.

5. Lopez JR, Chang SD, Steinberg GK. The use of electrophysiological monitoring in the intraoperative management of intracranial aneurysms. J Neurol Neurosurg Psychiatry. 1999;66(2):189–96.

6. Neuloh G, Schramm J. Monitoring of motor evoked potentials compared with somatosensory evoked potentials and microvascular Doppler ultrasonography in cerebral aneurysm surgery. J Neurosurg. 2004;100:389–99.

7. Parenti G, Marconi F, Fiori L. Electrophysiological (EEG-SSEP) monitoring during middle cerebral aneurysm surgery. J Neurosurg Sci. 1996;40:195–205.

8. Quinones-Hinojosa A, Alam M, Lyon R, Yingling CD, Lawton MT. Transcranial motor evoked potentials during basilar artery aneurysm surgery: technique application for 30 consecutive patients. Neurosurgery. 2004;54(4):916–24.

9. Schramm J, Koht A, Schmidt G, Pechstein U, Taniguchi M, Fahlbusch R. Surgical and electrophysiological observations during clipping of 134 aneurysms with evoked potential monitoring. Neurosurgery. 1990;26(1):61–70.

10. Sundt TM, Sharbrough FW, Anderson RE, Michenfelder JD. Cerebral blood flow measurements and electroencephalograms during carotid endarterectomy. J Neurosurg. 1974;41:310–20.

11. Suzuki K, Kodama N, Sasaki T, Matsumoto M, Konno Y, Sakuma J, et al. Intraoperative monitoring of blood flow insufficiency in the anterior choroidal artery during aneurysm surgery. J Neurosurg. 2003;98:507–14.

12. Szelenyi A, Kothbauer K, Bueno de Camargo A, Langer D, Flamm ES, Deletis V. Motor evoked potential monitoring during cerebral aneurysm surgery: technical aspects and comparison of transcranial and direct cortical stimulation. Neurosurgery. 2005;57:331–8.

13. Schwartz DM, Sestokas AK. A systems-based algorithmic approach to intraoperative neurophysiological monitoring during spinal surgery. Semin Spine Surg. 2002;14(2):136–45.

14. Armonda RA, Thomas JE, Rosenwasser RH. The interventional neuroradiology suite as an operating room. Neurosurg Clin N Am. 2000;11(1):1–20.

15. Lam AM, Manninen PH, Ferguson GG, Nantau W. Monitoring electrophysiologic function during carotid endarterectomy: a comparison of somatosensory evoked potentials and conventional electroencephalogram. Anesthesiology. 1991;75:15–21.

16. Deletis V, Isgum V, Amassian VE. Neurophysiological mechanisms underlying motor evoked potentials in anesthetized humans. Part 1. Recovery time of corticospinal tract direct waves elicited by pairs of transcranial electrical stimuli. Clin Neurophysiol. 2001;112:438–44.

17. Deletis V, Rodi Z, Amassian VE. Neurophysiological mechanisms underlying motor evoked potentials in anesthetized humans. Part 2. Relationship between epidurally and muscle recorded MEPs in man. Clin Neurophysiol. 2001;112:445–52.

18. Toleikis JR. Intraoperative monitoring using somatosensory evoked potentials. A position statement by the American Society of Neurophysiological Monitoring. J Clin Monit Comput. 2005;19(3):241–58.

19. Moller AR. Intraoperative neurophysiological monitoring. Totowa: Humana Press; 2006.

20. Schwartz DM, Drummond DS, Hahn M, Ecker ML, Dormans JP. Prevention of positional brachial plexopathy during surgical correction of scoliosis. J Spinal Disord. 2000;13(2):178–82.

21. Schwartz DM, Sestokas AK, Hilibrand AS, Vaccaro AR, Bose B, Li M, et al. Neurophysiological identification of position-induced neurologic injury during anterior cervical spine surgery. J Clin Monit Comput. 2006;20:437–44.

22. Bhalodia VM, Sestokas AK, Tomak PR, Schwartz DM. Transcranial electric motor evoked potential detection of compressional peroneal nerve injury in the lateral decubitus position. J Clin Monit Comput. 2008;22:319–26.

23. Thomas JE, Armonda RA, Rosenwasser RH. Endosaccular thrombosis of cerebral aneurysms. Neurosurg Clin N Am. 2000;11(1):101–21.

24. DiCindio S, Schwartz DM. Anesthetic management for pediatric spinal fusion; implications of advances in spinal cord monitoring. Anesthesiol Clin North Am. 2005;23:765–87.

25. Sloan TB. Anesthesia and motor evoked potential monitoring. In: Deletis V, Shils JL, editors. Neurophysiology in neurosurgery: a modern intraoperative approach. Philadelphia: Elsevier Science; 2002. p. 451–74.

26. Sloan TB, Heyer EJ. Anesthesia for intraoperative neurophysiologic monitoring of the spinal cord. J Clin Neurophysiol. 2002;19(5):430–43.

27. Sloan TB, Schwartz DM, Bell SD, Sestokas AK. Total intravenous anesthesia (TIVA) alternatives in the face of a propofol shortage. Am Soc Neurophysiol Monit Newsl. 2009;17(6):3–8.

28. Jensen V, Rappaport BA. The reality of drug shortages—the case of the injectable agent propofol. N Engl J Med. 2010;363(9):806–7.

29. Devlin VJ, Schwartz DM. Intraoperative neurophysiologic monitoring during spinal surgery. J Am Acad Orthop Surg. 2007;15:549–60.

问题

1. 躯体感觉诱发电位对以下何种结构的缺血损伤较敏感

A. 内囊内的传入纤维

B. 内囊内的传出纤维

C. 中央后回皮质的神经元

D. A 和 C

E. A、B 和 C

2. 多通道脑电图对哪个部位的缺血性损伤最敏感

A. 基底神经节

B. 内囊

C. 丘脑

D. 大脑皮质

E. 小脑

3. 脑干听觉诱发电位用于以下哪支血管供血的神经结构功能评估

A. 基底动脉

B. 颈动脉

C. 大脑前动脉

D. 大脑中动脉

E. 以上所有

4. 经颅电刺激诱发电位

A. 不受神经肌肉阻滞的影响

B. 可判断尺神经是否受压迫

C. 由于会致患者活动，故不能在血管内治疗过程中进行监测

D. 与躯体感觉诱发电位的变化相一致

E. 与脑干听觉诱发电位变化相一致

5. 检测外侧丘系缺血性损伤的最好方法是

A. 躯体感觉诱发电位

B. 运动诱发电位

C. 脑干听觉诱发电位

D. EEG

E. A 和 B

6. 检测内囊缺血性损伤最好的方法是

A. 躯体感觉诱发电位

B. 运动诱发电位

C. 脑干听觉诱发电位

D. EEG

E. A 和 B

答案

1. D

2. D

3. A

4. B

5. C

6. E

43 小儿外科手术术中神经监测

Lisa Francis，Veronica Busso，John J. McAuliffe

（曾 敏 菅敏钰 译 刘海洋 校）

学习要点

- 发育因素对幼儿的神经生理学有深远的影响，因此，获得诱发电位可能需要特殊的技术。
- 儿童患者术中使用挥发性麻醉剂，可能记录不到有意义的术中神经生理监测（intraoperative neurophysiological monitoring，IONM）数据。
- 如果在手术过程中使用允许性麻醉技术，由于发育因素在年幼的儿童中运动诱发电位可能比躯体感觉诱发电位更易获得。
- 由于开放的囟门和骨缝的存在，将针置入婴儿头皮必须格外小心仔细。

简介

最常用于成人的监测方式也常用于儿科手术过程中，包括肌电图（electromyography，EMG），躯体感觉诱发电位（somatosensory evoked potentials，SSEP），经颅运动诱发电位（transcranial motor evoked potentials，TcMEP），脑电图（electroencephalography，EEG），脑干听觉诱发反应（brainstem auditory evoked responses，

BAER），以及其他特定脑神经（Ⅶ、Ⅸ、Ⅹ、Ⅻ）肌电图监测。在复杂的脊髓栓系松解和脊髓脂肪瘤切除过程中，监测球海绵体肌反射可以提供有用的信息。因为这种监测是同时提供传入和传出途径完整性信息的少数几种监测中的一种。因为幼儿的神经系统仍处于发育中，可能需要特殊的技术引出，才能监测到幼儿和婴儿的诱发电位。表43.1总结了一些主要的发育因素与监测模式的相关性。

需要术中电生理监测的小儿神经外科麻醉管理

麻醉医生必须在选择麻醉技术时平衡患者的状况，手术情况和神经电生理监测的方式。罕见的代谢疾病，如线粒体肌病，可能会限制可安全使用的麻醉药物的选择。在这些情况下，麻醉团队、外科医生和神经电生理学团队必须制订一个计划，提供尽可能多的信息来指导手术，同时保护患者免于接触潜在有害的麻醉药物。

全凭静脉麻醉（total intravenous anesthesia，TIVA）是需要诱发TcMEP的首选麻醉技术。当TIVA不可行，而且没有明显神经损害的情况下，可以使用0.5 MAC吸

表 43.1　监测模式和发育因素

监测模式	年龄影响	发育因素	表现	应对策略
MN，UN SSEP	新生儿至 2 岁	中央髓鞘化	宽大，低波幅迟发性皮质电位	降低刺激频率，延长脉冲持续时间
PTN SSEP	新生儿至 4～6 岁	背柱的髓鞘化	同上	同上
TcMEP	新生儿至 2 岁	a	对挥发性药物及其敏感	时间异化技术，对 CN、UE 的高频刺激
D 波	新生儿至 2 岁	皮质脊髓束髓鞘化	不能记录	不清楚，依赖经颅运动诱发电位
EMG	新生儿至 2 岁	b	信号幅度低，潜伏期短	术中记录时避免使用的表面垫和针状电极
BAER	新生儿至 1 岁	中央髓鞘化	V 波对挥发性药物敏感	全凭静脉麻醉技术
BCR	所有年龄阶段	多突触反射	对挥发性药物敏感	全凭静脉麻醉技术，脉冲串刺激，双击或两个成串脉冲串间隔技术

a 发育因素包括从 CST 到 α 运动神经元（αMN）的单突触连接减少，α 运动神经元生物特性的改变，未成熟的目标肌肉，以及由于相对较高的方差传导速度 CST 上的 D 波和 I 波分散。
b 发育因素包括肌纤维直径减小，复合动作电位持续时间缩短，皮下组织层相对较大

入麻醉药（地氟烷）加瑞芬太尼的麻醉方式。吸入麻醉药可能会影响 α 运动神经元（αMNs），往往需要更高的刺激强度来引发 TcMEP[1]。但是增大刺激强度，存在患者过度运动以及增加咬伤等风险。与 TIVA 相比，挥发性药物的使用也与假阳性警报的增加有关[2]。

　　一般认为，年轻的健康成年人，无 IONM 相关途径的病理学改变，在监测（IONM）过程中，可以用 TIVA 或 0.5 MAC 地氟烷为基础的麻醉方案。但不适用于年幼的孩子。吸入诱导后残留的七氟烷，可能显著影响下肢 TcMEP 的产生。目前，作者机构尚未发表的数据表明，在 TIVA 时辅助挥发性药物用于抑制患者运动，可以显著降低年轻健康青少年下肢肌肉的 TcMEP 幅度。儿童患者需要 IONM 时，丙泊酚和瑞芬太尼组合的 TIVA，是首选的麻醉方案。氯胺酮 [5～20 μg/（kg·min）] 辅助麻醉可能有助于血流动力学稳定，但由于氯胺酮的药代动力学特性，必须谨慎及时地终止

氯胺酮输注。氯胺酮、丙泊酚和异氟烷被证明在高剂量使用一段时间后可引起非人灵长类动物大脑的神经退行性病变[3]。然而，对人类的影响存在争议，因为这些药物可以保护人类大脑免受伤害性输入造成的损伤[4]。当不能使用丙泊酚时也可以使用右美托咪定替代，但是需要注意的是，当右美托咪定血药浓度高于 0.6 ng/ml 会抑制 MEP 的引出。推荐右美托咪定低剂量输注 [0.2 μg/（kg·h）]，没有背景剂量，使血药浓度保持在阈值以下。如果使用肌电图（EMG）或 TcMEP 作为监测模式之一，应尽可能避免神经肌肉阻滞剂（NMB）。如果用于气管插管，则首选短效药物，因为在一般情况下插管后 10～20 分钟内可能获得基线电位。在幼儿监测脑神经 EMG 和（或）脑神经 TcMEP，应该完全避免使用 NMB，或者完全逆转其作用。

　　考虑到 TIVA 达到的麻醉深度，是不采用这种麻醉技术的主要原因。最近公布的数据显示接受丙泊酚[5-6]、七氟烷[7]和右美托

咪定[8]的健康志愿者最初意识消失和维持这种消失的脑电图形态。0～6 个月婴儿使用七氟烷手术麻醉状态下的 EEG 形态也已经发表[9]。在 TIVA 麻醉技术的同一年龄组患者中使用额部脑电图的快速傅立叶分析（fast-Fourier analysis，FFA）也会发现类似的 EEG 形态（图 43.1a～d）。虽然 EEG 数据可以提供有关皮质活动的信息，但作为运动的预测指标并不是完全可靠。TIVA 的成功应用取决于使用足够镇静剂抑制伤害性刺激，丙泊酚在允许的剂量范围内既要防止体动又要允许成功引出幼儿下肢的 TcMEP。使用双侧额部组合脑电图与快速傅立叶变换和肌电图的组合，可以监测皮质对麻醉剂剂量的反应以及初期运动的肌电信号。已经发现用于监测面部和后组脑神经的自发性肌电图可以预测麻醉苏醒期患者的早期运动[10-11]。我们还发现，手部小肌肉的自发性肌电图活动可以预示早期的运动。

监测模式和发展

躯体感觉诱发电位

躯体感觉诱发电位（somatosensory evoked potentials，SSEP）由一组中枢神经系统核团和初级感觉神经元动作电位产生的信号构成，以响应外周神经的刺激；最常用

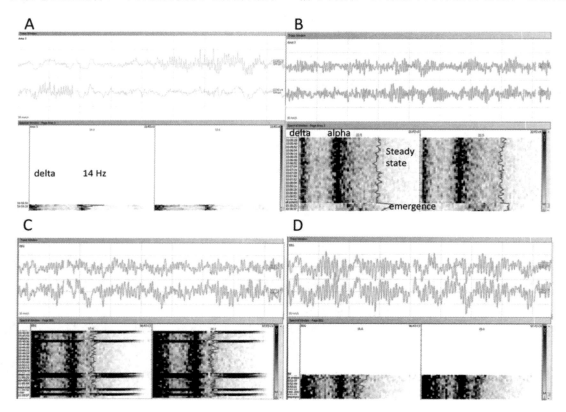

图 43.1　不同年龄的儿童中全凭静脉麻醉两个导联前额 EEG/DSA。（a～d）4 个月、14 个月、5 岁和 15 岁的儿童 TIVA 麻醉期间实时原始脑电图和时间堆积密度谱阵列图（DSA）。（a）在 4 个月的婴儿，出现了一个大功率的 δ 波与麻醉手术平面相关，还有一个 14 Hz 的 β 波出现在这个案例中。（b）在这个年龄段密集的 δ 波和 a 波与麻醉手术平面相关。从 14 个月大的婴儿苏醒期记录到的原始脑电图；DSA 显示从外科手术期（稳定状态）到苏醒期。5 岁儿童的脑电图和密度谱阵列图（c）和 15 岁的儿童（d）非常相似

于上肢正中神经或尺神经和下肢胫后神经。这些信号从最初的外周神经刺激部位同侧行进，然后通过背侧上升，将振动和本体感觉传递到延髓的楔状（上肢）核或薄束（下肢和躯干）核。反应跨越到对侧的弧形纤维，并通过内侧丘系行进到丘脑的腹侧-后侧层。然后，再经过内囊的后肢传导到皮质。因此，监测 SSEP 可以提供关于振动和本体感觉从外周传导到初级感觉皮质的完整性信息[12-14]。第 1 章详细介绍了 SSEP 的基础知识。

儿科患者，特别是小龄儿童所面临的挑战是参与 SSEP 传导途径的组成部分成熟的速率不同。中央通路的髓鞘形成通常在 2 岁时完成，但背脊的髓鞘直到 8 岁左右才能完全形成[15]。内侧丘系通常在 12 个月时完全髓鞘化，12～18 个月龄时形成丘脑皮质投射[16]。由于背脊髓鞘形成延迟，2 岁儿童的背脊向上传播的信号往往比成年人分散得更多，从而导致 2 岁的儿童诱发可用的胫后神经（posterior tibialis nerve，PTN）皮质 SSEP 可能性降低。2 岁以下儿童未能获得皮质 PTN SSEP 并不少见；在脊髓病变和麻醉/镇静状态下，失败率增加[17]。我们发现，6 岁以下的儿童监测脊髓和腰椎脊髓功能时，使用 TIVA 技术获取 TcMEP 比 PTN SSEP 更容易[18]。

婴儿和 2 岁以下婴幼儿的正中神经外周反应和颈髓电位的潜伏期非常短。尽管周围神经的传导速度直到 5 岁时才达到成人值[19]，但由于刺激与记录电极距离短，潜伏期比成人短得多。一旦信号到达髓核（楔形核和薄束核），由于髓鞘化不完全，较慢的突触传递和较慢的中心传导时间，导致从外周到皮质间峰潜伏期延长，使皮质潜伏期接近成人值。

婴幼儿皮质 SSEP 和皮质依赖性神经生理学信号通常比学龄儿童或青少年对麻醉作用更敏感[20]。在婴幼儿中记录皮质电位是具有挑战性的，并且非常依赖麻醉团队提供允许性麻醉技术并仔细管理。

当试图记录 2 岁以下的婴儿或儿童 SSEP 时，技术人员可以通过降低刺激率和增加刺激脉冲宽度来增加记录电位的机会。此外，波形将会改变形态；由于传导速度弥散的"拖尾"效应，皮质电位将具有较低的幅度和较长的持续时间。对于许多临床实践来说，皮质诱发电位并不是必需的。例如，当监测脊髓栓系松解手术，使用 Fz-C5s 记录的高质量颈髓电位将提供关于构成的骶骨根包括 PTN（L4～S3）完整性的基本信息。在同一患者中，PTN 皮质电位可重复性差，通常可能获得足够的 PTN 电位；由于通道不足，而避免在幼儿中 Fz-C5s 组合监测 PTN 电位。

在 18 个月以下的婴儿中进行 SSEP 监测是一个重要的技术问题，这涉及囟门。前囟和后囟是颅骨的中线开口，与开放的缝合线相结合，可使婴儿期大脑快速生长。前囟最初可能在出生后逐渐变大，但在 6 个月后会缩小。它通常在 9 至 18 个月大的时候闭合。前囟可用于婴儿定位，因为它与 Fz 部位接近。刺激针应避免放置在前囟处或靠近前囟处。有些婴儿在额中线有可触及宽阔的缝合线。如果发现宽阔的缝合线，刺激针应避免放置在中线。后囟一般在 4 个月闭合。

经颅运动诱发电位

过去 10 年一直采用 SSEP 监测脊柱侧弯手术，但有人提出尽管术中 SSEP 不变，术后仍可能会出现缺陷[21]。因此引入了 MEP，以评估大直径的皮质脊髓束（CST）轴突和 αMN 的完整性。

运动诱发电位的基本神经生理学在第 2

章"经颅运动诱发电位"中讨论。将 MEP 引入儿科临床实践是为了监测术中和术后运动功能障碍，作为 SSEP 监测感觉缺陷的补充。因此，除监测感觉束外，还需要监测脊髓运动束的功能完整性，MEP 监测就是此目的。通常通过对主运动皮质的头皮施加高电压，短时间刺激来诱发 MEP。这种电刺激使锥体神经元（D 波）和中间神经元（I 波）的轴突去极化[22]。D 和 I 波沿着 CST 传导以激活脊髓 αMN[23]。从放置在感兴趣的肌肉组中的一对刺激电极记录到的 MEP，代表由 D 波和 I 波引发的复合肌肉动作电位（CMAP）。CMAP 的幅度，潜伏期和形态是评估运动通路完整性的标准。已制定 MEP 的变化标准，以警示外科手术团队的成员[24-26]。没有大型的系列研究针对 6 岁以下儿童此类标准的应用；然而，小规模研究的临床经验和数据[27]表明这些标准适用于该年龄组，并且 Macdonald 等对此问题进行了讨论[24]。

D 波对麻醉剂不敏感，即使挥发性麻醉药物浓度大于 1 MAC，也可能产生 D 波[28]。虽然 D 波的幅度可能不受影响，但 D 波的潜伏期可能对挥发性物质敏感。I 波对麻醉药物[28]以及局部缺血都非常敏感。皮质缺血晚期 I 波的丢失，引起 MEP 幅度突然下降约 $50\% \sim 75\%$[29]。婴幼儿的皮质抑制回

路尚未成熟，可能滞后于兴奋回路[30]。这可能有助于经颅刺激 I 波的减少。MEP 对麻醉药物的敏感性主要取决于 αMN 的敏感性。所有麻醉药物都会降低 αMN 的静息膜电位；因此，去极化需要更大的膜电位变化[31]。

5-羟色胺和去甲肾上腺素通过调节通道开放时间和静息膜电位对 αMN 兴奋性有显著影响[32]。挥发性药物减少羟色胺能释放，而氯胺酮可会增加其作用[33-34]。由于幼儿运动系统的不成熟，麻醉药物对 MEP 产生的不利影响在幼儿中更为突出。虽然直接皮质脊髓束与 αMN 连接存在于 MN 中支配手部肌肉[35]，但与成熟相关的 αMN 的特性中存在解剖学和分子学变化[36-38]。

由于这些因素，在非常年幼的儿童中诱发 MEP 可能需要特殊时间或空间易化技术。时间易化技术，也被称为两个成串刺激，可以非常有效地从幼儿获得 TcMEP[39-40]。空间易化在技术上更加困难，并且限于单个（或两个，上部或下部）肢体中的同名肌肉，而时间易化没有这样的限制。表 43.2 显示超过 60% 的情况刺激参数是有效的。刺激间期被定义为成串脉冲中脉冲之间间隔时间，以毫秒为单位。一些设备制造商本身并不指定刺激间期，而是指定脉冲的速度。每秒 1000 脉冲的速率产生 1 毫秒的刺激间期。串

表 43.2　颞叶易化 TcMEP 监测参数

参数	值	范围	注解
电压	125/125 起	按需	MEP 振幅范围小于平均值的 20%
脉冲时长	75 μs	50～100	100 μs 最佳，但在 US 被认为应慢脉冲快速充电
串中脉冲	4/4	3/3～4/6	长串可能引出 LE、MEP
刺激间期	1～1.33 ms	1～3 ms	短脉冲间隔适用于 UE 和 CN，长脉冲间隔适用于 LE
脉冲间隔	12 ms	9～15 ms	针对设备而定义

[a] 脉冲间间隔或刺激间间隔（ISI）是脉冲频率的倒数，脉冲频率 500 等同于脉冲间间隔 2 ms。
[b] 脉冲串间间隔（ITI）的定义取决于该概念的使用者。
Journee 等定义 ITI 为第一脉冲串开始时刻到第二脉冲串开始时刻间的间隔。一些设备厂商定义 ITI 为第一脉冲串结束到第二脉冲串开始间的间隔。其区别取决于第一脉冲串时长。使用正确的定义对于防止由于过长或过短的 ITI 引起抑制很重要

间间期是指两个串之间的时间。在文献中将其定义为第一串刺激开始到第二串刺激开始之间的时间。然而，在一些商用设备上，定义为第一串刺激结束到第二串刺激开始之间的时间，其区别至关重要。根据目标肌肉群和潜在的病理学情况，脉冲间隔（ITI）和刺激间期（ISI）可能需要优化。易化的程度对串间间期是敏感的[39]；从上肢肌肉和下肢肌肉获得的 TcMEP 最大振幅一般会发生不同的刺激间期，而较长的 ISI 则往往出现在下肢[41]。

肌电图

第 7 章讨论了肌电图的基本原理。在麻醉状态下的婴幼儿中应用肌电图监测，不需要使用诱发 TcMEP 的特殊技术。与成年人相比，婴幼儿的肌肉量减少；在出生时，单根纤维的直径约为成人的四分之一。纤维直径在青春期时逐渐增大[42]。此外，婴幼儿时期的运动单位动作电位平均持续时间显著短于 20 岁。因此，肌电图反应将有不同的形状，并可能低于预期的波波幅，特别是在使用皮下针的情况下。肌肉内定位针状电极将提高 EMG 监测的价值[43]。

脑电图

脑电图波形代表兴奋性突触后电位（EPSPs）和抑制性突触后电位（IPSPs）对皮质相互作用产生的部分皮质神经元及丘脑皮质中继神经元树突的波动影响。从这些记录中观察到的频率受到颅骨、帽状腱膜和头皮的限制，因为这些结构形成有效的低通滤波器。可以通过直接观察波形和密度谱阵列（DSA）来记录和分析脑电图。脑电图呈年龄和麻醉药物依赖性特征[44]。一般而言，EEG 频率从大脑后部到前部逐渐增加，在额部记录到最快的 EEG 频率。正常脑电图左右大脑半球是对称的，并显示跨导联的同步。尖锐的波幅和波峰提示可能存在精神障碍。异常缓慢的脑电图提示弥漫性代谢异常。麻醉深度由 EEG 记录的 α 波（8～15 Hz）、β 波（15～25 Hz）、θ 波（4～7 Hz）和 δ 波（1～3 Hz）的比例决定。频谱边缘频率已被用作麻醉深度的标志，尽管镇静评分和 SEF95 之间的相关性仍然不完美，对于脑电双频指数（BIS）也是如此[45]。2 岁以下的儿童，尤其是 12 个月以下的儿童，达到与年龄较大的儿童相似镇静评分，其 SEF95 值更高；BIS 值也是如此[46]。

对于许多手术，简单的两个 EEG 导联如 Fp1-C3、Fp2-C4 可能就足够了。涉及脑血管系统的手术可能需要使用更广泛的脑电图监测，使用覆盖高危血管领域和脑血管相关的分水岭区域的导联。如前所述，麻醉下幼儿的大部分额部脑电波频谱功率在 δ 波频带。然而，6 个月以上的儿童也可能存在有意义 α 频谱功率。如果麻醉深度或水平没有突然变化，在血管手术或大血管附近病变切除期间，α 频谱功率损失和大范围 EEG 幅度降低是引起外科医生警觉的原因，类似于在颈动脉内膜剥脱术期间 EEG 的变化（见第 20 章"神经生理监测的应用与电信号异常评估"）。

脑干听觉诱发反应

第 3 章"听觉诱发电位"讨论了脑干听觉诱发反应的神经生理学特征和获取相关数据的技术。听觉诱发反应通常分为短期、中期和长期延迟反应。在手术过程中，只有短潜伏期的反应对麻醉药物的作用有抵抗性，可用于评估第 Ⅷ 脑神经和上行听觉通路至下丘脑水平的完整性。短潜伏期的脑干听觉诱发反应对麻醉的"抵抗"与年龄有关；临床经验表明，低于 6 个月的婴儿使用七氟烷麻醉后，由于信号幅度低，识别 Ⅴ 波要比使用丙泊酚麻醉的婴儿更难（未公开发表的数据）。在非麻醉状态下，可以从妊娠 25 至 27 周的婴儿中记录到脑干听觉诱发反应。足月婴儿的Ⅰ波潜伏期与成年人相似，Ⅲ波和Ⅴ波潜伏期在 18～36 个月时达到成人值[47]。

球海绵体肌反射

Skinner 提出在圆锥、马尾、骶神经和阴部神经的水平进行硬膜下和硬膜外手术期间，监测球海绵体肌反射，用于保留下骶神经功能[48]（参见第 8 章"反射反应于用 IOM"）。获得球海绵体肌反射需要使用长串间间期的两个成串刺激多脉冲技术，或者使用双击技术。在任何一种情况下，采集时间都必须足够长以获取响应。这种反射也对麻醉状态下的婴幼儿敏感；TIVA 是获得这种反射的首选麻醉技术。记录电极放置在肛门括约肌的对侧。这些相同的电极可以用来记录来自肛门括约肌的 TcMEP。肛门括约肌 TcMEP 存在但球海绵体肌反射消失提示可能反射弧中传出路径损害。在脊髓栓系松解术、脂肪瘤切除术和其他类似的手术中记录球海绵体肌反射。如果先前存在严重的尿动力学异常通常使得无法记录球海绵体肌反射，而轻微的异常与记录球海绵体肌反射不相矛盾（图 43.2）。

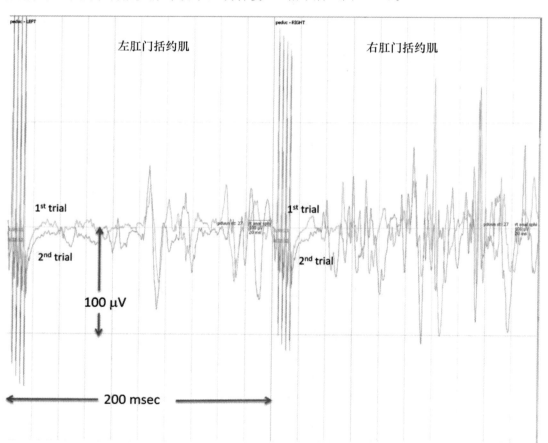

图 43.2 球海绵体肌反射（BCR）。此 BCR 是从一个 11 个月的女孩复杂脊髓栓系修补和脊髓脂肪瘤切除术引起的。将刺激电极的阴极放置在阴蒂，并将阳极略微侧向尾部放置。肛门括约肌记录电极的正确放置也很重要（详见 Skinner 参考文献）。两个试验刺激显示在右侧。在这个病例中，获得双侧响应。注意响应的复杂性和持续时间，右侧响应有两部分。早期或晚期响应的损失可能是重要的，应该立刻告知向外科医生

常见小儿外科手术使用的 IONM

表 43.3 列出了常见儿科手术和在这些手术中使用的 IONM 模式。下面讨论部分手术使用 IONM 的具体情况。

后路脊柱融合

儿童和青少年中最常用 IONM 的手术是后路脊柱融合治疗脊柱侧凸术。先天畸形，神经肌肉障碍可能导致脊柱侧弯，也有可能是特发性脊柱侧弯。在应用 IONM 之前，"唤醒"测试常用于评估手术期间运动系统的完整性。但是唤醒测试只能监测唤醒的这个时间点运动系统的功能。从发生损伤到发现运动损失之间的时间过长，无法及时采取有意义的措施来减轻损害。因此提议将 EMG、SSEP 和 MEP 联合应用于纠正脊柱侧弯和后凸畸形的脊柱手术[49-50]。MEP 的显著变化可能与技术因素、生理因素（低血压）、定位、麻醉效果或手术原因有关[51]。

永久性或暂时性神经损伤可能发生在椎弓根螺钉置入时。椎弓根螺钉连接脊柱各部位，拉直脊柱。正确放置的椎弓根螺钉应完全被骨包围；一个错位的螺钉可能会在内侧破坏椎管，并可能直接损伤脊髓，这可能导致 MEP 和 SSEP 瞬间或延迟的消失。脊髓损伤的内侧缺口可能与低于螺钉位置几个节段 EMG 放电相关[52]。建议在这类大量放电

表 43.3　常见儿科手术与 IONM 模式

手术	模式	注释
脊柱后融合术	UN & PTN SSEP，TcMEP EMG，触发 EMG	
脊髓瘤切除术	UN & PTN SSEP，脊柱定位，D 波，TcMEPs，EMG	如果小儿小于 22 个月或病灶位于 T10 以下，D 波可能无法获得
脊髓栓系和变异	EMG，触发 EMG，BCR，+/− UN & PTN SSEP，TcMEP	在 TcMEP 监测中尽量包括括约肌的监测
选择性背侧脊神经根切除术	EMG，触发 EMG	使用单个脉冲和 50 Hz 成串脉冲获得触发 EMG
Chiari 畸形减压术	MN & PTN SSEP，TcMEP，+/− CN XI EMG	小脑扁桃体凝固时会出现明显的心动过缓
幕上肿块切除术	MN & PTN SSEP，TcMEP，+/− DCSª，SCMᵇ	使用低阈值技术 TcMEP
幕下肿块切除术，桥小脑角区/侧方	MN & PTN SSEP，TcMEP，BAERs，CN VII-EMG +/− CN V，VI，IX，X-EMG，CN VII TcMEP	推荐使用使用低阈值技术监测 TcMEP 推荐使用半球刺激监测 CN Tc-MEP
幕下肿块切除术，第四脑室/中线	MN & PTN SSEPs，TcMEPs，BAERs，CN VII-EMG +/− CN V，VI，IX-XII-EMG，CN VII，X，XII TcMEP	推荐使用使用低阈值技术监测 TcMEP 推荐使用半球刺激监测 CN Tc-MEP

ª脑皮质直接刺激（DCS）参数与 TcMEP 不同。正负极之间的刺激可以持续产生低于 25 mA 的电流。典型：4 个成串刺激，500 μs 脉冲 2～4 ms 刺激间间隔。
ᵇ皮质下定位对切除部位与 CST 的距离评估很有价值。多项研究得出结论，刺激点与 CST 之间的毫米距离等于诱发运动反应所需的电流 mA 数。Seidel 等所报道的技术在儿童患者中很成功[58]。
EMG，肌电图；CN，脑神经

后对 TcMEP 进行评估，因为这种类型的放电与急性 TcMEP 消失有关[52]。骨组织对电流的阻抗比神经组织大。直接向每根椎弓根螺钉施加电流，并监测和螺钉位置相关的脊髓神经支配肌肉的 EMG 活动，可以监测到椎弓根的破裂从而避免由于椎弓根螺钉错位对神经根或脊髓的损伤。椎弓根螺钉阈值低于 4 mA 的与放置在腰骶部区域的螺钉损伤高度关联。在临床实践中，胸椎螺钉阈值一般为 6 mA[53]。钛椎弓根螺钉使用促使部分学者研究椎弓根螺钉测试的替代技术。目前已经提出用恒定电流的多脉冲技术球头探头来探测出口，作为传统椎弓根螺钉测试的替代方法[54]。

对于根据 MEP 变化发出"警报"的适当标准存在争议[25]。关于在置入椎弓根螺钉或者椎板下钢丝之后，MEP 和 SSEP 突然消失的意义没有任何争议。各方就警报的具体标准以及在发生警报事件时应遵循的处理方法达成一致是非常重要的。如果基线值显示出大的变异性，那么总损失可能是最好的标准，因为避免了假阳性，如果在 30 分钟内采取纠正措施，缺血性事件有时间恢复[55]。使用这种方法需要注意，由于白质比运动神经元更能抵抗缺血，所以在高胸段的局部缺血可能不会很快检测到[56]。虽然这种情况比脊髓的直接损伤少，但必须警惕，因为治疗可以防止运动功能的长期或永久丧失。

脊柱手术麻醉管理

在过去，脊柱后融合术需要采用控制性低血压。目前，这种技术不再推荐。术中血压管理取决于脊柱曲线的严重程度，脊柱畸形类型（后凸与脊柱侧弯）以及现有的合并症。严重的后凸畸形应引起特别重视，因为脊柱后凸的神经损伤发生率明显高于脊柱侧弯[57]。如果曲线刚性或矢状不平衡或其他复杂的畸形，可以进行骨切开术。椎弓根切除术和三柱切骨术伴随更高的神经损伤风险[57]。

脊柱畸形矫正过程中 SSEP 和（或）MEP 急性完全消失对手术团队构成重大挑战。脊髓损伤可由直接损伤，由于植入物相关的血管损伤或植入物无直接相关的血管损伤（继发于低灌注的局部缺血）导致。一旦检测到 SSEP 或 MEP 消失，应该执行以前建立的发生警报事件时应遵循的处理方法。目前已经发表了神经电生理学诱发电位消失的处理方法列表[58]。通常将平均动脉压（MAP）升高到预定的目标范围以增加脊髓灌注压。这可以通过减少麻醉药物剂量，通过胶体或输血增加血管内容量，或者通过输注血管收缩剂（去氧肾上腺素）或正性肌力药（多巴胺）来实现。应该优化血细胞比容和动脉血气。同时，外科医生将评估手术本身，判断是否存在可逆性干预或其他直接伤害证据。

背根神经切断术

选择性背侧根切术是为了减少脑瘫、脊髓损伤或创伤性脑损伤儿童的痉挛状态。痉挛导致 γ 运动神经元异常调节和 1A 传入神经与 αMN 之间的异常连接。这种组合导致了被动关节运动中可见的典型嵌齿轮行为。兴奋性影响在 α 运动神经元占主导地位，导致痉挛和挛缩。

手术方面，从 L1 到 S1 的传入（感觉）背神经根被分成许多神经小束，并且选择性切断部分神经小束以减少痉挛。每个神经小束都被依次测试，最初用 1～2 Hz 的恒定电流脉冲来确定引起稳定 EMG 反应所需的阈值电流。阈值电流在 50 Hz 下持续 1 s 同时记录其反应[59]。反应按照肌电活动的肌肉数量、活动的强度和持续时间进行分级（见图 43.3a、b）。受刺激根对侧肌肉的反应通常是病理性的。由经验丰富的医师直接触诊肌肉反应增加了神经电生理数据，可以有助于决定是切断还是保存神经小束。在此类手术中 S1 以下的骶骨根通常不被考虑是否切断，因为这些根包含保存泌尿生殖功能重要的纤维。如果 S2 在痉挛中起重要作用，则会重视个别根刺激时引起括约肌的活动情况，因为括约肌活化明显是保留根的依据。

一般而言，大约 50%～65% 的神经小束被切开，但是每个根至少保留一根神经小束保持所涉及根分布区域的正常感觉。避免使用肌肉松弛剂和过度的麻醉深度，因为技术依赖于 αMN 对同源 1A 传入的反应。保留痉挛反应有助于确保在合理的刺激电流下引发肌电反应。因此，IONM 的目标是帮助外科医生恢复抑制性和兴奋性运动影响之间的平衡，同时尽可能多地保留感觉神经。这有助于改善术后肌肉张力，运动协调和平衡。

脊髓栓系松解术

脊髓栓系是因为脊髓圆锥不能随着孩子的成长向头侧移动。脊髓栓系可以临床或放射学诊断。最常见的体征和症状是腿部肌肉无力和感觉丧失，肠道或膀胱功能障碍，背部或腿部疼痛和步态不稳。MRI 可能会显示脊髓移位，瘢痕，脂肪瘤或终丝受牵拉。迅速生长可能会导致脊髓远端的张力增加，导致血流受损和脊髓局部缺血，这通常在手

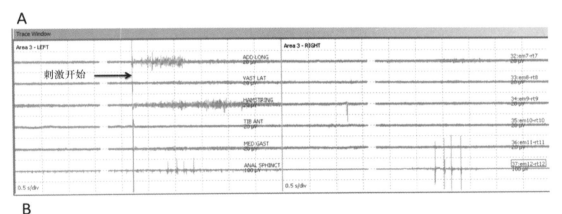

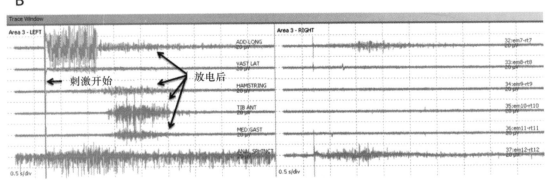

图 43.3　在选择性脊神经后根切断术（SDR）中 50 Hz 刺激触发肌电图反应。图中显示在 SDR 中时长 1 s 50 Hz 刺激背侧 L5 根神经小束的反应，最小幅度的病理反应显示在（**a**）这是 L5 根测试的所有神经小束中最好的神经小束；最典型的病理反应在（**b**）。刺激结束后，同侧刺激的多条肌肉和对侧的长收肌有肌电活动。患者的主要障碍是做剪式动作

术后得到改善。大多数情况下，防止自然迁移的异常组织也包含神经组织。类似于背根神经节，直接刺激肌电图使外科医生在切割之前将神经组织与异常组织区分开从而松解脊髓栓系。通过肛门括约肌和逼尿肌肌电图及 BCR 监测直肠和膀胱功能，从而最大限度地保留功能。

颅内肿瘤/肿块病灶切除术

颅内肿块切除的过程中，神经系统结构存在损伤的危险取决于病变的位置。可以采用多种 IONM 模式来帮助外科医生确保神经系统的完整性。在幕上肿瘤切除术中，皮质脊髓束可能接近切除边缘。切口的位置可能妨碍刺激电极诱发 TcMEP 的最佳位置。在一些情况下，无菌刺激电极可以直接放置

在运动皮质。在直接皮质刺激之前，必须首先使用正中神经特征性波峰 SSEP N20 的极性反转来识别运动带（见图 43.4）。皮质下定位，使用阴极定位有助于确定手术切缘和皮质脊髓束之间的距离，并估计皮质下残余病灶的可能性[60]。

脑神经功能的监测通常在幕下病变切除时进行（见图 43.5）。可通过使用脑神经（CN）肌电图监测单个脑神经（图 43.6b）。来自特定脑神经的肌电图对 NMB 的作用非常敏感；因此，如果使用 CN 肌电图，应避免使用这些药物。已经描述了特别的技术来诱发 CN Ⅶ、Ⅹ 和 Ⅻ 的肌电图反应[61-62]。脑神经特别是面神经肌电图显示特定的模式预示功能障碍[63-64]。直接刺激第四脑室（菱形窝）底部的肌电图反应可用于定位脑神经及

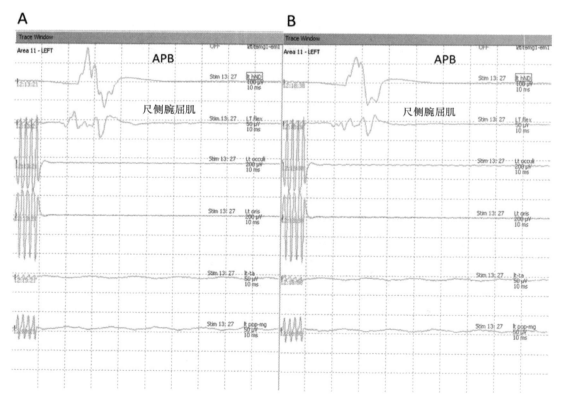

图 43.4 幕上肿瘤切除术中直接皮质电刺激（DCS）。连续两试验直接使用 1×4 格（3 号区域）皮质电刺激手运动区，分别见图 **A**、**B**。刺激参数为 4 个成串脉冲，500 ms 脉冲长度，4 ms ISI，25 mA。注意，只要网格保持不变，振幅变化就极其微小

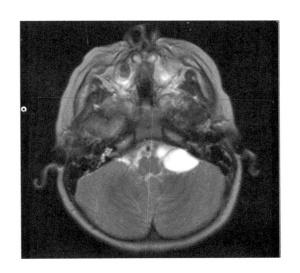

图 43.5　脑干海绵状血管瘤。MRI 显示了 15 个月大的儿童脑干海绵状血管瘤的位置，导致右侧肢体功能障碍和右侧面瘫。CST 和皮质延髓区域都受累及。在肿瘤切除过程中进行 CN Ⅶ EMG 监测，但是在右侧不能监测到 CN Ⅶ TcMEP 基线值，与所发现的体征结果一致

其核的位置，以便找到肿瘤切除的安全入路[65]。根据脑干病变的位置，菱形窝中关键结构的位置可能会显著扭曲[66]。虽然人们很关注面丘的位置，但重要的是要记住舌下神经核和 CN Ⅹ 的运动核与菱形窝尾部第四脑室底部非常接近，CN Ⅵ 的核位于面丘附近。这些定位技术不能保证皮质脊髓束的完整性。然而，这些应该通过直接皮质刺激或通过经颅技术来监测[62,65,67]。半球刺激是在儿童中诱发脑神经 TcMEP 的首选技术，以尽量减少直接刺激面部神经的可能性。正确放置面部运动区域的阳极是成功获得 CN Ⅶ 和 Ⅻ TcMEP 的关键。高频脉冲（1 ms ISI）似乎在 75 μs 脉冲下工作良好。面神经 TcMEP 的实际潜伏期可能是正常的，或者在基线时显着延长，这取决于肿块的大小，位置和病变的继发效应（见图 43.5c、d）。

可以监测的唯一传入通路是听觉通路。脑干听觉诱发反应（BAER）提供关于听觉神经、耳蜗核和外侧丘系完整性的信息。心率和（或）血压的突然变化可能是 CN Ⅸ/Ⅹ 传入通路激惹的唯一迹象，麻醉团队应立即通知术者。

监测后颅窝肿瘤切除需要一个熟练的 IONM 团队，并认真关注麻醉管理。TcMEP 用于颅内手术的技术不同于脊柱手术中使用的技术。在阳极侧去极化的皮质脊髓束（CST）区域必须尽可能接近轴丘，以避免去极化的 CST 有超出轴丘的风险。在大多数情况下，从手固有肌肉和指屈肌获取 TcMEP 足以提供有关运动通路完整性的信息。但是其不适用于大脑脚外侧附近的损伤，因为 CST 纤维投射的支配下肢肌肉的 αMN 极为接近。在儿童颅内手术中即使是适当的刺激条件，由于过度的麻醉深度，爆裂抑制，或使用挥发性药物仍可能会阻止诱发下肢 TcMEP。此外，在颅内手术期间，较小的 MEP 幅度变化即达到警报标准，而且相对于脊柱手术需要在更短的时间内纠正[68-69]。如果麻醉管理不善，或者 IONM 团队、麻醉团队和手术团队之间的沟通不够理想，麻醉药物的影响可能会混淆电生理监测变化的解释。

总结

在这一些特别的手术中，麻醉医生，外科医生和神经监测团队之间的密切合作，优化了患者的医疗诊治和护理。麻醉医师必须对手术过程有深入的了解，并了解不同 IONM 模式的一般知识，以提供量身定制的麻醉方案来确保 IONM 数据成功解释和患者的良好预后。

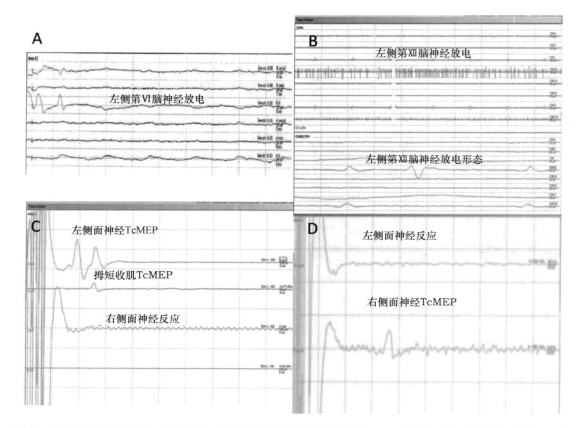

图 43.6 CN EMG 和 CN Ⅶ TcMEP 在后颅窝肿瘤切除术中的应用。（**A**）简要介绍切除菱形窝高位后颅窝肿瘤期间 CN Ⅵ放电的一个例子（监测 CN Ⅵ和Ⅶ）。（**B**）显示左边的第Ⅻ脑神经放电情况。CMAP 的详细形态是显示在图的下半部分。肿瘤的切除期间监测双侧 CN Ⅶ～Ⅻ肌电图显示低位脑神经处于危险之中。（**C**，**D**）中显示了两个面神经 TcMEP，（**C**）显示正常潜伏期的左侧面神经 TcMEP；一个小型的 APB MEP 出现潜伏期延长。右侧面神经反应确定左侧 TcMEP 是真正的 MEP，而不是直接刺激面神经的结果。（**D**）中面神经 TcMEP 潜伏期延迟。这种情况下的肿瘤比（**C**）中的情况大得多，使脑干在脸颊的水平处扭曲

参考文献

1. Mahmoud M, Sadhasivam S, Salisbury S, Nick TG, Schnell B, Sestokas AK, et al. Susceptibility of transcranial electric motor-evoked potentials to varying targeted blood levels of dexmedetomidine during spine surgery. Anesthesiology. 2010;112(6): 1364–73.

2. Tamkus AA, Rice KS, Kim HL. Differential rates of false-positive findings in transcranial electric motor evoked potential monitoring when using inhalational anesthesia versus total intravenous anesthesia during spine surgeries. Spine J. 2014;14(8):1440–6.

3. Creeley C, Dikranian K, Dissen G, Martin L, Olney J, Brambrink A. Propofol-induced apoptosis of neurones and oligodendrocytes in fetal and neonatal rhesus macaque brain. Br J Anaesth. 2013;110 Suppl 1:i29–38.

4. Yan J, Jiang H. Dual effects of ketamine: neurotoxicity versus neuroprotection in anesthesia for the developing brain. J Neurosurg Anesthesiol. 2014;26(2):155–60.

5. Purdon PL, Pierce ET, Mukamel EA, Prerau MJ, Walsh JL, Wong KF, et al. Electroencephalogram signatures of loss and recovery of consciousness from propofol. Proc Natl Acad Sci U S A. 2013;110(12):E1142–51.

6. Mukamel EA, Pirondini E, Babadi B, Wong KF, Pierce ET, Harrell PG, et al. A transition in brain state during propofol-induced unconsciousness. J Neurosci. 2014;34(3):839–45.

7. Akeju O, Westover MB, Pavone KJ, Sampson AL, Hartnack KE, Brown EN, et al. Effects of sevoflurane and propofol on frontal electroencephalogram power and coherence. Anesthesiology. 2014;121(5):990–8.

8. Akeju O, Pavone KJ, Westover MB, Vazquez R, Prerau MJ, Harrell PG, et al. A comparison of propofol- and dexmedetomidine-induced electroencephalogram dynamics using spectral and coherence analysis. Anesthesiology. 2014;121(5):978–89.

9. Cornelissen L, Kim SE, Purdon PL, Brown EN, Berde

CB. Age-dependent electroencephalogram (EEG) patterns during sevoflurane general anesthesia in infants. eLife. 2015;4:e06513.

10. Jellish WS, Leonetti JP, Buoy CM, Sincacore JM, Sawicki KJ, Macken MP. Facial nerve electromyographic monitoring to predict movement in patients titrated to a standard anesthetic depth. Anesth Analg. 2009;109(2):551–8.

11. Prell J, Rampp S, Ache J, Laule S, Rachinger J, Scheller C, et al. The potential of quantified lower cranial nerve EMG for monitoring of anesthetic depth. J Neurosurg Anesthesiol. 2012;24(2):139–45.

12. Nash Jr CL, Lorig RA, Schatzinger LA, Brown RH. Spinal cord monitoring during operative treatment of the spine. Clin Orthop Rel Res. 1977;126:100–5.

13. Gilmore R. The use of somatosensory evoked potentials in infants and children. J Child Neurol. 1989;4(1):3–19.

14. Gilmore R. Somatosensory evoked potential testing in infants and children. J Clin Neurophysiol. 1992;9(3):324–41.

15. Cracco JB, Cracco RQ, Stolove R. Spinal evoked potential in man: a maturational study. Electroencephalogr Clin Neurophysiol. 1979;46(1):58–64.

16. Yakolev P. The myelogenic cycles of regional maturation in the brain. In: Minkowski A, editor. Regional development of the brain in early life. Philadelphia: FA Davis; 1967. p. 3.

17. Fagan ER, Taylor MJ, Logan WJ. Somatosensory evoked potentials: Part I. A review of neural generators and special considerations in pediatrics. Pediatr Neurol. 1987;3(4):189–96.

18. McIntyre IW, Francis L, McAuliffe JJ. Transcranial motor evoked potentials are more easily acquired than somatosensory evoked potentials in children less than 6 years of age. Anesth Analg. 2016;122(1):212–8.

19. Eyre JA, Miller S, Ramesh V. Constancy of central conduction delays during development in man: investigation of motor and somatosensory pathways. J Physiol. 1991;434:441–52.

20. Whittle IR, Johnston IH, Besser M. Short latency somatosensory-evoked potentials in children—Part 1. Normative data. Surg Neurol. 1987;27(1):9–18.

21. Lesser RP, Raudzens P, Luders H, Nuwer MR, Goldie WD, Morris III HH, et al. Postoperative neurological deficits may occur despite unchanged intraoperative somatosensory evoked potentials. Ann Neurol. 1986;19(1):22–5.

22. Amassian VE, Stewart M. Motor cortical and other cortical interneuronal networks that generate very high frequency waves. Suppl Clin Neurophysiol. 2003;56:119–42.

23. Macdonald DB. Intraoperative motor evoked potential monitoring: overview and update. J Clin Monit Comput. 2006;20(5):347–77.

24. Macdonald DB, Skinner S, Shils J. Yingling C; American Society of Neurophysiological Monitoring. Intraoperative motor evoked potential monitoring—a position statement by the American Society of Neurophysiological Monitoring. Clin Neurophysiol. 2013;124(12):2291–316.

25. Langeloo DD, Journee HL, de Kleuver M, Grotenhuis

JA. Criteria for transcranial electrical motor evoked potential monitoring during spinal deformity surgery. A review and discussion of the literature. Neurophysiologie Clin. 2007;37(6):431–9.

26. Quinones-Hinojosa A, Lyon R, Zada G, Lamborn KR, Gupta N, Parsa AT, et al. Changes in transcranial motor evoked potentials during intramedullary spinal cord tumor resection correlate with postoperative motor function. Neurosurgery. 2005;56(5):982–93.

27. Fulkerson DH, Satyan KB, Wilder LM, Riviello JJ, Stayer SA, Whitehead WE, et al. Intraoperative monitoring of motor evoked potentials in very young children. J Neurosurg Pediatr. 2011;7(4):331–7.

28. Burke D, Hicks R, Stephen J. Anodal and cathodal stimulation of the upper-limb area of the human motor cortex. Brain. 1992;115(Pt 5):1497–508.

29. Fujiki M, Furukawa Y, Kamida T, Anan M, Inoue R, Abe T, et al. Intraoperative corticomuscular motor evoked potentials for evaluation of motor function: a comparison with corticospinal D and I waves. J Neurosurg. 2006;104(1):85–92.

30. Tasker JG, Peacock WJ, Dudek FE. Local synaptic circuits and epileptiform activity in slices of neocortex from children with intractable epilepsy. J Neurophysiol. 1992;67(3):496–507.

31. Rampil IJ, King BS. Volatile anesthetics depress spinal motor neurons. Anesthesiology. 1996;85(1):129–34.

32. Heckman CJ, Mottram C, Quinlan K, Theiss R, Schuster J. Motoneuron excitability: the importance of neuromodulatory inputs. Clin Neurophysiol. 2009;120(12):2040–54.

33. Mukaida K, Shichino T, Koyanagi S, Himukashi S, Fukuda K. Activity of the serotonergic system during isoflurane anesthesia. Anesth Analg. 2007;104(4):836–9.

34. Irifune M, Shimizu T, Nomoto M. Ketamine-induced hyperlocomotion associated with alteration of presynaptic components of dopamine neurons in the nucleus accumbens of mice. Pharmacol Biochem Behav. 1991;40(2):399–407.

35. Eyre JA, Miller S, Clowry GJ, Conway EA, Watts C. Functional corticospinal projections are established prenatally in the human foetus permitting involvement in the development of spinal motor centres. Brain. 2000;123(Pt 1):51–64.

36. Olivier E, Edgley SA, Armand J, Lemon RN. An electrophysiological study of the postnatal development of the corticospinal system in the macaque monkey. J Neurosci. 1997;17(1):267–76.

37. Jakowec MW, Fox AJ, Martin LJ, Kalb RG. Quantitative and qualitative changes in AMPA receptor expression during spinal cord development. Neuroscience. 1995;67(4):893–907.

38. Armand J, Olivier E, Edgley SA, Lemon RN. Postnatal development of corticospinal projections from motor cortex to the cervical enlargement in the macaque monkey. J Neurosci. 1997;17(1):251–66.

39. Journee HL, Polak HE, De Kleuver M. Conditioning stimulation techniques for enhancement of transcranially elicited evoked motor responses. Clin Neurophysiol. 2007;37(6):423–30.

40. Journee HL, Polak HE, de Kleuver M, Langeloo DD, Postma AA. Improved neuromonitoring during spinal surgery using double-train transcranial electrical stimulation. Med Biol Eng Comput. 2004;42(1):110–3.

41. van Hal C, Hoebink E, Polak HE, Racz I, de Kleuver M, Journee HL. Optimum interpulse interval for transcranial electrical train stimulation to elicit motor evoked potentials of maximal amplitude in both upper and lower extremity target muscles. Clin Neurophysiol. 2013;124(10):2054–9.

42. Barbet JP, Butler-Browne GS, Labbe S, Maillet M, Pompidou A. Quantification of the diameter of muscular fibres in the course of the development of the quadriceps. Bull Assoc Anat. 1991;75(230):25–9.

43. Skinner SA, Transfeldt EE, Savik K. Surface electrodes are not sufficient to detect neurotonic discharges: observations in a porcine model and clinical review of deltoid electromyographic monitoring using multiple electrodes. J Clin Monit Comput. 2008;22(2):131–9.

44. Eisermann M, Kaminska A, Moutard ML, Soufflet C, Plouin P. Normal EEG in childhood: from neonates to adolescents. Neurophysiol Clin. 2013;43(1):35–65.

45. Bruhn J, Bouillon TW, Radulescu L, Hoeft A, Bertaccini E, Shafer SL. Correlation of approximate entropy, bispectral index, and spectral edge frequency 95 (SEF95) with clinical signs of "anesthetic depth" during coadministration of propofol and remifentanil. Anesthesiology. 2003;98(3):621–7.

46. Jeleazcov C, Schmidt J, Schmitz B, Becke K, Albrecht S. EEG variables as measures of arousal during propofol anaesthesia for general surgery in children: rational selection and age dependence. Br J Anaesth. 2007;99(6):845–54.

47. Salamy A. Maturation of the auditory brainstem response from birth through early childhood. J Clin Neurophysiol. 1984;1(3):293–329.

48. Skinner SA, Vodusek DB. Intraoperative recording of the bulbocavernosus reflex. J Clin Neurophysiol. 2014;31(4):313–22.

49. MacDonald DB, Al Zayed Z, Khoudeir I, Stigsby B. Monitoring scoliosis surgery with combined multiple pulse transcranial electric motor and cortical somatosensory-evoked potentials from the lower and upper extremities. Spine (Phila Pa 1976). 2003;28(2):194–203.

50. Fehlings MG, Brodke DS, Norvell DC, Dettori JR. The evidence for intraoperative neurophysiological monitoring in spine surgery: does it make a difference? Spine (Phila Pa 1976). 2010;35(9 Suppl):S37–46.

51. Schwartz DM, Auerbach JD, Dormans JP, Flynn J, Drummond DS, Bowe JA, et al. Neurophysiological detection of impending spinal cord injury during scoliosis surgery. J Bone Joint Surg Am. 2007;89(11):2440–9.

52. Skinner SA, Transfeldt EE, Mehbod AA, Mullan JC, Perra JH. Electromyography detects mechanically-induced suprasegmental spinal motor tract injury: review of decompression at spinal cord level. Clin Neurophysiol. 2009;120(4):754–64.

53. Raynor BL, Lenke LG, Kim Y, Hanson DS, Wilson-Holden TJ, Bridwell KH, et al. Can triggered electromyograph thresholds predict safe thoracic pedicle screw placement? Spine (Phila Pa 1976). 2002;27(18):2030–5.

54. Donohue ML, Swaminathan V, Gilbert JL, Fox CW, Smale J, Moquin RR, et al. Intraoperative neuromonitoring: can the results of direct stimulation of titanium-alloy pedicle screws in the thoracic spine be trusted? J Clin Neurophysiol. 2012;29(6):502–8.

55. Lips J, de Haan P, de Jager SW, Vanicky I, Jacobs MJ, Kalkman CJ. The role of transcranial motor evoked potentials in predicting neurologic and histopathologic outcome after experimental spinal cord ischemia. Anesthesiology. 2002;97(1):183–91.

56. Lips J, de Haan P, Bouma GJ, Jacobs MJ, Kalkman CJ. Delayed detection of motor pathway dysfunction after selective reduction of thoracic spinal cord blood flow in pigs. J Thorac Cardiovasc Surg. 2002;123(3):531–8.

57. Fu KM, Smith JS, Polly DW, Ames CP, Berven SH, Perra JH, et al. Morbidity and mortality associated with spinal surgery in children: a review of the Scoliosis Research Society morbidity and mortality database. J Neurosurg Pediatr. 2011;7(1):37–41.

58. Ziewacz JE, Berven SH, Mummaneni VP, Tu TH, Akinbo OC, Lyon R, et al. The design, development, and implementation of a checklist for intraoperative neuromonitoring changes. Neurosurg Focus. 2012;33(5), E11.

59. Fasano VA, Barolat-Romana G, Zeme S, Squazzi A. Electrophysiological assessment of spinal circuits in spasticity by direct dorsal root stimulation. Neurosurgery. 1979;4(2):146–51.

60. Seidel K, Beck J, Stieglitz L, Schucht P, Raabe A. The warning-sign hierarchy between quantitative subcortical motor mapping and continuous motor evoked potential monitoring during resection of supratentorial brain tumors. J Neurosurg. 2013;118(2):287–96.

61. Deletis V, Fernandez-Conejero I, Ulkatan S, Costantino P. Methodology for intraoperatively eliciting motor evoked potentials in the vocal muscles by electrical stimulation of the corticobulbar tract. Clin Neurophysiol. 2009;120(2):336–41.

62. Dong CC, Macdonald DB, Akagami R, Westerberg B, Alkhani A, Kanaan I, et al. Intraoperative facial motor evoked potential monitoring with transcranial electrical stimulation during skull base surgery. Clin Neurophysiol. 2005;116(3):588–96.

63. Prell J, Rampp S, Romstock J, Fahlbusch R, Strauss C. Train time as a quantitative electromyographic parameter for facial nerve function in patients undergoing surgery for vestibular schwannoma. J Neurosur. 2007;106(5):826–32.

64. Romstock J, Strauss C, Fahlbusch R. Continuous electromyography monitoring of motor cranial nerves during cerebellopontine angle surgery. J Neurosurg. 2000;93(4):586–93.

65. Sala F, Manganotti P, Tramontano V, Bricolo A, Gerosa M. Monitoring of motor pathways during brain stem surgery: what we have achieved and what we still miss? Neurophysiol Clin. 2007;37(6):399–406.

66. Bertalanffy H, Tissira N, Krayenbuhl N, Bozinov O, Sarnthein J. Inter- and intrapatient variability of facial nerve response areas in the floor of the fourth ventricle. Neurosurgery. 2011;68 Suppl 1:23–31.

67. Deletis V, Fernandez-Conejero I, Ulkatan S, Rogic M, Carbo EL, Hiltzik D. Methodology for intra-operative recording of the corticobulbar motor evoked potentials from cricothyroid muscles. Clin Neurophysiol. 2011;122(9):1883–9.
68. Szelenyi A, Langer D, Beck J, Raabe A, Flamm ES, Seifert V, et al. Transcranial and direct cortical stimulation for motor evoked potential monitoring in intracerebral aneurysm surgery. Clin Neurophysiol. 2007;37(6):391–8.
69. Szelenyi A, Langer D, Kothbauer K, De Camargo AB, Flamm ES, Deletis V. Monitoring of muscle motor evoked potentials during cerebral aneurysm surgery: intraoperative changes and postoperative outcome. J Neurosurg. 2006;105(5):675–81.

推荐阅读

Cornelissen L, Kim SE, Purdon PL, Brown EN, Berde CB. Age-dependent electroencephalogram (EEG) patterns during sevoflurane general anesthesia in infants. eLife. 2015;4:e06513.

Journee HL, Polak HE, De Kleuver M. Conditioning stimulation techniques for enhancement of transcranially elicited evoked motor responses. Clin Neurophysiol. 2007;37(6):423–30.

Lips J, de Haan P, de Jager SW, Vanicky I, Jacobs MJ, Kalkman CJ. The role of transcranial motor evoked potentials in predicting neurologic and histopathologic outcome after experimental spinal cord ischemia. Anesthesiology. 2002;97(1):183–91.

McIntyre IW, Francis L, McAuliffe JJ. Transcranial motor evoked potentials are more easily acquired than somatosensory evoked potentials in children less than 6 years of age. Anesth Analg. 2016;122(1):212–8.

问题

1. 前囟通常什么年龄闭合？

2. 正确还是错误：18 个月大的孩子无法获得的 D 波进而不能获得运动诱发电位。

3. 使用丙泊酚时意识丧失的脑电图"信号"是什么？

4. 当试图诱发幼儿运动诱发电位时，什么技术特别有用？

答案

1. 9～18 个月大

2. 错。虽然使用现有的技术在 18 个月大的孩子中无法获得 D 波，但如果使用 TIVA，在很高比例的病例中可以获得 MEP。

3. 在额部导联高功率的 α 波和 δ 波频谱已被证明与丙泊酚意识丧失有关。

4. Journee 和同事报道用两个成串刺激促进幼儿获得 MEP。经常需要优化刺激参数以获得最佳结果。

第四部分
重症监护

ICU 中的监测

44

Louanne M. Carabini

（付翘楚　菅敏钰　译　刘海洋　校）

学习要点

- 平衡多模式监测以优化脑灌注和脑氧合。
- 神经重症监护中综合考虑无创和有创血流动力学监测的利弊。
- 描述中心静脉压作为评估前负荷所面临的挑战。
- 描述动态监测前负荷反应的有利之处。

简介

神经系统疾病错综复杂，常伴有心肺系统并发症。研究表明，神经重症监护治疗病房（Neurologic Intensive Care Unit，NICU）的患者预后得到改善，与特殊护理、神经重症医生团队及神经系统疾病综合有序的治疗密不可分[1]。重症监护治疗病房（intensive care unit，ICU）中常用的血流动力学监测包括体温、血压、心电图、呼吸及通气参数以及血容量和心输出量的测定[2-3]。NICU 的神经系统监测包括经颅多普勒、颅内压（intracranial pressure，ICP）监测、脑氧监测、微透析导管和脑电图，这些方法将在本章节中详细介绍[4]。本章将以病例分析的形式来说明管理严重神经系统疾病患者的复杂性。

病例 1：创伤性颅脑损伤（traumatic brain injury，TBI）

男性，42 岁，因"左颞部枪伤"入急诊室，血液中检测出酒精和可卡因。入院时呈颅内高压和库欣综合征体征，包括高血压、窦性心动过缓、呼吸节律异常[5]。最初格拉斯哥昏迷评分为 7 分，为重型 TBI。立即行气管插管，收入 NICU 治疗颅内高压（intracranial hypertension，ICH）和重型 TBI。ICP 监测已在第 15 章"颅内压监测"讨论过，但本章会介绍治疗 ICH 的基本策略及适用于重型 TBI 患者的血流动力学监测。

气管插管后转至 ICU，对该患者行过度通气降低 $PaCO_2$，继而提高脑脊液（cerebral spinal fluid，CSF）pH。CSF pH 升高可刺激化学受体、导致脑血管收缩[6]。血管收缩可在数分钟内降低脑血流量及 ICP[6]。但过度通气只是 ICH 的暂时性治疗，因为超过 8～12 h 以后，CSF 将平衡 pH，逆转血管收缩。若持续过度通气，患者将有反弹性脑血管扩张致 ICP 升高或脑血管过度收缩致继发性脑缺血的风险。因此，反复测量动脉血气并将 $PaCO_2$ 与动态的 ICP 相关联以制订其他治疗 ICH 方案[6]。或者可以使用二氧化碳图，测量呼气末二氧化碳（$ETCO_2$）来替代 $PaCO_2$，连续监测通气。然而，低心输出量和解剖或生理性无效腔增加引起肺泡-动脉二氧化碳梯度发生改变时，需要反复进行血液-气体分析[7]。

在重型 TBI 急性期的复苏过程中，行脑室置管外引流以监测和治疗 ICH。几个小时以后，患者 ICP 升至 20 mmHg 以上，达到开始药物治疗阈值，因为持续的 ICH 会导致预后不良，增加死亡率[8-10]。ICH 的药物治疗包括利尿（渗透性利尿剂或袢利尿剂）、高渗治疗（高张盐水或甘露醇）、镇静及巴比妥类诱导的昏迷疗法[8,11-12]。此外还应采取降低 ICP 的简单措施如抬高头位、维持颈中线位使静脉引流通畅、减轻正压通气对胸内压的影响、减轻疼痛、减少镇静、镇痛不足导致血压和（或）脑血流增加。

TBI 治疗的早期目标是预防继发性损伤。原发性损伤包括初始脑损伤区域。当发生全身或局部病理生理变化时出现继发性损伤，常由神经系统受损所致，可引起损伤周围脑实质如局部脑水肿或 ICP 升高致脑灌注压降低、氧输送降低。继发性损伤的全身因素包括低血压、低氧血症、贫血、低碳酸血症或高碳酸血症、高血糖及高热[12]。预防继发性损伤的全身病因是 NICU 危重症管理最重要的工作。目前监测脑氧的方法包括脑血氧监测、颈静脉球血氧饱和度（第 14章）、组织氧合监测仪[13]。此外，微透析导管可以插入脑实质中监测脑组织的代谢应激水平并连续检测脑组织中血糖、丙酮酸和乳酸含量[14]。临床上这些监护仪可指导脑灌注压的管理，因为前者随平均动脉压和脑内压力变化而变化。

脑氧监测

因顽固性颅内高压，我们对该患者进行

颈静脉血氧饱和度监测评估脑氧供。入院第 2 天，饱和度降至 50％ 以下，达到缺血和继发性损伤的阈值。假设颈静脉血氧饱和度下降不是由贫血、低氧血症、低碳酸血症或低血压等全身因素所致，则应考虑 ICP 升高、代谢率上升等颅内因素并积极处理。目前该患者血流动力学稳定，体温正常，给予镇静治疗。因此我们开始 EEG 监测以除外癫痫发作和非惊厥性癫痫持续状态。这些是 TBI急性期相关的临床表现，常导致脑代谢和氧耗明显增加[15-16]。

经 5 天针对顽固性 ICH 的积极治疗，包括用甘露醇高渗治疗、呋塞米利尿、诱导性巴比妥昏迷疗法，患者的 ICP 恢复正常，但出现了明显的代谢性碱中毒（与袢利尿剂有关）和顽固性低钾血症、低镁血症。ECG 示频发室性期前收缩，考虑与低钾血症有关。这些表现常发展为恶性心律失常如尖端扭转型室性心动过速及心室颤动[13]。应暂停利尿治疗，直至血钾、血镁达到患者的可耐受水平，代谢性碱中毒得到控制。

这只是利用 ECG 诊断的多种代谢紊乱之一。50 多年前，Burch 和他的同事第一次发现中枢神经系统损伤相关的 ECG 改变[17]，常见于蛛网膜下腔出血后，包括 T 波高尖、QT 间期延长、出现 U 波。心肌功能障碍的病理生理学机制尚不清楚，因为此后进行的一系列尸体解剖发现心脏是正常的[18]。

体温监测

入院后第 4 天，患者由于意识状态改变仍保留气管导管。给予头孢唑啉预防脑室切开引流术的感染，苯妥英预防癫痫发作，氟哌啶醇预防躁动，患者出现发热，体温38.3℃。本病诊断高热不同点在于其包括感染、酒精戒断、抗生素和抗惊厥药以及抗精神病药物的副反应、继发性丘脑损伤所致的中枢性发热。

　　高热会增加脑氧需和机体代谢率，导致较差的临床预后，这一现象在神经损伤后患者表现尤为明显[19]。准确监测患者的核心体温是必要的，因为外周体温监测在患者低心输出量低灌注、血管加压素治疗，或诱导低温等情况下是不准确的。脑损伤后低温治疗的作用仍然存在争议。部分动物模型和一些临床试验诱导亚低温，即身体核心温度 32～33℃，显示可以明显减少脑代谢率和提高患者行为预后，但大规模的多中心临床试验仍没有确凿的证据表明是否会改善长期预后[20]。此外，低温也存在不良影响，包括颤抖、增加感染的风险、心律失常及凝血功能障碍[21]。

　　患者并非是一个急性感染。在停止使用抗癫痫药和抗精神病药物并积极使用降温毯后患者的发热得到了有效的控制。患者逐渐从 ICP 危机中恢复过来，最终停止机械通气支持转至急性康复治疗。

病例 2：蛛网膜下腔出血（sub-arachnoid hemorrhage，SAH）

　　女性，37 岁，既往体健，突发剧烈头痛。影像学检查证实为前交通动脉瘤破裂引起的蛛网膜下腔出血。该患者收入 NICU，在行动脉瘤外科治疗前监测血流动力学、ICP 及神经系统情况。

　　动脉瘤性蛛网膜下腔出血与多种神经系统及全身并发症相关[22-23]。一些分级评分可用来标准化预后和推荐治疗方案。最常用的分级为 Hunt-Hess 分级、世界神经外科医生协会（World Federation of Neurosurgical Surgeons，WFNS）分级和 Fisher 分级。其中 Hunt-Hess 分级是根据患者的意识水平、

头痛和视觉改变症状和神经学检查分为 0～5 级。这一分级起初用于评估动脉瘤夹闭术的手术风险。WFNS 分级与之类似，是一种临床评估分级，根据格拉斯哥昏迷评分和运动缺陷的出现或消失分为 0～5 级，主要用于预测临床预后。Fisher 分级与前两者不同的是，它通过 CT 扫描对 SAH 严重程度进行影像学评估，分为 1～4 级，其中 1 级指没有出血，4 级指弥漫性 SAH 或脑内、脑室内出现血凝块。Fisher 分级与脑血管痉挛的风险有关，脑血管痉挛可能导致迟发性脑缺血（DCI）和较差的神经系统预后[24]。

　　脑动脉瘤破裂再出血的发生率和死亡风险很高。外科夹闭动脉瘤或血管内弹簧圈栓塞治疗前控制血压至关重要。继发于动脉狭窄的迟发性脑缺血通常指血管痉挛，发生在 SAH 后 3～14 天。血管痉挛是动脉瘤性 SAH 最常见的但可避免的神经系统并发症，可致预后不良、远期致残率高[23]。病理生理机制包括脑血管反应性降低及动脉内膜狭窄，进而发展为脑缺血、梗死、永久性神经功能异常。

　　经颅多普勒超声检查（transcranial doppler ultrasonography，TCD）、持续神经病学检查和脑血流图常用来监测血管痉挛的发生。TCD 超声检查操作简单，可在床旁完成，无创、可重复检查，因而是除了连续神经病学检查外最常用的筛查手段[25-26]。TCD 超声检查及其临床应用已在第 13 章详细讨论过。这里只想强调一点，TCD 测量脑动脉血流速度，动脉腔越窄，流速越快，表明出现了脑血管痉挛。TCD 超声检查的价值在于对每一位患者的个体化测量[26]。例如，若患者常规 TCD 流速低于 100 s，如果大脑前动脉窗突然升高至 200 cm/s 以上的话，临床上应考虑血管痉挛的可能性，应行诊断性脑血管造影。

　　虽然 TCD 与血管造影确诊血管痉挛很

相关，但诊断 DCI 的敏感性有限，约为 70%～80%，这可能因为 TCD 只提供快速临床评估而非连续监测[25]。脑氧监测可对缺血或梗死高危区域进行连续监测。但它是有创的，并且不能评估全脑灌注情况[23]。评价基于血流、压力、氧合指数连续监测脑灌注的方法包括脑组织氧分压监测、温度稀释脑血流监测和 ICP 监测之间相关性的比较研究还需证实其与临床转归之间的相关性，但许多研究样本量小，并且在患者的选择和方法学上都有所不同[25,27]。

血压监测

动脉瘤性 SAH 后预防再出血、治疗脑血管痉挛的常规方案包括特殊的血压控制策略、严密监测患者的液体出入量、心功能和呼吸功能[22-23]。

无创血压技术是通过给予动脉血流外源性压力测量远端脉搏搏动。这种方法只能间歇性使用，在 ICU 中使用受限，这是由于 ICU 中患者循环不稳定的风险很大，因此迅速识别收缩压和舒张压波动尤为重要。动脉内压力监测提供了一种连续和直接检测收缩压和平均血压的方式，能够呈现心脏波动周期中血压的波形图。研究表明当血压或体液按预期变化，在较小的范围内控制血压是有必要的，但无创血压测量是不准确的。

连续血压监测与无创袖带血压之间有周期相关性，能够精确评估全身血压。此外，动脉搏动和波形可以用来估计心输出量和前负荷。

SAH 患者发生全身或神经系统并发症的风险较高，包括神经源性或肺源性水肿引起呼吸系统衰竭，常合并有钠离子平衡失调（表44.1）[28-29]。有创血流动力学监测还可以反复监测动脉血气以确保足够氧合、通气和并纠正代谢紊乱、电解质失衡。

表 44.1 钠代谢紊乱

指标	SIADH	CSW	DI
血钠 mmol/L	<135	<135	>145
血渗透压 mOsm/kg	<285	<285	>290
尿渗透压 mOsm/kg	>200	>200	>200
尿钠 mmol/L	>25	>25	—
液体平衡	↑	↓	↑

SIADH，抗利尿激素分泌失调综合征；CSW，脑性盐耗；DI，尿崩症

病例3：脊髓损伤

男性，22岁，坠入一个浅水坑后致完全性脊髓损伤（C6水平）。患者入急诊室时低血压、心动过缓，其他诊断性检查未发现进一步损伤。从神经学角度看，该患者 C5 平面以下感觉缺失、四肢瘫痪，为美国脊髓损伤学会（American Spinal Injury Association，ASIA）A 级损伤[30-31]。但是患者神智清楚、定向力好，自主呼吸，氧合充分。需要注意的是，所有因严重创伤致脊髓损伤和低血压的患者，都应评估其是否合并其他损伤，尤其是那些危及生命的损伤如脑内出血、主动脉夹层引起的填塞、气胸和腹部损伤[30]。

急性脊髓损伤的治疗目标是预防神经元低灌注导致的继发损伤及进行性神经功能缺损。因此，维护充足的心输出量和全身血压以维持最佳的脊髓灌注是脊髓损伤患者最首要的危重护理目标[32]。高胸段及颈段脊髓损伤常并发神经源性休克，是分布性休克的一种，特征是自主神经功能紊乱、交感神经切断导致全身血管阻力低、静脉回流减少以及低血压[30,32]。采用液体治疗来补充容量是分布性休克早期复苏的主要目标，常在中心静脉压的指导下进行（图44.1），但患者血容量的临床评估仍有难度[26]。

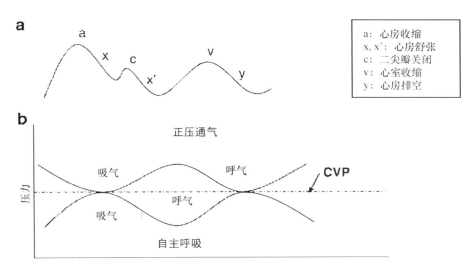

a: 心房收缩
x、x`: 心房舒张
c: 二尖瓣关闭
v: 心室收缩
y: 心房排空

图 44.1 中心静脉压（CVP）波形（a）。正压通气与自主呼吸相比中心静脉压波形的变化（b）。应该在呼气末测量 CVP

监测液体状态和心输出量

液体状态的评估取决于多种体征、症状、监测和实验室值综合分析。对这位患者进行了容量扩增和升高血压治疗，维持平均动脉压大于 85 mmHg。鉴于需要精确评估血容量和使用升压药以维持血压，患者具备中心静脉置管的多种适应证。典型的 CVP 波形的描述见图 44.1a。为了确保 CVP 准确估计前负荷，胸内压必须与大气压力相等，而这仅仅发生在呼气末期[33]。

在自发性和正压通气时，CVP 波形会随着胸内压引起的循环波动而变化[33-34]。图 44.1b 描绘沿 CVP 波形位点，记录了临床测定的跨壁静脉压。

肺动脉置管

中心静脉压评估前负荷是通过假定左右心室有正常的顺应性并且压力的测定与左心室末舒张末期压力或前负荷相关。CVP 忽略了心室或肺动脉顺应性下降或瓣膜病或功能障碍时左心室充盈压。肺动脉导管（PAC）"楔入"肺动脉，球囊阻断肺血流，测量动脉阻断压（PAOP）。PAOP 能够很好地代替前负荷，因为它不依赖于右心室的顺应性，肺动脉高压或二尖瓣狭窄不影响 PAOP[33,35]。PAC 还可以监测心输出量、静脉血氧混合量饱和度并评估全身血管阻力。

回到这位急性颈髓损伤和低血压的患者，他应该是容量复苏困难并逐渐伴有终末器官低灌注和组织缺氧，符合休克的定义。鉴于患者属于创伤性损伤，他遭受了继发于出血、脊髓损伤、填塞或气胸的低血容量、分布性、心源性阻塞性休克。表 44.2 从多种血流动力学特征描述 PAC 常见的变化来区别休克的状态以及液体、血液制品、强心剂或升压药的适应证。

前负荷反应

复苏脊髓损伤分布性休克的第一要务是容量扩充以增加前负荷和恢复正常血容量。然而，CVP 或者 PAOP 指导脊髓灌注的价值因人而异，且与液体反应之间常常没有相关反应[33]。Frank Starling 曲线描述了增加前负荷与增加心输出量的相关关系，但有一点除外，强心剂或血管加压素能够有效地升

表 44.2 四种类型的休克

休克类型	临床举例	CVP	SVR	PAOP	CO	SVO$_2$
低血容量性	急性出血	↓	↑	↓	↓	↓
心源性	心肌梗死、充血性心力衰竭	↑	↑	↑	↓	↓
梗阻性	肺栓塞、心脏压塞、张力性气胸	↑	↓	↓	↓	↓
分布性	败血症、神经源性休克、过敏	↓	↓	↓	↑	↑↓

CVP，中心静脉压；SVR，全身血管阻力；PAOP，肺动脉闭塞压；CO，心输出量；SVO$_2$，混合静脉血氧饱和度

高血压。前负荷反应传统意义上的评估是通过液体改变来观察血压和心指数的变化。然而，液体疗法会增加医源性肺水肿的危险，引起全身容量负荷过重和高氯性代谢性酸中毒。在患者留置动脉导管接受正压通气时，前负荷反应可以通过观察脉压或收缩压变化进行评估[34,36]。

总结

NICU 的护士和医生在治疗神经系统疾病方面具有高超的技能和丰富的临床经验，有利于改善患者的预后。多模式神经监测联合血流动力学监测有助于优化危重症患者的管理，帮助重症监护团队持续监测终末器官的灌注情况。在 NICU 中，中枢神经系统缺血的风险最高。

在这篇文章的前面和其他章节中，有一些脑灌注和脑功能监测仪可用于危重患者的连续评估。每一种监测方法都有其优势与不足，针对不同类型的患者及不同分型的休克有各自的适应证和并发症（表44.2）。虽然明确表示预后改善与持续监测之间相关性的文献还有所欠缺，但通常使用风险较小。本章综述了几种监测脑灌注和脑功能的方法以及 ICU 神经系统损伤患者的血流动力学监测的临床应用。

参考文献

1. Bershad EM, Feen ES, Hernandez OH, Suri MF, Suarez JI. Impact of a specialized neurointensive care team on outcomes of critically ill acute ischemic stroke patients. Neurocrit Care. 2008;9(3):287–92.
2. Pinsky MR. Hemodynamic monitoring in the intensive care unit. Clin Chest Med. 2003;24(4):549–60.
3. Pinsky MR. Rationale for cardiovascular monitoring. Curr Opin Crit Care. 2003;9(3):222–4.
4. Yokose N, Sakatani K, Murata Y, Awano T, Igarashi T, Nakamura S, et al. Bedside monitoring of cerebral blood oxygenation and hemodynamics after aneurysmal subarachnoid hemorrhage by quantitative time-resolved near-infrared spectroscopy. World Neurosurg. 2010;73(5):508–13.
5. Wan WH, Ang BT, Wang E. The Cushing Response: a case for a review of its role as a physiological reflex. J Clin Neurosci. 2008;15(3):223–8.
6. Brain Trauma Foundation, American Association of Neurological Surgeons, Congress of Neurological Surgeons, Joint Section on Neurotrauma and Critical Care, AANS/CNS, Bratton SL, Chestnut RM, Ghajar J, McConnell Hammond FF, Harris OA, et al. Guidelines for the management of severe traumatic brain injury. XIV. Hyperventilation. J Neurotrauma. 2007;24(Suppl 1):S87–90.
7. Andrews FJ, Nolan JP. Critical care in the emergency department: monitoring the critically ill patient. Emerg Med J. 2006;23(7):561–4.
8. Brain Trauma Foundation, American Association of Neurological Surgeons, Congress of Neurological Surgeons, Joint Section on Neurotrauma and Critical Care, AANS/CNS, Bratton SL, Chestnut RM, Ghajar J, McConnell Hammond FF, Harris OA, Hartl R, et al. Guidelines for the management of severe traumatic brain injury. IX. Cerebral perfusion thresholds. J Neurotrauma. 2007;24(Suppl 1):S59–64.
9. Brain Trauma Foundation, American Association of Neurological Surgeons, Congress of Neurological Surgeons, Joint Section on Neurotrauma and Critical Care, AANS/CNS, Bratton SL, Chestnut RM, Ghajar J, McConnell Hammond FF, Harris OA, Hartl R, et al. Guidelines for the management of severe traumatic

brain injury. VIII. Intracranial pressure thresholds. J Neurotrauma. 2007;24(Suppl 1):S55–8.

10. Brain Trauma Foundation, American Association of Neurological Surgeons, Congress of Neurological Surgeons, Joint Section on Neurotrauma and Critical Care, AANS/CNS, Bratton SL, Chestnut RM, Ghajar J, McConnell Hammond FF, Harris OA, Hartl R, et al. Guidelines for the management of severe traumatic brain injury. VI. Indications for intracranial pressure monitoring. J Neurotrauma. 2007;24 Suppl 1:S37–44.

11. Brain Trauma Foundation, American Association of Neurological Surgeons, Congress of Neurological Surgeons, Joint Section on Neurotrauma and Critical Care, AANS/CNS, Bratton SL, Chestnut RM, Ghajar J, McConnell Hammond FF, Harris OA, Hartl R, et al. Guidelines for the management of severe traumatic brain injury. XI. Anesthetics, analgesics, and sedatives. J Neurotrauma. 2007;24(Suppl 1):S71–6.

12. Brain Trauma Foundation, American Association of Neurological Surgeons, Congress of Neurological Surgeons, Joint Section on Neurotrauma and Critical Care, AANS/CNS, Bratton SL, Chestnut RM, Ghajar J, McConnell Hammond FF, Harris OA, Hartl R, et al. Guidelines for the management of severe traumatic brain injury. I. Blood pressure and oxygenation. J Neurotrauma. 2007;24(Suppl 1):S7–13.

13. Brain Trauma Foundation, American Association of Neurological Surgeons, Congress of Neurological Surgeons, Joint Section on Neurotrauma and Critical Care, AANS/CNS, Bratton SL, Chestnut RM, Ghajar J, McConnell Hammond FF, Harris OA, Hartl R, et al. Guidelines for the management of severe traumatic brain injury. X. Brain oxygen monitoring and thresholds. J Neurotrauma. 2007;24(Suppl 1):S65–70.

14. de Lima Oliveira M, Kairalla AC, Fonoff ET, Martinez RC, Teixeira MJ, Bor-Seng-Shu E. Cerebral microdialysis in traumatic brain injury and subarachnoid hemorrhage: state of the art. Neurocrit Care. 2014;21(1):152–62.

15. Eriksson EA, Barletta JF, Figueroa BE, Bonnell BW, Vanderkolk WE, McAllen KJ, Ott MM. Cerebral perfusion pressure and intracranial pressure are not surrogates for brain tissue oxygenation in traumatic brain injury. Clin Neurophysiol. 2012;123(6):1255–60.

16. Nangunoori R, Maloney-Wilensky E, Stiefel M, Park S, Andrew Kofke W, Levine JM, et al. Brain tissue oxygen-based therapy and outcome after severe traumatic brain injury: a systematic literature review. Neurocrit Care. 2012;17(1):131–8.

17. Burch GE, Meyers R, Abildskov JA. A new electrocardiographic pattern observed in cerebrovascular accidents. Circulation. 1954;9(5):719–23.

18. Cropp GJ, Manning GW. Electrocardiographic changes simulating myocardial ischemia and infarction associated with spontaneous intracranial hemorrhage. Circulation. 1960;22:25–38.

19. Commichau C, Scarmeas N, Mayer SA. Risk factors for fever in the neurologic intensive care unit. Neurology. 2003;60(5):837–41.

20. Brain Trauma Foundation, American Association of Neurological Surgeons, Congress of Neurological Surgeons, Joint Section on Neurotrauma and Critical Care, AANS/CNS, Bratton SL, Chestnut RM, Ghajar J,

McConnell Hammond FF, Harris OA, Hartl R, et al. Guidelines for the management of severe traumatic brain injury. III. Prophylactic hypothermia. J Neurotrauma. 2007;24(Suppl 1):S21–5.

21. Peterson K, Carson S, Carney N. Hypothermia treatment for traumatic brain injury: a systematic review and meta-analysis. J Neurotrauma. 2008;25(1):62–71.

22. Connolly Jr ES, Rabinstein AA, Carhuapoma JR, Derdeyn CP, Dion J, Higashida RT, et al. Guidelines for the management of aneurysmal subarachnoid hemorrhage: a guideline for healthcare professionals from the American Heart Association/American Stroke Association. Stroke. 2012;43(6):1711–37.

23. Rabinstein AA, Lanzino G, Wijdicks EF. Multidisciplinary management and emerging therapeutic strategies in aneurysmal subarachnoid haemorrhage. Lancet Neurol. 2010;9(5):504–19.

24. Rosen DS, Macdonald RL. Subarachnoid hemorrhage grading scales: a systematic review. Neurocrit Care. 2005;2(2):110–8.

25. Miller C, Armonda R. Monitoring of cerebral blood flow and ischemia in the critically ill. Neurocrit Care. 2014;21 Suppl 2:S121–8.

26. Roederer A, Holmes JH, Smith MJ, Lee I, Park S. Prediction of significant vasospasm in aneurysmal subarachnoid hemorrhage using automated data. Neurocrit Care. 2014;21(3):444–50.

27. Barth M, Woitzik J, Weiss C, Muench E, Diepers M, Schmiedek P, et al. Correlation of clinical outcome with pressure-, oxygen-, and flow-related indices of cerebrovascular reactivity in patients following aneurysmal SAH. Neurocrit Care. 2010;12(2):234–43.

28. Kirkman MA, Albert AF, Ibrahim A, Doberenz D. Hyponatremia and brain injury: historical and contemporary perspectives. Neurocrit Care. 2013;18(3):406–16.

29. Rahman M, Friedman WA. Hyponatremia in neurosurgical patients: clinical guidelines development. Neurosurgery. 2009;65(5):925–35; discussion 35–6.

30. Miko I, Gould R, Wolf S, Afifi S. Acute spinal cord injury. Int Anesthesiol Clin. 2009;47(1):37–54.

31. Waring III WP, Biering-Sorensen F, Burns S, Donovan W, Graves D, Jha A, et al. _2009 review and revisions of the international standards for the neurological classification of spinal cord injury. J Spinal Cord Med. 2010;33(4):346–52.

32. Ryken TC, Hurlbert RJ, Hadley MN, Aarabi B, Dhall SS, Gelb DE, et al. The acute cardiopulmonary management of patients with cervical spinal cord injuries. Neurosurgery. 2013;72(Suppl 2):84–92.

33. Andritsos MJ, Park KW. Advantages and limitations of static parameters of fluid loading. Int Anesthesiol Clin. 2010;48(1):1–21.

34. Asopa A, Karthik S, Subramaniam B. Current status of dynamic parameters of fluid loading. Int Anesthesiol Clin. 2010;48(1):23–36.

35. Pinsky MR. Hemodynamic evaluation and monitoring in the ICU. Chest. 2007;132(6):2020–9.

36. Gunn SR, Pinsky MR. Implications of arterial pressure variation in patients in the intensive care unit. Curr Opin Crit Care. 2001;7(3):212–7.

问题

1. 55 岁男性患者在神经重症监护治疗病房接受心脏骤停后的低温治疗。患者血流动力学不稳定，需要血管升压药物治疗。下列哪种测温方式不适合监测患者？
   - A. 皮肤温度探头
   - B. 膀胱导管
   - C. 直肠温度探头
   - D. 肺动脉导管

2. 22 岁男性患有急性外伤性颈脊髓损伤，随后发生神经源性休克。需要充分的机械通气支持和去氧肾上腺素来维持血压稳定。下列哪一个参数能够最佳提示患者对液体复苏有一个积极的血压反馈？
   - A. 中心静脉压力 9 cmH$_2$O
   - B. 脉压变化小于 15%
   - C. 收缩压变化大于 10 mmHg
   - D. 每搏量变异小于 15%

3. 74 岁的女性患有急性缺血性神经病变右大脑中动脉卒中伴随着脑水肿，明显的中线偏移和即将发生的疝。在神经重症监护治疗病房行气管插管机械通气并镇静。因其准备进行减压性颅骨切除术，使用甘露醇和爆发抑制治疗颅内压升高。以下哪项是最适合以急性过度通气为目的的肺泡通气监测？
   - A. 呼气末二氧化碳分压
   - B. 动脉 PaCO$_2$
   - C. 分钟通气
   - D. 氧饱和度

答案

1. A
2. C
3. B

癫痫：脑电图在手术室，ICU 的应用 **45**

Sabrina G. Galloway，Tod B. Sloan

（任 浩 菅敏钰 译 刘海洋 校）

学习要点

- 癫痫存在于 0.5%～1% 的人群，20%～40% 的患者不能用抗癫痫药物控制癫痫发作。这类患者中约 50% 适合手术治疗，其中 30%～60% 的患者可以摆脱癫痫发作。
- 手术前，患者接受连续视频脑电监测以及多种皮质活动的功能性检查（如功能磁共振成像）的评估。
- 术前 Wada 试验被用来确定优势半球，即表达和语言功能皮质所在半球。
- 一些患者行一期开颅手术放置栅状和深部电极以进行视频脑电监测，随后二期手术切除癫痫发作起源的致痫灶。
- 运动皮质可以使用皮质刺激来鉴别，清醒的患者通过观察运动，全身麻醉患者通过肌肉记录的运动诱发电位来确定。
- 功能皮质可以在清醒患者刺激皮质，通过表达和语言任务出错来识别。
- 开颅手术如术中记录皮质脑电，则全身麻醉需要尽可能少地应用吸入麻醉药。如果行直接皮质刺激运动诱发电位，则可能需要全凭静脉麻醉。
- EEG 在 ICU 中可用于发现非惊厥性癫痫发作和皮质缺血以及用于代谢抑制药物的滴定。

简介

脑电图（electroencephalogram，EEG）可用于手术室和 ICU 中多种类型的监测。正如本书第 10 章（"脑电图监测"）介绍的，EEG 是皮质锥体细胞突触电活动的产物。因此，利用头皮上或直接置于脑表面的电极可以洞悉突触的活动。EEG 可以使用多种电极位置和导联组合进行记录并以 EEG 波形、定量数据、经处理的变量的形式报告（第 10、11 章，"原始和处理后的脑电图的临床应用"）。特别是 EEG 在癫痫发作监测方面独一无二的作用，使其在术中及 ICU 中都非常有用。

EEG 电极技术的进步使得连续数小时、数天甚至数周实时记录视频连续脑电图（continuous EEG，cEEG）成为可能，而不必在 CT 或 MRI 检查时去除电极，这增加了 EEG 在 ICU 中的应用。EEG 在临床中的使用十分广泛，最主要的就是用于昏迷或精神状态改变患者的癫痫发作以及即将发生的缺血的检测和评估[1]。这些应用将在本章讨论。

癫痫

癫痫是最常见的神经系统疾病之一，影

响 0.5％～1％的人群[2-3]。癫痫发作，即单次癫痫发作事件，是神经元活动性的改变，表现为 EEG 异常图案及相关的多种临床症状（图 45.1）。临床表现从开始的意识损害到局部或全身的强直性阵挛运动（称为"惊厥"）。患者也可能发生非惊厥性发作（有可能不被察觉），伴随精神状态改变或昏迷。癫痫可以有遗传和后天的因素，这些因素在很多病例中是相互作用的。遗传缺陷被认为常涉及其中，其可能影响离子通道。当癫痫发作的原因已知（例如与脑肿瘤相关），就可能不再被诊断为癫痫。癫痫发作和癫痫这两个术语经常交替使用。然而，癫痫的诊断只能被用于未知原因及反复出现的癫痫发作。

目前，有超过 20 种抗癫痫药物（antiepileptic drugs，AED）可以使用，但仍有 20％～40％的患者或是无效或是由于难以接受的副作用而不能使用一种或多种药物控制病情[2-3]。缺乏对癫痫发作原因的了解使得有效药物的研发受到限制。耐药患者的死亡率是非耐药患者的四倍，这就使得对于控制癫痫发作从而改善患者生存质量，延长预期寿命的治疗手段的渴望尤为迫切。大约 50％的耐药患者适于行手术治疗。帮助患者获得无癫痫状态的手术涉及切除"致痫灶"的神经组织，使 30％～60％患者成功实现长期无癫痫发作[2]。这个区域通常被称为致痫灶：突然放电的起源区域被称为"刺激区"，产生症状的区域被称为"症状产生区"。

部分还是全面的癫痫发作决定了外科手术的类型。一些癫痫发作是部分性的（开始于一侧大脑半球，仅影响中枢神经系统的一

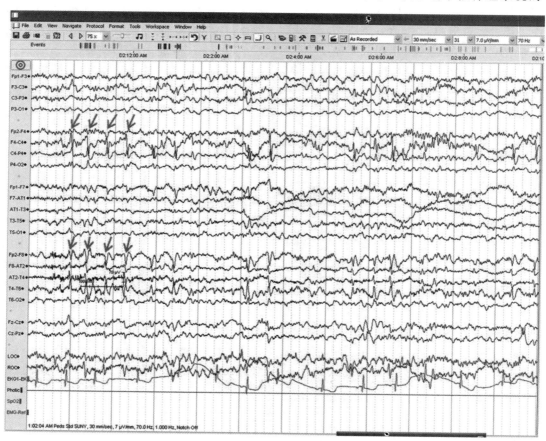

图 45.1 经典头皮记录的棘慢复合波，在右中央颞部区域，如箭头所示（向左下方的箭头）

部分），而另一些则是全面的（开始于两侧大脑半球）。部分性癫痫发作可能会有预兆。癫痫发作起源于一个或多个局部区域，被认为是中枢神经系统损害的结果，这一损害通常无法识别。最好的结果是完整切除致痫灶而使癫痫不再发作。一些患者由于致痫灶无法识别、存在于多个半球、与重要的功能皮质重叠（如，运动或语言区）而无法切除。这些患者可以用非切除的方法，如切断癫痫发作传播通路（如，胼胝体切开术）或刺激/调制技术（脑深部电刺激、迷走神经刺激、三叉神经刺激、反应性神经刺激）[4]。

　　进行手术评估时，患者接受同步视频和标准头皮 24 小时 EEG 监测（32 或更多个通道）以检查其临床表现与相关的 EEG 电子记录图案。第一阶段，视频脑电图监测（video EEG，vEEG）可以根据成功捕捉到癫痫发作的情况而进行数天至一周。这些患者通常在进入专用癫痫监控单元（epilepsy monitoring unit，EMU）的同时停用抗癫痫药物。这有利于在短时间内记录到多次癫痫发作或不需要手术的非癫痫性事件。患者或现场的家庭成员通过主动按压便携式报警系统参与癫痫发作的识别。这一报警提醒医务人员保障患者发作期间的安全，检查患者发作后临床状况，并回顾发作时捕获的 vEEG。

　　进入癫痫监控单元后，启动标准诱发程序，如过度通气、睡眠剥夺，以有利于捕获癫痫发作。诱发癫痫发作的因素可能有多种，因此根据患者病史使用诱发技术，最大限度地提高进入癫痫监控单元的效率非常重要。vEEG 被认为是区别癫痫发作与其他非癫痫发作，如异态睡眠、晕厥发作和精神性事件的标准[5]。对患者事件对应脑电图案的临床意义进行解读非常重要，这有利于后续定位癫痫发作起始区域（致痫灶）。近年来，EEG 触发功能磁共振成像（functional

MRI，fMRI）技术的进步使得在发作期和发作间期同步记录 vEEG 和 fMRI 成为可能。这一技术的前提假设是癫痫发作活动引发脑血流的增加，通过这一联系把 fMRI 血氧依赖技术与 vEEG 相关联，精确定位致痫灶[6]。由于一些实际的限制（发作时记录），使其应用受到限制。

　　但是 fMRI 在术前识别关键的解剖位置及其功能方面可以发挥有益的作用。当患者执行多重运动任务（舌头运动、拳头紧握、脚趾或手指轻扣）、多重语言任务（动词生成任务、语义决策任务）时，使用快速平面回波成像检测与脑血流变化有关的微小信号强度改变。随后计算机图像处理可以发现特定任务激活的皮质区域。同步记录的三维渲染大脑地形图呈现出关键解剖关系，创建一个兼具结构和功能的脑模型。fMRI 在感觉和运动皮质定位不同身体部位代表区以及术前定位和识别语言功能的能力在鉴别语言优势半球和指导术中皮质刺激方面是对金标准——Wada 测试（颈动脉内异戊巴比妥试验）的重要术前评估补充[7]。

　　因为头皮 vEEG 记录电极距离癫痫发作的起源位置有一定的距离，所以头皮电极仅能够在癫痫发作放电已经传播相当的范围时才能检测到。虽然头皮 vEEG 常用于监测大脑电活动的概况并对识别癫痫发作的起源提供建议，但如果考虑手术切除致痫灶，则需要在第二阶段和（或）第三阶段进一步评估患者。第二阶段监测需要行开颅手术，将多个尺寸的硬膜下栅状和条状电极放置于双侧的推测的致痫灶（图 45.2）。如需进一步半球的定位，那么第三阶段监测涉及单侧开颅，从多达 128 个接触点记录数据，并且可以在海马头部置入深部电极（立体定向脑电图）。在这几个阶段中，开颅手术 EEG 记录可以确保电极与皮质表面良好接触，建立初步地形图以识别栅状和条状电极所在位置，

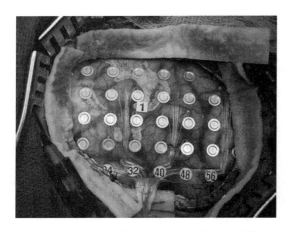

图 45.2 开颅手术示放置于皮质表面的 64 通道电极栅格

并可以在手术室中建立颅内记录的电极位置和导联组合。这类手术的麻醉管理与其他皮质脑电图的管理类似。

手术恢复后，患者再次进入 EMU 监测，尝试通过使用植入的电极和三维成像等计算机技术分析癫痫发作，进一步区分致痫灶的侧别。相比从头皮记录所见的标准棘慢复合波结构，使用皮质电极从致痫灶记录的癫痫发作通常具有高频震荡或演变的"快速放电"[4]（图 45.3）。第二阶段或第三阶段记录可长达 2 周，尝试记录多次具有相同的临床表现（癫痫信号）的癫痫发作，并将其定位到他们的致痫灶。

随后患者再次行开颅手术除去电极，确定被去除的皮质组织，绘制出要躲避的功能组织，并切除致痫灶。在手术室中，直接从皮质表面记录 EEG 即皮质脑电图（electro-corticography，ECoG），识别和定位准备切除的病理组织，以控制难治性癫痫（图 45.4A～C）。根据患者的配合情况和致痫灶

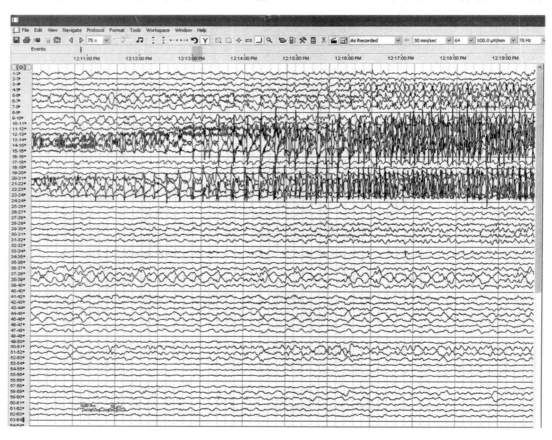

图 45.3 由高频震荡组成的癫痫发作活动从电极接触点 14 开始，随后扩散至临近区域

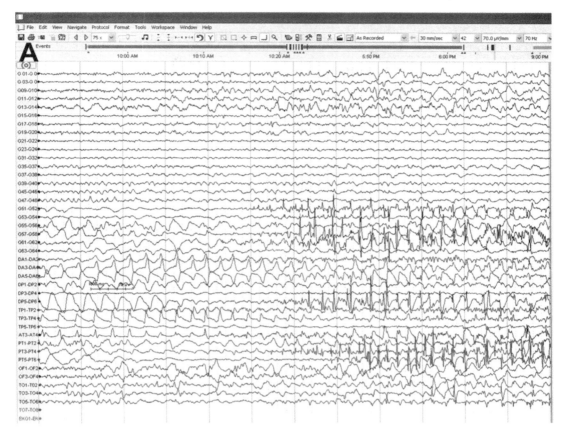

图 45.4　（**A**）在 ECoG 期间，局部癫痫发作开始于深度电极 DA4/DA5 和颞前栅条电极。（**B**）癫痫发作扩散到邻近皮质的栅条电极。（**C**）用盐水直接施于皮质表面，皮质抑制，随后癫痫发作停止

的部位，手术方式可以选择在手术关键部分使患者清醒（清醒开颅手术）或全麻下进行。麻醉药物的选择对 ECoG 有很大影响。

由于患者可以参与功能区的识别，清醒开颅手术是必须在优势半球识别功能区手术的优选技术。这样也可以最小化麻醉药物的影响。清醒开颅手术的麻醉考虑见第 18 章（"神经外科唤醒麻醉"）。一般情况下，局部麻醉用于立体定向架和头部固定装置（如，Mayfield 头架）的安放，表面麻醉用于导尿管引发的不适。可以在术前摆体位和固定时进行丙泊酚或右美托咪定联合阿片类药物（如瑞芬太尼）输注。镇静持续到开颅手术已经完成，外科医生准备进行颅内定位及操作时（此时停止镇静药物和阿片

类药物输注）。

然而，某些患者无法配合或尝试唤醒失败则需要全身麻醉。如果需要全身麻醉，应使用对 ECoG 特征抑制小的药物，并维持一个稳定的浅的麻醉深度。可以使用阿片类药物，无论联合丙泊酚或是右美托咪定。如果需要卤族类吸入麻醉药，可以选用非常低剂量的异氟烷或地氟烷[8]。不推荐使用七氟烷和氧化亚氮。

在开颅手术中，电生理监测用于几个组分。第一，ECoG 用以确定或识别要被切除的致痫灶。如果癫痫活动不够活跃，表 45.1 中给出了可以用于诱发癫痫活动的药物[8]。值得注意的是，其中一些药物可以诱发非特异性癫痫发作活动［即，致痫灶以外的区域

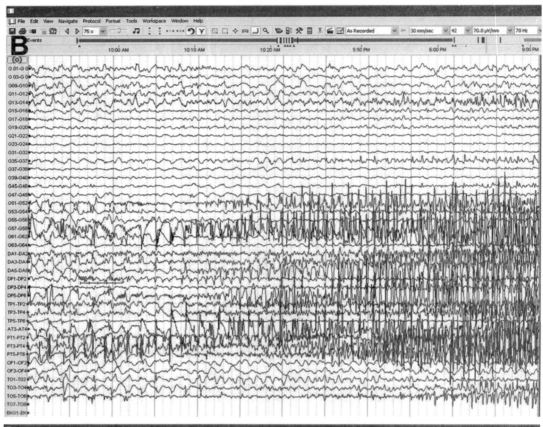

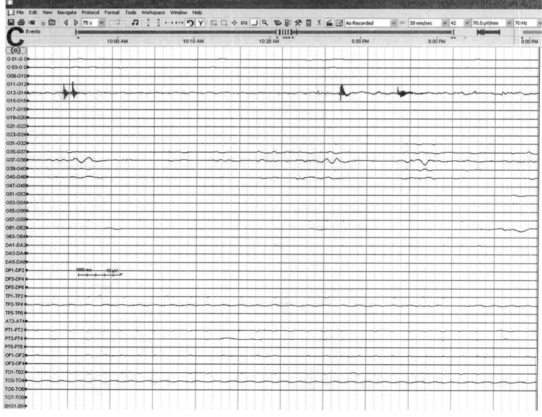

图 45.4 （续）

表 45.1 可能激活致痫点的静脉药物

药物	剂量
美索比妥[a]	25～100 mg
依托咪酯	0.2 mg/kg
丙泊酚	50～175 mg
芬太尼[a]	17～35 μg/kg
瑞芬太尼	1～2.5 μg/kg
阿芬太尼	20～100 kg

Data from Chui et al.[8]

[a] 表示可引起非特异性激活的药物

可能被诱发癫痫发作，且一些药物的剂量可能不适合清醒的患者（尤其是阿片类药物）。氯胺酮是这些非特异性神经刺激剂之一。美索比妥和阿芬太尼似乎应用最多。在全身麻醉时，使用诱发药物可能尤其重要。过度通气似乎增加非特异性激活[8]。

当异常点靠近功能皮质（表达或运动皮质）时，清醒开颅联合 ECoG 可以用于识别和定位靠近这些区域的致痫灶。确定边缘位置可以使正常的脑组织得以保护，完整切除致痫灶，并有可能使患者获得永久的无癫痫状态。皮质刺激被用来识别要保留的功能性组织。

最佳的方式是术前利用影像学技术〔例如，单光子发射计算机断层成像术（single-positron emission tomography，SPECT），PET 在代谢水平上检测与任务相关的活动区域，用 Wada 测试确定优势半球，用 fMRI 创建结构和功能脑模型〕或在床边使用植入电极识别的基础上，在清醒开颅术中完成需要保留的功能性组织的识别。在手术室中，绘制这些区域的方法是使用不同的刺激装置（手持式刺激器与电极栅条）（Penfield 技术与直接皮质刺激运动诱发电位）和记录技术区分功能皮质和异常的组织[9]（见第 9 章，"脑及脊髓功能定位"）。

对于运动皮质的绘制（见第 9 章），利用皮质焦点电刺激和清醒患者的临床反应，通过引起的非自主运动定位运动皮质。当清醒时，患者被要求识别刺激引起的运动（通常是一个"牵拉"）。如果需要，这一患者的参与可以持续进行直至切除完成或由于某一区域已经被认为有临床意义而使切除停止。有时麻醉团队可以识别出相关的运动。在清醒的患者中，Penfield/Ojemann 技术常用于刺激。

对于语音相关区域的绘制，需要在语言相关任务过程中进行脑刺激。例如，向患者展示一系列常见物体的照片，要求患者说出他们的名字（波士顿命名测试）。当任务被中断（语音停止/暂停或词语错误）则认为该区域为语言区[10]。

第二，ECoG 被用于在放电或刺激诱发癫痫发作活动后识别"不良分子"。Penfield/Ojemann 刺激技术仅能适当程度地诱发癫痫发作，故而对于这一技术，ECoG 监测在癫痫发作识别中很重要[11]。这一刺激技术引发的活动可能通过激活邻近致痫灶的组织干扰最初致痫灶的识别，并可能威胁患者整体的管理（例如在唤醒患者气道失控）。皮质刺激后 EEG 具有特征性的波形并可用于识别，与发作前 EEG（癫痫发作前），传播性癫痫发作样 EEG 或电子记录的癫痫发作相关联的活动。所有这些 EEG 改变通常可通过对直接暴露的皮质应用冷盐水终止。如果冷盐水未能终止癫痫发作，可以随后使用适当的（短效）抗癫痫药物，如推注丙泊酚或美索比妥。使用 50～60 Hz 的单极刺激装置（Penfield/Ojemann 技术）时，患者发生刺激诱发的癫痫发作的发生率约 10% 至 20%[10,12]。

如果需要或选择全身麻醉，运动皮质的识别可使用直接皮质刺激和肌肉反应记录，即使用直接皮质刺激的运动诱发电位技术（motor evoked potential technique of direct cortex stimulation，dcMEP）和肌肉记录，详述见第 2 章（经颅运动诱发电位）。对于选用的刺激技术，高频队列技术用于产生运动诱发电位在克服全身麻醉的抑制作用方面比 Penfield/Ojemann 技术更有效。正如第 2 章和第 21 章（"颅内动脉瘤夹闭术中的神经生理监测"）详述的，dcMEP 技术中刺激参数是关键，如使用更强的刺激，则需使运动皮质被刺激而非刺激皮质下更深的位置。

如果使用 dcMEP 技术，则需要全凭静脉麻醉（见第 19 章，"麻醉管理与术中电生理监测"）。避免使用肌肉松弛药并监测四个成串刺激以确定之前用过的肌肉松弛药已经恢复。如同清醒开颅技术，监测可以在切除过程中持续进行。幸运的是，由于产生相同效果所需要的电压降低，刺激相关的癫痫发作发生率在 dcMEP 技术中较低（1%～2%）（见第 9 章，"脑及脊髓功能定位"）[10,12-13]。目前不能在全身麻醉下识别表达区。神经导航技术可能对推断术前影像学检查确定的功能皮质有所帮助（如前所述）。一些初步研究表明直接皮质刺激可能有用，一些表达相关区域的皮质刺激可以激活与表达相关的运动皮质区域[14-15]。如果第二阶段或第三阶段监测时，联合应用 vEEG 和高分辨率 MRI 识别内侧颞叶硬化，在这里癫痫发作起源于海马的病灶区，术中可以使用 MRI 引导的激光技术进行创伤较小的开颅手术。不同于传统的叶切除术，这一手术方式使用激光尖探针通过头骨后部的钻孔朝向海马直接消融癫痫病灶。这种微创外科手术在全身麻醉下进行，通常住院时间可缩短为一夜[16]。

重症监护 EEG 监测

如今的重症监护病房，多通道[16-32]连续 EEG 或视频连续 EEG（continuous EEG，cEEG）用于患者管理决策并不少见。不同于传统的床旁 20～30 分钟 EEG 只是监测一个时间点而随后是数小时甚至数天的间断，在重症监护环境的连续 EEG（continuous EEG in the critical care environment，CCEEG）（或神经遥测技术，正如它的名称，它提供了连续的记录和解释分析），允许不间断的评估并即时触发治疗。如果有原因不明的神经系统检查变化却没有相应的影像学发现，那么就需要寻找精神状态改变或昏迷的其他原因。cEEG 正是提供了不同于结构神经影像学（CT 或 MRI）的脑生理学方面的信息。虽然功能性神经影像技术，如 PET、SPECT、fMRI 可以呈现生理变化，但它们不能提供如 CCEEG 这样，时间分辨率在毫秒级的监测[17]。

cEEG 可用于 ICU 中对于癫痫发作的监测，特别是当患者处于肌肉松弛药诱导的麻痹状态时（药理性麻痹）。已经有报道指出，一半以上在 ICU 中的癫痫发作都没有或只有轻微的临床惊厥活动迹象，使得其诊断延迟或漏诊。非惊厥性癫痫持续状态（nonconvulsive status epilepticus，NCSE）的发生率在危重患者中高达 37%，使用 CCEEG 可以识别并量化癫痫发作活动[9]（图 45.5）。尤其在颅脑创伤（traumatic brain injury，TBI）患者中，NCSE 发生率估计是 4%～14%[9]。

证据表明，使用 cEEG 记录的初始 30 分钟出现特定的 EEG 图案可以预测可能的癫痫发作。相比于全面性慢波，出现周期性单侧放电（periodic lateralized discharges，LPD）或全面放电（generalized discharges，GPD）可以预测癫痫发作。虽然各种各样的临床病因都可以见到周期性图案，但是放电本身就与 NCSE 高度相关，并可能在某些患者出现发作（癫痫发作）图案，继而出现大量的活动[18]（图 45.6）。

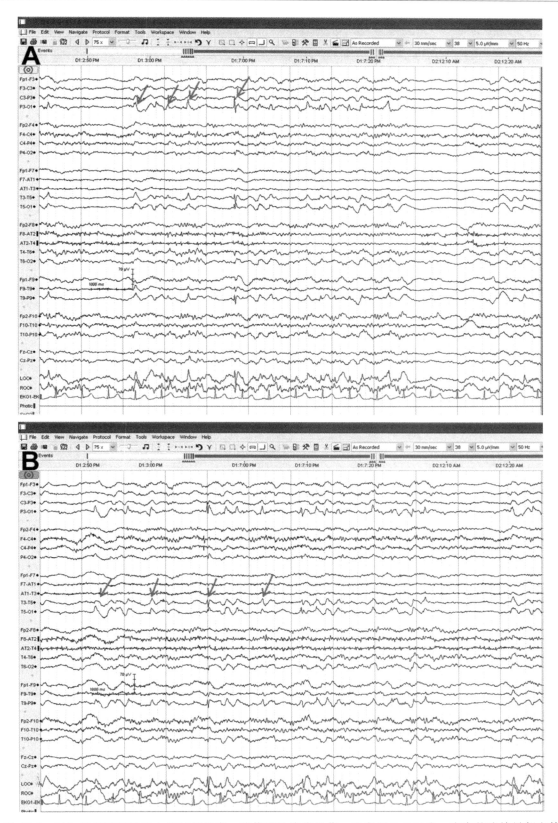

图 45.5　（**A**）因酒精滥用进入 ICU 的患者，非惊厥性癫痫发作，无意识且无反应。丰富的连续局部左枕（O1/T5）7～9 Hz 的尖波、棘波和慢波（向左下方的箭头）。（**B**）范围向前延伸（T3 电极），发作间期相对衰减周期持续 1～1.5 秒（向左下方的箭头）

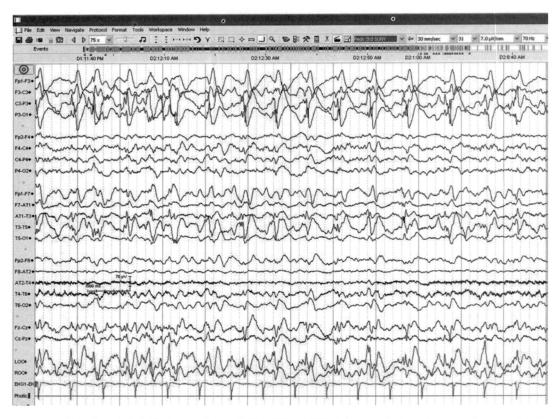

图 45.6 精神状态改变入院的 ICU 患者，左侧周期性单侧放电（periodic lateralized discharges，LPD）

在其他一些患者中，尽管没有癫痫发作或癫痫发作已被 AED 控制，但周期性放电（periodic discharges，PD）仍然存在。临床上出现这种情况应该仔细研究存在毒性代谢、颅内病变和（或）感染性疾病的证据[18]。相反，如果最初的 cEEG 图案只是全面性慢波的一种，那么在随后的 cEEG 监测中，患者不太可能发生癫痫发作[18]。在 ICU 中，cEEG 的目标是识别癫痫发作并立即治疗，以防止由于癫痫发作造成的继发性损伤和随后的神经功能恶化，这些都与非常高的细胞代谢率有关。高代谢需求导致不利的供求关系，最终导致细胞损伤和死亡。这可以在 TBI、蛛网膜下腔出血、急性缺血性卒中和颅内出血患者中出现。因此，癫痫发作控制对于改善患者结局至关重要。

CCEEG 可用于监测中枢神经系统药物的作用，如使用控制癫痫发作的药物和指导难治性癫痫持续状态（refractory status epilepticus，RSE）寻求额外药物支持的患者的管理。RSE 伴随患者预后不佳，报道的死亡率为 23%～61%[19]。两种甚至三种抗癫痫药物不能控制的 RSE 需要额外的药物支持，连续滴注咪达唑仑、丙泊酚或戊巴比妥可用于控制癫痫发作。欧洲神经病学会联盟（European Federation of Neurological Societies，EFNS）的指南中推荐使用 EEG 来管理给药[20]。这些药物采用滴定法给药可以减少副作用，特别是低血压和意识恢复延迟。此外，高于所需剂量的残留药物水平可能会延迟 EEG 对脑死亡的诊断。

虽然标准 cEEG 通常是多通道原始数据，但使用趋势参数与原始 EEG 并行，在快速确定 24 小时内周期性图案的数量（每日图案持续时间）以及每日癫痫发作负荷或 24 小时内癫痫发作持续时间（每日癫痫发作持续时间）方面，是一个非常有价值的量化工具[21]。每天比较这些参数可以帮助确定治疗的有效性。现如今的 ICU 设备，多重定量测量通常的来源从显示为密度谱阵列的数字快速傅立叶变换（fast Fourier transform，FFT）到色谱图和（或）定量测量值，如频谱边界频率（spectral edge frequencies，

SEF）、不对称指数和频率比[22]（彩图 45.7）。虽然对于 CCEEG 最合适的趋势参数的选择的研究很少，但选择定量测量和数字显示来展示振幅和频率的比值更直观。相对于即将发生的缺血和代谢抑制，用于癫痫发作识别和癫痫发作负担的参数的选择可能不同。由于缺乏提供 CCEEG 的中心，选择定量 EEG（quantitative EEG，qEEG）参数仍然有争论。没有争议的是需要经常查看原始 cEEG

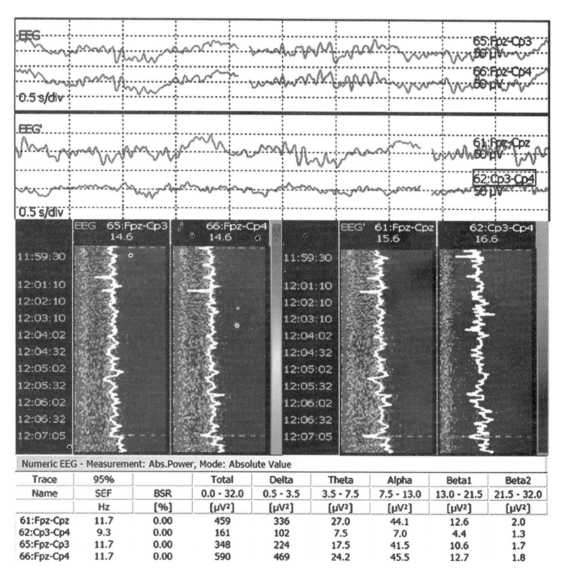

Numeric EEG - Measurement: Abs.Power, Mode: Absolute Value								
Trace	95%		Total	Delta	Theta	Alpha	Beta1	Beta2
Name	SEF	BSR	0.0 - 32.0	0.5 - 3.5	3.5 - 7.5	7.5 - 13.0	13.0 - 21.5	21.5 - 32.0
	Hz	[%]	[μV2]	[μV2]	[μV2]	[μV2]	[μV2]	[μV2]
61:Fpz-Cpz	11.7	0.00	459	336	27.0	44.1	12.6	2.0
62:Cp3-Cp4	9.3	0.00	161	102	7.5	7.0	4.4	1.3
65:Fpz-Cp3	11.7	0.00	348	224	17.5	41.5	10.6	1.7
66:Fpz-Cp4	11.7	0.00	590	469	24.2	45.5	12.7	1.8

彩图 45.7　原始脑电图与彩色密度谱阵列（color density spectral array，CDSA）。注意 CDSA 上的白色 95% 频谱边界频率（spectral edge frequencies，SEF）线。附加的数值表格提供了多种资源用以分析原始脑电图

显示，以评估信号质量（qEEG 容易遗漏的低电压局部异常）和伪迹污染（图 45.8）。

在 ICU 患者中，cEEG 也可以对影响大脑的其他全身性异常，如缺氧、低血压和酸中毒发出警告[9]。cEEG 与先进的血流动力学监测相关联，如局部脑组织氧分压（pressure of brain tissue oxygen，$PbtO_2$）、脑氧代谢率（cerebral metabolic rate of oxygen consumption，$CMRO_2$）或微透析（microdialysis，MD），以及心肺生理的改变，进而提供全面的多模态的方法评估患者（图 45.9）。

此外，cEEG 可用于监测其他临床干预的收益或伤害，如高颅内压治疗过程中的镇静管理或亚低温治疗期间肌松的管理。EEG 中肌电图（electromyography，EMG）增加可以证明镇静和肌松不足，提示医疗团队需要药物干预。这一提示会在患者完全清醒或移动之前。此外，在没有使用抑制神经元或皮质活动的药物时，缺乏 cEEG 活动有助于管理临终决策。

EEG 在 ICU 中的其他应用

EEG 在 ICU 中还有其他几种应用。这些包括使用处理后的脑电图量化镇静（见第 11 章，"原始和处理后脑电图的临床应用"）和发现未预料的脑缺血。后者与颈动脉内膜剥脱术中使用 EEG 类似（见第 30 章，"颈动脉手术"）。早期发现缺血可以改变管理策

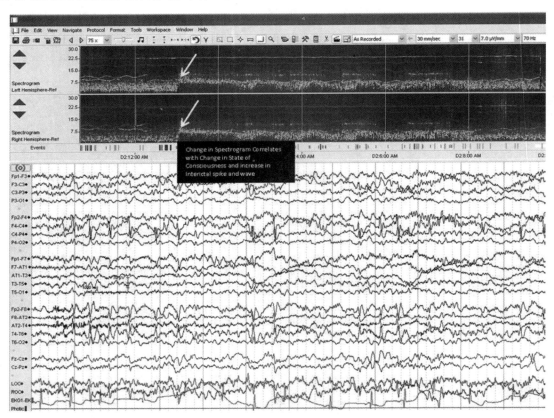

图 45.8 快速傅立叶变换（fast Fourier transform，FFT）得到左、右半球带趋势频谱图的 EEG，显示患者意识状态的改变及发作间期棘波增加。注意图中一个变化（向左下方的箭头），只有原始 EEG 才能揭示该变化的意义

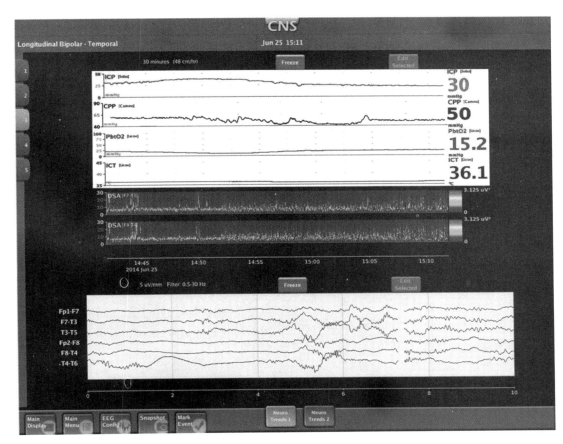

图 45.9　包含血流动力学的多模态监测，包括颅内压（intracranial pressure，ICP）、颅内温度（intracranial temperature，ICT）、脑灌注压（cerebral perfusion pressure，CPP）、局部脑组织氧分压（pressure of oxygen in brain tissue，$PbtO_2$）、2 通道密度谱阵列（density spectral array，DSA）、时间相关 6 通道原始 EEG（左、右大脑半球各三个）。（Courtesy Dick Moberg）

略以改善血流，从而减少不可逆损伤的可能。

　　EEG 电活动降低可以在早期发现不良代谢环境和神经元缺血。缺血最常见的原因有低灌注（限制血流）、低血压（净灌注压不足以提供足够脑血流量）和携氧能力不足（严重贫血）。与颈动脉内膜剥脱术中的应用类似（见第 30 章），覆盖整个皮质的多通道 cEEG 可以用来确定局部低灌注是否与血管受压有关或是由于代谢需求超过供给而导致的缺血。由于 Willis 环的解剖变异和主动脉血流不足，代偿可能不会发生。多通道 cEEG 具有覆盖整个皮质的优点，因此可以发现所有灌注皮质的血管的负责区域的缺血。

　　当血管内的血流量减少时，cEEG 可以提示侧支血流量不足，如在颅内血管手术术中。这一变化提示需要医疗干预，如提高血压来改善侧支循环。这些干预过程中持续的 EEG 监测可以帮助确定其恢复血流的有效性。如果没有 EEG 活动的改善，可以选择用药物来抑制代谢活动，增加细胞对低灌注的耐受性（见后文）。可惜的是，由于 EEG 的振幅和频率也被抑制，药物抑制代谢的同时也减弱了 cEEG 发现缺血的有效性。

EEG 监控缺血能够快速发现异常，通常完全阻断血流 20 秒 cEEG 就会衰退。低于血流量不足的阈值时，估计约为 22 cm³/（min·100 g），cEEG 就会出现异常，低于 15 cm³/（min·100 g）（缺血性阈值）时 cEEG 就会缺失（见第 40 章，"胸腹主动脉瘤手术术中电生理监测"，图 40.1）[23]。这种缺血最终会导致细胞死亡。细胞死亡也是低灌注持续时间的函数。例如，当脑血流恰好低于 cEEG 异常的阈值时，细胞死亡可能需要 3～4 小时。当血流量低于这个水平更多时，梗死很快就会发生。cEEG 能够快速检测到伴随灌注改善的细胞功能的恢复。医疗干预如提高血压可以增加灌注，逆转缺血性改变；这一反应已在术中 cEEG 监测的患者中得到验证。在全身麻醉的患者，EEG 通常被认为是这一目的的"金标准"。

在 ICU 中，cEEG 已被用于检测高分级蛛网膜下腔出血（subarachnoid hemorrhage，SAH）患者的血管痉挛和迟发性脑缺血（delayed cerebral ischemia，DCI）。在这一患者人群中，有 20%～40% 的患者存在这样的风险[24]。在早期的文献中，α 变异度作为 cEEG 时间趋势的定量测量的来源，在 α 反应性差或无反应的时候，对检测血管痉挛有很高的阳性预测值[25]。然而 ICU 中，这类人群的迟发性脑缺血可能是一个缓慢发生的过程（几小时至几天）。这使得使用传统的表面 cEEG 进行监测很困难。因此，出现了新的方法记录即将发生的缺血。

其中一项就是皮质扩散性去极化波（cortical spreading depolarization waves，CSD）的记录。CSD 是大的瞬时神经元去极化，从损伤的脑组织发出，通过大脑皮质缓慢（1～3 分钟）传播。皮质 CSD 波与等电位、周期性放电和长时间的自发性脑电活动抑制相关。脑灌注压降低通常在 CSD 出现之前。ICU 患者细胞复极所需的细胞代谢增加可能超过能量供给[26]。这对 ICU 患者可能是有害的。记录 CSD 需要植入侵入性的栅条电极，放置在靠近脑损伤的区域以记录 ECoG。这可以在开颅手术清除出血时完成。CSD 在急性脑病中的证据提示可能需要发展新的临床方案来维持脑血流，以改善 SAH 患者预后[27]。

最后，EEG 被用于监测为了改善神经细胞的供需关系而进行的控制性代谢抑制。如第 19 章所述，神经细胞约 50% 的代谢活动用以维持正常的突触活动。用于抑制代谢的药物伴随一些额外的好的作用（例如，巴比妥类清除自由基作用）和不利作用（例如硫喷妥钠的低动力作用，依托咪酯肾上腺抑制作用）。

当使用巴比妥类药物时，这种技术被称为"巴比妥昏迷疗法"，它也被用于术中，如颈动脉内膜剥脱术（见第 30 章）和颅内血管手术（见第 21 章）。药物通常通过评估 EEG 来进行滴定。EEG 逐步抑制反映了突触活动的抑制，直到产生最大的代谢抑制。这与电活动的停止（即，平的 EEG）相一致。当需要最大限度的抑制时，常使用的治疗终点是爆发抑制（接近最大抑制），表现为 EEG 显示周期性的电活动和电静默（图 45.10）。值得指出的是，这些药物的最大代谢抑制是正常代谢的 50% 左右。

目前在动物模型中的数据表明，长时间的爆发抑制对于获得潜在的神经保护作用可能不是必要的[28]。动物研究中，中度的 EEG 抑制（与常规全身麻醉相似）具有与爆发抑制相当的神经保护作用。低温最常用于降低脑代谢，降低温度可以减少非突触代谢活动。由于电癫痫发作活动会增加代谢需求，使用 EEG 来识别和抑制癫痫发作也有助于减少能量过度需求的情况。

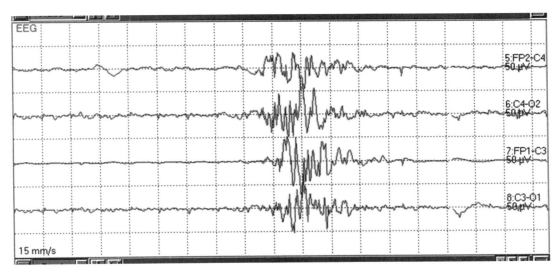

图 45.10　诱发的爆发抑制脑电图。长电极间距记录显示短暂爆发随后抑制。通常认为最佳的爆发抑制是每分钟四个爆发

总结

EEG 记录技术和其"看到"皮质神经元突触活动能力的最新进展使 EEG 成为手术室和 ICU 中的强大工具。特别是 EEG 检测癫痫电活动的独特能力，使其成为癫痫手术和 ICU 患者管理工作中非常有价值的工具。

参考文献

1. Hirsch LJ. Continuous EEG, monitoring in the intensive care unit: an overview. J Clin Neurophysiol. 2004;21(5):332–40.
2. Walker LE, Mirza N, Yip VL, Marson AG, Pirmohamed M. Personalized medicine approaches in epilepsy. J Intern Med. 2015;277(2):218–34.
3. Chang BS, Lowenstein DH. Epilepsy. N Engl J Med. 2003;349(13):1257–66.
4. Jette N, Reid AY, Wiebe S. Surgical management of epilepsy. CMAJ. 2014;186(13):997–1004.
5. Benbadis SR, LaFrance Jr WC, Papandonatos GD, Korabathina K, Lin K, Kraemer HC, et al. Interrater reliability of EEG-video monitoring. Neurology. 2009;73(11):843–6.
6. Yu AH, Li KC, Piao CF, Li HL. Application of functional MRI in epilepsy. Chin Med J (Engl). 2005;118(12):1022–7.
7. Kesavadas C, Thomas B, Sujesh S, Ashalata R, Abraham M, Gupta AK, et al. Real-time functional MR imaging (fMRI) for presurgical evaluation of paediatric epilepsy. Pediatr Radiol. 2007;37(10):964–74.
8. Chui J, Manninen P, Valiante T, Venkatraghavan L. The anesthetic considerations of intraoperative electrocorticography during epilepsy surgery. Anesth Analg. 2013;117(2):479–86.
9. Sala F, Manganotti P, Grossauer S, Tramontanto V, Mazza C, Gerosa M. Intraoperative neurophysiology of the motor system in children: a tailored approach. Childs Nerv Syst. 2010;26(4):473–90.
10. Tharin S, Golby A. Functional brain mapping and its applications to neurosurgery. Neurosurgery. 2007;60(4 Suppl 2):185–201; discussion 202.
11. Sartorius CJ, Wright G. Intraoperative brain mapping in a community setting—technical considerations. Surg Neurol. 1997;47(4):380–8.
12. Duffau H. [Peroperative functional mapping using direct electrical stimulations. Methodological considerations]. Neurochirurgie. 2004;50(4):474–83.
13. Cedzich C, Pechstein U, Schramm J, Schafer S. Electrophysiological considerations regarding electrical stimulation of motor cortex and brain stem in humans. Neurosurgery. 1998;42(3):527–32.
14. Greenlee JD, Oya H, Kawasaki H, Volkov IO, Kaufman OP, Kovach C, et al. A functional connection between inferior frontal gyrus and orofacial motor cortex in human. J Neurophysiol. 2004;92(2):1153–64.
15. Matsumoto R, Nair DR, LaPresto E, Najm I, Bingaman W, Shibasaki H, et al. Functional connectivity in the human language system: a cortico-cortical evoked potential study. Brain. 2004;127(Pt 10):2316–30.
16. Gonzalez-Martinez J, Vadera S, Mullin J, Enatsu R, Alexopoulos AV, Patwardhan R, et al. Robot-assisted stereotactic laser ablation in medically intractable epilepsy: operative technique. Neurosurgery. 2014;10 Suppl 2:167–72; discussion 72–3.

17. Bromfield EB. EEG in brain tumors: drugs, diseases and procedures Medscape references; 2013.

18. Friedman D, Claassen J, Hirsch LJ. Continuous electroencephalogram monitoring in the intensive care unit. Anesth Analg. 2009;109(2):506–23.

19. Fishman O, Legatt AD. PLEDs following control of seizures and at the end of life. Clin EEG Neurosci. 2010;41(1):11–4.

20. Meierkord H, Boon P, Engelsen B, Gocke K, Shorvon S, Tinuper P, et al. EFNS guideline on the management of status epilepticus. Eur J Neurol. 2006;13(5):445–50.

21. Swisher CB, Shah D, Sinha SR, Husain AM. Baseline EEG pattern on continuous ICU EEG monitoring and incidence of seizures. J Clin Neurophysiol. 2015;32(2):147–51.

22. Novy J, Logroscino G, Rossetti AO. Refractory status epilepticus: a prospective observational study. Epilepsia. 2010;51(2):251–6.

23. Jones TH, Morawetz RB, Crowell RM, Marcoux FW, FitzGibbon SJ, DeGirolami U, et al. Thresholds of focal cerebral ischemia in awake monkeys. J Neurosurg. 1981;54(6):773–82.

24. Frontera JA, Claassen J, Schmidt JM, Wartenberg KE, Temes R, Connolly Jr ES, et al. Prediction of symptomatic vasospasm after subarachnoid hemorrhage: the modified fisher scale. Neurosurgery. 2006;59(1):21–7; discussion 27.

25. Vespa PM, Nenov V, Nuwer MR. Continuous EEG monitoring in the intensive care unit: early findings and clinical efficacy. J Clin Neurophysiol. 1999;16(1):1–13.

26. Lauritzen M, Dreier JP, Fabricius M, Hartings JA, Graf R, Strong AJ. Clinical relevance of cortical spreading depression in neurological disorders: migraine, malignant stroke, subarachnoid and intracranial hemorrhage, and traumatic brain injury. J Cereb Blood Flow Metab. 2011;31(1):17–35.

27. Dreier JP, Major S, Manning A, Woitzik J, Drenckhahn C, Steinbrink J, et al. Cortical spreading ischaemia is a novel process involved in ischaemic damage in patients with aneurysmal subarachnoid haemorrhage. Brain. 2009;132(Pt 7):1866–81.

28. Warner DS. Anesthetics provide limited but real protection against acute brain injury. J Neurosurg Anesthesiol. 2004;16(4):303–7.

问题

1. 手术切除致痫灶适应证

   A. 位于一侧半球的独立致痫灶

   B. 只在非优势半球有致痫灶

   C. 常在表达功能区有致痫灶

   D. 在运动皮质没有致痫灶

   E. 以上皆不是

2. 不适合手术切除致痫灶的患者仍可行何种手术

   A. 放置迷走神经刺激器

   B. 放置三叉神经刺激器

   C. 放置脑深部电刺激电极

   D. 胼胝体切开术

   E. 以上都是

3. 为了帮助术中识别运动皮质，下列哪些技术可被应用

   A. 使用 Penfield/Ojemann 技术刺激某一区域，患者主诉牵拉

   B. dcMEP 技术刺激某一区域，在肌肉记录到 EMG

   C. 躯体感觉诱发电位相位反转

   D. 以上都是

4. 当皮质表面电活动没有发现发作活动时，下列哪种药物可用来激发癫痫发作活动

   A. 依托咪酯

   B. 美索比妥

   C. 阿芬太尼

   D. 丙泊酚

   E. 以上都是

5. ICU 中 EEG 监测

   A. 对于使用肌肉松弛药诱导麻痹（药理性瘫痪）的患者无用

   B. 可以发现没有强直性阵挛活动的患者的癫痫发作

   C. 可用于使用高剂量的药物抑制神经元代谢活动时

   D. 当 EEG 活动停止时总是能预测脑梗死

   E. 以上都对

答案

1. A

2. E

3. D

4. E

5. B

术中脑血流监测

W. Andrew Kofke，Bonnie H. Wang

（李 姝 译 菅敏钰 校）

生理学

脑血流的调节机制

脑血流根据脑组织的代谢需求进行精细调节，主要有神经性、体液性和肌源性几大调节机制[1-3]。

脑血管受到神经和神经递质广泛支配，主要影响内皮细胞和神经代谢。很多类型的神经支配脑血管影响其收缩与舒张。支配脑血管的神经细胞来自多个位置，包括颅内神经节[4-5]、脊髓[6]、其他颅外神经[7]或颅内神经节[8]。

神经代谢因素在局部 CBF 调节中也有重要作用。乳酸、$PaCO_2$ 等代谢产物可降低 pH 引起血管扩张，一氧化氮等其他因素也参与此类调节[2,9-12]。这种理念在观察到四肢活动或思考时 CBF 发生改变而进一步证实[2,10]。人们认为一氧化氮是神经代谢微调局部 CBF 的重要因素[9,11-12]，而高二氧化碳增加 CBF 也是通过一氧化氮实现的[9]。

除了神经代谢调节以外，血压和激素也影响脑循环。应用经颅多普勒（transcranial Doppler ultrasonography，TCD）测定血流动力学发现，血压水平在生理范围内变化时，引起脑血管阻力改变，维持 CBF 相对稳定[13]。而末端血流量随血压变化呈线性改变，但慢性高血压时会提高血压阈值。

CBF 对 $PaCO_2$ 变化很敏感，两者呈线性相关[14-18]，这为使用乙酰唑胺抑制碳酸酐酶[19-22]、减小潮气量[23]或吸入 CO_2 来调节 CBF 提供了依据。

氧分压是维持 CBF 的重要因素。一般来说，动脉氧浓度在 95% 以上时，CBF 不受 PaO_2 的影响，但是当 PaO_2 下降时，CBF 会代偿性增加以维持脑氧供[24]；相反，高氧会引起脑血管收缩[25]。

自身调节

据报道，慢性高血压患者的血压调节下限较正常人有所不同[26]，这一现象的解剖基础是血管增生以及微循环重建[26]，此时血管仍保持对 CO_2 的反应性[17]，但内皮细胞应答能力下降，所以体液效应降低[27-28]。由于慢性高血时自身调节曲线上移，因此血压下降可能会导致缺血[29]。

脑自身调节的传统观念一直认为脑灌注压（cerebral perfusion pressure，CPP）在 50～150 mmHg 范围内变化时，CBF 保持不变[30]。这是 McCall[32] 在 1953 年观察了孕妇使用肼屈嗪和藜芦碱后的血压变化并得出一组数据，Lassen[31] 根据这些资料写出了一篇综述，提出了上述结论，尽管使用了可能有脑血管活性的药物，但这一现象在人体尚未得到确认。Drummond 表示 1953 年以后发表的大部分临床研究数据都支持自身调节低限（lower limit of autoregulation，LLA）为 70 mmHg，也有作者提出 MAP 为 55 mmHg 时正常人即可出现脑缺血症状[33]。此外，对大量数据进行分析显示 LLA 的个体差异很大，因此 Drummond 建议 LLA 不应低于静息 MAP 的 75%，当 MAP 降低至静息状态时的 50% 会出现脑低灌注症状。近来对患者进行动态自身调节功能的研究，试图寻找最适血压，发现这种个体化分析的方案尤其适用于脑损伤患者[34-37]。

由于 LLA 与 CPP（MAP－ICP）有关，因此 LLA 会受到颅内压（intracranial pressure，ICP）和颈静脉压力的影响。McPherson 等对狗进行试验，发现颈静脉压升高时 LLA 也会升高，但这也可能反映了 CPP 定义不当，而且受到静脉 starling 机制的影响[38-39]。Brady 等[40]应用幼猪无创颅内高压模型研究发现 LLA 与 ICP 呈正相关，因此 ICP 升高时依靠提高动脉血压（arterial blood pressure，ABP）并不能避免 CBF 减少和脑缺血，但这一结果尚需进一步研究予以验证。但是 Brady 等还表示，Cremer[41]观察到成人脑创伤后出现颅内高压时，LLA 也有所升高。

综上所述，对每位患者都应进行动态自身调节评估，设定适合个体的 CPP[34-37]，这是综合神经监测的一部分，在临床中逐渐得到推广[42]。本章之后还会介绍自身调节的评估方法。

脑血管储备

闭塞性脑血管病会引起 CBF 减少，进而使有氧代谢受阻，导致神经元功能损伤甚至死亡。但是较为轻微的表现是脑血管储备

下降，此时血流减少引起血管代偿性扩张，从微循环水平来看，收缩压一定时，血管进一步扩张才能保证正常血流。如此一来，正常情况下能够通过生理性血管扩张耐受的血压波动，闭塞性脑血管病患者由于血管扩张有限并不能耐受，因此血压下降或氧供减少可能会引起卒中。目前已有许多文章报道闭塞性脑血管病患者的 CO_2 反应性异常[23,43-46]。连续评估脑自身调节的新方法可以提供患者的脑血管储备情况，若储备降低则会使 ABP 与 CBF 的相关性增加。

Dewey[47]、Early[48]和 Burton[49]等还推荐另一种评估脑自身调节的方法：给狗安装起搏器，逐搏测量脑血流，可以观察到心搏骤停时 CBF 先于血压下降至零。据报道，临界闭合压（critical closing pressure，CCP）跟静息 MAP 有关，一般比 MAP 低 40～50 mmHg。由此得出结论，正常脑循环的血管收缩状态根据 MAP 和 ICP 有所不同，血压较高或 ICP 较低时血管张力较大，血压较低或 ICP 较高时血管舒张，脑灌注压公式为 MAP－CCP，而 CBF＝（MAP－CCP）/CVR。应用 Burton 模型可以将 CCP 描述为：CCP＝ICP＋动脉壁张力[47]。CCP 会受到多种药物及疾病的影响，引起 CBF 改变，但 CPP（MAP－ICP）可不变。因此，在这种情况下，CPP 的定义和监测更复杂也更有意义。

Czosnyko 等[50]在颅脑损伤的患者中进一步研究了 CCP。如果脑自身调节功能良好，则 CCP－ICP 较高；但若损伤严重造成自身调节丧失，CCP－ICP 降低，提示血管壁张力降低。有专家建议应用经颅多普勒波形分析来监测 CCP[51-53]。

脑血流监测及围术期监测技术的临床应用

近年来出现很多监测 CBF 的技术，一般

是通过测量洗入和（或）洗出示踪物质或流量测量来计算 CBF，包括氙 CT[54-56]、红细胞标定技术[57]、热稀释技术[58]、氙技术[59-60]、超声波流量[61]、正电子发射断层扫描（positron emission tomography，PET）[62-63]、单光子发射断层扫描（single photon emission computed tomography，SPECT）[15,64-67]、动静脉氧含量差值计算[68-69]、放射性同位素测量大脑血流[70]、前额热成像[71]、热扩散流量计[72]、平面伽马成像测定 CBF/CBV[73]、激光多普勒流量计[74]、碘造影超速 CT[75]，以及动脉自旋标记灌注 fMRI[76] 等技术。近来多项研究逐渐提出了采用 TCD[77]、ICP[35-37]、近红外光谱（near infrared spectroscopy，NIRS）[78-79] 以及脑氧分压[80] 等技术连续评估脑自身调节的作用。

下面介绍几项最常用的监测技术。

氙 CT 测定脑血流（Xe CTCBF）

采用此种方法时，受试者吸入 26%～33% 的氙气，然后氙气迅速吸收入血，继而作用于大脑。连续记录呼气末氙气浓度，并可以看作血氙浓度。由于氙气不透射线，连续 CT 扫描时可以根据其显影强度来计算脑血流。先计算出氙气在脑中的溶解度 λ，然后将之作为调整参数应用于 CBF 的计算，这样当某些疾病导致脑中各部位的 λ 不均等时，引入调整参数所得结果就更为准确。但是这种方法也有缺点，氙气会引起 CO_2 降低并且增加 CBF[81]。另外，根据早期图像加权计算绘制洗出曲线时，会消除 CBF 的流过效应[54-56,82]。事实上对正常人而言，应用氙 CT 得出的 CBF 流过效应与其他方法是一致的，提示吸入氙气造成的偏倚并不明显。由于许多患者评估 CBF 的目的是找出低血流量区域，因此尽管 XeCT CBF 可能会增加 CBF，但仍不失一种评估低血流状态的

有效方法，况且每隔 20 分钟即可重复测量，因而可以观察动态脑血流变化。这样在患者接受常规 CT 扫描获取结构信息的同时，可以观察大脑反应性变化，也正因为如此，可以应用 XeCT CBF 技术动态评估脑血管的储备功能。目前便携式 CT 扫描的出现，也让术中进行 XeCT CBF 研究成为可能。

Xe[133]CBF

放射性气体氙已经通过吸入、静脉注射或动脉注射等途径得到广泛应用[59-60,84-85]，由于用量很少，所以不用担心氙气对 CBF 的影响。但是仅在头皮固定点通过伽马计数器记录一维的 CBF 数值，因此当出现低血流时，这种方法可能会漏掉脑深部的低血流，或由于深部的持续血流而漏掉较浅的皮质低血流（透视现象）[86]。若是具备临床 CBF 实验室，则可以进行床旁操作，方便术中检查[87-93]。

颈静脉球动静脉血氧（AVO_2）差值

AVO_2 差值可以根据 Fick 方程通过颈静脉球导管来测量。脑代谢率（cerebral metabolic rate，CMR）一定时，AVO_2 差值的改变反映了 CBF 的改变，但不能定量，也不能反映局部 CBF，而且需要将导管精确置入颈静脉球处。这种方法可以在床旁使用，连续监测氧饱和度，反映 CBF 的变化及其与 CMR 的平衡状态[68-69]。由于 AVO_2 差值反映的是全脑血流的改变，因而此方法最主要的问题是当出现脑内各部分 CBF 或代谢率不均衡时，高血流区域会掩盖低血流区域导致结果不准确（见第 14 章"颈静脉球氧饱和度监测"）。

热稀释法测定局部 CBF

热稀释法测定局部 CBF（rCBF）是将

探头直接置入脑实质中连续进行，已经在动物微粒实验和人体 XeCT CBF 得到了验证[94]，可以即时反映探测区域局部的脑血流信息。临床可用于评估罂粟碱[95]、尼莫地平[96]对脑血管痉挛的效果，在脑血管痉挛时测定血压[98]和 CO_2 反应性[97]，以及观察术中夹闭动脉对局部 CBF 的影响[99]。

经颅多普勒超声

TCD 采集从大脑基底动脉反射的超声波，根据多普勒原理来测量该动脉的血流速度（cm/s）（见第11章，"原始和处理后脑电图的临床应用"），可以像测量有创血压一样描记血流速度的连续曲线，提供实时动态信息。Kofke[100-103]和 Eng[104]等报道了麻醉诱导和气管插管过程中，Willis 环近端动脉的 TCD 动态变化。

需要掌握如何获取并辨认大脑动脉的信号，获取信号之后，还应保持信号稳定，超声探头轻微的角度变化都会引起信号缺失或减弱。因此，重症监护治疗病房（神经科 ICU）或手术室需要配备操作熟练的护士和技师进行 TCD 检查，尤其是在手术室，需要在监测过程中固定 TCD 探头。

TCD 检查的准确性与操作者有很大关系，只有探头角度固定，才能使 TCD 记录结果有较好的可重复性。探测角度与血管平行时可以减小操作引起的误差。另外，血管直径也会对测量结果造成影响。CBF 降低的情况下，脑血流血管直径越小，血流速度（blood flow velocity，BFV）越大（提示脑充血）。除此以外，血细胞比容、$PaCO_2$ 和血压也会影响 BFV，但实际上也许是 CBF 发生变化的表现[105-106]。

值得注意的是，TCD 并不是一项定量检查，而是定性监测血流状态。某些情况下，TCD 的改变可以反映 CBF 的变化，尤其是在动脉血流突然发生变化的时候[107]。TCD 可用于 ICU 或手术室，检查血管痉挛、血管反应性、ICP 增高以及评价脑死亡[108]，以及评估动脉是否畅通、血流方向、血栓形成和充血等情况[109]。Eng 等在麻醉诱导过程中使用 TCD 监测是否发生动脉瘤破裂，指导诊断和治疗（图46.1）[104]。从图中可以看出，颅内循环出现一段时间的受阻，伴随脑死亡出现了相应波形。此外，颅内压升高时，从图中可以得出波幅增加的高"尖形"波。

血管痉挛

TCD 被报道可以早于临床表现发现血管痉挛。由于颅内动脉变窄时脑血流减少，而血流速度会有所增加，因此 TCD 可以在缺血症状出现之前早期预测血管痉挛的发生。正因如此，在神经重症监护治疗病房中可以常规应用 TCD 对血管痉挛进行无创检测[110-113]。但是随后的研究显示，蛛网膜下腔出血（subarachnoid hemorrhage，SAH）患者的血流速度与充血的相关性较之与血管痉挛的相关性更高[114]，这可能与尼莫地平的使用有关系。此外，TCD 可能检查不出血管远端的痉挛，因此，尽管 TCD 仍然不失为一种粗略的检查方法，但是缺乏足够的敏感性和特异性，不能作为指导 SAH 治疗的唯一标准。一旦 TCD 检查确认患者发生了血管痉挛或充血，可以提供病情的发展趋势；或者可用于评估脑血管储备能力，从而间接反映当前血管痉挛状态是否会产生明显的临床症状[115-117]。但尚不清楚这种方法能否鉴别充血和血管痉挛。

脑血管储备

TCD 与 XeCT CBF 有相似的功能，可以根据灌注压或 CO_2 来评估血管反应性，检查血管储备能力，半定量地判断血管床的受损程度。平均动脉压在正常自身调节范围内波动时，BFV 不应该发生变化，血流速

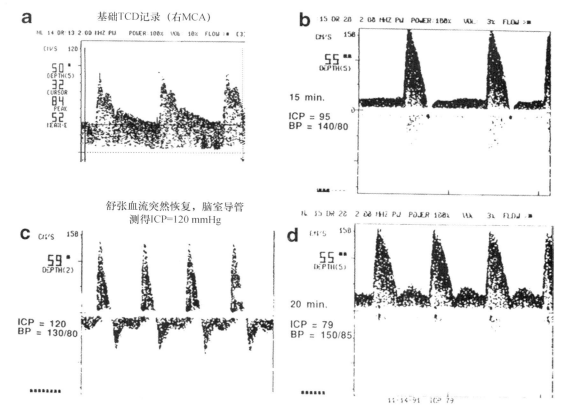

图 46.1　在手术室中应用 TCD 监测颈内动脉内膜剥脱术。（**a**）诱导前。（**b**）夹闭颈内及颈外动脉，BVF 显著降低，搏动消失。（**c**）松阻断后大脑中动脉可见明显的栓塞。（**d**）缺血后脑充血（From Eng et al.[104]；with permission）

度变化提示自身调节功能异常。经过进一步研究，根据 TCD 检查将 BFV 的变化程度对应相应的血压变化程度，计算生成了自身调节参数 Mx[77]。

通过增加吸入 CO_2 或者给予乙酰唑胺增加组织 CO_2，可以检测 CO_2 反应性。正常情况下，$PaCO_2$ 每增加 1 mmHg，BFV 增加 3% ～ 4%，否则即提示脑血管储备异常，不能耐受 O_2 供给的微小变化。CO_2 反应性指数可以根据吸入 CO_2 来计算[118]：

CO_2 反应性指数＝（V2－V1）/（△ 呼气末 CO_2）

正常 CO_2 反应性指数是 1.78 ± 0.48（SD），但具有脑血管疾病的患者该指数的变化范围是 0.15 ～ 2.6[119]。CO_2 升高时大脑 BFV 不能正常增加，提示可能存在极大

的血管扩张。

颅内压

颅内压升高至 20 ～ 30 mmHg 时，可能会出现桥静脉堵塞变窄等不良反应，虽然有流行病学意义，但是并没有严重的 CBF 减少等生理意义（虽然桥静脉半闭塞有严重的不良影响）[39,120-121]。随着 ICP 增加，会发生代偿性的脑血管扩张，CBF 不会降至缺血水平[122]。但是，ICP 进一步升高到舒张压水平时[123]，会影响脑微血管的 CPP[47-48]，血流也会受阻，甚至在舒张期中断。这一现象与 Giulioni 等[122] 的结论相一致，他们认为，考虑到颅内倒电容和血管紧张度，当 ICP 达到临界点时，BFV 会在收缩期增加而在舒张期降低。他们的研究还显示，Gosling 搏动指

数可有效预测高颅压的发生，当 ICP 高达 40～60 mmHg 时，理论上可能会出现舒张期血流中断的情况[47-48]。ICP 为 48 mmHg 是患者发生脑死亡的平均 ICP，ICP 升高至 62.5 mmHg 时 BFV 会出现收缩期高尖的摇摆变化[124]。Hassler 等[123]明确展示了 ICP 和时相血压的关系，以及当 ICP 超过舒张压之后 TCD 波形如何反映 ICP 阻断舒张期血流，见图 46.1b。

随着颅内压增加或脑灌注压降低，TCD 搏动加强，波形也变得高尖[122-123]（图 46.1），这是搏动指数定义的基础［(收缩期血流速度－舒张末期速度)/(平均舒张期血流速度)］[125]。随着舒张期灌注逐渐减少，脑循环和外周循环阻力增加，舒张期血流速度降低，最终舒张期血流速度降至 0，脑灌注中断。基于此观察，或许可参考 TCD 来评估脑灌注压，尤其能够判断 ICP 是否超过舒张压[126-127]。

应用 TCD 评估 ICP 主要是基于回顾性研究，目前尚无前瞻性大样本研究 TCD 是否能够准确无创地检查 ICP。尽管如此，当患者由于凝血疾病等不能有创监测 ICP 时，TCD 仍不失一项检查方法[128-129]。由于直接测量 ICP 很困难，TCD 波形分析在后颅窝高压等情况下其准确性虽然尚待证实，但仍具有一定应用价值。

脑死亡

随着脑灌注压逐渐降低直至 CBF 消失（图 46.1），即出现脑死亡。TCD 检查表现为舒张期血流恢复，可能是因为脑水肿引起血流反弹，Hassler 等也证实了这一现象[123]。因此，TCD 可能是检测脑死亡的有效方法，但是做出此判断时应考虑舒张期血压，主动脉瓣关闭不全的清醒患者，舒张期血压很低，颅内压正常，其 TCD 波形与脑死亡也可以非常相似。很显然，正常 TCD 波形可以排除脑死亡，这在手术过程中非常有用。

血管通畅性

有时，接受大脑中动脉或颈内动脉手术的患者会被送往神经重症监护室，这时 TCD 可应用于术中或术后来检查血管的通畅性[130]。由于血管完全闭塞之前可能不会出现临床症状，尤其是在混杂了麻醉药物的作用时更难判断，此时可使用 TCD 来监测病变血管何时发生不良变化。

血栓

TCD 可以检查出血栓，这最常见于心脏或颈动脉手术（图 46.2）[131]。在 ICU 中，对于安装人工心脏瓣膜或有近端血管疾病的患者，TCD 检查可以指导抗凝治疗[132-133]。此外，在一些没有明显神经后遗症的疾病中，也常常能发现血栓。因此，需要根据患者的临床情况进行判断，决定合适的治疗方案。

脑充血

AVM 切除术后、颈动脉内膜剥脱术后（图 46.2）、肝衰竭以及高血压等情况下，脑充血可能是主要的问题。如果根据 CBF 检查设定 TCD 的基础值或校准值，就可以应用 TCD 来确定有无脑过度灌注综合征。可以参考 Stieger[134-135]和 Lindegaard 等[135]对颈动脉内膜剥脱术的相关报道。发生脑过度灌注综合征时，脑灌注压高于正常水平，尽管血压正常，但仍可能发生脑水肿和（或）脑出血。颈动脉内膜剥脱术后，由于脑自身调节功能减弱，因此脑充血可能容易导致术后脑出血[136]。由此看来，TCD 或许能够判断脑损伤的风险，并指导高血压的积极预防和治疗。

应用近红外光谱监测 CBF

近来有报道指出，NIRS 无创定量检查

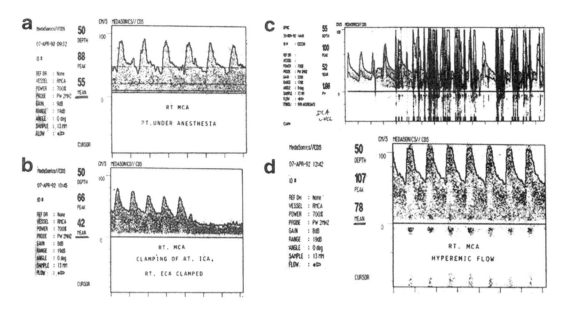

图 46.2 颈动脉内膜剥脱术中，应用 TCD 检查血流速度。（**a**）诱导前。（**b**）夹闭颈内和颈外动脉。BFV 突然降低，波动消失。（**c**）松开血管后，大脑中动脉内发现血栓。（**d**）检查到缺血后充血（From Kofke[165]；with permission）。

rCBF 将很快用于手术室和 ICU。

Kim 等[137]最近报道了应用 NIRS 联合弥散相关光谱（diffuse correlation spectroscopy，DCS）实时监测系统，根据红细胞运动计算得出连续、无创、定量的 rCBF 参数。目前已在动物实验得到验证[138]，并对出现 CBF 改变并接受后续 Xe CTCBF 检查的患者进行初步研究，也得到了证实[137]，应用 DCS 检查血流的结果与用 Xe CT 检查有很好的相关性。此外，研究还显示这项技术可以在动物试验[139]和人体研究[140]中同时连续监测 CMRO₂。

除了以上应用 DCS 的研究发现以外，以色列的一组研究人员还开展了联合 NIRS 与超声来连续无创地监测 rCBF 和脑氧饱和度的方法，对过度通气的患者进行检查，得到的数据提示了 Ornim CerOx 与热稀释法之间的关系。但还需要更多的研究验证这种方法无创定量检查 CBF 的可行性。

上述研究表明，在不久的将来即可在临床中实现连续监测 CBF。联合监测局部脑氧饱和度（regional brain O_2 saturation，RSO₂）和氧摄取分数（oxygen extraction fraction，OEF），能够得出 CMRO₂，从而反映 rCBF 与脑代谢是否平衡，并且可以连续反映局部脑自身调节功能，这样可以与下面介绍的全脑自身调节功能监测相得益彰（具体见第 12 章 "近红外光谱在中枢神经系统监测的应用"）。

动脉自旋标记

CBF 定义为单位组织的灌注量，最好在脑组织及血液中进行交换的弥散性示踪剂进行测量。目前成熟的 CBF 影像学模式为单光子发射断层成像（single-photon emission computed tomography，SPECT）、正电子发射断层扫描技术（positron emission tomography，PET）以及 XeCT 脑血流（XeCT CBF）。以上这些扫描方法均采用放射性弥散性示踪剂。由于在费用和伦理上受限，以上检查技术均无法作为常规检查，从而促生了新的技术，例如 CT 灌注成像（CTP）、动脉自旋标记（ASL）MRI，而这些新技术则成为了评估 CBF 的备选标准影响模式。

通过使 MRI 信号纵向成分饱和或反转其磁性，采用磁性标记物作为血液水分子的弥散示踪剂，ASL MRI 可提供 CBF 计量数据，并且由于不用注射造影剂或电离辐射药物，可行常规重复检查。由于其标记及成像方法可改善其在单位时间内的信噪比，避免多种可能的系统测量误差，因此 ASL 技术在未来可能成为监测评估 CBF 的标准 MRI 序列[141]。

CTP

计算机断层扫描灌注成像（Computed tomography perfusion，CTP）采用的是静脉快速推注的非弥散性对比剂。通过序列成像自动记录对比剂浓度变化，CTP 产生包括 CBV、平均通过时间（MTT）、CBF 以及达峰时间（TTP）一组数据[142-143]。CTP 可以通过在行脑血管 CT 造影时快速进行计算，不需要额外增加仪器设备，因此成为了急性脑卒中评估的一种影像学模式。CTP 扫描垂直覆盖情况主要取决于扫描仪探头结构，目前 320 排探头扫描仪可对 16 cm 厚脑组织进行扫描。因其所采用的计算模式，且采用的是非弥散性造影剂，因此目前认为 CTP-CBF 数据为定性资料而非定量资料。但是通过对侧参考脑组织所计算出相对灌注值具有一定的临床应用价值，特别是急性脑卒中的影像学评估[144]。为减少放射暴露，增加 CTP 检查的定量性，目前对 CTP 的研究十分活跃[144-145]。

术中脑血流量（CBF）监测

传统的术中脑血管通畅性评估包括数字减影血管造影（DSA）以及多普勒超声及血流探测系统。虽然目前已作为术中血管影像学检查的金标准，DSA 需要大量资源，额外的手术时间及手术人员配合特定专业组进行操作。多普勒超声及血流探测系统作为评估血管腔受损的评估方法则准确性较低[146]。而成熟、无创的 CBF 影像模式，如 PET 等，由于费用及伦理原因，则难以在术中实施。

目前，并未有确定的无创性技术可不仅对 CBF 进行可视化监测，又可对皮质微循环灌注进行高时空分辨率的定量评估。采用多种内源性和外源性对比剂，优化影像学监测模式是术中 CBF 监测技术革新的急迫要求。在目前所有的技术中，吲哚菁绿视频血管造影（ICG-VA）是应用最广泛的术中造影方法。

吲哚菁绿（ICG）造影

荧光造影自 30 年前应用于脑血管手术[147-148]，目前已成为了较为成熟，术中应用简便，快速可靠的无创性术中 CBF 监测方法。吲哚菁绿（ICG）随血液流动，随后被红外线激活，最后通过镜头记录其荧光强度。由于现代神经外科手术大部分都须应用整合了 ICG 检测的显微镜，因此这种检测方法并不需额外其他设备，检查时仅需进行 ICG 荧光染料静脉注射。这种方法最常在颅内动脉瘤夹闭术、颈内-颈外动脉搭桥术、颈动脉内膜剥脱术以及动静脉畸形和硬膜动静脉畸形中使用。

ICG-VA 采用荧光强度作为显影血管血流的主要对比机制，但是这种积水主要提供的是如某血管中是否有血流等定性信息，因此无法进行定量评估。最近引进的 FLOW 800（Carl Zeiss，Oberkochen，Germany）显微镜一体化软件对荧光强度进行分析，从而提供更多的信息[150-151]。该软件在视觉上通过彩图提供更多关于血流动力学信息，同时通过 ICG 强度-时间曲线判断血流方向以及 ICG 进入暴露区域脑组织的相对时间。虽然其他视觉影像学技术，如激光散斑衬比成像（laser speckle contrast imaging，LSCI）可提供更多脑血流定量信息，但是在术中难以实现[152-153]。

目前临床应用的 ICG-VA 技术将荧光强度在黑色背景下白色显示，导致行 ICG-VA 检查时无法在监视器上观察术野。这是该技术的其中一个重要局限性。新兴技术，例如荧光造影复合显微镜强化（FAAME）可将 ICG 信号投射到术野，从而将脑血流动力学实时影像和解剖背景整合，术者可直接通过显微镜目镜进行观察[154]。

脑自身调节功能监测

当脑自身调节功能完善时，血压的微小变化不会引起 CBF、BFV、ICP 或脑氧合的改变。根据这个特点，可以通过计算 ABP 和各项监测数据的关系来连续监测脑自身调节功能。目前应用 TCD、ICP、PbO_2 或 NIRS 监测，根据动态时间域来分析脑血管自身调节功能或许是一个很有前景的方向[35,77-78,155-156]。

根据 TCD 监测脑自身调节功能（Mx）

TCD 近来不断发展，可以对重症患者进行动态即时的脑自身调节功能监测。这种方法可以在床旁实时获取大脑中动脉血流速度（大脑中动脉）和 ABP 之间的关系，从而得出脑自身调节的相关信息。若 BFV 与血压高度相关，则提示自身调节功能受损。Czosnyka 等[34]在 TBI 患者中观察到血流速与 ABP 呈 U 形曲线关系，当 ABF＜75 mmHg 以及 ABP＞125 mmHg 时，两者高度相关，脑自身调节功能较差（图 46.3）。另一项研

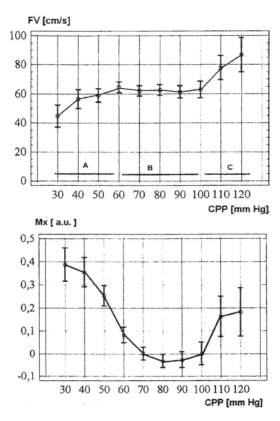

图 46.3　图中显示了平均流速（上图）、Mx（下图）与 CPP 的经验回归结果。CPP 分 3 个部分，A 段为低于调节下限，B 段为调节范围，C 段为高于调节上限。竖线段表示标准误。a. u. 为任意单位；s 为秒（From Czosnyka et al.[34]；with permission）

究中，Joshi 等[77]对心脏手术患者应用 TCD 测量 Mx，提示 Mx 异常与术后卒中有一定关系[78-79]。

根据 ICP 监测脑自身调节功能（Prx）

一般来讲，血压在正常调节范围内波动时，ICP 保持稳定；但如果脑损伤导致自身调节功能异常，ICP 就会随着 ABP 有较大的变化，这时可以根据 ICP 水平评估脑自身调节功能。Prx（pressure-reactivity index）是反映上述 ICP 与 ABP 异常相关关系的定量指标，可以动态监测脑自身调节功能[35-37,157]，且与其他监测手段有良好的相关性[36-37,158-159]。Steiner 等[35]报道了应用 Prx

监测 TBI 患者，测定最合适的脑灌注压。Prx 在合适范围内的患者，自身调节功能也较为完善，其预后也较好，而自身调节功能受损、ABP 和 ICP 均升高的患者预后较差，提示自身调节功能监测有助于判断患者的最佳 CPP，也许可以作为 ICU 中改善患者预后的监测指标。Zweifel 等[36] 也发表了相似的报道。显然，Prx 与基于 TCD 监测脑自身调节的研究一样，也与 CPP 的变化呈 U 形曲线关系，TBI 患者的 CPP 降低（缺血）或增加（充血）时，Prx 均会异常升高。此外，有研究还报道了在 ABP 低于调节下限时，OEF 异常增加，而 ABP 高于调节上限时，OEF 则异常降低，TBI 患者由于存在严重的缺血负荷，更常发生这种现象[160-163]，提示低血压相关性低灌注和高血压相关性水肿或高颅压之间较易失衡，进而加重局灶性脑缺血。综合考虑上述研究，我们认识到 TBI 患者的最佳 ABP 应遵循个体化原则[36]，并以此作为治疗目标。

COx

还有研究报道了应用 NIRS 监测脑自身调节功能，提示可以实现在床旁无创监测自身调节功能，获取最佳的 CPP。Joshi 等[77] 报道了心脏手术患者发生 Mx 异常与术后卒中有一定关系，并证明了 Mx 与 COx 有良好的一致性，提示 NIRS 监测 COx 是可行的[78-79]。此外，研究报道脑 PbO_2 也可作对局部自身调节功能（ORx）进行监测[80]。

上述监测自身调节功能的方法均可在手术室中应用。以往心脏手术[77,79]和骨科坐位手术[164]的研究表明，脑自身调节功能监测在神经外科手术等领域中可能有一定的作用，帮助指导患者血压的管理。

总结

总之，目前已有多种方法可以用于高危患者的术中或术后监测，提供脑血流相关的信息。各个方法分别具有量化、分辨率高、便携以及获取信息速度快等不同的特性，但尚无一种监测手段能满足所有的优点，方便地应用于 ICU 或手术室。虽然如此，现有的方法已经能够帮助我们在危重患者的脑血流监测和管理方面取得重大进展。

参考文献

1. Ursino M. Mechanisms of CBF regulation. Crit Rev Biomed Eng. 1991;18:255.
2. Kuschinsky M. Coupling of blood flow and metabolism in the brain. J Basic Clin Physiol Pharmacol. 1990;1:191–201.
3. Meyer J, Shimazu K, Okamoto S, et al. Effects of alpha adrenergic blockade on autoregulation and chemical vasomotor control of CBF in stroke. Stroke. 1973;4:187.
4. Owman C, Edvinsson L, Hardebo J. Pharmacological in vitro analysis of amine-mediated vasomotor functions in the intracranial and extracranial vascular beds. Blood Vessels. 1978;15:128.
5. Suzuki N, Hardebo J. The cerebrovascular parasympathetic innervation. Cerebrovasc Brain Metab Reb. 1993;5(1):33.
6. Meglio M, Cioni B, Visocchi M, et al. Spinal cord stimulation and cerebral haemodynamics. Acta Neurochir (Wien). 1991;111(1–2):43.
7. Garnett E, Nahmias C, Scheffel A, Firnau G, Upton A. Regional CBF in man manipulated by direct vagal stimulation. Pacing Clin Electrophysiol. 1992;15:1579.
8. Sato A, Sato Y. Regulation of regional CBF by cholinergic fibers originating in the basal forebrain. Neurosci Res. 1992;14:242.
9. Faraci F, Brian Jr J. Nitric oxide and the cerebral circulation. Stroke. 1994;25:692.
10. Decety J, Sjoholm H, Ryding E, Stenberg G, Ingvar DH. The cerebellum participates in mental activity: tomographic measurements of regional CBF. Brain Res. 1990;535(2):313.
11. Iadecola C, Pelligrino D, Moskowitz M, Lassen N. Nitric oxide synthase inhibition and cerebrovascular regulation [Review]. J Cereb Blood Flow Metab. 1994;14(2):175.
12. Kuschinsky W, Paulson O. Capillary circulation in the brain. Cerebrovasc Brain Metab Reb. 1992;4(3):261.
13. Giller C. The frequency-dependent behavior of cerebral autoregulation. Neurosurgery. 1990;27(3):362.
14. Raichle M, Posner J, Plum F. CBF during and after hyperventilation. Arch Neurol. 1970;23(5):394–403.
15. Greenberg J, Alavi A, Reivich M, et al. Local cerebral blood volume response to carbon dioxide in

man. Cir Res. 1978;43:324–31.

16. Iliff L, Zilkha E, BuBoulay G, et al. Cerebrovascular carbon dioxide reactivity and conductance in patients awake and under general anesthesia. Neurology. 1976;26(9):835.

17. Tominaga S, Strandgaard S, Uemura K, Ito K, Kutsuzawa T. Cerebrovascular CO_2 reactivity in normotensive and hypertensive man. Stroke. 1976;7(5):507.

18. Shinhoj E. Regulation of CBF as a single function of the interstitial pH in the brain. A hypotheses. Acta Neurol Scand. 1966;42(5):604.

19. Lassen N, Frieberg L, Kastrup J, Rizzi D, Jensen J. Effects of acetazolamide on CBF and brain tissue oxygenation. Postgrad Med J. 1987;63(737):185.

20. Sullivan H, Kingsbury T, Morgan M, et al. The rCBF response to Diamox in normal subjects and cerebrovascular disease patients. J Neurosurg. 1987;67(4):525.

21. Yonas H, Pindzola R. Physiological determination of cerebrovascular reserves and its use in clinical management. Cerebrovasc Brain Metab Reb. 1994;6(4):325–40.

22. Vorstrup S, Henriksen L, Paulson OB. Effect of acetazolamide on cerebral blood flow and cerebral metabolic rate for oxygen. J Clin Invest. 1984;74(5):1634–9.

23. Bushnell D, Gupta S, Barnes W, Litocy F, Niemiro M, Steffen G. Evaluation of cerebral perfusion reserve using 5% CO_2 and SPECT neuroperfusion imaging. Clin Mucl Med. 1991;16(4):263.

24. Shimojyo S, Scheinberg P, Kogure K, Reinmuth O. The effects of graded hypoxia upon transient CBF and oxygen consumption. Neurology. 1968; 18(2):127.

25. Floyd T, Clark J, Gelfand R, et al. Independent cerebral vasoconstrictive effects of hyperoxia and accompanying arterial hypocapnia at 1 ATA. J App Physiol. 2003;95(6):2453–61.

26. Heistad D, Baumbach G. Cerebral vascular changes during chronic hypertension: good guys and bad guys. J Hypertens Suppl. 1992;10(7):S71.

27. Faraci F, Baumbach G, Heistad D. Cerebral circulation: humoral regulation and effects of chronic hypertension. J Am Soc Nephrol. 1990;1(1):53.

28. Faraci F, Heistad D. Regulation of cerebral blood vessels by humoral and endothelium-dependent mechanisms. Update on humoral regulation of vascular tone. Hypertension. 1991;17:917.

29. Graham D. Ischemic brain following emergency blood pressure lowering in hypertensive patients. Acta Med Scand Suppl. 1983;678:61.

30. Drummond JC. The lower limit of autoregulation: time to revise our thinking? Anesthesiology. 1997;86(6):1431–3.

31. Lassen NA. Cerebral blood flow and oxygen consumption in man. Physiol Rev. 1959;39(2):183–238.

32. McCall ML. Cerebral circulation and metabolism in toxemia of pregnancy; observations on the effects of veratrumvirideandapresoline(1-hydrazinophthalazine). Am J Obstet Gynecol. 1953;66(5):1015–30.

33. Moyer J, Morris G, Smith C. Cerebral hemodynamics during controlled hypotension induced by the continuous infusion of ganglionic blocking agents (hexamethonium, pendiomide and arfonad). J Clin Invest. 1954;33:1081–8.

34. Czosnyka M, Smielewski P, Piechnik S, Steiner LA, Pickard JD. Cerebral autoregulation following head injury. J Neurosurg. 2001;95(5):756–63.

35. Steiner LA, Czosnyka M, Piechnik SK, et al. Continuous monitoring of cerebrovascular pressure reactivity allows determination of optimal cerebral perfusion pressure in patients with traumatic brain injury. Crit Care Med. 2002;30(4):733–8.

36. Zweifel C, Lavinio A, Steiner LA, et al. Continuous monitoring of cerebrovascular pressure reactivity in patients with head injury. Neurosurg Focus. 2008;25(4):E2.

37. Czosnyka M, Brady K, Reinhard M, Smielewski P, Steiner LA. Monitoring of cerebrovascular autoregulation: facts, myths, and missing links. Neurocrit Care. 2009;10(3):373–86.

38. McPherson RW, Koehler RC, Traystman RJ. Effect of jugular venous pressure on cerebral autoregulation in dogs. Am J Physiol. 1988;255(6 Pt 2):1516–24.

39. Piechnik SK, Czosnyka M, Richards HK, et al. Cerebral venous blood outflow: a theoretical model based on laboratory simulation. Neurosurgery. 2001;49(5):1214–22; discussion 1214–22.

40. Brady KM, Lee JK, Kibler KK, et al. The lower limit of cerebral blood flow autoregulation is increased with elevated intracranial pressure. Anesth Analg. 2009;108(4):1278–83.

41. Cremer OL, van Dijk GW, Amelink GJ, de Smet AMGA, Moons KGM, Kalkman CJ. Cerebral hemodynamic responses to blood pressure manipulation in severely head-injured patients in the presence or absence of intracranial hypertension. Anesth Analg. 2004;99(4):1211–7.

42. De Georgia MA, Deogaonkar A. Multimodal monitoring in the neurological intensive care unit. Neurologist. 2005;11(1):45–54.

43. McHenry LJ, Goldberg H, Jaffe ME. Kenton Er, West J, Cooper E. Regional CBF. Response to carbon dioxide inhalation in cerebrovascular disease. Arch Neurol. 1972;27(5):403.

44. Thompson S. Reactivity of CBF to CO_2 in patients with transient cerebral ischemic attacks. Stroke. 1971;2(3):273.

45. Clifton G, Haden H, Taylor J, Sobel M. Cerebrovascular CO_2 reactivity after carotid artery occlusion. J Neurosurg. 1988;69(1):24.

46. Levine R, Rozenta LJ, Nickles R. Blood flow asymmetry in carotid occlusive disease. Angiology. 1992;43(2):100.

47. Dewey R, Pieper H, Hunt W. Experimental cerebral hemodynamics. Vasomotor tone, critical closing pressure, and vascular bed resistance. J Neurosurg. 1974;41:597.

48. Early C, Dewey R, Peiper H, Hunt W. Dynamic pressure-flow relationships in the monkey. J Neurosurg. 1974;41:590.

49. Burton AC, Burton AC. On the physical equilibrium of small blood vessels. Am J Physiol. 1951; 164(2):319–29.

50. Czosnyka M, Smielewski P, Piechnik S, et al. Critical closing pressure in cerebrovascular circulation. J Neurol Neurosurg Psychiatry. 1999;66(5):606–11.

51. McCulloch TJ, Liyanagama K, Petchell J, McCulloch TJ, Liyanagama K, Petchell J. Relative hypotension in the beach-chair position: effects on middle cerebral artery blood velocity. Anaesth Intens Care. 2010;38(3):486–91.

52. Lopez-Magana JA, Richards HK, Radolovich DK, et al. Critical closing pressure: comparison of three methods. J Cereb Blood Flow Metab. 2009; 29(5):987–93.

53. Aaslid R, Lash SR, Bardy GH, et al. Dynamic pressure—flow velocity relationships in the human cerebral circulation. Stroke. 2003;34(7):1645–9.

54. Good W, Gur D. Xenon-enhanced CT for the brain: effect of flow variation on derived CBF measurements. AJNR Am J Neuroadiol. 1991;12(1):83.

55. Yonas H. Use of xenon and ultrafast CT to measure CBF. AJNR Am J Neuroadiol. 1994;15(4):794.

56. Kashiwagi S, Yamashita T, Nakano S, et al. The washin/washout protocol in stable xenon CT CBF studies. AJNR Am J Neuroadiol. 1992;13(1):49.

57. Britton K, Grnowska M, Nimon CC, Horne T. CBF in hypertensive patients with cerebrovascular disease: technique for measurement and effect of captopril. Nucl Med Commun. 1985;6(5):251.

58. Dublin A, McGahan J, Lantz B, Turkel D. Carotid blood flow response to Conray-60: diagnostic implications. AJNR Am J Neuroradiol. 1983;4(3):274.

59. Obrist W, Thompson HJ, Wang H, Wilkinson W. Regional CBF estimated by 133-xenon inhalation. Stroke. 1975;6(3):245–56.

60. Obrist W, Thompson H, Wang H. A subtraction method for determining CBF by xenon-133 inhalation. Neurology. 1970;20(4):411.

61. Miyamori I, Yasuhara S, Matsubara T, Takasaki H, Takeda R. Effects of a calcium entry blocker on cerebral circulation in essential hypertension. Neurology. 1970;20(4):411.

62. Kanno I, Iida H, Miura S, Murakami H. Optimal scan time of oxygen-15-labeled water injection method for measurement of CBF. J Nucl Med. 1991;32(10):1931.

63. Iida H, Kanno I, Mirura S. Rapid measurement of CBF with positron emission tomography. Ciba Found Symp. 1991;163:23–37.

64. Hayashida K, Nishimura T, Imakita S, Uehara T. Validation of eliminate vascular activity on 99Tcm-HMPAO brain SPECT for regional CBF (rCBF) determination. Nucl Med Commun. 1991;12(6):545.

65. Maier-Hauff K, Gerlach L, Baerwald R, Cordes M. CBF measurements with HMPAO- and HiPOM-SPECT in brain tumors: basic rCBF studies. Psychiatry Res. 1989;29(3):341.

66. Pupi A, DeCristofaro M, Bacciottini L, et al. An analysis of the arterial input curve for technetium-99m-HMPAO: quantification of rCBF using single-photon emission computed tomography. J Nucl Med. 1991;32(8):1501.

67. Murase K, Tanada S, Fujita H, Sakaki S, Hamamoto K. Kinetic behavior of technetium99m-HMPAO in the human brain and quantification of CBF using dynamic SPECT. J Nucl Med. 1992;33(1):135.

68. Schmidt J. Changes in human CBF estimated by the (A-V) O_2 difference method. Dan Med Bull. 1992;39(4):335.

69. Cruz J, Gennarelli T, Alves W. Continuous monitoring of cerebral hemodynamic reserve in acute brain injury: relationship to changes in brain swelling. J Trauma. 1992;32(5):629.

70. Oldendorf W, Kitano M. Radioisotope measurement of brain blood turnover time as a clinical index of brain circulation. J Nucl Med. 1967;8(8):570.

71. Karpman H, Sheppard J. Effect of papaverine hydrochloride on CBF as measured by forehead thermograms. Angiology. 1975;26(8):592.

72. Dickman C, Carter LP, Baldwin H, Harrington T, Tallman D. Continuous regional cerebral blood low monitoring in acute craniocerebral trauma. Neurosurgery. 1991;28(3):467.

73. Merrick M, Ferrington C, Cowen S. Parametric imaging of cerebral vascular reserves. 1. Theory, validation and normal values. Eur J Nucl Med. 1991;18(3):171.

74. Frerichs K, Feurestein G. Laser-Doppler flowmetry. A review of its application for measuring cerebral and spinal cord blood flow. Mol Chem Neuropathol. 1990;12(1):55.

75. Gould R. Perfusion quantitation by ultrafast computed tomography. Invest Radiol. 1992;27 Suppl 2:S18.

76. Alsop D, Detre J. Reduced transit-time sensitivity in noninvasive magnetic resonance imaging of human cerebral blood flow. J Cereb Blood Flow Metab. 1996;16(6):1236–49.

77. Joshi B, Brady K, Lee J, et al. Impaired autoregulation of cerebral blood flow during rewarming from hypothermic cardiopulmonary bypass and its potential association with stroke. Anesth Analg. 2010;110(2):321–8.

78. Brady KM, Lee JK, Kibler KK, et al. Continuous time-domain analysis of cerebrovascular autoregulation using near-infrared spectroscopy. Stroke. 2007;38(10):2818–25.

79. Joshi BL, Brady K, Hogue CW. Real time monitoring of cerebral blood flow autoregulation with NIRS during cardiac surgery. In: Proceedings of the 2009 annual meeting of the American Society Anesthesiologists, 17–21 October 2009; 2009. New Orleans, LA.

80. Jaeger M, Schuhmann MU, Soehle M, Meixensberger J. Continuous assessment of cerebrovascular autoregulation after traumatic brain injury using brain tissue oxygen pressure reactivity. Crit Care Med. 2006;34(6):1783–8.

81. Hartmann A, Dettmers C, Schuler F, Wassmann H, Schumacher H. Effect of stable xenon on regional CBF and the electroencephalogram in normal volunteers. Stroke. 1991;22(2):181.

82. Yonas H, Gur D, Good W, Maitz G, Wolfson SJ, Latchaw R. Effects of xenon inhalation on CBF: relevance to humans of reported effects in the rat.

J Cereb Blood Flow Metab. 1985;5(4):613.

83. Sturnegk P, Mellergard P, Yonas H, Theodorsson A, Hillman J. Potential use of quantitative bedside CBF monitoring (Xe-CT) for decision making in neurosurgical intensive care. Br J Neurosurg. 2007;21(4):332–9.

84. Obrist W, Wilkinson W. Regional CBF measurement in humans by xenon-133 clearance [Review]. Cerebrovasc Brain Metab Reb. 1990;2(4):283–327.

85. Obrist W, Jr TH, King C, Wang H. Determination of regional CBF by inhalation of 133-Xenon. Cir Res. 1967;20(1):124–35.

86. Skyhoj Olsen T, Larsen B, Bech Skriver E, Enevoldsen E, Lassen N. Focal cerebral ischemia measured by the intra-arterial 133-xenon method. Limitations of 2-dimensional blood flow measurements. Stroke. 1981;12(73):774.

87. Sundt Jr TM, Sharbrough FW, Anderson RE, et al. Cerebral blood flow measurements and electroencephalograms during carotid endarterectomy. J Neurosurg. 2007;107(4):887–97.

88. Cook DJ, Anderson RE, Michenfelder JD, et al. Cerebral blood flow during cardiac operations: comparison of Kety-Schmidt and xenon-133 clearance methods. Ann Thorac Surg. 1995;59(3):614–20.

89. Cook DJ, Michenfelder JD, Cook DJ, Michenfelder JD. Measurement of cerebral blood flow during hypothermic cardiopulmonary bypass. Anesthesiology. 1995;82(2):604.

90. Prough DS, Rogers AT, Prough DS, Rogers AT. What are the normal levels of cerebral blood flow and cerebral oxygen consumption during cardiopulmonary bypass in humans? Anesth Analg. 1993;76(4):690–3.

91. Rogers AT, Prough DS, Roy RC, et al. Cerebrovascular and cerebral metabolic effects of alterations in perfusion flow rate during hypothermic cardiopulmonary bypass in man. J Thorac Cardiovasc Surg. 1992;103(2):363–8.

92. Joshi S, Hashimoto T, Ostapkovich N, et al. Effect of intracarotid papaverine on human cerebral blood flow and vascular resistance during acute hemispheric arterial hypotension. [Erratum appears in J Neurosurg Anesthesiol. 2009 Jan;21(1):71 Note: Hacien-Bey, L [corrected to Hacein-Bey, L]]. J Neurosurg Anesthesiol. 2001;13(2):146–51.

93. Ko NU, Achrol AS, Chopra M, et al. Cerebral blood flow changes after endovascular treatment of cerebrovascular stenoses. AJNR Am J Neuroradiol. 2005;26(3):538–42.

94. Vajkoczy P, Roth H, Horn P, et al. Continuous monitoring of regional cerebral blood flow: experimental and clinical validation of a novel thermal diffusion microprobe. J Neurosurg. 2000;93(2):265–74.

95. Vajkoczy P, Horn P, Bauhuf C, et al. Effect of intra-arterial papaverine on regional cerebral blood flow in hemodynamically relevant cerebral vasospasm. Stroke. 2001;32(2):498–505.

96. Wolf S, Martin H, Landscheidt JF, Rodiek SO, Schurer L, Lumenta CB. Continuous selective intraarterial infusion of nimodipine for therapy of refractory cerebral vasospasm. Neurocrit Care. 2010;12(3):346–51.

97. Soukup J, Bramsiepe I, Brucke M, et al. Evaluation of a bedside monitor of regional CBF as a measure of CO_2 reactivity in neurosurgical intensive care patients. J Neurosurg Anesthesiol. 2008;20(4):249–55.

98. Muench E, Horn P, Bauhuf C, et al. Effects of hypervolemia and hypertension on regional cerebral blood flow, intracranial pressure, and brain tissue oxygenation after subarachnoid hemorrhage. Crit Care Med. 2007;35(8):1844–51; quiz 1852.

99. Thome C, Vajkoczy P, Horn P, et al. Continuous monitoring of regional cerebral blood flow during temporary arterial occlusion in aneurysm surgery. J Neurosurg. 2001;95(3):402–11.

100. Kofke W, Shaheen N, McWhorter J, Sinz E, Hobbs G. Transcranial Doppler ultrasonography with induction of anesthesia and neuromuscular blockade in surgical patients. J Clin Anesth. 2001;13:335–8.

101. Brauer P, Kochs E, Werner C, et al. Correlation of transcranial Doppler sonography mean flow velocity with cerebral blood flow in patients with intracranial pathology. J Neurosurg Anesthesiol. 1998;10(2):80–5.

102. Dong ML, Kofke WA, Policare RS, et al. Transcranial Doppler ultrasonography in neurosurgery: effects of intracranial tumour on right middle cerebral artery flow velocity during induction of anaesthesia. Ultrasound Med Biol. 1996;22(9):1163–8.

103. Kofke WA, Dong ML, Bloom M, et al. Transcranial Doppler ultrasonography with induction of anesthesia for neurosurgery. J Neurosurg Anesthesiol. 1994;6(2):89–97.

104. Eng C, Lam A, Byrd S. Newel lD. The diagnosis and management of a perianesthetic cerebral aneurysmal rupture aided with transcranial Doppler ultrasonography. Anesthesiology. 1993;78(1):191–4.

105. Otis S. Chapter 4: Pitfalls in transcranial Doppler diagnosis. In: Babikian V, Wechsler L, editors. Transcranial Doppler ultrasonography. St. Louis: Mosby; 1993. p. 39–50.

106. Tegeler C, Eicke M. Chapter 1: Physics and principles of transcranial Doppler ultrasonography. In: Babikian V, Wechsler L, editors. Transcranial Doppler ultrasonography. St. Louis: Mosby; 1993.

107. Kofke W, Brauer P, Policare R, Penthany S, Barker D, Horton J. Middle cerebral artery blood flow velocity and stable xenon-enhanced computed tomographic blood flow during balloon test occlusion of the internal carotid artery. Stroke. 1995;26:1603–6.

108. Teasdale G, Jennett B. Assessment and prognosis of coma after head injury. Acta Neurochir (Wien). 1976;34:45–55.

109. Saloman M, Schepp R, Ducker T. Calculated recover rates in severe head trauma. Neurosurgery. 1981;8:301.

110. Sloan M. Chapter 9: Detection of vasospasm following subarachnoid hemorrhage. In: Babikian V, Wechsler L, editors. Transcranial Doppler ultrasonography. St. Louis: Mosby; 1993. p. 105–127.

111. Harders A, Gilsbach J. Time course of blood velocity changes related to vasospasm in the circle of Willis measured by transcranial Doppler ultrasound. J Neurosurg. 1987;66:718.

112. Seiler R, Grolimund P, Aaslid R, Huber P, Nornes

H. Cerebral vasospasm evaluated by transcranial ultrasound correlated with clinical grade and CT-visualized subarachnoid hemorrhage. J Neurosurg. 1986;64:594.

113. Caplan L. Transcranial Doppler ultrasound: present status. Neurology. 1990;40:696.

114. Clyde B, Resnick D, Yonas H, Smith H, Kaufmann A. The relationship of blood velocity as measured by transcranial Doppler ultrasonography to cerebral blood flow as determined by stable xenon computed tomographic studies after aneurysmal subarachnoid hemorrhage. Neurosurgery. 1996;38:896.

115. Hassler W, Chioff F. CO_2 reactivity of cerebral vasospasm after aneurysmal subarachnoid hemorrhage. Acta Neurochir (Wien). 1989;98:167.

116. Hiramatsu K, et al. The evaluation of cerebrovascular reactivity to acetazolamide by transcranial Doppler ultrasound after subarachnoid hemorrhage. Stroke. 1990;21(Suppl 1):1.

117. Shinoda J, et al. Acetazolamide reactivity on CBF in patients with subarachnoid hemorrhage. Acta Neurochir (Wien). 1991;109:102.

118. Miller J, Smith R, Holaday H. Carbon dioxide reactivity in the evaluation of cerebral ischemia. Neurosurgery. 1992;30:518.

119. Silver A, Pederson Jr M, Ganti S, Hilal S, Michelson W. CT of subarachnoid hemorrhage due to ruptured aneurysm. AJNR Am J Neuroradiol. 1981;2:13.

120. Grande P, Asgeirsson B, Nordstrom C. Volume-targeted therapy of increased intracranial pressure: the Lund concept unifies surgical and non-surgical treatments. Acta Anaesth Scand. 2002;46(8):929–41.

121. Nemoto EM, Nemoto EM. Dynamics of cerebral venous and intracranial pressures [see comment]. Acta Neurochir Suppl. 2006;96:435–7.

122. Giulioni M, Ursino M, Alvisi C. Correlations among intracranial pulsatility, intracranial hemodynamics, and transcranial Doppler wave form: literature review and hypothesis for future studies. Neurosurgery. 1988;22:807.

123. Hassler W, Steinmetz H, Gawlowski J. Transcranial Doppler ultrasonography in raised intracranial pressure and in intracranial circulatory arrest. J Neurosurg. 1988;68:745.

124. Thomas, K, Doberstein C, Martin NA, Zane C, Becker D. Physiological correlation of transcranial Doppler waveform patterns in brain dead patients. In: Proceedings of the 5th international symposium and tutorials on intracranial hemodynamics: transcranial Doppler CBF and other modalities. The Institute of Applied Physiology and Medicine, Seattle, WA, 1991, Conference Chairman M.P. Spencer, Seattle, WA; 1991.

125. DeWitt L, Rosengart A, Teal P. Chapter 3: Transcranial Doppler ultrasonography: normal values. In: Babikian V, Wechsler L, editors. Transcranial Doppler ultrasonography. St. Louis: Mosby; 1993. p. 29–38.

126. Homburg A, Jobsen M, Enevoldsen E. Transcranial Doppler recordings in raised intracranial pressure. Acta Neurol Scand. 1993;87:488.

127. Goraj B, Rifkinson-Mann S, Leslie D, Lansen T, Kasoff S, Tenner MS. Correlation of intracranial pressure and transcranial Doppler resistive index after head trauma. AJNR Am J Neuroadiol. 1994;15:1333.

128. Aggarwal S, Obrist W, Yonas H, et al. Cerebral hemodynamic and metabolic profiles in fulminant hepatic failure: relationship to outcome. Liver Transpl. 2005;11(11):1353–60.

129. Bindi ML, Biancofiore G, Esposito M, et al. Transcranial Doppler sonography is useful for the decision-making at the point of care in patients with acute hepatic failure: a single centre's experience. J Clin Monit Comput. 2008;22(6):449–52.

130. Giller C, Mathews D, Purdy P, Kopitnik T, Batjer H, Samson D. The transcranial Doppler appearance of acute carotid artery occlusion. Ann Neurol. 1992;31:101.

131. Droste DW, Ringelstein EB, Droste DW, Ringelstein EB. Detection of high intensity transient signals (HITS): how and why? Eur J Ultrasound. 1998; 7(1):23–9.

132. Telman G, Kouperberg E, Schlesinger I, Yarnitsky D. Cessation of microemboli in the middle cerebral artery after a single dose of aspirin in a young patient with emboliogenic lacunar syndrome of carotid origin. Isr Med Assoc J. 2006;8(10):724–5.

133. Poppert H, Sadikovic S, Sander K, Wolf O, Sander D. Embolic signals in unselected stroke patients: prevalence and diagnostic benefit. Stroke. 2006;37(8):2039–43.

134. Steiger J, Schaffler L, Boll J, Liechti S. Results of microsurgical carotid endarterectomy: a prospective study with transcranial doppler and EEG monitoring, and elective shunting. Acta Neurochir (Wien). 1989;100:31.

135. Lindegaard K, Lundar T, Wiberg J, Sjoberg D, Aaslid R, Nornes H. Variations in middle cerebral artery blood flow investigated with noninvasive transcranial blood velocity measurements. Stroke. 1987;18:1025.

136. Piepgras D, Morgan M, Sundi T, Yanagihara T, Mussman L. Intracerebral hemorrhage after carotid endarterectomy. J Neurosurg. 1988;68:532.

137. Kim MN, Durduran T, Frangos S, et al. Noninvasive measurement of cerebral blood flow and blood oxygenation using near-infrared and diffuse correlation spectroscopies in critically brain-injured adults. Neurocrit Care. 2009;12(2):173–80.

138. Zhou C, Eucker SA, Durduran T, et al. Diffuse optical monitoring of hemodynamic changes in piglet brain with closed head injury. J Biomed Optics. 2009;14(3):034015.

139. Culver JP, Durduran T, Furuya D, Cheung C, Greenberg JH, Yodh AG. Diffuse optical tomography of cerebral blood flow, oxygenation, and metabolism in rat during focal ischemia. J Cereb Blood Flow Metab. 2003;23(8):911–24.

140. Durduran T, Yu G, Burnett MG, et al. Diffuse optical measurement of blood flow, blood oxygenation, and metabolism in a human brain during sensorimotor cortex activation. Opt Lett. 2004;29(15):1766–8.

141. Telischak NA, Detre JA, Zaharchuk G. Arterial spin labeling MRI: clinical applications in the brain.

J Magn Reson Imaging. 2015;41(5):1165–80.

142. Leiva-Salinas C, Provenzale JM, Wintermark M. Responses to the 10 most frequently asked questions about perfusion CT. AJR. Am J Roentgenol. 2011;196(1):53–60.

143. Konstas AA, Goldmakher GV, Lee TY, Lev MH. Theoretic basis and technical implementations of CT perfusion in acute ischemic stroke, part 1: theoretic basis. AJNR Am J Neuroradiol. 2009;30(4):662–8.

144. Donahue J, Wintermark M. Perfusion CT and acute stroke imaging: foundations, applications, and literature review. J Neuroradiol. 2015;42(1):21–9.

145. Takahashi S, Tanizaki Y, Kimura H, et al. Comparison of cerebral blood flow data obtained by computed tomography (CT) perfusion with that obtained by xenon CT using 320-row CT. J Stroke Cerebrovasc Dis. 2015;24(3):635–41.

146. Siasios I, Kapsalaki EZ, Fountas KN. The role of intraoperative micro-Doppler ultrasound in verifying proper clip placement in intracranial aneurysm surgery. Neuroradiology. 2012;54(10):1109–18.

147. Little JR, Yamamoto YL, Feindel W, Meyer E, Hodge CP. Superficial temporal artery to middle cerebral artery anastomosis. Intraoperative evaluation by fluorescein angiography and xenon-133 clearance. J Neurosurg. 1979;50(5):560–9.

148. Feindel W, Yamamoto YL, Hodge CP. Intracarotid fluorescein angiography: a new method for examination of the epicerebral circulation in man. Can Med Assoc J. 1967;96(1):1–7.

149. Simal-Julian JA, Miranda-Lloret P, Evangelista-Zamora R, et al. Indocyanine green videoangiography methodological variations: review. Neurosurg Rev. 2015;38(1):49–57; discussion 57.

150. Prinz V, Hecht N, Kato N, Vajkoczy P. FLOW 800 allows visualization of hemodynamic changes after extracranial-to-intracranial bypass surgery but not assessment of quantitative perfusion or flow. Neurosurgery. 2014;10 Suppl 2:231–8; discussion 238–9.

151. Fukuda K, Kataoka H, Nakajima N, Masuoka J, Satow T, Iihara K. Efficacy of FLOW 800 with indocyanine green videoangiography for the quantitative assessment of flow dynamics in cerebral arteriovenous malformation surgery. World Neurosurg. 2015;83(2):203–10.

152. Parthasarathy AB, Weber EL, Richards LM, Fox DJ, Dunn AK. Laser speckle contrast imaging of cerebral blood flow in humans during neurosurgery: a pilot clinical study. J Biomed Opt. 2010; 15(6):066030.

153. Humeau-Heurtier A, Mahe G, Abraham P. Microvascular blood flow monitoring with laser speckle contrast imaging using the generalized differences algorithm. Microvasc Res. 2015;98:54–61.

154. Martirosyan NL, Skoch J, Watson JR, Lemole Jr GM, Romanowski M, Anton R. Integration of indocyanine green videoangiography with operative microscope: augmented reality for interactive assessment of vascular structures and blood flow. Neurosurgery. 2015;11 Suppl 1:252–8.

155. Lang EW, Lagopoulos J, Griffith J, et al. Noninvasive cerebrovascular autoregulation assessment in traumatic brain injury: validation and utility. J Neurotrauma. 2003;20(1):69–75.

156. Lang EW, Mehdorn HM, Dorsch NWC, Czosnyka M. Continuous monitoring of cerebrovascular autoregulation: a validation study. J Neurol Neurosurg Psychiatry. 2002;72(5):583–6.

157. Czosnyka M, Pickard JD. Monitoring and interpretation of intracranial pressure. J Neurol Neurosurg Psychiatry. 2004;75(6):813–21.

158. Czosnyka M, Smielewski P, Kirkpatrick P, Laing RJ, Menon D, Pickard JD. Continuous assessment of the cerebral vasomotor reactivity in head injury. Neurosurgery. 1997;41(1):11–7.

159. Lang EW, Lagopoulos J, Griffith J, et al. Cerebral vasomotor reactivity testing in head injury: the link between pressure and flow. J Neurol Neurosurg Psychiatry. 2003;74(8):1053–9.

160. Coles J, Minhas P, Fryer T, et al. Effect of hyperventilation on cerebral blood flow in traumatic head injury: clinical relevance and monitoring correlates. Crit Care Clin. 2002;30(9):1950–9.

161. Coles JP, Fryer TD, Smielewski P, et al. Incidence and mechanisms of cerebral ischemia in early clinical head injury. J Cereb Blood Flow Metab. 2004;24(2):202–11.

162. Coles JP, Fryer TD, Smielewski P, et al. Defining ischemic burden after traumatic brain injury using 15O PET imaging of cerebral physiology. J Cereb Blood Flow Metab. 2004;24(2):191–201.

163. Menon DK, Coles JP, Gupta AK, et al. Diffusion limited oxygen delivery following head injury. Crit Care Med. 2004;32(6):1384–90.

164. Lathouwers KM, De Deyne CS, Jans F, Truijen J, Heylen RJ. Absolute Cerebral Oximetry (FORE-SIGHT) in Benchchair Positioning for Shoulder Surgery. In: Proceedings of the 2009 annual meeting of the American Society Anesthesiologists; 20 October 2009.

165. Kofke W. Cerebral blood flow monitoring in critical care. Contemp Crit Care. 2007;4(10): 1–12.

后记：
神经系统监测的未来趋势

Johannes Schramm

（迟冬梅　译　刘海洋　校）

　　"监测"和"脊髓"第一次在文章的标题中被同时提起可以追溯到1972年。这在当时是一个革命性的想法，如果有人还记得神经外科的诊断方法包括气脑造影术、脊髓碘油造影和直接颈动脉造影等，则能更好地理解这一说法。当时还没有计算机断层扫描技术（CAT），更不要说磁共振成像（MRI）。尽管Dawson在1947年第一次记录了诱发电位（evoked potentials，EP），但典型的常规技术应用直到1951年才得到发展。在1972年一本名为《心理学、感觉生理学和临床医学中的诱发电位》的书中，只有五分之一的章节在介绍临床应用方面的内容。EP的临床应用主要是监测感觉传导通路的完整性和定位脑损伤的可能性（D. Regan）[1]。结论中有一句话是这样说的："……由此可知，未来EP可成为客观检查方法……感觉传导通路会对临床有帮助。令人鼓舞的证据表明这种激动人心的发展是可能出现的……"。当时Tamaki等（1972）[2]和Croft等（1972）[3]第一次发表了使用EP监测脊髓功能的概念。同期，Kurokawa（1972）[4]、Shimoji（1971）[6]和Ertekin（1978）[7]也开始记录脊髓动作电位，并测量脊髓传导速度。1977年9月，神经外科医师J. Brodkey也与整形外科医师C. Nash一起合作，在克利夫兰第一次组织了有关"脊髓疾病手术中脊髓监测的临床应用"的研讨会[8]，参加那次研讨会的有神经电生理医师、神经外科医师和整形外科医师。2007年，Tamaki在回顾术中脊髓监测的发展时提到[9]："……第一个提出需要发展这项技术的是后来就职于Rancho Los Amigos医院的Jacquelin Perry医师……"。在此之前，躯体感觉诱发电位（somatosensory evoked potentials，SSEP）分别于1963年被Halliday用来诊断脊髓病，1969年被Donaghy用来诊断脊髓损伤，1971年和1972年被Eidelberg和Perot应用。1972年Halliday将视觉诱发电位应用到多发性硬化的诊断。最早提到术中监测的书是1984年由Homma和Tamaki编写，Saikon出版社发行的[10]。不久，脑干听觉诱发电位（brainstem auditory evoked potentials，BAEP）也被用于颅后窝手术的监测。

　　这些早期的发展强调两点，它与术中神经监测相联系并贯穿始终：它是一种多学科的方法，通常由手术医师或麻醉医师开创，且经常使用不同的技术。在早期阶段，直接记录非平均电位是直接从脊髓获取的，而不是非侵入性操作获取 EP 的平均记录。我最初的 EP 记录是在 1974 年底由就职于柏林自由大学神经外科学系的研究员 Takanori Fukushima 完成的。我从他那里得到的信号平均器是两个人形大小的柜式机器，上面有很多旋钮和刻度盘，不幸的是所有这些旋钮和刻度都被错误地设置了。人工抑制的质量很差，平均每次都要花费很长时间，而且必须记录到偏振板上，潜伏期需要手动测量。在 20 世纪 70 年代后半段，第一个商用监视机器被发明，并逐渐被推广应用于手术室（OR）和门诊。1979 年 1 月在圣路易斯举办了另一个脊髓监测研讨会，会议内容已经包含了这些方法在手术室中应用的首批临床研究[11]。

当时一切都是全新的，很多东西需要定义和阐述："振幅减小和潜伏期延长哪个更为重要？"如何规定振幅波动的正常范围，什么样的潜伏期延长是有意义的，哪些是由各种麻醉药物所造成的影响？很多疑问需要回答，很多问题亟待解决。日本成立了脊髓电刺激反应诊断协会，需要强调的是，日本的整形外科医师和麻醉医师对积累该研究方向的患者经验做出了巨大贡献。1987 年《脊髓电刺激反应诊断杂志》第十期已经包含了关于皮质脊髓 D 反应、臂丛神经损伤、脊髓圆锥损伤、脊髓损伤对脊髓血流影响的临床研究，以及颈动脉瘤、脊柱侧弯和脊髓肿瘤的术中监测等内容。

在此期间，由麻醉学、神经生理学、神经病学、神经外科和整形外科等不同专家小组出版发行的书籍相继出现。《临床神经生理手册》中第 8 卷内容讲述"神经功能的术中监测"[12]。共有 56 个章节讲述复合神经动作电位技术、运动诱发电位、ABR、肌电图、反射和神经传导监测以及

一系列损伤：癫痫手术、大脑肿瘤、运动障碍、脑干损伤、颅底手术、微血管减压术、中耳手术、后组脑神经手术、脊髓肿瘤、脊柱侧弯，而且这个名单还在不断增加，覆盖了包括周围神经手术、血管手术、甚至重症监护的监测。这不仅反映了过去广泛的发展，也可能预示着未来的进一步发展。

在 1971 年首次记录 ABR 后，Levine 等又在 1978 年发表了第一批关于颅内神经监测的系列研究[13]。20 世纪 80 年代是快速发展的时期，出现了多种神经电生理监测的新应用。越来越多的临床应用使得定义什么是"假阳性"监测事件和什么是"假阴性"监测事件变得越来越重要。提醒外科医师或干预手术的标准是什么？所有这些都与定义正常值范围和明确什么是典型的异常 EP 密切相关。在早期阶段，多种警告标准被提出，但这些标准或多或少都是基于大量案例观察和对明显改变的某种特定直觉。

就未来的发展而言，众所周知，预测通常是很难的，而预测未来更是难上加难。我发现了一份在 1992 年我们讨论未来发展的幻灯片，其中的一些内容现在已经成为事实（运动传导束监测，改良的平均数字滤波法），而另一些则被证实并不是那么重要（自动化峰值检测，频率分析，不应性的分析）。另一方面，也有很多完全意想不到的发现。据观察发现 ABR 消失可能是由于体位、硬脑膜开放或者单纯小脑萎缩所致。同时也有研究者注意到当牵拉以打开大脑侧裂组织，或由于肿瘤组织血液渗出而诱发血管痉挛时，会导致诱发电位消失。随着 MRI 成像技术的引进，许多一度很受欢迎的研究进展逐渐被冷落（如皮节躯体感觉诱发电位），目前仅还用于脊髓疾病的定位诊断。同样的情况还有单脉冲经颅刺

激，它后来被多脉冲经颅刺激所取代。不过，很快可以被证明的是，监测确实能提高手术预后。微血管减压术相关的听力丧失在匹兹堡从4.8%降到了1.7%，在里昂从7.7%降到了2.3%。此外，还有研究者发现由于使用监测，5.2%的患者有效避免了新的缺陷发生[14]。

有结果显示术中神经生理监测很快成为了极具说服力的工具。他为外科医生提供反馈信息，并教授他们很多在使用监测以前不清楚的现象（例如听神经瘤在其腹侧背面距离听神经2.5 cm的被膜动脉凝固，会导致ABR和听力丧失）。因此，随着这些技术的长期使用，每个外科医师都对其手术技术进行了多方面的改进。监测不仅对眼下的手术决策有重大影响，而且也改变着手术操作的日常实践。监测不仅对手术决策产生了重大影响，而且还引起了手术操作的改变。神经监测将手术转变为功能指导下的手术。Peter Jannetta总结了以下文字："……因此某种程度上外科医师在进行诱发电位监测的同时……正在进行预防性手术……"。

对未来有何展望？我记得多年前，当如何监测运动传导的难题通过我们小组引入的经颅多脉冲刺激技术和日本同行以及纽约的Deletis团队建立的D波技术解决后，我认为大部分术中神经生理监测领域的可能研究已基本完成。我很庆幸自己从没公开发表过这些言论，因为过去10年的历史，已经证实术中神经生理监测工具在实际应用中呈现出了巨大发展。随着新鲜血液不断进入本领域，加之他们面临的临床难题，毫无疑问，很多新的想法将会被提出，很多电生理设备在手术室中的新应用也将会得到快速发展。如果没有问题提出，就不会有解决的答案。当问题被提出后，下一代研究者们将会努力寻求答案。

随着临床领域的拓展，很多新的挑战将会出现，随之将引导新的应用出现。最近15年才发展起来的脑干海绵窦血管瘤手术就是一个很好的例子。这一手术面临的巨大挑战是寻找一个安全的手术路径进入脑干，这促使采用神经电生理技术来定位第四脑室基底部的脑神经核开始被应用，随后能同时监测这些脑神经的运动纤维功能的应用也很快被引入。另一个比较新的例子是神经胶质瘤手术的完全脑内传导束监测，它开创了肿瘤手术监测和脑部研究的新视角。

我有幸参与并见证了过去术中神经生理监测的发展。此时此刻，我在很多手术领域看到了术中神经生理监测的应用前景。

参考文献

1. Regan D. Evoked potentials in psychology, sensory physiology and clinical medicine. London: Chapman and Hall; 1972.
2. Tamaki T, Yamashita T, Kobayashi H, Hiriyama H. Spinal cord evoked potential after stimulation to the spinal cord (SCEP) Spinal cord monitoring - basic data obtained from animal experimental studies. Jpn J Electroenceph Electromyogr. 1972;1:196.
3. Croft TJ, Nulsen FE, Brodkey JS. Reversible spinal cord trauma. A model for electrical monitoring of spinal cord function. J Neurosurg. 1972;36:402.
4. Kurokawa T. Spinal cord action potentials evoked by epidural stimulation of the spinal cord - a report of human and animal record. Jpn J Electroenceph Electromyogr. 1972;1:64–6
6. Shimoji K, Higahsi H, Kano T. Epidural recording of spinal electrogram in man. Electroencephalogr Clin Neurophysiol. 1971;30:236–9.
7. Ertekin C. Evoked Electrospinogram in Spinal Cord and Peripheral Nerve Disorders. Acta Neurol Scand. 1978;57:329–44.
8. Nash CL, Brodkey JS. Proceedings of the symposium: clinical application of spinal cord monitoring for operative treatment of spinal diseases. Cleveland, Ohio, September. 1977;15–17
9. Tamaki T, Kubota S. History of the development of intraoperative spinal cord monitoring. Eur. Spine J. Nov 2007;16 Suppl 2:S140–146.
10. Homma S, Tamaki T, Shimoji K, Kurokawa T. Fundamentals and clinical application of spinal cord

monitoring. Tokyo: Saikon Publishing Co., Ltd.; 1984.

11. Nash CL, Brown RH. Proceedings of the Symposium: Spinal cord monitoring workshop data acquisition and analysis. St. Louis, Missouri, January 9–11, 1979.

12. Nuwer MR. Handbook of Clinical Neurophysiology, Intraoperative Monitoring of Neural Function., vol. 8. Amsterdam: Elsevier; 2008.

13. Levine RA, Montgomery WW, Ojemann RG. Evoked potential detection of hearing loss during acoustic neuroma surgery. Neurology. 1978;28:339.

14. Wiedemayer H, Fauser B, Sandalcioglu IE, Schafer H, Stolke D. The impact of neurophysiological intraoperative monitoring on surgical decisions: a critical analysis of 423 cases. J Neurosurg. 2002;96:255–62.

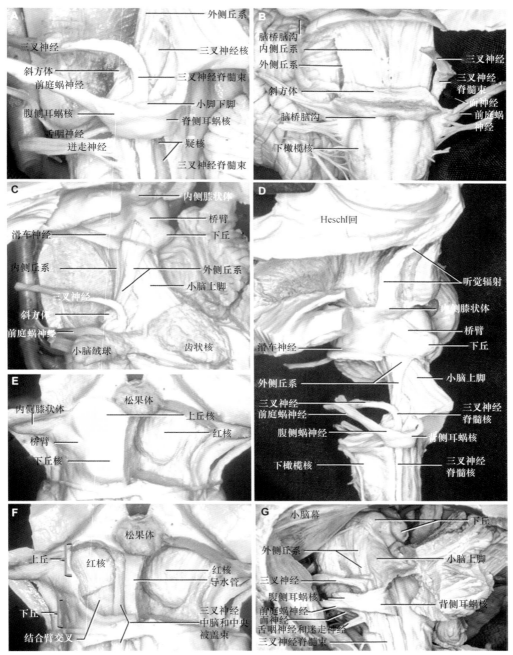

彩图 3.2 中枢听觉通路的解剖。（a）腹侧和背侧耳蜗核。脑神经与脑干交界处的后外侧观。腹侧人工耳蜗核位于小脑下脚背侧面的外侧和背侧耳蜗核内。它们位于三叉神经脊髓束腹内侧，紧邻三叉神经脊髓束、面神经核和疑核。面神经核隐藏在耳蜗核的深处。（b）前视图。脑桥腹侧被移除以暴露内侧和外侧的丘系和斜方体，由脑桥下的听觉神经纤维交叉形成。（c）左侧视图。外侧丘系从中央上升至三叉神经的脑桥段，经外侧至内侧丘系和小脑上脚到达下丘。（d）到达下丘后，听觉信息通过下丘体的臂状部位被传递到内侧膝状体，斜上至中脑外侧。到达内侧膝状体后，听觉通路从豆状核下通过，到达颞横回的最前面的听觉皮质，称为 Heschl 回。（e）中脑的后视图。上下丘核位于表层以下。红核位于更深层面。（f）深部解剖。靠近下丘植入物的结构，从背侧到腹侧依次为动眼神经和位于中线腹侧的滑车神经核，中线附近的三叉神经中脑和中央被盖束，下丘水平的小脑上脚和位于下丘中间与第三脑室的侧壁之间的红核交叉。（g）左乙状窦视图。去除左小脑半球，暴露脑干背外侧、耳蜗核腹侧和背侧、外侧丘系及下丘

苍白球汇总

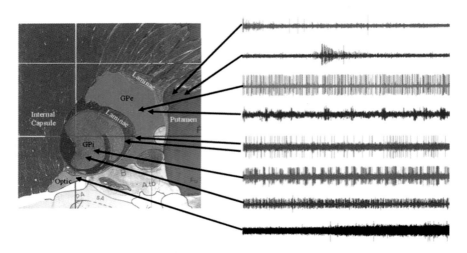

彩图 5.2 距离中线 21.5 mm 穿过 GPi 及相关解剖结构中线的矢状切片。右侧图形表示各个部位放电图形。图形分别代表来自该结构代表性细胞的单次记录[68]

孤束核汇总

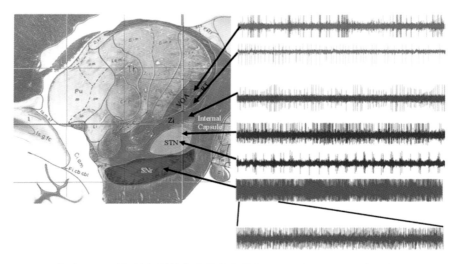

彩图 5.3 21.5 mm 穿过 STN 及相关解剖结构中线的矢状切片。右侧图形表示各个部位放电图形。图形分别代表来自该结构代表性细胞的单次记录，SNr 的图形是混合记录

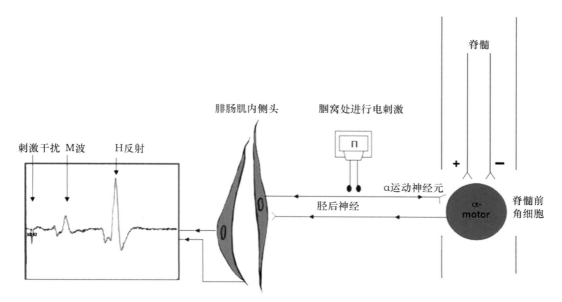

彩图 7.6　H 反射的监测。持续使用 0.1 Hz 的单脉冲刺激（持续时间 1000 μs，2～35 mA）诱发 H 反射，在腘窝刺激胫后神经，腓肠肌内侧头记录。SSEP 和 MEP 是脊柱手术中监测神经功能的金标准，无法获得 SSEP 和 MEP 时仍然可以监测到 H 反射，因此它可以作为前两种监测方法的补充或替代

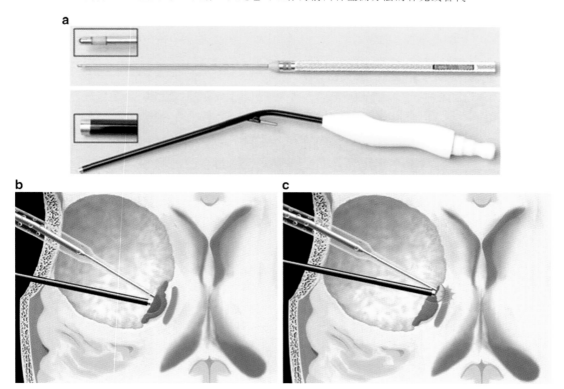

彩图 9.4　（**a**）吸引器与单极电刺激器结合装置。（**b**）该结合装置在瘤腔中的示意图。持续给予电刺激直至诱发 MEP 反应，表明此时刺激部位已非常靠近皮质脊髓束（刺激强度 1 mA 大致相当于距离皮质脊髓束 1 mm）。在预警后，不断降低刺激强度，实现皮质脊髓束位置更精确的定位（**c**）（Reprinted with permission from Raabe et al.[237]）

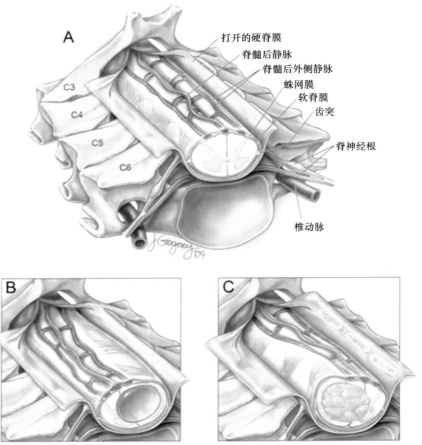

彩图 9.5　正常脊髓（**a**）及中央管扩张（**b**）和髓内肿瘤（**c**）引起中线结构扭曲的脊髓的解剖示意图
（Reprinted with permission from Yanni et al.[27]）

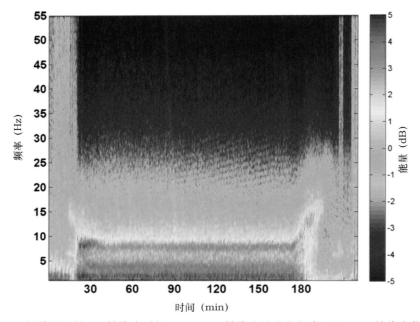

彩图 11.2　频谱图示例：x 轴代表时间（min），y 轴代表脑电的频率（Hz），z 轴代表能量（dB）

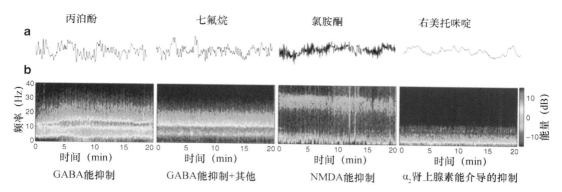

彩图 11.3 不同种类的麻醉药物对原始 EEG 及频谱图影响的对比。（**a**）各种麻醉药物下所呈现的原始的脑电波形。与其他麻醉药物相比，氯胺酮可以产生更快频率的脑电信号。（**b**）每种麻醉药物都对应一种特定的脑电频谱图，这可能反映了每种麻醉药物在分子学及其对神经细胞电特性所产生的细微的差别（Reproduced from Purdon et al.[56]; with permission）

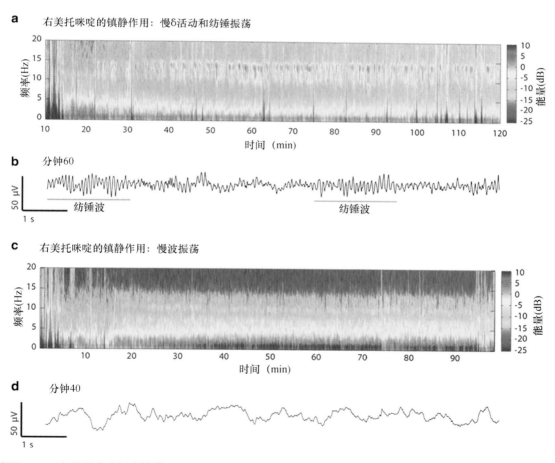

彩图 11.4 右美托咪啶轻度镇静后的 EEG 特点。（**a**）少量右美托咪啶镇静后，脑电活动的能量增加，在低 β 波（～13 Hz）范围内呈红色带，对应脑电波形中纺锤活动的出现。（**b**）在原始脑电波形中出现相应的纺锤波，类似于 NREM 的纺锤波。（**c**）增加右美托咪啶剂量，慢 δ 频段的脑电活动的能量增加。（**d**）较高剂量的右美托咪啶使原始的脑电波形中出现慢 δ 振荡活动（Reproduced from Purdon et al.[56]; with permission）

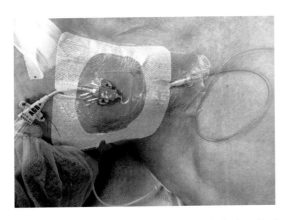

彩图 14.3 同侧的中心静脉置管与颈静脉球置管示意图。中心静脉通路尾侧置管，颈静脉球头侧置管

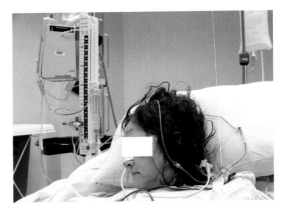

彩图 15.3 一位蛛网膜下腔出血合并脑积水的患者置入脑室引流管

彩图 15.6 脑实质内纤维光学监测 Camino® (Integra Lifescience, New Jersey, USA)。通过头颅钻孔将监测仪的尖端固定在脑实质内

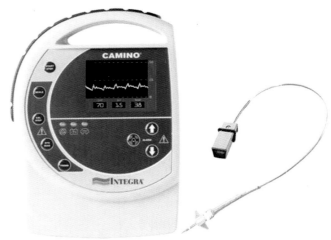

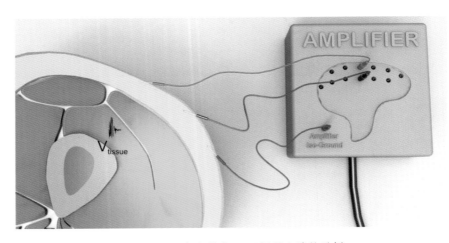

彩图 16.3 突出基本 IOM 记录电路的示例

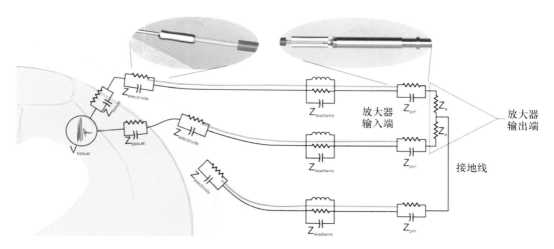

彩图 16.4 基本记录电路原理图，显示电路中的所有连接，包括阻抗的电阻、电容和电感分量。请注意许多不同的金属对金属连接（如放大图中所示）

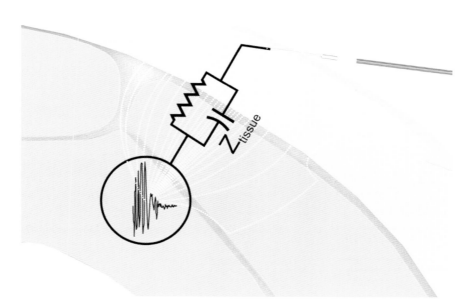

彩图 16.5 从发生器到记录电极存在近乎无限条的组织通路。电流从源发生器流向记录电极，可以通过依赖于传导性的接近无限条的组织路径

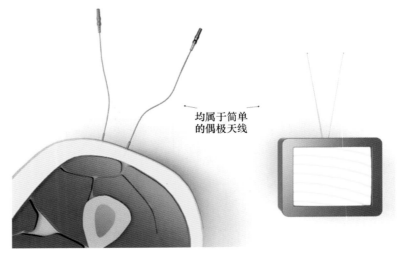

彩图 16.6 记录电极的作用类似于无线电的偶极天线，并可以接收诸如来自无线电台的电磁信号。幸运的是，这些信号由通常不被看作是在生理性IOM信号中噪声的高频组成。

均属于简单的偶极天线

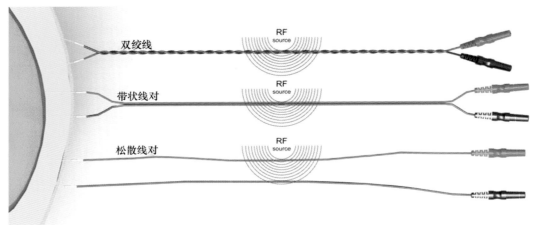

双绞线

带状线对

松散线对

RF source

彩图 16.7 用于管理 IOM 中记录导线的方法。如上所述，双绞线方法比带状线对减少了电磁噪声，比电线松散的情况减少了更多

彩图 16.8 一个简单的制作噪音传感器的方法。这本质上是一个线圈来拾取可以连接到放大器来定位源的电磁噪声

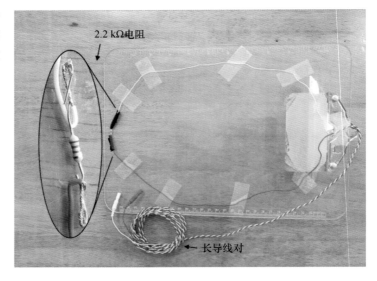

2.2 kΩ电阻

长导线对

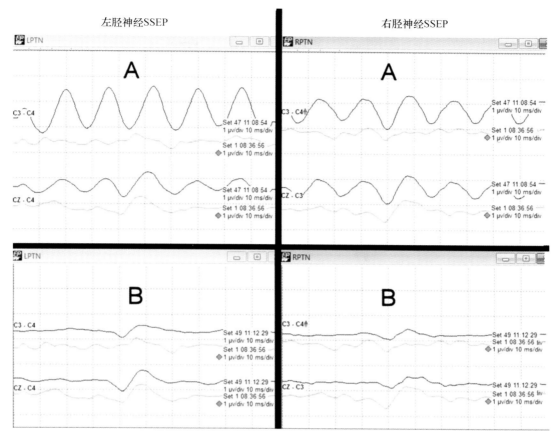

彩图 17.7 60 Hz 的电子噪音。60 Hz 的噪音与特征性部分遮蔽 16.67 ms 期间胫神经的 SSEP（**A**）。移除电气设备可解决 60 Hz 的噪音（**B**）

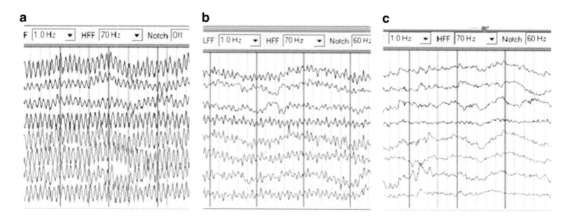

彩图 17.8 尽管使用了陷波滤波器，但 60 Hz 噪声的 EEG 依然受到影响。从左半球（蓝色）和右半球（红色）的纵向通道录制的脑电图显示高振幅 60 Hz 噪声（**a**）。使用 60 Hz 陷波滤波器可以显着衰减和改变原始噪声，但是残留的噪声仍然存在（**b**），并且掩盖了去除有害噪声源之后揭示的相对低振幅的真实潜在脑电活动（**c**）

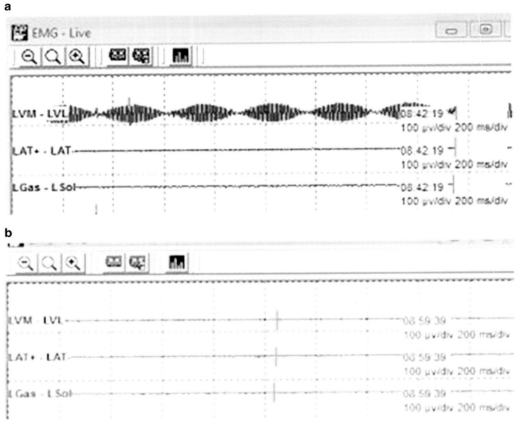

彩图 17.9 电灼高频噪音。左侧股四头肌（"LVM-LVL"）中的 EMG 监测在 L3～L4 后融合过程中受到电刀返回垫（**a**）的噪声干扰。从记录电极移开电刀解决了这个问题（**b**）

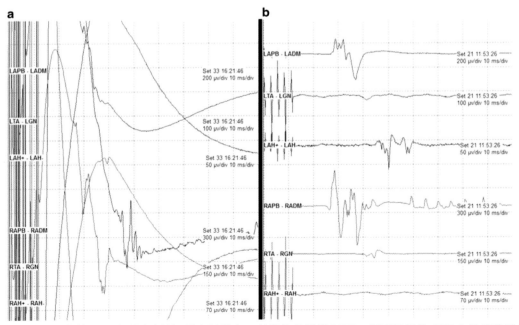

彩图 17.10 刺激伪差通过不活动的记录电极进入。刺激伪差模糊 MEP，而不活跃的 SEP 电极连接到记录系统（**a**）。在测试期间断开 SEP 电极去除刺激伪差（**b**）

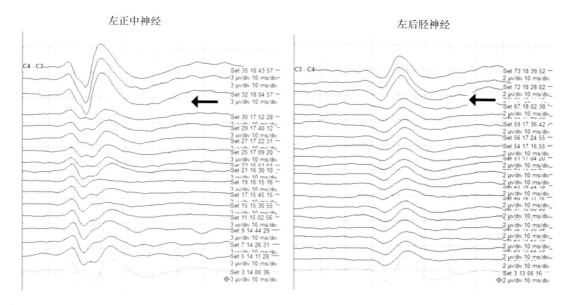

彩图 17.11 SEP 幅度随着刺激率的降低而增加。显示左侧中间和左侧胫骨神经 SSEP 的瀑布显示，基线反应在底部（绿色）。在麻醉/全身效应的情况下，信号幅度逐渐减小。刺激率从 4.7 Hz 降低到 1.1 Hz（箭头）导致振幅增加。在右侧正中和后侧胫骨反应以及双侧尺骨反应中也观察到类似的改善

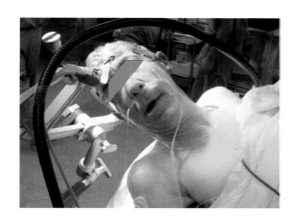

彩图 18.1 手术床头侧安置可弯曲的架子，保证患者面部不被遮挡，利于与患者交流，以及监控患者气道情况

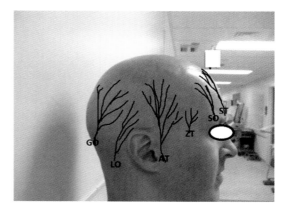

彩图 18.2 头皮的 6 组支配神经图示。GO，枕大神经；LO，枕小神经；AT，耳颞神经；ZT，颧颞神经；SO，眶上神经；ST，滑车上神经

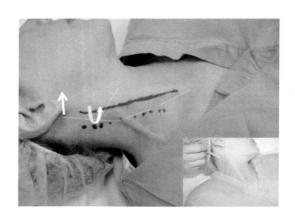

彩图 18.3 图示颈浅丛阻滞的位置

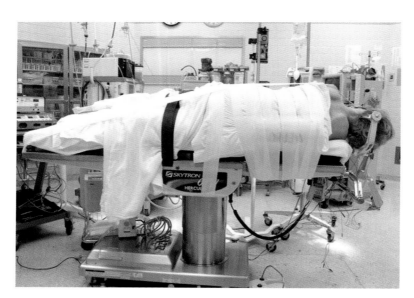

彩图 26.2 患者采取侧卧位，头部放置于手术台一端，给术者留出足够的手术空间。患者摆好侧卧体位后，头部采用头架固定。微调患者头部，使下颌与胸骨相距约两横指宽

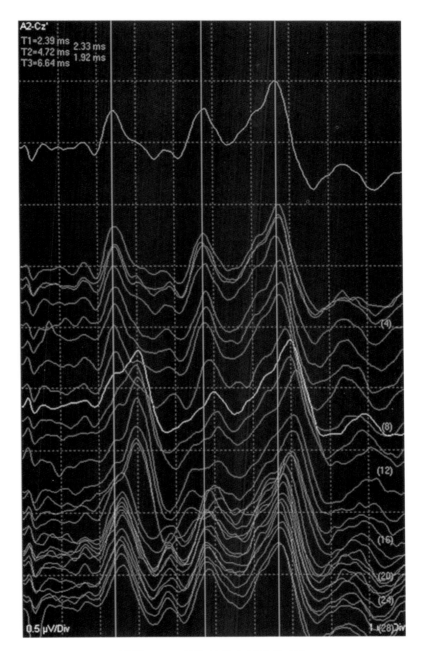

彩图 27.1　拉钩牵引时 ABR 的变化

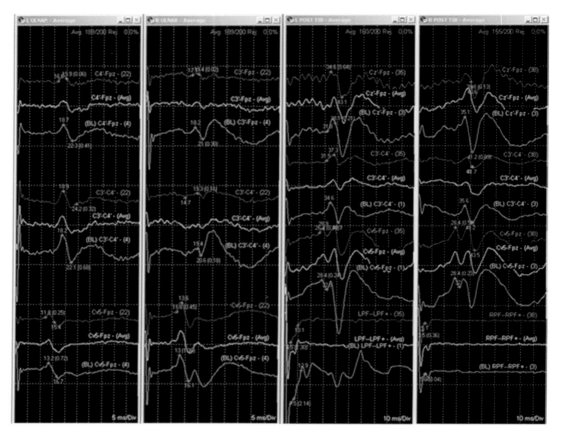

彩图 27.2 四肢的 SSEP 记录，其中右上肢 SSEP 有改变，且与手术体位相关

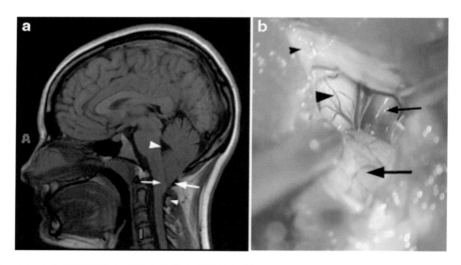

彩图 28.1 （a）小脑扁桃体下疝畸形后头颈交界处的解剖。CM Ⅰ型患者 MRI 矢状位非加强 T1 相示低于枕骨大孔的小脑扁桃体下疝（大长箭头）、第二颈椎椎板（小箭头）、闩部（小长箭头）、第四脑室（大箭头）。（b）小脑扁桃体下疝畸形手术术中录像（照片上方是马尾）。枕下去骨瓣和 C1 后弓切除后，分离硬脊膜后带（小箭头），在延颈髓交界处（大长箭头）暴露下降的小脑扁桃体（大箭头），左侧小脑后下动脉（小长箭头）

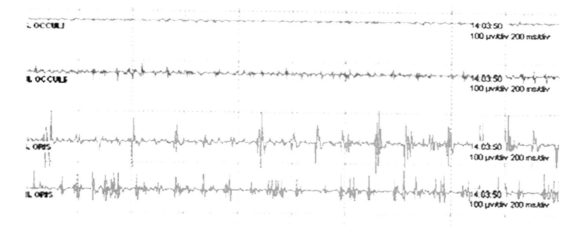

彩图 29.1 面神经肿瘤切除时的非同步放电

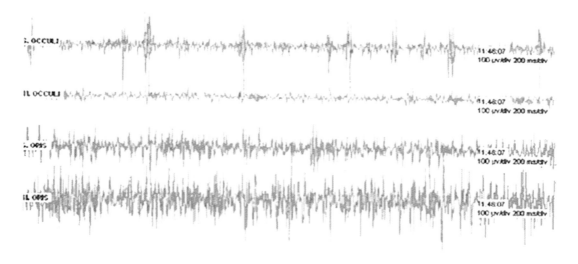

彩图 29.2 冲洗时面神经立即放电

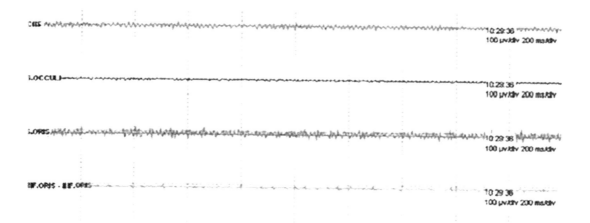

彩图 29.3 减压时的高频低幅电位

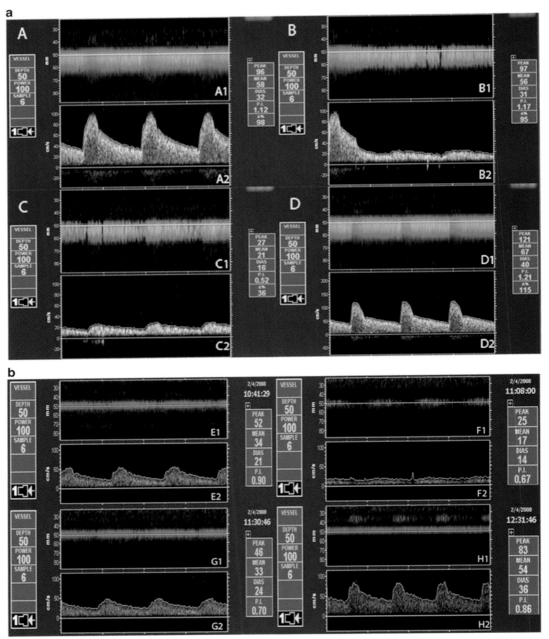

彩图 30.4 经颅多普勒超声检查。病例一，颈动脉夹闭的四个不同时间点 TCD：（**a**）夹闭前，（**b**）夹闭即刻，（**c**）夹闭期间和（**d**）夹闭后。每项记录由两个 "1" 和 "2" 组成。"1" 是 "y 轴" 上的功率 M 模式（类似于超声波模式），以毫米为单位，可以从头皮表面进入 30～80 mm。"2" 是在功率 M 模式中黄线所示距离处的 "y 轴" 上的以 cm/s 为单位的多普勒速度。时间标记的 "x 轴" 以秒为单位。每次超声左侧的方格数字以毫米记录，功率和样品量显示深度。每次超声右侧的方格数字显示峰值、平均值、舒张速度、搏动指数（PI）和平均脑血流速度基线百分比变化。病例二，颈动脉夹闭的四个不同时间点 TCD：（**e**）夹闭前，（**f**）夹闭即刻，（**g**）分流后，（**h**）撤分流器和松开颈动脉之后。每项记录由两个 "1" 和 "2" 组成。"1" 是 "y 轴" 上的功率 M 模式（类似于超声波模式），以毫米为单位，可以从头皮表面进入 30～80 mm。"2" 是在功率 M 模式中黄线所示距离处的 "y 轴" 上的以 cm/s 为单位的多普勒速度。时间标记之间的 "x 轴" 以秒为单位。每次超声左侧的方格数字以毫米、功率和样品量显示深度。每次超声右侧的方格数字显示峰值、平均值、舒张速度和搏动指数（PI）

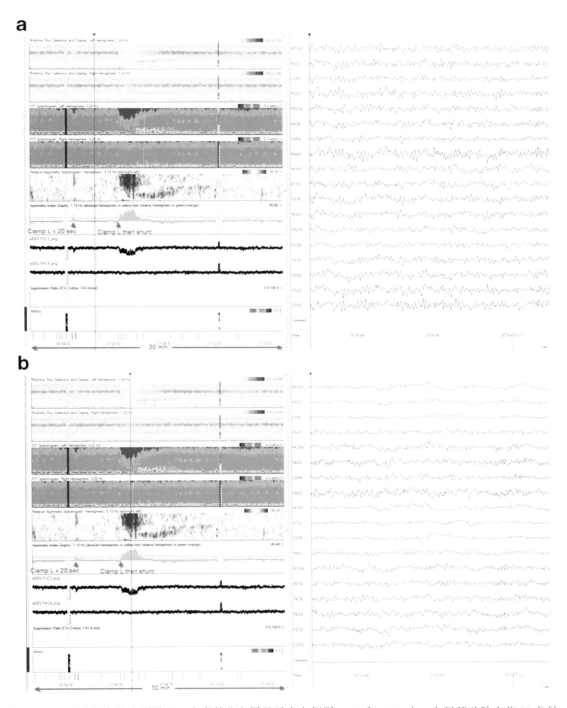

彩图 30.5 脑电图与脑电图处理。患者的脑电图显示在左侧图（a）和（b）中，夹闭颈动脉之前 30 分钟，夹闭期间和夹闭后的处理后脑电图。"原始"脑电图显示在右侧面板上，（a）中没有 EEG 变化，而（b）中有脑电图改变。（a）和（b）均由处理的 EEG 上的垂直线表示。使用 Persyst Development Corporation 软件（Prescott，AZ，http://www.persyst.com）处理 EEG。"原始"脑电图显示在左侧的奇数电极和右侧的偶数电极上，参见图 30.3

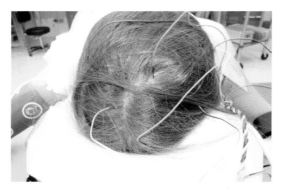

彩图 33.2 皮质上方神经监测电极所放置的位置

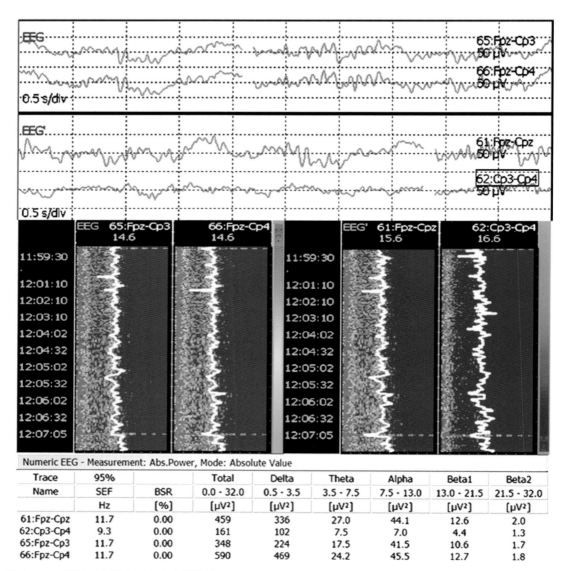

Numeric EEG - Measurement: Abs.Power, Mode: Absolute Value

Trace	95%		Total	Delta	Theta	Alpha	Beta1	Beta2
Name	SEF	BSR	0.0 - 32.0	0.5 - 3.5	3.5 - 7.5	7.5 - 13.0	13.0 - 21.5	21.5 - 32.0
	Hz	[%]	[μV²]	[μV²]	[μV²]	[μV²]	[μV²]	[μV²]
61:Fpz-Cpz	11.7	0.00	459	336	27.0	44.1	12.6	2.0
62:Cp3-Cp4	9.3	0.00	161	102	7.5	7.0	4.4	1.3
65:Fpz-Cp3	11.7	0.00	348	224	17.5	41.5	10.6	1.7
66:Fpz-Cp4	11.7	0.00	590	469	24.2	45.5	12.7	1.8

彩图 45.7 原始脑电图与彩色密度谱阵列（color density spectral array，CDSA）。注意 CDSA 上的白色 95% 频谱边界频率（spectral edge frequencies，SEF）线。附加的数值表格提供了多种资源用以分析原始脑电图